第四届鲜药学术委员会暨第五届鲜药学术研讨会

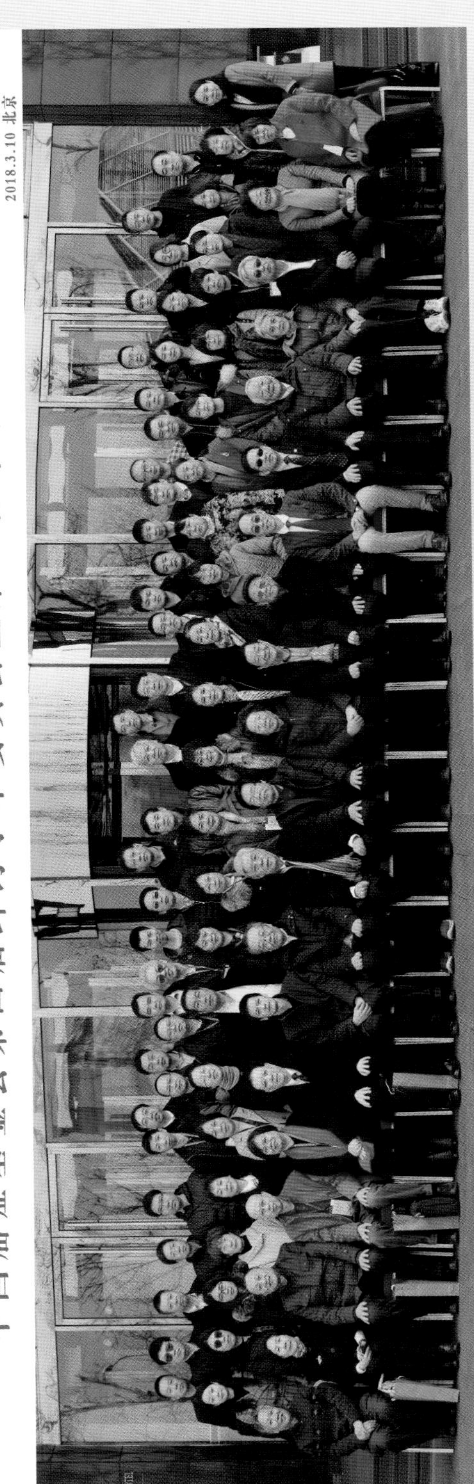

（本次会议文字报道见612页）

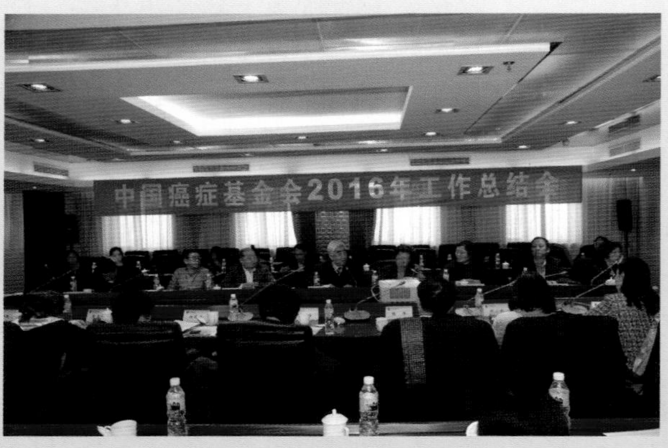

图 1　1 月 11 日，2016 年工作总结会

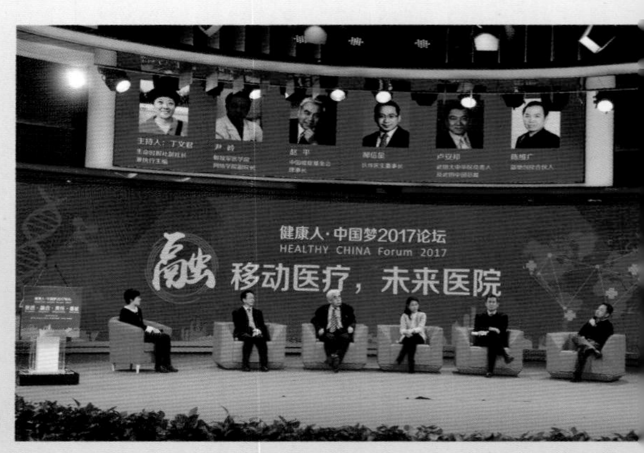

图 2　1 月 11 日，赵平理事长做客《人民日报》《生命时报》"健康人 · 中国梦 2017 论坛"

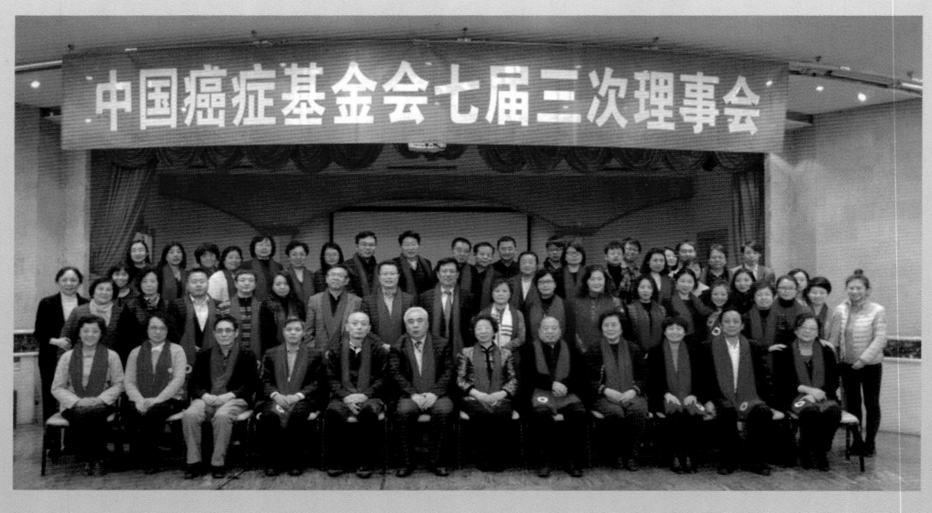

图 3　2 月 18 日，中国癌症基金会七届三次理事会在北京召开

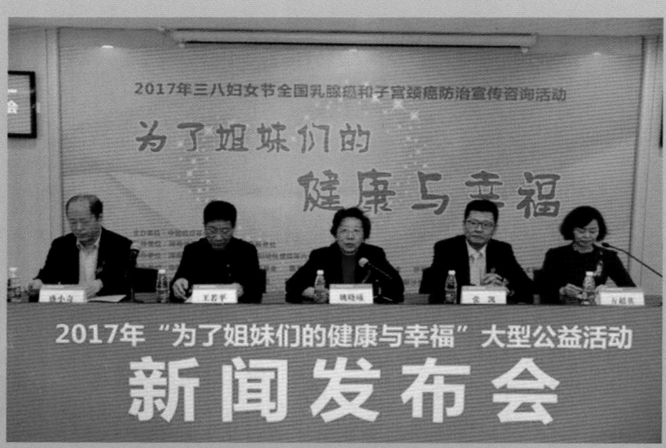

图 4–1

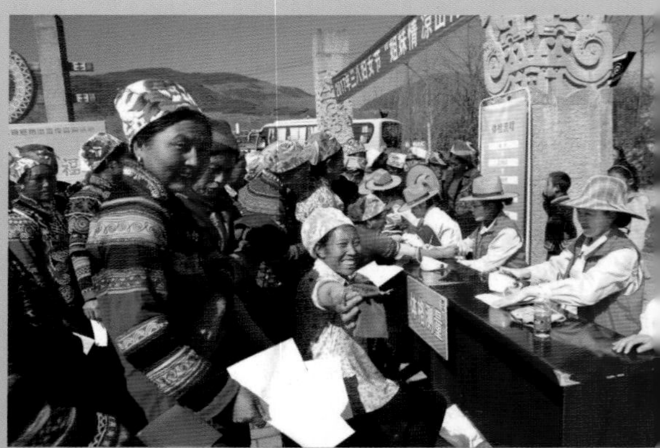

图 4-2　"为了姐妹们的健康与幸福"大型三八公益活动在四川省凉山

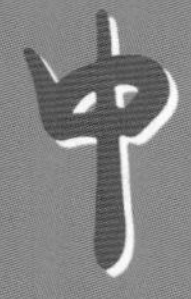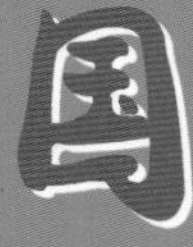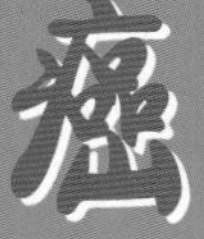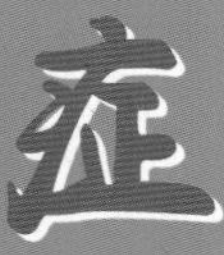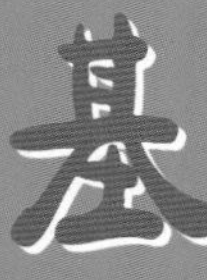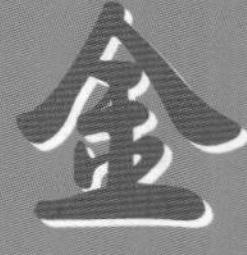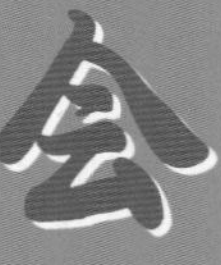

中国癌症基金会

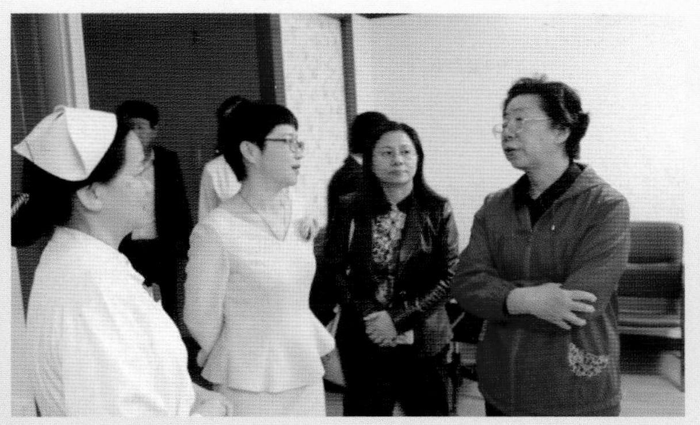

图 4-3　大型三八公益活动在深圳市调研

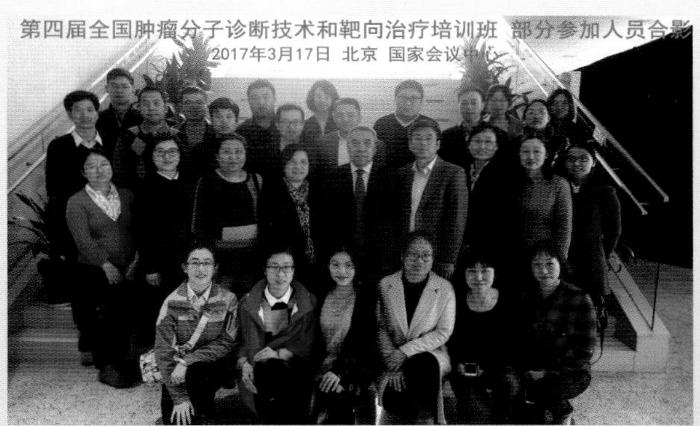

图 5　3 月 17 日

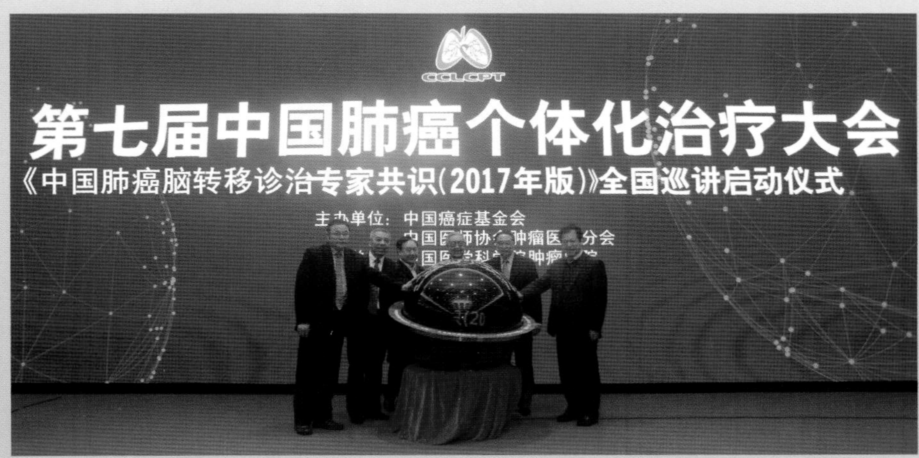

图 6　3 月 18 日

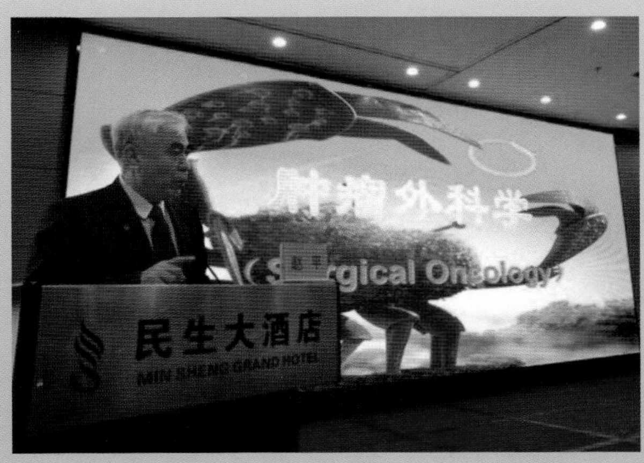

图 7　3 月 25 日，赵平教授在中国癌症基金会“万名医生肿瘤学公益培训项目”（重庆站）授课（来源：重庆市肿瘤医院网站）

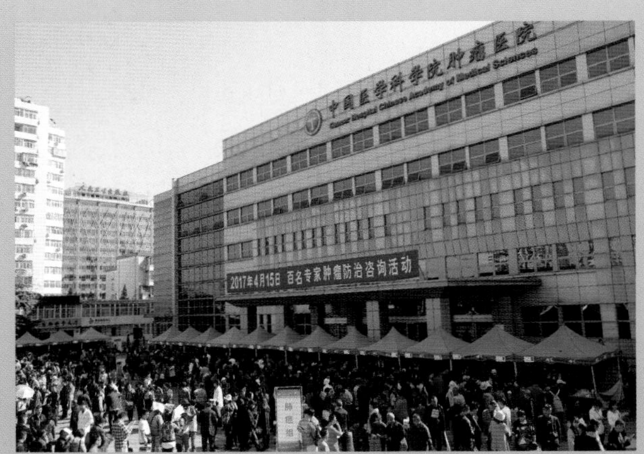

图 8　4 月 15 日，第 19 届肿瘤防治宣传周大型活动

2017 年大事记

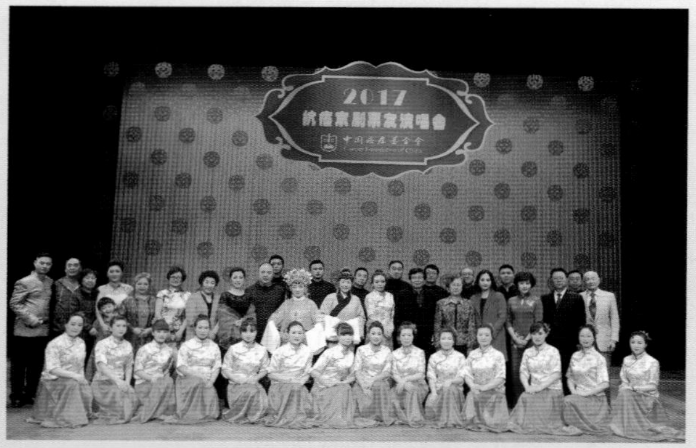

图 9-1　4 月 23 日，第十二届抗癌京剧票友演唱会在北京长安大剧院举办，演出后领导与演员合影留念

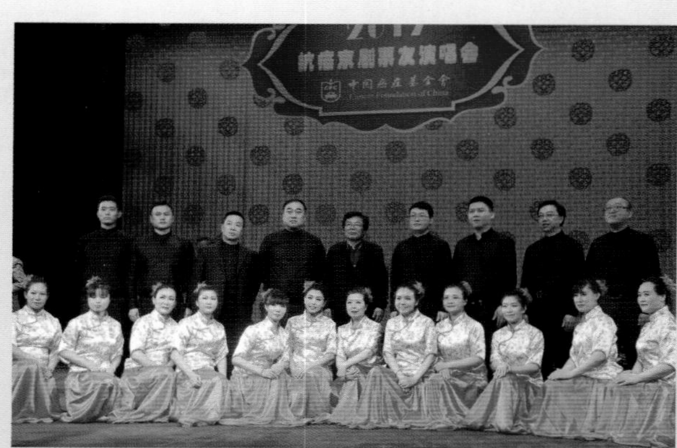

图 9-2　北京建生药业有限公司员工演出团队（张立峰摄）

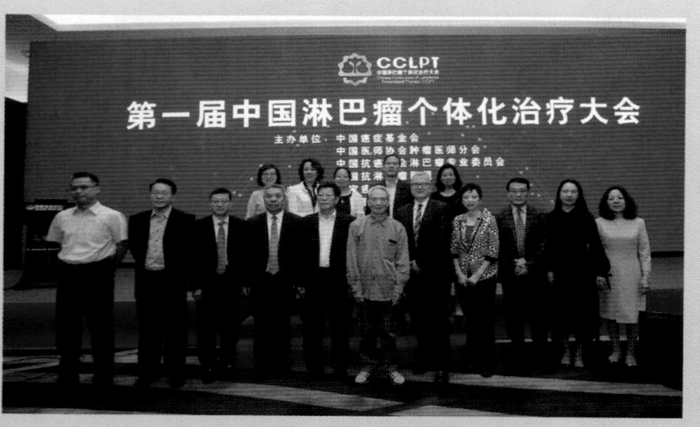

图 10　5 月 20 日

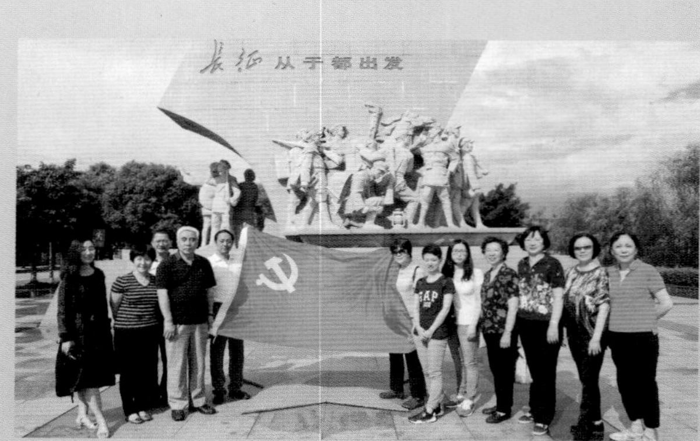

图 11　6 月 6 日，基金会党员到江西省于都县开展“缅怀革命先烈，永远跟党走”主题党日活动

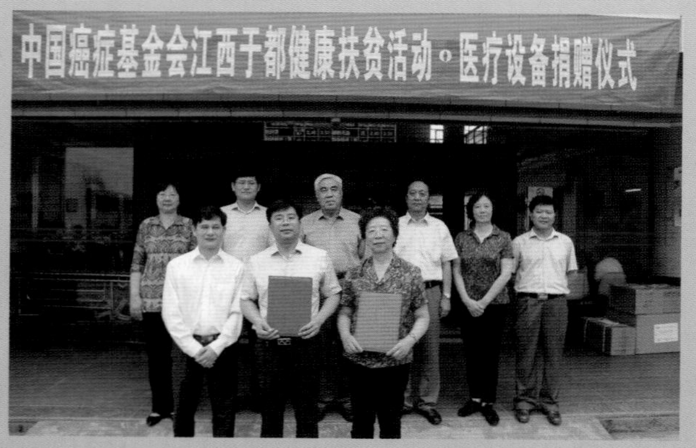

图 12-1　6 月 7 日，江西省于都县第二人民医院医疗设备捐赠活动

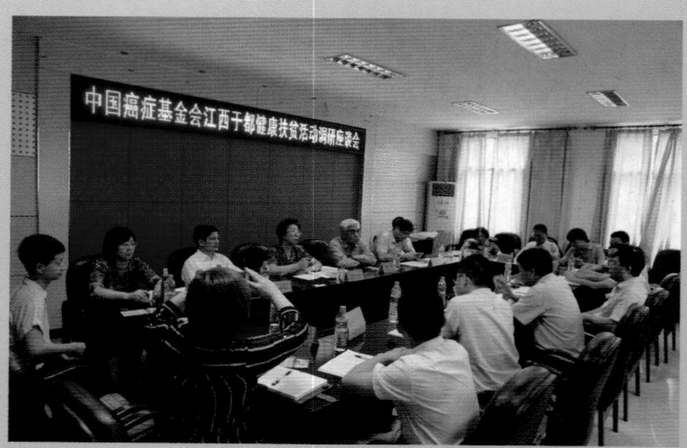

图 12-2　6 月 7 日，江西省于都县健康扶贫活动调研座谈会

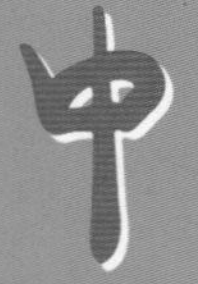
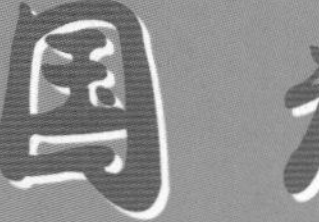
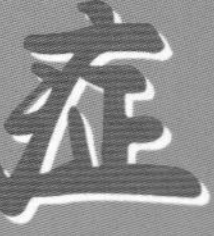
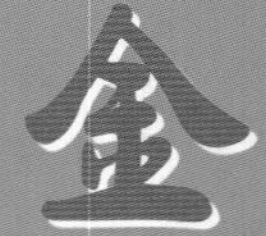
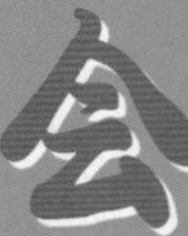

中国癌症基金会

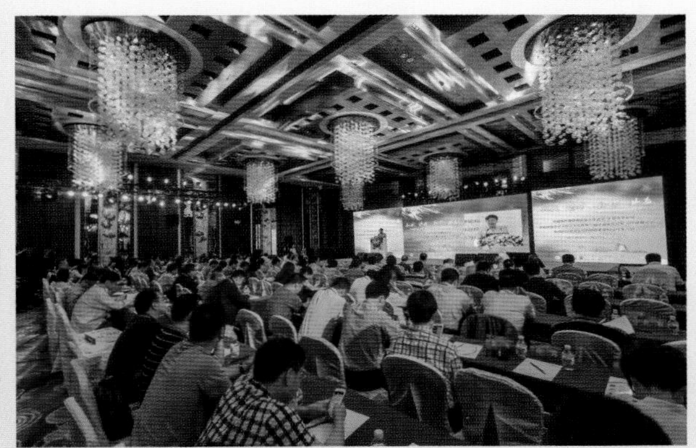

图 13　6 月 24 日，结直肠癌多学科诊疗学习班在北京举办

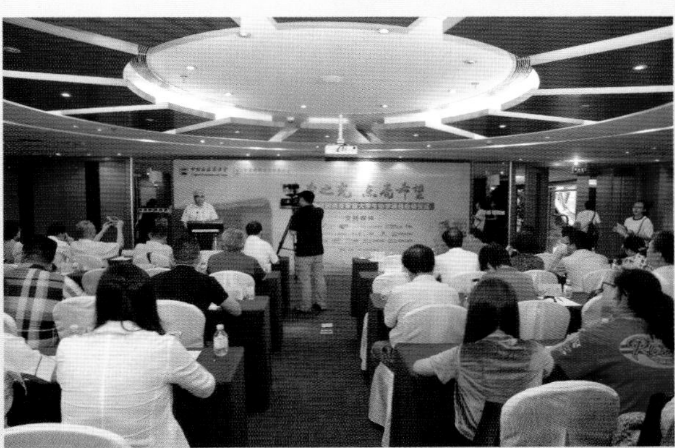

图 14-1　6 月 28 日，“囊萤计划”启动仪式在北京召开

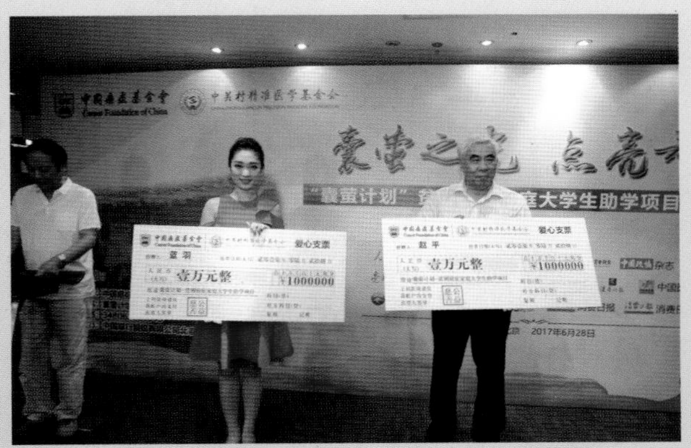

图 14-2　赵平理事长和主持人蓝羽女士各向“囊萤计划”捐赠 1 万元人民币

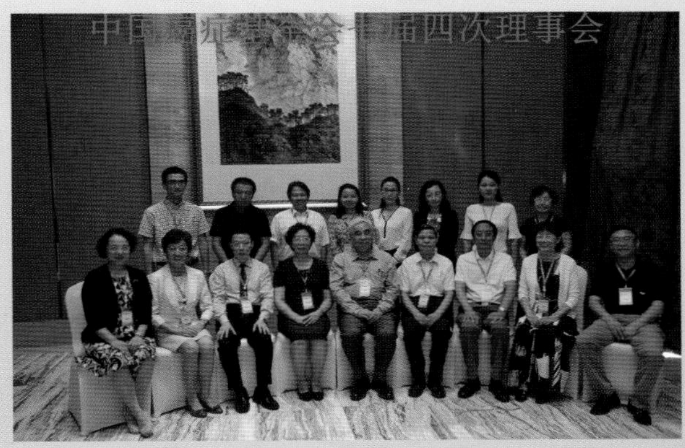

图 15　8 月 26 日，中国癌症基金会七届四次理事会在成都召开

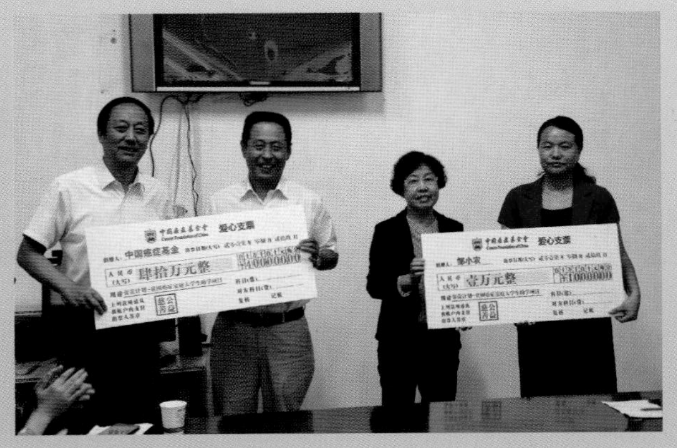

图 16-1　8 月 29 日，“囊萤计划”安徽临泉贫困癌症家庭大学生助学项目启动

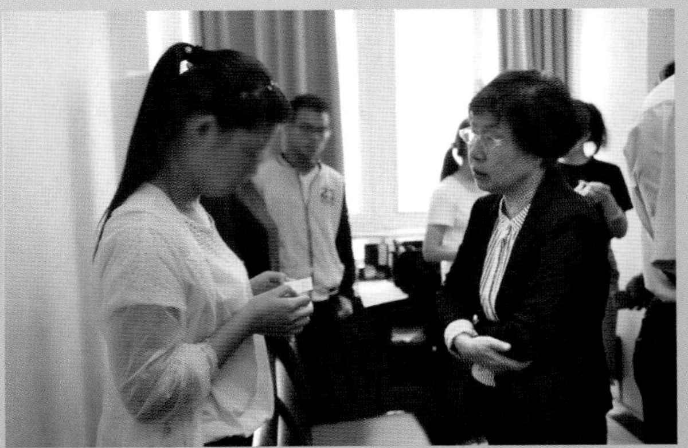

图 16-2　8 月 29 日，高翠巧副秘书长与贫困癌症家庭大学生亲切交谈

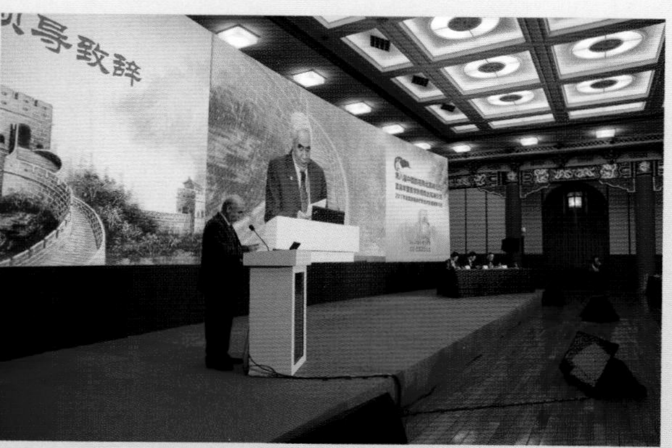

图 17　9 月 16 日，赵平理事长为第八届中国肺癌南北高峰论坛致辞

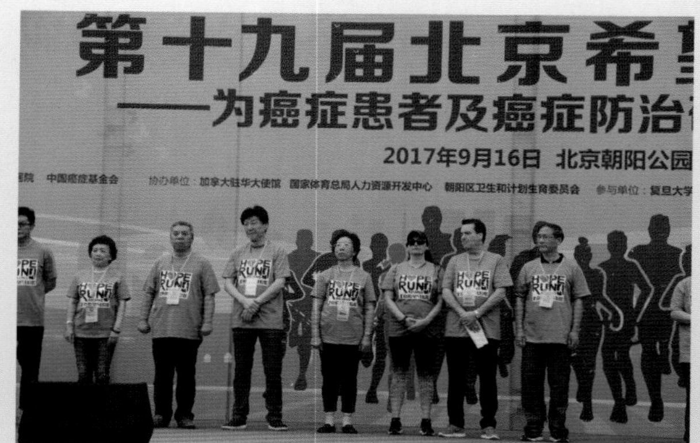

图 18-1　9 月 16 日，第十九届北京希望马拉松义跑活动在北京举行

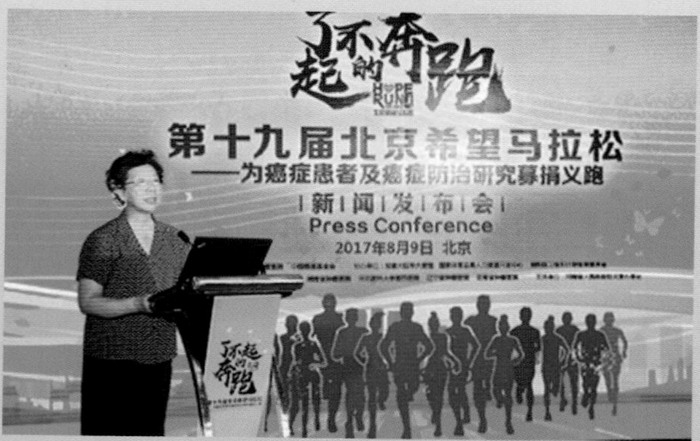

图 18-2　9 月 16 日，中国癌症基金会副理事长兼秘书长姚晓曦致辞（来源：中国医学科学院肿瘤医院网站）

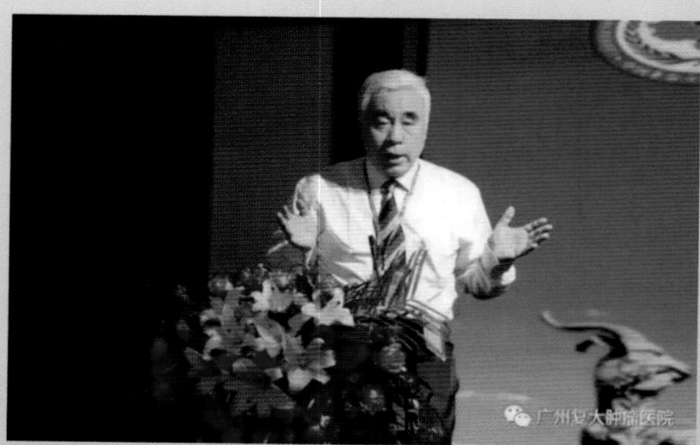

图 19　9 月 17 日，赵平理事长在中国非公立医疗协机构协会肿瘤专业委员会 2017 年学术年会上（来源：暨南大学附属广州复大肿瘤医院网站）

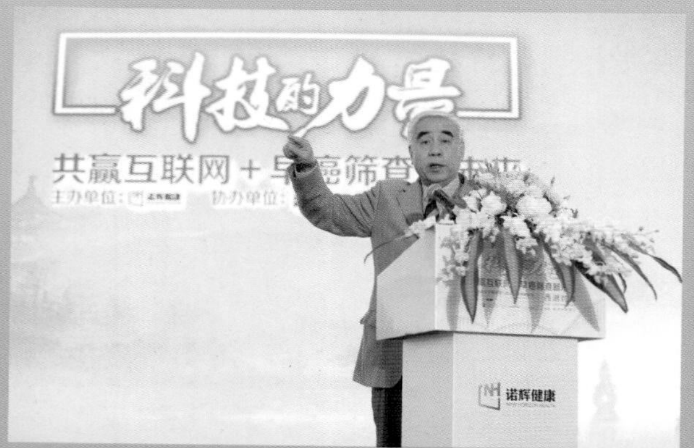

图 20　10 月 14 日，赵平理事长在第三届西湖对弈癌症早期筛查与防治跨界高峰论坛上致辞

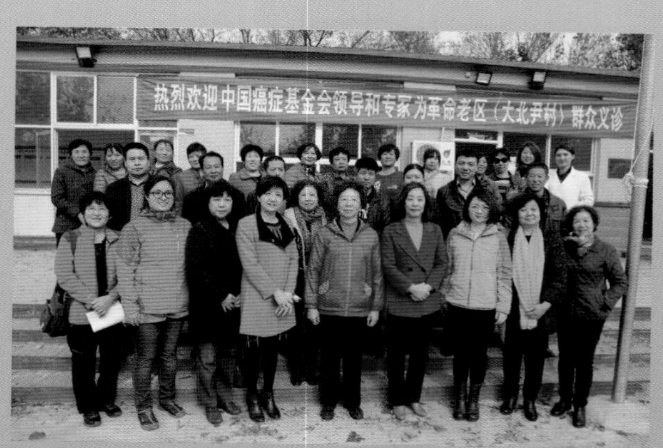

图 21　10 月 28 日，乳腺癌健康专项基金在河北省廊坊大北尹村革命老区开展义诊活动

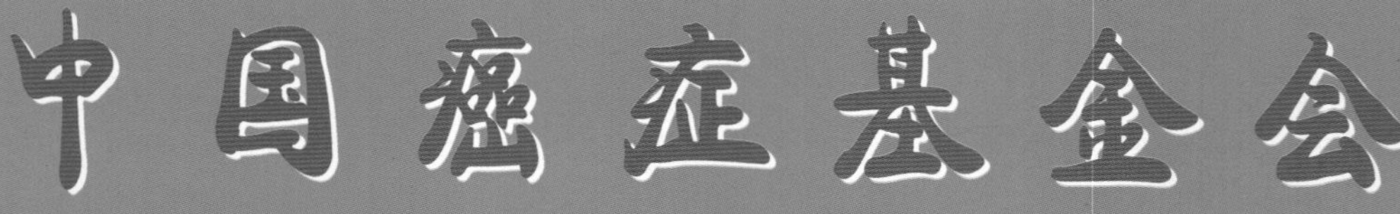

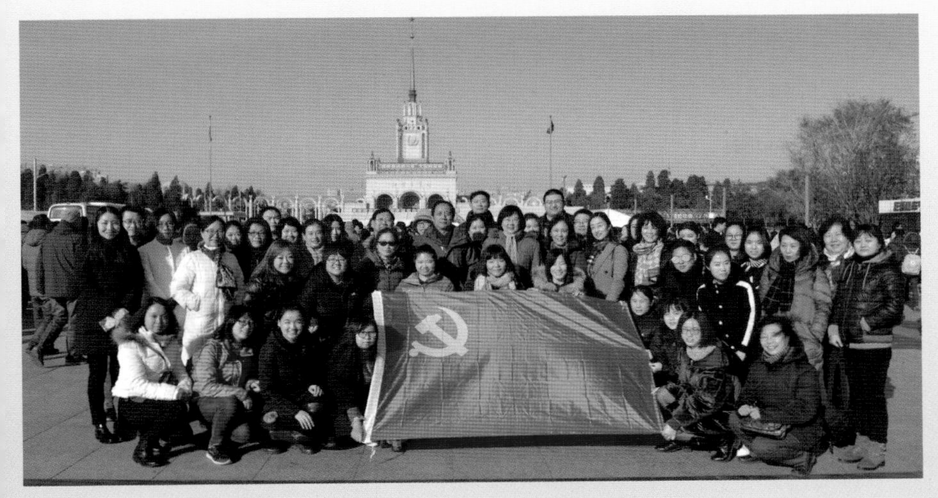

图 22　11 月 24 日，基金会党支部组织党员及工作人员 50 余人参观了“砥砺奋进的五年”大型成就展

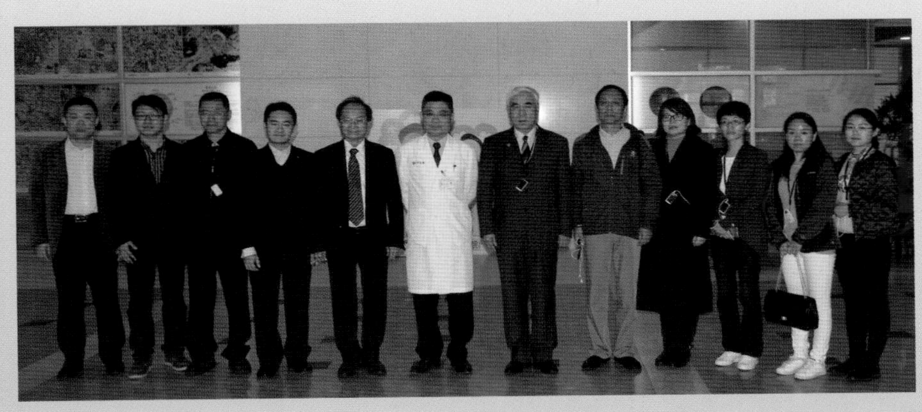

图 23-1　12 月 18 日，赵平理事长一行访问台湾省成功大学医学院附设医院

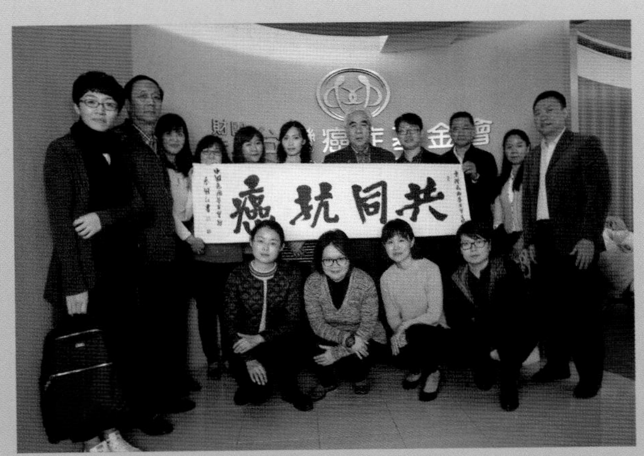

图 23-2　12 月 19 日，台湾癌症基金会欢迎交流会

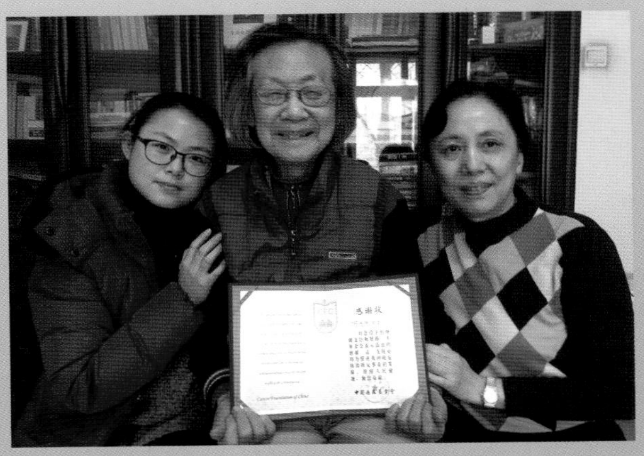

图 24　冯文慧女士向基金会捐款

（本版图片除署名外，由中国癌症基金会供稿，详细内容见 502 页）

2017 年大事记

第十一届中国肿瘤内科大会

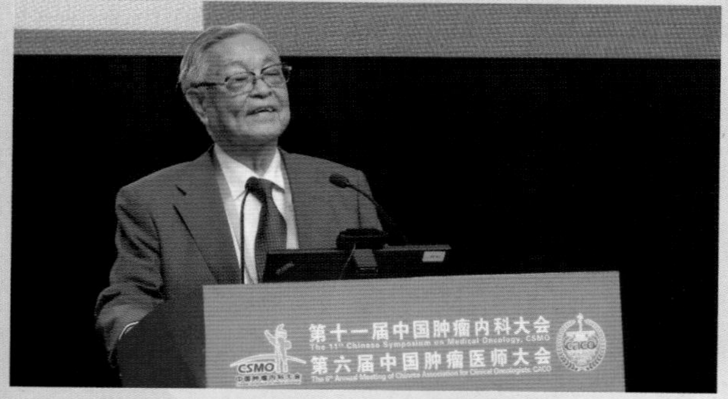

孙燕院士莅临大会并致辞

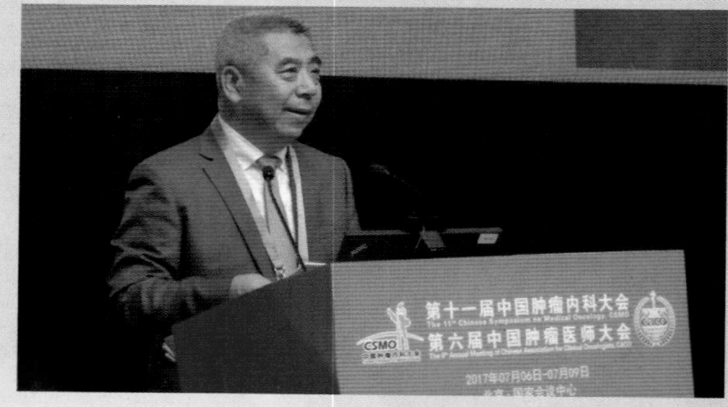

石远凯副院长主持大会开幕式

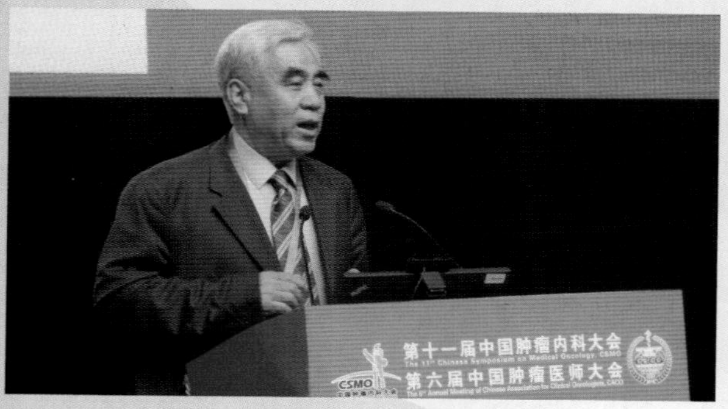

赵平理事长致辞

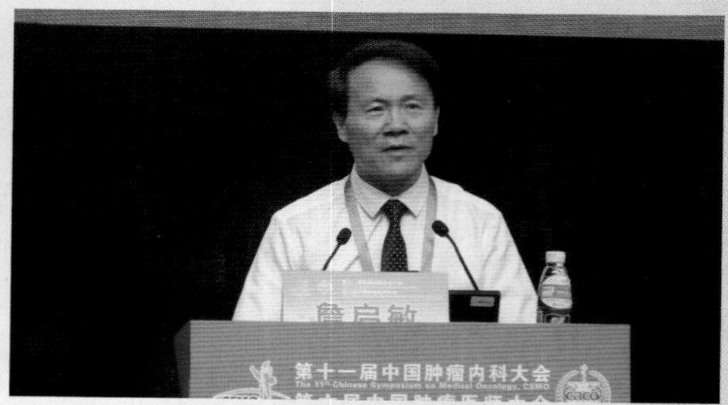

詹启敏院士做学术报告

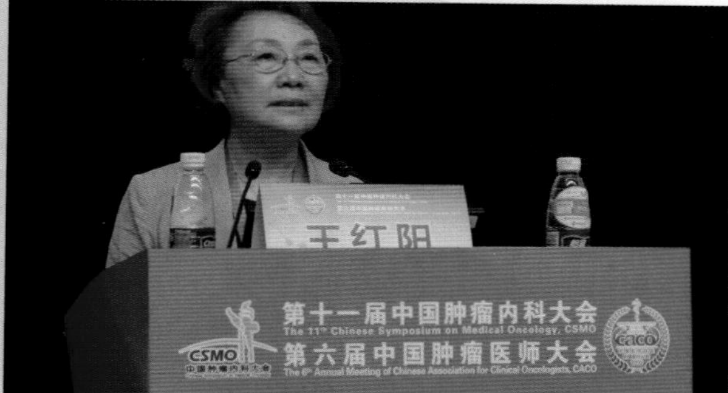

王红阳院士做学术报告

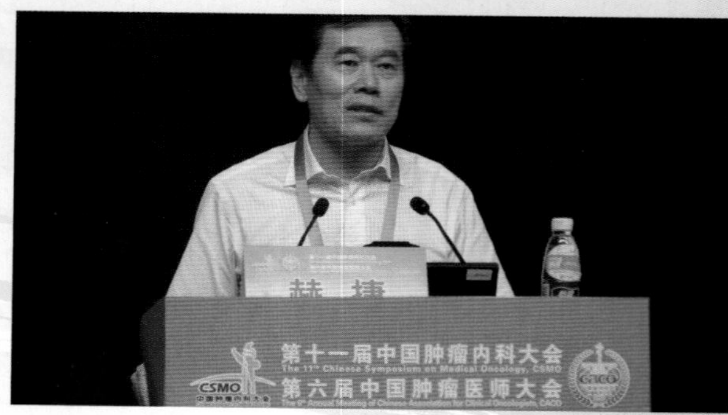

赫捷院士做学术报告

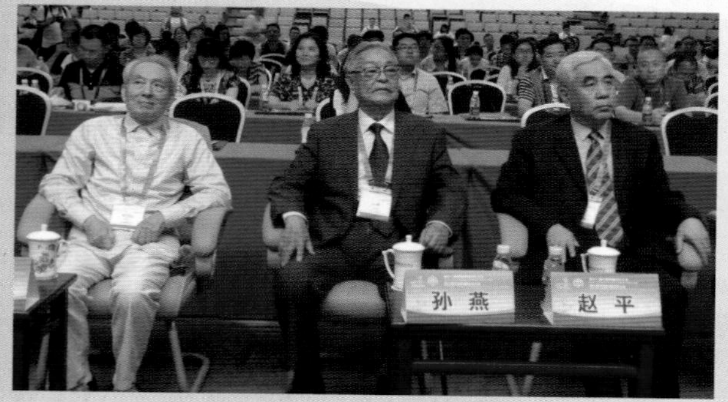

程书钧院士、孙燕院士、赵平教授在开幕式上

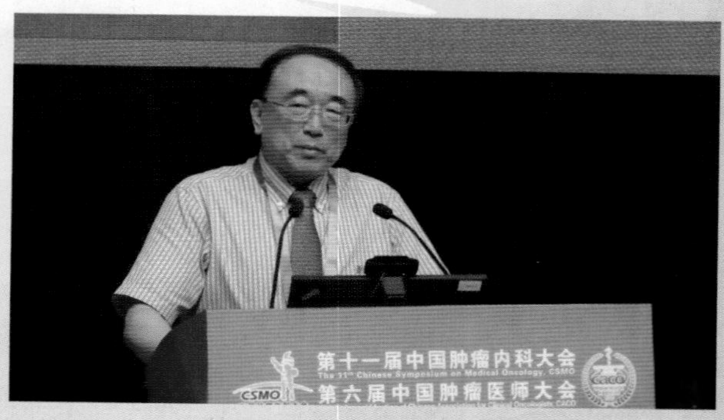

于金明院士做学术报告

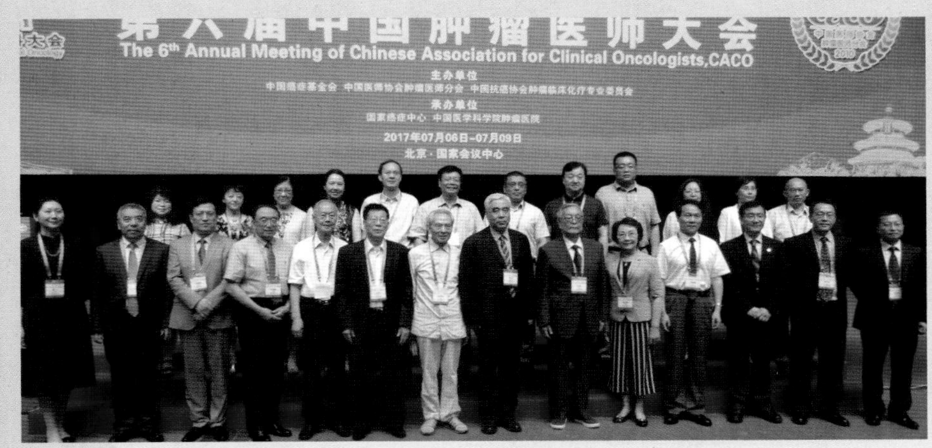

出席大会的专家合影

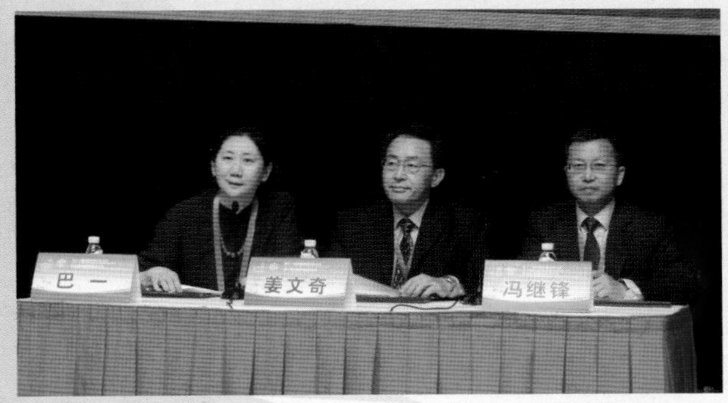

大会学术报告主持人：巴一、姜文奇、冯继锋教授

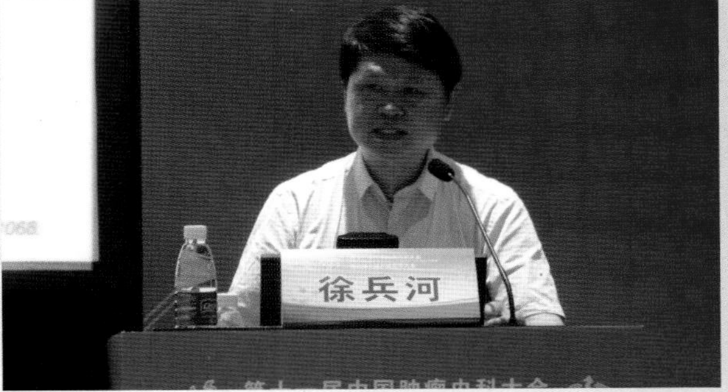

徐兵河教授

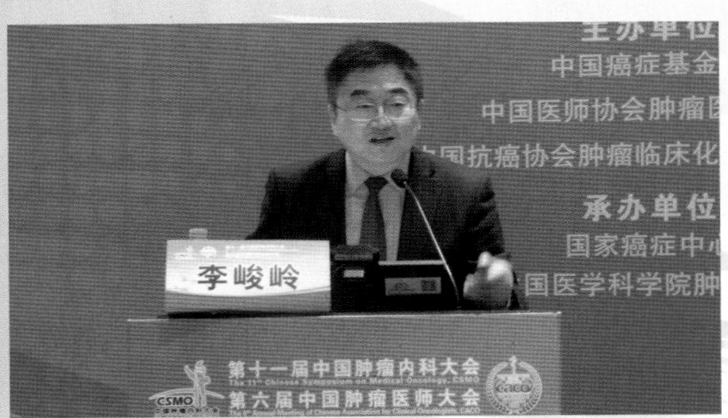

李峻岭教授

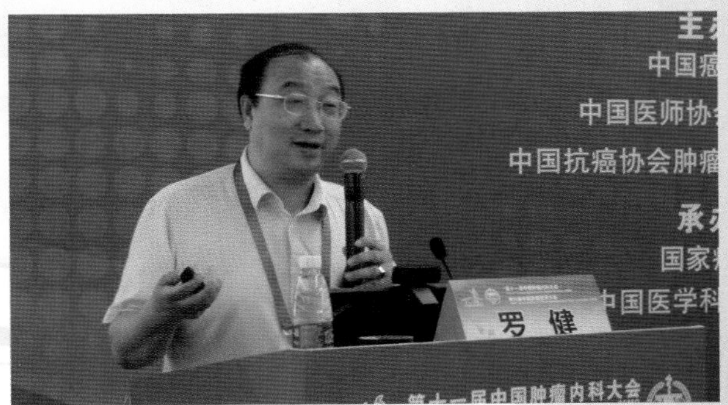

罗健教授

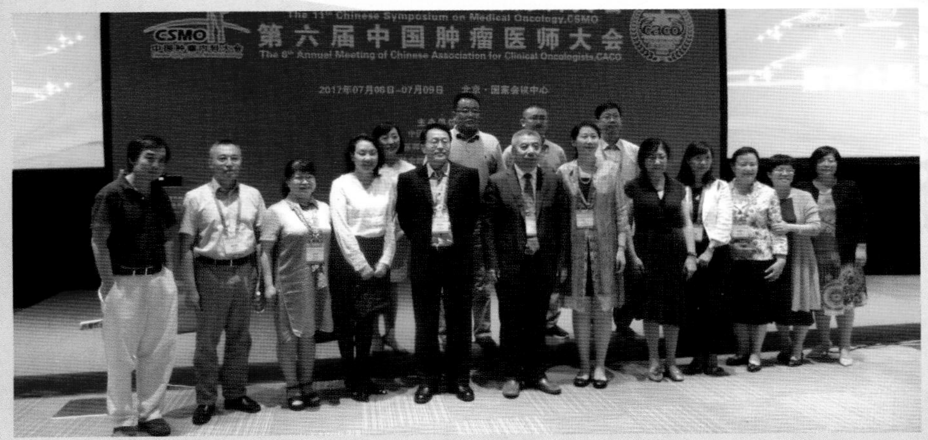

闭幕式专家合影

（本版图片摄影：张立峰）

中国临床肿瘤学会（CSCO）

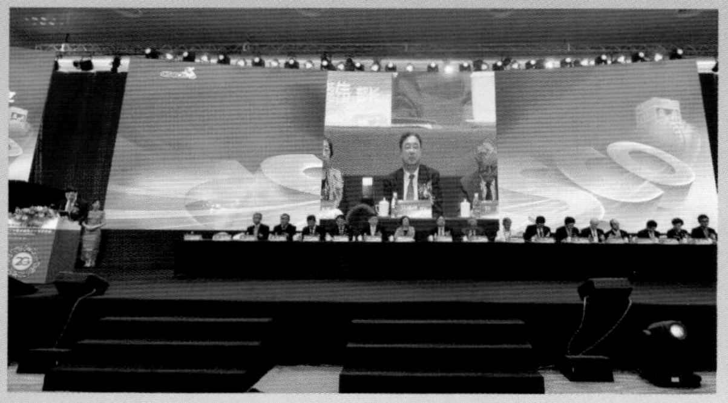

第二十届全国临床肿瘤学大会暨 2017 年 CSCO 学术年会在厦门召开

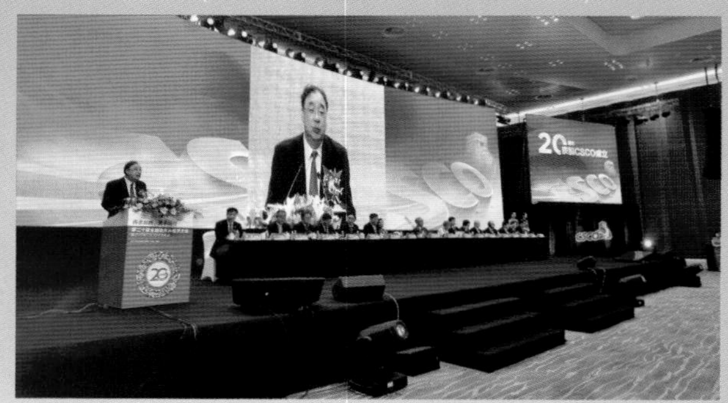

国家卫生计生委马晓伟副主任致辞

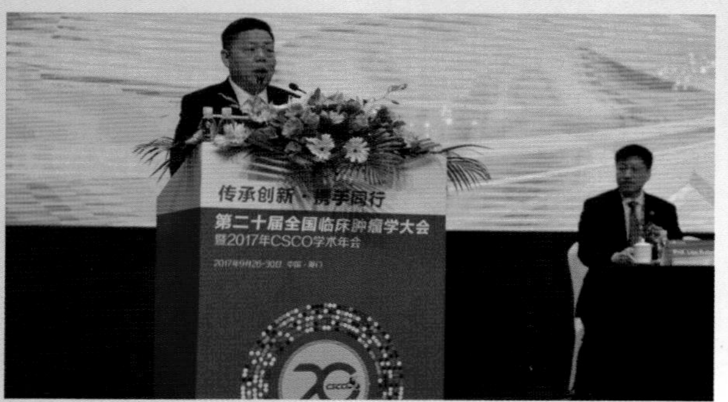

CSCO 第一届理事会理事长吴一龙教授致辞

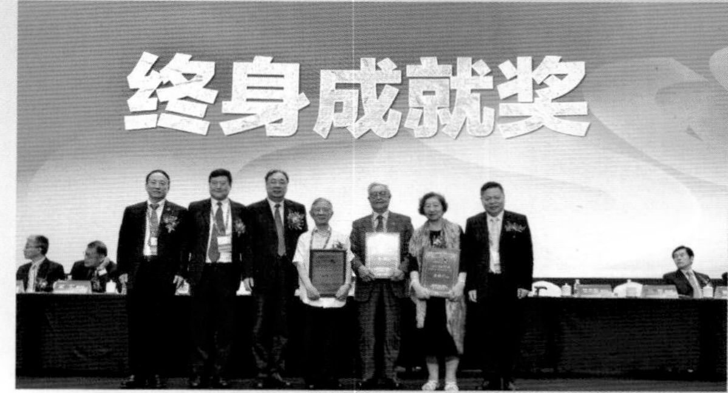

向吴孟超院士、孙燕院士、廖美琳教授和管忠震教授颁发“中国临床肿瘤学终身成就奖”

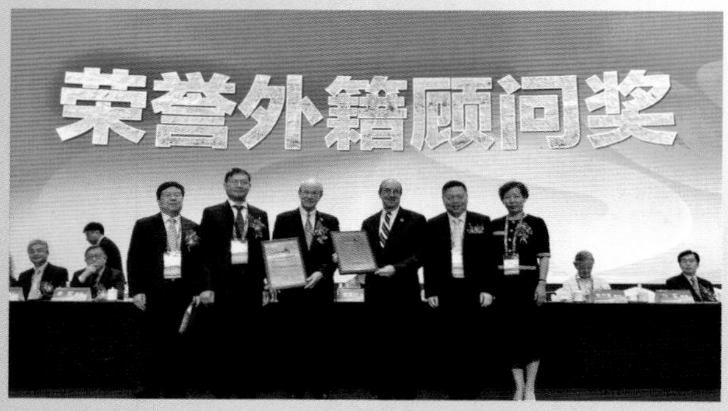

向 Charles M. Balch 博士和 Martin J. Murphy 博士颁予“荣誉外籍顾问奖”

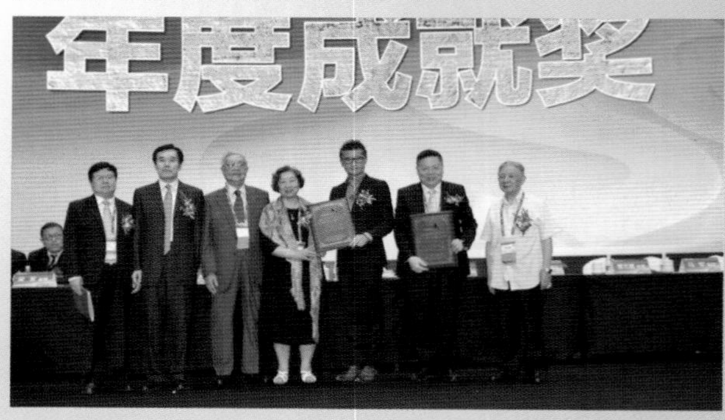

为莫树锦教授和吴一龙教授颁发“2017 CSCO 年度成就奖”（来源：医脉通）

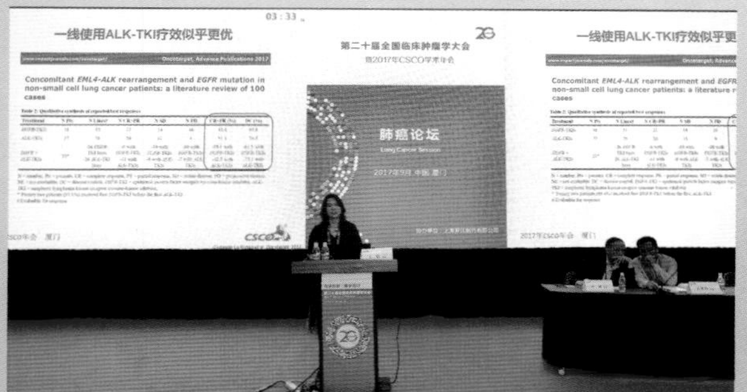

学术报告会现场

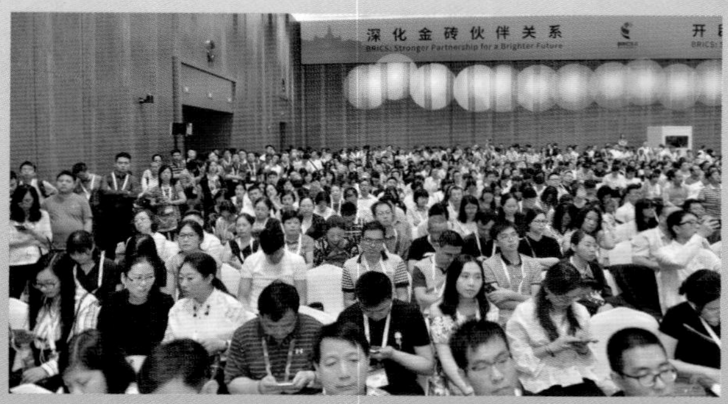

会场座无虚席，更有众多站立听讲者

2017年大事记

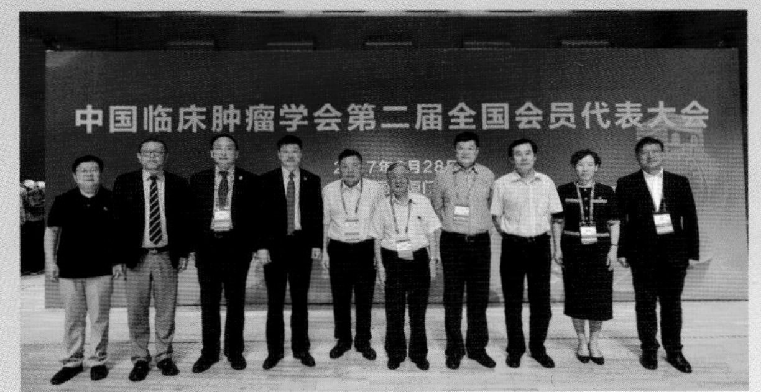

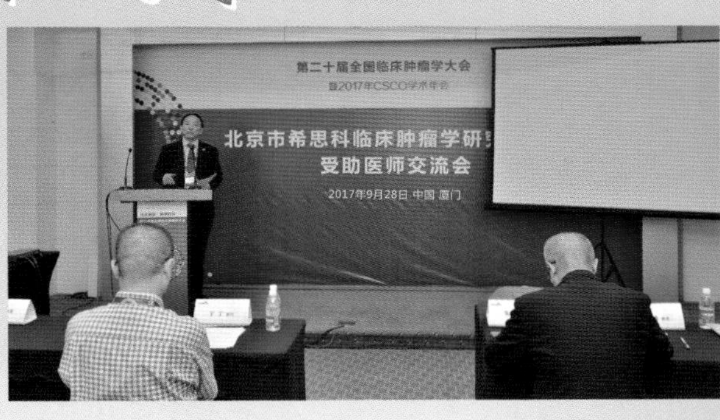

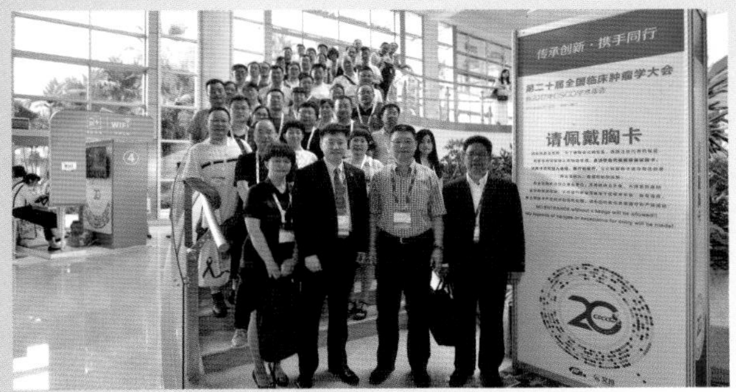

资助贫困边远地区中青年医师参加第20届全国临床肿瘤学大会

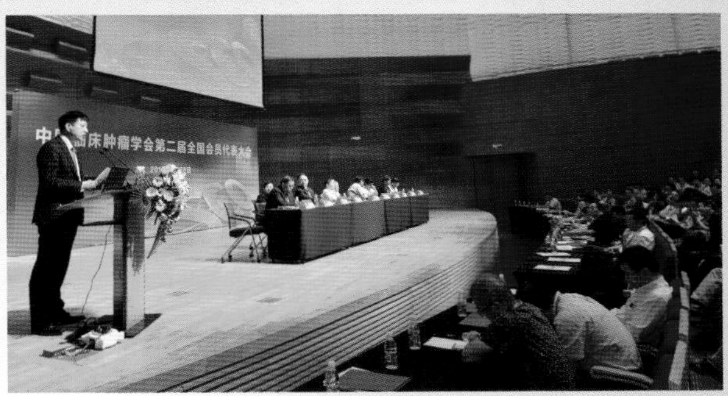

李进教授当选为CSCO第二届理事会理事长

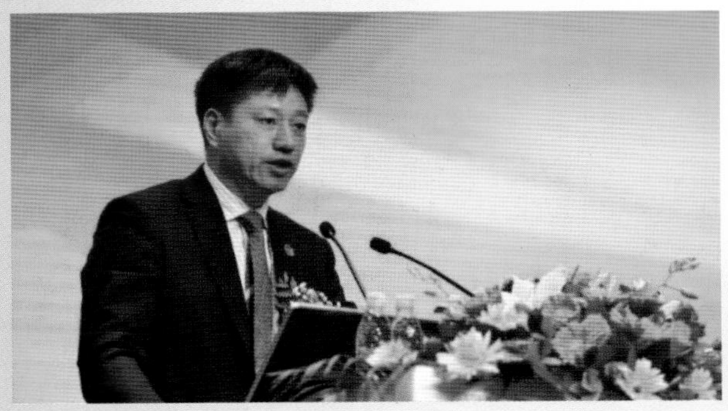

李进理事长致辞

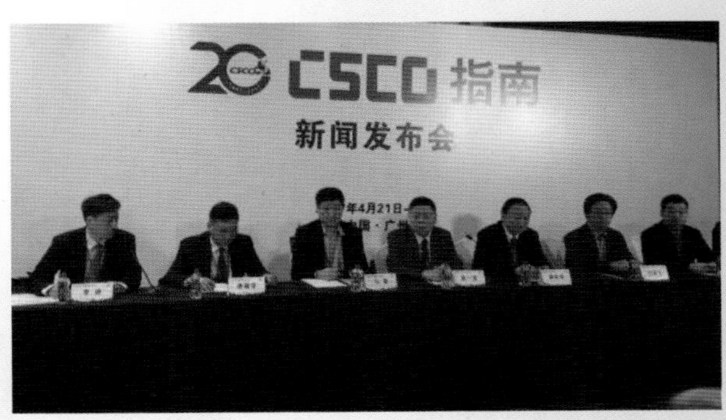

CSCO指南发布会现场（左起）李进教授、徐瑞华教授、马军教授、吴一龙教授、秦叔逵教授、江泽飞教授，郭军教授（来源：中国医学论坛报今日肿瘤）

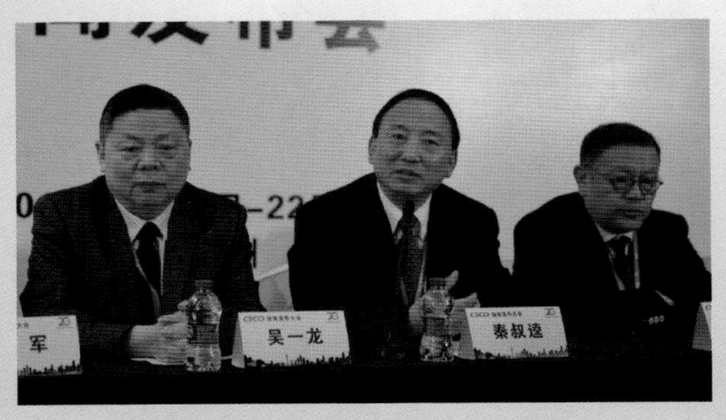

CSCO指南发布会（来源：医脉通）

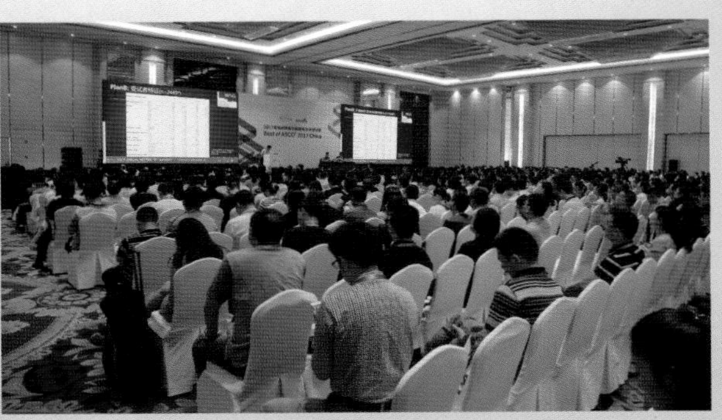

2017年Best of ASCO会议

（本版图片除署名外，由CSCO办公室提供；文字说明见513页）

庆祝中国临床肿瘤学会

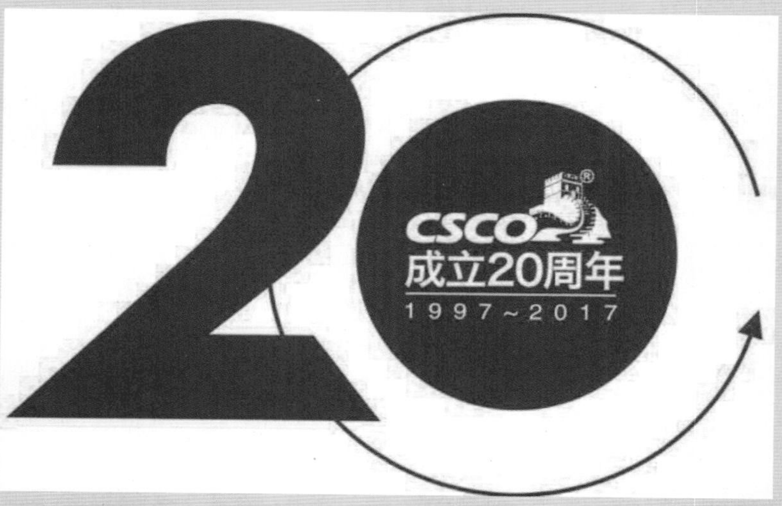

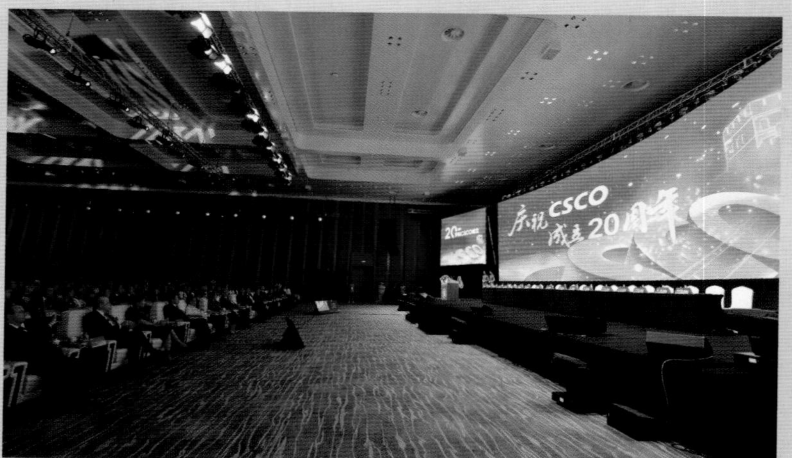

第二十届全国临床肿瘤学大会暨 2017 年 CSCO 学术年会（来源：CSCO 办公室）

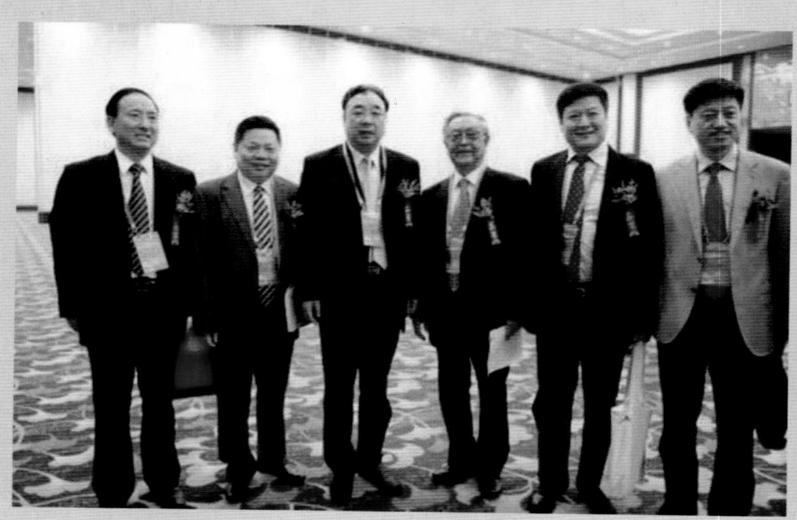

国家卫生计生委马晓伟副主任和 CSCO 的领导合影

（CSCO）成立 20 周年

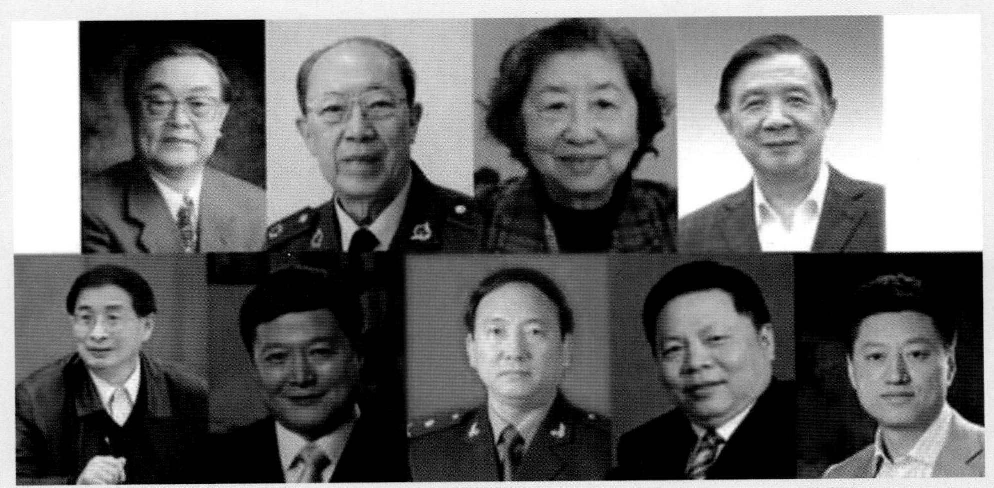

CSCO 发展中的重要专家

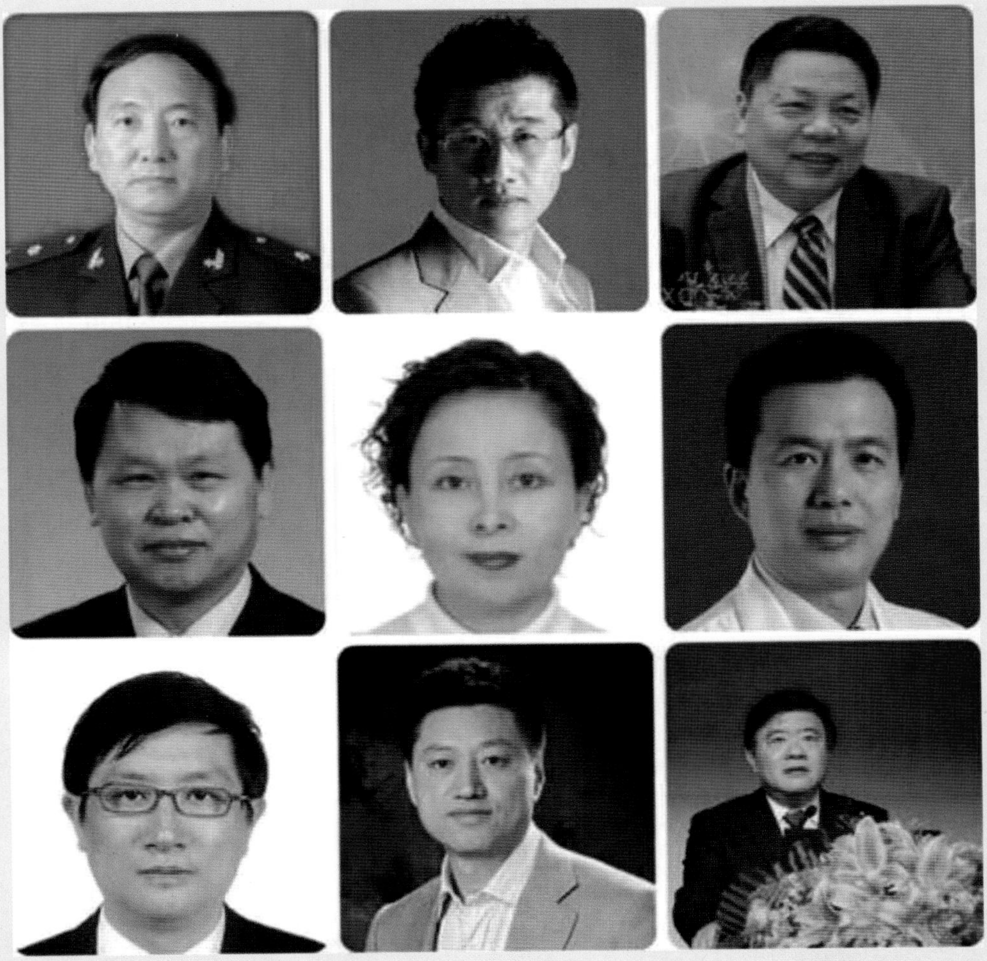

2016 年 CSCO– 肿瘤资讯评选出的“中国肿瘤最具影响力事件”的获奖专家

（本版图片除署名外，由“肿瘤资讯”网站下载；文字说明见 517 页）

中国老年学和老年医学学会

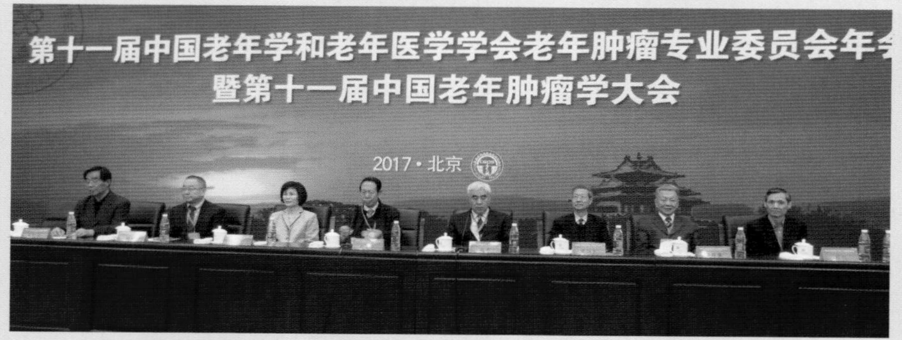

大会开幕式

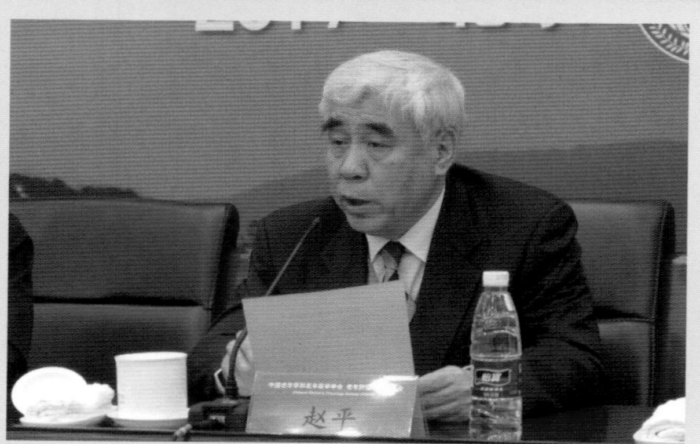

中国老年学和老年医学学会老年肿瘤分会主任委员赵平教授在开幕式上致辞

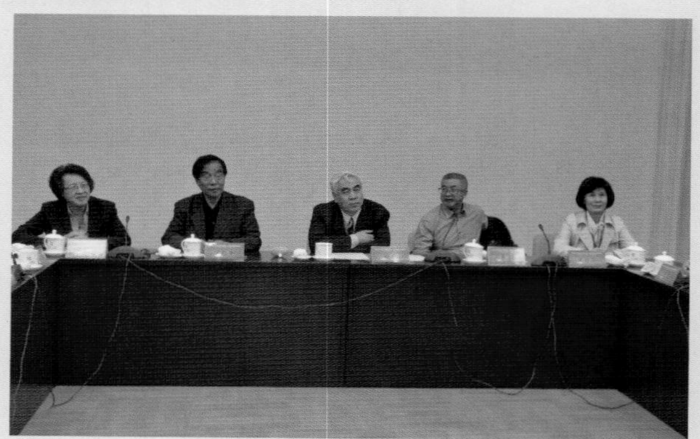
常务理事扩大会议

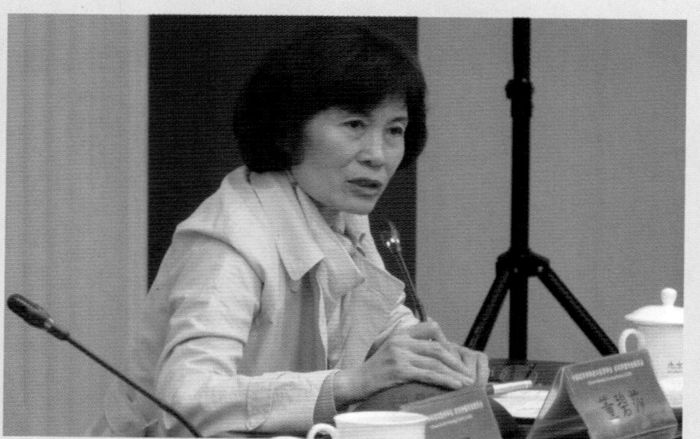
中国医学科学院肿瘤医院原党委书记董碧莎

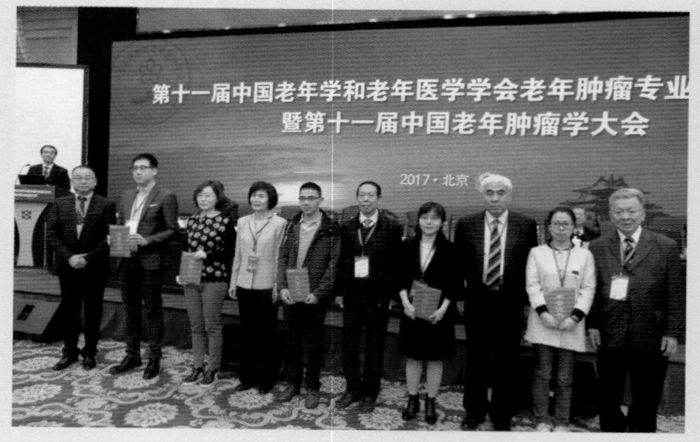

为优秀论文作者颁发获奖证书

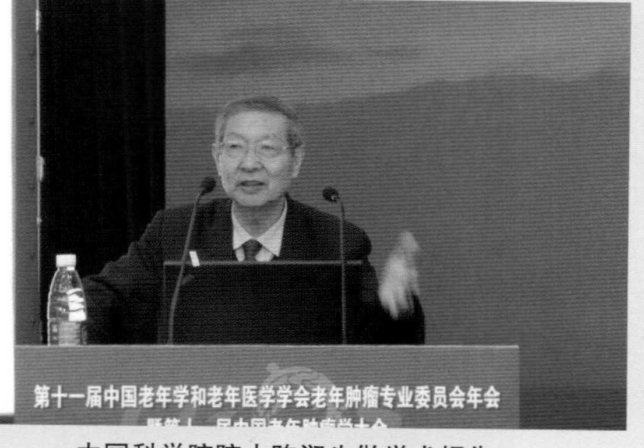

中国科学院院士陈润生做学术报告

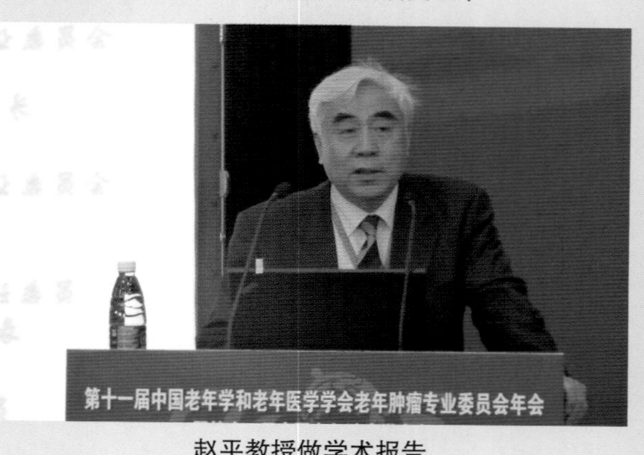

赵平教授做学术报告

老年肿瘤分会年会
暨第十一届中国老年肿瘤学大会

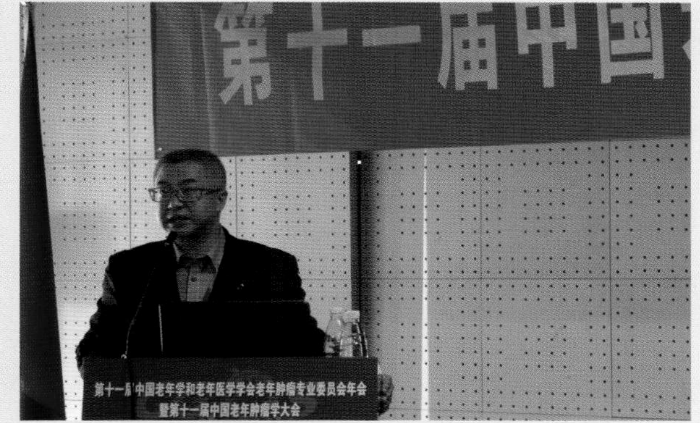

北京大学肿瘤医院朱军教授

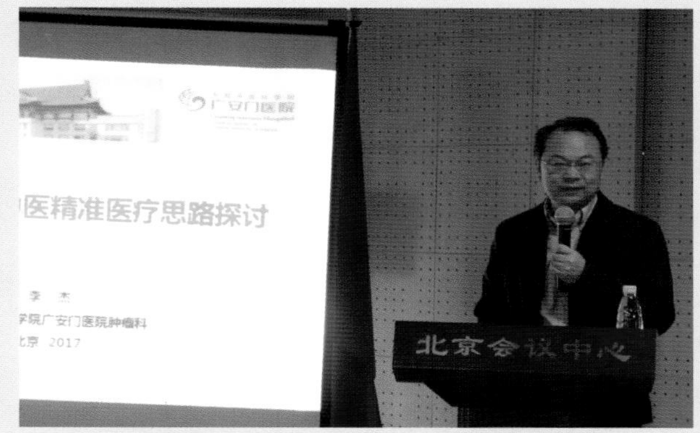

中国中医科学院广安门医院肿瘤科李杰教授

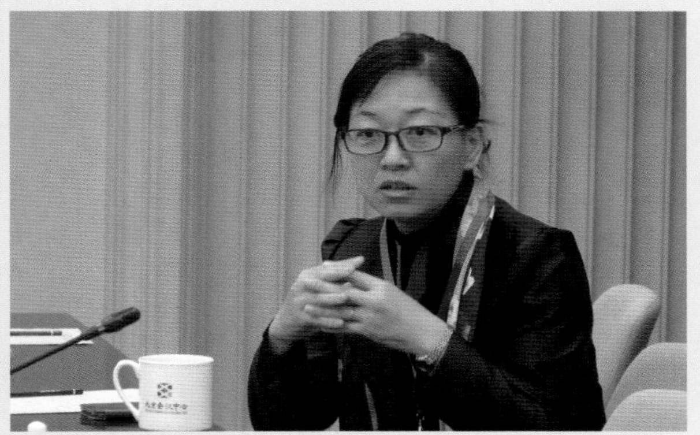

北京协和医院老年医学科宁晓红博士

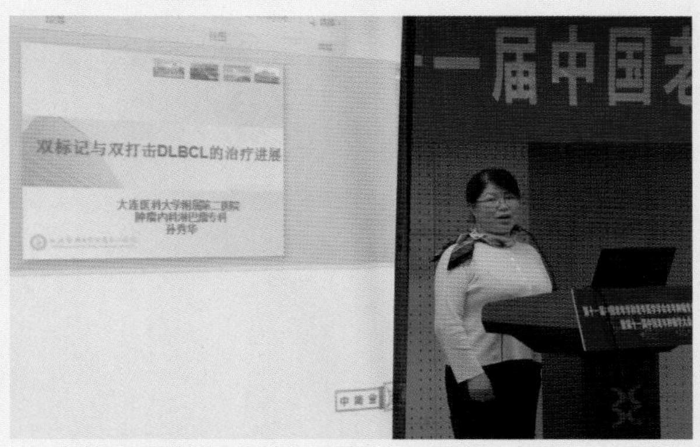

大连医科大学附属第二医院肿瘤内科淋巴瘤专科主任孙秀华教授

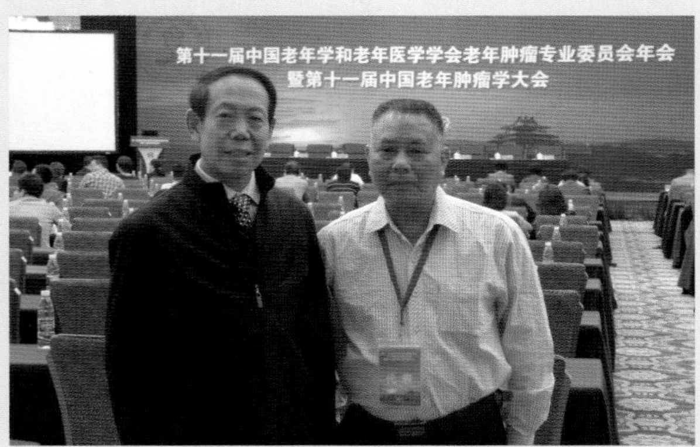

中国老年学和老年医学学会常务副会长赵宝华与黄智芬教授合影

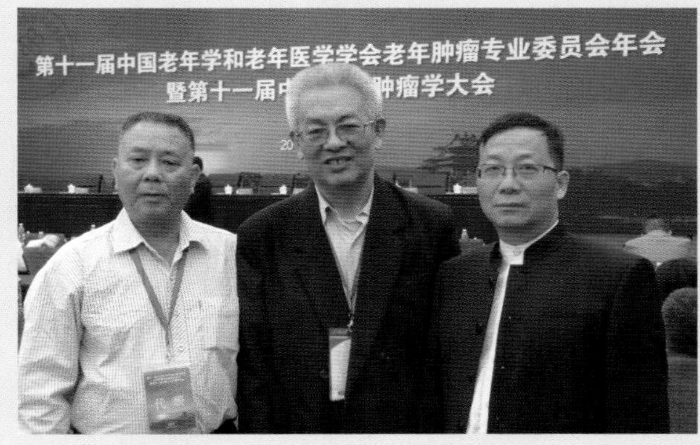

参会代表黄智芬、张立峰、吴煜

（本版图片摄影：张立峰）

第八届中国肺癌

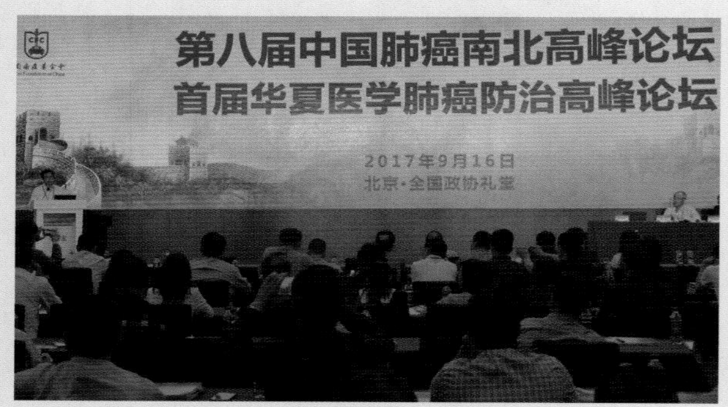

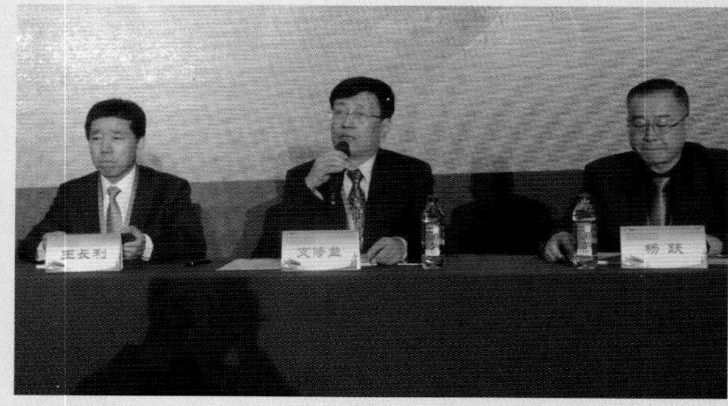

支修益教授、杨跃教授、王长利教授共同主持论坛开幕式

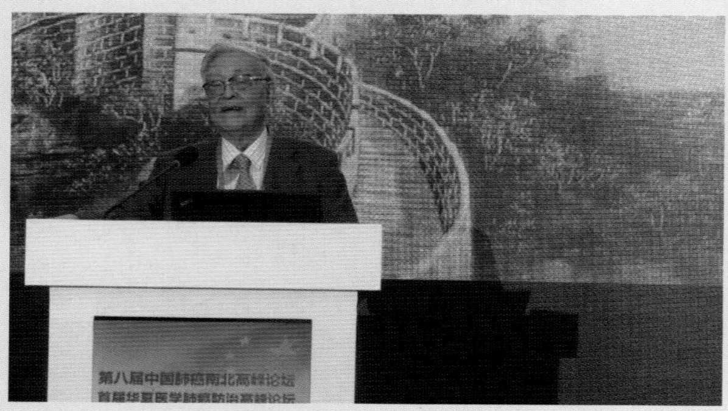

孙燕院士致辞

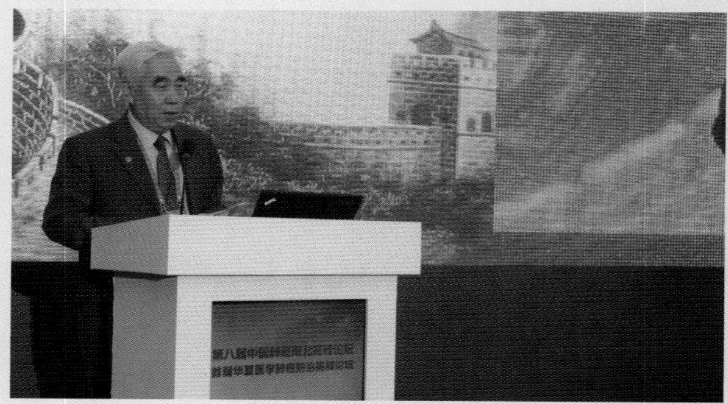

赵平理事长致辞

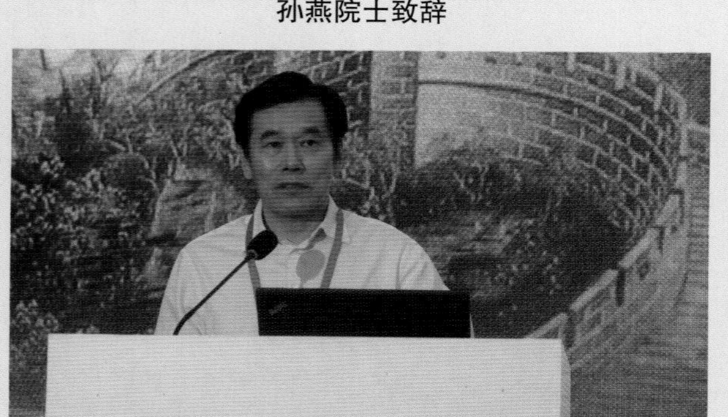

赫捷院士致辞

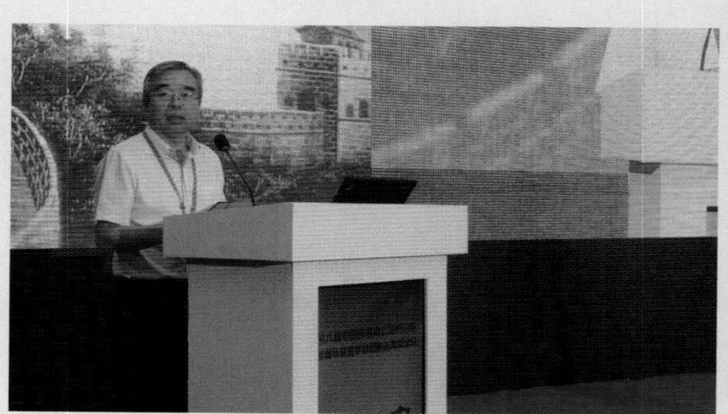

毛群安司长致辞

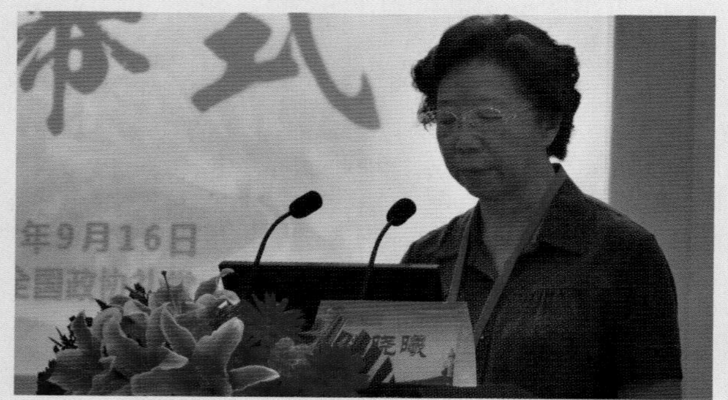

中国癌症基金会副理事长兼秘书长姚晓曦致辞

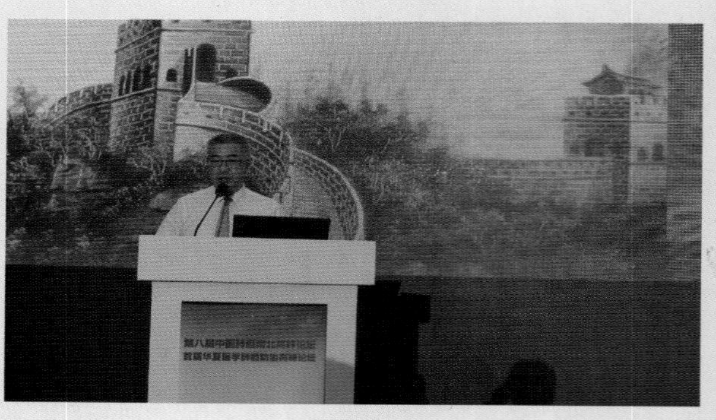

朱军教授致辞

南北高峰论坛

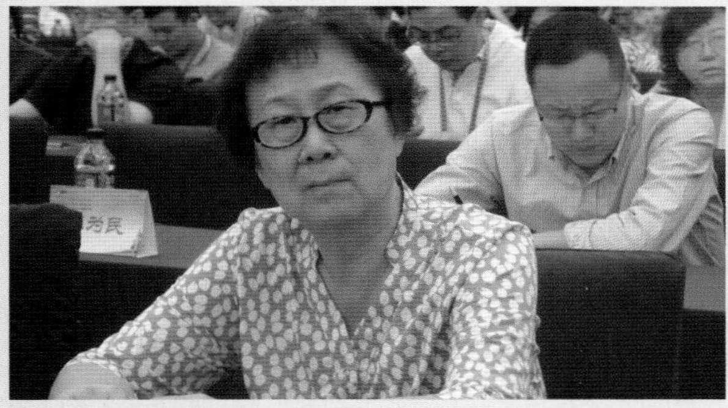

原卫生部副部长、中国癌症基金会原理事长彭玉莅临论坛

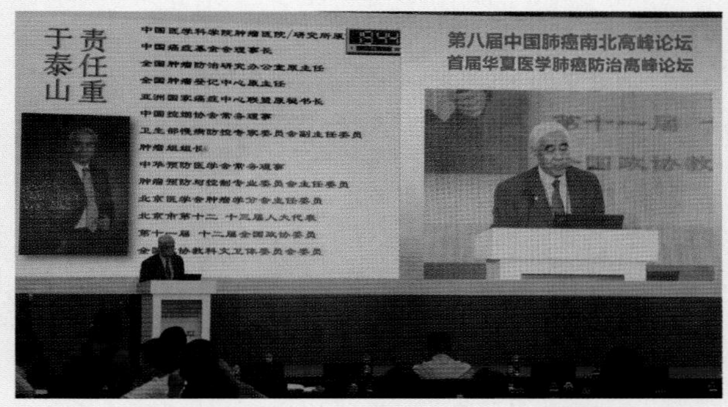

赵平教授做“肺癌的一级预防”专题报告

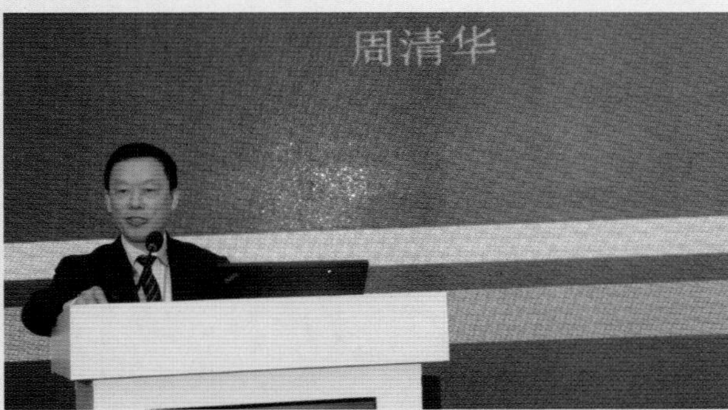

周清华教授做报告

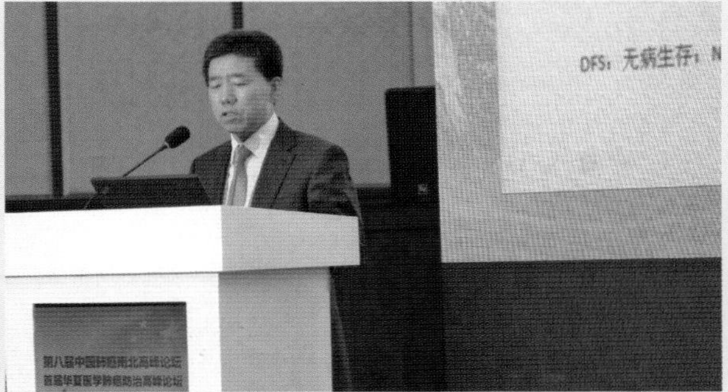

王长利教授做报告

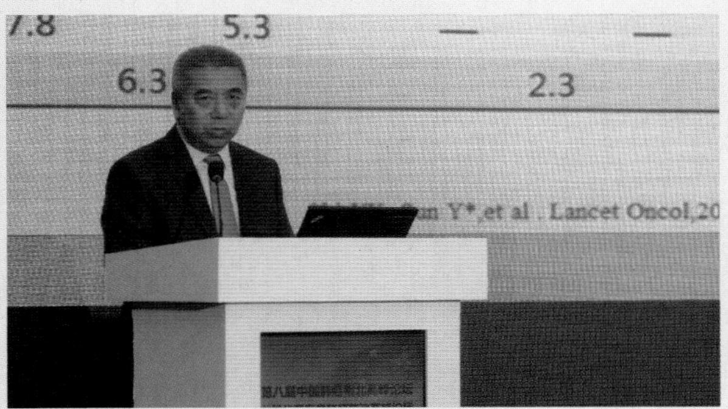

石远凯教授做报告

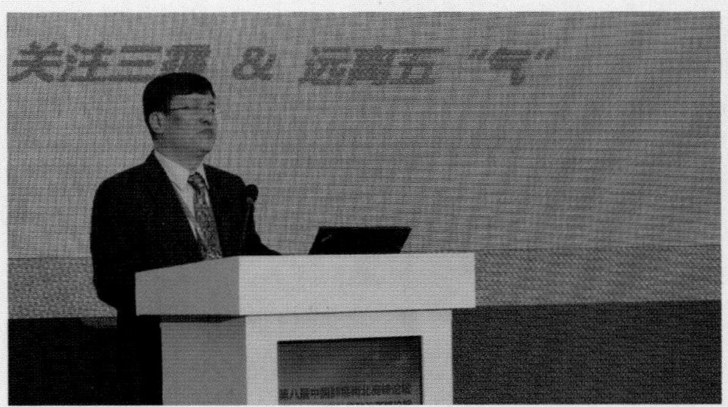

支修益教授做报告

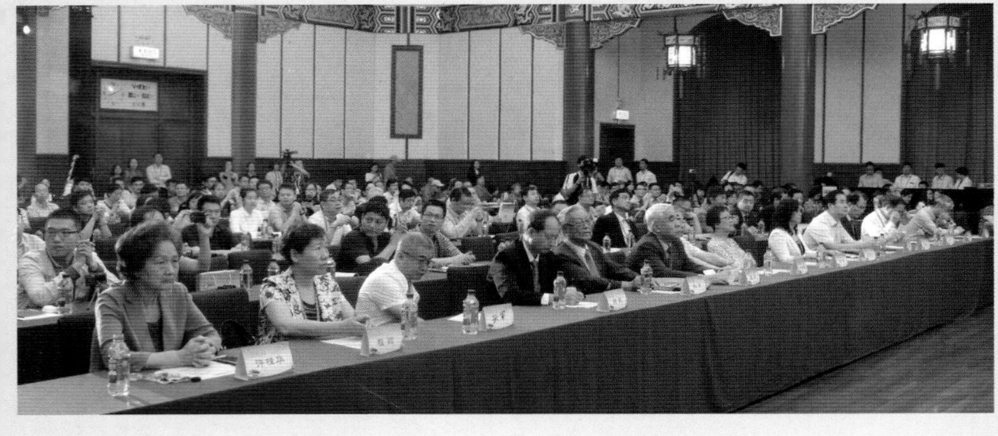

论坛会场

（本版图片摄影：张立峰）（本次会议文字报道见 551 页）

第七届中国肺癌

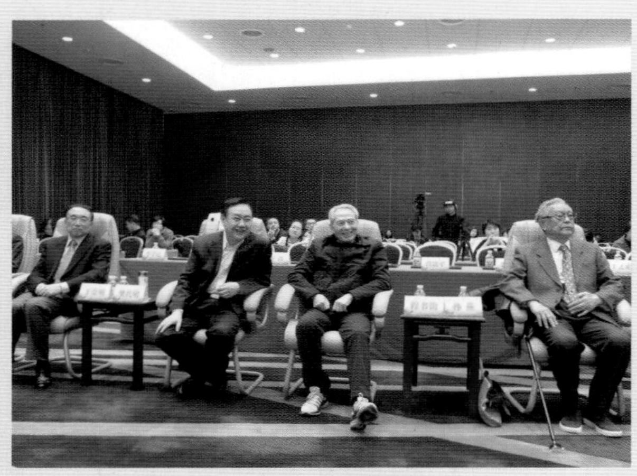

莅临大会的4位院士（右起：孙燕、程书钧、樊代明、于金明）

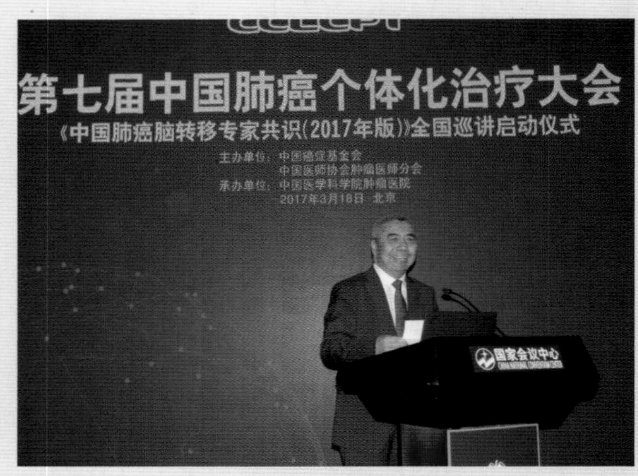

石远凯教授主持大会开幕式

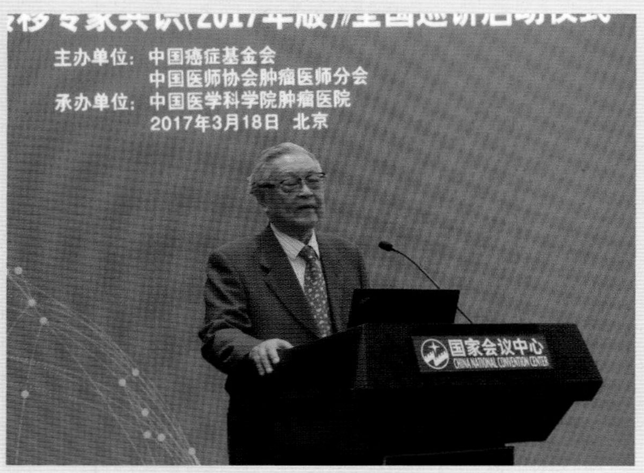

孙燕院士致辞

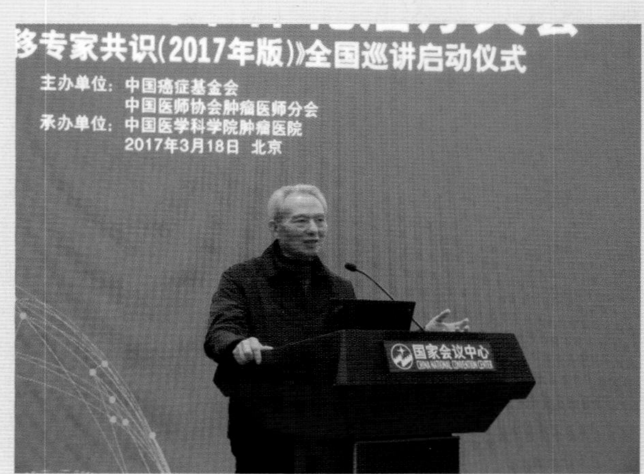

程书钧院士致辞

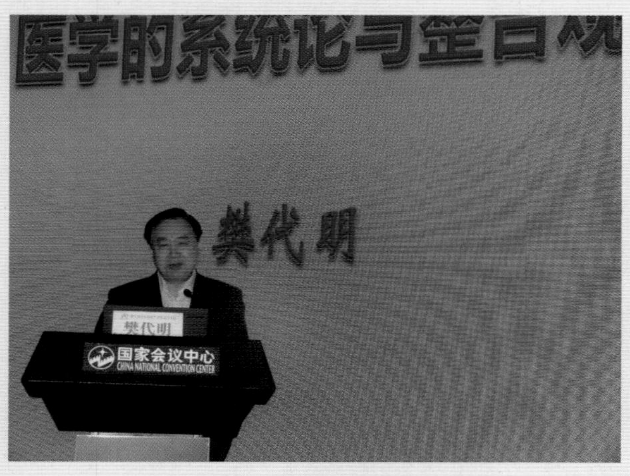

樊代明院士做学术报告

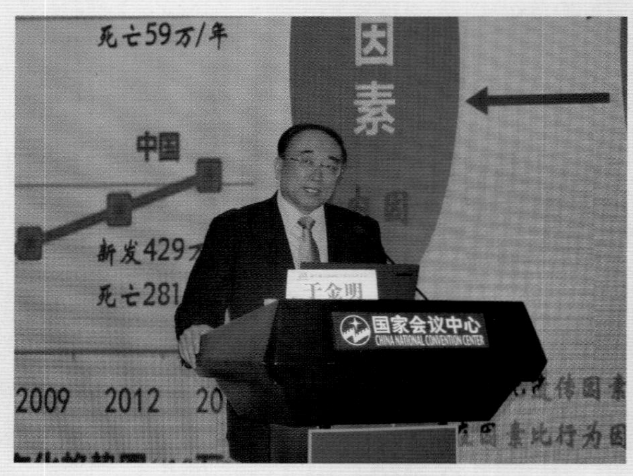

于金明院士做学术报告

个体化治疗大会

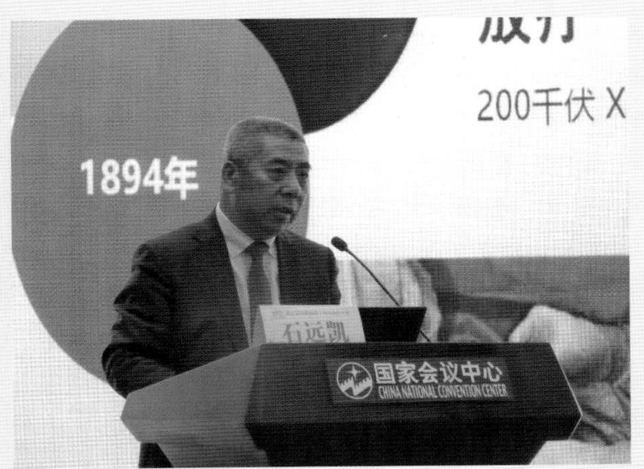

石远凯教授做学术报告

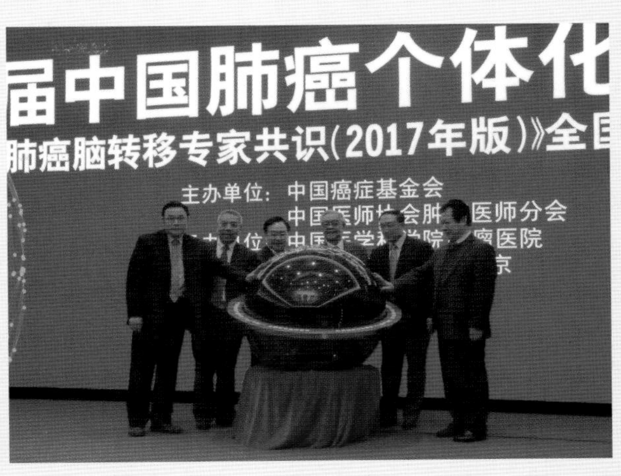

启动仪式

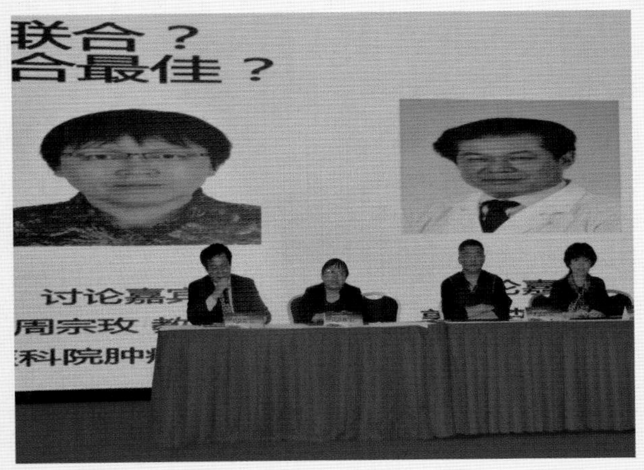

大会讨论环节

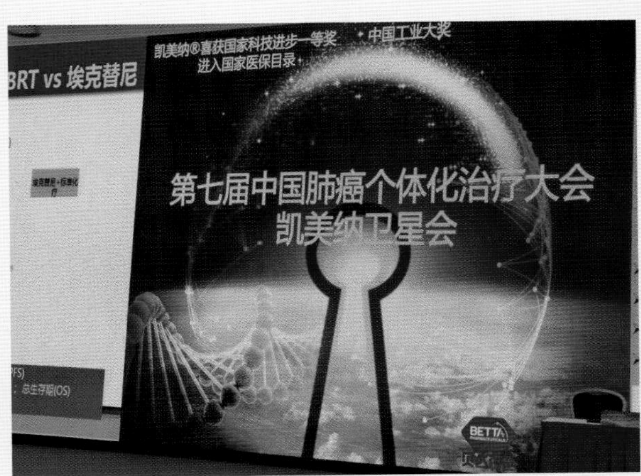

卫星会

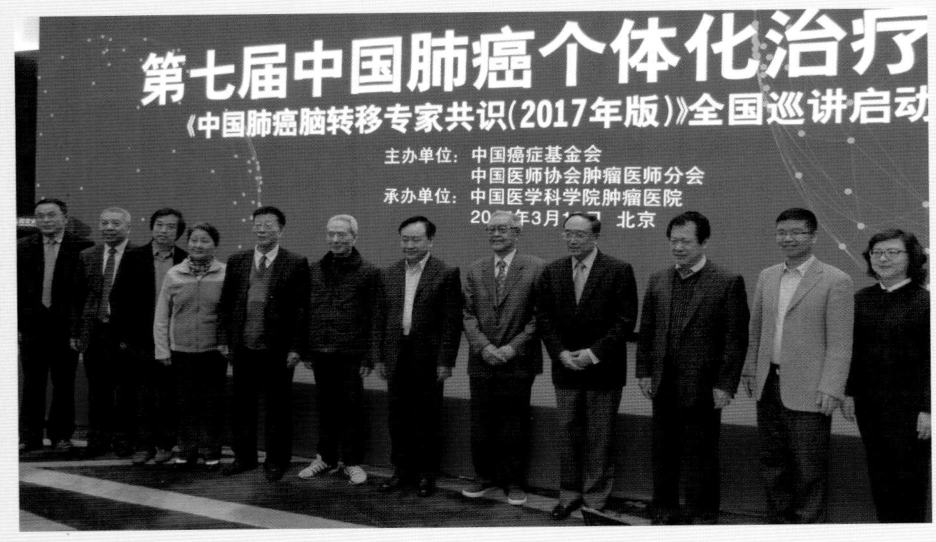

与会专家合影

（本版图片摄影：张立峰）

第十二届国际胃癌大会

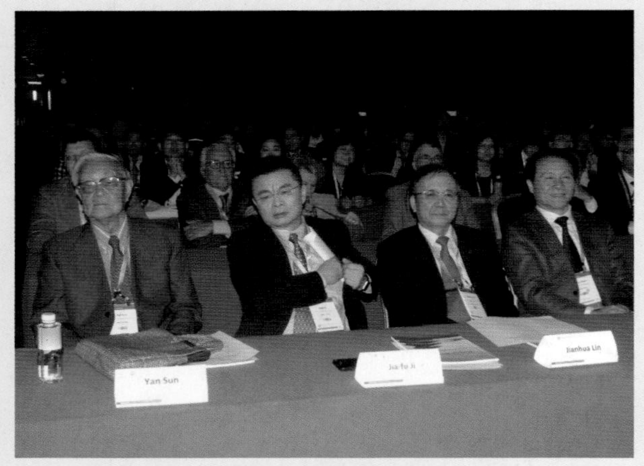
Yan Sun
Jianhua Lin

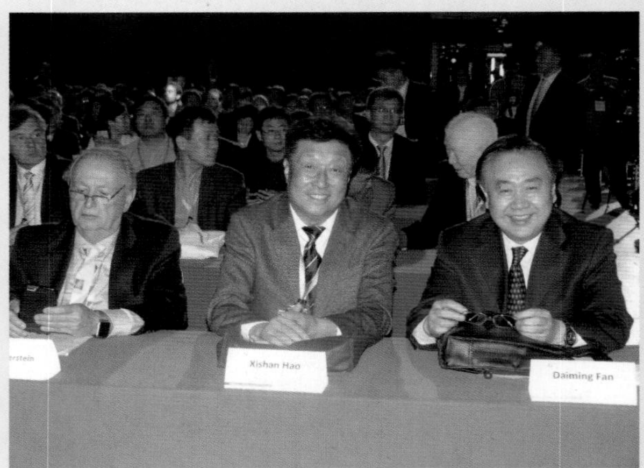
Xishan Hao
Daiming Fan

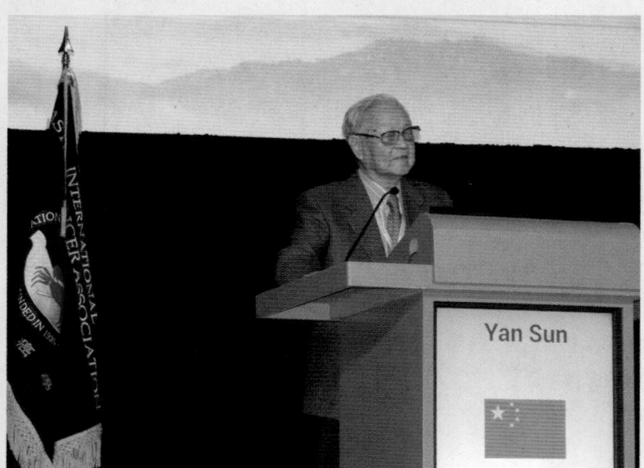
INTERNATIONAL
Yan Sun

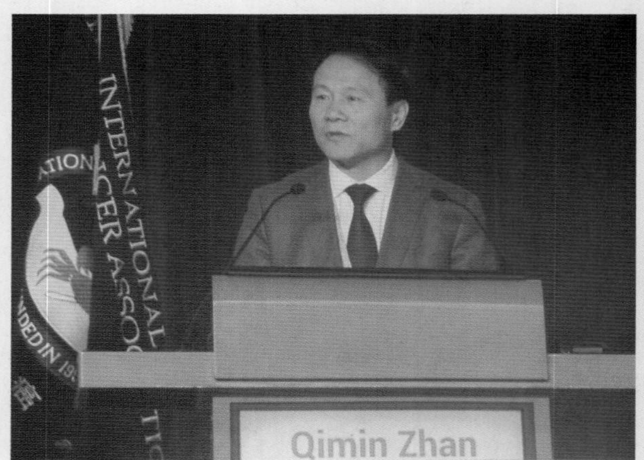
INTERNATIONAL
Qimin Zhan

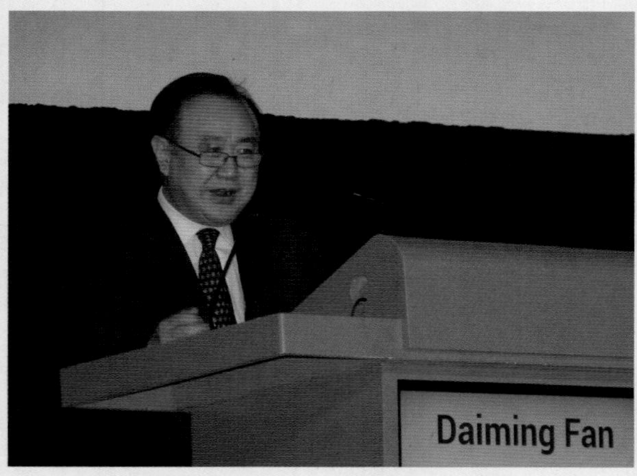
Daiming Fan

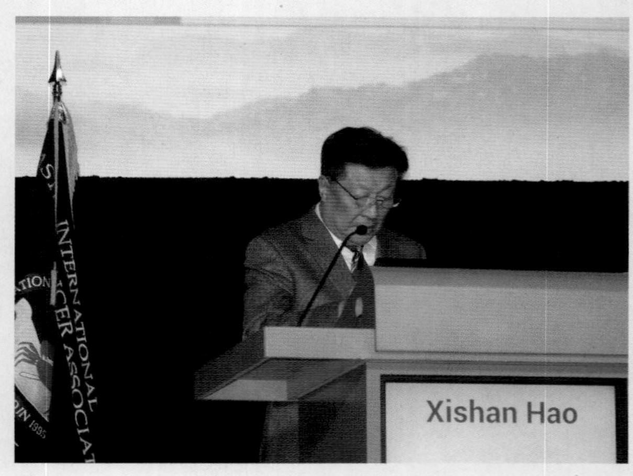
INTERNATIONAL
Xishan Hao

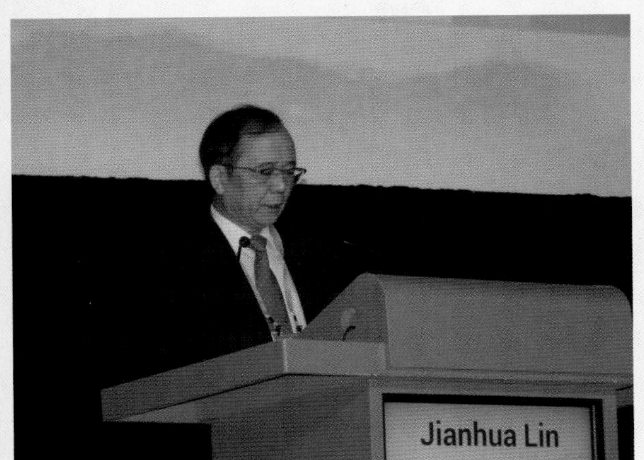

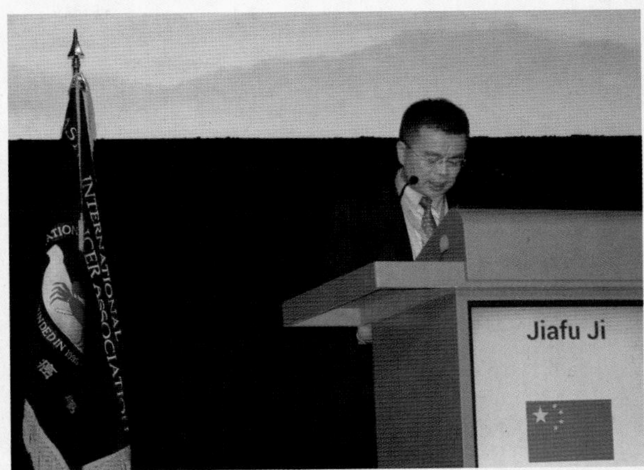

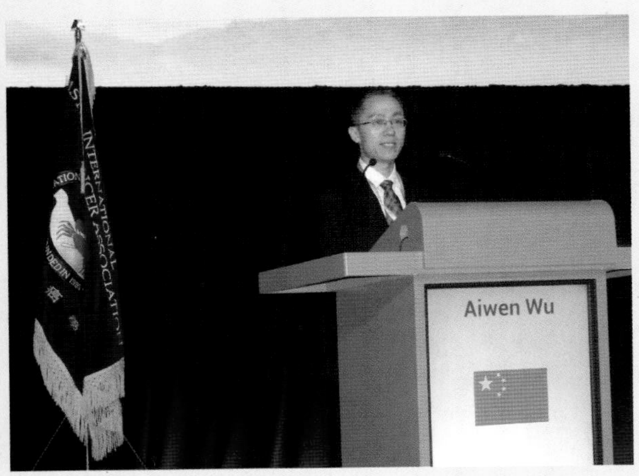

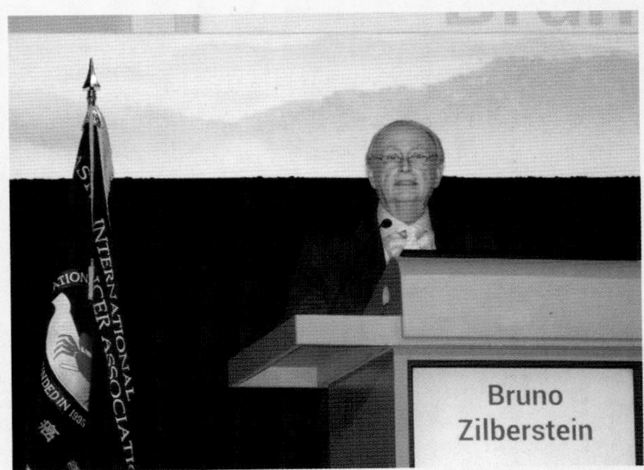

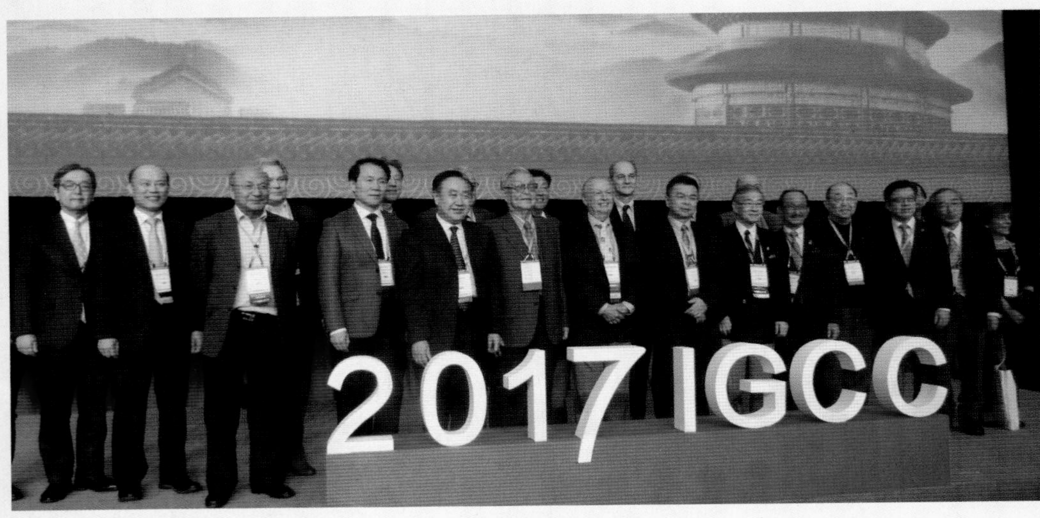

（本版图片摄影：张立峰）（本次会议文字报道见 555 页）

第十五次全国子宫颈癌

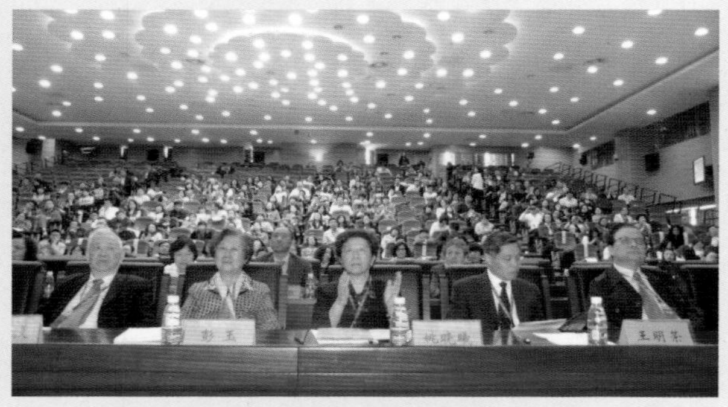

会议会场（左起：曹泽毅、彭玉、姚晓曦、王明荣、郎景和）

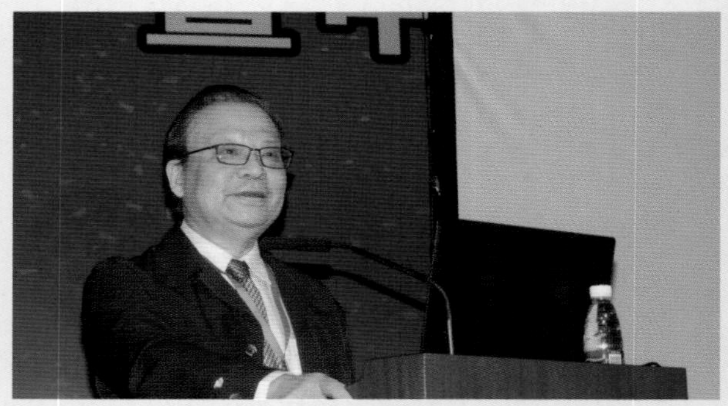

郎景和院士

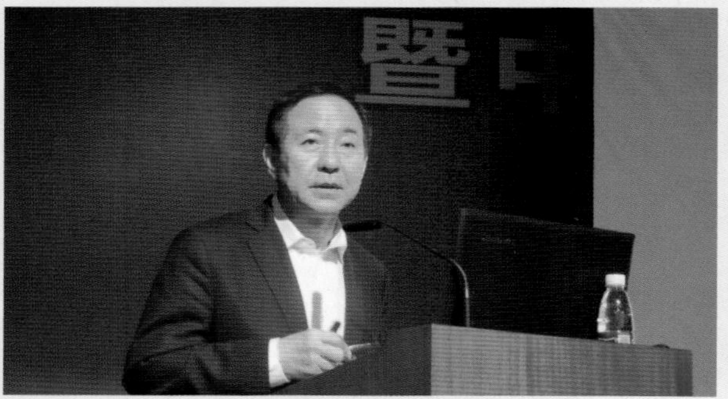

中国疾病预防控制中心主任王宇研究员

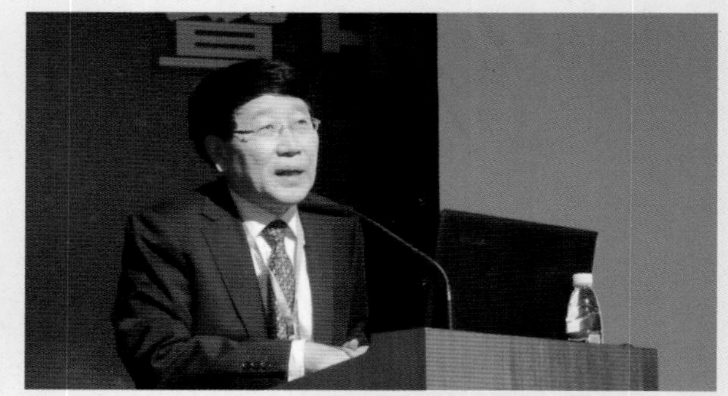

乔友林教授

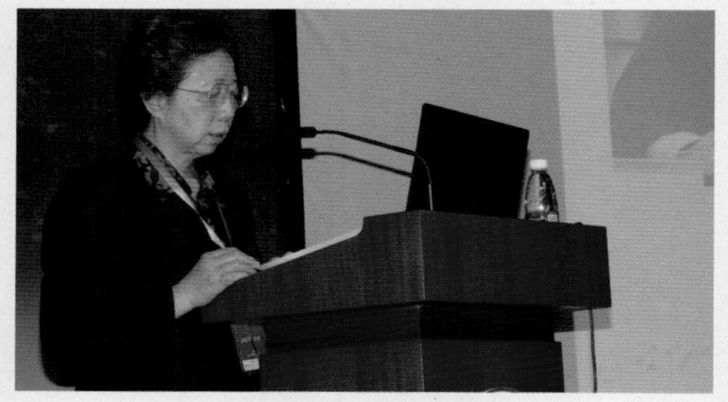

姚晓曦副理事长兼秘书长

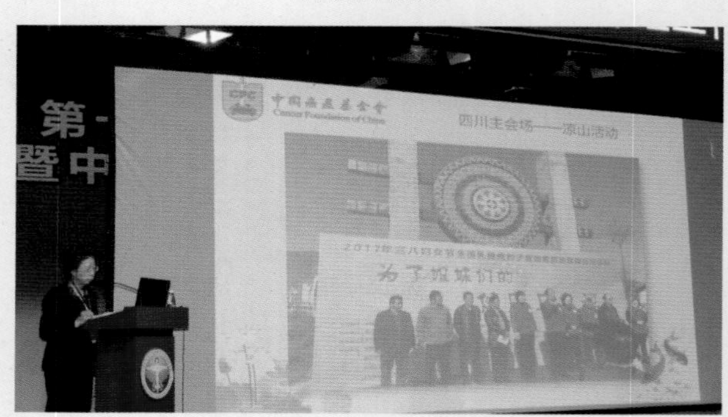

姚晓曦介绍中国癌症基金会举办的相关活动

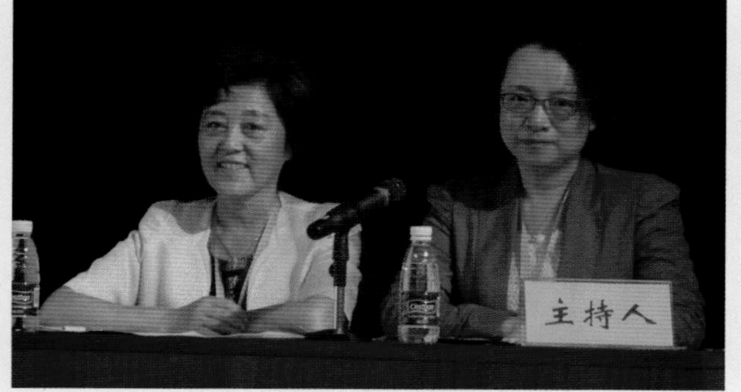

段仙芝教授、周琦教授主持学术报告会

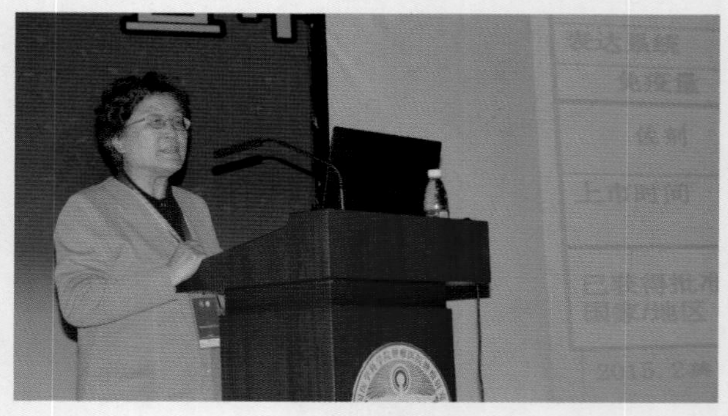

魏丽惠教授

协作组工作会议

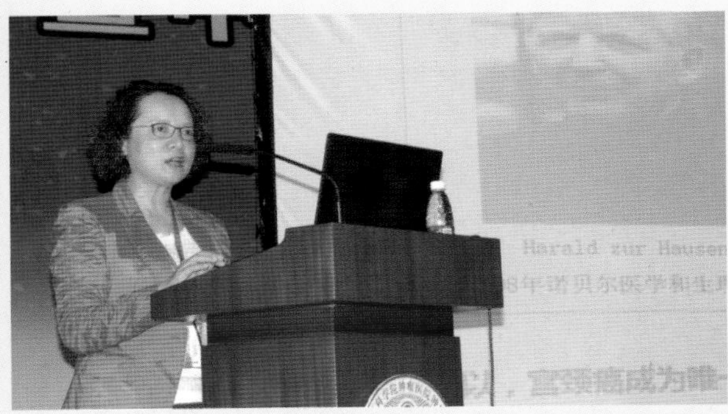

周琦教授

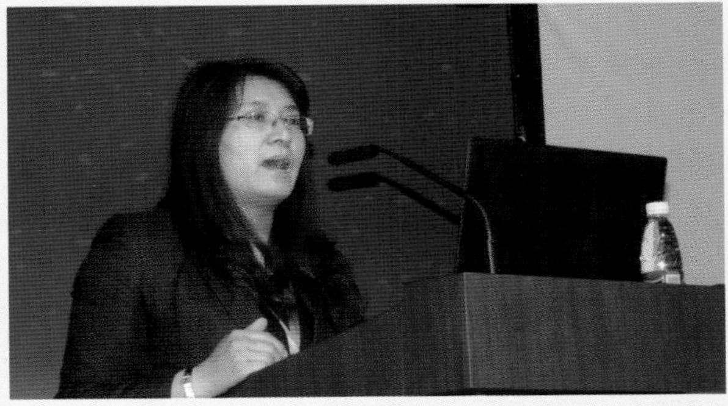

赵方辉教授

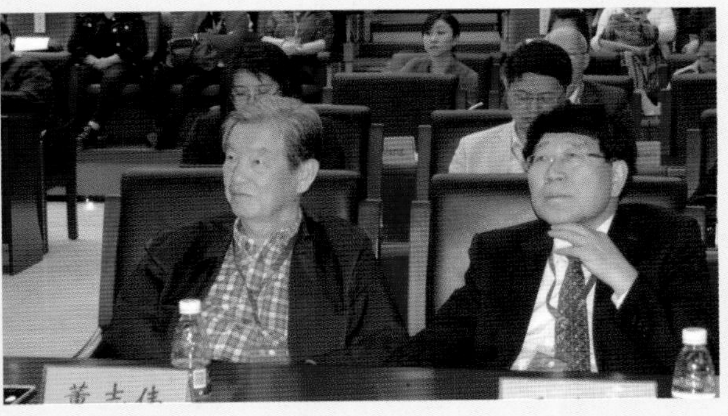

中国医学科学院肿瘤医院原院长董志伟教授出席会议

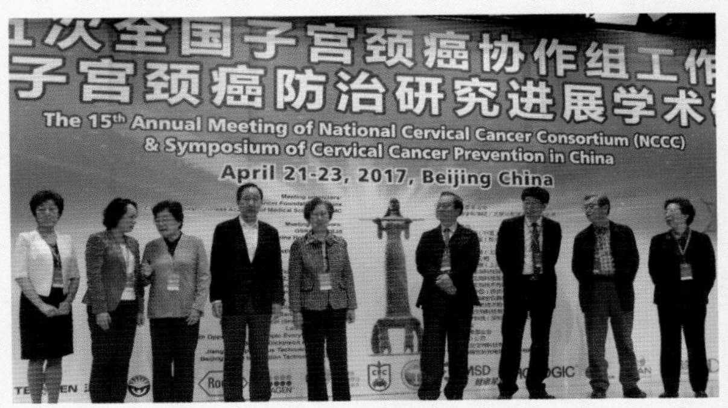

准备颁奖的领导和专家

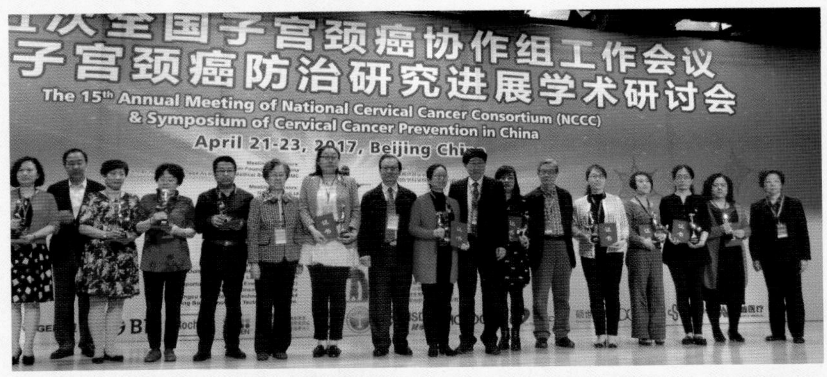

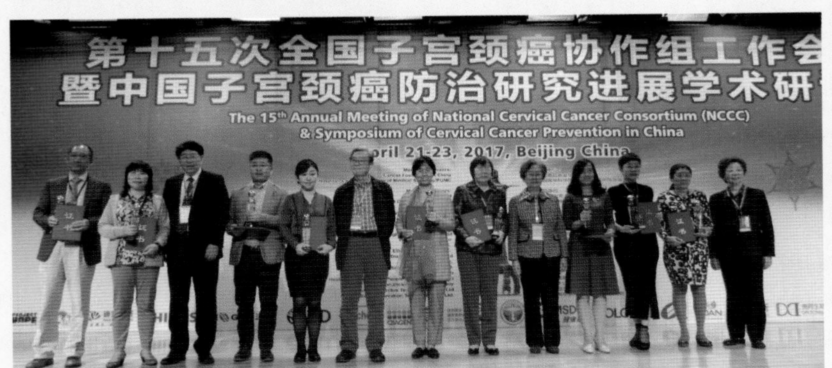

颁发奖杯和证书

（本版图片摄影：张立峰）

中医影响世界论坛——

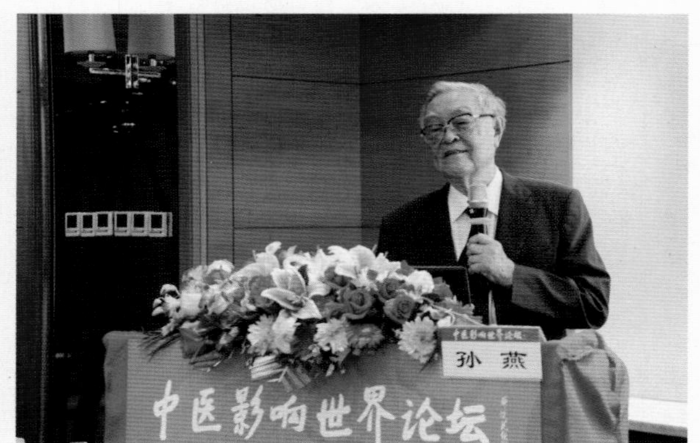
孙燕
中医影响世界论坛

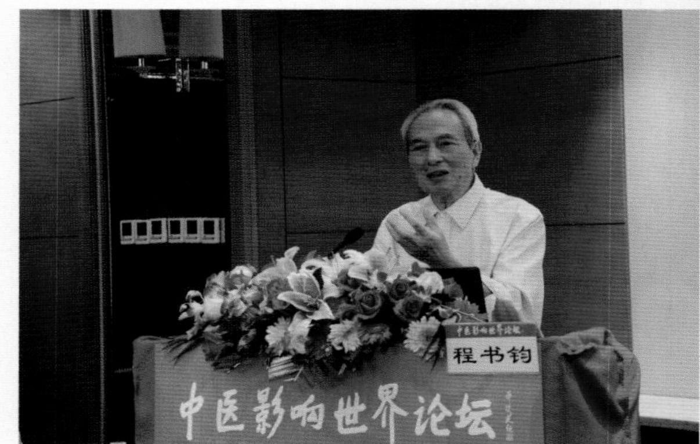
程书钧
中医影响世界论坛

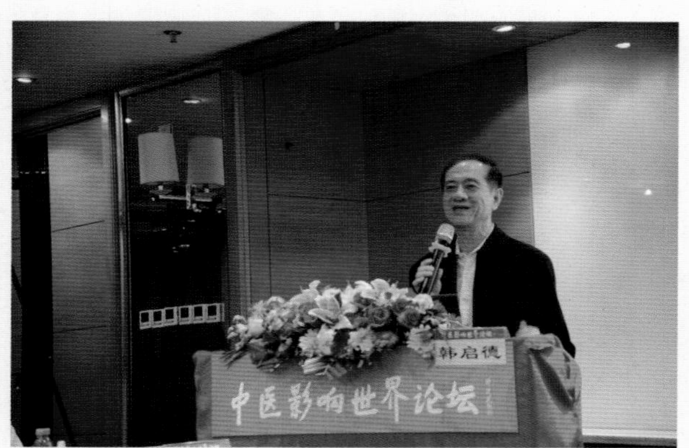
韩启德
中医影响世界论坛

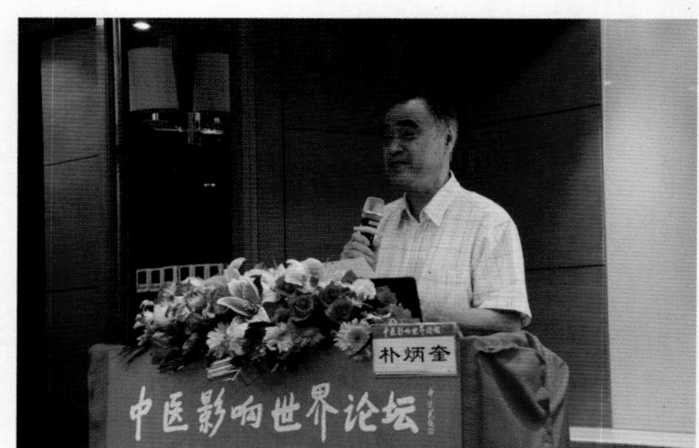
朴炳奎
中医影响世界论坛

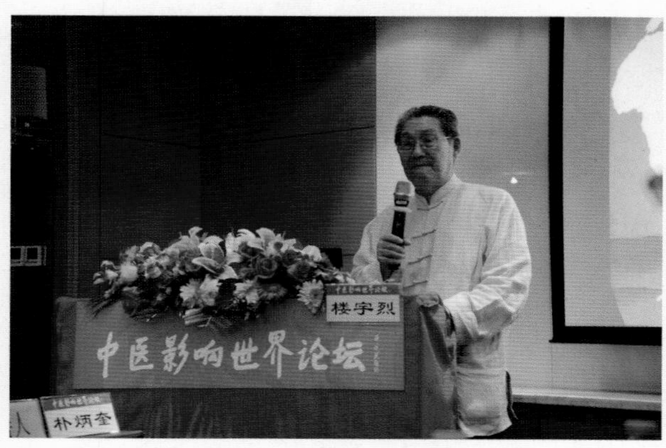
楼宇烈
中医影响世界论坛
朴炳奎

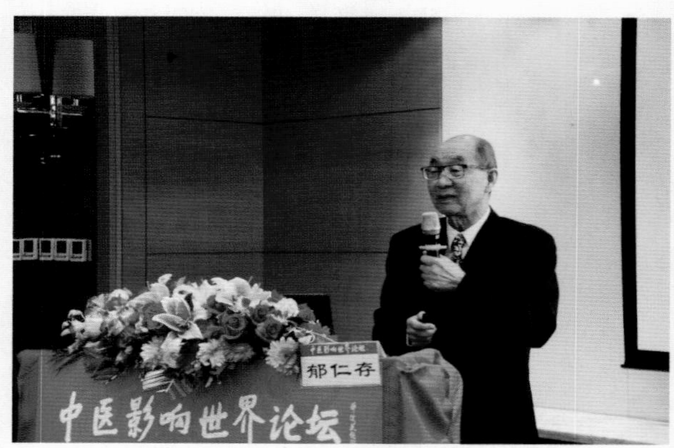
郁仁存
中医影响世界论坛

肿瘤病第一次会议

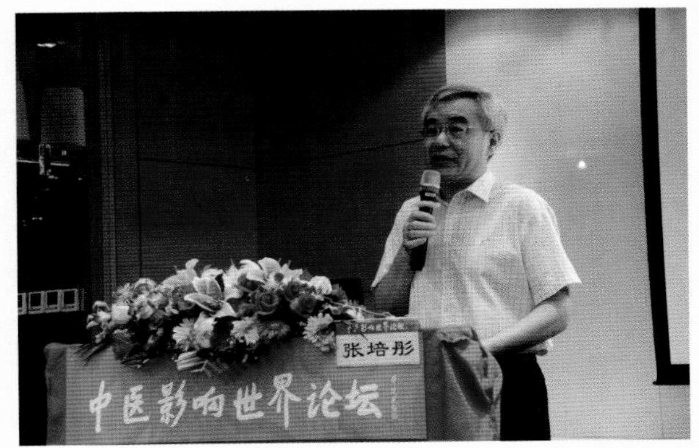

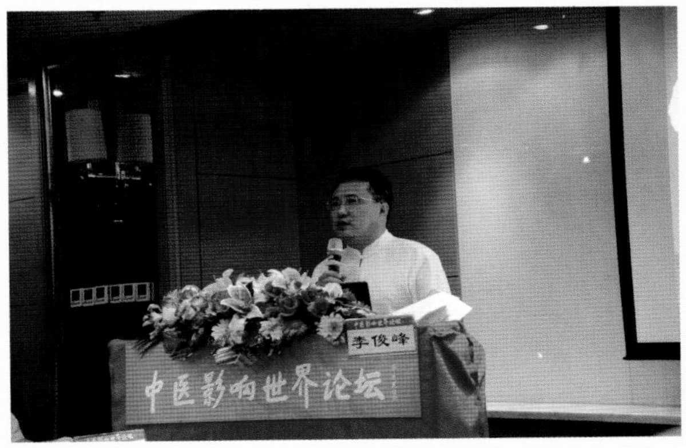

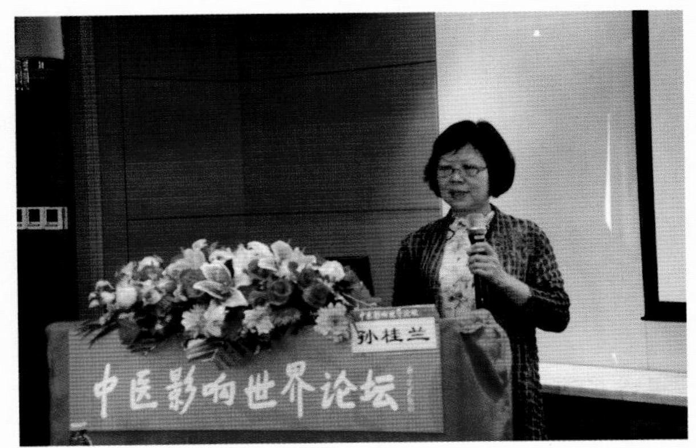

论坛现场

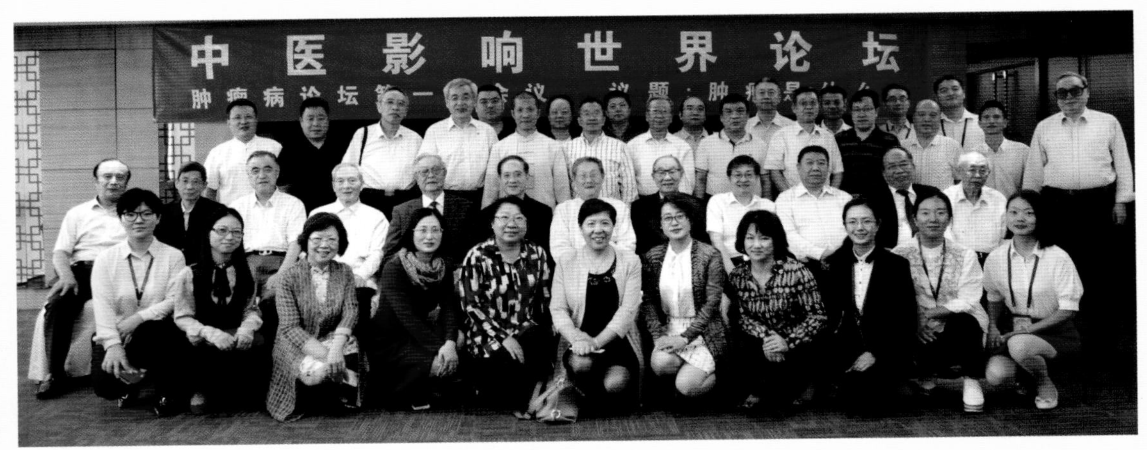

（本版图片由北京抗癌乐园供稿）（相关文字报道见 604 页）

北京抗癌乐园

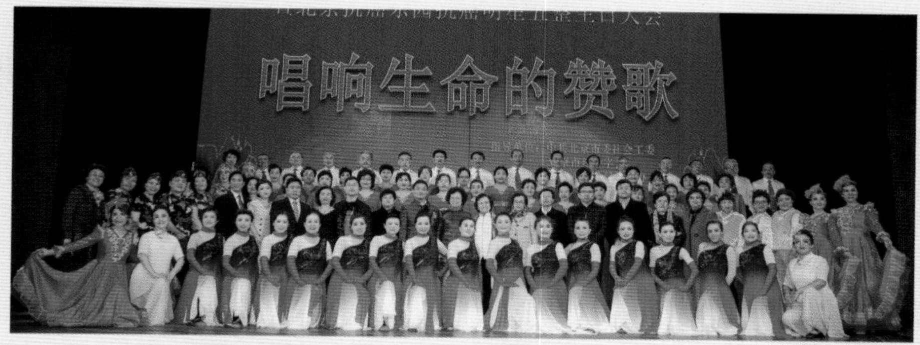

2017 年北京抗癌乐园抗癌明星五整生日大会

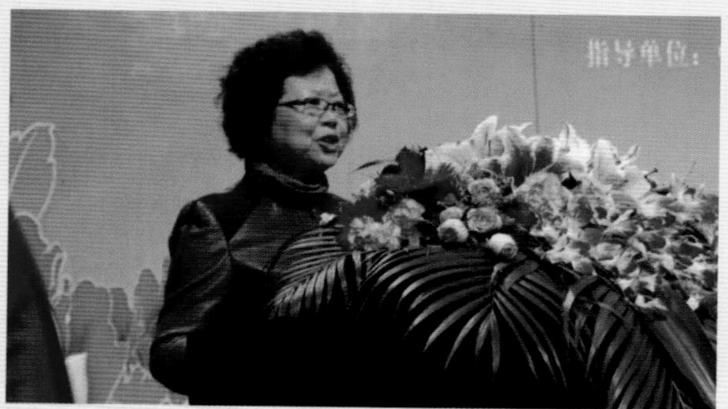

北京抗癌乐园法人代表孙桂兰女士

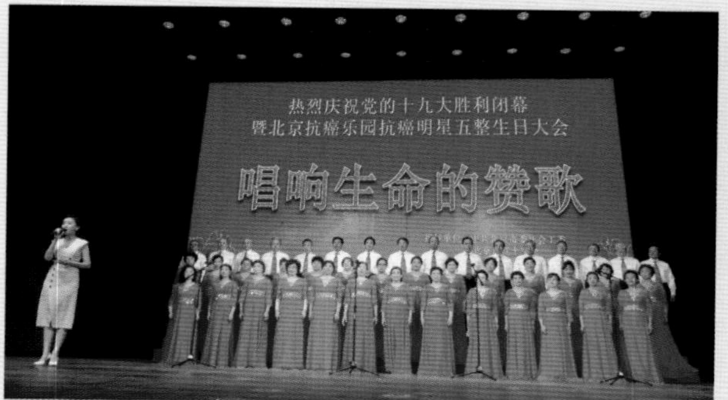

北京抗癌乐园艺术团合唱团在抗癌明星五整生日大会上高歌一曲（摄影：张立峰）

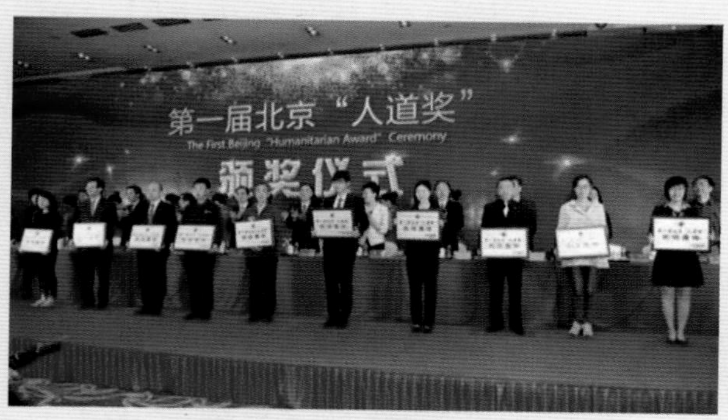

北京抗癌乐园荣获第一届北京“人道奖”先进集体

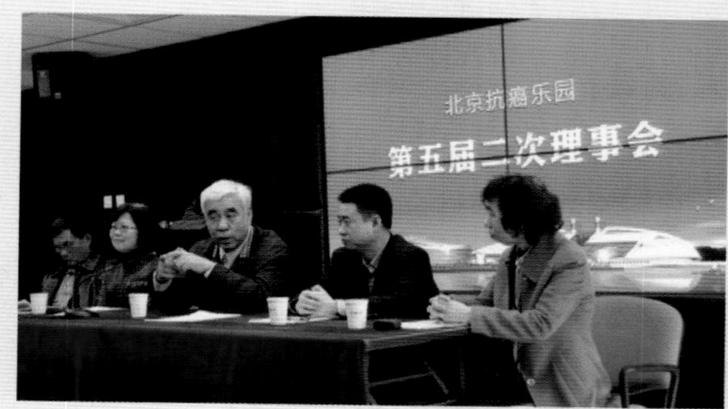

北京抗癌乐园五届二次理事会主席台

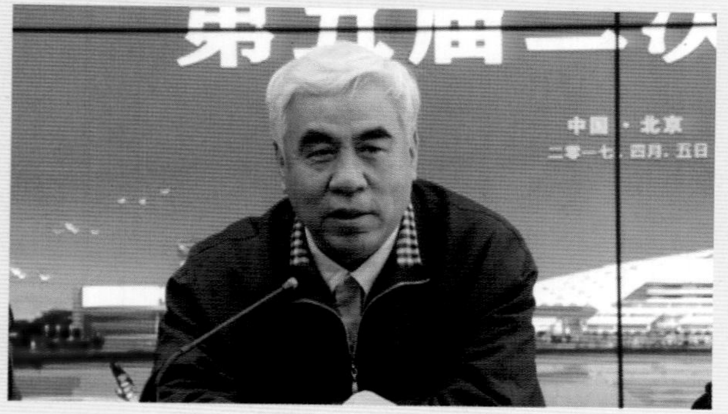

赵平理事长讲话

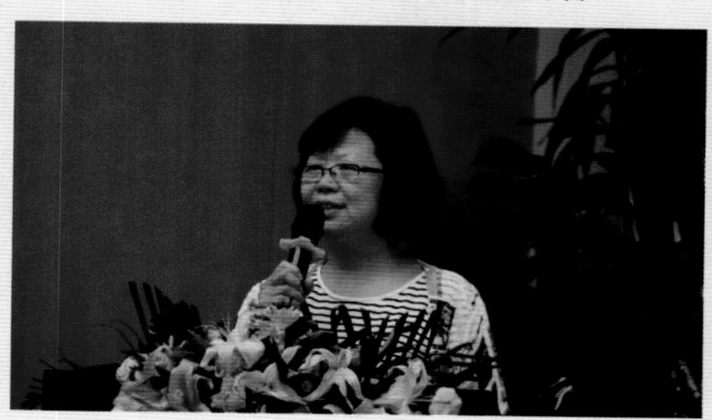

孙桂兰执行理事长参加中医防治肿瘤健康知识大讲堂活动

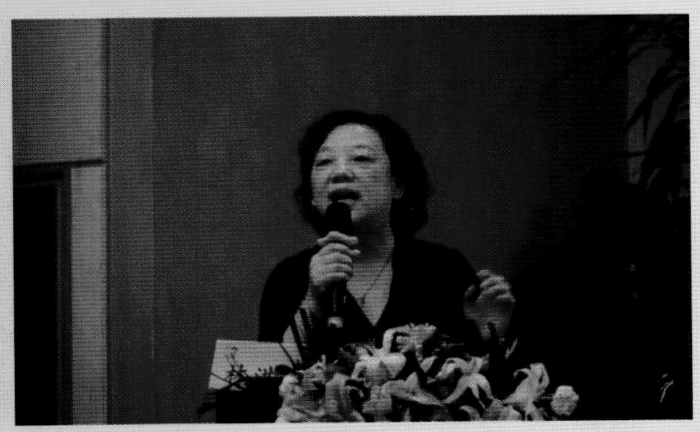

林洪生主任在中医防治肿瘤健康知识大讲堂做专题讲座

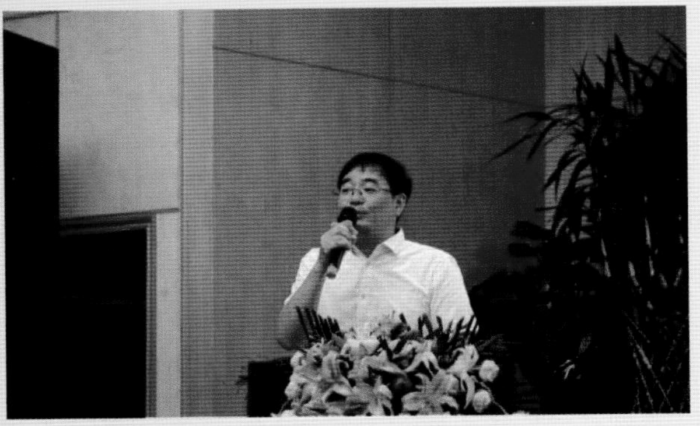

侯炜主任主持中医防治肿瘤健康知识大讲堂

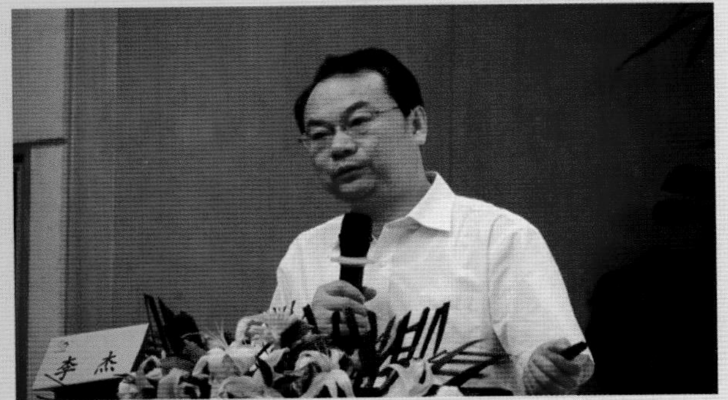

李杰主任在中医防治肿瘤健康知识大讲堂做专题讲座

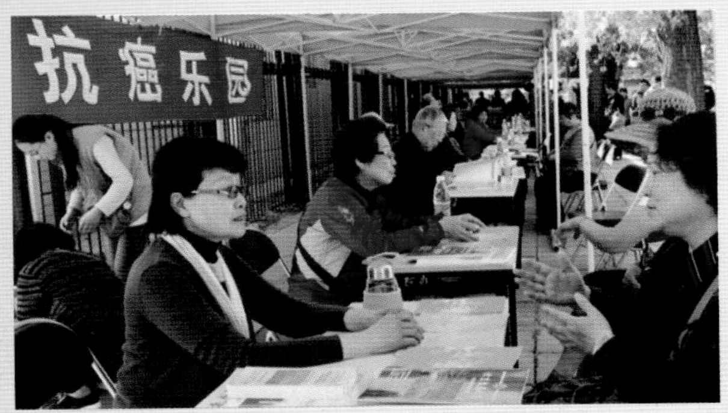

“2017 年肿瘤防治宣传周系列活动”，癌症康复交流咨询

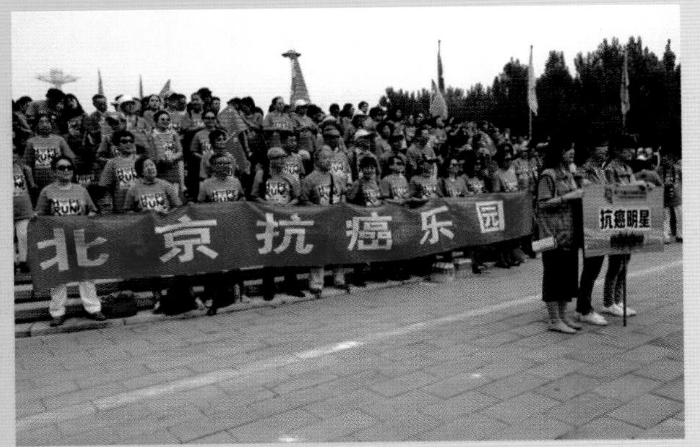

参加“北京希望马拉松——为癌症患者及癌症防治研究募捐义跑”活动

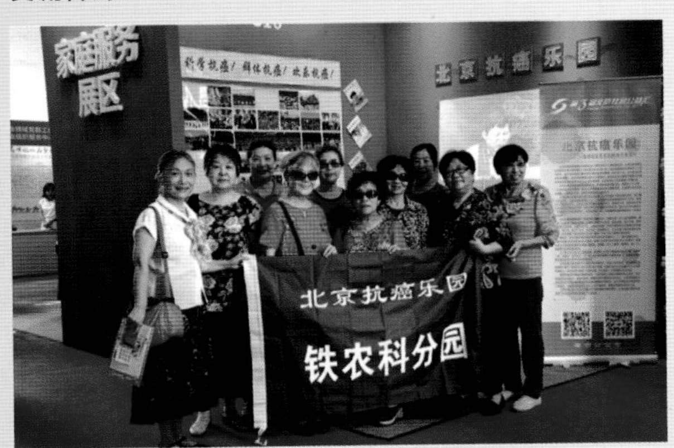

参加第三届“北京社会公益汇”活动

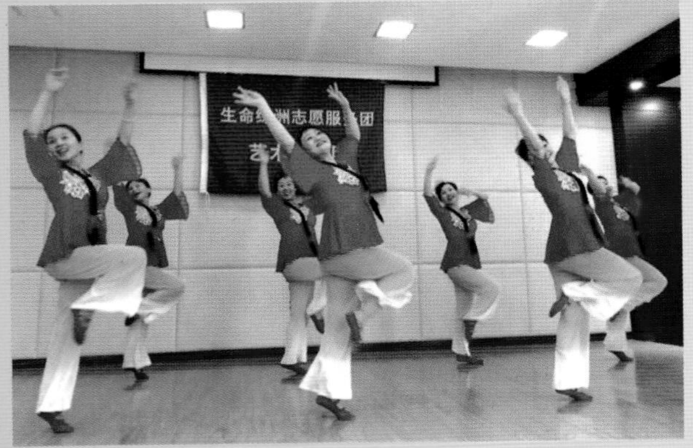

生命绿洲艺术团献爱心慰问演出

（本版图片除署名外，由北京抗癌乐园供稿）

（相关文字报道见695页）

第四届中国老年医学与科技创新大会

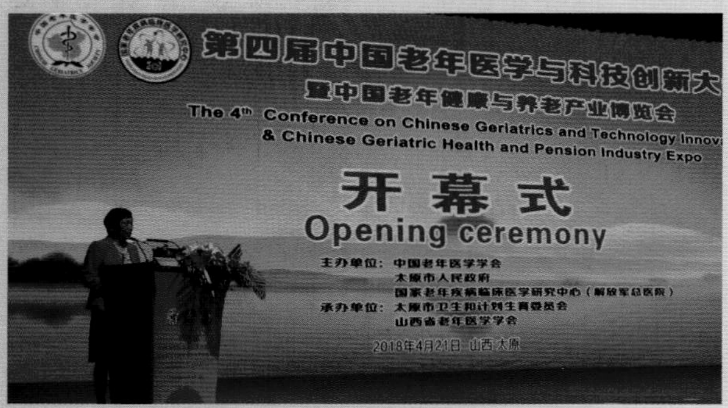

大会开幕式由中国老年医学学会常务副会长兼秘书长陆军主持

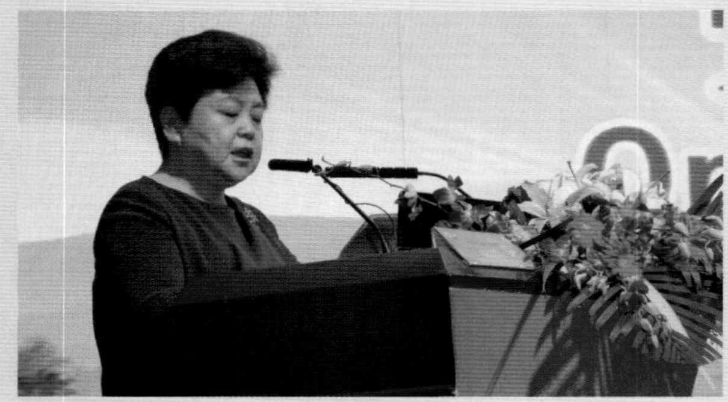

中国老年医学学会范利会长致辞

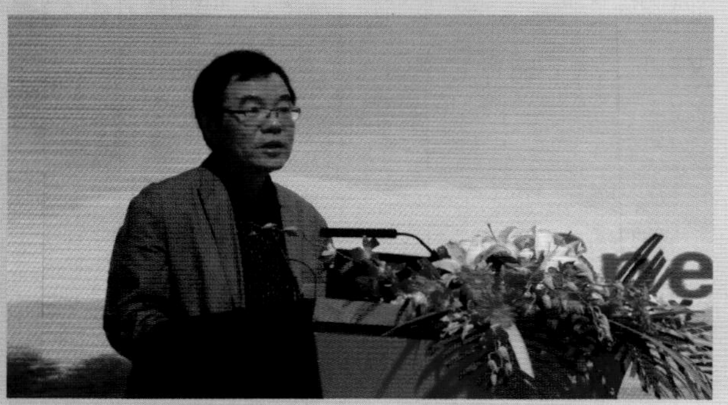

国家卫生健康委员会医药医政管理局张宗久局长

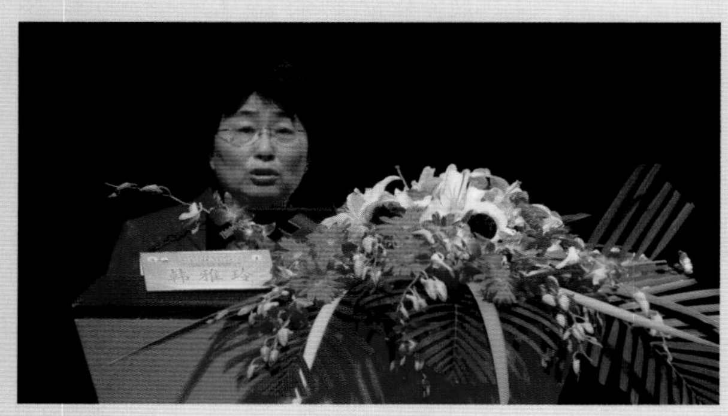

中国工程院院士韩雅玲

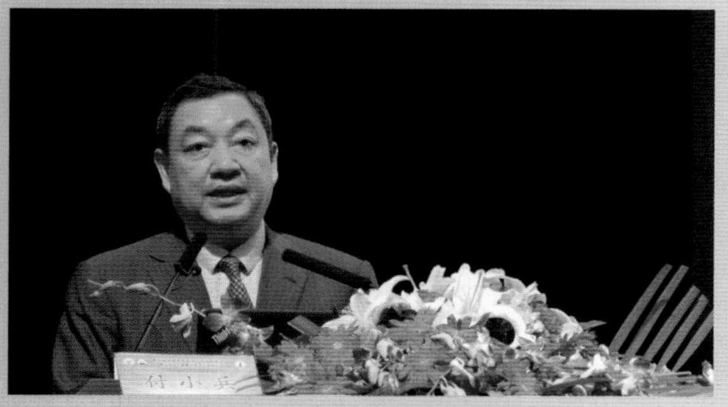

中国工程院院士付小兵

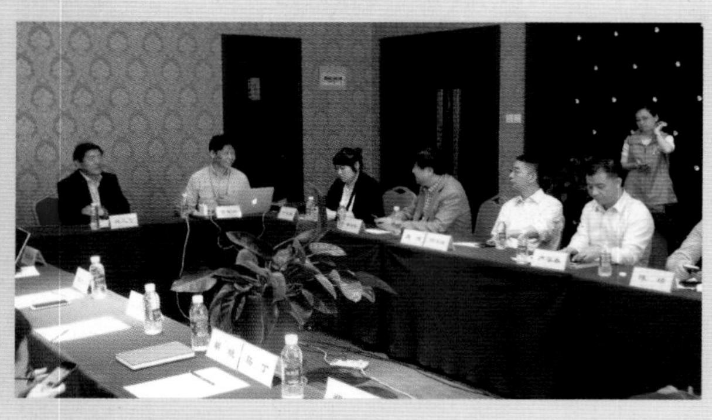

中国老年医学学会智慧医疗与信息管理分会召开筹备会

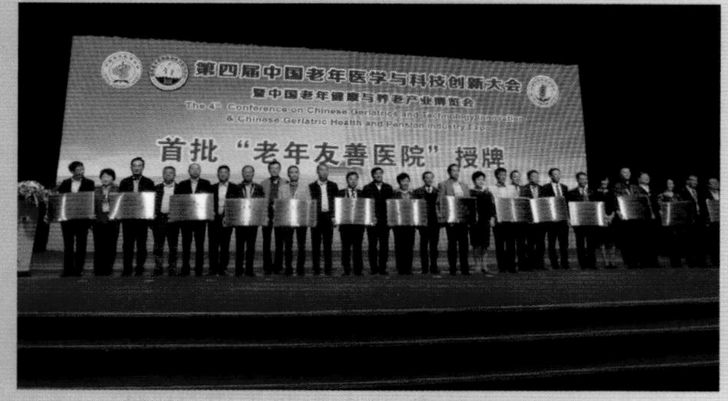

（本版图片摄影：张立峰）

2017 CTCY

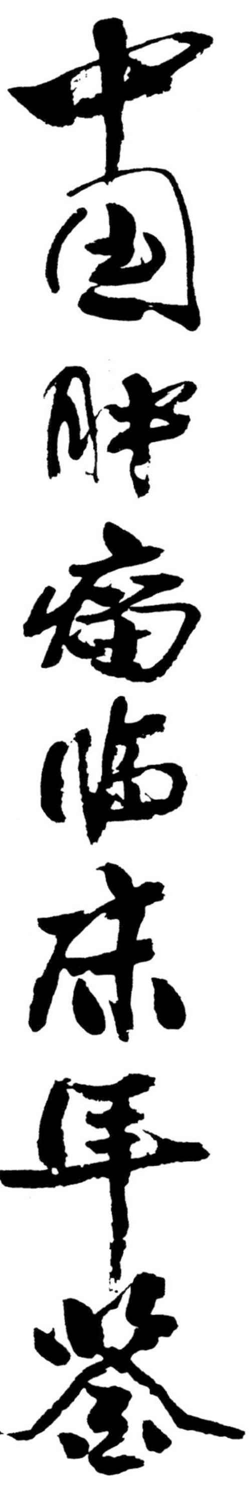

中　国　癌　症　基　金　会
《中国肿瘤临床年鉴》编辑委员会　编

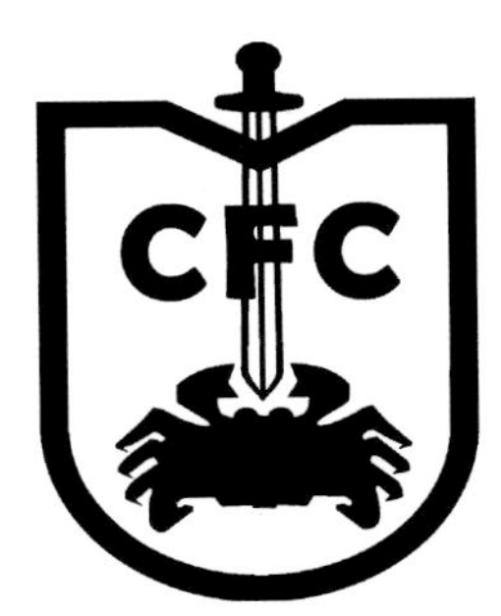

中国协和医科大学出版社

图书在版编目（CIP）数据

中国肿瘤临床年鉴. 2017／中国癌症基金会《中国肿瘤临床年鉴》编辑委员会编. —北京：中国协和医科大学出版社，2018. 8

ISBN 978-7-5679-1122-2

Ⅰ. ①中… Ⅱ. ①中… Ⅲ. ①肿瘤-临床医学-中国-2017-年鉴 Ⅳ. ①R73-54

中国版本图书馆 CIP 数据核字（2018）第 139212 号

2017 中国肿瘤临床年鉴

编　　者： 中国癌症基金会《中国肿瘤临床年鉴》编辑委员会
责任编辑： 张立峰　杨小杰

出版发行： 中国协和医科大学出版社
（北京东单三条九号　邮编 100730　电话 65260431）
网　　址： www.pumcp.com
经　　销： 新华书店总店北京发行所
印　　刷： 北京新华印刷有限公司

开　　本： 787×1092　1/16 开
印　　张： 46. 5
彩　　图： 18
字　　数： 1100 千字
版　　次： 2018 年 8 月第 1 版
印　　次： 2018 年 8 月第 1 次印刷
定　　价： 230. 00 元

ISBN 978-7-5679-1122-2

本卷《中国肿瘤临床年鉴》作者名录（以文章先后为序）

孙　燕　樊代明　龚守良　龚平生　李　戈　刘　扬
王志成　董丽华　唐　庚　李　鑫　杨玲洁　孙菁祥
孙　邑　坎杰布比·马克力克　王静云　叶明月
刘荣荣　王　洋　李远航　贾立立　申延男　刘淑春
常鹏宇　叶译楚　涂海燕　杨衿记　吴一龙　丛晓凤
杨　波　杨　雷　卫思梦　刘子玲　卢学春　梁　赫
王少明　杨　召　于　佩　Philip R. Taylor
Christian C. Abnet　范金虎　乔友林　马山蕊　马　箐
郝长青　管晨滔　李变云　王进武　李新庆　刘正奎
魏文强　季加孚　李　雨　田静彬　陈　功　王　屹
郭剑非　赵　宏　曲宸绪　蔡建强　马长林　于睿莉
蔡力力　曹志坚　马　军　吕　跃　陈　锐　杨　曦
任玉波　史桂芝　尹洪芳　刘从容　孙耘田　廖秦平
罗远惠　党　乐　马俊飞　郭董平　李八一　苏采峰
赵宇倩　冯瑞梅　张　询　潘秦镜　胡尚英　赵方辉
热米拉·热扎克　张　倩　董　丽　陈　凤　章文华
王海瑞　廖光东　江　宇　李雨聪　陈　汶　张　莉
赵雪莲　史少东　徐小倩　富诗岚　任红梅　袁　芃
朱安婕　马建辉　郭　军　毛丽丽　刘执玉　顾　泳
胡夕春　王杰军　常建华　沈　伟　王惠杰　王碧芸
许　青　陈　惠　张艳萍　张　雨　任　艺　张　璐
窦　洁　徐婷婷　刘端祺　张建伟　郝丰超　李宏强
刘　艳　朱　慧　李明焕　朱　健　王琳琳　谢　鹏
张晓丽　张娜莎　李晓琳　余以珊　温　强　胡　漫
杰文津　董瑞丰　陈　卓　赵永新　吴　立　张立峰

中国癌症基金会
《中国肿瘤临床年鉴》编辑委员会

名誉主编 吴孟超 孙 燕
主 编 赵 平
副 主 编 马 军 秦叔逵 游伟程
执行主编 张立峰

编委会委员（以姓氏拼音为序）

柏 和 辽宁省肿瘤医院肿瘤研究所
蔡三军 复旦大学附属肿瘤医院外科
郝希山 天津医科大学附属肿瘤医院
蒋国梁 复旦大学附属肿瘤医院
李 进 复旦大学附属肿瘤医院内科
李佩文 北京中日友好医院肿瘤科
李苏宜 东南大学附属中大医院肿瘤科
李晔雄 中国医学科学院肿瘤医院放疗科
梁 军 青岛大学医学院附属医院肿瘤科
林洪生 中国中医科学院广安门医院肿瘤科
刘基巍 大连医科大学第一附属医院肿瘤科
陆 舜 上海交通大学附属胸科医院
罗荣城 南方医科大学南方医院肿瘤中心
马 军 哈尔滨血液病肿瘤研究所
马保根 河南省肿瘤医院肿瘤研究所
莫树锦 香港中文大学威尔士亲王医院
穆 籣 北京大学人民医院整形外科、医疗美容科
浦跃朴 东南大学公共卫生学院劳动卫生与环境卫生学系
乔友林 中国医学科学院肿瘤研究所流行病教研室
秦叔逵 解放军第八一医院全军肿瘤中心

前　言

本卷《中国肿瘤临床年鉴》是创刊以来出版的第25卷。

时光荏苒，弹指一挥间。我们不忘初心，始终追求着这份执着，守护着这块经典品牌。记载着中国肿瘤界发展的历程，成为国内唯一的肿瘤医学界的“史册”。

在此，由衷感谢多年来坚持为《年鉴》撰稿、组稿的专家们，感谢编辑、出版社人员辛勤的工作，保障了这部“鸿篇巨著”得以高质量的面世，并殷切地期望这部《年鉴》能够越编越好！

近年来，随着全世界科学技术飞速发展的脚步，肿瘤的基础研究和临床治疗方法亦得到了长足的进步。领军肿瘤免疫疗法的免疫检查点抑制剂（PD-1/PD-L1），开始在多种肿瘤治疗领域冲锋陷阵；而CAR-T细胞免疫疗法（chimeric antigen receptor T-cell immunotherapy，嵌合抗原受体T细胞免疫疗法）成为近几年最重要的临床进展。该疗法通过训练患者自身的免疫细胞，利用这些免疫细胞来清除癌细胞治疗癌症，有十分乐观的前景。

跟上时代发展的步伐，本卷《年鉴》增设了“肿瘤免疫疗法”和“肿瘤CAR-T疗法”两个栏目，为读者介绍相关的知识。

就在本卷《年鉴》编纂期间，传来了一则好消息：国务院常务会议研究决定降低癌症患者药费负担的具体措施，包括：(1) 进口抗癌药品实行零关税。(2) 对已纳入医保的抗癌药实施政府集中采购。(3) 加快癌症防治药品审批上市。(4) 降低抗癌药品流通成本。

这些措施将使广大癌症患者大大减轻治疗负担，缓解“看病贵”，提高了患者使用最优质药品的可及性，造福中国广大癌症患者。

《中国肿瘤临床年鉴》主编 [signature]

执行主编 张立峰

2018 年 6 月

目　录

❖ 院士论坛 ❖

❖ 基础研究 ❖

❖ 肿瘤放射治疗 ❖

❖ 肿瘤免疫治疗 ❖

❖ 肿瘤 CAR-T 疗法 ❖

❖ 肺部肿瘤 ❖

❖ 消化系统肿瘤 ❖

❖ 血液肿瘤 ❖

❖ 妇科肿瘤 ❖

❖ 乳腺肿瘤 ❖

❖ 泌尿系统肿瘤 ❖

❖ 皮肤肿瘤 ❖

❖ 肿瘤中医治疗 ❖

❖ 癌症康复与姑息治疗 ❖

❖ 肿瘤流行病学 ❖

❖ 肿瘤相关政策与标准 ❖

❖ 肿瘤诊疗规范与指南 ❖

❖ 肿瘤科研新动态 ❖

❖ 国际肿瘤大会上的中国声音 ❖

❖ 抗肿瘤新药 ❖

❖ 热点与争鸣 ❖

❖ 大事记、工作总结 ❖

❖ 中国临床肿瘤学会成立 20 周年专辑 ❖

❖ 肿瘤会议纪要、信息 ❖

❖ 他山之石 ❖

❖ 国际交流 ❖

❖ 群体抗癌 ❖

❖ 警钟长鸣 ❖

❖ 院士论坛 ❖

解读2018年临床肿瘤学进展

孙 燕

中国医学科学院肿瘤医院 北京 100021

为了评价年度临床肿瘤学重大进展，近年来ASCO在年末都要组织专家讨论并在美国《临床肿瘤学杂志》(J Clin Oncol)上发表供广大同行参考。我们也每年在年初加以介绍并写出评述。但是，大家翘首以待的ASCO文章最近才发布。在此以前我们看到的是CA杂志(CA Cancer J Clin)发表的美国《2018癌症数据报告》,《J Thorac Oncol》杂志发表的国际肺癌研究学会(IASLC)盘点2017年胸部恶性肿瘤进展和《J Clin Oncol》杂志发表的免疫治疗进展，可能让大家看得眼花缭乱。其实，仔细读来最重要的是以下四点，在这里写出与大家分享。

一、美国癌症发病率和死亡率持续下降

CA杂志这篇《2018癌症数据报告》无疑是我们最关心的内容，结果与往年相差不大。2018年，美国将有170余万例发病，61万人死于癌症。男性发病率每年以2%的速度稳定下降；而女性则变化不大，其中女性乳腺癌、子宫癌、甲状腺癌和黑色素瘤发病率还有升高。尽管如此，美国癌症总体死亡率与1991年相比下降了26%，他们将这归功于控烟、技术的发展带来的早期诊疗进步。男性一生中患癌的概率是39.7%，女性是37.6%。肺癌、前列腺癌、乳腺癌和结直肠癌仍然是四大杀手。他们的口号是：推动全民抗癌斗争，广泛应用现有的抗癌知识包括控烟、增加宫颈癌和大肠癌的筛查，加强HPV疫苗接种，对弱势人群加以扶持。

我们国家癌症中心最近发表了“加强癌症检测，助力癌症防控”的文章，其中报道了我国癌症的发病趋势和2000~2013死亡率趋于平稳的情况，并且指出防控的重点是控烟、饮食和感染[中华肿瘤杂志，2018，40(1):1-4.]。美国的经验无疑值得我们借鉴。

二、免疫治疗发展迅猛

通过调动机体自身的抗病能力与疾病斗争是临床医学的永恒课题。我们的祖先早在2000多年前就重视扶正祛邪。而很多传染性疾病通过免疫治疗达到根治甚至绝迹，这无疑是临床医学最精彩的篇章。

对于癌症，如何通过调动患者的免疫功能加以控制，也有半个多世纪的探索，但由于肿瘤病因复杂，而以前的免疫治疗大多是通过增强非特异性免疫，所以一直进展不大。

PNAS杂志(Proc Natl Acad Sci USA)最近发布了200万例癌症患者的总结，总

体来说癌症发病率随年龄的增长而增高，根本原因是由于DNA缺损的积累，导致细胞免疫功能的衰老。近年来，主要进展是认识到肿瘤细胞表达PD-L1和特异性过继免疫CAR-T的发展。

（一）CAR-T细胞免疫疗法

ASCO的评述将CAR-T细胞免疫疗法列为2017年最重要的临床进展。CAR-T，全称是chimeric antigen receptor T-cell immunotherapy（嵌合抗原受体T细胞免疫疗法）。对CAR-T疗法已经有几十年的研究，通过训练患者自身的免疫细胞，利用患者自身的免疫细胞来清除癌细胞治疗癌症，是一种细胞疗法，而不是一种药。制备的步骤是：

（1）从癌症患者身上分离免疫T细胞。

（2）利用基因工程技术给T细胞加入一个能识别肿瘤、并且同时激活T细胞杀死肿瘤细胞的嵌合抗体，使普通T细胞变成具有强大作用的CAR-T细胞。它不再是普通的T细胞，而是一个带着GPS导航，随时准备找到癌细胞，并且发动自杀性袭击，与之同归于尽的“恐怖分子”T细胞。

（3）体外培养，大量扩增CAR-T细胞，一般一个患者需要几十亿，乃至上百亿个CAR-T细胞，往往患者体形越大，需要的细胞越多。

（4）把扩增好的CAR-T细胞输回患者体内。

从2016年11月到2017年10月这一年间，美国FDA共批准了两个过继免疫疗法（adoptive immune therapy）。2017年8月，FDA批准了第一个CAR-T细胞疗法Tidagenlecleucel（商品名：Kymriah）用于治疗复发的青少年急性淋巴细胞白血病，结果80%的患者获得完全缓解，有的已经生存超过10年。

2017年10月，FDA批准了第二个CAR-T细胞疗法Axicabtagene ciloleucel（商品名：Yescarta），用于治疗B细胞淋巴瘤，也已经上市。

（二）PD-L1/PD-1免疫检查点抑制剂

PD-L1/PD-1抑制剂已经有了比较广泛的研究。FDA已经批准其中4种进入临床。2017年，Pembrolizumab（派姆单抗，商品名：Kaytruda）成为第一个获批准的广谱免疫制剂。不论肿瘤在何部位，只需有特定基因变异——高微卫星不稳定性或错配修复缺陷（MSI-H或dMMR）这两项特征，就可以应用。这在很大程度上类似中医的“异病同治”。

另一个很有希望的新药物——Larotrectinib，针对一个罕见的肿瘤基因变异（TRK基因融合），也可以用于各种肿瘤类型。这个药物现正在进行Ⅰ/Ⅱ期临床试验，如果通过FDA批准，就有望成为第一个“与肿瘤无关”的广谱靶向疗法。

三、靶向药物发展迅速而且趋向成熟

截至2017年，美国NCI的数据库中靶向药物已经涵盖了27种肿瘤。其中最多的是肺癌和淋巴瘤都是16种，其次是白血病15种、乳腺癌13种、肾癌11种、皮肤癌12种、黑色素瘤9种，其他分别为头颈部癌8种、多发性骨髓瘤7种、妇科肿瘤5种、大肠癌6种、消化系统癌5种、胰腺癌3种、胃癌2种、甲状腺癌4种、膀胱癌5种、肉瘤3种。说明在临床上超过半数患者在一定时期应考虑是否可以采用靶向药物。

NSCLC的靶向治疗第一代EGFR-TKI研究最多，临床应用的适应证也已经比较明确，有EGFR基因突变的患者无论早期或晚期都可以从中获益；耐药患者有

T790M 突变的患者接受第二代 TKI 奥希替尼（Osimertinib，AZD9291）治疗疗效明显，而且认识到具有 ALK-EML4 融合基因的患者也可能从 PD-L1/PD-1 抑制剂治疗中获益；第三代的 TKI Olmutinib（奥姆替尼）疗效也比较肯定。具有 ALK-EML4 融合基因的患者应用克唑替尼的疗效突出，第二代的药物也进入临床试验。在临床上应用已经比较成熟，有效率可达 60%~80%，而且不良反应较少，在一定程度上在敏感患者可以取代化疗。

另外，特别令人鼓舞的是抗 PD-L1/PD-1 单抗与化疗联合应用。2017 年 5 月，Pembrolizumab 联合化疗治疗非鳞 NSCLC 的结果，联合组有效率 56.7%，而化疗组为 31.7%；PFS 分别是 19.0 个月和 8.9 个月。2017 年 12 月，罗氏 Atezolizumab+贝伐单抗+化疗治疗之前未接受过化疗的晚期非鳞 NSCLC 患者，有效率分别为 65%和 48%；PFS 分别为 8.3 个月和 6.8 个月。2018 年 1 月 16 日，默沙东宣布一项入组 614 例患者的Ⅲ期临床研究 Keynote189 研究，PD-1 单抗联合化疗有效率和生存率较单用化疗均有较大幅度的提高。

四、我国临床肿瘤学发展迅速，硕果累累

最近十余年，我国临床肿瘤学发展迅速，不但队伍不断扩大，而且水平已经有了很大的提升。如前所述，我国肿瘤登记已经覆盖近 10%的人口，基本摸清了发病率和死亡率的趋势和主要致癌因素。

在治疗药物的研究上，尤其是靶向药物的研究已经追赶欧美国家，在亚洲领先。

“十五”期间，我国上市的有重组人血管内皮抑素（恩度），2018 年 1 月 2 日，《Oncol Ther》杂志在线发表的长篇综述“恩度在肿瘤治疗中的研究现状与进展”，介绍了恩度在肺癌、癌性胸腹水、黑色素瘤、骨及软组织肉瘤、胃癌、肾癌、乳腺癌、鼻咽癌、脑胶质瘤等肿瘤治疗结果，专著《重组血管内皮抑素》也于去年出版。

“十一五”期间上市的埃克替尼（凯美纳）在 NSCLC 治疗领域取得令世界瞩目的结果，不良反应低于其他两个第一代 EGFR-TKI，已经完成与化疗联合持续给药可以进一步提高疗效、治疗晚期食管癌等研究。

“十二五”期间上市的阿法替尼和西达本胺在复发难治外周 T 细胞淋巴瘤中疗效突出。

“十三五”期间几个重大专项进展顺利，其中安罗替尼、普那布林和阿可拉定及两个 PD-L1/PD-1 抑制剂的研究结果将于今年的学术会议上发布。

《肿瘤资讯杂志》日前发布了 2017 年我国临床肿瘤学十大原创研究，值得大家重视。

（来源：《全球肿瘤快讯》2018 年 2 月总第 202 期）

相关链接

2018 年 ASCO 临床肿瘤年度进展

美国 2017 年有约 170 万新诊断肿瘤病例，超过 1500 万人相当于每 20 人就有 1 人是肿瘤生存者，曾患肿瘤或带瘤生存。肿瘤生存者数目在稳步攀升，预计到 2040 年这一数字将达到 2600 万，65 岁以上人群中 73%的人都将是肿瘤生存者。肿瘤死亡率在下降，肿瘤患者生存期在延长，2005 年约有 64%的诊断肿瘤患者生存 10 年以上，而 1975 年时仅有 35%。（J Clin Oncol. 2018 年 1 月 30 日在线版）

2017 年是肿瘤领域成果丰硕的一年，从 2016 年 11 月到 2017 年 10 月，美国 FDA

批准了31种新药用于治疗16种以上的肿瘤，最引人注目的是过继性细胞免疫疗法以及针对有特定基因异常的多种肿瘤的治疗。

一、第一种过继性细胞免疫疗法获批

2017年8月，美国FDA批准了第一种CAR-T疗法和第一种肿瘤基因疗法Tisagenlecleucel，几十年来人们训练机体免疫细胞杀伤肿瘤的努力终于有了回报。这一疗法的应用价值也是巨大的，Tisagenlecleucel是第一种真正治愈复发性儿童急性淋巴细胞白血病（ALL）的疗法，ALL是儿童最常见的肿瘤之一。2017年10月，FDA批准了第二种CAR-T疗法Axicabtagene ciloleucel，治疗特定类型成人淋巴瘤患者。还有其他CAR-T疗法在多发性骨髓瘤临床试验中显示不错的疗效。CAR-T疗法是有望改善肿瘤治疗的疗法，但伴随而来的费用问题也需要引起注意。

二、肿瘤的“异病同治

2017年，肿瘤治疗领域另一项重大突破是首次根据肿瘤遗传学特征而不是发病部位治疗患者。Pembrolizumab（派姆单抗，Keytruda）于2017年获FDA批准治疗错配修复缺陷或高微卫星不稳定性（dMMR或MSI-H）的实体瘤患者。

另一种在研药物Larotrectinib是靶向TRK融合蛋白的选择性抑制剂，许多不同类型肿瘤包括成人和儿童肿瘤都有TRK融合基因，Larotrectinib有望成为可治疗多种类型肿瘤的首个广谱靶向药物。

三、肺癌治疗进展

2017年，非小细胞肺癌的一线治疗队伍再添两种新的治疗方法：Alectinib（艾乐替尼，罗氏）一线治疗ALK突变肺癌患者；Pembrolizumab（派姆单抗，默沙东）单用或联合化疗用于NSCLC一线治疗。

Durvalumab（Imfinzi，阿斯利康）成为近年来首个证实在Ⅲ期局部晚期NSCLC有效的免疫治疗药物，被证实较目前标准治疗方案显著延缓疾病进展。

免疫检查点抑制剂已经改观了晚期非小细胞肺癌的治疗模式，目前已经有三种免疫检查点药物被批准，包括Nivolumab、Pembrolizumab和Atezolizumab。无基因突变的非小细胞肺癌患者中，如果PD-L1表达>50%，可考虑使用Pembrolizumab直接治疗；若PD-L1表达水平未知，且病理类型为非鳞，也可考虑使用Pembrolizumab联合化疗直接治疗。

在临床试验中，接受免疫检查点抑制剂治疗的患者较标准化疗患者，可生存更长。但免疫检查点抑制剂应用临床时间较短，长期生存效应还未知。ASCO报告预测，若所有NSCLC患者按适应证接受PD-1免疫检查点抑制剂治疗，每年可挽救25万例患者生命。

四、膀胱癌治疗进展

膀胱癌也是被免疫治疗改写治疗模式的瘤种。尿路上皮癌是晚期膀胱癌中最难治的一种，若仅接受标准化疗，只有5%的患者可以生存超过5年。近30年内，膀胱癌的治疗领域没什么进展。

随着免疫治疗的出现，膀胱癌的治疗发生了新的变化，免疫治疗为患者提供了一个相比标准化疗可生存更长、活得更好的机会。

Atezolizumab是第一个获FDA批准的膀胱癌免疫治疗药物，随后很快又有4种免疫治疗获批，包括Nivolumab、Avelumab、Pembrolizumab、Durvalumab。

五、脑胶质瘤进展

脑胶质瘤是最常见的成人脑部肿瘤之一，在目前的治疗技术下，只有不到10%的患者可生存5年。在2017年年度进展中，专家组也提到了两种新的可延长患者生存的治疗策略。

新技术TTF联合标准治疗可显著改善患者生存。TTF技术是一种肿瘤治疗电场，在标准的手术、放疗、化疗后，携带TTF设备的患者生存时间可延长5个月，5年生存率大幅提升。TTF设备（Optune，Novocure Ltd）已于2015年被FDA批准。

将替莫唑胺添加至短疗程放疗，亦可显著改善患者生存（9.3个月 *vs* 7.6个月），且生活质量相似。携带MGMT基因甲基化的患者，在替莫唑胺联合放疗后，有更好的预后（13.5个月 *vs* 7.7个月）。

六、乳腺癌治疗进展

对于携带BRCA基因突变的乳腺癌患者，PARP抑制剂Olaparib（Lynparza，阿斯利康）相比化疗，可延长患者生存。FDA已批准Olaparib用于BRCA基因突变的乳腺癌患者。

对于HER-2阳性早期乳腺癌患者，帕妥珠单抗联合曲妥珠单抗双靶向治疗可降低浸润性乳腺癌发生风险，尤其是那些淋巴结阳性、HER-2阳性、HR阴性患者发生浸润性乳腺癌风险。

在内分泌治疗方面，研究表明，对那些高风险乳腺癌患者延长内分泌治疗（10年 *vs* 5年）可降低乳腺癌复发风险及对侧乳腺癌风险。

七、前列腺癌治疗进展

报告指出，在具有里程碑意义的PROTECT研究10年随访（N Engl J Med，2016，375：1415-1424）显示，接受手术、放疗或主动监测的患者10年生存无显著差异，尽管主动监测可能带来更多的肿瘤恶化和转移风险。

另一项长期研究PIVOT研究显示，与主动监测相比，手术并未降低死亡风险，但手术患者在10年内发生更多的性功能障碍和尿失禁。

八、几种情况“少即是多”

化疗应考虑“少即是多”的情况：一项纳入了12 800例患者的荟萃分析显示，接受3个月辅助化疗和6个月辅助化疗的患者预后相似，且不良反应少。专家组表示，对于低风险的Ⅲ期结肠癌患者，3个月的短期疗程将可能成为新的治疗标准；对于高风险患者，短期持续治疗的决策须权衡复发风险及患者的耐受化疗能力和患者的偏好。

手术应考虑“少即是多”的情况：在黑色素瘤中，MSLT-I研究显示，清扫额外的淋巴结并不能延长生存。虽然可降低局部复发风险，但会导致更多的健康问题，尤其是淋巴水肿。（N Engl J Med，2017，376：2211-2222.）

在乳腺癌中，新的指南提出阴性切缘会降低乳房肿瘤切除术后二次手术的概率。一项大样本研究发现，2013～2015年间，接受一次乳房肿瘤切除术的比例稳定在67%，但接受二次手术比例降低了16%，即更少的女性接受了后续的乳房切除。（JAMA Oncol，2017，3：1352-1357.）该研究彰显了临床实践指南在降低过度治疗中的重要角色。

放疗应考虑“少即是多”的情况：在HPV相关的口咽癌患者治疗中，两项独立的临床试验发现，对有良好预后的患者，将标准放疗的剂量降低15%～20%，不影响生存期。(J Clin Oncol，2017，35：490-497；Lancet Oncol，2017，18：803-811.）若在大样本临床试验中被证实，这些发现将改变低危 HPV 相关口咽癌（少吸烟史和小肿瘤）患者的标准临床治疗方案。

九、展望未来

报告指出了未来的研究方向：

（1）靶向治疗，目前仍有很多已发现的靶点和通路，但尚无针对性的治疗，期待未来更多的新型药物研发成功。

（2）精准医疗，期望未来精准医疗能在肿瘤预防中发挥更大的作用。

（3）人群健康差异，基于地域、种族、经济状况等差异，癌症发病和治疗也存在差异，希望未来能更好了解人群差异，以提供合适的治疗方案。

（编译　王　楠）

（来源：《全球肿瘤快讯》2018 年 2 月 总第 202 期）

（上接第 15 页）

[2] 汤浅光朝著，张利华译，樊洪业校. 解说科学文化史年表. 北京：科学普及出版社，1962.

[3] 李继革. 19 世纪末世界科技中心向美国的转移. 连云港教育学院学报，1996，（4）：43-47.

[4] 姜国钧. 论教育中心转移与科技中心转移的关系. 外国教育研究，1999，(4)：1-6.

[5] 李铁林. 世界科学中心的转移与一流大学的崛起. 长沙：湖南师范大学，2009.

[6] 陈婷婷. 创新与崛起——美国成为世界高等教育中心的过程研究. 杭州：浙江师范大学，2016.

[7] 黄新亮. 世界科技中心转移的三大动力机制探讨. 经济地理，2006，(3)：434-437.

[8] 查有梁. 21 世纪的教育展望与选择. 科技导报，1989，(2)：40-43.

[9] 段丽萍，汪玲. 北美国家医学教育的历史与现状. 学位与研究生教育，2007，（3）：69-73.

[10] Williams G. Western Reserve's experiment in meidical education and its outcome. New York：Oxford University Press，1980.

[11] Hsa B. taxonomy of problem-based-learning methods. medical education，1986，(20)：481-486.

[12] 耿景海，文民刚，周增桓. 医学教育改革热点及发展趋势. 医学研究与教育，2012，(4)：86-91.

[13] Mandin H，Harasym P，Eagle C，et al. Developing a "clinical presentation" curriculum at the University of Calgary. Academic Medicine Journal of the Association of American Medical Colleges，1995，70（3）：186-193.

[14] WHO. Global status report on noncommunicable diseases 2014. WHO Press，2014.

[15] Sudhir Anand VYFJ. China's Human Resources for Health：Quantity，Quality，and Distribution. The Lancet，2008，372（9651）：60-67.

（转载自《医学争鸣》2018 年第 9 卷第 1 期）

（来源：《全球肿瘤快讯》2018 年 2 月 总第 202 期）

整合医学教育之我见

樊代明

第四军医大学西京消化病医院 西安 710032

整体整合医学（Holistic Integrative Medicine，HIM，简称整合医学）[1]的发展可以说是如火如荼，为的是不断解决现代医学发展和临床实践遇到的难题，即专业过度细化（Over specialization）、专科过度细划（Over division）和医学知识碎片化（Fragmented knowlege），我们称之为 2O1F 或 O2F1。美国近期已将过去卫生发展的精准医学（Precision medicine）计划改成了全民整体健康计划（All of us），世界卫生组织最近成立了整合医学处。国内已成立了 6 个全国性的整合医学分会，各省也在成立之中。不过有人问，即使大家对整合医学的发展有了共识，但现在学校培养出来的医学生全部都偏向 O2F1，那是很难改变现状的。于是，中国医学教育协会整合医学教育分会近期在重庆召开了首届中国整合医学教育大会，有 113 所医学高校的校长、副校长、教学管理人员和专家教授近 1000 人参会。会上我作了这篇报告，其中的数据和文献大概花了我们小组约 5 年时间。

一、医学教育的重要性

谈到医学教育，不能忘了教育。谈到教育，不能忘了教育的重要性。大家可能很奇怪，教育的重要性谁不知道，不一定，宏观的都会说，具体的不一定。老说重要就是还没真正认识到重要性，老说重要就是还没把重要做好。

我非常欣赏 1962 年日本学者汤浅光朝写的一本书《解说科学文化史年表》，曾经翻译成中文[2]。

书中提出了世界科技中心的概念，并分析了从 1540 年以后 400 多年来世界科技中心转移的情况、机制和规律。其定义是某国科技成果占世界科技成果总数 25%的时期称为世界科技中心。世界科技中心依次从意大利（1540～1616）、英国（1660～1730）、法国（1770～1830）、德国（1810～1920）转移到美国（1920～），大概每次转移的时间平均为 80 年。目前世界科技中心仍在美国，已近 100 年[3]。

根据世界科技中心的概念，提出了世界高等教育中心的概念，即某国教育家超过世界教育家总数 20%的时期[4]，或某国知名大学超过世界知名大学总数 25%的时期[5]。根据这个概念分析从 1410 年以后 600 多年来世界高等教育中心的转移，依次从意大利（1410～1530）、英国（1600～1750）、法国（1650～1830）、德国（1770～1830）转移到美国（1830～），大概每次转移时间平均为 130 年，目前世界高等教育中心仍在美国[6]，已近 200 年。

科技中心转移的内在机制有[7]：

（1）科技发展的连续性、超前性与政治改革的间断性、滞后性之间出现矛盾导致科技衰退和科技中心转移。

（2）原中心衰退后出现多中心并存，平等竞争，从而产生新的科技中心。

（3）科技中心转移是各国经济腾飞、政治改革、思想解放三大因素较量的结果。

从世界科技中心与世界高等教育中心二者转移的规律看，一般是先有教育中心转移，后有科技中心转移；谁先失去教育中心，谁就先失去科技中心[4]。由此可见，教育在科技上乃至整个社会、经济发展中的重要作用不言而喻。世界高等教育中心的标准，正如前述是按某国教育家占世界总数20%或某国知名大学占世界知名大学总数25%的时期来标定。但教育家的标准很难界定，知名大学的标准也很难界定，怎么办？近年对世界高等教育中心的定义有比较具体的标准[6]，大概5条：

（1）该国教育规模宏大，学术研究生机蓬勃。

（2）能独立解决本国经济、社会、科技重大理论和实践问题。

（3）培养并吸引大批优秀人才。

（4）创造世界领先水平的科研成果，为人类进步、世界文明、全球经济做出巨大贡献。

（5）引领世界高等教育发展方向，成为各国学习的范本。

二、世界高等教育的发展特征

世界大学发展的规模、性质和作用大概经历了三个时期[8]：

第一时期称之为教育型大学（Teaching）。这一时期以传授知识为重，如意大利早期的博洛尼亚大学、英国早期的牛津大学和剑桥大学、法国早期的巴黎大学等。

第二时期称之为教育研究型大学（Teaching and Research）。这一时期不仅传授知识，而且开展科学研究创造知识。最开始是德国在柏林大学开展研究生教育，并授予博士学位，继之美国约翰·霍普金斯大学也开始举办教育研究型大学。

第三时期称之为教育研究开发型大学（Teaching、Research and Development）。这一时期不仅传授知识、创造知识，还应用知识来创造生产力。最为突出的是一部分有创新理念及能力的学者从牛津大学出来办成了剑桥大学，剑桥的部分学者出来办成了哈佛大学，哈佛大学的部分学者出来办成了耶鲁大学。这种从传授知识到创造知识到应用知识的模式成了现代大学最具先进性、最有影响、最受人们尊崇的模式，凡是这样的大学一般都成了世界知名大学。我国目前这样的大学如果有也屈指可数。

我国提倡“科教兴国”还不到30年，取得了很大成绩，有目共睹。这项国策在有的地方有些部门落实得还不够坚决，不够全面，不够彻底。比如我国高校在校人数2008年突破了2021万，首次超过俄罗斯、印度和美国，但科研实力，一流大学数量，国际化水平与世界一流大学还相差甚远。我们可以毫不夸张地说中国是教育大国，但还不能说是教育强国。我们也可以毫不夸张地说中国是人力资源大国，但还不能说是人力资源强国。

三、医学教育史的总体回顾

虽然医学教育有其特殊性，但总体来讲，也应纳入世界教育发展史中去评估分析。我们将医学教育史分为西方医学教育史和中国医学教育史。如果将二者重叠分析，其特点是向前找不到头，向后看不到尾，其间在漫长岁月的实践中有无数浪花可用来分析，从中找到借鉴。可以明显看到，医学教育在数千年中，中西方发展都很缓慢，而且有无数曲折，只是在最近100

年高速奋进。统计1900～2016年世界公开发表的教育论文共14万余篇，其中主要集中在如下六大方面，依次为：

（1）医教模式的设计与设施；

（2）学习方法；

（3）医教模式的标准；

（4）医学教育方法；

（5）医学教育发展趋势；

（6）医学教育史。

纵观六大方面，其特点是研究微观的多，宏观的少；研究战术层面的多，研究战略层面的少。绝大多数都集中在怎么教？怎么教好？怎么学？怎么学好？怎么考？怎么考好？对于不断提升教育理论，不断优化教学内容，不断提高受教育者能力，不断接轨社会应用等诸方面涉及太少。

其中，中国的医学教育与西方的医学教育相比，还存在明显差别。普遍存在：

（1）国内注重理论，国外注重实践；

（2）国内注重应试，国外注重能力；

（3）国内注重模仿，国外注重创新。

四、医学教育方式的变迁及优缺点

回顾从古到今，从国外到国内的教育方式，大概可分五类。

（一）以师徒培训为基础（Apprenticeship based-curriculum model，ABC）

在1871年前[9]基本以这种方式为主。由这种师带徒的办法也培养出不少名医，传为佳话。比如先秦名医扁鹊就师从长桑君，汉代名医张仲景就师从张伯祖……这是一种从人到人的传授方式。为了保密，甚至只有同家族相传，父传子、传男不传女，这种方式的传承必须要一代跟一代一样聪明，甚至更加聪明才能传下去，否则将是“上下不能贯通”，家业终会夭折，事实每每如此。

（二）以学科为基础（Principle-based curriculum model，PBC或Dscipline-based curriculum model，DBC）

从1871年起，多数医学院校都采用这种教育方法。先学医学基础课，然后临床专业课，再进入临床实习，这种教学方法力图保证医学知识传授的系统性、逻辑性和连贯性。是一种从前期到后期，从前至后的过程，但经常遇到的问题是“前言不达后语”。为什么？医学生在进入临床课之前完全学的是静止的知识。从尸体解剖，到细胞、分子，知识碎片化。等到了临床，见到整体的有生命的人，知识联系不起来，基础课考了高分，但用不到实际中，甚至全都忘了。前后脱节，造成“前言不达后语”。为解决这个问题，国外提出了转化医学，包括在医学研究中也提倡把研究结果转化到临床应用中去，但美国搞了19年转化医学，结果发现“进展缓慢，收获甚微”。为什么？大量脱离了生命的基础研究，一味深入到微观水平的研究，拿到临床要不用不上，要不不能用，因为前面只是生米，难成熟饭。

（三）以器官系统为基础（Organ-system based curriculum model，OSBCM）

是从1951年开始的一种教学方式[10]。其做法是：

（1）以器官为切入点，连贯各学科结构与功能；

（2）以系统为目标，将正常功能、功能失调、临床表现、诊治方法拉近施教；

（3）将医学与其他学科，预防，循证、人文相整合。

有点像一个一个系统竖着来，完成左边向右边，从左向右，容易造成系统专科之间隔离，各管一亩三分地，人本身是一个整体，分成系统或器官来治。目前消化科主任抢救不了心脏急诊，呼吸科主任抢救不了血液急诊，会诊只要不是本科情况就了事。一个患者在医院先后转诊好几个科室不知该哪个科负责。这种从左到右，不识上下，不管前后的作法，通常是不仅没有整体的观念，连自己都左右互不搭理。

（四）以问题为基础（Problem-based curriculum model，PBC 或 PBL）

从 1971 年起开始以问题为基础的教学，即 PBL。最先由加拿大 McMaster 大学的 Borrows 提出[11]。据统计，2005 年美国 70%的医学院采用 PBL 教学，但在 45%中只有 10%的内容采用 PBC，只有 6%的学校有超过一半的内容用 PBL 方法传授[12]。说明还是存在很多问题，比如：

（1）问题是否找准，即问题的典型性、患者怎么能标准；

（2）问题是否找全，学生到临床没有见过的问题怎么办；

（3）还有很多医学解释不了的问题或解释不了的医学问题怎么办？

另外，这种教学方法总是向后推理，难以培养批判性思维，所实施的小组讨论效果取决于老师水平，同一问题的答案不尽相同。这种教学方法由于存在问题找不全，问题找不准，还有找到的问题医学解释不了等，所以近年来美国提出了精准医学，即医生治病要像反恐一样擒贼先擒王，其实绝大多数慢性疾病根本没有“王”，没有确切病因，是一种状态的改变。说精准诊断，精准手术也许还可以，把医学分为精准与不精准，本身就是离奇的脱离医学本质的说法。所以以问题为基础，事实上是以点带面，要精准到点，由于疾病缺乏这样的点，所以通常是“点面无的放矢”。

（五）以临床表现为基础（Clinical presentation-based curriculum model，CBCM）

从 1991 年始，为了克服前述几种教育方法的不足，提出了以临床表现为基础的教学方法[13]。但临床表现千奇百怪，千变万化，不是一种临床表现代表一种疾病，也不是一组临床表现就可以代表一种疾病。病因之多，诱因之多，发病机制之多，诊断方法之多，治疗药品之多，这些表面现象经常代表不了患者内部疾病的实质，有时“表（面）内（部）本末倒置”。为了解决这个问题，有人把数学的方法公式引入医学建立了循证医学，但是人是复杂的、变化的，人算不如天算，医学通常是定性比定量重要，经常性质变了量没变，局部量变不一定会导致整体质变。

综上所述，五种常见的教学方法有其优势，但劣势也显而易见，比如从上到下，上下不能贯通；从前到后，前言不达后语；从左到右，左右互不搭理；从点到面，点面无的放矢；从外到内，外内本末倒置。怎么解决这个问题？我们建议将五种方法的优势加以整合，整合的过程本身就能去除劣势。除此之外，再引进或创立新的教育方式，弥补其中的不足，由此形成新的带有明显整合医学性质的医学教育体系。要建立新的整合医学教育体系，切入点在哪里？首先应找到目前医学教育和医学实践中存在的问题。

五、中国医学教育的现存问题

（一）医学知识空前暴涨

有人统计过，在未来的 20 年，光医学知识的进展量就将相当于人类过去 2000 年的知识总和，说这话时是 10 年前，其实现在比这速度更快。还有人粗略统计，人类知识翻番在 18 世纪花了 50 年，在 19 世纪只花了 10 年，在 20 世纪上半叶只花 5 年，下半叶只花了 2~3 年，在 21 世纪初，每年的知识量都将翻番，在上述知识进展中医学知识尤为突出。这些浩如烟海的知识或数据或Data，让人目不暇接。怎么去伪存真，去粗取精，本身就给人类造成了困难。大数据如果成了数据大，不仅对医学发展帮助不大，反而会将医学引向歧途。这些零散的碎片化的知识，不仅不能为临床所用，而且也不能随意将其传授给医学生或研究生。

（二）专业之间严重隔绝

专业细化、专科细划越演越烈，各专科隔河相望、老是不相往来，医生只能处理自己专科的疾病，抢救不了属于其他学科的急重症，有时科内都需要会诊。但患者是一个整体，各系统、各器官肯定相互联系，又相互影响。尽管现在正在对应届毕业生实行规范培训，各科轮转，但带教老师全都专业化、专科化，不能将临床医学知识从整体角度相联系，学生学到的依然是碎片化的临床知识，专职化的技术，难以胜任患者的整体诊疗。

（三）基础临床隔河相望

基础过于强调微观知识的教学或研究，与临床实际应用严重脱节。更为可怕的是有些临床医生或临床研究生不从临床问题着手，一味强调脱离临床、脱离患者的微观研究，使得医学研究离科学越近，离患者越远。比如大量的基础研究论文甚至达90%以上并无临床参考价值，高束空中楼阁。近10年国内外医学基础研究发现的超过15万个自称有潜在价值的靶分子，只有不到50个在临床上显示有实用价值。

（四）疾病谱、死亡谱急剧改变

随着社会经济发展、城镇化[illegible]化出现，疾病谱和死亡谱发生了[illegible]、深刻、复杂和急剧的变化，50年[illegible]国人主要以急性传染病为主，现[illegible]以上的发病和死亡都是慢性病[illegible]性传染病有明确病因，可有的[illegible]个疫苗，一个抗生素，或切断[illegible]途径就可以治愈，但非传染性的慢性病，病因不清，发病机制不明，属多阶段、多病因，迁延不愈，每每造成恶性循环，无论是预防和治疗都十分困难。

（五）教育资源分配不均

我国教育资源，包括硬件资源和师资力量在不同地区的分布严重失衡，不仅表现在高等教育，在小学或中等教育也十分严重，北、上、广，大城市，东部发达区域的资源丰富，甚至供过于求，而中西部，广大农村优质教育资源匮乏，供少于求[15]。很多医科大学没有足够的尸体解剖，只能用动物尸体代替，还有学校只能上百人围着看多媒体。

（六）行业之间各自为战

一个患者有5个病，分成5个科分别诊治。一个病有5种治法也分5个科分别诊治。好治的都治，不好治的都不治，不仅增加患者费用，这种各自为战其实是对患者的严重伤害。一个患者在一个医院各科来回转悠，相互推诿，转了多个科，最后又回到最先那个科，患者苦不堪言。现在不是患者病了在医院找不到合适的医生，而是医生病了不知看哪个医生合适。

（七）人才数量和质量严重不足

医学人才数量和质量都出现了青黄不接。报考医学院校的高中毕业生大幅减少，很多医科大学收不满名额，过去是4个报名收1个，现在是招4个只有1个报名，而且分数线在多所医科大学一降再降。今年内地各省份的近30个高考状元，只有1个报名学医，而香港7个最高分考生有6个报名学医。

（八）考评机制不尽完善

本科过多强调应试教育，忽视了能力培养和素质养成。研究生过多强调发表SCI论文，这种考评机制使得医学毕业生到了临床看不了病。对老师的要求也是重科研轻临床，把医生当成科学家培养。考评的错误导向使医学人才培养走偏了路。

（九）教育实践明显脱节

理论教育与临床实践脱节，学非所用，现有医学教科书中有很大一部分内容相互间重复，而且过于重视理论教育及层层考试，忽视了临床能力的培养。

（十）公众期盼逐年增加

健康越来越受到政府和民众的关注及重视，需求数量越来越大，需求质量越来越高。对医学的价值和医生的能力有误解，民众认为有病就要治，病是治好的，治病需求与十年前比，中国的患者数量增加了33亿人次，忽视了疾病的预防和康复，把一切精力及经费都用到治病上，最终效果不好。

除了这10个方面，还可以举出一些。这些现状不是单个孤立发生，是一环扣一环，环环相扣，动一发而及全局。要采用整合医学的方法综合分析，全局应对，不然大量的问题摆在面前，剪不断，理还乱。医学教育改革是一个系统工程，拆东墙，补西墙，治标不治本，换汤不换药，单方面的改，单因素的改，局部的改，短时效的改，不仅对全局系统改革无助，可能还是伤害。

六、医学教育面临的改革任务

医学教育改革，怎么抓住主要矛盾，牵住牛鼻子，从而纲举目张，是摆在当前政府，医学高等院校面临的迫切任务。

（一）教育理论的形成和引导

任何一项改革，顶层设计是十分重要的，帅志不明将士苦。过去100年，医学教育研究颇多，但在医学教育理论顶层设计这方面研究甚少。当下要结合教育现状、教师现状、学生现状并总结历史，洞察未来，提出鲜明的办学理论和办学实践。在这方面要下大功夫，不能一招鲜，换一届领导出一套主意。

（二）教育目标的制订与实践

俗话说：站得高看得远，依规矩才能成方圆。医科院校不仅要面向世界，面向未来，更要面向目前医学、医院、医生方面的需求制订自己的培养目标。各个高校应有自己的特点，不能千篇一律，千校一面，要百花齐放、百家争鸣，八仙过海、各显神通。这样才能培养出面向世界、面向未来、面向社会需求的合格的医学人才。

（三）教育机构的改革与重视

教育机构特别是管理机构对中国的医学教育起着重要的甚至是航标灯的作用。过去医科院校独立办学，由卫生行政部门领导，走过几十年路程，是很成功的。由于医科院校与综合大学合并，综合大学有的领导对医学教育不够重视，又因医学教育有其特殊性，比如基础课由不熟悉人体及疾病的教师上课，造成目前医学教育水平严重下滑的状态。如何改变这种状态，一是要加强医科大学在综合大学中的作用和地位。最好是独立办学，最好由国家卫生行政部门领导。医学研究机构及研究项目也要独立运行，其评价机制也应和其他科学研究有别。

（四）教师队伍的培养和使用

医学教育的师资队伍目前很不稳定，特别是教基础课的队伍后继无人。基础师资要克服唯论文考评，以及教育、研究与临床脱节的现象。要有特殊政策稳定激励基础和临床师资队伍。严防青黄不接、后继乏人发生。

（五）教材、教具的改革和创新

现在的教材普遍偏旧，跟不上形势，而且有大量是重复的，有很大一部分课堂上并不讲授。而且重理论轻实践，重研究轻人文，重考试轻能力，要在全国总体大纲基础上，发挥各个院校的特点特长，编写出适应临床需要，适应医学前沿发展，不仅课堂上有用，而且进入今后临床工作有用的整合医学教材。教具要适应教学内容和目的要求，大力研发教具，以充分提高教学能力。

（六）教育环境的改善与维护

近十几年，中央及地方政府在新修校园方面给予大力投入和支持，校园越修越大，大楼越盖越高，强调校园园林化、公园化，但学习气氛、文化氛围不强，有一种“山区农民富起来”的感觉。怎么做到文化深邃，耳濡目染，潜移默化，自然养成的教育环境，并加以维护是学校管理者需做的一篇大文章。

（七）教育经验的交流与集成

教育是一个漫长的过程，各个学校大量教师在教学过程中积累了大量经验，当然也有教训，适时适地开展教育经验的交流，互学互帮，教学相长，相得益彰，不失为一种共推共进螺旋上升的过程。

（八）评价机制的制订和政策

教考相竞，考评结合是评价教学效果、提升教学水平的重要方法。也是实现教育理念和教学目标的根本保证。正确适时适人的评价机制是教育活动的重要导向。必须对现今的考评机制和考评方法进行大幅度改革。其目标导向是重实践、重能力、重创新。

（九）就业渠道的畅通与开拓

目前医学院校毕业生的去向出现供求矛盾的怪象，一方面农村缺乏医学人才，另一方面城市医院人才过剩。很多医学毕业生，特别是中医药大学的毕业生，因为找不到工作，又不愿到农村去，只好到医药公司去当医药代表，甚至忍痛割爱，放弃医学专业从事别的工作。这个问题必须尽快解决。

（十）医务人员的质量及待遇

这是一个老生常谈又始终未得到解决的难题。质量和待遇相辅相存，人才质量高待遇应好，当然待遇好、有竞争质量才会高起来。医学教育历时长，工作风险高而且劳动强度大，所以要与社会平均待遇拉开差别，鼓励或激励青年人才学医从医。

七、整合医学教育是未来医学教育的发展方向

面对医学教育的高标准、高需求，面对目前中国医学教育的十大问题，面对中国医学教育的十大改革任务，方方面面，林林总总，唯一的办法就是提倡整合医学教育，以实践医学教育的整体性。医学整合教育的呼声源自 20 世纪 50 年代。历经 50~60 年的“求合”，一直进展缓慢，另一方面“求分”的潮流却势不可当，严重影响了医学整合教育的进程。医学的整合教育模式“强调整体医学观念，打破学科专业界线，增加医学教育内容，培养学生学习能力”。美国教育学家詹姆斯·比恩认为教育整合分狭义及广义两种，狭义专指课程整合，而广义整合除课程整合外，还包括知识整合、经验整合和社会整合。中国医科大学孙宝志教授把课程整合定义为：

（1）把内在逻辑、价值关联、现已分开的课程相整合；

（2）消除各类知识之间的界线，培养世界整体性及全息观念；

（3）养成对知识深刻理解和灵活应用的能力，从而整合解决现实问题；

（4）克服课程间内容重复，增强前后衔接，加强横向联系。

我们认为，前述的整合理念都是难能可贵的，但真正要做到医学的整合教育需要具体实践。过去的整合多在医学内部之间认识的整合，这种整合非常重要，其实

是不够的，其目标还是治病为主，以治为主。面对医学乃至全民健康的新要求，特别要解决O2F1的状况，我们认为未来的健康教育，包括医学教育应立足于至少以下十个方面：

（一）医-医整合

医-医整合包括西医各专业知识的有机整合，包括中医-西医的有机整合，甚至还包括世界上传统医学与现代医学的整合。比如人体组织纤维化可发生在若干脏器，但多发于肝、肾、肺、皮肤及骨髓等，目前是各自研究属于自己领域的器官，其实它是人体的一个病，应该将这些学科整合起来，基础与临床、内科与外科、医学与药学……大家集中研究这种病理变化，教学也应该如此进行。又比如血栓性疾病，现在是各分一段，脑血管栓塞属神经内外科，肺栓塞属呼吸内外科，心肌梗死属心血管内外科，腹腔血管出了问题属于消化内外科，其实应该集中研究，教学也应该如此。关于中医-西医的整合，应从整体健康高度，取各自的优势，比如对一个疾病的发生，需要手术或用抗生素可能西医西药显效来得快，疗效会更好，但对于这类疾病特别是慢性病的预防和康复可能中医药有其优势。如何把有关人体结构和功能的知识整合起来为人体健康服务，这就是医学内部整合的根本目的。目前国内已有8所大学成立了整合医学研究院，以此为基础，2017年10月18日，在浙江大学树兰国际医院成立了“中国整合医学研究院联盟”，各项研究工作正在逐步展开。

（二）医-药整合

自古医药不分家，现在医界药界分得很厉害，或是很彻底。医药之间应该自然渗透，当医生必须懂药，当药师必须懂医。2017年12月11日在广州药科大学成立了“中国整合药学联盟”，旨在带领全国同道用整合药学理念来研究药品，开展教学。

（三）医-护整合

自古有三分治疗、七分护理之说，说明护理工作对治疗疾病、加快康复十分重要。近期将由潍坊护理学院牵头成立“中国医护整合联盟”，旨在从理论、实践、教学诸方面加强医疗护理之间的协作和配合，并形成医护整合的理论体系和实践指南，从而提高治疗疾病，加快康复的能力。

（四）医-工整合

近几十年医学、特别是临床医学的巨大发展，得益于检验医学和影像医学的发展和帮助，这两个领域好比临床医生的两只慧眼。当医生的眼睛和双手的能力有限时，工科为我们发展了机器人、内镜……使看不见的看见了，去不到的去到了，缝不上的缝上了，切不掉的切掉了。医-工整合，医学提出要求，工科去研究，反过来再由医生去应用，反复实践，螺旋上升，最后成为医学的得力帮手。近期在北京航空航天大学生物医学工程学院将成立“中国医工整合联盟”，负责组织全国这方面的合作研究。

（五）医-防整合

预防在保证人民健康中的作用人所尽知。目前在疾病预防方面遇到的重大难题是慢性病发生越来越多，应用过去在传染病方面总结的经验对慢性病防控难以奏效。甚至过去倡导的很多医学研究方法都需完善补充，对多病因、多阶段、非单一病原的慢性病的研究可能需要创建另外的统计学方法，这是摆在流行病学或公共卫生专业和专家面前的严峻任务，近期正在筹备成立“中国医-防整合联盟”，以组织全国的专家来共同开展相关的研究。

（六）医-体整合

体育锻炼可增强体质，达到强身健体的目的。但目前我国的体育管理相关部门还主要在抓竞技体育，未能真正指导全民正确的健康运动，由国家体育总局相关研究所牵头近期将成立“中国医体整合联盟”，一方面研究医学-体育整合训练体系，包括基础理论和正确实践，另一方面开展有利全民健康的实践活动。

（七）医-艺整合

艺术能使人赏心悦目，提高心理适应性，对增强体质、加快康复具有重要作用。著名医学家奥斯勒说，医学不是确定的科学，是可能的艺术。加快加强医学与艺术的整合，利用一切可利用的资源来为健康服务是未来发展的方向，也是人类走向现代文明的标志。

（八）医-文整合

医学与文化的整合。希波克拉底说，医生治疗疾病三大法宝，语言、药品、手术刀。药品和手术刀是不得已而为之，常言道“好话一句三冬暖，恶语伤人六月寒”。医学有三个不同的境界是真、善、美：真是求真务实，用科学方法来研究和从事医学，用什么药治什么病，但科学方法本身有很大局限性，要靠人文来补充；善是医生对患者的呵护，患者对医生的尊重；美是把医术当艺术做，医生上班搞艺术去了，患者住院享受艺术来了。现在有多少医院，多少医生做到了善与美呢？善与美是医学的本质和灵魂，是人性的体现，如果医生忽略了善与美，那就是忽略了患者作为人的人性，也忽略了自己作为人的人性，只知用科学方法治病，缺少了医学的温度那就是在治动物。

（九）医-心整合

目前心理疾病越来越多，有人估计目前的人类疾病 1/3 是心理病，不到 1/3 是器质病，还有 1/3 是器质病合并的心理病。因此，适时开展心理治疗，有助于前 1/3 和后 1/3 疾病的恢复。现在医生要学会识别心理疾病，并及时给予治疗。在古代，治疗心理疾病，增强心理适应能力，宗教信仰在其中起了十分重要的作用。比如佛教是修心，崇尚一个净字，人要做到干净，抛弃私心杂念不易；道教是养生，崇尚一个静字，人要做到安静，处变不惊的确不易。儒教是治国，崇尚一个敬字，人要做到相互尊敬、敬畏自然、敬畏社会，敬畏法律等也是不易的，这些思想信念跟现代心理学实践一样对保持人的心理和身体健康也很重要。

（十）医-养整合

养身即回归自然，服从自然，让身心与环境、社会、人群相适应，其中也包括良好的饮食起居，生活习惯等。2017 年 11 月 19 日，在浙江丽水市成立了“中国医-养整合联盟”，全国有很多学校、企业的学者参加，制定了全国各地的养生计划并逐渐付诸实施，以总结经验，推广提高。

上述这十个因素与医的整合，这十个因素相互之间还要整合，构成了保障人身健康一个复杂的网络。两个因素加好了会大于2，若干因素相加会出现无限的结果。整合医学注重每一个因素，但不局限在某一两个因素，要的是整合后无限的结果。这不仅是从医学研究出发，对医学教育也应该这样。要求把学得的知识整合起来，不要碎片化的结果。那么教育者呢，更应该这样，就像外出拍电影，镜头很多，但最终是剪辑、整合、再配以声音才能形成一个美妙无穷、意义深刻、令人赏心悦目、回味无穷的宏篇巨著。这就是整合医学，也是整合医学教育所提倡，所追求的目标。

参 考 文 献

[1] 樊代明. HIM，医学发展新时代的必由之路. 医学争鸣，2017，(3)：1-19.

（下转第 6 页）

❖ 基础研究 ❖

电离辐射诱发甲状腺癌及其机制

龚平生[1]　李　戈[2]　刘　扬[3]　王志成[3]　董丽华[3,4]　龚守良[3,4]

1. 吉林大学分子酶学工程教育部重点实验室 长春 130012
2. 长春市中医院 长春 130041
3. 吉林大学公共卫生学院卫生部放射生物学重点实验室 长春 130021
4. 吉林大学白求恩第一医院放疗科 长春 130021

【摘要】 甲状腺是人体最大的内分泌腺体，在调节机体新陈代谢功能等方面起到十分重要的作用。然而，近几十年来，国内外许多报道甲状腺癌发病率呈持续上升的趋势，其中电离辐射是甲状腺癌最明确的危险因素。为了引起有关学者的密切注意，对其进行有效的防治，本文综述了“电离辐射诱发甲状腺癌及其机制”，包括放射性职业及核设施周围人群的调查、原子弹爆炸及核事故资料、电离辐射诱发甲状腺癌模型及电离辐射诱发甲状腺癌机制等4方面内容。

【关键词】 电离辐射；甲状腺癌；机制

甲状腺是人体最大的内分泌腺体，由大量的滤泡组成，主要分泌甲状腺素和降钙素，在调节机体新陈代谢功能等方面起到十分重要的作用。电离辐射对甲状腺的作用，依其照射剂量、剂量率及受照者的年龄等因素，产生不同的效应，严重者可诱发甲状腺癌，并致机体衰竭、死亡。

近几十年来，全世界大部分国家甲状腺癌发病率均呈持续上升趋势，我国甲状腺癌的发病率也出现明显上升趋势，电离辐射是甲状腺癌最明确的危险因素[1-3]。目前，全球每人年有效照射剂量在增加，部分来自于医疗照射，主要归于头部和颈部外粒子束的照射治疗。由于解剖位置和辐射敏感性，甲状腺组织特别易受电离辐射的致癌作用[4]。

大规模的核泄漏，特别是日本原子弹爆炸、苏联切尔诺贝利核电站和日本福岛核电站核事故等，是导致甲状腺疾病的主要事件，如引起甲状腺功能低下（甲低）、甲状腺功能亢进（甲亢）、甲状腺结节和甲状腺癌等。已知甲状腺癌可由大剂量急性外照射所诱发，特别是儿童、青少年时受照，如头、颈部疾病受医疗照射儿童和日本原子弹爆炸幸存者[5]；而且，随着照射后时间的推移，发病率越来越高[6]。但是，引起这些疾病的剂量阈值、损伤机制和某些危险因素还未完全阐明；对于儿童更易受到甲状腺损伤，需要长时间随访、观察[7]。

一、放射性职业及核设施周围人群的调查

甲状腺是人体最活跃的器官之一，对

电离辐射非常敏感。长期接触低剂量照射的职业人群可发生甲状腺功能异常和甲状腺形态改变，潜伏期可为受照射后数月或数年至数十年[8]。

（一）放射性职业受照人群

1. 医疗诊断人群

2008 年，评价世界范围内甲状腺癌的年龄标准化发病率，每 10 万女性和男性分别是 4.7 和 1.5。推测近几十年全世界甲状腺癌发病率显示的上升趋势，一方面可能是技术的先进，使检出率增加；另方面可能是环境因素的改变，包括人群受到核辐射落下灰、良性和恶性肿瘤放射性诊断的检测和治疗等。在 1997～2007 年期间，全球每人每年来自于诊断医疗和牙科照射的有效辐射剂量是 0.62mGy，而 1991～1996 年期间是 0.4mGy。这种电离辐射来源的医疗诊断人群的增加具有国际趋势，大部分归因于 CT 扫描应用的增加，还有介入放射治疗，已引起对辐射敏感器官（如甲状腺）的特别关注。在世界范围内，医疗和牙科照射构成了诊断医学照射最普通的类型，但其贡献的累积效应剂量相对较低，其中 CT 扫描诊断放射学检查占 7.9%，在世界一些地区，47% 的集体有效剂量来自于诊断辐射程序。虽然 CT 扫描辐射实质低于放疗剂量，但多层 CT 扫描可能对甲状腺产生异常的累积效应[9]。

2. 放射性职业人群

（1）甲状腺激素水平的变化：放射作业医护人员由于长期低剂量接触射线，已经成为甲状腺疾病的高发人群。在对国内某三甲医院在职医护人员进行超声检查时发现，甲状腺结节的检出率高达 20.4%（391/1294），且最终有 4 例经手术切除或穿刺活检送病理检查证实为甲状腺癌[10]。姚燕珍等[11]检测不同剂量电离辐射对舟山地区男性放射医护人员血清中甲状腺激素和睾酮水平的变化，也发现电离辐射能引起男性放射医护人员以游离三碘甲状腺原氨酸（FT_3）为主的甲状腺激素的变化。以北京某三甲医院在职放射医护人员 153 人为射线组，以同期进行健康检查的非放射作业的健康成人 145 人为对照组，通过免疫化学发光法测定其血清中 FT_3、游离甲状腺素（FT_4）和促甲状腺素（TSH）的水平。结果显示，放射线医护人员血清中的 FT_3 水平明显低于对照组，长期低剂量电离辐射对放射医护人员的甲状腺功能具有抑制作用[12]。

（2）甲状腺癌的发病率：王继先等[13]分析我国 24 个省（区、市）1950～1980 年间在职的 27 011 名医用诊断 X 射线工作者和 25 782 名其他科医务人员 1950～1995 年间的恶性肿瘤发病资料。结果表明，X 射线工作者的恶性肿瘤发病率明显高于对照医务人员，其中甲状腺癌的发病率也增高，相对危险度（RR）= 1.6，95% CI：0.9～2.6，即甲状腺癌相对危险的增高可能与职业 X 射线的照射有关；当累积剂量达到一定水平时，其相对危险明显增高。这项 X 射线工作者调查共发生 14 例甲状腺癌，其中早期队列占 8 例，RR = 2.35，$P<0.05$。甲状腺癌 RR 有统计意义的增高仅见于早期队列（1960 年前开始 X 射线工作者），均为开始放射工作时年龄小于 20 或 25 岁者，符合辐射致癌的一般规律，其 RR 的增高可能与职业 X 射线照射有关。

刘宇飞等[14]研究者对江苏省第 5 次医用 X 射线工作者进行随访，分析 1997～2011 年队列随访期间慢性小剂量电离辐射诱发恶性肿瘤的发病危险，共随访 7088 例，其中照射组 3668 例，累计观察 94 651.2 人年。与对照组相比，照射组全部恶性肿瘤的 RR 为 1.44（95% CI：1.18～1.75），实体癌的 RR 为 1.44（95% CI：

1.18~1.75）。照射组发病率明显上升的恶性肿瘤包括甲状腺癌（RR = 2.80，95% CI：0.24~32.26），1980年前参加工作的江苏省医用诊断X射线工作者恶性肿瘤，包括甲状腺癌等恶性肿瘤的发病危险增高，可能与其接受的慢性小剂量电离辐射职业照射有关。

（二）核设施周围人群

通过回顾性调查分析2001~2012年我国田湾核电站周围地区甲状腺癌的发病情况及变化特点。结果表明，在此期间该地区共新发甲状腺癌525例，粗发病率为5.65/10万，标化率为4.33/10万；其中，男、女发病比为1∶2.95，$P<0.001$。2002~2012年甲状腺癌发病率呈明显上升趋势（$P=0.005$），男、女发病率变化趋势与全人群相似，尚未发现田湾核电站电离辐射与周围地区人群甲状腺癌有关联[15]。

Fred Hutchinson癌症研究中心主要调查员Cottdavis认为，观察核设施周围居民各种类型的甲状腺类疾病，未发现吸收^{131}I较高人群患甲状腺类疾病的病例数有明显的提升。美国联邦审查咨询小组同意该调查员的结论，没有明显证据表明人们受放射性碘的辐照水平与患甲状腺疾病的风险之间存在联系。但是，考虑到数据中的统计误差和导致甲状腺疾病的辐射剂量的估算误差，不能肯定地说在两者之间没有任何联系[16]。

二、原子弹爆炸及核事故资料

（一）日本原子弹爆炸幸存者资料

1. 对幸存者甲状腺结节和癌症的调查

有关日本原子弹爆炸（原爆）幸存者的研究，积累了大量的资料，在电离辐射对这种特定人群致癌危险、危险模型、影响因素，以及主要混杂因素等方面均获得了丰富的科学依据，并奠定了雄厚的理论基础。一项对3087名广岛和长崎原爆幸存者进行的调查研究，其幸存者在受照时小于10岁。在2007年10月~2011年10月期间进行了甲状腺超声波检查，对其实体结节通过细针吸活检。其中的2668例资料，占总调查者的86.4%，平均年龄68.2岁，男性1213例，女性1455例；原爆平均受照剂量0.182Gy，中位剂量0.018Gy，剂量范围0~4.040Gy。检查出甲状腺有直径≥10mm的结节470例（17.6%），其中实体结节427例（16.0%）、恶性肿瘤47例（1.8%）、良性肿瘤186例（7.0%）和囊肿49例（1.8%），这些结节均与甲状腺照射剂量呈明显的相关性。每Gy超额比值比（excess odds ratios per gray unit，EOR/Gy），所有的甲状腺结节是1.65（95% CI：0.89~2.64），实体结节是1.72（95% CI：0.93~2.75），恶性肿瘤是4.40（95% CI：1.75~9.97），良性肿瘤是2.07（95% CI：1.16~3.39），囊肿是1.11（95% CI：0.15~3.12）。对所有甲状腺结节，受照年龄和剂量之间明显相关（$P<0.001$）；尤其是年幼儿童受照，剂量效应更为明显；与性别、甲状腺疾病家族史、抗甲状腺抗体或海藻的摄入无关。对于<10mm直径的甲状腺结节，无剂量-反应关系。上述结果指出，原爆幸存者，即儿童受照后62~66年，其甲状腺结节存在辐射效应，但与小的结节（<10mm直径）无关[17]。

在日本原爆幸存者中，儿童白血病危险呈线性-平方的剂量-反应关系；而甲状腺癌的发病率呈剂量-线性增加的关系，类似原爆所观察到诱发其他实体肿瘤的剂量-反应关系。然而，切尔诺贝利核电站事故未引起儿童白血病的增加[18,19]。

2. 对幸存者甲状腺功能的调查

在上述研究基础上，对广岛和长崎原爆62~66年后幸存者进一步调查研究，这些幸存者在受照时<10 岁。在 2007～2011 年期间，对 2668 例（平均年龄 68.2 岁，女性 1455 例）与甲状腺受照剂量（平均受照剂量 0.182Gy，剂量范围 0～4.040 Gy）进行分析。检测出的甲状腺功能低下（129 例，7.8%）、甲状腺功能亢进（Graves 病，32 例，1.2%）和抗甲状腺抗体阳性（573 例，21.5%）与甲状腺受照剂量无关，甲状腺抗体阳性或阴性甲状腺功能低下与甲状腺受照剂量无关。也就是，儿童时期受照的原爆幸存者中，未观察到电离辐射对甲状腺功能紊乱和自身免疫性甲状腺疾病的效应[20]。

（二）切尔诺贝利核电站事故资料

在切尔诺贝利核电站事故发生后的 4～5 年，过多的儿童甲状腺癌病例开始陆续报道。特别是，0～4 岁儿童患甲状腺癌明显增加，而成年人未发生明显的增加。在 1991～2005 年期间，报道的 1986 年核事故受照的 14 岁以下儿童中，患甲状腺癌者 5127 例；18 岁以下受照者，患病 6848 例[21]。然而，在 1985 年出生的儿童中，甲状腺癌发病率明显降低，几乎达到本底水平，说明儿童甲状腺癌的大量增加是由于放射性碘内照射所致[22]。研究发现，几乎所有的儿童甲状腺癌是乳头状甲状腺癌（papillary thyroid carcinoma，PTC），但其癌症相关死亡的危险很小[23]。

切尔诺贝利核电站事故释放到环境中主要是放射性碘（I）和铯（Cs），严重影响乌克兰北部地区，估计甲状腺平均受照剂量在 10mGy～>10Gy 范围，使该地区受照儿童和青少年患甲状腺癌的危险增加[24]。已证实，乌克兰人群甲状腺滤泡腺瘤危险增加与 ^{131}I 相关，并且随着年龄的减低危险增加[25]。

另外，切尔诺贝利核电站事故后，调查白俄罗斯≤18 岁的 11 613 例，发现 EOR/Gy 是 2.22（95% CI：0.41～13.1），男性和女性相似，但随着暴露年龄的增加，患病明显降低，<2 岁的辐射危险最大[26]。白俄罗斯和俄罗斯儿童的大型病例-对照研究证实，诱发的甲状腺癌存在显著的剂量依赖关系，其危险随剂量的增加呈线性关系；在白俄罗斯和乌克兰群组中，甲状腺癌流行也呈线性剂量反应关系[27]。

（三）福岛核电站事故资料

福岛核电站释放放射性元素后，自 2011 年 10 月开始，对所有在福岛县居住的 0～18 岁儿童青少年进行甲状腺 B 超检查。第一轮筛查于 2014 年 3 月结束，共有 295 511 人（80.2%）实际接受甲状腺 B 超检查，其中甲状腺结节直径≤5.0mm 者占 0.5%，直径≥5.1mm 者占 0.7%，甲状腺囊肿直径≤20.0mm 者占 47.8%，直径≥20.1mm者所占比例不足 0.1%[28]。

2014 年 4 月，进行第二次筛查，直到 2014 年 12 月 31 日为止，分析福岛县的发病率，并与日本年发病率和福田辖区一个参考地区做比较。其结果，福岛县甲状腺癌的患病率是 60.9/10 万（95% CI：30.2～108.2）；与福岛辖区参考地区比较，发病比值比（EOR）是 2.6（95% CI：0.99～7.0）。第二次筛查，其发病的率比是 12（95%CI：5.1～23）。这些结果提示，在福岛县释放放射性物质的 4 年内，青少年中超声筛查的甲状腺癌额外增加，不能用筛查的波动解释[29]。

截至 2014 年 12 月底，在福岛县 2251 例接受检查者中，2067 例接受了细针穿刺细胞学检查，有 110 例检测出甲状腺肿瘤细胞，患病率为 36.8/10 万；87 例接受手术治疗，86 例在手术中经组织学检查证实为甲状腺癌，有 1 例经组织学确诊为良性肿瘤。与日本儿童年发病率相比，除无甲状腺癌发生的东北地区外，福岛县其他 8

个地区的甲状腺癌发病率均显著高于日本年发病率，其中发病率比值最高的是位于福岛第一核电站西侧 50～60km 的中部地区，发病率比值高达 50（95% CI：25～90）。同时，该地区甲状腺患病率为 60.5/10 万（95%CI：30.2～108.2）。对于这一结果，认为事故发生后 4 年福岛县儿童和成人甲状腺癌发生率显著增加，而且筛检过程中的各种偏倚并不能完全解释这一结果，福岛县居民甲状腺实际的受照剂量可能要高于官方公布的受照剂量。但对此结论也有不同看法，如认为事故后甲状腺癌发病率增加与事故后受照无关，是与年龄增长相关的正常发病率增高有关。因此，应随着时间推移，需要进行更深入的探讨[29]。

（四）放射性事故个例资料

何玲等[30]报道，男性患者，在 ^{60}Co 辐照场从事搬运工作，38 岁时因联锁装置失灵，误入 ^{60}Co 辐照场，放射源强为 2.0×10^{15} Bq（5.4×10^{4} Ci），物理模拟受照剂量为 0.81Gy。根据中度骨髓型外照射急性放射病剂量学特点，确定生物剂量 2.10（1.80～2.30）Gy 作为该患者受到的全身均匀照射的个人剂量，将其乘以 ^{60}Co 各向同性受照下个人剂量与甲状腺吸收剂量转换系数 0.89，算得患者甲状腺吸收剂量为 1.87Gy。照后 54 天，骨髓和外周血象恢复正常出院。照后 12 年，即患者 50 岁时，医学随访发现甲状腺肿大伴甲状腺功能异常，病理诊断为乳头状甲状腺癌（PTC）。

该患者的受照方式、受照年龄与癌症潜伏期，与日本原爆和切尔诺贝利核事故受照人群辐射流行病学研究有所不同。这两大人群受照方式是以甲状腺吸收 ^{131}I 内照射为主，受照儿童和青少年成年后甲状腺癌的发病率明显升高，受照年龄越小，发病率越高。白俄罗斯报道，切尔诺贝利核事故的甲状腺癌病例中潜伏期最短为 2～3 年，俄罗斯报道的事故受照后第 6 年，所有年龄组的甲状腺癌发生率均增加，其发生率与剂量相关联，90% 为 PTC。因此，该患者只在甲状腺癌组织学上与上述两个人群患 PTC 的结果一致[31,32]。

三、电离辐射诱发甲状腺癌模型

（一）研制多种细胞和动物模型

根据电离辐射诱发甲状腺癌人群资料，系统地探讨甲状腺癌的发病机制受到许多限制。因此，许多研究者根据研究的不同需要，研制了多种甲状腺癌的细胞和动物模型，用于探讨其致癌机制及其相关领域的研究。研究者曾建立人类甲状腺癌亚型细胞株，进行体外甲状腺组织的培养，或应用异种移植对小鼠进行免疫抑制，通过这些手段进行各方面的研究。另外，开展皮下肿瘤埋植进行研究；后来，又进一步发展为甲状腺癌细胞埋植入甲状腺床深入研究。在制备甲状腺癌转移模型中，将甲状腺癌细胞注入小鼠尾静脉，或注入心血管部位，使全身发生广泛的肿瘤，提供多渠道的研究途径。再进一步发展，研制了甲状腺癌遗传工程小鼠模型，这不仅为甲状腺癌提供传递载体，也提供适宜的临床前研究的实验手段[33-37]。

1953 年，Doniach[38]首次建立了 ^{131}I 内照射诱导大鼠甲状腺癌的动物模型，应用 1.184×10^{6} Bq（32μCi）^{131}I 诱导甲状腺癌发生。电离辐射致甲状腺癌的动物模型多用小鼠和大鼠，包括外照射和内照射两种方式。通常外照射为颈部 X 射线或 γ 射线照射诱发甲状腺癌，其优点可精确控制辐射剂量，但在实际应用中存在一些问题，难于精确定位甲状腺癌而导致正常组织受照，或是由于正常甲状腺受照而过高估计肿瘤局部的受照剂量。外照射致甲状腺癌的大鼠模型受照剂量范围是1~20Gy，根据大鼠的月龄不同诱导剂量也不同。内照射通常给予^{131}I或^{125}I钠盐，以腹腔注射或甲状腺局部注射的方式给药，此法比外照射更方便；其缺点是很难计算甲状腺的实际吸收剂量，因为这需要根据甲状腺的碘摄入量和放射性核素在组织的停留时间来确定，其生物学半衰期可能由于动物品系、饮食和性别的不同而改变，而且环境的温度也对碘的摄取有影响[31]。

通常用的甲状腺癌模型是由Boltze等[39]建立的低碘和高碘饮食联合局部X射线照射诱发甲状腺癌的大鼠模型，选用4Gy X射线进行大鼠颈部局部照射，结果显示，单纯照射和低碘及高碘饮食联合辐射均可诱导甲状腺癌，尤以在110周发生率最高（90%~100%），而且高碘饮食联合辐射诱导甲状腺癌的发生率高于低碘饮食联合辐射，甲状腺癌的组织学类型以腺癌为主，但其发生机制不尽相同，有待于进一步探讨。可利用该模型研究甲状腺癌发生过程中的遗传学改变[31]。

（二）分子水平模型

在过去的20多年，随着人类疾病小鼠模型复制的技术进步，出于不同的研究目的，制备了小鼠携带甲状腺癌所有亚型的突变基因，包括分化的乳头状和滤泡性甲状腺癌、分化不良和退行发育甲状腺癌及髓样甲状腺癌。这些模型为深入探讨甲状腺癌的发病机制奠定了重要的实验基础[40]。

强有力的流行病学证据表明，切尔诺贝利核电站事故后，电离辐射与甲状腺癌的发生具有统计学的相关性。然而，为了探讨低剂量辐射对健康的危险，仅应用流行病学资料进行研究是有限的。小量病例数的统计学波动对其危险的评价产生明显的不确定性。广泛地探讨分子辐射标志物，以便区分辐射诱导的癌症病例和散发的癌症病例。CLIP2基因过表达是这些标志物中最有希望的一种标志物，包括在切尔诺贝利组织库中发现的大多年轻PTC患者。通过CLIP2有目的地探讨，发现以CLIP2相关的和多阶段癌发生两个不同通路的一条限速序列而发生的PTC，推测可作为探讨机制的模型。1998年后，对来自于乌克兰-美国队列19岁以下受照的13 000例加大医学检测，在流行病危险分析中的141例患者，对其二岐CLIP2标志物的分子检测，进行整合，首次从检测标志物评价辐射危险。应用流行病学评估的交叉检查和模型验证，提示CLIP2是一高精度的标志物。在流行病学发病率数据中，CLIP2遗留了印迹，是一种典型的驱动基因。应用这种机制模型，探讨电离辐射对PTC分子的影响。这种模型构建一种分子生物学和辐射流行病学的独特相互作用[41]。

四、电离辐射诱发甲状腺癌机制

放射性甲状腺癌，特别是电离辐射诱发甲状腺癌机制的报道，多见于日本原爆和切尔诺贝利核事故受照人群辐射流行病学研究，两大人群受照方式是以甲状腺吸收^{131}I内照射为主；其研究结果表明，受照儿童和青少年成年后甲状腺癌的发病率明显升高，但所有年龄组的甲状腺癌发生率均增加，其发生率与剂量有关联，90%为PTC[30]。

（一）PTC的侵袭性

在辐射人群中，诊断的PTC组织病理学资料有限。研究者评估切尔诺贝利核电站事故后引发PTC的^{131}I剂量与组织病理学特征，及随着时间推移这些特征的变化，以及选择体细胞突变之间的相关性。在乌克兰-美国队列（n=13 243）研究中，经预筛查和4次连续甲状腺筛查，确诊115

例 PTC，其中 65 例进行体细胞突变分析。所有的患者在事故受照时<18 岁，并进行直接的甲状腺放射性测量。研究结果证实，^{131}I 剂量和肿瘤全部侵袭性（甲状腺外伸、淋巴/血管侵袭及区域或远处转移）之间存在临界的有意义的线性-二次相关性（$P=0.063$）。不考虑照射剂量，具有染色体重排的肿瘤，与无染色体重排的肿瘤（$P=0.020$）或者具有 BRAF 或 Ras 点突变的肿瘤（$P=0.008$）比较，更可能具有淋巴/血管侵袭性。对照年龄，在降低肿瘤大小（$P<0.001$）、淋巴/血管侵袭程度（$P=0.005$）和总的侵袭力（$P=0.026$）等方面，具有明显的时间趋势。这些结果提示，暴露^{131}I 儿童而发生 PTC 侵袭性，与照射剂量有关。此外，根据这些病例的亚群，具有染色体重排的肿瘤，似乎有更大的侵袭表型。有小的增加，且 PTC 侵袭力随着时间推移而减低，是经过反复筛查的结果[42]。

（二）辐解水产物 H_2O_2 致甲状腺癌效应

在儿童期，甲状腺是电离辐射致癌效应最敏感的器官之一，并可使 PTC 的 RET/PTC 癌基因重排。电离辐射通过辐解水，引起短暂的“氧化爆发”，能够损伤 DNA，介导部分辐射效应。其中，辐解水的产物 H_2O_2 是一种有效的 DNA 损伤因子，诱导 DNA 双链断裂（DSB），其后引起染色体畸变。5Gy X 射线照射后，细胞内 H_2O_2 增加到 12μmol/L，诱导 DSB，产生 RET/PTC1 重排。用过氧化氢酶（catalase）预处理细胞，即一种 H_2O_2 去污剂，明显地降低 RET/PTC1 重排形成。提示，H_2O_2 能够引起甲状腺细胞 RET/PTC1 重排，即氧化应激可能引起甲状腺损伤而发生 RET/PTC1 重排，甚至在没有电离辐射的作用情况下也可引起这种效应。由此说明，过氧化氢酶能够保护细胞免受 H_2O_2 的毒性作用。通过检测组蛋白 H2AX 磷酸化证实，用过氧化氢酶预处理甲状腺细胞，至少在 4h 内可明显抑制照射所致的 DSB，其结果与明显降低细胞内和胞核内 H_2O_2 的水平有关。另外，上述研究不能排除 H_2O_2 在甲状腺癌中引起 BRAF、Ras 和 PAX8/PPARγ 的特异突变[43]。

慢性氧化应激可破坏细胞基因组的完整性，诱导染色体不稳定性。经过多年的研究，认为 DNA 基因毒性因子 H_2O_2，在甲状腺中可能起到致突变的作用，小鼠甲状腺自发突变频率高于任何其他腺体[44]，人甲状腺组织促甲状腺激素（TSH）受体的体细胞突变频发[45]。对于突变 a_{1B} 肾上腺素受体转基因（Tg-a_{1B} AR）小鼠甲状腺，H_2O_2 产生增加，其恶性甲状腺结节高发[46]。H_2O_2 引起 DNA 损伤，如鸟嘌呤氧化和 DNA 单链断裂（DSB），后者导致突变形成和基因组不稳定性。由于电离辐射对 DNA 的直接作用和由水辐解产生活性氧（ROS）的间接作用所引起的 DSB，可导致染色体畸变[47]。虽然通过 H_2O_2 引起 DSB 少见，但在大鼠甲状腺细胞株（PCCl3）、人甲状腺原代培养和猪甲状腺切片中已观察到这种效应[48]。

（三）甲状腺癌与甲状腺炎或衰老样细胞死亡有关

慢性自身甲状腺炎，如桥本甲状腺炎（Hashimoto's thyroiditis），有时伴随癌症发生。虽然这种联系尚有争论，如果带有致癌突变的细胞事先存在于桥本甲状腺炎区域，很可能发生 PTC。应注意，在桥本甲状腺炎中已观察到增殖反应。因此，由慢性炎症引起的组织内稳态紊乱，经过细胞增殖，可能产生细胞隐匿自发的 RET/PTC 重排[49-51]。

经过大量的研究，已认识到电离辐射

诱导甲状腺滤泡细胞的衰老样细胞死亡。这种衰老样细胞死亡可促进炎性细胞因子的分泌；并且，电离辐射破坏组织，产生炎症性环境，引起最初阶段的甲状腺癌变。因此，切尔诺贝利核电站事故后，推测电离辐射所致儿童甲状腺癌，可能诱导甲状腺滤泡细胞死亡，并与其分泌表型的死亡细胞有关[52,53]。

（四）电离辐射所致 PTC 可能存在未知的遗传决定因素

为了验证影响电离辐射相关 PTC 个体易感性的遗传决定因素，Takahashi 等[54]对切尔诺贝利核电站事故白俄罗斯 0~18 岁受照的 PTC 患者进行全基因组关联性研究。应用单核苷酸多态性（SNP）标志的一种（即 rs965513）进行关联性分析，rs965513 位于 FOXE1 的 57-kb 上游，是一种甲状腺特异转录因子，在甲状腺形态发生中起关键的作用。已证实，rs965513 在欧洲人群中散发的 PTC 作为最强的遗传危险标志。另外，电离辐射相关的 PTC，与染色体 14p13.3 的 rs944289 标志无关联性，但其与欧洲人群散发 PTC 显示第 2 个明显的关联性。这些结果证实，对于电离辐射相关的和散发的 PTC，在复杂的发病机制通路上，其病原形成部分相同，但遗传组分不完全相互重叠；也就是，电离辐射相关 PTC 存在未知的病原学特异的遗传决定因素。

（五）电离辐射所致 PTC 基因拷贝数及基因表达的变化

1. 基因拷贝数的变化

切尔诺贝利核电站事故主要的后果之一是年轻人暴露于放射性碘落下灰，致使 PTC 明显增加。近年应用微阵列比较基因组杂交研究显示，乌克兰-美国队列（UkrAm）的 PTC 基因拷贝数改变（genomic copy number alterations，CNAs）。应用系统聚类法证实，CNAs 明显发生于女性亚群患者，长期潜伏（>17 年），但淋巴结显示阴性。进一步研究证实，单一的 CNAs 与潜伏期、性别、照射剂量和 BRAF V600E 突变状态呈明显的关联性。然而，多变量分析显示，这些因素之间无关联，但对 CNAs 的潜伏期、性别和照射剂量参数有相加效应[55]。电离辐射致 DSB，使 DNA 获得或丢失。切尔诺贝利核电站事故后，儿童甲状腺癌发生的 CNAs，主要是 DNA 获得，而散发的甲状腺癌则以 DNA 丢失为主[56]。

2. 基因表达的变化

研究者观察暴露于切尔诺贝利核电站事故的 65 例患 PTC 青少年，与散发的 PTC 比较，239 个基因表达存在小的，但有明显差异。应用定量 RT-PCR 所观察的 19 例中 10 个基因（PPME1、HDAC11、SOCS7、CIC、THRA、ERBB2、PPP1R9A、HDGF、RAD51AP1 和 CDK1）与电离辐射相关。提示，切尔诺贝利核电站事故后，PTC 患者基因表达具有明显的，且有小的差异，可能与低剂量照射有关[57]。

（六）电离辐射致甲状腺癌基因重排

1. RET/PTC 基因重排

（1）RET/PTC 基因的几种重排：切尔诺贝利核电站事故后，在早期的儿童甲状腺癌病例中，原癌基因 RET（rearranged during transfection）和 PTC3 基因重排，即 RET/PTC3 重排，其发病率明显增高；也有 RET/PTC1 和 RET/PTC2 基因重排报道。并且，RET/PTC1 基因重排在切尔诺贝利核电站事故受照的儿童甲状腺癌是最为流行的遗传改变[58,59]。RET/PTC1 和 RET/PTC3 重排是通过 10 号染色体偏着丝粒（染色体内）转位所致，而 RET、CCDC6 和 NCOA4 基因是被排布的，其他 RET/PTC 重排由于染色体间易位引起的[60]。

（2）一定剂量辐射诱导 RET/PTC 重排：从照射原发的甲状腺组织移植到 SCID 小鼠得到证实，>50Gy 或低得多的 X 射线照射，可诱导 RET/PTC 重排[61,62]。另外的实验证实，0.1～10Gy γ 射线照射分化的人甲状腺细胞（相等于甲状腺癌患者所接受的照射剂量），可诱导 RET/PTC3 重排。通过应用同样的实验模型，单次 5Gy X 射线在体外照射后 15 天，验证了甲状腺细胞发生了 RET/PTC3 重排[63]。应用 0.0625、0.5 和 4Gy X 射线照射培养的带有 RET/PTC1 易位的人 TPC-1 细胞株，发现 4Gy 剂量照射，RET/PTC 两者呈高度阳性重叠；但 62.5mGy 照射这种重叠现象不普遍[64]。

（3）BRAF 突变与 RET/PTC1 重排有关：儿童和青少年受到电离辐射照射是发生 PTC 的最危险因素。RET/PTC 重排是电离辐射诱发 PTC 相关的最常见的基因改变，而 BRAF 和 Ras 突变及 PAX8-PPARG 重排与散发的 PTC 相关。在此基础上，研究者观察 49 例儿童期头癣受照发生的 67 例甲状腺瘤中，36 例为恶性的，包括 12 例常见的 PTC（cPTC），2 例 cPTC 转移，20 例为滤泡变异型 PTC（follicular variant PTC，FVPTC），1 例瘤细胞变异型 PTC，1 例滤泡癌；另外，31 例为滤泡性甲状腺瘤。研究结果证实，在 12 例 cPTC 中的 7 例及 20 例 FVPTC 中的 2 例检出 BRAF（V600E）突变（$P=0.019$）。分别应用 RT-PCR（17 例中的 1 例）和原位荧光杂交（6 例中的 2 例）共检出 3 例 RET/PTC1 重排。在滤泡性甲状腺瘤中未检出任何的基因改变。提示，电离辐射所致儿童甲状腺癌而发生的 BRAF（V600E）点突变与 RET/PTC1 重排具有相关性[65]，RET/PTC 重排与 BRAF 点突变涉及 PTC 的启动和进展[66]。已有研究显示，在受电离辐射的人群中，隐匿 BRAF 突变的甲状腺癌频率增加，并可检出 RET/PTC 重排[67]。

（4）RET 原癌基因特征：RET 为一种跨膜受体酪氨酸激酶，在正常细胞发育中具有重要的作用，在病理学方面反映 RET 功能的缺失和获得。不同的人类恶性肿瘤，包括 PTC 和髓性甲状腺癌，显示 RET 的获得性功能突变。活化 RET 经过肿瘤基因突变而发生癌症。RET 原癌基因编码的受体酪氨酸激酶，结合配体，刺激受体二聚化，这是激活酪氨酸活性的关键步骤。RET 基因与伴侣基因融合而转录的蛋白质通常在甲状腺滤泡细胞表达，具有卷曲螺旋结构域；这种结构域能够使融合 RET/PTC 蛋白同源二聚体化，并在无任何配体结合的情况下，可激活 MAPK 通路[68,69]。另外，在电离辐射所致的 PTC 中，产生的 RET 原癌基因重排是 PTC 的特征；应用 γH2AX 焦点分析，DSB 修复与甲状腺特异的癌基因重排密切相关，降低甲状腺细胞 DSB 修复，可能在其重排中起到重要的作用[70]。

2. 其他类型基因重排

与切尔诺贝利核电站事故相关的儿童甲状腺癌中所认定的其他类型基因重排，包括 A 激酶锚蛋白 9（A kinase anchor protein 9，AKAP9）基因和 v-raf 病毒原癌基因同源 B1（BRAF）的并置（即认定的 AKAP9-BRAF）、易位蛋白区域（translocated protein region，TPR）和神经营养酪氨酸激酶受体类型 1（neurotrophic tyrosine kinase receptor type 1，NTRK1）基因重排（TPR-NTRK1）、ETS 变异体 6（ETS variant 6，ETV6）基因和 NTRK3 基因重排（ETV6-NTRK3）、甘油酯激酶（acylglycerol kinase，AGK）基因和 BRAF 基因重排（AGK-BRAF）、cAMP 反应原件结合蛋白 3-样 2（cAMP-responsive element binding protein 3-like 2，CREB3L2）基因和过氧化物酶体增殖物激活受体 c (peroxisome proliferator activated receptor c, PPARc) 基因重排 (CREB3L2-PPARc) 及配对盒 8 (paired box 8, PAX8) 基因和 PPARc 基因重排 (Pax8-PPARc)[71-74]。

分析原爆幸存者中 PTC 的 RET/PTC 重排，应用改良的 5′ RACE 方法检测高剂量照射的 PTC 患者新型 RET 重排的 cDNA 片段。这种基因通过臂间倒置 inv (10) (p12.1; q11.2) 的含有酪氨酸激酶结构域 3′部分与含有脂酰辅酶 A 结合域 (ACBD5) 基因 5′部分而融合产生，并通过 RT-PCR 证实其融合基因的表达。ACBD5 基因在各种人正常组织中 (包括甲状腺) 表达。ACBD5-RET 基因全长 cDNA 被构建，然后检测其致瘤性。用编码全长 ACBD5/RET cDNA 表达载体转染 NIH3T3 细胞，可观察到 MAPK 通路增强 ERK 蛋白的磷酸化，而在空表达载体转染的细胞未观察到这一结果。带有 ACBD5-RET cDNA 的稳定 NIH3T3 转染子注入裸小鼠后，诱导肿瘤形成。这些发现提示，ACBD5-RET 重排涉及 PTC 的发生[75]。

参考文献

[1] 吴艺捷. 甲状腺癌已成为严重的公共健康问题. 中华内分泌代谢杂志, 2015, 31 (1): 1-3.

[2] 孙嘉伟, 许晓君, 蔡秋茂, 等. 中国甲状腺癌发病趋势分析. 中国肿瘤, 2013, 22 (9): 690-693.

[3] 刘玉琴, 张书全, 陈万青, 等. 中国 2003~2007 年甲状腺癌发病死亡现状及流行趋势分析. 中华流行病学杂志, 2012, 33 (10): 1044-1048.

[4] Giannoula E, Gkantaifi A, Iakovou I. Radiation treatment of head and neck carcinomas as a risk factor for thyroid carcinomas. Hell J Nucl Med, 2016, 19 (1): 65-74.

[5] Ron E, Luin JH, Shore RE, et al. Thyroid cancer after exposure to external radiation: a pooled analysis of seven studies. Radiat Res, 1995, 141: 259-277.

[6] 曹龄之, 谢建平, 彭小东. 甲状腺癌的流行现状及危险因素. 国际肿瘤学杂志, 2014, 41 (4): 267-270.

[7] Bonato CC, Elnecave RH. Thyroid disorders associated with external radiation in children and adolescents. Arq Bras Endocrinol Metabol, 2011, 55 (6): 359-366.

[8] 刘丽波. 应用十年后修订范围、剂量等有所变化——《放射性甲状腺疾病诊断标准》解读. 中国卫生标准管理, 2013, 4 (10): 20-22.

[9] Schonfeld SJ, Lee C, Berrington de Gonzúlez A. Medical exposure to radiation and thyroid cancer. Clin Oncol (R Coll Radiol), 2011, 23 (4): 244-250.

[10] 宋江虹, 马建军, 朱巧梅, 等. 某三甲医院在职医护人员甲状腺结节流行病学调查研究. 山西医科大学学报, 2014, 45 (4): 278-280.

[11] 姚燕珍, 鲍舟君, 于倩, 等. 电离辐射对男性放射人员血清中甲状腺激素和睾酮水平的影响. 中华劳动卫生职业病杂志, 2010, 28 (9): 691-693.

[12] 王娜, 梁婧, 罗环. 放射医护人员甲状腺 FT3、FT4 和 TSH 水平分析. 职业与健康, 2015, 31 (24): 3498-3500.

[13] 王继先, 李本孝, 赵永成, 等. 中国医用诊断 X 射线工作者 1950~1995 年恶性肿瘤危险分析. 中华放射医学与防护杂志, 2002, 22 (4): 234-238.

[14] 刘宇飞, 王福如, 余宁乐, 等. 江苏省医用 X 射线工作者 1997~2011 年队列随访恶性肿瘤发病危险分析. 中华放射医学与防护杂志, 2015, 35 (6): 455-460.

[15] 董建梅, 李伟伟, 秦绪成, 等. 田湾核电站周围地区 2001~2012 年甲状腺癌发病分析. 中华肿瘤防治杂志, 2015, 22 (18): 1417-1421.

[16] 钱叶侃, 孙全富, 范瑶华. 核设施周围居民甲状腺疾病流行病学调查资料分析. 中国职

业医学，2009，36（2）：168-169.

[17] Imaizumi M，Ohishi W，Nakashima E，et al. Association of radiation dose with prevalence of thyroid nodules among atomic bomb survivors exposed in childhood（2007 ~ 2011）. JAMA Intern Med，2015，175（2）：228-236.

[18] Ozasa K，Shimizu Y，Suyama A，et al. Studies of the mortality of atomic bomb survivors，Report 14，1950 ~ 2003：an overview of cancer and noncancer diseases. Radiat Res，2012，177：229-243.

[19] Hsu W-L，Preston D，Soda M，et al. The incidence of leukemia，lymphoma and multiple myeloma among atomic bomb survivors：1950 ~ 2001. Radiat Res，2013，179：361-382.

[20] Imaizumi M，Ohishi W，Nakashima E，et al. Thyroid dysfunction and autoimmune thyroid diseases among atomic bomb survivors exposed in childhood. J Clin Endocrinol Metab，2017，102（7）：2516-2524.

[21] United Nations. Sources and Effects of Ionizing Radiation. United Nations Scientific Committee on the Effects of Atomic Radiation. Report to the general assembly，with annexes C，D and E. New York，NY：United Nations，2008：2011.

[22] Zablotska LB，Ron E，Rozhko AV，et al. Thyroid cancer risk in Belarus among children and adolescents exposed to radioiodine after the Chornobyl accident. Br J Cancer，2011，104：181-187.

[23] Tuttle RM，Vaisman F，Tronko MD. Clinical presentation and clinical outcomes in Chernobyl-related paediatric thyroid cancers：What do we know now? What can we expect in the future? Clin Oncol（R Coll Radiol），2011，23：268-275.

[24] Hatch M，Ostroumova E，Brenner A，et al. Non-thyroid cancer in Northern Ukraine in the post-Chernobyl period：Short report. Cancer Epidemiol，2015，39（3）：279-283.

[25] Brenner AV，Tronko MD，Hatch M，et al. I-131 dose response for incident thyroid cancers in Ukraine related to the Chernobyl accident. Environ Health Perspect，2011，119：933-939.

[26] Zablotska LB，Ron E，Rozhko AV et al. Thyroid cancer risk in Belarus among children and adolescents exposed to radioiodine after the Chornobyl accident. Br J Cancer，2011，104：181-187.

[27] Zablotska LB，Nadyrov EA，Polyanskaya ON，et al. Risk of thyroid follicular adenoma among children and adolescents in Belarus exposed toiodine-131 after the Chornobyl accident. Am J Epidemiol，2015，182（9）：781-790.

[28] Nagataki S，Takamura N. A review of the Fukushima nuclear reactor accident：radiation effects on the thyroid and strategies for prevention. Curr Opin Endocrinol Diabetes Obes，2014，21（5）：384-393.

[29] Tsuda T，Tokinobu A，Yamamoto E，et al. Thyroid cancer detection by ultrasound among residents ages 18 years and tounger in Fukushima，Japan：2011 to 2014. Epideminology，2015，27（3）：316-322.

[30] 何玲，王捷，高艺莹. 中度骨髓型外照射急性放射病患者患甲状腺癌的病因概率分析. 中华放射医学与防护杂志，2014，34（8）：625-626.

[31] 杨英，付士波，李修义. 切尔诺贝利核事故与甲状腺癌. 中华放射医学与防护杂志，2007，27（4）：413-415.

[32] 叶常青，任天山，喻名德. 核试验环境辐射与人类健康. 北京：国防工业出版社，2009：219-224.

[33] Kirschner LS，Qamri Z，Kari S，et al. Mouse models of thyroid cancer：A 2015 update. Mol Cell Endocrinol，2016，421：18-27.

[34] Zhang L，Gaskins K，Yu Z，et al. An in vivo mouse model of metastatic human thyroid cancer. Thyroid，2014，24：695-704.

[35] Li W，Reeb AN，Sewell WA，et al.

Phenotypic characterization of metastatic anaplastic thyroid cancer stem cells. PLoS One, 2013, 8: e65095.

[36] Ho AL, Grewal RK, Leboeuf R, et al. Selumetinib-enhanced radioiodine uptake in advanced thyroid cancer. N Engl J Med, 2013, 368 : 623-632.

[37] Chakravarty D, Santos E, Ryder M, et al. Small-molecule MAPK inhibitors restore radioiodine incorporation in mouse thyroid cancers with conditional BRAF activation. J Clin Invest, 2011, 121 : 4700-4711.

[38] Doniach I. The effect of radioactive iodine alone and in combination with methylurea and acetylaminofluorene upon tumor production in the rats thyroid gland. Br J Can cer, 1953, 7: 181-202.

[39] Boltze C. Brabant G, Dralle H, et al. Radiation-induced thyroid carcinogenesis as a function of time and dietary iod ine supply: an in vivo model of tumorigenesis in the rat. Endocrinology, 2002, 143 (7) : 2584-2592.

[40] Kirschner LS, Qamri Z, Kari S, et al. Mouse models of thyroid cancer: A 2015 update. Mol Cell Endocrinol, 2016, 421 : 18-27.

[41] Kaiser JC, Meckbach R, Eidemüller M, et al. Integration of a radiation biomarker into modeling of thyroid carcinogenesis and post-Chernobyl risk Assessment. Carcinogenesis, 2016, 37 (12) : 1152-1160.

[42] Bogdanova TI, Zurnadzhy LY, Nikiforov YE, et al. Histopathological features of papillary thyroid carcinomas detected during four screening examinations of a Ukrainian-American cohort. Br J Cancer, 2015, 113 : 556-564.

[43] Ameziane-El-Hassani R, Boufraqech M, Lagente-Chevallier O, et al. Role of H_2O_2 in RET/PTC1 chromosomal rearrangement produced by ionizing radiation in human thyroid cells. Cancer Res, 2010, 70 (10) : 4123-4132.

[44] Maier J, van Steeg H, van Oostrom C, et al. Deoxyribonucleic acid damage and spontaneous mutagenesis in the thyroid gland of rats and mice. Endocrinology, 2006, 147 : 3391-3397.

[45] Krohn K, Maier J, Paschke R. Mechanisms of disease: hydrogen peroxide, DNA damage and mutagenesis in the development of thyroid tumors. Nat Clin Pract Endocrinol Metab, 2007, 3 : 713-720.

[46] Ledent C, Denef JF, Cottecchia S, et al. Costimulation of adenylyl cyclase and phospholipase C by a mutant α 1B-adrenergic receptor transgene promotes malignant transformation of thyroid follicular cells. Endocrinology, 1997, 138 : 369-378.

[47] Richardson C, Jasin M. Frequent chromosomal translocations induced by DNA double-strand breaks. Nature, 2000, 405 : 697-700.

[48] Driessens N, Versteyhe S, Ghaddhab C, et al. Hydrogen peroxide induces DNA single-and double-strand breaks in thyroid cells and is therefore a potential mutagen for this organ. Endocr Relat Cancer, 2009, 16 : 845-856.

[49] Muzza M, Degl' Innocenti D, Colombo C, et al. The tight relationship between papillary thyroid cancer, autoimmunity and inflammation: clinical and molecular studies. Clin Endocrinol, 2010, 72 : 702-708.

[50] Okayasu I, Saegusa M, Fujiwara M, et al. Enhanced cellular proliferative activity and cell death in chronic thyroiditis and thyroid papillary carcinoma. J Cancer Res Clin Oncol, 1995, 121 : 746-752.

[51] Guarino V, Castellone MD, Avilla E, et al. Thyroid cancer and inflammation. Mol Cell Endocrinol, 2010, 321 : 94-102.

[52] Podtchenko A, Namba H, Saenko VA, et al. Radiation-induced senescencelike terminal growth arrest in thyroid cells. Thyroid, 2005, 15 : 306-313.

[53] Suzuki K, Yamashita S. Radiation-induced bystander response: Mechanism and clinical implications. Adv Wound Care, 2014, 3 : 16-24.

[54] Takahashi M, Saenko VA, Rogounovitch TI, et al. The FOXE1 locus is a major genetic determinant for radiation-related thyroid carcinoma in Chernobyl. Hum Mol Genet, 2010, 19 : 2516-2523.

[55] Selmansberger M, Braselmann H, Hess J, et al. Genomic copy number analysis of Chernobyl papillary thyroid carcinoma in the Ukrainian-American Cohort. Carcinogenesis, 2015, 36 (11) : 381-387.

[56] Stein L, Rothschild J, Luce J, et al. Copy number and gene expression alterations in radiation-induced papillary thyroid carcinoma from Chernobyl pediatric patients. Thyroid, 2010, 20 : 475-487.

[57] Handkiewicz-Junak D, Swierniak M, Rusinek D, et al. Gene signature of the post-Chernobyl papillary thyroid cancer. Eur J Nucl Med Mol Imaging, 2016, 43 : 1267-1277.

[58] Nikiforov YE, Nikiforova MN. Molecular genetics and diagnosis of thyroid cancer. Nat Rev Endocrinol, 2011, 7 : 569-580.

[59] Santoro M, Carlomagno F. Oncogenic rearrangements driving ionizing radiation-associated human cancer. J Clinic Invest, 2013, 11 : 4566-4568.

[60] Nikiforov YE, Nikiforova MN. Molecular genetics and diagnosis of thyroid cancer. Nat Rev Endocrinol, 2011, 7 : 569-580.

[61] Mizuno T, Iwamoto KS, Kyoizumi S, et al. Preferential induction of RET/PTC rearrangement by X-ray irradiation. Oncogene, 2000, 19 : 438-443.

[62] Caudill CM, Zhu Z, Ciampi R, et al. Dose-dependent generation of RET/PTC in human thyroid cells after in vitro exposure to c-radiation: a model of carcinogenic chromosomal rearrangement induced by ionizing radiation. J Clin Endocrinol Metab, 2005, 90 : 2364-2369.

[63] Caudill CM, Zhu Z, Ciampi R, et al. Dosedependent generation of RET/PTC in human thyroid cells after in vitro exposure to γ-radiation: a model of carcinogenic chromosomal rearrangement induced by ionizing radiation. J Clin Endocrinol Metab, 2005, 90 : 2364-2369.

[64] Abou-El-Ardat K, Monsieurs P, Anastasov N, et al. Low dose irradiation of thyroid cells reveals a unique transcriptomic and epigenetic signature in RET/PTC-positive cells. Mutat Res, 2012, 731 (1~2) : 27-40.

[65] Boaventura P1, Pereira D, Celestino R, et al. Genetic alterations in thyroid tumors from patients irradiated in childhood for tinea capitis treatment. Eur J Endocrinol, 2013, 169 (5) : 673-679.

[66] Menicali E, Moretti S, Voce P, et al. Intracellular signal transduction and modification of the tumor microenvironment induced by RET/PTCs in papillary thyroid carcinoma. Front Endocrinol, 2012, 3 : 1-23.

[67] Tronko M, Bogdanova T, Voskoboynyl L, et al. Radiation induced thyroid cancer: Fundamental and applied aspects. Exp Oncol, 2010, 32 : 200-204.

[68] Santoro M, Carlomagno F. Central role of RET in thyroid cancer. Cold Spring Harb Perspect Biol, 2013, 5 : 1-17.

[69] Mulligan LM. RET revisited: expanding the oncogenic portfolio. Nat Rev Cancer, 2014, 14 : 173-186.

[70] Galleani J, Miranda C, Pierotti MA, et al. H2AX phosphorylation and kinetics of radiation-induced DNA double strand break repair in human primary thyrocytes. Thyroid, 2009, 19 (3) : 257-264.

[71] Ciampi R, Knauf JA, Kerler R, et al. Oncogenic AKAP9-BRAF fusion is a novel mechanism of MAPK pathway activation in thyroid cancer. J Clin Invest, 2005, 115 : 94-101.

（下转第 60 页）

染色质重塑蛋白 ATRX 与肿瘤

唐　庚　李　鑫　杨玲洁　孙菁祥　孙　邑
坎杰布比·马克力克　王志成

吉林大学公共卫生学院卫生部放射生物学重点实验室 长春 130021

【摘要】 α 地中海贫血/智力低下 X 连锁综合征蛋白（α-thalassemia/mental retardation X-linked syndrome protein，ATRX）属于 SWI2/SNF2 家族的成员，是一种 ATP 依赖的染色质重塑因子。在多种疾病，包括肿瘤中 ATRX 突变，与肿瘤的发生、发展具有一定的关系。ATRX 对异染色质具有重要的作用，发挥分子伴侣蛋白的作用，调控组蛋白的甲基化，并且介导基因组的稳定性；此外，还调控肿瘤细胞的端粒替代机制（alterative lengthening of telomere，ALT），维持细胞的增殖。但是，关于 ATRX 与肿瘤的发生、发展，甚至参与肿瘤的治疗过程等方面仍有许多问题有待探讨和解决。

【关键词】 肿瘤；α 地中海贫血/智力低下 X 连锁综合征蛋白；染色质重塑；基因组稳定性；端粒替代机制

ATRX 属于 SNF2 相关 ATP 酶家族，是一种 ATP 依赖的染色质重塑因子[1]，定位于 X 染色体 Xq13，包含 35 个外显子，编码 2492 个氨基酸，合成 280kD 的蛋白质，在 N-末端区域包含 ATRX-DNMT3-DNMT3L（ADD）区域，C-末端是 ATP 酶/解旋酶结构域。研究表明，ATRX 主要通过与其他调节因子（macroH2A1、HP1α、DAXX 等）结合，直接或间接调节染色质结构，从而调控基因的表达[2]。ATRX 主要位于易形成特殊二级结构（如 G-四联体）的富含 GC 碱基的数量补丁串联重复序列（variable number tandem repeat sequences，VNTRs），而这些 VNTRs 主要分布在异染色质区。ATRX 获得体细胞突变可能与恶性肿瘤相关，一组患者表现为骨髓增生异常综合征（MDS，造血系统的骨髓谱系的肿瘤性疾病），并伴有地中海贫血。ATRX 在很多疾病中存在突变已很明确[3,4]；然而，目前还不清楚 ATRX 是由于突变而导致肿瘤，还是肿瘤发生后导致其变化，或是其功能缺失及相关的基因组完整性丧失而促成肿瘤的发生。另外，ATRX 定位于端粒和着丝粒旁的异染色质区域，表明其可能具有维持染色质沉默作用[1]，并维持该区域的抑制性表观遗传标记和基因组稳定性；还参与端粒的替代机制（alterative lengthening of telomere，ALT），以维持肿瘤细胞的增殖。总之，染色质重塑蛋白 ATRX 以多种方式参与到肿瘤的发生、发展中，甚至成为肿

通信作者：王志成，吉林省长春市新民大街 1163 号，130021

瘤放、化疗的一个靶点。

一、ATRX：从地中海贫血到肿瘤

在揭示疾病的发生、发展以及详细的发病机制过程中，将染色质DNA作为研究背景非常重要。染色质由147bp的DNA缠绕近两圈，由组蛋白组装并经过浓缩后形成的更高级结构。染色质的作用远不止作为装载DNA这么简单；可以将DNA翻译并修饰，促进结合伴侣的募集，并且其结构是动态调节的，可以调节很多种生物过程。编码染色质重塑或表观遗传修饰所需蛋白质的基因突变而引起的疾病，突显了染色质结构在人类疾病中的重要性，如X连锁α-地中海贫血/精神发育迟滞（X-linked α-thalassemia/mental retardation syndrome，ATR-X综合征）是由ATRX基因中的突变引起的。

ATRX编码染色质重塑蛋白（ATRX），由于其N-末端与DNA甲基化转移酶DNMTs的蛋白质区域相似，包含1个植物同源结构域（PHD），被命名为ATRX-DNMT3-DNMT3L[5-7]。位于C-末端的是7个解旋酶子域，赋予了ATP酶活性，ATRX属于染色质相关蛋白质的SWI2/SNF2家族成员，在体外实验中发现其在染色质特异性滑动、重塑或去除组蛋白中发挥作用[8]。ATRX与死亡结构域相关蛋白质（death domain associate protein，Daxx）协同作用，作为组蛋白分子伴侣复合物，将组蛋白变体H3.3沉积到核周围、端粒和核糖体重复序列处[9-12]。ATR-X综合征的特点是具有多种临床特征，包括智力低下，面部、骨骼和泌尿生殖系统异常，以及轻度地中海贫血（一种以珠蛋白链合成不均衡为特征的血液病和贫血）[13,14]，一般归因位于16号染色体上珠蛋白基因表达量减少，ATRX被认为是X染色体编码的反式作用因子，促进不同基因的选择表达。后续的几个生物模型的研究揭示，ATRX能干扰多个重要细胞过程，包括缺陷姐妹染色单体的凝聚和聚集[15,16]、端粒功能异常以及DNA甲基化异常模式（rDNA、亚端粒和核周围的重复DNA序列）[17,18]。近年的研究表明，在特定的恶性肿瘤亚群中缺失ATRX功能，则采用端粒酶非依赖性途径，称为“端粒替代延长”（alterative lengthening of telomere，ALT）途径[1,19,20]。

二、ATRX：对异染色质具有重要作用

ATRX的重要生理学作用是来自其在细胞核分布的研究，间接的免疫荧光实验发现其对早幼粒细胞白血病（promyelocytic leukemia，PML）小体的结合具有特异性，并且具有重复异染色质区域，如rDNA，端粒和核周围的重复DNA序列结合的特性[14,21,22]。已有研究表明，ATRX在异染色质上的定位受异染色质蛋白HP1和甲基丙烯酸结合蛋白2（MeCP2）相互作用的影响[23,24]。此外，ATRX的靶向作用依赖于组蛋白赖氨酸第9位乙酰化蛋白（Lys9）的三甲基化[25,26]。当敲除甲基转移酶Suv39H1和Suv39H2后，HP1可以作为支架蛋白间接地招募ATRX。这里有必要提示，由于异染色质蛋白1（heterochromatin protein 1，HP1）是广泛分布的异染色质的组成成分，具有大量结合配对物[27]，因此这种假设并不具备特异性，但Eustermann等[25]和Iwase等[28]研究者解决了这个问题，ATRX除了结合HP1之外，还直接结合到组蛋白H3尾部。重要的是，这种相互作用的特异性通过位于N-末端ADD结构域中的两个不同的结合部位来控制；一个随机未修饰的Lys4，另一个募集二或三甲基

化的 Lys9，由于先前与 HP1 相互作用进一步增强了对 K9me3 的募集（彩图 1，见第 728 页）。ATRX ADD 结构域在 ATR-X 综合征的潜在病因学表明其是综合征相关突变的重要原因[29]。

三、ATRX 作为组蛋白分子伴侣

组蛋白是真核生物中一类进化相对保守的蛋白质，由组蛋白八聚体及缠绕其上的 DNA 构成的核小体是真核生物染色质的基本组成单位。核小体使 DNA 保持固缩状态，既能维持基因组的稳定性，又能保证 DNA 序列可以正确地进行复制、转录、重组和修复。核小体调控细胞的生物过程，除了通过组蛋白翻译后修饰，还可以通过组蛋白变体替换的方式进行。研究发现，组蛋白 H3 变体 H3.3 与常规组蛋白 H3 尽管仅有几个氨基酸的区别，但 H3.3 却能由特异的分子伴侣介导，整合进入染色质的特定区域，从而发挥不同的作用。ATRX/DAXX 复合体作为分子伴侣参与 H3.3 核小体的合成[30]。ATRX 定位在端粒和着丝粒旁的异染色质区域，表明可能有维持染色质沉默状态的作用[10]。DAXX 和 ATRX 一起介导 H3.3 整合进入染色质[30]，与 HIRA 复合体类似，DAXX 可以识别 H3.3 中第 87～90 位氨基酸的 AAIG 模体，与 H3.3-H4 二聚体结合[10]。DAXX 和 ATRX 相互作用，引起 ATP 依赖的染色质重构以及 H3.3 以 DSI 方式整合进入特定的基因区域[10,30]。有研究表明，ATRX 能通过自身的染色质结合结构域识别 H3K9me3 和未被修饰的 H3K4，与 HP1 结合[26]；这会促进 macroH2A1 退出基因和基因间区域，因为在缺乏 ATRX 的人源细胞中发现 macroH2A1 在端粒旁区域聚集[31]。在分裂细胞和分化细胞中，DAXX 与 ATRX 一同控制 H3.3 整合进入着丝粒旁异染色质、端粒以及转录起始区域[11,30,32-34]。尽管 H3.3 与激活基因的启动子和调控区域相关[35,36]，但 ATRX/DAXX 复合体控制 H3.3 整合进入 H3K9me3 等甲基化的沉默基因区域，维持表观遗传修饰[34]，这也许可以阻止表观遗传记忆的丢失及异染色质区域的异常基因表达。在小鼠胚胎干细胞中，ATRX/DAXX 复合体对于 H3.3 整合进入内源转座元件（endogenous retroviral elements，ERVs）很重要，如 H3.3 依赖的核小体替换通过募集 KRAB 相关蛋白 1（KRAB-associated protein-1，KAP1）维持 H3K9me3 标记和 ERVs 的沉默状态[37,38]。近期有研究发现，EB 病毒（epstein-barrvirus，EBV）可以利用 ATRX/DAXX 复合体整合进宿主基因组中，并维持潜伏状态[39]。这些结果表明，其复合体介导的 H3.3 替换对于维持基因组稳定性和组织中体细胞异质性十分重要。

四、ATRX 与基因组的稳定性

不正常的 DNA 二级结构是如何影响位于随机重复 DNA 下游几千个碱基的基因转录沉默，这是一个吸引人的话题。DNA 的二级结构，如 G-四联体，是 DNA 复制和转录等细胞核内过程的障碍[40-42]。近年的研究表明，缺乏 ATRX 的功能影响 DNA 复制，导致复制缺陷，增长复制叉延迟，使 S 期细胞增多、S 相延迟、p53 聚集以及组蛋白突变体 H2AX 在 S139 位（γ-H2AX）的磷酸化。这二者的聚集，特别是发生在端粒，是 G-四联体形成和 ATRX 连接的已知位点[17,43,44]。

越来越多的证据表明，结构化 DNA 复制（如 G-四联体）也会干扰局部基因的表达。在染色体复制过程中，组蛋白标记的正确传播依赖于亲本组蛋白的紧密耦联。Sarkies 等人通过 G-四联体螺旋酶来阻断细胞中 G-四联体螺旋序列的 DNA 复制，导致这种紧密耦联丢失，并形成新的组蛋白（与H4 N-末端乙酰化相关，但不是其他激活或抑制的标志）。其结果是，之前活跃的基因被抑制，相反先前被抑制的基因开始活跃[45,46]。另一种解释是，表观遗传沉默可能是由DNA双链断裂引起的，这种双链断裂已知是在复制叉折叠后产生的[47,48]。近年有学者[49]通过证明DNA双链断裂的诱导可导致沉默，基因通过H2A泛素化依赖的RNA聚合酶（RNA聚合酶Ⅱ）破坏位点下游约4 kb的序列。需要做进一步的研究来分析这些事件是否确实发生在ATR-X综合征的α-珠蛋白基因座上，通过相关的随机重复对DNA复制进行仔细的分析以及检测这个位点产生相关的表观遗传变化。

鉴于ATRX在组蛋白变体和DNA复制的沉积作用，认为失去ATRX功能的细胞也将丧失包括基因组稳定性和染色体的集合。在细胞状态良好情况下，ATRX缺失与基因组重排、DNA损伤和端粒融合有关[17,21,43]。此外，ATRX功能的缺失导致有丝分裂和减数分裂缺陷，包括纺锤体形成、染色体凝结和排列缺陷[15,16,38]。有缺陷的复制和染色体凝结之间的联系早已建立[50]。因此，ATR-X综合征的一些其他临床表现，如小头畸形，可归因于在ATRX功能丧失而导致的DNA复制缺陷/增加的基因组不稳定性。小鼠模型表明，在成肌细胞、Sertoli和神经祖细胞中ATRX的特异性敲除而导致复制性损伤增加，使肌肉生长受损、睾丸缺陷和神经元损失增加[51-53]。然而，必须注意特异性敲除软骨细胞ATRX后，对小鼠骨骼生长的影响微弱，因此，通过小鼠模型不能总结出ATRX患者身材矮小的原因[54]；这可能在应用小鼠模型研究人类疾病时，因为ATRX具有潜在的细胞特异性而做出的推断。

五、ATRX与端粒的替代机制

端粒是位于真核生物染色体末端，由端粒DNA及其结合蛋白质组成的一段不携带遗传信息的特殊结构。端粒的存在可以防止DNA复制过程中遗传信息的丢失，定位染色体，并防止染色体的融合。端粒长度及其结构的稳定性与肿瘤及衰老的发生密切相关，维持其机制是细胞增殖的必要条件，激活其维持机制是肿瘤细胞演化过程中的一个重要环节。这种端粒维持机制可能是通过重新激活端粒酶，使细胞快速增殖。在端粒酶失活或不足的情况下，也存在着一种或多种维持和增加端粒长度的机制，统称为端粒延长替代机制（alterative lengthening of telomere，ALT）。研究发现，有85%~90%的肿瘤细胞利用端粒酶及其调控机制，在染色体末端添加新的端粒重复序列而获得永久生长的能力；其他10%~15%的肿瘤细胞则是通过ALT来维持细胞的端粒长度[55,56]。ALT是一种不依赖端粒酶活性，维持端粒长度及其功能的方式。1995年，Bryan和他的同事们发现体外培养的某些端粒酶阴性细胞可以持续生长几百个细胞周期，甚至更长[57]。从此，这种有别于端粒酶的ALT机制受到了越来越多人的关注。研究发现，ALT总是伴随着一些特征性的表型出现，这使得ALT活性的界定更为容易。ALT活性只在一些异常的情况下发生，如人的肿瘤细胞、人的永生化细胞和缺失端粒酶的小鼠肿瘤细胞。这表明，ALT的发生可能是由于细胞端粒调控机制的功能异常而导致的。

研究发现，ALT发生在（如乳腺癌等）常见肿瘤，绝大多数则发生在间充质细胞来源的肿瘤，包括预后较差的脑胶质细胞瘤、骨肉瘤和脂肪肉瘤等[58-60]。依赖ALT机制的肿瘤细胞具有3个主要特点：①端粒长度差异很大，包括长至 50kb 的长端粒和只有 5kb 的短端粒；②很多端粒聚集在 PML 小体内，从而形成 ALT 相关的 PML 小体（ALT-associated PML bodies，ABPs）；③断裂区域重组明显增多[61]。2011 年，Heaphy 等[1]发现，胰腺内分泌肿瘤中 61% 表现为 ALT，所有表现 ALT 的胰腺内分泌肿瘤 100%发生 ATRX 基因突变或 ATRX 蛋白细胞核内表达缺失。2012 年，Lovejoy 等[62]对 22 株 ALT 阳性的非肿瘤细胞的测序时发现，约 90%出现 ATRX 基因突变或核内表达的缺失。这表明，ATRX 可能在 ALT 的发生、发展中扮演重要的角色。而且，也有研究发现，ATRX 的恢复表达可以抑制 ALT 的相关表型[63]。Clynes 等[64]将 ATRX 过表达后，能够逆转肿瘤细胞的 ALT 表型，而加入 G-四联体稳定剂后能够保护 ATRX 对 ALT 的抑制作用。但是关于 ATRX 参与调控 ALT 机制仍有许多问题需要探讨，比如 ATRX 表达的缺失是否足以诱发 ALT 机制，ATRX 在细胞产生 ALT 机制的过程中起什么作用；除了 ATRX，其他在 ALT 机制中起作用的因子有哪些；ATRX 基因突变除了可能诱发 ALT 机制促使肿瘤发生外，是否还有其他诱发肿瘤的机制。

六、ATRX 与肿瘤

ATRX 基因是 2011 年首次发现在 CNS 肿瘤中存在突变缺失的，随后研究发现，ATRX 突变可见于成人型弥漫性星形细胞瘤（45% ~ 67%）、间变性星形细胞瘤（57% ~ 73%）和继发性胶质母细胞瘤（33%~57%）及儿童型脑干弥漫性星形细胞瘤（22%）和非脑干高级别胶质瘤（48%），成人型原发性胶质母细胞瘤则很少见（4% ~ 8%）[65-68]。目前，ATRX 在很多疾病，包括在肿瘤中发生突变，这一点已经非常清楚。但还不清楚的是，ATRX 突变是主要导致肿瘤的原因，还是肿瘤发生后导致 ATRX 的变化，ATRX 功能缺失及相关的基因组完整性丧失都可能促成肿瘤。但有一些研究能够为研究者提供一些信息，Conte 等[69]研究发现，当 ATRX 缺失时，细胞对 DNA 损伤剂（如 5-FU、顺铂和 UV）的作用更敏感，而且是依赖于 p53 介导的死亡途径。Eid 等[70]研究发现，当 ATRX 失活后能够导致胶质瘤细胞中端粒的黏附降低，且端粒的转录水平降低，这暗示 ATRX 参与肿瘤细胞的端粒的相关功能。假设在缺乏功能性 ATRX 时，在端粒位点的复制叉阻滞的增加将导致不正常的端粒重组的启动和 ALT 机制的激活。已知端粒是复制困难且相对脆弱的结构[71]，进而 G-四联体结构用一个稳定的配体进行稳定，可以干扰端粒上的 DNA 复制，并触发 DNA 损伤应答[43]，这意味着在端粒上存在 DNA 二级结构可能导致复制叉增加。此外，端粒复制的单向性意味着不能聚合复制叉，可能会增加重组修复介导的重启依赖性。

七、展望

DNA 复制、转录、修复和重组在染色质水平发生的过程中，染色质重塑（chromatin remodeling）可导致核小体位置和结构的变化，引起染色质变化。ATP 依赖的染色质重塑因子可重新定位核小体，改变核小体结构，共价修饰组蛋白。ATRX 编码与 SWI/SNF 复合物相关的 ATP 酶，ATRX 突变导致多种与核小体重新定位的异常，引起基因表达抑制相关的疾病，如 X 连锁 α-地中海贫血综合征等。染色质重塑异常引发的人类疾病是由于重塑复合物中的关键蛋白质发生突变，导致染色质重塑失败，即核小体不能正确定位，并使修复 DNA 损伤的复合物和基础转录装置等不能接近 DNA，从而影响基因的正常表达。

如果突变导致抑癌基因或调节细胞周期的蛋白质出现异常将导致癌症的发生。另外，ATRX 功能的丢失则失去对端粒端 G-四联体结构的稳定作用，端粒酶则可以无休止地对末端进行修复，从而导致染色体在复制过程中不能缩短，而是肿瘤细胞无限增殖，阻碍肿瘤的治疗。但是，利用化学药物能增强缺乏 ATRX 导致的复制叉延迟，阻碍细胞的正常 DNA 复制，则有望增强药物对肿瘤细胞的杀伤作用。由此可以看出，ATRX 突变虽然对于肿瘤的发生、发展起到一定作用，但是其缺乏对外来因素导致 DNA 损伤的修复确实一个抑制因素，是否参与 DNA 损伤修复还需要探讨。甚至有可能针对肿瘤细胞的某些特定处理，比如化疗和放疗是否具有促进作用仍有待探讨。

参 考 文 献

[1] Heaphy CM, de Wilde RF, Jiao Y, et al. Altered telomeres in tumors with ATRX and DAXX mutations. Science, 2011, 333 (6041): 425.

[2] Ratnakumar K, Bernstein E. ATRX: the case of a peculiar chromatin remodeler. Epigenetics, 2013, 8 (1): 3-9.

[3] Steensma DP, Higgs DR, Fisher CA, et al. Acquired somatic ATRX mutations in myelodysplastic syndrome associated with alpha thalassemia (ATMDS) convey a more severe hematologic phenotype than germline ATRX mutations. Blood, 2004, 103 (6): 2019-2026.

[4] Gibbons RJ, Pellagatti A, Garrick D, et al. Identification of acquired somatic mutations in the gene encoding chromatin-remodeling factor ATRX in the alphathalassemia myelodysplasia syndrome (ATMDS). Nat. Genet, 2003, 34 (4): 446-449.

[5] Argentaro A, Yang JC, Chapman L, et al. Structural consequences of disease-causing mutations in the ATRX-DNMT3-DNMT3L (ADD) domain of the chromatin-associated protein ATRX. Proc Natl Acad Sci USA. 2007, 104 (29): 11939-11944.

[6] Ooi SK, Qiu C, Bernstein E, et al. DNMT3L connects unmethylated lysine 4 of histone H3 to de novo methylation of DNA. Nature, 2007, 448 (7154): 714-717.

[7] Otani J, Nankumo T, Arita K, et al. Structural basis for recognition of H3K4 methylation status by the DNA methyltransferase 3A ATRXDNMT3-DNMT3L domain. EMBO Rep, 2009, 10 (11): 1235-1241.

[8] Picketts DJ, Higgs DR, Bachoo S, et al. ATRX encodes a novel member of the SNF2 family of proteins: mutations pointto a common mechanism underlying the ATR-X syndrome. Hum Mol Genet, 1996, 5 (12): 1899-1907.

[9] Drané P, Ouararhni K, Depaux A, et al. The death-associated protein DAXX is a novel histone chaperone involved in the replication-independent deposition of H3. 3. Genes Dev, 2010, 24 (12): 1253-1265.

[10] Elsässer SJ, Huang H, Lewis PW, et al. DAXX envelops a histone H3. 3-H4 dimer for H3. 3-specific recognition. Nature, 2012, 491 (7425): 560-565

[11] Lewis PW, Elsaesser SJ, Noh KM, et al. Daxx is an H3. 3-specific histone chaperone and cooperates with ATRX in replication-independent chromatin assembly at telomeres. Proc Natl Acad Sci USA, 2010, 107 (32): 14075-14080.

[12] Goldberg AD, Banaszynski LA, Noh KM, et al. Distinct factors control histone variant H3. 3 localization at specific genomic regions. Cell, 2010, 140 (5): 678-691.

[13] Gibbons RJ, Picketts DJ, Villard L, et al. Mutations in a putative global transcriptional regulator cause X-linked mental retardation with alpha-thalassemia (ATR-X syndrome). Cell, 1995, 80 (6): 837-845.

[14] Gibbons RJ, Picketts DJ, Higgs DR.

Syndromal mental retardation due to mutations in a regulator of gene expression. Hum Mol Genet, 1995, 4 (Spec No) : 1705-1709.

[15] Ritchie K, Seah C, Moulin J, et al. Loss of ATRX leads to chromosome cohesion and congression defects. J Cell Biol, 2008, 180 (2) : 315-324.

[16] De La Fuente R, Viveiros MM, Wigglesworth K, et al. ATRX, amember of the SNF2 familyofhelicase/ATPases, is required for chromosome alignment and meiotic spindle organization in metaphase Ⅱ stage mouse oocytes. Dev Biol, 2004, 272 (1) : 1-14.

[17] Wong LH, McGhie JD, Sim M, et al. ATRX interacts with H3. 3 in maintaining telomere structural integrity in pluripotent embryonic stem cells. Genome Res, 2010, 20 (3) : 351-360.

[18] Gibbons RJ, McDowell TL, Raman S, et al. Mutations in ATRX, encoding a SWI/SNFlike protein, cause diverse changes in the pattern of DNA methylation. Nat Genet, 2000, 24 (4) : 368-371.

[19] Schwartzentruber J, Korshunov A, Liu XY, et al. Driver mutations in histone H3. 3 and chromatin remodelling genes in paediatric glioblastoma. Nature, 2012, 482 (7384) : 226-231.

[20] Lovejoy CA, Li W, Reisenweber S, et al. Loss of ATRX, genome instability, and an altered DNA damage response are hallmarks of the alternative lengthening of telomeres pathway. PLoS Genet, 2012, 8 (7): e1002772.

[21] McDowell TL, Gibbons RJ, Sutherland H, et al. Localization of a putative transcriptional regulator (ATRX) at pericentromeric heterochromatin and the short arms of acrocentric chromosomes. Proc Natl Acad Sci USA, 1999, 96 (24) : 13983-13988.

[22] Xue Y, Gibbons R, Yan Z, et al. The ATRX syndrome protein forms a chromatinremodeling complex with Daxx and localizes in promyelocytic leukemia nuclear bodies. Proc Natl Acad Sci USA, 2003, 100 (19) : 10635-10640.

[23] Le Douarin B, Nielsen AL, Garnier JM, et al. A possible involvement of TIF1 alpha and TIF1 beta in the epigenetic control of transcription by nuclear receptors. EMBO J, 1996, 15 (23) : 6701-6715.

[24] Nan X, Hou J, Maclean A, et al. Interaction between chromatin proteins MECP2 and ATRX is disrupted by mutations that cause inherited mental retardation. Proc Natl Acad Sci USA, 2007, 104 (8) : 2709-2714.

[25] Eustermann S, Yang JC, Law MJ, et al. Combinatorial readout of histone H3 modifications specifies localization of ATRX to heterochromatin Nat Struct Mol Biol, 2011, 18 (7) : 777-782.

[26] Nielsen PR, Nietlispach D, Mott HR, et al. Structure of the HP1 chromodomain bound to histone H3 methylated at lysine 9. Nature, 2002, 416 (6876) : 103-107.

[27] Lechner MS, Schultz DC, Negorev D, et al. The mammalian heterochromatin protein 1 binds diverse nuclear proteins through a common motif that targets the chromoshadow domain. Biochem Biophys Res Commun, 2005, 331 (4) : 929-937.

[28] Iwase S, Xiang B, Ghosh S, et al. ATRX ADD domain links an atypical histone methylation recognition mechanism to human mental-retardation syndrome. Nat Struct Mol Biol, 2011, 18 (7) : 769-776.

[29] Gibbons RJ, Wada T, Fisher CA, et al. Mutations in the chromatin-associated protein ATRX. Hum Mutat, 2008, 29 (6) : 796-802.

[30] Drane P, Ouararhni K, Depaux A, et al. The death-associated protein DAXX is a novel histone chaperone involved in the replication-independent deposition of H3. 3. Genes Dev, 2010, 24 (12) : 1253-1265.

[31] Ratnakumar K, Duarte LF, Leroy G, et al.

ATRX-mediated chromatin association of histone variant macroH2A1 regulates alpha-globin expression. Genes Dev, 2012, 26 (5): 433-438.

[32] Goldberg AD, Banaszynski LA, Noh KM, et al. Distinct factors control histone variant H3.3 localization at specific genomic regions. Cell, 2010, 140 (5): 678-691.

[33] Michod D, Bartesaghi S, Khelifi A, et al. Calcium-dependent dephosphorylation of the histone chaperone DAXX regulates H3.3 loading and transcription upon neuronal activation. Neuron, 2012, 74 (1): 122-135.

[34] Voon HP, Hughes JR, Rode C, et al. ATRX Plays a Key Role in Maintaining Silencing at Interstitial Heterochromatic Loci and Imprinted Genes. Cell Rep, 2015, 11 (3): 405-418.

[35] Jin C, Zang C, Wei G, et al. H3.3/H2A.Z double variant-containing nucleosomes mark 'nucleosome-free regions' of active promoters and other regulatory regions. Nat Genet, 2009, 41 (8): 941-945.

[36] Chow CM, Georgiou A, Szutorisz H, et al. Variant histone H3.3 marks promoters of transcriptionally active genes during mammalian cell division. EMBO Rep, 2005, 6 (4): 354-360.

[37] Elsasser SJ, Noh KM, Diaz N, et al. Histone H3.3 is required for endogenous retroviral element silencing in embryonic stem cells. Nature, 2015, 522 (7555): 240-244.

[38] Wolf G, Rebollo R, Karimi MM, et al. On the role of H3.3 in retroviral silencing. Nature, 2017, 548 (7665): E1-E3.

[39] Huang H, Deng Z, Vladimirova O, et al. Structural basis underlying viral hijacking of a histone chaperone complex. Nat Commun, 2016, 7: 12707.

[40] Paeschke K, Capra JA, Zakian VA. DNA replication through G-quadruplex motifs is promoted by the Saccharomyces cerevisiae Pif1DNA helicase. Cell, 2011, 145 (5): 678-691.

[41] Grand CL, Han H, Muñoz RM, et al. The cationic porphyrin TMPyP4 down-regulates c-MYC and human telomerase reverse transcriptase expression and inhibits tumor growth in vivo. Mol. Cancer Ther, 2002, 1 (8): 565-573.

[42] Rizzo A, Salvati E, Porru M, et al. Stabilization of quadruplex DNA perturbs telomere replication leading to the activation of an ATR-dependent ATM signaling pathway. Nucleic Acids Res, 2009, 37 (16): 5353-5364.

[43] Huh MS, Price O'Dea T, Ouazia D, et al. Compromised genomic integrity impedes muscle growth after Atrx inactivation. J Clin Invest, 2012, 122 (12): 4412-4423.

[44] Leung JW, Ghosal G, Wang W, et al. Alpha thalassemia/mental retardation syndrome X-linked gene product ATRX is required for proper replication restart and cellular resistance to replication stress. J Biol Chem, 2013, 288 (9): 6342-6350.

[45] Sarkies P, Murat P, Phillips LG, et al. FANCJ coordinates two pathways that maintain epigenetic stability at G-quadruplex DNA. Nucleic Acids Res, 2012, 40 (4): 1485-1498.

[46] Sarkies P, Reams C, Simpson LJ, et al. Epigenetic instability due to defective replication of structured DNA. Mol Cell, 2010, 40 (5): 703-713.

[47] Branzei D, Foiani M. The checkpoint response to replication stress. DNA Repair (Amst), 2009, 8 (9): 1038-1046.

[48] Petermann E, Helleday T. Pathways of mammalian replication fork restart. Nat Rev Mol Cell Biol, 2010, 11 (10): 683-687.

[49] Shanbhag NM, Rafalska-Metcalf IU, Balane-Bolivar C, et al. ATM-dependent chromatin changes silence transcription in cis to DNA double-strand breaks. Cell, 2010, 141 (6): 970-981.

[50] Pflumm MF. The role of DNA replication in chromosomecondensation. Bioessays, 2002, 24 (5): 411-418.

[51] Bérubé NG, Mangelsdorf M, Jagla M, et al. The chromatin-remodeling protein ATRX is critical for neuronal survival during corticogenesis. J Clin Invest, 2005, 115 (2): 258-267.

[52] Watson LA, Solomon LA, Li JR, et al. Atrx deficiency induces telomere dysfunction, endocrine defects, and reduced life span. J Clin Invest, 2013, 123 (5): 2049-2063.

[53] Bagheri-Fam S, Argentaro A, Svingen T, et al. Defective survival of proliferating Sertoli cells and androgen receptor function in a mouse model of the ATR-X syndrome. Hum Mol Genet, 2011, 20 (11): 2213-2224.

[54] Solomon LA, Li JR, Bérubé NG, et al. Loss of ATRX in chondrocytes has minimal effects on skeletal development. PLoS One, 2009, 4 (9): e7106.

[55] Laud PR, Multani AS, Bailey SM, et al. Elevated telomere-telomere recombination in WRN-deficient, telomere dysfunctional cells promotes escape from senescence and engagement of the ALT pathway. Genes Dev, 2005, 19 (21): 2560-2570.

[56] Chang S, Khoo CM, Naylor ML, et al. Telomere-based crisis: functional differences between telomerase activation and ALT in tumor progression. Genes Dev, 2003, 17 (1): 88-100.

[57] Bryan TM, Englezou A, Gupta J, et al. Telomere elongation in immortal human cells without detectable telomerase activity. EMBO J, 1995, 14 (17): 4240-4248.

[58] Lee JC, Jeng YM, Liau JY, et al. Alternative lengthening of telomeres and loss of ATRX are frequent events in pleomophic and dedifferentiated liposarcomas. Mod Pathol, 2015, 28 (8): 1064-1073.

[59] Lundberg G, Sehic D, Länsberg JK, et al. Alternative lengthening of telomeres-An enhanced chromosomal instability in aggressive non-mycn amplified and telomere elonated neurolbastomas Genes Chromosomes Cancer, 2011, 50 (4): 250-262.

[60] Henson JD, Hannay JA, McCarthy SW, et al. A robust assay for alternative lengthening of telomeres in tumors shows the significance of alternative lengthening of telomeres in sarcomas and astrocytomas. Clin Cancer Res, 2005, 11 (1): 217-225.

[61] Xu L, Li S, Stohr BA. The role of telomeres biology in cancer. Annu Rev Pathol, 2013, 8: 49-78.

[62] Lovejoy CA, Li W, Reisenweber S, et al. Loss of ATRX, genome instability, and an altered DNA damage response are hallmarks of the alternative lengthening of telomeres pathway. PLoS Genet, 2012, 8 (7): e1002772

[63] Napier CE, Huschtscha LI, Harvey A, et al. ATRX represses alternative lengthening of teloeres. Oncotarget, 2015, 30; 6 (18): 16543-16558.

[64] Clynes D, Jelinska C, Xella B, et al. Suppression of the alternative lengthening of telomere pathway by the chromatin remodellingfactor ATRX. Nat Commun, 2015, 6: 7538.

[65] Purkait S, Miller CA, Kumar A, et al. ATRX in diffuse gliomas with its Mosaic/heterogeneous expression in a subset. Brain Pathol, 2017, 27 (2): 138-145.

[66] 褚明亮，张著学，张赟，等. ATRX 在不同类型中枢神经系统肿瘤中的表达及其在鉴别诊断中的意义. 实用医学杂志，2016，32 (18): 3026-3029.

[67] Wiestler B, Capper D, Holland TA, et al. ATRX loss refines the classification of anaplastic gliomas and identifies a subgroup of IDH mutant astrocytic tumors with better prognosis. Acta Neuropathol, 2013, 126 (3): 443-451.

（下转第 70 页）

肿瘤放射敏感性相关 miRNA 的研究进展

王静云　叶明月　刘荣荣　王　洋　李远航
李　鑫　王志成　贾立立　申延男

吉林大学公共卫生学院卫生部放射生物学重点实验室 长春 130021

【摘要】 目前，放射医学领域的研究焦点是在 miRNA 和肿瘤放疗之间定义一个功能性的关系，即合理地设计基于 miRNA 的策略来增加肿瘤患者的放射敏感性，并确定治疗反应相关的新型生物标志物。虽然已经证实一些 miRNA 能直接调节与放射敏感性相关的细胞通路组分的表达，并且这些 miRNA 的表达谱在照射时也会发生相应的变化，但是了解个体 miRNA 在决定肿瘤辐射应答反应中发挥的作用仍处于早期阶段。基于现有的文献报道，本文中将阐述 miRNA 调节辐射应答反应的机制，从而有助于寻找改善放疗疗效的新靶点，并提供新的临床视角。

【关键词】 肿瘤；辐射反应；放射治疗；放射敏感性；miRNA

放射治疗是癌症治疗中最有效的非手术方式。大约 50%的癌症患者会在治疗过程的某个时间点接受放射治疗，单独或联合手术和（或）化疗。尽管放射治疗近年来在技术上有了很大的进步，但是为了更精确地给定照射剂量，仍有大量的肿瘤患者会复发。电离辐射（IR）通过产生中间离子和自由基引起 DNA 单链（SSB）或双链断裂（DSB），其中 DSB 是最致命的损伤。IR 诱导的 DSB 触发 DNA 损伤反应（DDR），这是由一个精密协调的蛋白质网络组成，影响 DNA 修复，并发出信号阻滞细胞周期。这使得细胞能够确定其是否能够修复 DNA 损伤；当发生了严重的损伤时，通过细胞凋亡或延迟有丝分裂而导致细胞死亡。此外，对肿瘤辐射应答反应的调控还依赖于细胞存活途径，包括磷酸肌醇 3-激酶（PI3K）/AKT（也称为蛋白激酶 B）和丝裂原激活的蛋白激酶（MAPK）/细胞外信号调节激酶（ERK）途径，这些途径在辐射暴露时被激活。影响放疗结果的主要原因是肿瘤细胞的固有辐射抗性，受内在遗传因素和表观因素的影响。在这种情况下，DDR 和其他细胞信号通路的失调在对电离辐射的抵抗中起主要作用。因此，近年来针对这些路径关键成分的抑制剂设计，一直在积极地推行，其目的是制订有效的治疗策略，以克服辐射抗性。

miRNA 是一种内源性的非编码小 RNA 分子，对基因表达主要起着负调控的作用。miRNA 在癌症中严重失调以及单个 miRNA 同时控制多个靶基因的功能，使人们越来越重视其表达和放射敏感之间的相关性。

通信作者：申延男，吉林省长春市新民大街 1163 号，130021

很多研究证实，许多 miRNA 参与了细胞辐射应答反应网络，因其直接调控与辐射反应有关的细胞传导通路的基因表达。但是，对于单个 miRNA 在肿瘤辐射应答反应中所发挥的因果作用的理解仍处于早期阶段。

一、电离辐射调节 miRNA 表达水平

很多研究针对正常细胞和癌细胞模型，通过使用全基因组筛选技术进行微阵列分析或通过实时定量 PCR 对大量 miRNA 进行了辐射反应相关 miRNA 筛选，并验证了一些 miRNA 的表达水平在辐照后发生了显著的变化（表 1）[1-16]。有些研究结果显示，只有适度的多次辐射可以调控 miRNA 的表达，以及出现相同的 miRNA 的上升或下降，这表明辐射反应的 miRNA 的变化是细胞特异性的。此外，miRNA 表达的变化在单个细胞系中并不总是一致的，特别是受辐射剂量和照射后的恢复时间的影响，这表明其可能有不同的时间表达模式。细胞模型的分子背景也会对结果产生影响。例如，已知辐射导致的 DNA 损伤激活了野生型 p53，这是人类癌症中最常见的突变基因[17]；反过来，后者又能转录调节特定 miRNA 的表达，包括那些属于 miR-34 家族的基因[17]。野生型 p53 也在辐射诱导的 miRNA 加工和成熟调节中起作用。具体而言，p53 通过与 RNA 解旋酶 p68 结合在一起，与 Drosha/DiGeorge 合成关键区域 8（DGCR8）复合物相互作用，并促进初级 miRNA（pri-miRNA）加工成前体 miRNA（pre-miRNA）[17]。还有研究表明，受到电离辐射后 let-7 miRNA 基因家族的表达水平发生了改变，但表达改变的方向似乎取决于其他来源，如 Lin-28 同系物 A（LIN-28）的表达水平，是 let-7 的一种生物发生的负调节因子[18]。

表 1

表达谱的改变	miRNA	参考文献
诱导	miR 26b	[17，18]
	miR 29c	[19，20]
	miR 34a	[19，21~23]
	miR 34b	[22，23]
	miR 142-3p	[24，25]
	miR 142-5p	[24，25]
	miR 188-5p	[23，26]
	miR 663	[17，23]
抑制	miR 125a	[20，27]
	miR 152	[23，28]
	miR 196a	[23，29]
诱导	let 7a	[24，25，30]
	let 7b	[21，24，25]
	let 7c	[21，24，25，27]
	let 7d	[24，25，27]
	let 7e	[21，24，25，27]
	let 7f	[24，25]
	let 7g	[21，24，25]
	let 7i	[21，24，25，30]
	miR 15a	[24，27]
	miR 16	[19，22，24]
	miR 19a	[24，25]
	miR 19b	[21，24，25]
	miR 21	[17~19，24，25]
	miR 24	[17，18]
	miR 99a	[23，31]
	miR 106a	[18，22]
	miR 143	[24，25，29]
	miR 145	[23，25，29]
	miR 146a	[19，21，32]
	miR 155	[19，24，25]
	miR 221	[23，27]

二、miRNA 通过干扰特定途径直接影响放射敏感性

miRNA 在细胞照射后可以直接调节辐射敏感性相关的信号通路因子的表达，这足以证明其在辐射损伤应答反应中的因果作用。为了确定这些分子是否明显地影响了肿瘤细胞处理辐射损伤，方法如下：

（1）通过敲除 miRNA 激活和（或）沉默机制的关键组分，完成其表达的全局调节；

（2）通过重建或抑制，在实验模型中评估个别 miRNA 表达的特异性调节。

（一）靶向 DNA 损伤和组蛋白修饰机制

丝氨酸/苏氨酸激酶共济失调毛细血管扩张症突变（ATM）是感应辐射诱导 DSB 和启动信号级联所致细胞周期检查点激活和 DNA 修复的主要参与者。ATM 直接受到几种通常在肿瘤细胞中下调的 miRNA 的调节，包括 miR-18a、miR-26a、miR-100、miR-101、miR-223 和 miR-421。这些 miRNA 过表达降低了 ATM 的表达水平，并且使不同类型的肿瘤细胞对辐射敏感[19-24]。具体而言，通过转染 miRNA 前体或模拟物，miR-18a 水平的上调增加了结肠癌和乳腺癌细胞系的辐射敏感性，从而导致结肠癌[38]和乳腺癌[20]细胞系中 DNA 修复能力受损。基于质粒载体的 miR-26a 在胶质母细胞瘤细胞中的过度表达，增加了细胞对辐射的敏感性，从而导致同源重组（HR）途径抑制[21]。在用慢病毒表达载体转导后，胶质瘤细胞中 miR-100 的上调能够增强体外放射敏感性[22]。类似地，用表达 pri-miR-101 的质粒载体转染肺癌和成胶质细胞瘤细胞系，不仅在体外，在异种移植到裸小鼠后也增加了细胞的放射敏感性[23]。再进一步研究一组人非小细胞肺癌细胞系，同样证实了异位 miR-101 的表达诱导了辐射增敏作用的能力。然而，这种效应依赖于内源性 miR-101 水平，因为这在固有表达最大 miRNA 丰度的细胞系中没有明显的效应[24]。用过表达 miR-223 的慢病毒载体感染胶质母细胞瘤细胞，使其在体外和在无胸腺小鼠中作为异种移植物生长时对其进行辐射敏化[25]。通过用合成的 miRNA 前体转染获得的 miR-421 在神经母细胞瘤和宫颈癌细胞系中的表达增加了细胞系体外辐射敏感性，并且能够产生类似于来自患有共济失调毛细血管扩张症患者的细胞表型[26]。由 ATM 磷酸化的 H2AX 是负责将 DNA 修复蛋白募集到损伤部位的 DNA 双链修复的介体。到目前为止，已经发现两种 miRNA，miR-24 和 miR-138 直接作用于 H2AX [27,28]。miR-24 或 miR-138 在末端分化的血细胞或成骨肉瘤细胞中通过 miRNA 模拟异位表达，分别通过预防下游 DNA 双链修复，以促进染色体不稳定性和增加染色体对辐射和其他 DNA 损伤剂的敏感性[27,28]。

（二）细胞周期检查点激活机制

为了应答辐射诱导的 DNA 损伤，细胞周期蛋白和细胞周期蛋白依赖性激酶（CDKs）在位于 G_1/S 和 G_2/M 间期的检查点被抑制，最终阻止细胞增殖，并使细胞有时间来修复受损的 DNA。已经证明，在两个关卡中都起作用的 CDC25A 直接受 miR-21 的调控[29]，这是一种在肿瘤中过表达的 miRNA。由于 G_2/M 检查点损伤，miR-21 水平的下调增加了结肠癌、乳腺癌和胶质母细胞瘤的体外放射敏感性[29-31]。然而，辐射增敏作用似乎至少部分依赖于细胞类型，因为基于闭锁核酸的 miR-21 敲除并不能改变前列腺癌细胞的放射敏感性[32]。

（三）靶向 DNA 双链修复机制

细胞周期检查点激活后，通过 HR 或非同源末端连接（NHEJ）修复辐射诱导的

DNA 双链。涉及 HR 的主要因子是乳腺癌易感基因 1（BRCA1），它是 miR-182 的靶点[33,34]。为了应答 DSB，ATM 和 ATR（AT 及 rad3 相关基因）磷酸化 BRCA1，而 BRCA1 和 BRCA2 通过结合 RAD51 重组酶来调节 HR 机制[35]。在缺乏完整的 HR 修复机制时（如 BRCA1 发生突变时），也会增强细胞内染色体对 DNA 损伤剂的损伤反应[35]。因此，通过在乳腺癌细胞和卵巢癌细胞中分别使用 miRNA 模拟物或慢病毒载体分别达到 miR-182 的过表达时，由于 BRCA1 下调最终导致了持续破坏 HR 介导的 DNA 修复效果，进而增强了乳腺癌细胞和卵巢癌细胞的放射敏感性[33,34]。此外，近年在乳腺癌细胞中进行的研究[36]显示，miR-182 介导的 HR 破坏，使其不仅靶向 BRCA1，而且靶向功能相关基因的整个网络的后果。该网络包括：

（1）感应器和传感器：如检查点激酶 2（CHEK2）和肿瘤抑制剂 p53 结合蛋白 1（TP53BP1）；

（2）效应物：如激活转录因子 1（ATF1）和环 AMP 应答元件结合蛋白 5（CREB5）；

（3）细胞周期检查点蛋白 RAD17（RAD17）；

（4）DDR 成员：包括 SWI/SNF 相关基质有关的染色质、亚家族 d、成员 3（SMARCD3）和细胞周期蛋白依赖性激酶抑制剂 1B（CDKN1B）。

研究也显示，BRCA1 功能被 miR-99 家族的成员间接调控，即 miR-99a 和 miR-100。这些 miRNA 直接靶向染色质重塑因子 SMARCA5，将 BRCA1 募集到 DNA 双链的位点[15]。MiR-99a 和 miR-100 在耐辐射的乳腺癌和前列腺癌细胞系中被下调，通过用合成前体转染的 miRNA 异位表达发现，降低了双链修复的效率，并增强了体外的放射敏感性[15]。

已发现，miR-155 通过靶向另一种途径的重组酶 RAD51 来影响 HR[37]。用慢病毒表达载体感染乳腺癌细胞，过表达的 miR-155 降低了 HR 介导的修复效率，增强了辐射诱导的 DNA 损伤和体外放射敏感性[37]。RAD52 近年被证明是 miR-302 的直接靶点。用 miR-302a 表达载体转染乳腺癌细胞，能够恢复辐射耐受细胞的体外敏感性，并使乳腺癌异种移植肿瘤对放射治疗敏感[38]。

NHEJ 中的一个关键因素是 DNA 依赖性蛋白激酶（DNA-DNAPK）的催化组分，DNA-DNAPKcs 被发现是 miR-101 的直接靶点[23]。不论在体内还是体外，MiR-101 过表达使肺癌和成胶质细胞瘤细胞系对电离辐射更敏感[23]。

（四）促进活性氧产生机制

IR 促进活性氧（ROS）的形成，其中包括引起 DNA 损伤的超氧化物（O_2^-）。超氧化物歧化酶（SOD）蛋白质家族通过催化 O_2^-，转化为过氧化氢（H_2O_2），在细胞内抗氧化中起主要作用。已经表明，用过表达 miR-21 的质粒载体转染至人支气管上皮细胞时，可以靶向抑制 SOD3，并通过减少肿瘤坏死因子 α（TNFα）的表达间接抑制 SOD2，从而导致 DNA 损伤增加[39]。此外，近年有报道指出，用 miR-200c 模拟物转染肺癌细胞，增强体外放射敏感性，作为直接调节氧化应激反应基因 peroxiredoxin-2（PRDX2），GA 结合蛋白/核呼吸因子 2（GAPB/Nrf2）和 sestrin 1（SESN1），以增加 ROS 水平，抑制 DSB 修复和上调 p21[40]。

（五）靶向细胞凋亡和自噬机制

如果细胞未能修复，由辐射诱导的 DNA 损伤则会以细胞凋亡或有丝分裂的方式直接或间接地导致细胞死亡。研究已经显示出一些 miRNA 能调节 B 细胞淋巴瘤 2（Bcl-2）家族的抗凋亡成员的表达，其中包括骨髓细胞白血病 1（MCL1）和 Bcl-2 本身。具体来说，MCL1 是 miR-193a-3p 和 miR-101 的直接靶标[41,42]。miRNA 模拟物在人癌细胞系中的异位 miR-193a-3p 表达，增强了电离辐射诱导的凋亡反应和细胞生长抑制[61]。同样，miR-101 的过度表达促进了暴露于 DNA 损伤剂的肝癌细胞凋亡[42]。Bcl-2 是 miR-181a 的预测靶标。因此，通过合成模拟物瞬时过表达 miRNA，使恶性神经胶质瘤细胞对放射治疗敏感，同时下调 Bcl-2 蛋白水平[43]。还发现，MiR-181a 直接靶向促细胞凋亡蛋白激酶 Cδ 型（PRKCD）。通过 miRNA 模拟物异位表达 miR-181a，抑制宫颈癌细胞中辐射诱导的细胞凋亡，并且使其在体外以及异种移植到裸小鼠后具有放射抗性[44]。

目前的观点表明，自噬是一个分解代谢过程，其中涉及长寿命蛋白质和有机细胞更替，并且使细胞能够在危险的条件下存活，这个过程在细胞应对照射时是非常重要的[45]，尽管它对辐射的反应很大程度上是未知的。与自噬有助于抗辐射的假设一致，近年有报道[46]指出，慢病毒载体介导 miR-23b 在胰腺癌细胞中的重建，通过降低直接靶点自噬相关蛋白 12（ATG12，一种自噬过程的正调控因子）的表达以及通过阻断辐射引起的自噬，使其对放疗敏感。

（六）诱导 PI3K/AKT 和 MAPK 信号通路

IR 激活受体酪氨酸激酶的表皮生长因子受体（EGFR）家族，反过来可以启动 PI3K/AKT 或 MAPK 通路。EGFR 本身直接有助于抗辐射，因为在转运至细胞核的过程中，与 DNA PK 结合并增强蛋白激酶活性和 DNA 修复[47]。核 EGFR 也参与染色质松弛，这是将 DNA 修复蛋白募集至 DSB 部位的必要步骤。EGFR 信号还可以通过激活 PI3K-AKT 途径来防止辐射诱导的细胞凋亡，并且通过激活逆转录病毒相关 DNA 序列（RAS）-加速的纤维肉瘤（RAF）-有丝分裂原/细胞外信号调节激酶（MEK）-ERK 途径，驱动细胞周期进程，促成肿瘤生长[47]。在具有活化的 EGFR 信号传导的人癌细胞系中，miR-7 的异位重构下调了 EGFR 和 AKT 的表达，并增加了体外放射敏感性[48]。

AKT 是 miR-302 的直接靶点，后者在乳腺癌细胞模型中的异位表达使其在体外和体内对放射治疗敏感[38]。此外，在恶性胶质瘤细胞中辐射诱导的 AKT 活化抑制是 miR-21 沉默合成抑制剂导致的[49]。这种效应是由磷酸酶和张力蛋白同系物（PTEN）介导的，AKT 是一种负调控因子，也是不同 miRNA（包括 miR-21、miR-221/222 和 miR-205）的直接靶点[50-54]。在肺癌和食管癌细胞中的研究中，通过分别使用合成 miRNA 抑制剂和表达抗 miR-21 的慢病毒载体，最终抑制 PI3K/AKT 途径，进而抑制 miR-21 的表达，阐明了对辐射治疗的敏感性[50,51]。类似地，通过使用 20-O-甲基反义寡核苷酸实现的 miR-221/222 敲除，能够改善多种人癌细胞系的体外辐射敏感性[52,53]。已发现，miR-205 的抑制作用在放射抵抗的鼻咽癌细胞中被上调，这也是一种能增强体外放射敏感性的作用，是凋亡反应增加的结果[54]。

据报道，let-7 家族成员下调 K-ras 的表达。两项研究表明，用 let-7a 合成前体或编码 pri-let7g 的质粒载体转染肺癌细胞系，可使其致敏[55,56]。第三项研究旨在评估操作不同 let-7 家族成员对体外肺癌细胞放射敏感性的影响。结果显示，let-7b 的过度表达增加了细胞的放射反应，let-7g 的上调保护了受照射的细胞[57]。

三、结语

总的来说，尽管仍然存在一些尚未阐明的重要问题，迄今为止的研究支持了miRNA在放射肿瘤学未来可能发挥的重要作用，预计这些将是现代治疗技术和生物标志物引导的定制治疗的紧密结合。相信不久的将来，随着越来越多的可靠数据的产生，miRNA作为肿瘤诊断的预测标志物会得到极大程度的认可和推广。

参考文献

[1] Simone NL, Soule BP, Ly D, et al. Ionizing radiation-induced oxidative stress alters miRNA expression. PLoS One, 2009, 4: e6377.

[2] Templin T, Paul S, Amundson SA, et al. Radiation-induced microRNA expression changes in peripheral blood cells of radiotherapy patients. Int J Radiat Oncol Biol Phys, 2011, 80 : 549-557.

[3] Cha HJ, Shin S, Yoo H, et al. Identification of ionizing radiation-responsive microRNAs in the IM9 human B lymphoblastic cell line. Int J Oncol, 2009, 34 (6) : 1661-16668.

[4] Wagner-Ecker M, Schwager C, Wirkner U, et al. MicroRNA expression after ionizing radiation in human endothelial cells. Radiat Oncol, 2010, 5 : 25.

[5] John-Aryankalayil M, Palayoor ST, Makinde AY, et al. Fractionated radiation alters oncomir and tumor suppressor miRNAs in human prostate cancer cells. Radiat Res, 2012, 178 (3) : 105-117.

[6] Shin S, Cha HJ, Lee EM, et al. Alteration of miRNA profiles by ionizing radiation in A549 human non-small cell lung cancer cells. Int J Oncol, 2009, 35 : 81-86.

[7] Girardi C, De Pittà C, Casara S, et al. Analysis of miRNA and mRNA expression profiles highlights alterations in ionizing radiation response of human lymphocytes under modeled microgravity. PLoS One, 2012, 7: e31293.

[8] Chaudhry MA, Sachdeva H, Omaruddin RA. Radiation-induced micro-RNA modulation in glioblastoma cells differing in DNA-repair pathways. DNA Cell Biol, 2010, 29 : 553-561.

[9] Chaudhry MA, Omaruddin RA, Kreger B, et al. Micro RNA responses to chronic or acute exposures to low dose ionizing radiation. Mol Biol Rep, 2012, 39 : 7549-7558.

[10] Nikiforova MN, Gandhi M, Kelly L, et al. MicroRNA dysregulation in human thyroid cells following exposure to ionizing radiation. Thyroid, 2011, 21 : 261-266.

[11] Leung CM, Li SC, Chen TW, et al. Comprehensive microRNA profiling of prostate cancer cells after ionizing radiation treatment. Oncol Rep, 2014, 31 : 1067-1078.

[12] Abou-El-Ardat K, Monsieurs P, Anastasov N, et al. Low dose irradiation of thyroid cells reveals a unique transcriptomic and epigenetic signature in RET/PTC-positive cells. Mutat Res, 2012, 731 : 27-40.

[13] Josson S, Sung SY, Lao K, et al. Radiation modulation of MicroRNA in prostate cancer cell lines. Prostate, 2008, 68 : 1599-1606.

[14] Niemoeller OM, Niemoeller OM, Niyazi M, et al. MicroRNA expression profiles in human cancer cells after ionizing radiation. Radiat Oncol, 2011, 6 : 29.

[15] Mueller AC, Sun D, Dutta A. The miR-99 family regulates the DNA damage response through its target SNF2H. Oncogene, 2013, 32 : 1164-1172.

[16] Chaudhry MA, Omaruddin RA, Brumbaugh CD, et al. Identification of radiation-induced microRNA transcriptome by next-generation massively parallel sequencing. J Radiat Res, 2013, 54 : 808-822.

[17] Hu H, Gatti RA. MroRNAs: new players in the DNA damage response. J Mol Cell Biol, 2011, 3 : 151-158.

[18] Viswanathan SR, Daley GQ, Gregory RI. Se-

lective blockade of microRNA processing by Lin28. Science, 2008, 320 : 97-100.

[19] Wu CW, Dong YJ, Liang QY, et al. MicroRNA-18a attenuates DNA damage repair through suppressing the expression of ataxia telangiectasia mutated in colorectal cancer. PLoS One, 2013, 8: e57036.

[20] Song L, Lin C, Wu Z, et al. miR-18a impairs DNA damage response through downregulation of ataxia telangiectasia mutated (ATM) kinase. PLoS One, 2011, 6: e25454.

[21] Guo P, Lan J, Ge J, et al. MiR-26a enhances the radiosensitivity of glioblastoma multiforme cells through targeting of ataxia-telangiectasia mutated. Exp Cell Res, 2014, 320 : 200-208.

[22] Ng WL, Yan D, Zhang X, et al. Over-expression of miR-100 is responsible for the low-expression of ATM in the human glioma cell line: M059J. DNA Repair, 2010, 9 : 1170-1175.

[23] Yan D, Ng WL, Zhang X, et al. Targeting DNA-PKcs and ATM with miR-101 sensitizes tumors to radiation. PLoS One, 2010, 5: e11397.

[24] Chen S, Wang H, Ng WL, et al. Radiosensitizing effects of ectopic Mir-101 on non-small-cell lung cancer cells depend on the endogenous Mir-101 level. Int J Radiat Oncol Biol Phys, 2011, 81 : 1524-1529.

[25] Liang L, Zhu J, Zaorsky NG, et al. MicroRNA-223 enhances radiation sensitivity of U87MG cells in vitro and in vivo by targeting ataxia telangiectasia mutated. Int J Radiat Oncol Biol Phys, 2014, 88 : 955-960.

[26] Hu H, Du L, Nagabayashi G, et al. ATM is down-regulated by N-Myc-regulated microRNA-421. PNAS, 2010, 107 : 1506-1511.

[27] Lal A, Pan Y, Navarro F, et al. miR-24-mediated down-regulation of H2AX suppresses DNA repair in terminally differentiated blood cells. Nat Struct Mol Biol, 2009, 16 : 492-498.

[28] Wang Y, Huang JW, Li M, et al. MicroRNA-138 modulates DNA damage response by repressing histone H2AX expression. Mol Cancer Res, 2011, 9 : 1100-1111.

[29] Wang P, Zou F, Zhang X, et al. microRNA-21 negatively regulates Cdc25A and cell cycle progression in colon cancer cells. Cancer Res, 2009, 69 : 8157-8165.

[30] Anastasov N, Höfig I, Vasconcellos IG, et al. Radiation resistance due to high expression of miR-21 and G2/M checkpoint arrest in breast cancer cells. Radiat Oncol, 2012, 7 : 206.

[31] Li Y, Zhao S, Zhen Y, et al. A miR-21 inhibitor enhances apoptosis and reduces G2-M accumulation induced by ionizing radiation in human glioblastoma U251 cells. Brain Tumor Pathol, 2011, 28 : 209-214.

[32] Folini M, Gandellini P, Longoni N, et al. miR-21: an oncomir on strike in prostate cancer. Mol. Cancer, 2010, 9 : 12.

[33] Moskwa P, Buffa FM, Pan Y, et al. miR-182-mediated downregulation of BRCA1 impacts DNA repair and sensitivity to PARP inhibitors. Mol Cell, 2011, 41 : 210-220.

[34] Liu Z, Liu J, Segura MF, et al. MiR-182 overexpression in tumorigenesis of high-grade serous ovarian carcinoma. J Pathol, 2011, 228 : 204-215.

[35] Caestecker KW, Van de Walle GR. The role of BRCA1 in DNA double-strand repair: past and present. Exp Cell Res, 2013, 319 : 575-587.

[36] Krishnan K, Steptoe AL, Martin HC, et al. MicroRNA-182-5p targets a network of genes involved in DNA repair. RNA, 2013, 19 : 230-242.

[37] Gasparini P, Lovat F, Fassan M, et al. Protective role of miR-155 in breast cancer through RAD51 targeting impairs homologous recombination after irradiation. PNAS, 2014, 111 : 4536-4541.

[38] Liang Z, Ahn J, Guo D, et al. MicroRNA-302 replacement therapy sensitizes breast cancer cells to ionizing radiation. Pharm Res, 2013,

30：1008–1016.

[39] Zhang X, Ng WL, Wang P, et al. MicroRNA-21 modulates the levels of reactive oxygen species by targeting SOD3 and TNFa. Cancer Res, 2012, 72：4707–4713.

[40] Cortez MA, Valdecanas D, Zhang X, et al. Therapeutic delivery of miR-200c enhances radiosensitivity in lung cancer. Mol Ther, 2014, 22：1494–1503.

[41] Kwon JE, Kim BY, Kwak SY, et al. Ionizing radiation-inducible microRNA miR-193a-3p induces apoptosis by directly targeting Mcl-1. Apoptosis, 2013, 18：896–909.

[42] Su H, Yang JR, Xu T, et al. MicroRNA-101, down-regulated in hepatocellular carcinoma, promotes apoptosis and suppresses tumorigenicity. Cancer Res, 2009, 69：1135–1142.

[43] Chen G, Zhu W, Shi D, et al. MicroRNA-181a sensitizes human malignant glioma U87MG cells to radiation by targeting Bcl-2. Oncol Rep, 2010, 23：997–1003.

[44] Ke G, Liang L, Yang JM, et al. MiR-181a confers resistance of cervical cancer to radiation therapy through targeting the pro-apoptotic PRKCD gene. Oncogene, 2013, 32：3019–3027.

[45] Paglin S, Hollister T, Delohery T, et al. A novel response of cancer cells to radiation involves autophagy and formation of acidic vesicles. Cancer Res, 2001, 61：439–444.

[46] Wang P, Zhang J, Zhang L, et al. MicroRNA 23b regulates autophagy associated with radioresistance of pancreatic cancer cells. Gastroenterology, 2013, 145：1133–1143.

[47] Brand TM, Iida M, Luthar N, et al. Nuclear EGFR as a molecular target in cancer. Radiother Oncol, 2013, 108：370–377.

[48] Lee KM, Choi EJ, Kim IA. microRNA-7 increases radiosensitivity of human cancer cells with activated EGFR-associated signaling. Radiother Oncol, 2011, 101：171–176.

[49] Gwak HS, Kim TH, Jo GH, et al. Silencing of MicroRNA-21 confers radio-sensitivity through inhibition of the PI3K/AKT pathway and enhancing autophagy in malignant glioma cell lines. PloS One, 2012, 7: e47449.

[50] Liu ZL, Wang H, Liu J, Wang ZX. MicroRNA-21 (miR-21) expression promotes growth, metastasis, and chemo-or radioresistance in non-small cell lung cancer cells by targeting PTEN. Mol Cell Biochem, 2013, 372：35–45.

[51] Huang S, Li XQ, Chen X, et al. Inhibition of microRNA-21increases radiosensitivity of esophageal cancer cells through phosphatase and tensin homolog deleted on chromosome 10 activation. Dis. Esophagus, 2013, 26：823–831.

[52] Chun-Zhi Z, Lei H, An-Ling Z, et al. MicroRNA-221 and microRNA-222 regulate gastric carcinoma cell proliferation and radioresistance by targeting PTEN. BMC Cancer, 2010, 10：367.

[53] Zhang C, Kang C, Wang P, et al. MicroRNA-221 and-222 regulate radiation sensitivity by targeting the PTEN pathway. Int J Radiat Oncol Biol Phys, 2011, 80：240–248.

[54] Qu C, Liang Z, Huang J, et al. MiR-205 determines the radioresistance of human nasopharyngeal carcinoma by directly targeting PTEN. Cell Cycle, 2012, 11：785–796.

[55] Oh JS, Kim JJ, Byun JY, et al. LIN28-LET7 modulates radiosensitivity of human cancer cells with activation of K-ras. Int J Radiat Oncol Biol Phys, 2010, 76：5–8.

[56] Jeong SH, Wu HG, Park WY. LIN28B confers radio-resistance through the posttranscriptional control of K-ras. Exp Mol Med, 2009, 41：912–918.

[57] Weidhaas JB, Babar I, Nallur SM, et al. MicroRNAs as potential agents to alter resistance to cytotoxic anticancer therapy. Cancer Res, 2007, 67：11111–11116.

❖ 肿瘤放射治疗 ❖

腹部肿瘤放疗致小肠损伤及其处理

李 戈[1] 龚平生[2] 刘淑春[3] 常鹏宇[4] 龚守良[3,4] 董丽华[3,4]

1. 长春市中医院 长春 130041
2. 吉林大学分子酶学工程教育部重点实验室 长春 130012
3. 吉林大学公共卫生学院卫生部放射生物学重点实验室 长春 130021
4. 吉林大学白求恩第一医院放疗科 长春 130021

【摘要】 腹部肿瘤发病率占人体肿瘤的较大比重，而其中的某些肿瘤主要采用放射治疗，疗效较为理想，但损伤其邻近周围的正常组织必不可避免，特别是易于损伤小肠组织。原因是，小肠占据腹腔较大空间，对射线敏感，移动性又较大，放疗时不易屏蔽，易于致其损伤，并带来严重的并发症和致死的后果。本文对腹部肿瘤放疗所致小肠损伤及其处理的最新进展做简要的综述，包括小肠的结构和功能特征、小肠的辐射敏感性及其放射性损伤以及肿瘤放射性小肠损伤的治疗等3方面内容，以期引起人们的关注和深入的研究，给予有效的防治。

【关键词】 腹部；肿瘤；放射治疗；小肠；损伤；治疗

据统计，腹部肿瘤发病率约占人体肿瘤的55%。放射治疗（放疗）是腹部某些肿瘤的重要有效治疗手段，但损伤其临近周围的正常组织必不可避免。其中，占据腹腔较大空间的小肠，对射线敏感，而且其移动性大，使放疗不易屏蔽，容易致其损伤，给患者带来严重的并发症和致死的后果。本文对腹部肿瘤放疗所致小肠损伤及其处理的最新进展做简要的综述，期望引起特别的关注和深入的研究，以便给予有效的防治。

一、小肠的结构和功能特征

（一）小肠的基本结构和功能特征

小肠包括十二指肠、空肠及回肠3部分，是食物消化和营养吸收的重要部位，并具有应答微生物、调节免疫反应及屏障等功能。由小肠管腔向肠壁延伸，依次包括黏膜层、黏膜下层、平滑肌层及浆膜层；其中，小肠的黏膜层包括绒毛区和隐窝区。绒毛区主要包括吸收细胞、杯状细胞、内分泌细胞及M细胞，隐窝区主要包括肠干/祖细胞及帕内特细胞（Paneth cell）。这些组织和细胞各行其能，协调地进行食物消化和营养吸收[1,2]。

近来，研究者通过单细胞RNA测序（scRNA-seq）获得小肠53 193个细胞，进一步探讨其肠上皮细胞亚型及其基因特征。研究发现，肠内分泌细胞具有不同的亚型，能够一次产生多种激素。一种触发饥饿感的胃饥饿素（ghrelin）主要聚集在十二指肠，位于胃部附近；另一种促进饱食感的肽 YY 主要聚集在小肠回肠部。有 2 种丛状细胞（tuft cell，协助将损伤信号提供给免疫系统）亚型，一种是表达上皮细胞因子 Tslp 和泛免疫标志 CD45。研究者也探讨了不同细胞类型对微生物和寄生虫感染反应的细胞固有状态和所占的比例。沙门菌感染可引起帕内特细胞和肠细胞增加，并激活抗微生物潜能；多形螺旋线虫（Heligmosomoides polygyrus）可增加杯状和丛状细胞[3]。这些研究结果进一步揭示了小肠功能的复杂性和重要性，并为深入研究小肠放射损伤的机制提供基础资料。

然而，人体内最大的细菌库存在于肠腔中，生理条件下肠腔内的细菌与宿主呈“共生”状态，这类细菌在“益生元”的刺激下优势生长，对宿主的健康产生积极作用。另外，正常人每日摄入的食物中存在大量的外来抗原蛋白质，一部分被消化并分解为可吸收的氨基酸；另一部分则通过上皮 M 细胞吞噬后转运至肠组织中的树突状细胞（DC），后者将异种抗原提呈至效应 T 细胞，产生相应的免疫应答[4]。另外，小肠液中的部分消化酶、帕内特细胞分泌的裂解酶等对菌体的蛋白质及多糖结构产生消化作用，并破坏其完整性，从而产生抑菌/杀菌作用；并且，肠 CD8αα 阳性上皮内淋巴细胞（IEL）、派氏淋巴结及固有层中的 B 细胞产生的分泌型 IgA 以及隐窝斑中的固有淋巴样细胞（ILC）对致病微生物均可产生杀伤作用[5]。小肠的这些作用起到生物屏障的功能。

（二）小肠上皮的自我更新及修复功能

小肠上皮是哺乳动物体内自我更新十分迅速的一类组织。据统计，正常肠上皮更新一次需 4~5 天[6]。其中，位于隐窝区的肠干/祖细胞的不断增殖及定向分化为小肠上皮自我更新的主要机制。小肠隐窝中存在“活跃型”与“储备型”两类肠干细胞群。前者位于隐窝的基底部及 4+位置（以帕内特细胞的数量为基准），通常以表达高水平的 Lgr5 蛋白及其形态为主要识别依据；后者，存在隐窝 4+位置，以 Bmi1、HopX、Lrig1 及 TERT 为识别该群细胞的主要标记，生理状态下该群干细胞的周期进程近乎停滞，当组织损伤后重启细胞周期进程，通过增殖及分化完成对受损上皮的修复[6,7]。

在生理条件下，小肠上皮的自我更新依赖于“活跃型”干细胞群在时间及空间上的协同增殖与分化，称为肠干细胞的发育；其发育过程受到 Wnt/β-catenin、MAPK/ERK、Notch1/2 及 BMP/Smad 等信号通路的调控。研究表明，引起上述信号通路激活的配体蛋白水平具有空间依从性，沿着隐窝→绒毛方向，R-spondin1、Wnt3、noggin、EGF 及 Dll1/4 等蛋白质的含量逐渐下降，而 BMP4 蛋白含量逐渐增高[8,9]。

隐窝“活跃型”肠干细胞增殖的细胞周期约为 21.5h。细胞增殖后，其中一部分细胞分化为分泌系（定向分化为帕内特细胞、内分泌细胞和杯状细胞）和吸收系（定向分化为吸收细胞）的始祖细胞。该群细胞再次经 4~5 次有丝分裂，分化为幼稚的肠上皮细胞。这群幼稚细胞在向绒毛顶端迁移的过程中不断成熟。至绒毛顶端时，该群细胞开始凋亡，并脱落于肠腔中。其中的特例为帕内特细胞，该群细胞来自于分泌系祖细胞，其迁移方向为隐窝部位，为肠干/祖细胞的发育提供营养；该群细胞在隐窝中能存活达 6~8 周[1]。

肠上皮受损时，位于隐窝 4+位置的“储备型”肠干细胞开始增殖并分化为成熟的上皮细胞，以完成对受损组织的修复。另外，该群细胞还能够转化为“活跃型”肠干细胞，对后者进行数量上的补充。已有的研究证实，“活跃型”与“储备型”

肠干细胞之间可以相互转化，其具体机制仍不十分明了。但有一点可以肯定，二者之间的相互转化受细胞所处的微环境所调控。因此，二者之间的相互协同作用对肠上皮的损伤修复是至关重要的[10,11]。

二、小肠的辐射敏感性及其放射性损伤

（一）小肠的辐射敏感性

在生理条件下，小肠隐窝中“储备型”肠干细胞周期常是静止的，抗拒射线。对于“活跃型”干细胞，位于隐窝 4+位置 Lgr5 肠干细胞的辐射敏感性较隐窝基底部的这类细胞高。小鼠受 1cGy 照射，可致 10%的隐窝 4+位置的 Lgr5 肠干细胞凋亡。并且，1cGy~1Gy 单次照射，隐窝内凋亡细胞数量呈线性增长趋势；当 1~10Gy 照射，隐窝凋亡细胞数量达“平台期”。单次≤6Gy 照射小鼠，小肠上皮结构未受到破坏；单次 6~12Gy 照射，肠上皮完整性虽可被破坏，但通过“储备型”干细胞可修复其损伤；当>12Gy 照射，小肠上皮出现不可逆损伤，其主要原因为隐窝内帕内特细胞大量死亡，使肠干细胞发育的“龛”破坏。另外，小肠成熟的上皮细胞较肠干细胞的辐射敏感性高[12-15]。

小肠组织的辐射敏感性较高，其 α/β 值为 10.4Gy，属于早反应组织。在临床腹部肿瘤常规放疗过程中，常诱发急性小肠损伤，但多为自限性。近年来，由于立体定向放射治疗等外照射技术的发展，常规肿瘤放疗所制定的小肠剂量限值已不能完全照搬到该放疗计划中。原因在于，常规分割方式的肿瘤放疗认为每日给予 1.8~2Gy 的单次照射剂量能够使正常组织在 24h 内得以修复。但在立体定向放射治疗计划中，由于单次给予较高的照射剂量，小肠这一早反应组织的自我修复时间会延长。然而，适当延长照射间隔时间，对肿瘤的局部控制率会产生不利的影响，但每日给予单次高剂量照射势必会使小肠损伤程度加重。为权衡这一关系，调强放疗的同步加量技术可使小肠边缘的剂量控制在其剂量限值以下。但是，放射肿瘤学家需面对的问题在于，当肿瘤负荷较大或肿瘤与小肠关系密切情况下，该照射技术对肿瘤周围亚临床病灶、淋巴引流区以及对毗邻小肠的肿瘤局部控制效果产生不利影响。以胰头癌为例，十二指肠及胰腺周围小肠为限制胰腺癌局部加量外照射的主要限制因素[16]。

（二）小肠的急性和慢性辐射损伤

小肠急性损伤常见于肿瘤放疗过程中至放疗后 3 个月以内，发病率为 60%~80%，以顽固性腹痛、腹泻、恶心、呕吐及黏液血便为主要表现，疾病常呈自限性。急性照射初期，十二指肠变化最为明显。照射后 30min，可见肠隐窝上皮细胞有丝分裂停止，DNA 合成受抑，出现病理性分裂，如多极或不完全分裂等。慢性肠损伤多发生于肿瘤放疗结束后的 3 个月至 30 年，以梗阻、出血及穿孔为常见，多由急性期未愈的病变过渡而来，其病理生理过程包括血管硬化、上皮脱落、炎症、胶原沉积和组织重塑等。小肠的放射损伤具有独立的病理生理发展过程，称为放射性肠病，与炎性肠病在肠道病理改变及临床表现等方面具有一定的相似性。另外，肿瘤放疗可使本身合并炎性肠病患者的急慢性肠损伤相关并发症发生率提高 29%~46%[17,18]。

肿瘤分次照射后，小肠可能不出现早期反应，仅发生晚期反应。小鼠接受总剂量 50Gy 的分次照射后 6 个月，小肠壁毛细血管细胞的活性和数量下降，黏膜下逐渐纤维化；照后 12 个月，出现明显的小肠管腔狭窄。人小肠的晚期效应通常在放射治

疗结束后12~24个月出现，有时可在数年后出现。腹部大面积肿瘤放疗，特别是做过小肠粘连手术的患者，40~50Gy中等剂量的分次照射，可发生小肠并发症，即小肠肠管活动降低，出现浅表性溃疡，肠壁水肿、增厚和纤维硬化，肠腔狭窄，有可能发生急性和亚急性肠梗阻或穿孔、瘘管；50~60Gy照射后，有1/3的患者发生不同程度的肠并发症；当分次剂量超过2.5Gy时，出现这些并发症的机会更多[19]。

与炎性肠病类似，严重的放射性肠损伤对机体的影响远不止于损伤局部。当肠道的屏障功能下降时，肠腔内细菌及其产物易进入血内，形成脓毒血症。细菌/毒素血液循环至其他远隔脏器，可引起该脏器功能衰竭。例如，肠腔内革兰阴性杆菌释放的脂多糖（LPS）可直接引起肝、肾、肺和胸腺等器官的损伤，从而引起肝肾功能衰竭、呼吸功能衰竭及免疫功能紊乱。出现的脓毒血症引起全身炎症反应综合征，继之多脏器功能衰竭、死亡[20]。

（三）放射性小肠损伤的特点

小肠属于辐射敏感器官，易引起肠损伤，且迁延不愈，主要是构成小肠组织的功能性细胞，包括肠上皮细胞及血管内皮细胞，为射线作用的主要靶点。这两种细胞的损伤与辐射引起的DNA双链断裂诱发的细胞凋亡有关。组织损伤后继发炎性反应，加之肠腔内细菌等因素的共同作用，促进疾病的进展。

1. 血管损伤

小肠组织内微血管内皮细胞的大量凋亡是引起小肠损伤一系列病理变化的起始因素。内皮细胞的大量丧失造成血管结构的广泛破坏，内皮下胶原的暴露启动了内源性凝血过程。崩解的内皮细胞释放出的von Willebrand factor（vWF）因子可进一步促进凝血。另外，射线引起的组织损伤造成凝血因子Ⅲ释放增加，加上肠腔内异物的直接作用，又启动了外源性凝血过程，进一步引起受损局部的微循环障碍，造成了组织缺血、缺氧，不利于组织细胞，尤其是肠上皮细胞的物质代谢，降低了肠道对营养物质的吸收功能，因而对机体产生有害的影响。另外，在病理生理过程发展的早期，因射线激活的血管内皮细胞通过上调E-selectin、VCAM-1和ICAM-1等多种细胞黏附分子及趋化因子的表达，大量募集外周循环中的炎症细胞向损伤部位迁移，如中性粒细胞及巨噬细胞，进而引起局部炎症。而这两种细胞释放的内源性过氧化物，如活性氧（ROS）等，可造成组织细胞进一步损伤。15Gy照射所引起的肠绒毛内的血管损伤在短时间内是很难被修复的[21,22]。

2. 上皮损伤

在肠道损伤的发展过程中，射线可直接杀伤处于隐窝部位增殖旺盛的肠干/祖细胞，从隐窝基底部（不包括帕内特细胞）到中上部，不同分化状态的细胞具有不同的辐射敏感性。研究揭示，活跃期干细胞对电离辐射最敏感，大剂量照射后迅速发生凋亡；而静止期干细胞可耐受高剂量照射，且在高剂量照射的诱导下发生增殖，分化成活跃期干细胞，并再生整个隐窝和绒毛。在凋亡发生过程中，不论是高剂量还是低剂量照射，均在照后2~3h出现凋亡，照后3~6h出现凋亡峰，24h恢复至本底水平。对于电离辐射后隐窝干细胞凋亡及修复的调控，涉及许多分子机制。动物实验表明，致死剂量辐照小肠可使Lgr5阳性肠干细胞在很短时间内出现凋亡，并在射线作用后的48h内细胞几乎凋亡殆尽，因而造成肠上皮更新系统失衡，出现上皮脱落。脱落的上皮细胞不能够被有效的补充，导致绒毛缩短、倒伏，数量减少，隐窝消失；加上组织缺血、炎症细胞浸润及肠腔细菌的共同作用，进而引起上皮层完全脱落而形成溃疡。由此引起的肠屏障功能的下降，破坏了机体营养物质的吸收及代谢，导致营养吸收障碍、免疫力下降和感染，甚至休克。此外，肿瘤放疗后，小肠上皮细胞可发生自噬性死亡、坏死和有丝分裂灾变死亡[23,24]。

血中二胺氧化酶（DAO）活性可反映肠道损伤和修复情况。DAO 是一种含有脱氨的腐胺和组胺的细胞内酶，是组胺等多胺物质的分解代谢酶，95%以上分布于哺乳动物肠黏膜上层绒毛细胞胞质中，发挥调控肠黏膜增殖的作用，其活性与黏膜细胞的核酸和蛋白质合成密切相关，能反映肠黏膜的完整性和损伤程度。当肠黏膜上皮细胞受到辐射损伤后，胞内释放 DAO 增加，进入肠细胞间隙、淋巴管和血液，使血中 DAO 水平升高[25]。

3. *炎症反应*

在肿瘤放疗肠损伤发展的早期，小肠组织内预先存在的 IEL 和 ILC3（ILC 亚群）可分泌 IL-17A 及 IL-22 等细胞因子，促进上皮细胞的再生，以巩固上皮的物理屏障功能。同时，IL-17A 与粒细胞集落刺激因子（G-CSF）的表达呈正相关性。因此，具有吞噬和杀伤能力的固有免疫细胞，包括中性粒细胞、巨噬细胞及自然杀伤细胞等，趋化至受损部位，吞噬坏死的细胞或被病原微生物感染的细胞。通过产生一些炎性细胞因子，进一步招募外周适应性免疫细胞至损伤部位，其中包括 B 细胞、调节性 T 细胞（Treg）、辅助性 T 细胞（Th）及细胞毒性 T 细胞（CTL）。后者通过释放穿孔素及颗粒酶等物质，介导病变的组织细胞凋亡。Treg 的主要功能是通过产生 IL-10 等因子，抑制局部过度的免疫反应。但是，IL-10 的过度释放与组织纤维化具有一定的相关性[26]。

4. *神经-免疫反应*

小肠神经丛对组织内浆细胞的细胞因子分泌表型起到调控作用，并进一步影响肠道组织对辐射的敏感性。当肿瘤放疗时，肠道的屏障功能下降，小肠固有层及淋巴滤泡中存在大量的 B 细胞，在接受肠腔内外抗原刺激时可分化为浆细胞。另外，小肠感觉神经元通过释放 P 物质激活浆细胞，降钙素基因相关肽（CGRP）抑制这一过程。激活的浆细胞通过释放 TNF-α 和白三烯等物质吸引中性粒细胞向损伤部位募集；同时，激活的浆细胞还能分泌组胺、TGF-β1、IL-4 及 TNF-α 等物质，加速组织的纤维化形成[27]。

在肿瘤放射损伤中，肠道肥大细胞在早期起保护作用，后期则促进肠道纤维化的进展。当肥大细胞缺陷的 Wistar 大鼠受到腹部 21Gy 照射后，在早期（照射后 2 周）显示明显的黏膜损伤和大范围的溃疡；后期则肠壁纤维化和胶原蛋白沉积的程度明显减轻。研究表明，切除感觉神经可加剧肠道放射损伤。Wang 等[28]用辣椒碱除去感觉神经，发现黏膜表面溃疡加大，黏膜肥大细胞密度和隐窝上皮细胞增殖均明显减少。同时，在肥大细胞缺陷的大鼠模型中观察到，用辣椒碱去除感觉神经可加剧模型大鼠放射后肠上皮的损伤。

电离辐射对黏膜免疫损伤可产生重要的影响。小鼠全身照射 8Gy 后，分离培养小肠 IEL，其数量明显下降，增殖活力和细胞毒力明显受抑，照后 8h 下降，72h 达最低值；IEL 分泌 TNF-α 和 TGF-β 显著增多，照后 8h 增高，72h 达峰值。12Gy 全身照射小鼠，同样引起 IEL 数量明显减少，变性坏死的 IEL 造成相紧贴的肠上皮细胞损害（可能是旁效应所致）；其增殖活力和细胞毒力下降，IEL 分泌 TNF-α 和 TGF-β 也显著增多。由此说明，大剂量照射后，小肠IEL数量减少和功能降低可能成为全身放射损伤时造成肠黏膜免疫屏障功能受损的重要原因[29]。另外，实验小鼠分别受^{60}Co γ射线0、4.5和6.0Gy照射，全身照射后9天，肠黏膜出现轻度充血，细胞连接疏松，脾的T细胞增殖活性显著下降，且随照射剂量增大其增殖活性下降明显，说明辐射所致小鼠肠壁机械屏障及脾T细胞增殖功能受损，为其内源性感染创造了条件和机会[30]。

5. 小肠的糖转运

大量的研究证实，肿瘤放疗损伤小肠，降低小肠对营养的消化和吸收。电离辐射产生的自由基，破坏DNA复制，降低糖的吸收以及糖的运载体钠-葡糖转运蛋白1（SGLT1）和葡糖转运蛋白5（GLUT5）基因mRNA丰度，防止糖转运蛋白表达的底物调节，可能通过耗竭抗氧化剂维生素A而引起糖吸收的降低。小鼠接受0、7、8.5或10Gy ^{137}Cs γ射线全身急性照射前5天，饲喂补加的维生素A，在照射后2、5、8和14天进行观察。照射后8天，d-葡萄糖吸收下降10%~20%，d-果糖吸收下降25%~85%。随着照射剂量的增加，两种转运蛋白核不均RNA（hnRNA）水平增加，而其mRNA水平降低，与转运平行降低。饲喂维生素A的小鼠肠细胞的视黄醇（维生素A1）浓度高于对照的6倍。然而，补加维生素A对转运参数无作用，对辐射改变肠的糖转运未提供保护作用。因此，辐射明显降低GLUT5活性及其mRNA丰度，但高d-果糖饮食可增加照射和未照射小鼠GLUT5活性及其mRNA表达[19]。

6. 菌群失调

人肠道内含有300~500种菌属，约10^{14}个细菌；虽然其数量如此庞大，但其在生物学分类中主要归于厚壁菌和拟杆菌，而变形杆菌、放线菌、梭菌、蓝细菌及疣微菌则占少数比例。在这一微生态世界里，菌与菌之间的相互作用以及菌与宿主的相互作用对维系肠上皮的发育起到至关重要的作用。

肿瘤放疗肠损伤后，小肠内细菌开始过度繁殖；其中，致病性放线菌、大肠埃希菌、志贺菌属和克雷伯菌等成为优势菌。因此，菌群失调是放射性肠病患者的一个重要表现。但菌群失调并不认为是放射性肠病进展过程中引起炎症的原因；反之，菌群失调是肠道炎症反应带来的一个后果。另外，菌群失调可进一步提高肠道内皮系统及淋巴细胞对辐射的敏感性，对炎症反应产生反馈增强效应[31,32]。

在腹部肿瘤放疗时，可引起严重的放射性肠炎，发生率为5%~17%；肠道内菌群严重失衡，条件致病菌通过破损的肠黏膜屏障侵入体内，引起肠源性感染、内毒素血症和败血症等。从下面的几个方面可以看出肠道菌群具有调控小肠辐射损伤的作用。

（1）肠道菌群通过Toll样受体（TLR）通路产生辐射抵抗，因TLR的配体Toll主要为细菌的不同组分，后者识别细菌及其产物，激活NF-κB转录因子家族，加强上皮屏蔽紧密连接的完整性，影响隐窝细胞的增殖和凋亡，调节肠道内稳态。

（2）肠道菌群在肠道的辐射损伤中，能够激活免疫通路，维持免疫细胞Th1/Th2平衡，调节Treg和Th17的产生和分化，抵抗辐射对肠道的损害。

（3）肠道菌群与辐射肠炎反应的关系密切，一方面辐照后肠道菌群的紊乱改变炎性因子（如Wnt、Notch和TGF-β等）释放，使肠黏膜反应异常，降低肠黏膜上皮细胞的自我更新，同时激活转录因子NF-κB和STAT3以及MAPK和Akt/PKB通路，影响肠道组织修复和免疫稳态，加剧肠上皮损伤；另一方面，部分炎性因子促进肠组织的修复，对辐射引起的DNA损伤修复，可通过菌群所致的亚临床炎症反应而启动适应性反应。

（4）辐照后，肠道内分泌与其菌群相互影响，帕内特细胞分泌的隐窝素4（Crp4）增多，促进对肠道致病菌的杀伤作用；IgA的分泌增加，可降低致病菌在黏膜表面的附着，中和细菌毒素，限制致病菌的繁殖，维持肠道菌群的平衡；上皮细胞分泌的前列腺素，可通过环氧合酶1途径减轻肠隐窝的辐射损伤，也可通过质膜G蛋白耦联受体EP2介导Akt的激活，抑制Bax迁移至线粒体，减少细胞凋亡。

（5）肠道菌群通过多种途径对辐射肠黏膜机械屏障进行调控，如肠道的大肠埃希菌通过上调紧密连接蛋白的表达，降低肠上皮的通透性。

由此可见，电离辐射对肠道的损伤与其菌群改变的关系以及两者的相互影响，是极其复杂的。不过，随着肠道菌群宏观组学的进展，先进检测技术的问世，会逐步得到阐明，并在临床实践中得到应用[33,34]。

7. 组织纤维化

电离辐射所致的小肠局部炎症，如持续长期存在，加之组织缺血及功能细胞的损伤，共同促进了肠壁纤维化的形成，其主要原因是损伤局部促纤维化因子的高表达。例如，结缔组织细胞生长因子（CTGF）、转化生长因子β1（TGF-β1）和血小板衍生因子（PDGF）的高表达，可引起成纤维细胞的激活及过度繁殖。激活的成纤维细胞通过释放细胞外基质，引起组织重塑及瘢痕形成。这不仅降低了小肠的顺应性，进一步加剧了梗阻、穿孔等并发症的发生风险[35-37]。

三、肿瘤放射性小肠损伤的治疗

（一）放射性小肠损伤的治疗原则

在肿瘤放疗前，给予抵抗自由基产生的药物（如维生素C、E）或具有稳定细胞膜蛋白质功能的药物（如小牛血去蛋白提取物等不良反应较小的药物）治疗。大剂量照射（10Gy），由于活性氧（ROS）增加而导致的肠黏膜屏障功能障碍，可应用抗氧化剂或ROS清除剂，对防护辐射肠屏障功能障碍具有重要作用。当患者出现消化道功能紊乱，如腹痛、腹泻等，给予止泻、解痉挛、抗炎及抗水肿等药物治疗。此外，针对慢性辐射损伤伴发的不良并发症，如肠梗阻、肠穿孔及出血等，则采取手术治疗。然而，手术治疗在解除患者病痛的同时，会随之伴发后续的不良病症。例如，因腹部手术对患者造成的二次损伤，可能包括术后肠粘连以及因肠管过多切除后而造成的短肠综合征。另外，在有肿瘤负荷的患者中，实施腹部手术会提高肿瘤播散的风险。目前，仍以对症支持治疗及手术治疗为主[38]。

放射性小肠损伤的治疗原则包括：

（1）止吐、止泻及解痉等对症支持治疗，适当补充液体；

（2）应用抗氧化损伤药物（如Ω-3不饱和脂肪酸、维生素C和维生素E）、具有稳定细胞膜作用的药物（如小牛血去蛋白提取物）以及清热扶正的中药治疗等；

（3）营养支持，静脉营养，给予高蛋白、富含维生素和微量元素的饮食；

（4）抗感染治疗，应用抗生素；

（5）给予高压氧治疗；

（6）手术治疗[19]。

（二）放射性肠病治疗的一些可行方案

1. 细胞因子的应用

近些年来，国内外许多学者对放射性

肠损伤的治疗做了大量的实验研究，取得了丰硕的成果。例如，利用重组人表皮生长因子（rh-EGF）不但能够促进受照小鼠肠上皮细胞的增殖，同时又能有效减少上皮细胞的凋亡数量，其疗效使受照小鼠体重增加、生存时间延长[39]。重组人碱性成纤维细胞生长因子（rh-bFGF）对多种细胞具有广泛的促分裂作用，在正常胚胎发育、血管再生、创伤修复和肿瘤形成中亦具有重要调节作用；在治疗受致死剂量辐照的小鼠肠道模型中，rh-bFGF与内皮细胞表面的高亲和性FGF受体（FGFR）结合后，能够有效抑制内皮细胞的凋亡。研究者采用7~18Gy照射小鼠，于照前24h和照后1h给予rh-bFGF，可增加肠隐窝细胞的存活，抑制其损伤。8Gy γ射线照射小鼠12h后，bFGF蛋白和mRNA明显增加，照后48~120h达高峰；主要表达于隐窝周围间叶细胞，照前给予rhbFGF能明显增加隐窝干细胞存活[40]。

另外，8.0Gy ^{60}Co γ射线照射小鼠前，给重组IL-11（rhIL-11），对小肠隐窝辐射损伤有显著防护作用；照后给rhIL-11具有促进恢复作用，并能提高S期细胞比例，其作用机制可能与其对细胞周期的调控有关[41]。此外，还有多种因子具有类似的抗辐射损伤的作用，如角化细胞生长因子（KGF）、胰岛素样生长因子-1（IGF-1）和血管内皮细胞生长因子（VEGF）等[42,43]。

KGF参与组织器官发育、促进上皮细胞生长、增殖及创伤愈合及抗凋亡作用，在肿瘤的发生、发展中起重要作用。实验小鼠给予剂量率为0.678Gy/min、吸收剂量为8Gy的腹腔γ射线照射；照射前2天及照射后3天均经腹腔注射KGF，6mg/kg，照射后第15天处死小鼠。结果表明，照射后十二指肠绒毛出现萎缩、变短或脱落，部分腺窝和绒毛处可见少量凋亡细胞；给予KGF治疗，肠绒毛组织结构完整，肠隐窝可见少量凋亡细胞。照射后十二指肠组织中KGF、十二指肠结缔组织生长因子（CTGF）和Bcl-2基因表达上调；KGF治疗后，CTGF基因表达显著下调，Bcl-2基因表达显著上调。由此说明，KGF预防给药可能通过下调CTGF基因，修复电离辐射造成的损伤，并可能通过调节Bcl-2凋亡相关基因的表达水平来降低细胞凋亡[44]。

神经源性分化因子（NeuroD）也称BETA2（β-cell E-box trans-activator 2），属于bHLH转录因子家族成员，其蛋白质具有调节各种干细胞向终末细胞分化的能力，这种因子对放射性肠损伤具有治疗作用。小鼠腹腔注射NeuroD-EGFP（EGFP为增强绿色荧光蛋白）融合蛋白5h后，小肠绒毛上皮细胞内聚集该蛋白质；受照后3.5天，给予NeuroD-EGFP，小鼠小肠绒毛明显增高，隐窝深度加大及隐窝数目明显增多，其结果证实NeuroD蛋白可促进照射后肠道绒毛及隐窝的修复，对放射性肠损伤具有治疗作用[45]。

2. *其他化学物质的应用*

前列腺素E2（PGE2）对放射性肠损伤具有保护作用，其机制是在辐照前预防性给予PGE2的小鼠，在照射后其肠上皮细胞凋亡数量较非PGE2治疗组明显降低，这与上皮细胞内PI3K/AKT通路激活有关。这一通路的激活，能够抑制Bax蛋白向线粒体跨膜转位，从而抑制细胞凋亡[46]。

N-乙酰半胱氨酸（N-acetylcysteine，NAC）为硫醇类化合物，是天然氨基酸L-半胱氨酸与谷胱甘肽（GSH）的前体，是一种强有力的抗氧化剂，对多种疾病引起的GSH减少、氧化应激水平升高均有较好的防治效果。照射后大鼠末端回肠黏膜结构受到破坏，应用不同剂量NAC处理后，可不同程度地增加小肠黏膜绒毛数，提高肠腺存活率，抑制血浆中 D-乳酸和二胺氧化酶（DAO）含量升高，增加小肠组织中超氧化物歧化酶（SOD）和 GSH 含量，减少脂质过氧化产物 MDA 的生成。NAC 通过增强机体抗氧化能力，减轻肠屏障功能障碍的严重程度，维护机体内氧化还原平衡以及小肠黏膜结构和功能的完整性，对小肠辐射损伤起到有效的防护作用[47]。

硝基左旋精氨酸甲基酯（N-nitro-L-arginine methyl，L-NAME）是一种一氧化氮合酶（NOS）的特异性抑制剂。实验用 BALB/c 小鼠，经^{60}Co γ 射线 12Gy 全身照射后，再给 L-NAME 灌胃，于照后 72h 处死，发现其小肠扩张，充血程度明显降低，肠腺存活率明显提高，肠黏膜组织结构明显改善，肌间神经丛内 NOS 细胞密度明显降低，肠腺腔及肠绒毛表面 NOS 产物也减少。提示，肠壁 NOS 活性增强加重了小肠组织的放射损伤，应用 L-NAME 对受照小鼠小肠具有一定的保护作用[48]。

三磷腺苷（ATP）为核酸前体，是体内组织、细胞生命活动所需能量的直接来源，对辐射损伤空肠具有修复作用。实验用雄性 BALB/c 小鼠，经 1150cGy ^{60}Co γ 射线腹部照射，照后 1h 内在小鼠后肢肌肉内注入 ATP（0、6、8 和 12mg/kg）。照后 4 天，发现 ATP 明显提高受照小鼠空肠的肠腺存活率和环磷酸鸟苷（cGMP）含量，其最适剂量为 6mg/kg。因此，ATP 可明显提高辐射损伤小鼠空肠 cGMP 含量，促进肠道的恢复[49]。

爱维治是小牛血去蛋白提取物注射液，对维持肠道黏膜结构和功能的稳定性有良好的作用。给予 Wistar 大鼠 9.0Gy 的一次性直线加速器高能 X 射线照射后，连续 4 天腹腔注射爱维治，可抑制一氧化氮（NO）的产生，加速急性放射性肠炎受损肠道黏膜的修复[50]。

丁酸钠作为肠道菌群代谢碳水化合物产生的一种短链脂肪酸，是肠黏膜上皮细胞的主要能量物质，在保持结肠黏膜功能方面具有重要的作用。在腹部肿瘤放疗过程中，小肠上皮细胞受损，导致其屏障功能降低，肠道内菌群紊乱，影响短肽脂肪酸的代谢合成，使肠道功能失常。研究表明，给肠损伤患者灌肠短肽脂肪酸，可明显改善其症状；口服丁酸钠后，能够缓解大部分患者的肠损伤症状。研究证实，丁酸钠可使受照大鼠升高的炎性因子 TNF-α 降低，肠黏膜屏障通透性降低，保护肠道功能，使其病死率降低[51]。

益生菌及其代谢产物对肠道辐射损伤具有预防和治疗作用，可改善宿主微生态平衡，改变肠道细菌比例，提高肠道免疫功能，达到预防和治疗放射性肠炎的效果。辐照后，益生菌可恢复肠道 pH，缓解腹泻症状，预防细菌移位，保护肠黏膜。临床试验证实，乳酸菌联合双歧杆菌在预防盆腔放疗所致腹泻具有良好的功效[52]。

3. 中药的应用

中医古方生脉散由人参、麦冬和五味子组成，具有益气生津、养心补肺等多种药理作用。实验证实，生脉散通过抗氧化作用，调节白细胞介素及损伤修复功能，有效减轻小肠的辐射损伤。实验用昆明种小鼠，经^{60}Co γ 射线 6Gy 全身照射后 24h，灌胃不同剂量生脉散（40、60 和 80g/kg 体重），1 次/日，共 14 天，发现生脉散可提高十二指肠、空肠和回肠的肠腺存活率、减少组织脂质过氧化产物 MDA 含量，提高 GSH-Px 和 SOD 活性以及血中 IL-2、-4、-6 和-11 水平，并呈一定的量效关系[53]。

（三）放射性小肠损伤的干细胞治疗

大量的研究已经证实，间充质干细胞（mesenchymal stem cells，MSCs）对放射性肠损伤具有明显的修复作用[54-56]，但是，目前关于 MSCs 修复放射性肠损伤的相关机制研究却尚乏报道。2013 年，法国埃皮纳医学中心报道了利用骨髓来源的 MSCs 治疗因前列腺癌局部过量照射后引起直肠损伤的个案报道，明确了 MSCs 对损伤组织的修复作用。MSCs 是一群来自于中胚层组织的成体干细胞，可从机体多种器官及组织中分离获得。离体培养的 MSCs 呈纺锤状，具有贴壁生长的特点，其表面分子 CD73、CD90 及 CD105 表达阳性；具有成脂、成骨和成软骨分化的能力。另外，MSCs 还具有强大的体外增殖能力及多向分化潜能，能够向中胚层及外胚层组织分化，其分化的能力受细胞所处的损伤微环境调节，因此具有损伤修复的作用，并对多种疾病具有治疗作用[57-59]。

Semont 等[60]利用人骨髓来源的 MSCs 治疗接受 8.5Gy 一次照射的 NOD/SCID 小鼠，制备放射肠损伤模型，结果发现，接受 MSCs 治疗的小鼠隐窝内增殖细胞数量增多，其原因上调了隐窝 Musashi-1 阳性肠干细胞数量；另外，在接受治疗后的头 3 天内，位于隐窝处凋亡的上皮细胞数量明显减少。表明 MSCs 可以通过促增殖及抗凋亡的双重机制来提高受照后小鼠肠上皮细胞的再生能力。此外，该项研究还发现，MSCs 对照射后肠上皮细胞的 Na^+/K^+-ATP 酶的功能具有保护作用。因此，接受 MSCs 治疗的小鼠中位生存时间有所延长。

在另一项研究中，Saha 等[61]利用骨髓 MSCs 治疗接受 18Gy 一次性照射的 C57BL/6 小鼠，发现其除了隐窝内增殖的上皮细胞数量增加及 Lgr5 阳性的肠干细胞（ISCs）上调表达外，小鼠自身的巨噬细胞向损伤处迁移，加速了 ISCs 发育微环境的重建。另外，MSCs 可上调损伤处 PGE2 的表达量，后者与上皮细胞表面的 EP2 及 EP4 受体结合后，提高了上皮细胞胞质内 cAMP 的浓度；cAMP 通过激活蛋白激酶家族成员，如 PKA/PKB/PKC，抑制胞质内糖原合成激酶 3β（GSK-3β）的活性，从而导致胞质内 β-catenin 的集聚，进一步激活核转录因子 Tcf4，上调细胞增殖基因 c-Myc 的表达。与此同时，激活的 PI3K/AKT 通路抑制了 Bax 蛋白向线粒体的跨膜转位，用于抵抗射线引起的上皮细胞凋亡。因此，入组的所有小鼠在接受 MSCs 治疗后得到挽救。值得一提的是，在日本的 Kudo 等[62]学者开展的研究中，采用更高剂量（一次性给予 30Gy）照射小鼠，在模型诱导成功后给予骨髓 MSCs 治疗，也取得了相似的修复作用。

以上研究结果初步表明，MSCs 的实际疗效似乎不呈辐射剂量依赖的线性关系；但相同的 MSCs 来源，不同辐射剂量下所取得的修复速度是不同的。曹晓沧等[63]研究发现，脐带来源的 MSCs 同样对放射性肠损伤具有修复作用；脐带 MSCs 在放射性肠损伤修复过程中的起效时间为移植后的 5 周左右。总之，可得出结论：MSCs 对放射性肠损伤具有修复作用。

参 考 文 献

[1] Sato T, van Es JH, Snippert HJ, et al. Paneth cells constitute the niche for Lgr5 stem cells in intestinal crypts. Nature, 2011, 469 (7330): 415-418.

[2] Barker N, van Oudenaarden A, Clevers H. Identifying the stem cell of the intestinal crypt: strategies and pitfalls. Cell Stem Cell, 2012, 11 (4): 452-560.

[3] Haber AL, Biton M, Rogel N, et al. A single-cell survey of the small intestinal epithelium. Nature, 2017, 551 (7680): 333-339.

[4] Belogui A, Brayden DJ, Artursson P, et al. A human intestinal M-cell-like model for investigating particle, antigen and microorganism

translocation. Nat Protoc，2017，12（7）：1387-1399.

[5] Hill DA，Artis D. Intestinal bacteria and the regulation of immune cell homeostasis. Ann Rev Immunol，2010，28：623-667.

[6] Sato T，Vries RG，Snippert HJ，et al. Single Lgr5 stem cells build crypt-villus structures in vitro without a mesenchymal niche. Nature，2009，459（7244）：262-265.

[7] 常鹏宇，崔爽，董丽华. 肠干细胞的研究进展及应用现状. 中华生物医学工程杂志，2015，21（5）：475-479.

[8] van der Flier LG，Clevers H. Stem cells，self-renewal，and differentiation in the intestinal epithelium. Annu Rev Physiol，2009，71：241-260.

[9] Sato T，Clevers H. Growing self-organizing miniguts from a single intestinal stem cell：mechanism and applications. Science，2013，340（6137）：1190-1194.

[10] Tian H，Biehs B，Warming S，et al. A reserve stem cell population in small intestine renders Lgr5-positive cells dispensable. Nature，2011，478（7368）：255-259.

[11] Yan KS，Chia LA，Li X，et al. The intestinal stem cell markers Bmi1 and Lgr5 identify two functionally distinct population. Proc Natl Acad Sci USA，2012，109（2）：466-471.

[12] Hua G，Thin TH，Feldman R，et al. Crypt base columnar stem cells in small intestines of mice are radioresistant. Gastroenterology，2012，143（5）：1266-1276.

[13] Zhu Y，Huang YF，Kek C，et al. Apoptosis differently affects lineage tracing of Lgr5 and Bmil intrstinal stem cell populations. Cell Stem Cell，2013，12（3）：298-303.

[14] Metcalfe C，Kljavin NM，Ybarra R，et al. Lgr5+ stem cells are indispensable for radiation-induced intestinal regeneration. Cell Stem Cell，2014，14（2）：149-159.

[15] Hua G，Wang C，Pan Y，et al. Distinct level of radioresistance in Lar5+ colonic epithelial stem cells versus Lgr5+ small intestinal stem cells. Cancer Res，2017，77（8）：2124-2133.

[16] Hauer-Jensen M，Denham JW，Andreyev HJ. Radiation enteropathy — pathogenesis，treatment and prevention. Nat Rev Gastroenterol Hepatol，2014，11：470-479.

[17] Andreyev HJ，Davidson SE，Gillespie C，et al. Practice guidance on the management of acute gastrointestinal problems arising as a result of treatment for cancer. Gut，2012，61：179-192.

[18] Ferreira MR，Muls A，Dearnaley DP，et al. Microbiota and radiation-induced bowel toxicity：lessons from inflammatory bowel disease for the radiation oncologist. Lancet Oncol，2014，15：e139-147.

[19] 龚守良主编. 医学放射生物学 .4 版. 北京：中国原子能出版社，2015：331-345.

[20] Chaple A，Francois S，Douay L，et al. New insights for pelvic radiation disease treatment：multipotent stromal cell is a promise mainstay treatment for the restoration of abdominopelvic severe chronic damages induced by radiotherapy. World J Stem Cells，2013，5：106-111.

[21] Auletta JJ，Deans RJ，Bartholomew AM. Emerging roles for multipotent，bone marrow-derived stromal cells in host defense. Blood，2012，119（8）：1801-1809.

[22] 常鹏宇，崔爽，姜新，等. 脂肪干细胞修复辐射诱导的肠血管损伤研究. 中华放射医学与防护杂志，2014，34（9）：652-657.

[23] 李明，曹建平，张学光. 放射性肠损伤发病机制研究进展. 中华放射医学与防护杂志，2012，32（4）：439-443.

[24] 王瑜，张再重，邹忠东，等. 电离辐射对大鼠肠屏障功能的损伤作用. 中华实验外科杂志，2009，26（1）：126.

[25] 许文达，彭颖，陈江，等. 血二胺氧化酶在放射性肠道损伤中的变化及意义. 中国医药，2016，11（2）：238-242.

[26] Kugelberg E. Pattern recognition receptors：

curbing gut inflammation. Nat Rev Immunol, 2014, 14：583.

[27] Wang J, Hauer-Jensen M. Neuroimmune interactions: potential target for mitigating or treating intestinal radiation injury. Br J Radiol, 2007, 1: S41-S48.

[28] Wang J, Zheng H, Kulkarni A, et al. Regulation of early and delayed radiation responses in rat small intestine by capsaicin sensitive nerves. Int J Radiat Oncol Biol Phys, 2006, 64(5)：1528-1536.

[29] 徐辉，程天民，粟永萍，等. 8Gy 全身辐射对小鼠小肠上皮内淋巴细胞数量及功能的影响. 中华放射医学与防护杂志，1998，18(6)：373-376.

[30] 李莉，许川山，薛国文，等. ^{60}Co γ 射线辐射小鼠肠壁屏障及脾 T 淋巴细胞增殖活性改变的观察. 激光杂志，2001，22（4）：61-62.

[31] Ferreira MR, Muls A, Dearnaley DP, et al. Microbiota and radiation-induced bowel toxicity: lesions from inflammatory bowel disease for the oncologist. Lancet Oncol, 2014, 15: e139-e147.

[32] Packey CD, Ciorba MA. Microbial influences on the small intestinal response to radiation injury. Curr Opin Gastroenterol, 2010, 26：88-94.

[33] Crawford PA, Gordon JI. Microbial regulation of intestinal radiosensitivity. Proc Natl Acad Sci USA, 2005, 102：13254-13259.

[34] 许洋，杨彦勇，高福. 肠道菌群与肠道辐射损伤的关系极其机制研究进展. 辐射与健康通讯，2016，(291-292)：1-4.

[35] Lawrance IC, Rogler G, Bamias G, et al. Cellular and Molecular Mediators of Intestinal Fibrosis. J Crohns Colitis, 2017, 11(12)：1491-1503.

[36] Latella G, Rogler G, Bamias G, et al. Results of the 4th scientific workshop of the ECCO (I): pathophysiology of intestinal fibrosis in IBD. J Crohns Colitis, 2014, 8 (10)：1147-1165.

[37] Yarnold J, Brotons MC. Pathogenetic mechanisms in radiation fibrosis. Radiother Oncol, 2010, 97：149-161.

[38] 周岩冰，李世宽，张建立，等. 严重放射性肠损伤 28 例的综合治疗. 中华普通外科杂志，2002，17（12）：719-720.

[39] Oh H, Seong J, Kim W, et al. Recombinant human epidermal growth factor (rhEGF) protects radiation-induced intestinal injury in murine. J Radiat Res, 2010, 51 (5)：535-541.

[40] 彭瑞云，高亚兵，陈浩宇. bFGF 基因在中子辐射肠道损伤和修复中的表达和意义. 中华放射医学与防护杂志，2005，25（5）：412-415.

[41] 余祖胤，黄海潇，王欣茹，等. rhIL-11 对 8.0Gy ^{60}Co γ 射线照射小鼠肠道损伤的防治作用研究. 解放军医学杂志，2005，30(3)：198-200.

[42] Qiu W, Leibowitz B, Zhang L, et al. Growth factors protect intestinal stem cells from radiation-induced apoptosis by suppressing PUMA through the PI3K/AKT/p53 axis. Oncogene, 2010, 29 (11)：1622-1632.

[43] Wilkins HR, Ohneda K, Keku TO, et al. Reduction of spontaneous and irradiation-induced apoptosis in small intestine of IGF-1 transgenic mice. Am J Physiol Gastrointest Liver Physiol, 2002, 283 (2): G457-464.

[44] 原雅艺，任越，张睿凤，等. KGF 对电离辐射后十二指肠中 CTGF 和 Bcl-2 基因表达的影响. 国际放射医学核医学杂志，2017，41(2)：108-112.

[45] 杜傲男，徐静，何燕，等. 神经源性分化因子对小鼠放射性肠损伤的治疗作用. 中华放射医学与防护杂志，2015，35（1）：45-48.

[46] Spaggiari GM, Abdelrazik H, Becchetti F, et al. MSCs inhibit monocyte-derived DC maturation and function by selectively interfering with the generation of immature DCs: central role of MSC-derived prostaglandin E2. Blood, 2009, 113 (26)：6576-6583.

[47] 王瑜，张再重，陈少全，等. N-乙酰半胱氨

酸对大鼠小肠辐射损伤的防护作用. 第二军医大学学报，2008，29（6）：651-654.

[48] 魏丽春，郭国祯，郭鹞. 硝基左旋精氨酸甲基酯对辐照小鼠小肠的保护作用. 中国病理生理杂志，1997，13（4）：394-398.

[49] 田芙蓉，曾桂英，丁桂荣. ATP 对辐射损伤小鼠空肠肠腺存活率和 cGMP 含量的影响. 海峡预防医学杂志，2000，6（4）：16-17.

[50] 毕迎惠，韩俊庆，盛巍，等. 爱维治对急性放射性肠炎大鼠肠道修复作用的实验研究. 山东大学学报（医学版），2007，45（3）：274-278.

[51] 付敬国，张钧，王亮和，等. 丁酸钠通过脂多糖介导炎症通路防治辐射诱导大鼠肠黏膜屏障损伤. 中华放射医学与防护杂志，2017，37（6）：415-419.

[52] 许洋，杨彦勇，高福. 肠道菌群与肠道辐射损伤的关系极其机制研究进展. 辐射与健康通讯，2016，（291-292）：1-4.

[53] 廖泽云，刘红，姜锦林. 生脉散对实验动物小肠辐射损伤的保护作用. 中国辐射卫生，2007，16（3）：264-285.

[54] 常鹏宇，崔爽，曲雅勤. 间充质干细胞修复放射性肠损伤的机制探讨. 中华放射医学与防护杂志，2013，33（5）：565-568.

[55] 常鹏宇，曲雅勤，刘拥军. 自体脂肪干细胞在炎性肠病治疗中的应用前景. 中国免疫学杂志，2013，29（4）：443-448.

[56] Semont A，Mouiseddine M，Francois A，et al. Mesenchymal stem cells improve small intestinal integrity through regulation of endogenous epithelial cell homeostasis. Cell Death Differ，2010，17（6）：952-961.

[57] Wang J，Boerma M，Fu Q，et al. Significance of endothelial dysfunction in the pathogenesis of early and delayed radiation enteropathy. World J Gastroenterol，2007，13（22）：3047-3055.

[58] 孙瑞婷，王华，吴祖泽. 间充质干细胞治疗放射性肠损伤研究进展. 中国药理学与毒理学杂志，2013，27（6）：1049-1053.

[59] Saha S，Bhanja P，Kabarriti R，et al. Bone marrow stromal cell translocation mitigates radiation-induced gastrointestinal syndrome in mice. PLoS One，2011，6（9）：e24072.

[60] Semont A，Mouiseddine M，Francois A，et al. Mesenchymal stem cells improve small intestinal integrity through regulation of endogenous epithelial cell homeostasis. Cell Death Differ，2010，17（6）：952-961.

[61] Saha S，Bhanja P，Kabarriti R，et al. Bone marrow stromal cell transplantation mitigates radiation-induced gastrointestinal syndrome in mice. PLoS One，2011，6（9）：e24072.

[62] Kudo K，Liu Y，Takahashi K，et al. Transplantation of mesenchymal stem cells to prevent radiation-induced intestinal injury mice. J Radiat Res，2010，51（1）：73-79.

[63] 曹晓沧，王邦茂，赵辉，等. 脐带间充质干细胞移植对肠辐射损伤模型鼠治疗作用的实验研究. 中国辐射卫生，2010，19（3）：257-261.

早放疗在 EGFR 突变阳性 NSCLC 脑转移中的地位

2017 年 1 月 23 日，《Journal of Clinical Oncology》在线发表了美国耶鲁大学医学院 William J. Magnuson 等完成的多中心回顾性临床研究“Management of Brain Metastases in Tyrosine Kinase Inhibitor-naive Epidermal Growth Factor Receptor-Mutant Non-Small-Cell Lung Cancer：A Retrospective Multi-Institutional Analysis”（J Clin Oncol. doi：10.1200/JCO.2016.69.7144.），并同期发表了四川大学华西医院胸部肿瘤科卢铀教授等针对该研究所作的述评。

述评指出，目前表皮生长因子受体（EGFR）突变阳性非小细胞肺癌（NSCLC）脑转移的治疗还没有标准方案，可选的治疗方式包括小分子酪氨酸激酶抑制剂（EGFR-TKI）、全脑放疗（WBRT）以及大分割立体定向放疗（SRS）等。Magnuson 等回顾性分析了脑部放疗及 EGFR-TKI 治疗 EGFR 突变阳性 NSCLC 脑转移患者中的疗效（纳入美国 6 个医疗中心的 351 例患者）。结果显示：早放疗（发现脑转移即给予 WBRT 或 SRS）可以为患者带来更大的生存获益，其中尤以早 SRS 更为显著（早 SRS *vs* 早 WBRT *vs* EGFR-TKI：46 个月 *vs* 30 个月 *vs* 25 个月，$P<0.001$）。该研究为相关领域样本量最大的回顾性分析，其结果初步证实了早 SRS 的重要性，但也应看到，该研究为回顾性临床研究，其结果不可避免地带有一些局限性，临床应用时应加以注意。

例如，与 Magnuson 等的研究结果不同，周彩存教授等最近发表在《Journal of Thoracic Oncology》上的回顾性研究显示：早 WBRT 联合 EGFR-TKI 较单用 EGFR-TKI 未能提高颅内无进展生存（6.9 个月 *vs* 7.4 个月，$P=0.232$），同时联合治疗组患者的总生存更差（21.6 个月 *vs* 26.4 个月，$P=0.049$）。两个研究间结果的差异可能为纳入患者的临床特征不同所致。在 Magnuson 等研究中，70% 的患者脑转移发生时颅外病灶控制良好，在此基础上加强颅内病灶的控制的确可能带来更大的生存获益。此外，Magnuson 等的研究将 WBRT/SRS 后未接受 EGFR-TKI 的患者及接受 EGFR-TKI 治疗后颅内失败而未接受放疗的患者排除，而此类患者在随机对照临床研究中会被纳入意向治疗（ITT）人群加以分析；Magnuson 等研究中缺少后续随访的数据，包括颅外转移情况，后续的系统治疗情况，以及神经认知功能评测，而这些结果将会影响该研究结果临床应用的可靠程度。总之，基于 Magnuson 等的研究，如果颅外病灶得以良好控制，头部放疗的早期介入还是值得考虑的。

吉非替尼及厄洛替尼皆有个案显示增加药物剂量后可使既往 EGFR-TKI 治疗失败的 NSCLC 脑转移患者重新获得颅内疗效，而脑脊液通透率更高的第三代 EGFR-TKI（AZD3759 和奥西替尼等），其颅内疗效也较第一代 EGFR-TKI 更为显著，以上现象提示 TKI 的脑脊液药物浓度/脑脊液通透率还是其颅内疗效的一个显著影响因素。

而 WBRT 早期介入联合 EGFR-TKI 治

疗 EGFR 突变阳性 NSCLC 脑转移患者的假设基础之一即为 WBRT 可破坏血脑屏障，从而增加 EGFR-TKI 的脑脊液通透率，但目前报道的临床数据并不完全支持该论点。卢铀教授组织完成的埃克替尼联合 WBRT 的Ⅰ期临床研究（ICOME）显示：埃克替尼的脑脊液通透率在 WBRT 前、完成后即刻、完成 1 个月后无明显差异。

联合治疗的另一个假设基础为 EGFR-TKI 可能存在的放射增敏作用，两者结合有协同效应。但就目前报道的临床数据来说，单用 EGFR-TKI 的颅内客观缓解率为 52.6%~87.8%、颅内无疾病进展生存期为 6.6~16 个月、总生存期为 12.9~26.4 个月；联合治疗的颅内客观缓解率为 52.9%~89%、颅内无疾病进展生存期为 6.9~18.9 个月、总生存期为 19.1~21.6 个月，两者疗效相似。此外，最近发表的临床前研究也显示两者联合主要起到疗效叠加作用而非协同效应。

针对脑部放疗的早期介入，还存在一个顾虑，即其对神经认知功能的损伤。WBRT 的晚期神经认知功能毒性已为大家所熟知。对于 SRS 来说，前瞻性临床研究显示其对神经认知功能没有额外的毒副作用。但需注意的是，目前还没有专门针对联合治疗神经系统相关毒性的临床研究，严格来说，SRS 的早期介入联合 EGFR-TKI 对神经认知功能有无明显的毒副作用还不得而知。

总之，针对接受 EGFR-TKI 治疗的 EGFR 突变阳性 NSCLC 脑转移患者，WBRT 早期介入的必要性需仔细评估，推迟或不予 WBRT 可能对患者更为有利，而 SRS 的早期介入可能有益于特定患者，但其价值亦需前瞻性临床研究的进一步验证，实际临床工作中，也需要多学科讨论以期为患者带来最大获益。

（编撰　周　麟）

（来源：《全球肿瘤快讯》2017 年 2 月 总 177~178 期）

（上接第 28 页）

[72] Ricarte-Filho JC, Li S, Garcia-Rendueles MER, et al. Identification of kinase fusion oncogenes in post-Chernobyl radiation-induced thyroid cancers. J Clin Invest, 2013, 123: 4935-4944.

[73] Leeman-Neill RJ, Kelly LM, Liu P, et al. ETV6-NTRK3 is a common chromosomal rearrangement in radiation-associated thyroid cancer. Cancer, 2014, 120: 799-807.

[74] Leeman-Neill RJ, Brenner AV, Little MP, et al. RET/PTC and Pax8/PPARc chromosomal rearrangements in post-Chernobyl thyroid cancer and their association with iodine-131 radiation dose and other characteristics. Cancer, 2013, 119: 1792-1799.

[75] Hamatani K, Eguchi H, Koyama K, et al. A novel RET rearrangement (ACBD5/RET) by pericentric inversion, inv (10) (p12.1; q11.2), in papillary thyroid cancer from an atomic bomb survivor exposed to high-dose radiation. Oncol Rep, 2014, 32 (5): 1809-1814.

【编者按】 脑转移瘤是成人颅内常见的恶性肿瘤，是癌症治疗失败及致死的主要原因之一。脑转移瘤治疗主要以姑息治疗为主，放射治疗是有效的姑息治疗手段。虽然全脑放疗和立体定向放射治疗都被用于治疗脑转移病灶，但治疗效果有限，且有研究显示患者的年龄、体能状态以及颅内转移灶的数目均与患者的长期生存密切相关。

近期，《Lancet Oncology》就脑转移灶、术后立体定向放疗及全脑放疗三个关键词发表了两篇论著及一篇同行评议，现将其摘要如下，以飨读者。

《Lancet Oncology》脑转移专题

一、脑转移灶术后立体定向放疗优于全脑放疗

美国梅奥诊所 Paul D. Brown 等报告，脑转移瘤全脑放疗（WBRT）治疗后的认知功能减退较立体定向放疗（SRS）更为常见，但对总生存期的影响无显著差异。切除脑转移瘤后，应考虑将不良反应更小的 SRS 作为 WBRT 的替代治疗方案。(Lancet Oncol. 2017 年 7 月 4 日在线版)

WBRT 是脑转移灶切除术后提高颅内疾控率的标准疗法，而术后采用手术部位立体定向放疗（SRS）虽然并无高质量的对比支持数据，但也使用广泛，可降低认知功能损害。为了对比 SRS 和 WBRT 在脑转移灶切除术患者中对生存和认知结局的影响，该项随机、对照、Ⅲ期研究纳入了来自美国和加拿大 48 个医疗中心的成人患者（18 岁及以上，有一个已切除的脑转移灶，且切除腔最大径<5.0cm），随机分入（1∶1）术后 SRS 组（12~20Gy 单次分割，剂量根据切除腔体积确定）或 WBRT 组（30Gy，10 天分割；或 37.5Gy，15 天分割，2.5Gy/天）。采用动态随机分配方法，分层因素包括年龄、颅外疾病控制持续时间、脑转移灶数量、组织学、最大切除腔直径以及治疗中心。患者和研究者非盲。共同主要终点为无认知减退生存期和总生存期，采用意向性治疗分析（登记网址 ClinicalTrials. gov，编号 NCT01372774）。

结果显示，2011 年 11 月 10 日~2015 年 11 月 16 日，194 例患者被随机分入 SRS 组（98 例）或 WBRT 组（98 例）。中位随访时间为 11.1 个月（IQR：5.1~18.0 个月）。SRS 组患者的无认知减退生存期（中位值为 3.7 个月，95% CI：3.45~5.06 个月；93 例事件）长于 WBRT 组的（中位值为 3.0 个月，95%CI：2.86~3.25 个月；93 例事件）风险比（HR）为 0.47（95%CI：0.35~0.63，$P<0.0001$）。在 6 个月时，SRS 组 54 例可评价患者中有 28 例（52%）发生认知减退，WBRT 组 48 例可评价患者中有 41 例（85%）发生认知减退，率差为−33.6%（95% CI：−45.3%~−21.8%，$P<0.00031$）。SRS 组患者的中位总生存期为 12.2 个月（95% CI：9.7~16.0 个月，69 例死亡），WBRT 组的为 11.6 个月（95% CI：9.9~18.0 个月，67 例死亡），HR 为 1.07（95% CI：0.76~1.50，$P=0.70$）。SRS 组和 WBRT 组最常报告的 3~4 级不良反应事件（相对发生率≥4%）为听力损伤（3 例 *vs* 8 例）和认知障碍（3 例

vs 5 例）。无治疗相关死亡。

二、术后立体定向放疗优于单纯的脑转移灶切除

美国 M. D. Anderson 癌症中心 Anita Mahajan 等报告，在根治性切除了 1～3 个脑转移灶的患者中，术后立体定向放疗（SRS）相比单纯手术切除可显著降低局部复发率。因此脑转移灶切除术后 SRS 可作为全脑放疗的替代疗法。（Lancet Oncol. 2017 年 7 月 4 日在线版）

切除脑转移灶后，全脑放疗可降低局部复发率，但会引起认知功能减退。为了明确术后 SRS 相比单纯手术切除可否改善至局部复发的时间，该项随机、对照、Ⅲ期试验在美国一家三级医院招募了受试者。入组标准为年龄>3 岁，卡氏评分≥70 分，可行 MRI，根治性切除了 1～3 个脑转移灶（切除腔最大径≤4cm）。患者被随机分入（1∶1）SRS 组（术前 30 天）或观察组。分层因素包括原发瘤组织学，转移瘤大小，以及转移灶数量。主要终点为切除腔至局部复发的时间，评定方法为研究中心的神经放射科医师对意向性治疗人群进行脑 MRI 集中盲审。患者和研究者非盲（登记网址 ClinicalTrials. gov，编号 NCT00950001）。

结果显示，2009 年 8 月 13 日～2016 年 2 月 16 日，132 例患者被随机分入观察组（68 例）或 SRS 组（64 例）；128 例患者符合分析要求，4 例患者不符合标准（SRS 组 3 例，观察组 1 例）。中位随访时间 11.1 个月（IQR：4.8～20.4 个月）。观察组患者 12 个月的无局部复发率为 43%（95%CI：31%～59%），SRS 组的为 72%（95%CI：60%～87%），风险比（HR）为 0.46（95%CI：0.24～0.88，P=0.015）。两组均无不良反应事件或治疗相关死亡事件。

三、脑转移灶切除术后放疗可否作为新的标准疗法？

美国华盛顿大学医学院肿瘤放疗科 Simon S. Lo 等撰文评价了两项研究，就脑转移灶切除术后放疗是否可作为新的标准疗法发表了意见。（Lancet Oncol. 2017 年 7 月 4 日在线版）

（一）SRS 是否要联合 WBRT

在近 65 年以来，全脑放疗（WBRT）一直都是脑转移患者的标准治疗方法；而近十几年来，随机分入立体定向放疗（SRS）联合或不联合 WBRT 的研究逐渐凸显出了 WBRT 的问题，即 WBRT 会引起实质性的神经认知功能减退，继而影响生活质量。虽然 WBRT 可降低脑肿瘤的远处复发率，但上述问题无法避免。四项Ⅲ期随机对照试验以及一项荟萃分析均对 SRS 联合或不联合 WBRT 治疗局部未切除转移灶的疗效进行了评价，表明加入 WBRT 并无显著的生存益处，继而 SRS 不联合 WBRT 成为有局部转移灶患者的优选方案，还需解决的问题仅剩下一个，即术后 SRS 在脑转移灶治疗中地位如何。

SRS 的临床应用可谓成功，且部分非对照的单中心研究认为其局控率与 WBRT 相当，且优于对照组，但并没有一级证据支持变更临床实践，而且也有论断认为在 MRI 确认大体全切后当代神经外科技术已经有充分的疗效。这也是为何《Lancet Oncology》中 Anita Mahajan 等（术后 SRS 组 *vs* 观察组）和 Paul Brown 等（术后 SRS 组 *vs* WBRT 组）两项试验的重要意义所在。

（二）两项研究对 SRS 及 WBRT 的讨论

Mahajan 等开展的单中心研究在至少有一个脑转移的患者中对比了切除术后辅助 SRS 与观察组的疗效。主要终点为手术腔

的至局部复发时间。该研究未将神经认知功能或生活质量作为终点指标。尽管在大规模癌症中心进行了现代手术技术的治疗，但观察组患者的12个月无局部复发率仅为43%（95%CI：31%~59%）。术后单次分割SRS显著改善了12个月的无局部复发率（72%，95% CI：60%~87%；HR=0.46，95%CI：0.24~0.88，$P=0.015$）。这表明手术腔放疗是标准治疗方案，相比观察组可改善局控率，并且SRS可作为WBRT安全有效的术后替代治疗方案。

该研究中，值得注意的是，术前肿瘤直径>2.5cm的病例局控率较差，即局控率与肿瘤大小相关，而局控率是与暴露剂量有明确关系的。大体全切术后手术腔的临床靶区体积基本是属于微观病变的范畴。假设手术腔体积与术前肿瘤直径呈正比，则按照试验方案来看，较大的肿瘤术后手术腔接受的SRS剂量很可能较低。在该研究以及Brown等的类似研究中，单次分割SRS剂量均低于完整转移灶的典型处方剂量，因此这些数据表明，要控制微观病变，仍然需要充足的放射剂量。术后低分割SRS是较为理想的选择，有利于剂量递增，同时扩大治疗窗以降低放射坏死风险。大体全切术后，SRS组相比观察组对直径≤2.5cm肿瘤腔仍有显著益处，12个月时SRS组的局控率为100%，观察组的仅为77%。

Brown等的试验（N107C）将有1~4个已切除转移灶的患者进行了随机分组，接受SRS（采用SRS放射治疗残余未切除脑转移灶）或WBRT（采用SRS推量放射治疗残余未切除脑转移灶）。因此WBRT组的手术腔仅接受WBRT的剂量暴露。试验采用了有效工具评价神经认知功能和生活质量。主要终点为无认知减退生存期和总生存期。WBRT组患者在治疗6个月时的神经认知功能和生活质量显著下降。结果与其他研究一致，且WBRT同样降低了远处转移率，但并未改善总生存期。

意外的是，SRS后的12个月局控率（61%）低于WBRT的（81%）。Poland等的一项效能较低的随机对照试验也显示，WBRT的长期疾控率优于辅助SRS。80%左右的局控率与单一脑转移灶术后WBRT的结果一致。结果令人担忧，因为原本认为SRS的生物等效剂量高于WBRT。对于较小的靶区，结果可能适用，但对于较大的靶区，单次分割SRS内在的剂量递减使得其有效剂量仅与WBRT等同，甚至更低。实际上，约有40%的患者的手术腔宽度超过3cm，但并没有明确的剂量数据或计划评估方案。如前所述，低分割SRS可能会有更好的结果，也是更为推荐的治疗方案，但仍然没有针对性的对照试验比较低分割SRS与单次分割SRS疗效的高下。

N107C研究还有很多问题，比如：没有集中阅片，因此数据解读、摄片方法、造影剂处理的一致性无法保证；治疗进展的评价也没有可替代“金标准”活检的灵敏度和特异性；没有统一的缓解标准；治疗反应评价中也没有加入神经功能减退评定。此外，手术腔勾画也没有共识标准，导致局控率的评定存在偏倚。

（三）目前的问题及未来的方向

虽然这些试验有诸多缺陷，但仍可从中总结三点：（1）即使切除了转移灶，WBRT仍会导致神经认知功能减退和生活质量下降，这是WBRT的内在问题，而采用SRS替代WBRT的原因主要是为了避免WBRT的并发症而不是为了获得更高的局控率；（2）放疗相比单纯手术可有效降低局部复发率；（3）术后单纯SRS不会对患者的生存产生负面影响，

（下转第85页）

❖ 肿瘤免疫治疗 ❖

2017 中国肿瘤免疫治疗研讨会会议报道

《中国医学论坛报》叶译楚

6 月 24 日，2017 中国肿瘤免疫治疗研讨会在北京召开。本次会议由中国食品药品国际交流中心（CCFDIE）主办，国家食品药品监督管理总局药品评审中心（CDE）、美国华裔血液及肿瘤专家学会（CAHON）和清华大学医学院协办。中国食品药品国际交流中心薛斌主任担任大会主持人。薛斌主任表示，今年是会议召开的第 3 年，这 3 年来，肿瘤的免疫治疗发展突飞猛进，适应证不断扩大，我们越来越相信，免疫治疗为我们攻克癌症找到了一条希望之路。此次大会将科研人员、临床医生、与药物审批相关的官员、药企等所有相关方汇聚一堂，为促进肿瘤免疫治疗的进步和规范贡献力量。国家食品药品监督管理总局药品评审中心（CDE）许嘉齐主任出席会议，并发表了致辞。

CAHON 创始人之一和前任会长、Kira Pharmaceuticals（科越医药）共同创始人、阿斯利康全球药物开发部肿瘤免疫领域原副总裁宋文儒博士简介了 CAHON 以及宗旨——为促进中美血液及肿瘤学学者交流及进步搭建桥梁，同时也阐述了合作举办此会的目的，作为大会协办方，CAHON 致力于以合作促进免疫治疗在中国快速而规范的发展，最终帮助中国癌症患者受益。同时，宋博士也对本次大会的亮点之一——肿瘤免疫治疗临床开发思考及监管考量（Session6-7）进行了推荐。

清华大学医学院院长董晨教授对清华大学医学院的特色及发展目标进行了介绍：（1）发展前沿科技（去年建立了免疫研究所，今年建立了癌症研究所）；（2）培养不同于现行体制内的 physician scientist（既是医生，同时也是科学家）；（3）筹划推动更多高质量的临床研究（免疫及肿瘤会是其中的着重点）。

学术报告精彩撷英

大会共设置了基础免疫与肿瘤免疫、检查点抑制剂的临床进展、细胞疗法的临床进展、新型免疫疗法的出现、业界视角、IO 临床开发的思考和监管考量 7 个专题，邀请基础研究、临床实践、药物研发机构、药品监管机构等领域内的杰出专家学者进行主题报告，对免疫治疗进行了全方位、多角度的深层解读与剖析。

（一）基础免疫与肿瘤免疫

美国南卡医学院终身教授、美国华裔血液病及肿瘤专家协会创始人之一和现任会长李子海教授在演讲中结合现有研究成果，展望了免疫疗法将如何开启癌症治疗新篇章。李教授强调基础免疫研究的重要性。除了免疫检查点抑制剂和 T 细胞嵌合抗原受体 T 细胞（CAR-T）过继治疗以外，李教授总结了免疫治疗今后几年可能出现三个热点：

（1）对肿瘤微环境的新认识开辟治疗

肿瘤的新途径：李教授用血小板的免疫耐受为例，强调我们对免疫耐受领域还有很多未知数。主要作用是促血凝和血栓的血小板会通过表面的 GARP 分子活化 TGFbeta，抑制抗肿瘤效应 T 细胞的功能。有趣的是，李教授的实验室发现 T 细胞的功能可以用阿司匹林等抗血小板药而增强。

（2）调节性 T 细胞（Treg）是肿瘤免疫治疗不可忽视的靶点：他甚至认为，这项靶点的重要性不亚于 PD-1。那么对于抑制 Treg 的策略，有望各种抗 Treg 表面抗体（如 CD25、CTLA4、CCR4）和抗 TGFbeta 的药物（包括抗 GARP 单克隆抗体）会更进一步改善并用于临床。

（3）个体化的新抗原的肿瘤疫苗和免疫检查点抑制剂的结合会把肿瘤疫苗重新带入肿瘤免疫学的主题。

清华大学医学院林欣教授围绕免疫系统的组织及结构、天然免疫及适应性免疫，T 细胞、B 细胞、树突状细胞，免疫识别原理，细胞突变及免疫监视，介绍了肿瘤免疫治疗的理论基础。

清华大学医学院董忠军博士结合自身研究成果，以“Regulation of NK cell activation and education by SLAM family receptors”为题，对 SLAM-SAP 家族、SLAM 家族对 NK 细胞的激活、教育功能，以及 SAP 信号的双重调节机制进行了详细介绍。

（二）检查点抑制剂的临床进展

美国丹纳法伯癌症研究所（DFCI）、哈佛癌症中心 Patrick Ott 教授，分享了其团队在高风险黑色素瘤患者治疗中进行个体化新抗原疫苗治疗的结果。

Ott 教授介绍，肿瘤体细胞突变产生的新抗原可以编码变异氨基酸，这些改变能够产生新肽用于刺激 T 细胞反应对抗肿瘤。新抗原比之前用于癌症疫苗的抗原更能被免疫系统识别。

在此理论基础上，Ott 教授及其团队提出科学假设——一个个性化的多表位抗原疫苗能够刺肿瘤反应性 T 细胞，扩大和提高肿瘤特异性 T 细胞免疫应答。针对假设，他们纳入针对Ⅲ～Ⅳ期 M1a、M1b 的术后高风险黑色素瘤患者，注射新抗原疫苗。结果发现，新抗原疫苗有效延缓了高风险黑色素瘤综合的复发。

Ott 教授总结，对于黑色素瘤患者，新抗原疫苗安全且可行，接下来，值得进一步探索新抗原疫苗与免疫检查点抑制剂的联合治疗。

加州大学戴维斯分校综合癌症中心李天虹副教授主要从以下 4 个方面介绍了肺癌免疫治疗的进展与展望。

1. 肺癌免疫疗法目前的临床适应证

肺癌免疫治疗的进展主要是指在晚期转移性非小细胞肺癌（NSCLC）的患者中应用免疫检查点抑制剂，特别是 PD-1/PD-L1 抗体。目前 PD-1/PD-L1 抗体的临床适应证是可在晚期转移性非小细胞肺癌的患者中取代标准化疗成为一线或二线的标准治疗。最新的研究结果显示，一线使用 PD-1 或 PD-L1 抗体并不会延误患者获得其他有效治疗。目前肺癌免疫治疗的临床研究热点是进一步探索耐药机制，以及如何将免疫检查点抑制剂治疗融入现有的肺癌标准治疗方案中，比如放射治疗、新辅助或辅助治疗。

2. 患者选择

（1）临床特征包括主动和既往大量吸烟者。

（2）分子生物学标志物包括 PD-L1 IHC、MSI-H 或 dMMR PCR、TMB、GEP signitures 等。

（3）高度进展、免疫介导的致死性不良事件必须予以警惕。

李教授认为，目前对患者选择上的诸

多问题，可能是有害的，如何更好地选择患者，是未来研究的重点之一。

3. 预期

（1）延长患者生存。

（2）使治愈成为现实。

4. 未满足的需求

（1）如何评估治疗的免疫状态。

（2）如何为个体肺癌患者开发精准免疫疗法。

（3）如何开发其他类型的肿瘤免疫疗法（肿瘤疫苗、CAR-T 等）。

（4）如何在中国患者中开发免疫治疗？

美国杜克大学医学及免疫学终身教授、JCI 及 JCI Insight 副主编杨一平教授介绍了免疫检查点阻断在血液系统肿瘤中的应用。

杨教授介绍，典型霍奇金淋巴瘤（CHL）、原发性纵隔 B 细胞淋巴瘤（PMBCL）和原发性中枢神经系统淋巴瘤患者中，有很大比例存在涉及 9p24.1 基因座的拷贝数改变和（或）易位，其包含编码 PD-L1、PD-L2 和 JAK2 的基因。

使用 nivolumab 或 pembrolizumab 的 PD-1 阻断，可使复发/难治性 CHL 患者的缓解率达约 87%。Nivolumab 或 pembrolizumab 目前均获美国食品与药物管理局（FDA）批准用于复发/难治 CHL 的治疗。目前正在进行的数项临床试验，以评估 B 细胞淋巴瘤患者的 PD-1/PD-L1 阻断。

PD-1-PD-L1 轴（PD-1-PD-L1 axis）对于具有病毒病因的 B 细胞淋巴瘤（特别是 EBV 相关的淋巴瘤）的免疫逃逸可能非常重要。弥漫大 B 细胞淋巴瘤中，PD-1 抑制剂可能对特定疾病亚型（包括 PMBCL、T 细胞/富含组织细胞的大 B 细胞淋巴瘤和 EBV 阳性疾病最有效）。

美国纽约大学医学院李祖君教授介绍了头颈部肿瘤（HNC）领域的免疫治疗。在回顾了 CheckMate 141、KEYNOTE-055 等重磅研究的结果后，李教授总结，HNC 具有突出的免疫表型，而免疫治疗在 HNC（HPV+、HPV-、NPC）中显示出疗效，其中 PD-1 单抗的反应率约为 18%，但很多患者出现持续较长的疾病稳定（SD）；因此，免疫治疗对于 HNC 的疗效可能更佳体现于总生存（OS）的改善，并主要针对既往多线治疗、不存在化疗和 EGFR 交叉耐药的患者。

安全性方面，目前证据显示，免疫治疗在 HNC 患者中耐受性良好，但仍需警惕严重的 irAE。

未来研究中，对于生物标志物的探索仍将继续，以及对于如何筛选治疗有效的患者，如何合理联合治疗均为研究的重点。

美国加州大学戴维斯分校潘崇贤教授分肾癌、前列腺癌和膀胱癌 3 部分，介绍了泌尿生殖系统恶性肿瘤的免疫治疗。

在回顾转一下肾癌免疫治疗的重磅研究（CheckMate 025 研究等）后，潘教授总结，IL-2 可以帮助一部分肾癌患者获得长期生存，临床上很少应用 INF；与依维莫司相比，nivolumab（240mg iv q2w）改善了患者 OS，缓解率约为 25%，但部分患者在开始治疗后不久可能出现假性进展，值得注意。另外，部分 PD-L1 表达阴性的肿瘤也对治疗有效。

与其他更多的免疫原性癌症相比，前列腺癌的突变相对较少。前列腺癌免疫治疗疗效很小，与目前的免疫治疗策略相关。

在尿路上皮癌的免疫治疗方面，已有 5 类 PD-1/PD-L1 单抗获得批准，治疗的总体有效率约为 20%。高免疫评分、腔内亚型Ⅱ和突变负荷增加均与应答率增加相关，但这些生物标志物阴性的尿路上皮癌仍可能对免疫治疗产生应答。目前并不存在用于患者选择的生物标记物。

美国匹兹堡大学孙伟劲教授，以“将

免疫检查点整合入胃肠道（GI）肿瘤治疗中”为题进行了精彩演讲。

在演讲中，孙教授专门提及，今年5月，美国FDA批准了pembrolizumab用于MSI（或dMMR）实体瘤的治疗，这是FDA历史上首次批准肿瘤治疗药物依据肿瘤的生物学特性及标记，而非肿瘤的器官来源。

研究发现，对于MSI（或dMMR）的结直肠癌（CRC）患者，anti-PD-1抗体（pembrolizumab或nivolumab）都有明显疗效，而anti-PD-1（nivolumab）联合anti-CTLA4（ipilimumab）在客观缓解率、持续缓解时间剂生存改善方面均取得令人鼓舞的结果（CheckMate 142研究）；另一方面，pembrolizumab在对晚期G/GEJ癌患者≥2线治疗中，也收获了令人鼓舞的疗效（KEYNOTE-059研究）；而在肝细胞癌（HCC）的临床研究中，anti-PD-1（nivolumab）也显示令人鼓舞的结果。然而在胰腺癌的研究中，目前免疫检查点抑制治疗尚无明显疗效。

综上，孙教授对于如何优化GI肿瘤的免疫检查点药物治疗给出了建议：

（1）预测生物标志物：突变负荷和（或）新表位（dMMR、POLE、高TMVB），免疫浸润（CD3、CD8），配体表达（PD-L1、PD-L2），免疫原性微环境（延续于非炎性、可溶性免疫调节因子等）。

（2）理解抵抗：JAK 1/2损失功能突变，巨噬细胞。

（3）联合治疗：与不同的免疫检查点抑制剂联合、与化疗药物联合、与放疗联合、与TKI联合。

中国医学科学院肿瘤医院石远凯教授介绍了免疫检查点抑制剂在非小细胞肺癌中的中国临床研究。石教授结合中国医学科学院参与的CheckMate 078研究和其作为主要研究者的“重组人源化PD-1单抗注射液单次给药及多次给药用于晚期恶性肿瘤的安全性、耐受性、药代动力学和药效学Ⅰ期临床研究”（NCT02836834），分享了中国医学科学院肿瘤医院的典型病例及治疗经过。

石教授总结，免疫检查点抑制剂治疗多种肿瘤的临床研究在中国正陆续开展，目前安全性良好，看到了初步疗效，对于如何筛选患者和预测疗效的生物标志物仍在探索中。

北京大学肿瘤医院沈琳教授介绍了消化道肿瘤免疫治疗的现状——中国经验。在回顾了消化道免疫治疗的现状后，沈教授指出，anti-PD治疗是消化道肿瘤治疗的新希望。但对于我国而言，消化道肿瘤免疫治疗面临的挑战包括：①高发病率：特殊性，幽门螺杆菌、EBV、HPV、HBV、HCV感染等；②临床病理：鳞癌、吸烟、直肠中下段癌；③异质性；④人口基数与病例基数大；⑤遗传特征；⑥免疫治疗开始得晚（但发展快，全面开花）。

展望未来，沈教授认为，可能的突破在于：①解决问题，改变疗效低：选择人群，临床基础协作；②试验设计：少重复，多从国际试验中总结经验与教训；③联合：化疗、靶向药、后续免疫药、细胞免疫、表观遗传药物等；④少见肿瘤、特发肿瘤；⑤关注特殊不良反应。

（三）细胞疗法的临床进展

美国M. D.安德森癌症中心Cassian Yee教授介绍了过继性T细胞治疗。Yee教授总结，T细胞治疗联合抗CTLA-4抗体可建立持久的中央型记忆T细胞；在肿瘤消退和（或）病情稳定的患者中观察到表位扩散证据；而M. D.安德森癌症中心制定了高效的门诊策略后，转移性疾病患者的门诊控制率>60%。

另外，内源性T细胞治疗（ETC）可

靶向作用于非黑色素瘤的恶性实体瘤，MS/外显子组/RNA 序列分析产生可介导肽特异性 T 细胞的“新”表位，这种 T 细胞能够识别提呈内源性抗原的肿瘤细胞；用此方法是别的肽表位具有免疫原性，并可以代表共享的潜在肿瘤排斥抗原。

（四）新型免疫疗法的出现

美国得克萨斯大学傅阳心教授介绍了“肿瘤靶向抗体桥接以触发免疫杀伤肿瘤”这一新型疗法后，总结道，抗 CD47 的治疗作用取决于 CTL；抗 CD47 Ab 介导的交叉致敏需要的是 DC 而不是巨噬细胞，然而巨噬细胞降解 DNA 比 DC 更快；抗 CD47 Ab 介导的Ⅰ型 IFN 诱导或通过宿主 DC 的交叉致敏依赖于 cGAS-STING 途径，DC 可通过 cGAS-STING 途径更好感知胞质 mtDNA。

因此，Ⅰ型 IFN 对于各种抗肿瘤治疗诱导的肿瘤消退至关重要，目前，IFN 已被用于某些癌症的治疗以抑制肿瘤细胞增殖。接下来的问题是，肿瘤靶向抗体可以为肿瘤组织带来产生免疫反应所需的 IFN 吗?

美国霍普金斯医学院郑雷副教授介绍了癌症疫苗的最新研究成果。他重点讲述了癌症疫苗在联合免疫检查点抑制剂应用中的意义，以及癌症疫苗研发上的两个关键方面。在肿瘤抗原的选择方面上，他强调了新抗原所具备的优势。然后他介绍了癌症疫苗中佐剂的关键作用以及各种疫苗载体是如何提供佐剂的。

最后，他在未来癌症疫苗的发展上，以纳米颗粒为例，讲述了纳米颗粒作为载体及提供佐剂的独特优势，强调了未来疫苗不仅要能提供抗原，激活树突细胞，还要有激活 T 细胞及调控肿瘤微环境的考量。

美国纪念斯隆-凯瑟琳癌症中心邓亮教授介绍了溶瘤病毒免疫治疗的新进展。她回顾了溶瘤病毒发展 100 年的历史。她主要提到美国 FDA 在 2015 年批准的改造过的单纯疱疹病毒（T-VEC）用于治疗晚期黑色素瘤患者，以及在做晚期肝癌患者临床Ⅲ期的改造过的痘苗病毒。她详细讲述了溶瘤病毒的作用机制以及溶瘤病毒免疫治疗的潜在效用。溶瘤病毒主要分成 DNA 和 RNA 病毒。单纯疱疹病毒、痘苗病毒和腺病毒都属于 DNA 病毒。脊髓灰质炎病毒、新城疫病毒、麻疹病毒和水泡性口炎病毒都属于 RNA 病毒。溶瘤病毒作为基因改造或自然发生的病毒，选择性地复制并杀死癌细胞而不伤害正常组织。溶瘤病毒表达的转基因包括树突状细胞生长因子、趋化因子、干扰素等。溶瘤病毒可诱导抗肿瘤免疫反应。这个功能可能比直接杀死肿瘤细胞更为重要。

免疫检查点阻断彻底改变了癌症的治疗方法。超过半数的患者对免疫检查点阻断没有反应。病毒治疗是克服抗免疫检查点阻断的有效途径。溶瘤病毒可以通过瘤内注射或静脉注射，但各有利弊。瘤内注射允许向肿瘤床输送最大量的病毒，静脉注射允许病毒传到多个不容易到达的肿瘤。瘤内注射可以将免疫激活和非复制性病毒传递到肿瘤床上。静脉注射只允许复制病毒到达并积聚在肿瘤部位。预先存在的对病毒的免疫力不大会影响瘤内注射传递病毒在肿瘤床内的功能。但是预先存在的对病毒的免疫力将影响静脉注射传递的病毒进入肿瘤床及其随后在肿瘤床内的复制。

邓教授讲解了她的实验室最近在《科学免疫杂志》（Science Immunology）发表的文章。她们用了灭活的 MVA 病毒瘤内注射大的肿瘤。她们不光观察到注射到的大的肿瘤变小、消失，没有注射到的小的肿瘤也变小、消失。

（下转第 110 页）

肠道菌群影响肿瘤免疫治疗疗效的研究

《科学》杂志开年大刊上重磅刊出了多项关于肠道菌群影响肿瘤免疫治疗疗效的研究，连封面都是肠道菌群研究。研究者们发现肠道微生物确确实实在免疫治疗中发挥关键作用，肠道微生物可影响肿瘤患者免疫检查点抑制剂治疗效果。

至此，《科学》杂志共刊载了5篇肠道微生物影响肿瘤免疫治疗研究文章，这5篇研究坐实了肠道微生物左右免疫治疗疗效的作用。早在2015年11月27日，《科学》杂志发表的2篇重磅研究显示，肿瘤患者肠道微生物的组成可能影响免疫检查点抑制剂为代表的肿瘤免疫疗法的疗效。

研究1

法国Gustave Roussy癌症研究所Zivogel等报告，CTLA-4抗体治疗的T细胞应答，与肠道中多形拟杆菌（B. thetaiotaomicron）和脆弱类杆菌（B. fragilis）相关，在接受抗生素处理的无菌小鼠中，体内肿瘤对CTLA-4抗体疗法几乎没有反应。脆弱类杆菌移植，可增强CTLA-4抗体疗法的抗肿瘤活性。（Science，2015，350：1079-1084）

研究2

美国研究者Gajewski等用类似方法揭示，双歧杆菌属（Bifidobacterium）的存在，有利于PD-L1抑制剂发挥抗肿瘤作用。当时两项研究发表后引起学界关注，但也有学者认为只是小鼠实验，不能佐证肠道微生物会影响免疫治疗效果。（Science，2015，350：1084-9）

研究3

Zivoge团队分析了接受过PD-1抑制剂治疗的249例肺癌、肾癌等不同类型肿瘤患者，这些患者中69例患者曾在接受免疫治疗前后，因牙科治疗或尿路感染等服用了抗生素。研究者将患者分为两组，一组服用抗生素导致肠道菌群暂时性紊乱，另一组未服用抗生素肠道菌群正常。

结果显示，服用抗生素的肿瘤患者总生存与未服用者相比近乎折半，免疫治疗有效和无效患者的肠道微生物组成有显著差异。研究者将患者的肠道微生物移植到无菌小鼠模型中，发现移植治疗有效患者肠道微生物的小鼠，接受PD-1/L1抑制剂治疗也有效，移植无效患者的肠道微生物的小鼠，治疗也无效。（Science，2018，359：91-97）

研究4

美国M. D. Anderson癌症中心Gopalakrishnan等分析了112例接受PD-1抑制剂治疗的黑色素瘤患者的口腔和肠道微生物，发现免疫治疗有效和无效患者的肠道微生物组成有显著差异，有效患者肠道菌群有较高的α多样性和瘤胃球菌科（Ruminococcaceae）。（Science，2018，359：104-108）

研究5

继2015年发声后，Gajewski团队再次发表研究，并登上《科学》杂志2018年开年第一期封面。研究者对 42 例转移性黑色素瘤患者的粪便菌群构成进行了分析，发现患者肠道菌群组成与 PD-1 抑制剂免疫治疗效果显著相关。治疗有效患者肠道菌群中，有高丰度的长双歧杆菌（Bifidobacterium longum）、产气柯林斯菌（Collinsella aerofaciens）和屎肠球菌（Enterococcus faecium）。将有效患者肠道菌群移植给无菌小鼠后，可提高肿瘤控制、T 细胞应答和 PD-L1 抑制剂治疗疗效。（Science，2018，359：104-108）

肠道微生物并非“微”不足道

针对增强抗肿瘤 T 细胞应答的免疫疗法，开创了肿瘤治疗的新时代。虽然在许多患者中没有反应，但在有效的患者中，免疫疗法还是取得了显著的抗肿瘤治疗效果。这使得人们对这类疗法寄予厚望，研究者们在致力于探寻为何大部分患者对免疫治疗没反应。

这个时候肠道微生物横空出世，PD-1/PD-L1 抑制剂等免疫疗法无效，竟然可能是看似微不足道的肠道微生物在捣鬼。可能某些肠道微生物可诱导树突细胞释放细胞因子，聚集更多的 CD4 阳性 T 细胞到肿瘤周围。各研究中发现的肠道菌群种类不一致，毕竟患者的地区和饮食习惯都有差异，肠道菌群丰度不同也就不足为奇。

《科学》杂志连续发文，反复地想告诉我们的是：肠道菌群，在肿瘤免疫治疗过程中扮演很重要的角色，看来还真就不能小瞧这些肠道微生物了。

（原标题：肠道菌群再登《科学》杂志封面）（编译　隋　唐）

（来源：《全球肿瘤快讯》2018 年 1 月 总第 200 期）

（上接第 37 页）

[68] Wu G，Diaz AK，Paugh BS，et al. The genomic landscape of diffuse intrinsic pontine glioma and pediatric non-brainstem high-grade glioma. Nat Genet，2014，46（5）：444-450.

[69] Conte D，Huh M，Goodall E，et al. Loss of Atrx sensitizes cells to DNA damaging agents through p53-mediated death pathways. PLoS One，2012，7（12）：e52167.

[70] Eid R，Demattei MV，Episkopou H，et al. Genetic Inactivation of ATRX Leads to a Decrease in the Amount of Telomeric Cohesin and Level of Telomere Transcription in Human Glioma Cells. Mol Cell Biol，2015，35（16）：2818-2830.

[71] Sfeir A，Kosiyatrakul ST，Hockemeyer D，et al. Mammalian telomeres resemble fragile sites and require TRF1 for efficient replication. Cell，2009，138（1）：90-103.

结直肠癌免疫治疗期间应避免使用抗生素

根据 WHO 对 2015 年 77.4 万死亡数据的统计显示，结直肠癌是世界范围内第三大癌症相关死因。2017 年 9 月 6 日~9 日在德国举行的第三届 CRI-CIMT-EATI-AACR 国际癌症免疫治疗会议上报告的研究提示，肠道菌群可促进机体对结直肠癌细胞的免疫反应。（摘要号 B250）

研究者探讨了肠道微生物群和趋化因子在促进结直肠癌中免疫细胞浸润的关系，及其对疾病临床进程的影响，发现肠道菌群可刺激促进 T 细胞聚集的趋化因子的生成，可能与转归改善相关。

研究方法与结果

研究者在 62 例手术切除的新鲜结直肠癌和相邻健康组织中检测了趋化因子、趋化因子受体和免疫细胞标志物的表达，并评估了结直肠癌移植瘤模型中菌群负荷、趋化因子表达及腹腔内和肠内 T 细胞聚集情况。

研究者发现结直肠癌的免疫细胞浸润与特定的趋化因子基因特征相关，包括针对细胞毒性的 T 淋巴细胞和 T 辅助细胞 1 的 CCL5、CXCL9、CXCL10，及针对 T 辅助细胞 1 和调节 T 细胞的 CCL17、CCL22 和 CXCL12。多数趋化因子是在体外和体内暴露于肠细菌时，由肿瘤细胞所表达的。

趋化因子在原位肠内移植瘤中表达显著高于腹膜内肿瘤，在应用抗生素后显著降低，提示共生菌有诱导肿瘤细胞趋化因子表达的作用。肿瘤移植瘤模型中 T 细胞浸润程度与细菌负荷显著相关。

研究者说与述评

研究者表示，肠道菌群在结直肠癌发展过程中发挥作用，证实这一点人人都可以做到，但未必都能想到，像“哥伦布的鸡蛋”一样。然而，涉及结直肠癌微环境生成及癌细胞与免疫细胞之间的相互作用机制还不清楚。该研究结果可能为研发新的抗肿瘤疗法提供思路，那就是可通过改变肠道菌群，促进具有抗肿瘤作用的淋巴细胞浸润，从而发挥抗肿瘤效应。

有研究者评论指出，机体免疫系统的弦很大程度上由机体微生物构成及负荷来拨动。很实用的意义来了，比如在免疫治疗期间，应尽量避免使用抗生素，以免破坏有益的菌群，从而影响免疫系统以及免疫治疗效果，这一点很重要。开始免疫治疗前的菌群移植，是十分有趣的研究方向。

（编译　宫丽宝　审校　宋　娜　刘云鹏）

中国医科大学附属第一医院　曲秀娟　刘云鹏教授述评：

免疫治疗是目前抗肿瘤治疗的热点，但遗憾的是，总体有效率仍然非常有限。限制其发挥作用的一个瓶颈是“冷肿瘤”，即肿瘤组织内没有或者仅有很少的 T 细胞浸润。因此，肿瘤学家们一直致力于如何使“冷肿瘤”转变为“热肿瘤”，包括与化疗、放疗以及靶向药物的联合等。该研究发现，每个人肠道中都存在的微生物具有促进肿瘤组织表达趋化因子，进而诱导免疫细胞向肿瘤组织内浸润的奇妙作用。

（下转第 92 页）

免疫疗法联合方案在膀胱癌中的应用

在第 18 届泌尿肿瘤学会（SUO）年会上，美国纪念斯隆-凯特琳癌症中心 Rosenberg 报告，阐述了近年来基础研究中围绕基因靶点相关研究的进展，多项临床研究中评价的免疫治疗联合其他治疗在进展期膀胱癌中的疗效。

近年来，免疫治疗的巨大进展对膀胱癌治疗方案产生了重大影响。但仅有一部分研究是将免疫治疗作为单药来使用的，大部分研究都是将免疫治疗与化疗、抗肿瘤血管生成药物或者其他免疫药物联合来提高最终疗效。

Rosenberg 表示，免疫治疗的研究进展对进展期尿路上皮癌的治疗产生了革命性的影响，尤其是针对局部进展期或存在全身转移的尿路上皮癌患者，免疫治疗有着更为快速而明显的疗效。

免疫治疗单用与联用

目前，最有潜力的Ⅲ期临床研究是将免疫治疗与化疗结合，相关的临床研究包括 CheckMate 901 研究（NCT03036098）、IMvigor 130 研究（NCT02807636）和 Keynote-361 研究（NCT02853305），探索与不同的基因靶点抑制剂相结合的疗效。CheckMate 901 研究评估了 Nivolumab 联合 Ipilimumab 或联合化疗的疗效，IMvigor130 研究评估了 Atezolizumab 与化疗联合的疗效；Keynote-361 研究评估了 Pembrolizumab 与化疗联合的疗效。上述三项临床研究目前正在积极入组患者。

而已经证实单药有效的免疫治疗药物，现在正在接受对比其他免疫治疗为基础的药物的评估，尤其是靶向 CTLA-4 或 IDO1 的药物。CheckMate 032 研究（探讨 Nivolumab 单药或联合 Ipilimumab 的疗效或不良反应）的结果显示，整体治疗效果要优于 PD-1/PD-L1 单抗的单独用药，促进了更少不良反应的免疫-免疫药物联合研究的开展。在 CTLA-4 联合 PD-1 单抗的免疫-免疫联合治疗中，可以看到更明显的疗效，且药物不良反应更少。

Rosenberg 认为，IDO1 的激活可能抑制 PD-1 通路抑制剂的效果，IDO1 能够通过减少色氨酸的生成和增加犬尿氨酸浓度来导致肿瘤微生长环境处于抑制状态，从而使效应性 T 细胞的功能降低，使调节性 T 细胞的分化减弱。目前已经有临床研究将 PD-1 单抗和 IDO1 抑制剂联合使用观察效果。2017 年 ASCO 年会上，有研究发现：在已入组的 40 例患者中，将 IDO1 抑制剂 Epacadostat 和 Pembrolizumab 联用有确切的治疗效果，总体反应率（ORR）达到 35%，其中 3 例肿瘤完全消失。

Rosenberg 指出：值得注意的是，联合用药的不良反应与单独使用抗 PD-1 单抗是一致的。汇总分析显示，免疫治疗的膀胱癌患者中，≥3 级不良反应的发生率达 18%。目前还需要进一步开展针对膀胱癌患者的免疫治疗安全性及有效性的大规模临床研究，以得到更明确的结论。

抗 PD-1/IDO1 联合治疗简介

抗 PD-1/IDO1 联合治疗的其他相关临

床研究项目目前也在积极地开展。例如Nivolumab联合BMS986205的疗效在已入组25例的Ⅰ/Ⅱ期剂量递增扩展研究（CA017-003）中接受了评估。而在SITC年会上有报道，在大剂量预治疗的膀胱癌患者中，联合治疗的ORR为32%。除了联合治疗效果值得肯定外，针对膀胱癌免疫治疗还有一种选择，即在这类疾病中尽早使用此类药物。针对0~Ⅲ期肿瘤患者，有可能增加治愈的概率。此外，还有一些相关的临床研究正在积极地开展，例如针对免疫治疗联合化疗治疗效果的Ⅲ期临床研究，针对肌层浸润或非肌层浸润患者使用抗PD-1/PD-L1单抗的疗效研究等。

新研究的开展

而针对肌层浸润或淋巴结穿刺活检阳性、并且已经行放疗治疗的尿路上皮癌患者，目前已经有三项相关的临床研究正在进行。分别为：（1）IMvigor010研究（NCT02450331），对比Atezolizumab和观察等待疗法的疗效；（2）CheckMate-274研究（NCT02632409），对比Nivolumab与安慰剂的疗效；（3）A031501研究（由NCI开展，NCT03244384），对比Pembrolizumab和观察等待疗法的疗效。

Rosenberg总结道：尽管目前有一定数量联合治疗的效果并不理想，但开展生物标志物方面的研究将有望揭示靶点抵抗的机制，为联合治疗提供有效依据。若能确实消除局部进展肿瘤患者远处转移的相关危险因素，有望在该领域取得突破性进展。

（编译　王　硕　审校　张　宁）

（来源：《全球肿瘤快讯》2017年12月 总第198期）

（上接第76页）

综上所述，irAE随时可发生，但大多程度较轻。除内分泌器官毒性可长期存在外，大部分irAE可逆转，或仅为暂时性反应。虽然严重毒性事件的发生率较低，但一旦出现后果可能比较严重，尤其需要注意的是心包炎、肺和神经系统方面的毒性。

结语

未来对irAE的研究和处理，建议从以下三点着手：

（1）阐明irAE的作用机制，从病因上制订有效的处理措施；

（2）建立全国范围的登记机构或组织，记录患者接受不同免疫检查点抑制剂治疗后irAE发生的真实世界数据；

（3）加强多学科在irAE处理方面的交流与合作，共同应对irAE。

（来源：《全球肿瘤快讯》2018年1月 总第200期）

免疫检查点抑制剂毒性相关的十个关键问题

美国纪念斯隆-凯特琳癌症中心 Postow 等在《新英格兰医学杂志》发文，对免疫检查点抑制剂毒性相关的十个关键问题进行了分析。近年来，肿瘤免疫治疗成为有望治愈肿瘤的重要手段，通过解除机体免疫抑制，增强免疫功能发挥抗肿瘤作用。针对免疫检查点的治疗（如 CTLA-4 与 PD-1/PD-L1 抑制剂）最具有代表性；免疫检查点抑制剂的疗效已在多种肿瘤中得到验证，多种药物获得美国 FDA 批准。（N Engl J Med. 2018，378：158-168）

药 物	免疫检查点	适应证
伊匹单抗（Ipilimumab）	CTLA-4	黑色素瘤
纳武单抗（Nivolumab）	PD-1	黑色素瘤、非小细胞肺癌、肾细胞癌、肝细胞癌、经典霍奇金淋巴瘤、头颈鳞状细胞癌、尿路上皮癌、微卫星不稳定性或错配修复缺陷的结直肠癌
派姆单抗（Pembrolizumab）	PD-L1	黑色素瘤、非小细胞肺癌、经典霍奇金淋巴瘤、头颈鳞状细胞癌、尿路上皮癌、胃癌、微卫星不稳定性或错配修复缺陷的实体瘤
阿特珠单抗（Atezolizumab）	PD-L1	非小细胞肺癌、尿路上皮癌
Avelumab	PD-L1	默克尔细胞癌、尿路上皮癌
Durvalumab	PD-L1	尿路上皮癌

免疫检查点抑制剂相关的不良反应比较独特，称为免疫治疗相关不良反应（irAE）。由于免疫检查点抑制剂发挥抗肿瘤作用主要是作用于机体的免疫系统，理论上这种毒性可发生于任何组织器官，其中比较常见的是胃肠道、皮肤、内分泌腺体以及肝等，而发生在肺、心血管、骨骼肌以及血液的毒性较少见。目前尚缺乏针对 irAE 进行有效处理的前瞻性数据，但 ESMO 和 SITC 已经发布了针对免疫检查点抑制剂相关毒性处理的专家共识；由于 irAE 牵涉面广，有必要进行多学科的合作和处理。

问题一：irAE 发生的原因

接受免疫检查点抑制剂治疗的患者出现 irAE 的具体病理生理学机制尚未明确，可能与免疫检查点维持免疫稳态有关。CTLA-4 在免疫反应的早期减弱 T 细胞反应，而 PD-1 对 T 细胞的抑制作用发生于外周组织，出现时间较晚。

抗 CTLA-4 抗体和抗 PD-1 抗体产生的 irAE 不尽相同。抗 CTLA-4 抗体的 irAE 更为严重。比如，抗 CTLA-4 抗体更容易引发结肠炎和垂体炎；而抗 PD-1 抗体更容易导致肺炎和甲状腺炎。

此外，细胞因子的释放等其他因素也和 irAE 的发生有关。在 Ipilimumab 引起的结肠炎患者，L-17 水平升高，这也与临床前动物模型中观察到的现象一致。

问题二：irAE 的常规处理

irAE 发生的原因主要是 T 细胞激活后

对正常器官的过度免疫反应。在治疗上，除了常规的停药或者延迟给药外，最常见的处理方式是使用免疫抑制剂，如糖皮质激素。当激素无效时，可以考虑使用其他免疫抑制剂，如抗 TNF-α 抗体英夫利昔单抗（infliximab）。

英夫利昔单抗常用于治疗克隆恩病和溃疡性结肠炎，也用于治疗中重度免疫检查点抑制剂相关的结肠炎。考虑到激素的长期免疫抑制作用，以及英夫利昔单抗的快速起效时间，是否可以早期使用英夫利昔单抗以减少激素用量，值得进一步探索。

已有个案报道提及其他治疗炎症性肠病的药物，如使用抗整合素抗体 vedolizumab 治疗免疫检查点抑制剂相关的结肠炎。

问题三：irAE 何时发生

irAE 一般在给药后几周至几个月内发生，但实际上是 irAE 可发生于接受免疫检查点抑制剂治疗的任何时间，甚至是延迟到免疫检查点抑制剂治疗结束后。最常发生的 irAE 为皮肤、胃肠道、内分泌器官毒性。

由于 Ipilimumab 主要是作用于 T 细胞活化的早期，而抗 PD-1 治疗主要是影响 T 细胞活化的末期，所以使用这两种免疫检查点抑制剂的毒副反应不一致。

目前还无法对 irAE 所发生的器官特异性作出合理的解释。此外，也缺乏免疫检查点抑制剂相关 irAE 的长期毒性数据。这一点应引起注意，因为按照目前的发展趋势，免疫检查点抑制剂将来很有可能会用于早期肿瘤的治疗，由于这类患者往往生存期较长，所以重视药物的长期毒性尤为必要。

问题四：irAE 发生的个体差异

目前尚不清楚 irAE 在特定人群中发生的确切原因。已知某些基因会导致自身性免疫性疾病的发生（不使用免疫检查点抑制剂的患者），有研究探索了是否胚系遗传因素与 irAE 发生有关。

一项 Ipilimumab 治疗 453 例恶性黑色素瘤患者的研究显示，单一基因表型（HLA-A）和 irAE 发生风险并无相关性。

也有研究分析了肠道菌群是否和 irAE 发生有关。两项回顾性研究发现，若既往肠道内存在拟杆菌，会降低 Ipilimumab 相关免疫性肠炎的发生，但是否可通过使用菌群调节剂或抗生素来控制 irAE 尚无证据。

问题五：irAE 与疗效是否存在关联

irAE 发生的具体病理生理学机制尚不清楚，但 irAE 的发生提示患者的免疫处于激活状态，irAE 的严重程度与疗效是否有关联尚存争议。

回顾性研究显示，出现 irAE 的患者，对免疫检查点抑制剂的反应更明显，但 irAE 的出现并非有效反应的必需条件。需要引起注意的是，一些特异性的反应，比如白斑，可能与恶性黑色素瘤患者接受免疫检查点抑制剂的疗效有关。

在不同类型肿瘤中，irAE 发生的毒性类似，说明 irAE 的发生和免疫系统本身有关，而与肿瘤类型的关系不大。

问题六：免疫抑制剂是否影响免疫治疗疗效

针对这一问题，目前无前瞻性的研究结论。少量回顾性分析提示，接受免疫检查点抑制剂治疗并出现 irAE 的患者，是否接受过激素处理 irAE 对总生存并无影响。要完全回答这一问题，需要关注更多细节，包括免疫抑制剂种类、使用时机、使用时长以及患者的治疗结局。

问题七：免疫抑制剂处理 irAE 是否产生其他不良反应

理论上讲，免疫抑制剂可能影响抗肿瘤疗效，但这种影响尚未被确认。另一方面，免疫抑制处理本身会带来一些额外风险，临床上需要引起注意。使用免疫抑制剂如皮质激素类药物可能导致高血糖、水钠潴留和焦虑等不良反应，迅速撤药会引起医源性肾上腺功能不全。

虽然长期使用激素的可能性较小，但长期用药会导致相关并发症，如库欣综合征、骨质疏松和肌肉功能萎缩。此外，使用免疫抑制剂治疗 irAE，增加了机会性感染风险，如烟曲霉菌肺炎、巨细胞病毒性（CMV）肝炎和卡氏肺孢子菌肺炎等。

对于长期使用大剂量激素（每日 20mg 或更高剂量泼尼松，或相当于同等剂量的其他激素连续使用达 4 周）的患者，需要使用复方磺胺甲噁唑、阿托伐醌或潘他米丁，以预防 PCP 的发生。

问题八：严重 irAE 缓解后重新开始免疫治疗是否安全

目前尚缺乏这方面研究，但严重 irAE 缓解后，患者再次接受免疫检查点抑制剂治疗，irAE 可能再度出现，只是其发生率较低，约在 3%左右。

影响患者再次使用免疫检查点抑制剂的关键因素很可能是末次 irAE 的程度、患者一般状况及是否存在其他治疗。对于一般的 irAE 可对症处理；需要警惕或重视的毒性是心脏毒性和肺毒性，这些 irAE 往往是致命的。

问题九：irAE 缓解后是否有必要重新开始治疗

目前尚缺乏前瞻性研究评估患者停药后继续接受免疫检查点抑制剂治疗的疗效，所以对于该问题目前还没有明确的答案。

在一项研究中，恶性黑色素瘤患者接受 Nivolumab 联合 Ipilimumab 治疗，前 4 个月内因为毒性停药的患者 PFS 和 OS 与未停药的患者相似。另外一项针对 NSCLC 患者的研究表明，对免疫检查点抑制剂有良好应答的患者，因毒性停药或推迟治疗，再次接受免疫检查点抑制剂治疗其 PFS 和 OS 与永久停药的患者相似。

当然，这些回顾性研究仍需进一步随访，也亟需开展前瞻性临床试验明确是否短时间的免疫检查点抑制剂治疗即可带来长期获益。

问题十：发生 irAE 高危患者可否使用免疫检查点抑制剂

对于发生 irAE 高危患者（如自身免疫性疾病的患者），使用免疫检查点抑制剂治疗时须谨慎，但免疫检查点抑制剂治疗疗效并不受影响。临床实际应用中，这类患者是否可接受免疫检查点抑制剂治疗，取决于肿瘤是否危及生命，以及在临床医生的指导下权衡治疗的利弊。

免疫检查点抑制剂基本不通过肝与肾代谢，但对于肝肾功能不全的患者，免疫检查点抑制剂并非其使用禁忌证。早期的临床研究将 HBV、HCV 阳性患者排除在外，但有一些研究显示，这类患者也可考虑使用免疫检查点抑制剂。有研究显示，造血干细胞移植和器官移植患者，接受免疫检查点抑制剂治疗可能引发排斥反应，但目前结论尚不明确。

此外，高龄并非使用免疫检查点抑制剂的限制因素，因为免疫检查点抑制剂的疗效与年龄无关。需要注意，在面对高龄的患者时，需重点关注患者的评分和活动能力。

（下转第 73 页）

❖ 肿瘤 CAR-T 疗法 ❖

中国 CAR-T 疗法研究蓄势待发

目前，全球共有两个 CAR-T 产品获批上市，分别是来自诺华的 Kymriah（Tisagenlecleucel）和 Kite 制药的 Yescarta（KTE-C19）。CAR-T 疗法是为数不多的中国可以与西方国家比肩甚至某些方面具有领先优势的药品研发领域。全球范围内 162/291 个 CAR-T 细胞疗法临床试验正在开展，中国拥有世界数量最多的临床试验，60.5% 的 CAR-T 临床试验来自中国，31.5%来自美国。

2017 年 6 月 19 日，国家食品药品监督管理总局（CFDA）加入国际人用药品注册技术协调会（ICH），这意味着国际创新药在中国上市较晚的时间差将逐步消失。在投放欧美市场时，中国人也将同步用上创新药品，而中国企业也可以同步在国际注册药品。

《细胞制品研究与评价技术指导原则》正式文件落地后，对细胞治疗产品的开发及研究要求将进一步细化。随着技术准入门槛及行业管理规范的提升，以及鼓励创新和更开放的政策支持下，我国的细胞治疗产业将迎来快速发展，CAR-T 上市步伐也将加快。

随着中国的药物审批制度和国际进一步接轨，未来如果是已经在美国获得批准上市的 CAR-T 疗法，如 Kite 制药获批上市的 Yescarta，在临床指征相同且生产一致的前提下，在安全性验证上将有可能获准使用美国的临床数据，但有效性的验证必须在中国进行，验证的过程可以参考美国。

另外，由于细胞制品是活物，不能使用进口药的方式处理，即不能在美国生产后转运到中国。中国的 CAR-T 细胞生产商必须在当地建立自己的生产质量管理体系，在这种情况下，如果想要采用美国的临床数据加速审批流程，最好的办法是让相关的生产流程尽量做到与国外已获批的成熟的生产过程具有可比性。

2017 年 12 月 5 日，Kite 制药和复星医药两家公司的合资公司复星凯特生物科技有限公司在上海张江宣布落成细胞治疗基地，当前实验室年生产细胞能力可满足 500 例癌症患者的临床需要。复星凯特正在全面推进 Yescarta 的技术转移和制备验证等工作，Yescarta 有望成为第一个在中国实现转化落地获批的细胞治疗产品。

复星凯特相关负责人表示，希望 CFDA 正式发布细胞治疗的审评审批的法规，卫计委、人社部、发改委等相关部门对细胞治疗的医保、定价等出台相关配套的意见建议，帮助企业快速推动产品上市和患者早日用上质量有保障的 CAR-T 细胞治疗药物。

上海细胞治疗工程技术研究中心是由上海市科委于 2012 年批准成立的研究中心，引入上海新联、君联投资等投资机构后，总计现金投资 5.74 亿元人民币。该中心同样聚焦于细胞疗法，结合了 CAR-T 和现有的免疫检查点抗体二者优势，研究了白泽 T 技术疗法，

（下转第 85 页）

CAR-T 治疗实体瘤有望获得突破

美国加州大学圣地亚哥分校 Milner 等发现驱动 T 细胞在肿瘤组织中定植的关键因子是 Runx3，Runx3 调节 T 细胞表达与组织驻留相关基因的表达，通过小鼠模型实验证实，增加 Runx3 表达可显著增加过继性 T 细胞在实体瘤中的聚集。（Nature，2017，552：253-257.）

CAR-T 疗法为血液系统肿瘤患者带来治疗乃至治愈希望，相比在血液系统肿瘤治疗领域的进展显著，CAR-T 在实体瘤治疗研究进展举步维艰。CAR-T 治疗实体瘤效果不佳一个很重要的原因就是回输患者体内的 T 细胞很难在肿瘤组织中定植并发挥免疫作用。

研究者发现，CD8 阳性 T 细胞定植的关键是 Runx3，肿瘤浸润淋巴细胞有一致的 Runx3 相关基因表达谱。T 细胞治疗黑色素瘤的小鼠模型中，Runx3 缺陷 $CD8^+$ 肿瘤浸润淋巴细胞不能在肿瘤内聚集，导致肿瘤生长和小鼠死亡。相反，Runx3 过表达增加肿瘤特异性 $CD8^+$ T 细胞富集，延缓肿瘤生长，延长小鼠存活。

机体发生感染或肿瘤时，机体 T 细胞在脾及淋巴结内增殖，获得杀伤病原体或肿瘤细胞的能力，要发挥杀灭组织中病原体和肿瘤细胞的作用，杀伤 T 细胞需要迁移并定植到相应组织方可发挥作用。一直以来对血液淋巴系统中的杀伤性 T 细胞如何定植到相应感染部位或肿瘤组织的，人们知之甚少。若能找到相应的驱动因子，对增强 CAR-T 等免疫治疗疗效非常重要。

研究者利用研究组织常驻记忆 T 细胞的小鼠模型，对其脾内的 T 细胞用 P14 基因标记，用淋巴细胞性脉络丛脑膜炎病毒感染小鼠肠道，并对 P14 T 细胞进行跟踪。发现病毒感染后，P14 细胞兵分两路，一路游移在血液淋巴循环系统，另一路进入小肠黏膜抗击病毒，并分化出组织常驻记忆 T 细胞在小肠黏膜内安营扎寨站岗放哨。

对小肠黏膜内的 P14 记忆 T 细胞和血液淋巴循环中的 P14 记忆 T 细胞进行转录组分析，发现两类 T 细胞基因表达有显著差异，组织常驻记忆 T 细胞中，与组织定植相关基因大量表达，包括 CD103 和 CD69 等。通过进一步研究分析，研究者发现了调节组织定植相关基因表达的上游信号分子。有些是目前已知的调节组织常驻记忆 T 细胞分化的转录因子如 Blimpl、Nr4a1、Eomes、T-bet 等，还有之前未知的调节转录因子如 Nr4a3 和 Runx3。联合功能筛选后，研究者明确了 Runx3 是决定组织常驻记忆 T 细胞是哪一路的关键因子。

在小鼠体内，用 RNAi 抑制组织常驻记忆 T 细胞 Runx3 基因的表达，可使定植在小肠黏膜内的 T 细胞离开组织，回到血液循环。对外周组织（包括皮肤、黏膜、肾、肺等）的记忆 T 细胞进行转录组分析，发现定植在这些组织内的记忆 T 细胞的 Runx3 表达显著增高，而淋巴血液循环中的 T 细胞 Runx3 低表达。肿瘤组织浸润杀伤性 T 细胞与组织驻留记忆 T 细胞的基因表达有强相似性。

（下转第 92 页）

我国首个自主研发 CAR-T 疗法提交审批

2017 年是 CAR-T 细胞疗法大放异彩的一年，CAR-T 疗法取得里程碑式进展，诺华公司的 Kymriah 和 Gilead 公司的 Yescarta 两个 CAR-T 疗法相继获批，CAR-T 疗法相关临床试验急速暴增。CAR-T 这一原本仅能在实验室实现的疗法一下进入产业化阶段，为许多之前无药可治的晚期血液肿瘤患者带来了治疗甚至治愈的希望。

统计数据显示，目前已有超过 20 家国内企业及医院参与 CAR-T 细胞治疗研发，国内研发单位登记的 CAR-T 细胞治疗临床试验数目达到一百多个。日前，南京传奇生物科技有限公司的 CAR-T 细胞免疫疗法已经提交 CFDA（CXSL 1700201），并获 CDE 受理。

南京传奇成立于 2014 年，是南京金斯瑞生物科技有限公司的全资附属公司，专注于研发 CAR-T 疗法，在多发性骨髓瘤的治疗领域取得不俗战绩。CAR-T 全名为嵌合抗原受体 T 细胞免疫疗法，以 CAR-T 疗法为代表的细胞免疫治疗，是肿瘤领域最前沿且极具商业化价值的研究领域之一，被称为继化学药物和生物药物之后的新的时代，有望改观肿瘤治疗现状。

传奇生物提交申请的药品为“LCAR-B38M CAR-T 细胞自体回输制剂（LCAR-B38M 细胞制剂）”，按照生物制品 1 类（未在国内外上市销售的生物制品）注册申请。LCAR-B38M 是南京传奇研发的一款靶向 B 细胞成熟抗原（BCMA）的 CAR-T 疗法。

BCMA 存在于成熟 B 细胞表面，属于 TNF 受体家族，是一种极为重要的 B 细胞生物标志物。BCMA 的 RNA 在多发性骨髓瘤细胞中被发现，且该蛋白质也存在于多发性骨髓瘤患者恶性浆细胞表面，是一个重要的潜在治疗靶点。

在 2017 年美国临床肿瘤学会年会上，南京传奇在 CAR-T 领域的突破性进展引起关注。研究显示，35 例既往治疗后复发的多发性骨髓瘤患者中，33 例（94%）在接受试验性抗 BCMA CAR-T 细胞（LCAR-B38M）治疗后 2 个月获得临床缓解，显示完全缓解或非常好的部分缓解，客观缓解率达到 100%。

（编撰　冯　如）

（来源：《全球肿瘤快讯》2017 年 12 月 总第 199 期）

❖ 肺部肿瘤 ❖

第十八届世界肺癌大会报道

国际肺癌研究协会（IASLC）第十八届世界肺癌大会（WCLC）于 2017 年 10 月 15 日~18 日在日本横滨召开。本届大会的主题为“合力抗击肺癌（Synergy to Conquer Lung Cancer）”，由日本庆应义塾大学医院 Hisao Asamura 教授和韩国首尔成均馆大学 Keunchil Park 教授担任大会主席。

来自世界各地 100 多个国家近 7000 名肺癌及其他胸部恶性肿瘤的专家学者齐聚一堂，学科覆盖肺科、肿瘤科、外科、放射科、基础研究（免疫学等）、护理、预防医学等各个领域，与会者对肺癌及其他胸部恶性肿瘤的预防、筛查、分期、化疗方案、手术方式、靶向治疗、免疫治疗等方面的最新研究成果进行了交流和碰撞，会上的最热点研究进展值得关注。

吴一龙教授团队荣获 IASLC 患者关爱团队奖，IASLC 首次评选该奖项，表彰为肺癌患者提供卓越关心和优质护理的优秀多学科团队。来自中国香港中文大学的莫树锦（Tony Mok）教授荣获 IASLC 科学奖，成为继吴一龙教授之后获此殊荣的中国人。

一、吴一龙教授牵头 Dacomitinib 一线治疗研究公布

由广东省人民医院吴一龙教授牵头的国内外十余家单位联合开展的 Dacomitinib 对比吉非替尼一线治疗不同 EGFR 突变亚型的晚期非小细胞肺癌（NSCLC）的最新研究结果在会上公布。

ARCHER 1050 研究（NCT01774721）显示，Dacomitinib 与吉非替尼相比，用于伴有 EGFR 激活突变的晚期 NSCLC 患者的一线治疗可带来显著获益，分别在今年 ASCO 年会和 CSCO 年会中公布了总体人群和中国亚组人群的研究结果，此次报告的是按 EGFR 突变亚型进行亚组分析的结果。

这项还在进行中的Ⅲ期、开放标签研究，入组新诊断的Ⅲb/Ⅳ期或复发 NSCLC 患者，患者伴有 EGFR 活化突变（19 号外显子缺失或 L858R 突变±T790M 突变）且 ECOG PS 评分为 0~1，随机分组接受 Dacomitinib 或吉非替尼治疗，按种族和 EGFR 突变亚型分层。主要终点为独立影像中心盲态审查的无进展生存期（PFS）。次要终点包括总生存期和客观缓解率（ORR）。

结果显示，共 452 例患者被随机分组（Dacomitinib 组 227 例，吉非替尼组 225 例）。无论在 Dacomitinib 组还是在吉非替尼组，都有 59%的患者携带 19 外显子缺失突变，41%的患者携带 21 外显子 L858R 点突变

根据独立数据评估委员会的评价，在 19 外显子缺失突变患者中，Dacomitinib 组和吉非替尼组的中位 PFS 分别是 16.5 个月和 9.2 个月，（HR = 0.551，95% CI：0.408~0.745，$P<0.0001$）。在 21 外显子 L858R 点突变患者中，中位 PFS 分别是 12.3 个月和 9.8 个月，（HR=0.626，95% CI：0.444~0.883，$P=0.0034$）。两组有效率相似，但缓解持续时间显示，Dacomitinib 组显著优于吉非替尼组。

本次报告的基于不同 EGFR 突变类型的分析结果再次肯定了二代 EGFR-TKI Dacomitinib 相比一代 EGFR-TKI 的疗效优势，为 Dacomitinib 的一线地位提供了更多支持。

根据独立影像中心和研究者评估的结果，在两种 EGFR 突变患者中，Dacomitinib 组的 PFS 均优于吉非替尼组。虽然不同治疗组和 EGFR 突变亚组的 ORR 均相似，但对于这两种突变，Dacomitinib 组的缓解持续时间均更长。

二、中国专场：让世界聆听中国的声音

IASLC 和 CSCO 的联合中国专场（IASLC/CSCO/CAALC 联合会议）是本次 WCLC 大会的第一场会议，在早上 7：30 就开始报告，尽管当天横滨下起了雨，可是依然浇不灭参会医生的热情，很快会场座无虚席，后面也站满了听课的医生，来得晚的很多医生已经无法进入会场，以至于大会的组织者在茶歇期间临时调换会场，更换了一个 3 倍大的会场，让滞留在场外的医生可以进入会场参与会议。不难看出，由于中国学者的不断努力，中国研究对世界肺癌治疗的影响力越来越大，中国专场也受到全球医生的热情关注。

本次专场的主题是“肺癌治疗免疫治疗：东西方正在进行的研究”。吴一龙教授、白春学教授、Fred R. Hirsch 和莫树锦教授担任大会主席。

会议开场，耶鲁肿瘤中心 Roy Herbst 教授系统回顾了免疫治疗的进展，包括肺癌免疫治疗的机制，肺癌一线的数据（KEYNOTE-024 等），放疗后的巩固治疗研究（PACIFIC）；如何用科学的方法去指导肺癌免疫治疗是一个重要的研究方向，Roy Herbst 回顾了 PDX 小鼠模型（耶鲁的陈列平教授在开展相关工作）、PD-1/PD-L1 类药物的分子标志物研究、以及基于生物标志物指导下的临床研究。免疫联合目前的一些数据显示出一定的趋势，未来免疫治疗是否可以成为联合治疗的一部分，也是临床研究的一个重要方向。胡洁教授分享了 PD-1/PD-L1 类药物分子标志物的研究现状和未来前景，指出肿瘤突变负荷（TMB）是 PD-1/PD-L1 类药物的更佳的分子标志物。

广东省人民医院周清教授分享了 PD-1/PD-L1 一类药物治疗在中国开展肺癌临床研究的情况。跨国药企在全球范围内目前已经开展了 371 项 PD-1/PD-L1 类药物针对肺癌的研究，其中中国开展的只有 21 项，目前中国还没有 PD-1/PD-L1 一类的新药上市。但是中国自主研发的 PD-1/PD-L1 一类的药物达到了 16 个（分别来自 14 家国内公司），可以看出中国的新药研发近些年来的蓬勃发展。同时周清教授也指出在中国开展 PD-1/PD-L1 类药物的肺癌临床研究的几个特殊问题：

（1）EGFR 和 EGFR 耐药后的 T790M 突变率高。

（2）中国肺癌患者的 HBV 携带者比例也是非常高的。

（3）中国人平均体重低于高加索人，PD-1/PD-L1 治疗药物如果使用统一的剂量，可能会带来效应方面的不同问题。

复旦大学徐建青教授分享了其利用 PD-1 阳性 CD8 阳性 T 细胞和 iNKT 细胞疗法治疗肺癌的初步数据。基于 PD-1 阳性 CD8 阳性 T 细胞和 iNKT 的免疫治疗在肺癌领域中的应用，通过体外刺激扩增 PD-1 阳性 CD8 阳性 T 细胞与 iNKT 细胞，并回输到患者体内，可以大大提高经各线治疗失败的晚期肺癌患者的病灶缓解情况。从目前的研究数据来看，利用 PD-1 阳性 CD8 阳性 T 细胞和 iNKT 细胞疗法治疗晚期肺癌有

望控制病灶的发展，且安全性良好，在已经治疗3个疗程以上的6例Ⅳ期肺癌患者中，有4例患者得到控制，2例肿瘤缩小，说明该方法值得进一步深入研究。另外，将这种细胞免疫治疗和其他疗法的结合将来也有望进一步提高患者的疗效。

复旦大学中山医院徐松涛教授在会议上分享了吉非替尼辅助治疗早期肺癌的ADJUVANT研究（CTONG1104）中治疗失败患者的失败原因分析数据。自吴一龙教授在ASCO上公布了该研究的结果后，EGFR-TKI药物用于早期肺癌的治疗就成为全球临床医生关注的热点。本次徐松涛教授介绍的结果显示：化疗组的复发风险在15个月的时候最高，而吉非替尼的复发风险在30个月的时候最高，吉非替尼推迟了肺癌复发的峰值；在传统化疗组复发为脑部转移的比例占37%，吉非替尼组中复发为脑部转移的占比达到了50%。未来肺癌脑转移的问题将成为临床医生关注的一个焦点问题。

三、王长利教授牵头 辅助靶向治疗最新研究数据鼓舞人心

由天津市肿瘤医院王长利教授牵头、全国16家中心联合开展的厄洛替尼对比长春瑞滨/顺铂（NP）辅助治疗行完全性切除术后的ⅢA期伴EGFR活化突变NSCLC的最新研究结果在会上公布。

辅助化疗仍是ⅢA期NSCLC根治性术后最重要的治疗，但其获益已进入瓶颈，复发风险高。此前的SELECT研究和RADIANT研究提示，厄洛替尼辅助治疗对于无病生存（DFS）有改善的趋势。该研究是一项前瞻性、开放标签、多中心Ⅱ期随机临床研究，旨在比较厄洛替尼对比NP方案化疗辅助治疗完全切除ⅢA期EGFR突变NSCLC的疗效和安全性。

入组患者为：年龄18~75岁，ECOG PS 0~1分，ⅢA期，EGFR活化突变（外显子19或外显子21 L858R），达到R0切除的NSCLC患者。以1∶1的比例将患者随机分至厄洛替尼组或NP组。厄洛替尼采用口服给药，150mg/d，持续用药2年，直至疾病复发或出现不可耐受的不良反应。NP用药方案为：长春瑞滨25mg/m^2，iv d1、8；顺铂75mg/m^2，iv d1；每3周，共4周期。

根据EGFR突变类型、病理组织学、吸烟状态分层。主要终点是2年无病生存（DFS）率，次要终点包括DFS、总生存期（OS）、安全性（NCI CTCAE 4.0）、生活质量（QoL），及探索性生物标志物分析。

结果显示，2012年9月~2015年5月，16家中心的102例患者被随机分组，厄洛替尼组和NP组各51例，中位随访时间分别为33个月和28个月。

在意向治疗人群（ITT）人群中，厄洛替尼组和NP组的2年DFS率分别为81.35%和44.62%（$P<0.001$）。厄洛替尼对比NP方案的DFS显著延长（中位值：42.41个月 *vs* 20.96个月；HR = 0.271，95%CI：0.137~0.535，$P<0.001$）。OS数据尚未成熟。目前，厄洛替尼组有2例患者死亡，NP组有13例患者死亡。安全性与既往研究相似，均未观察到意外不良事件。

相较长春瑞滨/顺铂，厄洛替尼显现出了更佳的疗效，应考虑列为R0切除ⅢA期伴EGFR活化突变NSCLC患者的治疗选择。

四、程颖教授牵头 中国北方肺癌患者EGFR检测研究

由吉林省肿瘤医院院长程颖教授牵头的真实世界EGFR检测与中国北方ⅢB/Ⅳ

期NSCLC患者的多中心、非干预研究的最新结果在会上公布。

EGFR突变在NSCLC的精准医疗中发挥重要作用，在临床实践中已推荐EGFR-TKI作为EGFR敏感突变阳性患者的标准治疗方案。我国地域广阔、医疗资源分布不均衡、检测技术水平存在差异等多种原因，在EGFR突变状态未知的情况下应用EGFR-TKI是一种常见的现象。程颖教授等前瞻性地开展了这项真实世界研究，旨在了解中国北方的EGFR检测的实际情况，并识别影响EGFR检测的深层原因，从而为促进标准化治疗提供参考。

研究者对2014年1月1日~2014年12月31日在中国北方的28个研究中心首次诊断或手术后复发的ⅢB/Ⅳ期NSCLC患者进行了分析。主要终点是检测率，次要终点是影响EGFR检测的因素、患者的EGFR突变情况、检测方法以及生存结局。

结果显示，在2809例患者中，有2550例（90.78%）为腺癌，208例（7.40%）为鳞癌，51例（1.82%）为其他病理类型。检测率为42.54%（1195/2809例），明显与城市水平（一线城市 *vs* 新的一线城市 *vs* 二线城市 *vs* 三线以上城市：69.04% *vs* 38.08% *vs* 34.05% *vs* 14.11%，$P<0.001$）、吸烟状态（从不吸烟 *vs* 曾吸烟 *vs* 当前吸烟：45.42% *vs* 51.10% *vs* 33.37%，$P<0.001$）、ECOG PS（0分 *vs* 1分 *vs* 2分 *vs* ≥3分：47.93% *vs* 44.48% *vs* 34.89% *vs* 20.37%，$P=0.011$）、病理类型（腺癌 *vs* 鳞癌：44.94% *vs* 19.23%，$P=0.003$）和医保状况（基本社会医疗保险 *vs* 新农合医保 *vs* 自费：44.98% *vs* 36.49% *vs* 29.55%，$P=0.001$）相关。

EGFR敏感突变率为46.44%，最常见的亚型为19Del（42.16%），其次是L858R（40.00%）、20号外显子插入（1.62%）和其他亚型（16.20%）。最常见的检测方法为ARMS（63.77%），其次是DNA测序（5.36%）。接受EGFR检测的患者的1年和2年生存率分别为73.6%和51.9%，而未接受EGFR检测的患者1年和2年生存率则分别为64.3%和43.7%。

研究者得出结论认为，我国北方的ⅢB/Ⅳ期NSCLC患者的EGFR检测率存在地域差异。医生和患者的意愿、医保覆盖及技术水平差异是影响EGFR检测率的主要原因。应采取措施改进这一状况，比如加强培训、扩大医保覆盖面和商业化的基因检测公司，进一步规范NSCLC的分子病理学诊断和治疗。

斯坦福大学肿瘤中心Joel Neal教授分享的数据显示，在美国SEER数据库中，美国在2010年肺腺癌的EGFR检测率为23%，欧洲2014年肺腺癌的EGFR检测率达到79%，而斯坦福大学肿瘤中心的EGFR检测率自2015年起就在90%以上，甚至达到了100%。中国肺癌的EGFR检测观念和比例还有待提高。

五、陆舜教授牵头EGFR突变晚期NSCLC呋喹替尼联合吉非替尼治疗研究

上海交通大学附属胸科医院陆舜教授牵头进行的呋喹替尼联合吉非替尼用于EGFR突变晚期NSCLC的Ⅱ期研究，在会上进行了口头报告。

呋喹替尼作为一个高选择性的靶向VEGFR的口服激酶抑制剂，已在晚期NSCLC三线治疗中显示出良好的疗效和安全性。提示有必要探索EGFR-TKI联合VEGFR-TKI用于EGFR突变型晚期NSCLC患者一线治疗的安全性、耐受性和疗效。

该研究为单臂、开放多中心临床研究。所有患者接受吉非替尼250mg/d，连续用

药，呋喹替尼的起始剂量为 4mg，连用 3 周，停药 1 周，每 4 周为 1 周期。如果在第 1 个周期中未观察到≥3 级不良事件（AE）或≥2 级的肝功能损害，呋喹替尼的剂量增至 5mg，持续治疗直至疾病进展或不可耐受的不良反应，以及患者要求出组，研究终点为评估联合方案的安全性和耐受性。入组标准包括：组织或细胞学确认的 NSCLC，ECOG PS 0～1 分，既往未接受过系统性治疗，无脑转移。主要排除标准包括：T790M 突变，入组前 1 个月内有出血史。

结果显示，呋喹替尼 4mg 组联合吉非替尼 250mg 安全有效，可作为进一步研究的标准剂量。在 17 例可观察疗效的患者中，客观缓解率为 76.5%，临床获益率为 100%。呋喹替尼联合吉非替尼显示出良好的疗效潜力，值得开展研究进一步验证该组合的疗效。

有研究者评论指出，抗 EGFR 的药物和抗 VEGF 药物的联合治疗方案，厄洛替尼联合贝伐单抗已显示一定的潜力，既往日本进行的Ⅱ期临床研究 JO25567 显示，厄洛替尼联合贝伐单抗相比于厄洛替尼单药，用于 EGFR 突变型的晚期 NSCLC 一线治疗，可显著延长患者的中位 PFS（16 个月 *vs* 9.7 个月），降低了46%的疾病进展风险。这一临床研究数据提示，EGFR 通路抑制剂联合抗血管生成治疗，用于 EGFR 突变的 NSCLC 患者，有协同治疗效应，两药联合可以达到 1+1>2 的治疗效果，后续的验证研究也在进行中。三代 TKI 已经有很好的一线治疗数据，计划开展临床研究的话要考虑 TKI 药物选择。VEGFR 抑制剂、免疫治疗等药物迅猛发展，未来不排除应用呋喹替尼与 EGFR-TKI、免疫治疗等联合用药的尝试。

六、液体活检领域研究进展

北京大学人民医院王俊教授课题组的陈克终博士、美国 M. D. Anderson 癌症中心 Vincent Lam、美国西北大学 Chae 就循环肿瘤 DNA（ctDNA）的定量变化与肿瘤负荷的关系进行了研究报告。

王俊教授团队在 13 例Ⅰ～ⅢA 期可手术患者的围手术期间，获取 6 个时间点的血浆 DNA，采用 cSMART 多重技术分析 15 种分子突变，包括 4 个 EGFR 突变、7 个 TP53 突变、2 个 PIK3CA 突变、1 个 KRAS 突变及 1 个 ALK 重排，用于连续性监测分析。

结果发现，76.9%的患者血浆中的分子突变比例（突变分子占所有野生型和突变型之和的比值）随时间延长逐渐下降。6 个时间点的突变比例分别为 3.32%、2.68%、1.38%、0.07%、0.04%和 0。所有患者的突变分子比例在第 6 个时点均降到 0。该报告是第一个前瞻性研究 R0 切除患者的突变分子用于监测的数据，提示血浆的突变分子比例分析可用于术后肿瘤 R0 状态的观察和判断。

Vincent Lam 报告了在晚期肺癌患者中，采用 Gardant Health 公司的 cfDNA NGS 技术，分析 70～73 个基因的变异情况，分析 141 例患者的分析分子突变的等位基因频率（VAF，等同于上述突变分子比例）与 RECIST 标准判断的肿瘤病灶长径之和（SLD）的相关性。

结果发现，患者 cfDNA 中最大突变 VAF 与 SLD 存在相关性（Spearman 秩相关系数：$\rho=0.35$，$P<0.001$）。这种相关性与分子突变类型有关，在 K-ras 突变的患者中相关性最好（$\rho=0.52$，$P=0.001$），而在 EGFR 突变患者中较弱（$\rho=0.21$，$P<0.24$）。多变量分析仍然显示 cfDNA 的突变

分子VAF可预测肿瘤的累积负荷情况。该报告提示在晚期患者的疾病负荷的监测中，血浆突变分子可提供较好的应用潜力。

Chae报告了ctDNA分子突变频率MAF值与肿瘤负荷及免疫治疗反应的关系。136例晚期肺癌患者的外周血浆ctDNA采用Gardant Health的NGS技术，发现肿瘤负荷与MAF值存在较好的相关性（$r=0.58$，$P=0.007$）。另发现更高的中位ctDNA MAF值与短的PFS和OS相关（HR＝3.4，$P=0.03$；HR＝10.4，$P=0.03$）。

这三项研究都提示外周血浆结合特定的多重分子检测技术可用于疾病负荷的监测，对于可手术的中早期或晚期肺癌都有一定的可行性和适用性。这类研究是基于通量技术的进步，在近几年的报道逐渐增多。这些技术方法为未来通过液体活检建立更加精准的检测或监测策略奠定了重要基础，也为阐述肺癌疾病进展的分子规律和靶向克服耐药提供了参考。

（编译　于菲菲　李　蓉　王　斐）

（摘编自：《全球肿瘤快讯》2017年10月 总第195期）

（上接第63页）

前提是患者定期随访拍摄MRI并接受恰当的补救性治疗。

未来的研究应注意：加深局部复发和切缘阳性的认识，建立靶区勾画共识标准；厘清局控率和手术腔体积而非术前直径的关系；SRS的最佳方案（单次分割 *vs* 低分割）；辅助SRS的最佳时机；手术复发的时机和补救措施等。

（编译　石　磊）

（来源：《全球肿瘤快讯》2017年7月 总第188期）

（上接第77页）

截至2017年10月，已对117例患者进行了临床试验，疾病控制率达71.2%。

上海细胞治疗工程技术研究中心去年就提出了“白泽计划”，该计划的主要任务之一就是在未来10年内，使60%的晚期肿瘤能够消退，60%以上的中国人能用得起这种治疗技术。

全球超过800个再生医学临床试验中，近70个已处于Ⅲ期临床，40%以上属于免疫细胞疗法，仅细胞治疗应用于肿瘤治疗市场就有望在2030年达到300亿美元的规模。

我国首个自主研发的CAR-T疗法有望在3年内获批，而价格也将会降到人们可承受的范围内，甚至10万元人民币以内，这也将远远低于目前的癌症疗法中免疫检查点抗体PD-1治疗常规剂量每年15万美元的成本。

（编撰　隋　唐）

（来源：《全球肿瘤快讯》2017年12月 总第199期）

ASCO 2017 肺癌内科领域药物治疗的新突破

涂海燕　杨衿记　吴一龙

广东省人民医院/广东省肺癌研究所 广州 510080

一、探索理想的维持治疗

（一）基于治疗的反应选择维持治疗的药物是否给患者带来生存获益?

IFCT-GFPC-1101 是一项法国多中心Ⅲ期临床试验，研究对象为Ⅳ期初治、表皮生长因子受体（EGFR）和间变性淋巴瘤激酶（ALK）野生型、非鳞非小细胞肺癌（NSCLC）患者。

研究方案为，试验组采用吉西他滨联合顺铂（GC 组）方案，4 周期无疾病进展的患者根据吉西他滨的疗效被随机分为两组，疗效评价为疾病稳定（SD）的患者用培美曲塞维持治疗，完全缓解（CR）和部分缓解（PR）的患者继续用吉西他滨维持治疗；对照组采用培美曲塞联合顺铂化疗 4 周期后，若无疾病进展则培美曲塞维持治疗（PC 组），主要研究终点为总生存期（OS）。

研究共纳入 72 个中心的 932 例患者，允许无症状脑转移患者入组，但不允许联用贝伐单抗或同期的放疗。

研究结果显示，GC 组和 PC 组 OS 分别为 10.8 个月和 10.4 个月，校正后的风险比（HR）为 0.98（$P=0.81$）；森林图提示无论是年龄、性别，还是 M1a/M1b 以及有无脑转移，两组的 OS 均无统计学差异。GC 组和 PC 组无进展生存（PFS）和客观缓解率（ORR）也未观察到统计学差异（PFS：4.9 个月 *vs* 4.5 个月，$P=0.54$；ORR：35.1% *vs* 33.8%）。

探索性分析提示，从完成 4 周期后进入维持治疗算起，GC 组和 PC 组的 PFS 分别为 4.6 个月和 3.6 个月，OS 分别为 14.1 个月和 13.5 个月，两组中有客观疗效的患者与疾病稳定的患者有相似的 PFS 和 OS 获益。

虽然这是一个阴性的研究结果，对比标准的 PARAMOUNT 模式，根据吉西他滨的疗效，同药或换用培美曲塞维持没有给患者带来更多的临床获益，但是，从另一个角度，用吉西他滨维持，效价比是否更好？值得我们思索。

（二）多线治疗中全程抑制 VEGF，能否进一步改善生存?

AvaALL 是一项针对局部晚期和（或）晚期 NSCLC，一线贝伐单抗联合化疗治疗进展后，继续贝伐单抗联合标准治疗对比标准治疗的随机、开放、对照的多中心Ⅲ期临床研究，主要研究终点是 OS［即从第一次进展（PD1）后随机至死亡时间］，次要终点包括 PD1 后 6、12、18 个月的 OS 率，以及 PFS［即 PD1 后自随机至第二次进展（PD2，PFS2）及从 PD2 至第三次进展（PD3，PFS3）的时间］。重要的入组标准包括：非鳞 NSCLC 患者需要一线 4~6 周期贝伐单抗+含铂双药方案治疗且已完成≥2个周期的贝伐单抗维持治疗，且仅入组经治无症状脑转移患者，排除了EGFR突变阳性患者。

研究共纳入485例患者（ITT人群），由研究者选择标准的后续治疗方案（SOC），按照1∶1随机分组，研究组在后线SOC基础上一直联用贝伐单抗，对照组则永久停用。

研究结果显示，研究组与对照组主要研究终点OS结果相当，中位OS分别为11.86个月和10.22个月（P=0.1044）。次要研究终点方面，研究组与对照组PFS2无显著性差异，分别为5.5个月和4.0个月（P=0.0573）；PFS3有显著性差异，分别为4.0个月和2.6个月，HR为0.63（P=0.0045），TTP2和TTP3则两组均有差异。OS亚组分析均未提示跨线联用贝伐单抗更好。

安全性方面，联用贝伐单抗导致相关的毒性增多，但并无新的不良事件发生。

虽然贝伐单抗多线治疗的概念在转移性结直肠癌及乳腺癌中已被证实，但是本研究不支持在肺癌中采用贝伐单抗多线维持治疗。后线联用贝伐单抗虽可以延长PFS，改善有效率但不能延长患者的OS。另外，由于使用时间延长，药物的毒性也增多。免疫治疗时代的抗血管生成可能有新的发展，VEGF可以对免疫微环境有抑制，与抗PD-1/PD-L1治疗联合的临床试验正在进行之中。

二、EGFR和ALK靶向治疗

（一）新的第二代EGFR-TKI闪亮登场

ARCHER 1050是一项对比二代EGFR酪氨酸激酶抑制剂（TKI）Dacomitinib和一代TKI吉非替尼，治疗一线晚期EGFR敏感突变NSCLC的随机对照、开放标签的Ⅲ期临床试验。主要研究终点是独立评估委员会评估的无进展时间［PFS（IR）］，次要研究终点是研究者评估的PFS、ORR和OS等。

研究共入组7个国家71个中心452例患者，随机分为两组接受Dacomitinib（Daco组）和吉非替尼（Gef组）治疗，中枢神经系统转移患者不能入组。其中，约75%为亚裔，64%为非吸烟人群，仅EGFR 19缺失和外显子21 L858R突变阳性患者入组。

结果显示，Daco组PFS（14.7个月）（IR）显著优于Gef组（9.2个月），HR为0.59（P<0.0001）；Daco组与Gef组研究者评估的PFS分别为16.6个月和11.0个月，HR为0.59（P<0.0001）。从亚组分析的森林图上可以看到，亚裔人群、非吸烟者和女性使用Dacomitinib获益更明显。在ORR方面，两组均达到70%以上，无统计学差异，但是持续反应时间Daco组显著长于Gef组，分别为14.8个月和8.3个月。两组的OS数据尚未成熟。

在不良反应方面，如腹泻、皮疹和黏膜炎，Daco组比Gef组更常见，有更多的患者需要调整剂量。

本研究发现，Dacomitinib在治疗一线晚期EGFR敏感突变NSCLC中疗效优于吉非替尼，成为新的一线标准治疗方案，更为关键的是这一研究提出了如何有效地组织序贯使用EGFR TKI的问题，更对三代TKI奥希替尼（osimertinib）的一线使用提出更高的要求。

（二）聚焦脑转移

AURA3是一项Ⅲ期随机试验，研究奥希替尼在经一线EGFR-TKI治疗进展后T790M阳性晚期NSCLC患者中的疗效，对照组是培美曲塞联合铂类化疗。本次年会进一步报告了中枢神经系统（CNS）转移对奥希替尼治疗的反应数据。

AURA3 纳入 116 例症状稳定的 CNS 转移患者，奥希替尼组 75 例（27%），对照组 41 例（29%）。这个亚组分析的终点是由独立评估委员会（BICR）评估的中枢神经系统的 ORR，持续反应时间（DoR）和 CNS PFS。对于基线存在≥1 个可测量 CNS 转移灶的患者中（46 例），奥希替尼组 CNS 的 ORR 为 70%（21/30），化疗组为 31%（5/16）（P=0.015）。

在 CNS 全分析集中，奥希替尼组 CNS ORR 为 40%（30/75），化疗组为 17%（7/41）（P=0.014），两组 DoR 分别为 8.9 个月和 5.7 个月，疾病控制率（DCR）分别为 93%和 63%。CNS 全分析集中，奥希替尼的 CNS PFS 显著优于化疗组（11.7 个月 *vs* 5.6 个月，HR=0.32；P=0.004）。另外，本项研究纳入 7 例软脑膜转移患者，其中 4 例软脑膜病灶接受奥希替尼治疗后得到缓解，2 例完全缓解（CR），2 例部分缓解（PR）。

2016 年世界肺癌大会（WCLC）报道的Ⅱ期研究 AURA extension 和 AURA2 的合并分析中，奥希替尼的 CNS 的缓解率为 54%，而在本次 ASCO 的报道中再创新高。本项研究结果和 BLOOM 的结果一致，奥希替尼对于中枢神经系统转移起效快而且持久，对脑膜转移也有不错的疗效。这样，一代 EGFR-TKI 治疗疾病进展后的治疗选择以及 CNS 放疗的角色值得思考，有了 AURA3 的结果，对于这种存在 T790M 阳性的患者即使出现脑进展，可以先采用奥希替尼治疗，延迟局部 CNS 的放疗的策略可能更优。

针对另一个常见的靶点 ALK，既往的研究已经发现，经标准的一线克唑替尼治疗后 CNS 是常见的复发部位，肖（Alice Shaw）教授公布了来自全球的 ALEX 研究结果。这是一项随机对照、开放、多中心Ⅲ期临床研究，比较 Alectinib 对比克唑替尼一线治疗ⅢB/Ⅳ期 ALK+NSCLC 患者的疗效和安全性。

研究共纳入 286 例患者，其中无症状的脑转移两组分别有 58 例（38%）和 64 例（42%）。主要终点为研究者评估的 PFS，次要终点包括独立审查委员会（IRC）评估的 PFS，IRC 评估 CNS 进展时间（TTP），ORR、OS 和安全性。

研究结果提示，相比克唑替尼，Alectinib 降低疾病进展风险达 53%（HR=0.47，P<0.0001）；Alectinib 组中位 PFS 未达到，克唑替尼组的为 11.1 个月。次要终点 IRC 评估的中位 PFS，Alectinib 组和克唑替尼分别为 25.7 个月和 10.4 个月（P<0.0001）。与 J-ALEX 一致，无论基线是否存在 CNS 转移，Alectinib 显著降低了颅内进展的风险（HR=0.16，P<0.0001）。两组的 OS 数据尚未成熟。

在 3/4 级不良反应方面，Alectinib 比克唑替尼发生率更低。

Alectinib 最大的亮点是 PFS 居然至少在 25 个月以上，创造了晚期肺癌治疗前所未有的历史，对脑转移也有很好的疗效，印象特别深刻的是生存曲线在 12 个月之后的无进展平台。后来者要想逾越是很困难的。

（转载自《中国医学论坛报》）

（来源：《全球肿瘤快讯》2017 年 6 月 总第 187 期）

吴一龙教授谈肺癌治疗的未来

纵览现代肺癌治疗史，近25年的肺癌治疗出现了三次里程碑式的事件，将肺癌治疗史划分为三个重要阶段：1995～2002年，含铂第三代化疗药物时代；2004年开始：随着IPASS研究发表，开始进入靶向治疗时代；2015年开始：免疫检查点抑制剂时代。将这三个重要阶段串起来，我们可以看到，25年来，肺癌治疗的变革历经“从模糊到选择”“从选择到生物标志物指导”“从靶向肿瘤到靶向微环境”，肺癌治疗一步一步走向了精准，晚期NSCLC患者的中位生存期，从不到1年延长到39个月，这些都是了不起的进步。

目前的肺癌治疗主要包括以下三种模式：根据循证医学证据的治疗模式、根据分子监测的治疗模式、个人定制化的治疗模式。

一、根据循证医学证据的治疗模式：临床试验结果决定治疗策略

循证医学证据的治疗模式，是指根据临床试验结果决定治疗策略，也是临床应用的主要策略。目前，根据有无基因突变筛选出适合接受靶向治疗的患者，根据已有的研究结果选择一线、二线及三线治疗；对于突变阴性患者，则筛选其PD-L1状态以明确是否可行免疫治疗。

随着越来越多药物的出现，治疗携带突变NSCLC患者，面对市场上众多的靶向药物，如何利用这些药物制订出最佳方案，是所有临床医生面临的共同挑战，也成为研究领域的一大热点。

目前已有多项研究头对头比较了EGFR-TKI一线治疗药物的疗效，其中，一代EGFR-TKI吉非替尼（Gefitinib）与我国原创药物埃克替尼（Icotinib）在ICOGEN（非选择患者）研究中疗效相当；吉非替尼与另一个一代药物厄洛替尼（Erlotinib）在CTONG0901、WJOG5109L（非选择患者）研究中亦不相上下；尽管在ARCHER1009（非选择患者）研究中，二代的Dacomitinib与厄洛替尼相比未出现显著差异，但在筛选人群入组的ARCHER1050研究中，Dacomitinib展现了生存优势；而在LUX-LUBF7研究中，另一个二代EGFR-TKI药物阿法替尼亦优于吉非替尼。此外，比较吉非替尼与三代EGFR-TKI药物奥希替尼（AZD9291）的FLAURA研究提示，三代的奥希替尼显著更优。

随着研究的不断开展，新的知识也不断涌现。针对EGFR突变的不同类型，不同的EGFR-TKI的疗效也各不相同，其中还有一些有趣的发现。让临床极为“头疼”的Ins20，既往认为是耐药的，但通过研究后发现，Ins20中的其中一个类型——Ins20（InsFQEA），对一代和二代EGFR-TKI都敏感。另外，de novo T790M也是个很有趣的话题。对于一开始就有T790M突变的患者和一开始并没有该突变的患者，其治疗与预后是否不同？一项Meta分析提示，一开始就有T790M的患者预后显著更差。

亚型众多的EGFR突变的治疗，可以向ALK突变的治疗学习，根据突变选择敏感的TKI，出现另一突变后，再据此选择另

一个 TKI，如此类推，有目的性地用药，来实现治疗目的。从这类治疗的生存曲线可以看出，未来的道路应该是“选择、选择、再选择”，在精准的路上继续走下去。要实现这一目的，就需要对现有药物的应用进行细化，结合现有资料，用药顺序和用药策略可总结如下：

1. 对于 EGFR 突变亚型为 DEl19 及 21 L858R 的患者

一线治疗可选用阿法替尼、厄洛替尼、吉非替尼、埃克替尼，dacomitinib 的一线治疗地位需等待监管机构的审批上市；对于二线治疗，T790M 阳性，选择奥希替尼；T790M 阴性，选择双药化疗±贝伐单抗；三线治疗方案为单药化疗±贝伐单抗。

2. 对于罕见或双突变的患者

一线治疗可选用阿法替尼，其中 20 外显子插入 FQEA 的患者，一线治疗可选择厄洛替尼或吉非替尼；对于二线治疗，T790M 阳性，选择奥希替尼；T790M 阴性，选择双药化疗±贝伐单抗；三线治疗方案为单药化疗±贝伐单抗。

3. 对于脑转移患者

一线选择埃克替尼或厄洛替尼；对于二线治疗，T790M 阳性，选择奥希替尼；T790M 阴性，选择双药化疗±贝伐单抗；三线治疗方案为单药化疗±贝伐单抗。

4. 对于 de novo T790M 患者

一线选择奥希替尼，二线采用双药化疗±贝伐单抗，三线方案为单药化疗±贝伐单抗。

5. 对于 20 外显子插入（除外 A763-Y764 插入 FQEA）患者

一线选择双药化疗±贝伐单抗，或参与临床试验，二线方案为单药化疗±贝伐单抗。

EGFR-TKI 显著改善了晚期肺癌治疗的疗效，引领肺癌治疗进入精准治疗时代。然而，经过大约 1 年的无进展生存（PFS），EGFR-TKI 发生继发耐药。耐药机制有多种，个体化分子耐药病例也越来越多，如何让这些病例成为高级别的证据。是现行肺癌治疗所面临的挑战。面对这一挑战，第二类治疗模式——根据分子检测的治疗模式：建立在已有可用药物的基础上的治疗模式应运而生。

二、根据分子检测的治疗模式：建立在已有可用药物的基础上

根据分子检测的治疗模式，是一种个体化的治疗模式，其最成功的例子是 2016 年 Alice T. Shaw 发表于《新英格兰医学杂志》上的一个成功克服 ALK 耐药循环的病例。该患者在一线克唑替尼耐药后出现 C1156Y 突变，这一突变对 lorlatinib 敏感，但 lorlatinib 治疗再次出现耐药。研究者通过 NGS 检测三次活检发现了二次突变 L1198F。L1198F 增强了克唑替尼的结合力，削弱了 C1156Y 对克唑替尼结合的影响，因而患者再次尝试克唑替尼获益显著。这一病例，在已有的可用药基础上，解决了个体化的耐药问题，带给了患者精准的治疗。也由此显示出，这一治疗模式在临床的应用价值。

时至今日，这一治疗模式又取得了哪些新进展？

Lee 等今年发表于美国《临床肿瘤学杂志》（J Clin Oncol）的研究发现，EGFR-TKI 耐药的 SCLC 转化是由含有完全失活的 RB1 和 TP53 的早期肺腺癌（LADC）扩展而来的；因此，评估 EGFR-TKI 治疗的 LADC 中的 RB1 和 TP53 状态，有助于预测小细胞转化；而针对这两个基因的治疗，也让我们看到未来的曙光。

同样是在今年，美国纪念斯隆-凯特琳癌症中心 Zehir 等通过肿瘤检测技术

MSK-IMPACT 对超过 10000 例晚期癌症患者进行了基因测序，基于测序结果，帮助其中的 1000 多例患者参与了个性化的临床治疗试验。这篇文章将目前所有的基因测试结果的证据级别分为一级、二级和三级，并根据证据级别指导用药。其中，证据级别中的第三级，目前尚无可针对的药物，需要探索新的疗法。

在免疫治疗方面也是同样。Daniel E. Speiser 等 2016 年在《自然·免疫学评论》（Nat Rev Immunol）上的文章，总结了肿瘤微环境（TME）中不同细胞群导致 T 细胞抑制的相关机制。由此也可以推测，免疫治疗的耐药是一个很复杂的问题，临床如何克服免疫治疗耐药，将会是一个难题。

另一方面，得益于 Chen、Hedge、Kim、Meilman 等的研究，我们可以基于肿瘤免疫表型将其分为三种类型——免疫沙漠型、免疫排除型以及炎症型，并根据不同类型开展不同治疗：

1. 免疫沙漠型治疗策略

（1）产生/释放/传递抗原：个体化肿瘤疫苗、疫苗、溶瘤病毒、CAR-T、表观遗传修饰基因（HDACi、EZHZi、DNMTi）、化疗、放疗、靶向治疗（anti-HER-2、BRAFi、EGFR-TKI、ALKi、PARPi、anti-CD26）；

（2）加强抗原提呈及 T 细胞启动；

（3）重新定向及动员 T 细胞。

2. 免疫排除型治疗策略

（1）促进 T 细胞进入肿瘤：anti-VEGF、anti-CXCR4+；

（2）解决基质屏障：抗基质制剂；

（3）重新定向及动员 T 细胞。

3. 炎症型治疗策略

（1）激活 T 细胞：anti-PD-L1、MEKI、IDOi、anti-OX40、anti-FAP-IL2v、anti-CEA-IL2v 等；

（2）重新定向及动员 T 细胞：T 细胞特异性（CEA-CD3 TCB、CD20-CD3 TCB 等）。

而靶向肿瘤微环境的治疗策略包括：

1. 靶向肿瘤血管

（1）Bevacizumab（anti-VEGF-A）；

（2）S-265610（anti-CXCR2）；

（3）Sunitinib（RTK 抑制剂）；

（4）VEGF-Trap（decoy 受体）。

2. 免疫激活

（1）Ipilimumab（anti-CTLA-4）；

（2）Nivolumab（anti-PD1R）；Lambrolizumab（anti-PD-L1）。

3. Repolarization and re-education

（1）BLZ945（anti-CSF-1R）；

（2）CD40 mAb。

4. 变异免疫细胞的募集、扩增或耗竭（altered immune cell recruitment，expansion and depletion）

（1）PLX3397（anti-CSF-1R & anti-KIT）；

（2）AMD3100（anti-CXCR4）；

（3）S-265610（anti-CXCR2）；

（4）GW2580（anti-CSF-1R）；

（5）Trabectedin（化疗）。

5. 转移或发展（Metastasis and/or outgrowth）

MLN1202（anti-CCR2）。

三、个人定制化的治疗模式：未来针对尚未可及药物的策略

针对目前尚无可及药物的肺癌治疗，一个可行的策略为：通过 NGS 发现可靶向的基因异常→针对基因异常化学结构家设计小分子化合物→动物 PDX 模型进行验证→个人申请的伦理批准→个人临床试验→加过的 Pool 分析，最终得出适合患者个体的新的治疗。当然，这是一种理想状态，

其体现的是肺癌治疗的个人定制化的治疗。

这种模式似乎看起来离我们很远，但事实上，就在今年 7 月，《自然》（Nature）杂志同时刊登了美国和德国两个团队肿瘤特异性疫苗研究的临床Ⅰ期结果。这两项研究的结果显示，在黑色素瘤患者中，两个团队针对患者癌症突变定制的特异性疫苗，均激发了患者体内 $CD8^+$ T 细胞和 $CD4^+$T 细胞应答，使得肿瘤缩小或消失，且未观察到复发。

这两项研究所展现的治疗，与上文所提及的肺癌个人定制化治疗模式何其相似。然而，从两项研究中可以发现，治疗最大的挑战可能在于制造疫苗的时间。这两个团队均需要约 3 个月来为每位患者制造个体化疫苗。对于晚期患者而言，在这段时间内很可能会出现疾病的进展。可喜的是，就在最近，《Nature》发表的一篇文章显示，如果采用化学的方法替代基因的方法，那么只需要 2 天就可以弄清结构，大大节省疫苗制备时间。可以想象，随着这些先进知识和技术的不断发展，个体化的治疗并非一纸空谈。

（来源：《全球肿瘤快讯》2017 年 11 月 总第 196 期）

（上接第 71 页）

这不仅揭示了肠道微生物和肿瘤之间相互作用的新机制，更为重要的是，可能找到了使“冷肿瘤”转变为“热肿瘤”，进而提高免疫治疗疗效的新方法。我们应该注意的是，在免疫治疗期间，抗生素应该慎重使用，以免破坏这一助力。非常值得深入探讨的是，每个人的肠道微生物群都是不同的，究竟哪些肠道微生物能促进肿瘤细胞表达趋化因子，又该如何将这些微生物送到肿瘤局部，都是未来要解决的问题。

（来源：《全球肿瘤快讯》2017 年 10 月 总第 193~194 期）

（上接第 78 页）

研究者从小鼠黑色素瘤组织及人乳腺癌组织中提取杀伤性 T 细胞进行转录组分析，发现肿瘤浸润 T 淋巴细胞的组织驻留相关基因表达也都是 Runx3 驱动的。

这一研究发现对 CAR-T 免疫疗法意义非凡，因 CAR-T 疗法提取的主要是患者淋巴血液循环中的 T 细胞，这些 T 细胞 Runx3 低表达，使其无法在肿瘤组织中定殖聚集，可能导致 CAR-T 疗法对实体瘤效果不好，提示 Runx3 或可为 CAR-T 治疗实体瘤保驾护航。未来或可用 Runx3 重新编程 CAR-T 细胞，帮助其在实体瘤内安家落户发挥作用。

（编译　韩　晶）

（来源：《全球肿瘤快讯》2017 年 12 月 总第 199 期）

中国最大样本肺癌 EGFR 非常见突变的预后和治疗

广东省人民医院、广东省肺癌研究所涂海燕、吴一龙教授等报告了中国最大样本肺癌 EGFR 非常见突变研究。该研究是目前对中国肺癌患者 EGFR 非常见突变的最大样本量研究，共筛选了 2007~2014 年 5000 余例患者，最后得出 EGFR 非常见突变比例为 12%。（Lung Cancer，2017，114：96-102.）

EGFR 19 缺失、21 L858R 点突变是肺癌患者中最常见的两种 EGFR 突变类型（80%~90%），患者治疗客观缓解率高（ORR>70%），中位生存期较化疗显著延长（PFS>10 个月）。然而，对于非常见 EGFR 突变，如 L861Q、G719X、20ins 及复合型突变，我们知之甚少，且多数研究样本量小，以至于统计学上无法交出让人满意的答卷。

EGFR 非常见突变的系统性分析研究用 NGS 和 ARMS 法从 5000 余例肺癌患者中筛选出 1837 例 EGFR 突变的肺癌患者，其中 EGFR 非常见突变 218 例，占所有 EGFR 突变患者 12%。与 EGFR 常见突变比，非常见突变在男性和吸烟患者中发生率更高，分别为 54.1% *vs* 44.4%（$P=0.007$）和 30.7% *vs* 24.3%（$P=0.039$）。

主要研究结果

EGFR 非常见突变，定义为除去 19 缺失和 L858R 点突变的所有 EGFR 突变，在该研究中，主要包括 20 外显子插入（20ins，31%）、G719X 点突变（21%）、L858R 复合型突变（17%）、T790M 复合型突变（14%）以及其他突变类型（17%）。故在非常见突变中，20ins 和 G719X 点突变最为常见。

临床疗效分析

在 218 例 EGFR 非常见突变患者中。研究者筛选出 97 例接受 EGFR-TKI 治疗的晚期肺癌患者，进一步分析他们的主要临床疗效指标，如 ORR、PFS 及 OS。20ins 和复合型 T790M 突变的患者疗效最差，中位 PFS 仅 3.0 个月和 1.0 个月。复合型 L858R 突变和 G791X 点突变的患者疗效最好，中位 PFS 分别是 15.2 个月（95% CI：8.7~21.7）和 11.6 个月（95%CI：3.6~19.6），这两种非常见突变和敏感突变的疗效相一致，提示对复合型 L858R 突变或 G719X 点突变的患者可一线使用 EGFR-TKI。

为了证实上述观点，研究者又进一步比较了 EGFR-TKI 与化疗在非常见突变患者中的临床疗效，其中接受 TKI 的有 39 例，根据以上结果该组进一步细分为 TKI A 组（20ins 和 T790M）和 TKI B 组（复合 L858R、G719X 及其他）；接受化疗有 58 例患者。在 TKI-A、TKI-B 和化疗组中 ORR 分别为 10.0%、58.6%和 17.2%（$P<0.001$），中位 PFS 在三组中分别为 2.0、11.6 和 5.5 个月（$P<0.001$），中位 OS 在三组患者中分别为 16.8 和 22.3、16.9 个月，但未达统计学差异（$P=0.540$）。该研究有望使 EGFR 突变患者的治疗更精准、更个体化。

（编译 王 娜）

（来源：《全球肿瘤快讯》2017 年 11 月 总第 196 期）

小细胞肺癌临床与基础研究进展

丛晓凤[1]　杨　波[2]　杨　雷[1]　卫思梦[1]　刘子玲[1]　卢学春[2]

1. 吉林大学白求恩第一医院肿瘤科 长春 130012
2. 中国人民解放军总医院南楼血液科、国家老年疾病临床医学研究中心 北京 100852

【摘要】 小细胞肺癌（SCLC）是一种高度侵袭性肿瘤，发病率高，生存率低。近年来，通过探讨SCLC耐药的分子机制，发掘有意义的生物标记，以及免疫治疗与靶向治疗的涌现，将有望突破传统化疗，为临床提供更多的治疗手段。本文将对SCLC目前的基础研究与临床治疗策略进行综述。

【关键词】 小细胞肺癌；免疫治疗；靶向治疗；临床与基础

小细胞肺癌（small cell lung cancer，SCLC）是一种高度侵袭性肿瘤，占每年肺癌发病人数的15%，5年生存率仅为2%~10%。在过去30年中，化学治疗一直占据主导地位，但是并未有效改善生存。免疫治疗、基因修复、抗体药物耦联物、靶向Notch信号通路的抑制剂、抗血管生成抑制剂、MYC抑制剂等方面突破传统化疗，有望在未来的治疗中突破困境[1]。

一、免疫疗法

2016年，美国临床肿瘤学会将免疫治疗列为癌症研究的最大进展。肿瘤免疫相关的单克隆抗体和肿瘤疫苗的成功研发，开启了肿瘤免疫治疗的新时代。随着免疫治疗新靶点以及免疫激活途径的新发现，免疫治疗已成为肿瘤治疗的重要手段。肿瘤免疫治疗利用肿瘤抗原的免疫原性，使宿主免疫系统对肿瘤抗原产生免疫应答，提高宿主免疫系统识别、杀伤肿瘤细胞的能力。因此有效的分子靶点是免疫治疗的关键。免疫检查点抑制剂在抑制肿瘤细胞活化及肿瘤细胞免疫逃逸中发挥重要作用，成为癌症免疫治疗的重要靶点[2]。

（一）免疫检查点抑制剂

免疫检查点抑制剂是目前研究最为充分的一种免疫治疗手段。在正常情况下，共刺激分子与免疫检查点分子保持平衡，

基金资助： 解放军总医院临床科研扶持基金（2016FC-ZHCG-1004）；解放军总医院转化医学项目（2017TM-020）；解放军总医院国家老年疾病临床医学研究中心项目（NCRCG-PLAGH-2017011）；吉林省发改委课题基金（2015Y030-1）；吉林省计生委课题基金（2015Z045）；吉林省科技厅（20170623009TC）；吉林省发改委课题基金（3J117B963428）；江苏恒瑞医药股份有限公司。

作者简介： 丛晓凤，在读博士，主治医师，Email:46234815@qq.com；杨波，医学博士，副主任医师、讲师。＊丛晓凤、杨波为共同第一作者。

通信作者： 刘子玲，医学博士，主任医师，教授，博士生导师，Email:drzilingliu@163.com；
卢学春，医学博士，主任医师，硕士研究生导师。＊刘子玲、卢学春为共同通信作者。

最大程度的减少对正常组织的损伤，维持免疫耐受，避免自身免疫反应。而肿瘤细胞可以通过此种机制，异常上调共抑制分子及其相关配体，抑制T细胞的激活，从而逃避免疫杀伤。免疫检查点抑制剂可以阻断免疫抑制信号传递，逆转肿瘤免疫微环境，恢复T细胞抗肿瘤活性。

PD-1是在活化的T细胞表面表达的免疫抑制性跨膜蛋白。PD-1有两个配体，包含PD-L1和PD-L2。当PD-1与配体结合时，可抑制T细胞受体传递的信号，它还可以下调T细胞效应器功能，诱导T细胞失活，并使细胞免于免疫介导的攻击。在肿瘤的微环境中，肿瘤细胞可以过度表达PD-L1和PD-L2。PD-1/PD-L1免疫检查点抑制剂阻止PD-L1与PD-1的结合，重新激活T细胞效应功能，使免疫系统的抑制解除，阻断肿瘤转移及减轻肿瘤负荷。

已上市的免疫检查点抑制剂包括：程序性死亡受体1（Programmed cell death protein 1，PD-1）抑制剂、细胞程式死亡-配体1（Programmed cell death 1 ligand 1，PD-L1）抑制剂、细胞毒T淋巴细胞相关抗原4（Cytotoxic T lymphocyte-associated antigen-4，CTLA-4）抑制剂。PD-1为程序性死亡蛋白，是表达在Pro-B及T细胞表面的免疫球蛋白的超家族受体。在肿瘤的微环境中，肿瘤细胞可以过度表达PD-L1和PD-L2。两个配体与PD-1结合，导致其胞内结构域酪氨酸磷酸化，招募酪氨酸激酶SHP-2，减少TCR的磷酸化，降低TCR通路下游的激活信号，减少T细胞的激活剂细胞因子的生成。PD-1/PD-L1免疫检查点抑制剂阻止PD-L1与PD-1的结合，重新激活T细胞效应功能，使免疫系统的抑制解除，阻断肿瘤转移及减轻肿瘤负荷。CTLA-4是T细胞上的跨膜受体，在活化的 $CD4^+$ 和 $CD8^+$ T细胞上表达。CTLA-4和B7分子具有高亲和力，与CD28竞争结合抗原提呈细胞的B7家族，阻断CD28和B7的信号传导，防止T细胞由G期进入S期，使T细胞增殖和活化受到抑制。另外，CTLA-4和PI3K的组合可导致AKT的磷酸化，使促凋亡因子BAD失活。同时，可上调抗凋亡因子BCL-XL和BCL-2。CTLA-4与CTLA-4抗体结合并干扰肿瘤特异性效应细胞，导致克隆扩增。

1. PD-1抑制剂

派姆单抗（pembrolizumab，Keytruda）是PD-1受体结合的人源化单克隆抗体，阻断PD-1与PD-L1的相互作用，释放PD-1途径介导的免疫应答抑制，抑制T细胞增殖和细胞因子的产生。2017年，派姆单抗作为第一个获批的广谱免疫抑制剂，适用于微卫星不稳定性高（MSI-H）或者带有错配修复缺陷（dMMR）的实体瘤患者。

2017年8月16日，《J Clin Oncol》杂志发表的KEYNOTE-028研究，是针对PD-L1阳性、不能接受标准治疗的广泛期SCLC患者的Ⅰb期临床研究，派姆单抗单药治疗，对获得疾病控制（DCR）患者继续治疗24个月或直至疾病进展（PD）或毒性不可耐受。主要终点为安全性、耐受性和客观缓解率（ORR）。针对24例PD-L1表达≥1%的SCLC，截至2016年6月20日，中位随访时间9.8个月，ORR为33.3%[3]。

2018年5月15日，《J Thorac Oncol》发表派姆单抗用于广泛期SCLC维持治疗的Ⅱ期临床研究，旨在评估派姆单抗维持治疗的疗效。针对45例SCLC患者，完成最后一周期化疗8周内进行派姆单抗维持治疗。主要终点为PFS。研究结果：中位随访时间6个月，DCR为42%，mPFS 1.4个月，1年PFS率为13%，irPFS 4.7个月，mOS 9.6个月，1年OS为37%。在45例

SCLC 中，有 3 例 PD-L1 ≥1%，有 20 例 PD-L1 表达，其中 8 例 PD-L1 阳性组对比 12 例 PD-L1 阴性组，其 PFS 为 6.5 个月 *vs* 1.3 个月[4]。目前开展的派姆单抗与化疗、放疗、PI3K 抑制剂联合治疗的研究正在进行中。基于以上研究结果，PD-L1 的阳性表达可使接受派姆单抗治疗的患者受益，免疫抑制剂与化疗、放疗、靶向治疗的联合治疗是未来治疗的趋势。

2. PD-L1 抑制剂

阿特珠单抗（atezolizumab）是一种完全人源化的单克隆抗体，可与肿瘤细胞或肿瘤浸润性免疫细胞 PD-L1 结合，阻断 PD1 与 PD-L1 或 B7.1 的结合，使免疫应答抑制缓解，使 T 细胞活化、增殖。

2016 年 10 月 11 日，《Annals of Oncology》杂志发表阿特珠单抗治疗多种实体瘤的 Ⅰa 期临床研究，其中包含复发广泛期 SCLC 患者 17 例，旨在评估其安全性及疗效。截至 2015 年 12 月 5 日，ORR 为 24%，mPFS 为 1.5 个月，mOS 为 5.9 个月，4 例接受阿特珠单抗治疗大于 6 个月，其中 2 例大于 12 个月，1 例应用阿特珠单抗 2.6 年后仍继续获益[5]。统计学显示，17 例受试者中 PD-L1 表达总体较低，有 TEFF 基因标记和 PD-L1 mRNA 表达的患者临床获益更大。基于此项研究，可以看出阿特珠单抗对部分患者临床获益持久，结果令人鼓舞。正在进行的阿特珠单抗联合卡铂和依托泊苷一线治疗广泛期 SCLC 的临床研究，共招募 500 例受试者，拟评价阿特珠单抗联合卡铂和依托泊苷治疗的安全性和有效性。免疫联合传统方案化疗有望进军 SCLC 一线治疗。

3. CTLA-4 单克隆抗体

伊匹单抗（ipilimumab）是一种完全人源化的抗 CTLA-4 单克隆抗体，通过作用于 APC 与 T 细胞的激活途径，间接激活抗肿瘤免疫应答，阻断 CTLA-4 功能，增强 T 细胞刺激。

2013 年 1 月 1 日，《Annals of Oncology》杂志报道伊匹单抗/安慰剂联合紫杉醇+卡铂治疗广泛期 SCLC 的一线及维持治疗的Ⅱ期临床研究，130 例受试者被分为 3 组：紫杉醇+卡铂+伊匹单抗、伊匹单抗阶段治疗组（2 个疗程诱导化疗后联合化疗与伊匹单抗）、紫杉醇+卡铂+安慰剂组。上述 3 组的 irPFS 为 6.4 个月 *vs* 5.7 个月 *vs* 5.3 个月，mOS 为 12.9 个月 *vs* 9.1 个月 *vs* 9.9 个月，3 组 irPFS 和 mOS 均无统计学差异[6]。

2016 年 11 月 1 日，《J Clin Oncol》杂志报道伊匹单抗/安慰剂联合依托泊苷和卡铂治疗广泛期 SCLC 一线及维持治疗的Ⅲ期临床研究，954 例受试者随机分为依托泊苷+卡铂+伊匹单抗或安慰剂组，上述两组 mPFS 为 4.6 个月 *vs* 4.4 个月，mOS 为 11 个月 *vs* 10.9 个月[7]，两组 mPFS 和 mOS 均无统计学差异。因此，目前没有证据支持 CTLA-4 单克隆抗体联合化疗可以使小细胞肺癌患者获益。

4. CTLA-4 抗体与 PD-1 抑制剂联合治疗

CTLA-4 和 PD-1/PD-L1 在调节 T 细胞活化中可以发挥协同互补的作用。CTLA-4 抑制剂可以抑制免疫耐受诱导，增加活化 T 细胞数量；PD-1 抑制剂可以使没有增殖能力且失活的 T 细胞再刺激，发挥免疫效应。两种抑制剂的联合应用可以使肿瘤浸润的 $CD8^+$ 细胞产生 IL-2 的能力得以恢复，刺激 T 细胞生长，增加 T 细胞数量，阻断 Treg 抗肿瘤抑制，延长抗肿瘤效应。

2016 年 7 月，《Lancet Oncology》杂志报道，Checkmate032 关于纳武单抗（nivolumab）单药或纳武单抗联合伊匹单抗治疗复发性 SCLC 的 Ⅰ/Ⅱ 期研究，无论

PD-L1 表达水平，213 例 SCLC 随机分配 3 组：纳武单抗单药（3mg/kg，q2w）、纳武单抗（1mg/kg，q3w）+伊匹单抗（3mg/kg，q3w）、纳武单抗（3mg/kg，q3w）+伊匹单抗（1mg/kg，q3w），4 周期后纳武单抗（3mg/kg，q2w）维持治疗。主要研究终点是 ORR。3 组 ORR 分别为 10% *vs* 23% *vs* 19%，mPFS 为 1.4 个月 *vs* 2.6 个月 *vs* 1.4 个月，mOS 为 4.4 个月 *vs* 7.7 个月 *vs* 6 个月。此项临床研究奠定了双免疫联合治疗在 SCLC 的重要地位。

2017 年 7 月 17 日，ASCO 报道 checkmate032 研究中高肿瘤突变负荷（TMB）在纳武单抗单药或纳武单抗联合伊匹单抗治疗复发性 SCLC 的作用。在纳武单抗+伊匹单抗治疗组，按 TMB 高、中、低水平分为 3 组，其客观反应率为 46% *vs* 16% *vs* 22%；而纳武单抗单药治疗组，3 组的客观反应率为 21% *vs*% *vs* 5%。TMB 是 SCLC 免疫治疗效果的潜在生物标志物，高 TMB 具有更多的临床获益[8]。基于上述结果，NCCN 指南推荐伊匹单抗与纳武单抗联合治疗作为 SCLC 二线治疗备选方案。

（二）肿瘤疫苗疗法

肿瘤疫苗通常含有肿瘤特异性抗原或肿瘤相关抗原、肿瘤细胞和片段。根据肿瘤疫苗的来源，又可分为肿瘤细胞疫苗、树突状细胞疫苗、DNA 疫苗、肽疫苗和 CTL 表位疫苗。其中，树突状疫苗在维持非特异性免疫应答和特异性免疫应答的免疫耐受中发挥重要作用。

树突状细胞细胞（DC）是体内抗原提呈能力最强的细胞，具有刺激 T 淋巴细胞增殖的能力。DC 与肿瘤发生、发展密切相关，是激发机体的免疫系统抵御肿瘤侵袭的最有效的途径之一。P53 基因是抑癌基因，在控制细胞生长和分化起关键作用，P53 基因失活对肿瘤形成起到重要作用[9]。在恶性肿瘤中，有 50%的以上患者会出现该基因的突变，在 SCLC 中有 90%以上发现 P53 基因突变或 P53 蛋白的过表达，通过抗 P53 基因的细胞毒性 T 细胞选择性杀伤 P53 过表达的肿瘤细胞，从而产生免疫应答。

Chiappori 等在《Expert Opin Biol Ther》杂志报道 INGN-225 Ⅰ/Ⅱ期研究，在病情稳定的已完成常规化疗的广泛期 SCLC 患者中应用 P53 疫苗，观察免疫应答反应及增强化学治疗的效果。54 例 SCLC 中 14 例产生免疫应答，其中 11 例在后期的二线治疗有效；40 例无免疫应答患者中仅 5 例在后期的二线治疗有效。从Ⅰ/Ⅱ期临床研究中可以看出 IGN-225 是安全的，并产生 40%～50%的免疫应答。此项临床研究表明，在经标准化疗后应用 IGN-225，可能使机体产生较持久的免疫应答，但仍需大规模临床数据支持。

二、DNA 修复

DNA 修复是细胞对 DNA 损伤后的反应，可使 DNA 的结构恢复原样，重新执行原来功能；但有时 DNA 的损伤并非能完全消除，而细胞可以耐受这种 DNA 损伤而继续生存。DNA 修复通路包括核苷酸切除、碱基切除、重组和错配修复四个通路。

（一）PARP 抑制剂

PARP（聚腺苷二磷酸-核糖聚合酶，poly ADP-ribose polymerase）是 DNA 修饰酶，通过识别损伤的 DNA 片段而被激活。其含有 PARP-1、PARP-2、PARP-3、PARP-4、Tankyrase-1、Tankyrase-2。PARP-1 是催化聚 ADP 核糖化的细胞核酶，由 1014 个氨基酸残基组成，含有 3 个结构域，包括 N 端、中间区和 C 端。C-末端使用辅酶Ⅰ（NAD+）作为底物催化聚核糖的合成。PARP-1 可以维持染色体结构的完整性，维持基因组的稳定性。当DNA损伤时，PARP-1被激活，识别并结合DNA断裂位点，激活并催化受体蛋白多聚ADP核糖基化，参与DNA的修复。PARP-1缺失时，细胞对DNA损伤因子易感，参与肿瘤发生。PARP-1抑制剂类似于底物NAD+，可以竞争NAD+与PARP催化活性位点，从而抑制PARP-1的产生，同时可降低DNA修复功能，增强放疗、化疗对肿瘤的治疗效果。

维利帕尼（veliparib）具有苯并咪唑结构，是强效、高选择性的PARP-1和PARP-2抑制剂。2017年，ASCO报道的E2511临床研究，维利帕尼联合化疗一线治疗128例广泛期SCLC的Ⅱ期临床研究，mPFS为6.1个月，mOS为10.3个月[10]。在分层分析结果中，男性、乳酸脱氢酶升高两项因素似乎从联合治疗中获益更多，因样本量少，需进一步证实。

Talazoparib是新型PARP-1和PARP-2抑制剂，可选择性结合PARP并抑制PARP介导的DNA碱基切除修复途径，导致DNA链断裂及基因组不稳定，最终致使细胞凋亡。2014年，《Int J Radiat Oncol》杂志报道Talazoparib在晚期实体瘤的I期临床研究，纳入了15例SCLC受试者，临床获益率为55%，mPFS为7.4周。PARP抑制剂在广泛期SCLC受试者中具有良好的抗肿瘤活性。

（二）有丝分裂抑制剂

近年来发现肿瘤的发生与细胞的过度增殖相关。有丝分裂中的各类激酶在肿瘤细胞中过表达，其关键激酶成为抗肿瘤研究的重要靶点。其中极光激酶（Aurora）是负责调控有丝分裂的重要丝氨酸/苏氨酸激酶，分为A、B、C三种亚型。Aurora可以使细胞中心体成熟和分离，参与组装和稳定纺锤体，使染色体浓聚，中板聚合，是细胞有丝分裂起关键作用的酶[11]，这种激酶的过表达，不仅使纺锤体缺陷，而且使染色体分离异常，从而导致细胞恶化，与肿瘤发生密切相关。

Barasertib（AZD1152）是一种小分子Aurora B抑制剂，会阻滞肿瘤细胞有丝分裂及周期进程，使细胞遗传物质的稳定性受损，细胞增殖受到抑制，最终促进、诱导肿瘤细胞凋亡。Barbara等在《Cancer Research》杂志报道，Aurora B抑制剂AZD1152在14个SCLC细胞系中的作用。AZD1152可以抑制SCLC细胞的生长，诱导DNA倍体增加[12]。可能成为SCLC治疗的另一种手段。

（三）RAD51抑制剂

各种导致DNA损伤的内源及外源因素中，DNA双链断裂是对基因稳定性最严重的损害。具有DNA依赖性ATP酶活性的RAD51家族蛋白质是同源重组修复途径的核心功能分子。由于核蛋白丝可以在单链DNA上装配和组装，不仅同源双链DNA模板介导的链的交换过程可以快速准确地被识别出，而且可以实现同源重组修复。DNA损伤修补通路抑制剂如MP-470，不仅能增强细胞毒性药物的活性，而且能克服SCLC对于顺铂的耐药性。MP-470是一种有效的多激酶的抑制剂，在一项23例复发性铂类治疗不敏感的SCLC的临床研究中，RAD51抑制剂联合依托泊苷和顺铂方案，3名受试者疾病得到长期控制，2名患者具有应答反应[13]。因此DNA损伤修补通路是一个切实可行的治疗靶点。

（四）ATR激酶抑制剂

肿瘤细胞的基本特征之一是基因组不稳定性，而ATR激酶恰恰可以保证基因组稳定，同时可以使肿瘤细胞存活。ATR激酶是一种负责修复基因组的蛋白质，可以对不稳定的基因组产生感应和修复，当感应到DNA损伤时，复制叉压力迅速活化，直接磷酸化重要底物，如P53编码蛋白、细胞周期调控蛋白等。因此，ATR 及其信号通路对于基因组稳定性和肿瘤的发生、发展至关重要。常规的化疗和放疗加剧了基因组的不稳定性，因此抑制 ATR 活性，协同增强常规肿瘤治疗对癌细胞的杀伤活性。ATR 激酶抑制剂可以选择性诱导肿瘤相关巨噬细胞的凋亡，并可以特异性抑制炎性细胞因子的产生。

（五）Lurbinectedin（PM01183）

Lurbinectedin（PM01183）是一种合成四氢异喹啉，通过泛素-蛋白酶机制，选择性地抑制转录活化，使 RNA 聚合酶Ⅱ不可逆地终止延伸，导致 DNA 降解和细胞凋亡。它对敏感和复发性 SCLC 具有良好的抗肿瘤活性。

2017 年 10 月，《Annals of Oncology》杂志报道 PM01183 联合多柔比星在 27 例复发 SCLC 的Ⅰ期临床研究，12 例敏感复发，15 例难治性复发。在二线复发治疗中，疾病反应率为 91.7%，两组 mPFS 为 5.8 个月 *vs* 3.5 个月；在三线复发治疗中，均为耐药人群，疾病反应率为 20%，mPFS 为 1.2 个月[14]。PM01183 联合多柔比星治疗方案显示出了令人瞩目的成绩，但是仍需要高级别循证医学证据加以验证。

三、抗体药物耦联物

抗体药物耦联物（Antibody drug conjugates，ADCs）是通过化学键将有生物活性的小分子药物连接到单抗上，将小分子药物靶向运输到目标细胞。Rovalpituzumab tesirine（Rova-T）由人源化的 Delta-like ligand 3（DLL3）单克隆抗体与化疗药 tesirine 连接而成，利用在肿瘤细胞表面表达的 DLL3 识别肿瘤细胞，并将细胞毒性药物递送至肿瘤细胞，达到定向杀死肿瘤细胞的作用[15]。DLL3 在 80%的 SCLC 中表达。

2017 年，Charles 等在《Lancet Oncology》报道 Rova-T 治疗 SCLC 的Ⅰ期临床研究。60 例可评估受试者中，ORR 为 18%，DCR68%；对于 26 例 DLL3+ ≥50%，ORR 可达到 38%，疾病控制率为 90%，mOS 为 5.8 个月[16]。该研究证实：Rova-T 对表达 DLL3 的 SCLC 受试者具有显著且长期的作用。DLL3 可以作为 SCLC 的有效生物标志物加以关注。

四、靶向 Notch 信号通路的抑制剂

Notch 信号是起调控作用的信号，其受体由三部分组成，即胞外区、跨膜区及胞内区。Notch 信号通路与肿瘤的发生关系复杂。Notch 信号的内源性活化可以诱导 10%～50%的神经内分泌型细胞向非神经内分泌细胞转化，由转录抑制因子 NRSF 介导转化，使神经内分泌基因抑制，发挥抑制肿瘤作用。Notch 信号通路的异常与 SCLC 密切相关。其受体家族成员中，Notch1 较为重要，异常的 Notch1 具有调控肿瘤细胞生长、细胞代谢以及细胞周期等作用[17]。

特瑞图单抗（Tarextumab，OMP-59R5）是一种新型单克隆抗体，作用于 Notch2/3 受体，阻止信号传导。虽然在临床前模型研究中，其不仅可以抑制肿瘤干细胞的生长，而且可以促进细胞分化，抑制血管周围细胞，破坏肿瘤血管生成[18]。但遗憾的是在Ⅱ期 PINNACLE 研究中，Tarextumab 联合依托泊苷和铂类化疗未能改善 PFS 和 OS。

五、抗血管生成抑制剂

（一）贝伐单抗

贝伐单抗是重组人源化 IgG1 单克隆抗体，通过抑制 VEGF（血管内皮生长因子）活性起作用。在 FARM6 PMFJM 的临床研究中，贝伐单抗联合依托泊苷和顺铂化疗一线

治疗广泛期 SCLC，联合治疗组耐受性良好，PFS 有所改善，但 OS 未改善。希腊肿瘤学组开展的Ⅱ期临床研究中，贝伐单抗联合紫杉醇用于 SCLC 的敏感性复发，mPFS 为 14.7 周，mOS 为 30 周，ORR 为 36.7%。与单药拓扑替康比较无明显生存获益。2010 年，ASCO 年会报道 50 例复发难治性 SCLC 口服拓扑替康联合贝伐单抗的多中心单臂临床研究，mPFS 为 17.4 周，mOS 为 31.6 周，ORR 为 10%，大部分患者因进展或无法耐受药物不良反应而停止治疗。基于目前的临床研究，贝伐单抗单药或联合化疗治疗复发 SCLC 疗效有待确证。

（二）舒尼替尼

舒尼替尼是一种多受体酪氨酸激酶抑制剂，是多靶点抑制剂。其中，VEGF 介导的信号转导和血管生成被认为是 SCLC 的重要靶点。在 CALGB-30504 的 85 例广泛期 SCLC Ⅱ期临床研究中，经 4 周期标准化疗后，随机分为舒尼替尼维持组及安慰剂组，舒尼替尼对比安慰剂：PFS 为 3.7 个月 *vs* 2.1 个月，mOS 为 9.0 个月 *vs* 6.9 个月，尽管没有统计学差异，但舒尼替尼具有更好的无进展生存期。

（三）沙利度胺

沙利度胺是一种小分子谷氨酸衍生物，主要通过抑制 TNF-α 的生物活性来降低 VEGF 的产生。临床前研究证实，沙利度胺在 SCLC 中有效。在法国进行的一项多中心临床研究中，在广泛的 SCLC 诱导化疗 2 个周期后，沙利度胺组与安慰剂组比较，沙利度胺组的 mOS 为 11.7 个月。虽无统计学差异，但总生存有所延长。但因其神经毒性和血栓事件有半数患者减量或退出。

六、MYC 抑制剂

SCLC 中最常见的基因改变是 MYC 家族基因扩增与肿瘤抑制基因 TP53、RB1 的突变或缺失，而 SCLC 基因中 MYC 的扩增或高表达，会对 Aurora 激酶抑制剂有较高的反应。MYC 的表达产物可以用作 SCLC 治疗效果的预测标志物。其中 Aurora-A 具有稳定 MYC，抑制其降解的作用[19]。

Alisertib 是一种高效的、选择性 Aurora 抑制剂。2016 年，欧洲临床肿瘤协会年会（ESMO）报道，Alisertib *vs* 安慰剂联合紫杉醇二线治疗 SCLC 的临床研究。Alisertib+紫杉醇 *vs* 安慰剂+紫杉醇，PFS 为 3.32 个月 *vs* 2.17 个月。在 MYC 高表达亚组分析中，c-Myc 阳性患者从 alisertib+紫杉醇联合治疗中获益更多[20]。

目前针对 SCLC 的治疗仍是以化疗和放疗为基础的传统治疗，但随着免疫检查点抑制剂、PARP 抑制剂、抗体耦联药物 Rova-T、靶向 Notch 信号通路的抑制剂出现，将为 SCLC 治疗提供更多的选择，但同时也带来挑战，如何探寻有效的生物预测标志物，如何挖掘有意义的基因，如何利用现有的资源选择最佳的治疗方案，仍需进行更多探索。另外，鉴于 SCLC 基因组的复杂性，明确肿瘤突变负荷状态，以更精准的指导临床治疗是需要思考的。现在我们还刚刚起步，未来的 SCLC 治疗之路充满了挑战和希望。

参 考 文 献

[1] Koinis F, Kotsakis A, Georgoulias V, et al. Small cell lung cancer (SCLC): no treatment advances in recent years. Transl Lung Cancer Res, 2016, 5 (1): 39-50.

[2] Mimura K, Kono K. Therapeutic cancer vaccine and immune checkpoint inhibitor. Gan to Kagaku Ryoho, 2017, 44 (9): 733-736.

[3] Ott PA, Elez E, Hiret S, et al. Pembrolizumab in patients with extensive-stage small-cell lung cancer: results from the phase Ⅰb KEYNOTE-028 Study. J Clin Oncol, 2017, 35 (34): 3823-3829.

[4] Gadgeel SM, Pennell NA, Fidler MJ, et al.

Phase Ⅱ study of maintenance pembrolizumab in patients with extensive-stage small cell lung cancer (SCLC). J Thorac Oncol, 2018 May 15. pii: S1556-0864 (18) 30600-2.

[5] Sequist LV, Chiang A, Gilbert J, et al. Clinical activity, safety and predictive biomarkers results from a phase Ia atezolizumab (atezo) trial in extensive-stage small cell lung cancer (ES-SCLC). Ann Oncol, 2016, 27 (suppl_ 6).

[6] Reck M, Bondarenko I, LuftIpilimumab A, et al. Ipilimumab in combination with paclitaxel and carboplatin as first-line therapy in extensive-disease-small-cell lung cancer: results from a randomized, double-blind, multicenter phase 2 trial. Ann Oncol, 2013, 24 (1): 75-83.

[7] Reck M, Luft A, Szczesna A, et al. Phase Ⅲ randomized trial of ipilimumab plus etoposide and platinum versus placebo plus etoposide and platinum in extensive-stage small-cell lung cancer. J Clin Oncol. 2016, 34 (31): 3740-3748.

[8] Matthew DH, Margaret KC, Mark MA, et al. Tumor mutational burden and efficacy of nivolumab monotherapy and in combination with ipilimumab in small-cell lung cancer. Cancer Cell, 2018, 33 (5): 853-861.

[9] Chiappori AA, Soliman H, Janssen WE, et al. INGN-225: a dendritic cell-based p53 vaccine (Ad. p53-DC) in small cell lung cancer: observed association between immune response and enhanced chemotherapy effect. Expert Opinion Bio Ther, 2010, 10 (6): 983-991.

[10] OwonikokoTK, Zhang G, Deng X, et al. Parp enzyme inhibitor, veliparib (ABT-888), potentiates the efficacy of chemotherapy and radiation in small cell lung cancer (SCLC). J Thoracic Oncol, 2012, 7 (9): S278.

[11] Lu Y, LiuY, Jiang J, et al. Knocking down the expression of aurora-a gene inhibits cell proliferation and induces G2/M phase arrest in human small cell lung cancer cells. Oncol Rep, 2014, 32 (1): 243-249.

[12] Helfrich BA, Kim J, Gao D, et al. Barasertib (AZD1152), a small molecule aurora b inhibitor, inhibits the growth of SCLC cell lines in vitro and in vivo. Mol Cancer Ther, 2016, 15 (10): 2314-2322.

[13] Byers L, Horn L, Gandhi J, et al. Abstract 2095: A phase 2 study of Amuvatinib (MP-470), the first RAD51 inhibitor in combination with platinum-etoposide (PE) in refractory or relapsed small cell lung cancer (ESCAPE). Cancer Res, 2013, 73 (8Supplement): 2095.

[14] Calvo E, Moreno V, Flynn M, et al. Antitumor activity of lurbinectedin (PM01183) and doxorubicin in relapsed small-cell lung cancer: results from a phase I study. Ann Oncol, 2017, 28 (10): 2559-2566.

[15] Rudin CM, Pietanza MC, Bauer TM, et al. Rovalpituzumab tesirine, a DLL3-targeted antibody-drug conjugate, in recurrent small-cell lung cancer: a first-in-human, first-in-class, open-label, phase 1 study. Lancet Oncol, 2017, 18 (1): 42-51.

[16] Hassan KA. Rovalpituzumab tesirine and DLL3: a new challenge for small-cell lung cancer. J Thorac Dis, 2018, 10 (2): 554-556.

[17] Nowell CS, Radtke F. Notch as a tumour suppressor. Nat Rev Cancer, 2017, 17 (3): 145-159.

[18] De S, Lindner DJ, Coleman C, et al. The FACT inhibitor CBL0137 synergizes with cisplatin in small cell lung cancer by increasing NOTCH1 expression and targeting tumor-initiating cells. Cancer Res, 2018, 78 (9): 2396-2406.

[19] Salah B, Jean-François B. MYC and integrins interplay in colorectal cancer. Oncoscience, 2016, 3 (2): 50-51.

[20] Suda K, Rozeboom L, Yu H, et al. Potential effect of spliceosome inhibition in small cell lung cancer irrespective of the MYC status. Plos One, 2017, 12 (2): e0172209

小细胞肺癌治疗与耐药性相关基因研究进展

卫思梦[1]　杨　波[2]　丛晓凤[1]　刘子玲[1]　卢学春[2]

1. 吉林大学白求恩第一医院肿瘤科 长春 130012
2. 中国人民解放军总医院南楼血液科、国家老年疾病临床医学研究中心 北京 100852

【摘要】 小细胞肺癌（SCLC）是一种预后极差的恶性肿瘤，具有很高的侵袭性。目前对于SCLC的治疗仍以化疗为主，但因早期复发和易产生耐药性的特性，常常导致化疗的失败。近年来，与SCLC治疗相关的基因也正在火热研究中，为SCLC的治疗提供了新的思路。本文将对SCLC治疗相关基因的研究进展做出综述。

【关键词】 小细胞肺癌；基因；治疗

小细胞肺癌（SCLC）是一种通常发生于重度吸烟者的恶性肿瘤，占所有肺癌的15%，具有快速增长、早期转移和预后差的特点。在过去的40多年时间里，SCLC的治疗并没有发生显著的变化。这种疾病很少通过手术或者放疗等局部治疗方式治愈，全身化疗仍然是目前的主要治疗手段。美国食品和药物管理局（FDA）批准铂剂（顺铂或卡铂）与依托泊苷联合治疗为SCLC的一线治疗方案。虽然SCLC对化疗的反应率很高，但复发率也较高，并且复发性SCLC预后尤其差，几乎没有治疗方案可供选择。拓扑替康（TPT）是FDA唯一批准的针对二线复发SCLC的治疗方法，但是几乎所有最初从这些疗法中受益的SCLC患者最终都产生了耐药。因此为了更有效地治疗SCLC，新的治疗手段亟待被发现，针对可治疗靶点的靶向治疗是SCLC的潜在治疗选择。已知的潜在SCLC基因治疗靶点包括TP53、RB-1、PTEN、WEE1、c-MET、MYCL1、ASCL1等，与这些基因相关的临床实验也在积极进行中，并取得了一定的进展，为SCLC的治疗提供了新的思路。

基金资助：解放军总医院临床科研扶持基金（2016FC-ZHCG-1004）；解放军总医院转化医学项目（2017TM-020）；解放军总医院国家老年疾病临床医学研究中心项目（NCRCG-PLAGH-2017011）；吉林省发改委课题基金（2015Y030-1）；吉林省计生委课题基金（2015Z045）；吉林省科技厅（20170623009TC）；吉林省发改委课题基金（3J117B963428）；江苏恒瑞医药股份有限公司。

作者简介：卫思梦，在读博士，Email：weisimeng0121@163.com；杨波，医学博士，副主任医师、讲师。*卫思梦、杨波为共同第一作者。

通信作者：刘子玲，医学博士，主任医师，教授，博士生导师，Email：drzilingliu@163.com；卢学春，医学博士，主任医师，硕士研究生导师。*刘子玲、卢学春为共同通信作者。

一、抑瘤基因

（一）TP53 和 RB1

TP53 基因是与人类肿瘤最密切相关的基因。最初 TP53 被认为是一种致癌基因，但在其发现 10 年后获得的遗传和功能数据证明它是一种抑癌基因。TP53 基因与 DNA 修复、细胞周期阻滞、细胞凋亡、自噬、衰老等生物进程密切相关。TP53 的突变导致突变型 p53 蛋白的表达，突变型 p53 蛋白不仅没有野生型 p53 蛋白的肿瘤抑制功能，反而对肿瘤的发生有促进作用。由于 TP53 的失活对 SCLC 的发生至关重要，恢复 TP53 功能也不失为一种治疗的思路。关于这点，研究者们也进行了很多尝试。Zandi 等[1]研究证实，PRIMA-1Met 能够通过诱导野生型 TP53 的正确折叠使其重新激活，通过上调促凋亡蛋白、激活 caspase-3 和裂解 PARP 以增加细胞凋亡和延迟肿瘤生长，此项发现为 TP53 成为 SCLC 中的治疗靶点带来了新的希望。

视网膜母细胞瘤 1（RB1）是肿瘤生物学中的第二大肿瘤抑制因子，长期以来，RB1 一直被视为抑制 SCLC 发生的关键目标。作为细胞周期调节剂，RB1 主要通过与 E2F 家族的转录因子 6 的相互作用来对细胞周期进行负调控。RB1 在 SCLC 中的丢失和突变率为 60%～90%[2]。不携带 RB1 突变的 SCLC 对化疗的反应很差。Dowlati 等[3]研究表明，携带突变型 RB1 的 SCLC 与携带野生型 RB1 的 SCLC 相比，优势比为 5.58。具有突变 RB1 的 SCLC 患者有更好的总生存期（OS）（11.7 个月 *vs* 9.1 个月，$P=0.04$）和无进展生存期（PFS）（11.2 个月 *vs* 8.6 个月，$P=0.06$），从而表明，RB1 是预测一线化疗反应性的重要因素。

TP53 和 RB1 控制并影响大多数重要的途径，包括检测 DNA 损伤、调节细胞周期的进展、诱导细胞凋亡等[4]。2015 年，Thomas 等对 110 例 SCLC 进行了二代测序，发现除 2 例发生染色体碎裂以外，其余 108 个样本均具有 TP53 和 RB1 基因的失活，且其中 TP53 和 RB1 分别有 100%和 93%的双等位基因失活。TP53 的错义突变常常发生在具有重要功能的 DNA 结合域，而 RB1 通常发生染色体易位，其中许多突变发生于外显子-内含子连接处，导致蛋白质表达的异常。这些研究结果表明，TP53 和 RB1 功能的丧失在 SCLC 的发病中不可或缺[5]。虽然目前在 SCLC 中对于 TP53 和 RB1 的靶向治疗仍未有重大突破，但与其相关的研究也在不断探索中。近期研究[6]发现，在 SCLC 中，TP53 和 RB1 同时丧失功能会导致 G_1/S 细胞周期检查点缺陷，从而使 DNA 的修复依赖于 G_2/M 检查点的功能。WEE1 基因是 G_2/M 检查点的看家基因，其表达量的异常可使细胞有丝分裂停滞于 G_2 期而导致细胞凋亡或癌变。目前初步研究[7]表明，在非小细胞肺癌等多种伴有 TP53 基因失活的恶性肿瘤中，WEE1 抑制剂与吉西他滨、顺铂、替莫唑胺等化疗药物联合治疗已经显示出一定的疗效。针对晚期实体肿瘤的 WEE1 抑制剂（AZD1775）单药治疗阶段Ⅰb 临床试验也正在进行中，其中包括 SCLC（NCT02482311）[8]。早期的试验数据显示，在 4 名 SCLC 患者中，有 2 人对 AZD1775 的治疗产生反应，预示着 WEE1 基因有望成为 SCLC 治疗的新靶点，WEE1 抑制剂 AZD1775 在 SCLC 中的疗效也同样令人期待。

（二）PTEN

PTEN 是负调节 PI3K 下游 AKt/mToR 信号传导途径活性的肿瘤抑制基因。P13K-AKT-mToR 途径为 EGFR、HER-2 等 RTKs 主要下游信号传递通路之一，该途径的异常激活可加速肿瘤细胞周期，抑制细胞凋亡并促进肿瘤细胞迁移以及增加化疗药物耐药性。SCLC 标本的全基因组测序中发现约 15% 的 SCLC 存在 PTEN 基因突变，表明 PTEN 突变可能是 SCLC 潜在的驱动突变[2-9]。有动物实验[10]表明，在 RB/P53 被敲除的小鼠中，PTEN 的一个等位基因的失活导致了 SCLC 的快速转移，并频繁转移到肝，当存在两个等位基因的失活时可导致神经内分泌分化的非转移性腺癌。

顺铂（DDP）化疗是目前 SCLC 主要的和标准的治疗方法。腺病毒介导的 PTEN 基因治疗（AdVPTEN）与 DDP 化疗联合疗法也已经在小细胞肺癌中被尝试，在动物实验中证实了其促进生长抑制、抑制细胞周期 G_1 和凋亡的作用。AdVPTEN 和 DDP 化疗通过对细胞周期的调控，激活细胞内的凋亡途径，重叠抑制肿瘤血管生成，从而诱导 SCLC 细胞的凋亡，阻断 SCLC 的生长及转移。二者联用后治疗效果的增加与诱导 G_1 期抑制和凋亡诱导密切相关，因此，AdVPTEN 与 DDP 相结合可能是一种新的、有效的联合治疗方法[11]。

二、原癌基因

（一）MYC 家族

MYC 是一种原癌基因，其转录产物在恶性肿瘤的形成和发展中存在双重功能，既能刺激细胞增殖，又与促进细胞凋亡密切相关。在约 20% 的 SCLC 患者中可观察到 MYC 家族的变化，其中 L-MYC 和 N-MYC 的突变在 SCLC 中更为常见。有研究[12]显示，SCLC 中 MYC 扩增还一般伴有抑癌基因 MAX（MYC-associated factor X gene）、BRG1 基因的失活。MYC 家族成员（特别是 MYCN 和 MYCL）参与了多种细胞过程。MYC 的放大或过度表达会引起许多肿瘤生物学上的变化，如增强蛋白质合成、促进上皮间质转化、促进血管生成和缩短细胞周期等[13]。

MYC 的放大被发现与 SCLC 患者低存活率相关[14]。在 TP53 与 RB1 失活的 SCLC 中抑制 MYC 的表达可以对肿瘤生长造成抑制，提示 MYC 可能成为 SCLC 治疗的重要靶点[15]。之前的研究中显示，MYC 扩增或驱动的肿瘤可能对某些特定的靶向药物更敏感，如奥罗拉激酶或溴结构域抑制剂[16]。MYC 抑制剂 Omomyc 也已被发现，可使 SCLC 细胞周期停滞，减弱快速分裂组织的增殖能力，从而对 SCLC 起到抑制作用[17]。其抑制效率和安全性已在转基因动物模型中得以验证[18]。2016 年，Ali 对 689 例 SCLC 的基因组变异进行了全面基因组测序，其中 7 例患者存在 MYCL1 基因融合，提示 MYCL1 扩增在 SCLC 中发生率较高。在这些患者中，有 1 例非吸烟 MYCL1 融合的 SCLC 患者对 Aurora 激酶抑制剂 Alisertib 治疗反应良好（PFS = 18 个月），表明 MYCL1 有望成为 SCLC 的一个新的治疗靶点，Alisertib 则可能作为 MYCL1 基因的靶向治疗药物，在 SCLC 的靶向治疗中发挥更大的作用。

（二）PRC2 和 EZH2

PRC2 是多梳家族蛋白（polycomb-group proteins）中的一种，具有组蛋白甲基转移酶活性，涉及多种生物学过程，包括细胞分化、细胞增殖和干细胞的可塑性，对组蛋白 H3 第 27 位赖氨酸（H3K27me3）进行三甲基化修饰[19]。有研究证实，PRC2 过度表达和 PRC2 目标基因抑制，与小细胞肺癌预后较差有关。EZH2 和其他 PRC2 组件在 SCLC 中高水平表达[20]，并导致了基因抑制，而这种抑制可能在 SCLC 的形成中起到了促进作用[21]。

EZH2 是构成 PRC2 的催化亚基，通过调节组蛋白 H3 的甲基化，对基因沉默和转录抑制发挥重要作用。大量研究表明，EZH2在癌组织中表达异常增高，且其表达程度与肿瘤的恶性程度呈正相关。EZH2的表达受到E2F家族转录因子的直接控制，而E2F转录因子活性受RB1的负向调控。Bradley等[22]研究发现，在SCLC中，RB1的缺失会导致E2F转录因子的高表达，进而驱动了EZH2基因的特定过度表达，导致了PRC2的活化和异常甲基化。此外，实验采用含EZH2基因序列的shRNA慢病毒干扰载体转染人SCLC细胞株，出现了细胞株显著减少的现象，从而表明沉默EZH2基因可抑制SCLC细胞的增殖，进一步显示了EZH2在SCLC发生中的重要作用。2017年，Gardner等[23]研究发现，EZH2表达上调与SLFN11基因抑制有关，在SCLC的化学治疗中，H3K27me3的增多可减少SLFN11基因的表达，增加同源重组效率，有利于化疗诱导的DNA损伤得到修复，从而对化疗药物产生获得性耐药，而通过抑制EZH2基因的表达可以减少H3K27me3的表达，从而恢复或维持SLFN11基因的正常表达。因此，EZH2靶向治疗与传统化学治疗相联合可能成为抵抗SCLC获得性耐药的新方法。

（三）ASCL1

ASCL1是bHLH转录调节子家族的重要成员，在神经内分泌祖细胞和具有神经内分泌功能的癌细胞的早期发育中起重要作用，是SCLC细胞生存与生长的关键因子。有研究[24]分析了基因测序中发表的RNA-seq数据，发现了ASCL1作为潜在的驱动基因在超过50%的SCLC标本中过度表达，这一比例超过了之前SCLC相关的其他假定的致癌基因（MYC、MYCN和SOX2）。在SCLC中，ASCL1能够识别异质性，结合不同的基因组位点，并对多种致癌基因（包括MYCL1、RET、SOX2和NFIB）进行调控。有研究发现[25]，ASCL1在SCLC细胞的生长和凋亡的调控中起着重要的作用，当ASCL1被敲除后，SCLC细胞可发生凋亡。近年的研究[26]再一次发现，敲除ASCL1基因的小鼠体内无法建立SCLC模型，表明ASCL1基因的存在是SCLC发病的必要条件。ASCL1可能成为SCLC治疗的一个重要靶点。

在多种血液系统恶性肿瘤中，BET的抑制剂JQ1主要通过下调c-Myc的表达发挥抗肿瘤作用[27]。而在SCLC细胞实验中，JQ1治疗对MYC蛋白质的表达无明显影响，但可以通过下调ASCL1的表达来抑制SCLC细胞的生长，对此类抑制剂的研究可能成为ASCL1靶向治疗的突破点。另一项2018年的研究[28]显示，在对SCLC细胞系中的全基因组RNA序列分析和染色质免疫沉淀测序发现，编码上皮钠通道α亚基（αENaC）的SCNN1A基因与SCLC中ASCL1的表达密切相关，SCNN1A基因抑制剂阿米洛利对ASCL1依赖性SCLC的体外生长抑制作用比与ASCL1无关的SCLC更强，证明SCNN1A/αENaC是SCLC中原癌基因ASCL1的直接转录靶点，具有抗肿瘤作用，关于此基因的研究或许会为SCLC靶向治疗提供新的方向。

（四）c-kit

c-kit是酪氨酸激酶受体蛋白家族的重要成员之一，其作为干细胞因子的受体，可以通过激活下游P13K途径、JAK-STAT途径和MAPK途径等信号转导途径以促进各类细胞的增殖、迁移和分化。c-kit在SCLC中的表达已被多次发现。有研究[29]对204例SCLC患者进行免疫组织化学分析，其中73%有c-kit表达。1项对36名SCLC患者的免疫组织化学检测与焦磷酸测序分析表明，在该组患者中，c-kit阳性表达的发生率为83.3%，包括25.0%的弱染色、22.2%的中度染色和36.1%的强染色。与c-kit不强染色的患者相比，c-kit强染色患者的整体存活时间较短[30]，表明c-kit基因的表达和突变与SCLC预后不良密切相关。

在SCLC中，针对c-kit的靶向治疗目前仍处于研究阶段。伊马替尼是一种酪氨酸激酶的口服抑制剂，通过在ATP结合位点占据高度保守的酪氨酸激酶结构而起到抑制肿瘤的作用。伊马替尼治疗在有c-kit表达的胃肠道间质瘤中取得了成功，但在SCLC中的应用未能显示出临床活性[31]，其是否能成为应用于SCLC的新型治疗手段仍有待进一步探讨。2018年的一项研究[32]显示，LOP 628作为一种抗c-kit抗体耦联药物（ADC）对c-kit阳性SCLC细胞株有较强的抗增殖活性，并且在小鼠SCLC模型中也显示出了一定的疗效，以c-kit为靶点的ADC可能是治疗c-kit阳性SCLC的一种有前途的治疗方法。

（五）DLL3

既往研究表明，Notch通路在调节神经内分泌细胞和上皮细胞分化以及SCLC的发生中起着重要的作用。而DLL3是Notch信号的配体之一，可抑制Notch受体通路，促进SCLC的发生[33]。DLL3基因的过表达与神经内分泌肿瘤的发生相关，80%以上的SCLC存在DLL3的高度上调，并且反常地表达在细胞表面[34]。

Rovalpituzumab tesirine（Rova-T）是一种抗DLL3抗体耦联药物，通过肿瘤细胞表面表达的DLL3识别肿瘤细胞，并将细胞毒性药物输送到肿瘤细胞内，达到靶向杀死肿瘤细胞的作用。2017年，一项最新的临床试验[35]显示，Rova-T在复发或难治性的SCLC、尤其是DLL3高表达（通过免疫组织化学检测，至少50%的癌症细胞表达）的SCLC中表现出明显的抗肿瘤活性和持久性。2018年，一项在日本SCLC患者中进行的研究[36]显示，没有发现任何临床病理特征与DLL3的表达有显著的关联，DLL3的高表达状态本身并不是一个预后因素。虽然DLL3在SCLC中的作用还有待确定，但在SCLC患者中DLL3表达的高患病率表明它可能在疾病发病机制中起作用，因此需要进一步的研究。在日本，对Rova-T的第一阶段试验正在进行中（NCT 03086239），而全球范围内第二阶段和第三阶段的试验也在进行中。无论如何，Rova-T的早期成功显示了靶向治疗对于改善SCLC患者的预后的优势，证明了Rova-T治疗有望成为复发性SCLC患者的一种有效的新的选择。

（六）c-Met

c-Met是一种原癌基因，其表达的MET是肝细胞生长因子（HGF）的Ⅱ型酪氨酸激酶受体，当与其配体结合时，可促进肿瘤细胞增殖、运动、分化和血管生成，从而促进肿瘤侵袭和转移。通过siRNA下调c-Met显示SCLC细胞的增殖和侵袭被显著抑制，表明c-Met/HGF信号转导通路的异常在SCLC的形成和发展中起着重要作用[37]。

抑制拓扑异构酶（TOP）是SCLC的一种治疗方式，有研究[38]在SCLC细胞株系对HGF/met轴进行抑制，同时对其假定的下游效应分子Top1联合抑制，结果显示，MET表达可以被一种新型的小分子抑制剂SU11274特别抑制，而sn-38（一种Top1抑制剂）可以与SU11274协同作用。MET抑制剂与拓扑异构酶抑制剂联合使用与两项单药治疗相比，能够明显缩小肿瘤（$P<0.05$），这种协同作用在H69细胞株中表现得最为明显。由此可见，MET和Top1的组合抑制对SCLC是一种潜在有效的治疗策略。

（七）Bcl-2

Bcl-2基因是B细胞淋巴瘤/白血病-2（Bcl-2）蛋白家族成员之一，在抑制细胞凋亡当中发挥着重要作用。之前有研究显示，在有低的内源性糖皮质激素受体表达的SCLC细胞系中，Bcl-2的过度表达可引起凋亡细胞死亡[39]。因此，抑制肿瘤细胞中过度表达的Bcl-2的抗凋亡作用，恢复其正常的凋亡通路及增加其对化疗、放疗的敏感性是治疗肿瘤的新方向。

有研究[40]显示，Bcl-2的过度表达是化疗耐药的标志，从而导致化疗反应和结果的不理想。a等位基因与Bcl-2表达的增加有关，有研究表明，Bcl-2-938 CC基因型显示在SCLC中表现明显较差。这种基因标记可能对使用Bcl-2抗转录方法的治疗策略产生特别的影响[41]。通过反义性寡核抑制Bcl-2表达有望成为SCLC新的有前景的治疗方法。研究发现，在DMS153、DMS79和corl42细胞系中糖皮质激素受体与Bcl-2相互作用，并可能在细胞凋亡中起作用[42]。二者的联合抑制可能会成为新的研究方向。

在药物治疗方面，维奈妥拉（venetoclax）是一种FDA批准的Bcl-2抑制剂，Lochmann等[43]用多个患者来源的SCLC异种移植物验证了维奈妥拉在体外诱导BIM依赖性细胞凋亡，在体内Bcl-2高表达的SCLC中阻断肿瘤生长和诱导肿瘤细胞凋亡，表明维奈妥拉是治疗高Bcl-2表达SCLC的一种有希望的新疗法。

（八）PARP

PARP（聚腺苷二磷酸-核糖聚合酶，poly ADP-ribose polymerase）是DNA损伤应答（DDR）过程中的关键酶，对DNA损伤修复至关重要。在SCLC中PARP1的mRNA和蛋白质水平相较于其他肿瘤而言均明显升高。体外研究发现，在SCLC中PARP的水平会上调，且上调的水平与其对PARP抑制剂的敏感性相关。

目前的SCLC治疗中，耐药性的产生通常是由于DNA损伤的修复造成的，所以抑制DNA损伤的修复可以作为抵抗耐药性的切入点。PARP抑制剂能够捕获DNA上的PARP1，阻止多聚ADP核糖链和PARP1从DNA释放，从而对DNA的修复造成干扰[44]。PARP抑制剂olaparib、rucaparib、talazoparib和ABT-888（veliparib）的单剂活性，以及与铂和etoposide的协同作用已经在细胞实验和动物实验中得到了证明[45,46]，为PARP抑制剂以通过下调DNA修复机制来增加化疗药物的敏感性提供了依据。2015年，临床试验E2511的Ⅰ期结果报道，Veliparib联合顺铂/依托泊苷，在7例可评估的广泛期SCLC患者中，2例病情稳定，4例部分缓解，1例完全缓解。2017年，ASCO公布了一项化疗联合veliparib或安慰剂一线治疗ED-SCLC的Ⅱ期随机对照研究，主要研究终点为无进展生存期（PFS），结果显示，veliparib与化疗的联合治疗可以延长SCLC的PFS，对于SCLC的治疗有一定的疗效。veliparib未来在SCLC中的治疗作用值得期待。

三、展望

在过去的四十多年中，SCLC的标准治疗方案虽有部分改进，但患者的长期生存并没有明显的改善。鉴于目前的标准治疗方案无法满足SCLC治疗的要求，针对可治疗靶点的靶向治疗等其他治疗方式亟待我们的探索。随着分子测序技术的不断发展，与SCLC治疗相关的基因越来越多的被人们所认知，有些靶点的研究已经进入临床试验阶段并展示了一定的疗效，但对于SCLC仍未有临床疗效显著的靶向药物出现，SCLC的分子机制至今也不甚清晰。我们现阶段应对这些基因的作用与机制不断深入研究，争取为 SCLC 的综合治疗增添新的手段，以期让这种侵袭力极强、预后极差的肿瘤得到有效地遏制。

参 考 文 献

[1] Zandi R，Selivanova G，Christensen CL，et al. Delay in Small Cell Lung Cancer Expressing Mutant p53 PRIMA-1Met/APR-246 Induces Apoptosis and Tumor Growth. Clin Cancer Res，2011，17（9）：2830-2841.

[2] Peifer M，Fernandez-Cuesta L，Sos ML，et al. Integrative genome analyses identify key somatic driver mutations of small-cell lung cancer. Nat Genet，2012，44：1104-1110.

[3] Dowlati A，Lipka MB，McColl K，et al. Clinical correlation of extensive-stage small-cell lung cancer genomics. Ann Oncol，2016，27（4）：642-647.

[4] Moller MB. Molecular control of the cell cycle in cancer：biological and clinical aspects. Dan Med Bull，2003，50（2）：118-138.

[5] George J，Lim JS，Jang SJ，et al. Comprehensive genomic profiles of small cell lung cancer. Nature，2015，524（7563）：47-53.

[6] Sen T，Tong P，Diao L，et al. Targeting AXL and mTOR Pathway Overcomes Primary and Acquired Resistance to WEE1 Inhibition in Small-Cell Lung Cancer. Clin Cancer Res，2017，23（20）：6239-6253

[7] Matheson CJ，Backos DS，Reigan P，et al. Targeting WEE1 kinase in cancer. Trends Pharmacol Sci，2016，37：872-881.

[8] Auer TM，Jones SF，Greenlees C，et al. Abstract CT013：A phase Ⅰb，open-label，multicenter study to assess the safety，tolerability，pharmacokinetics，and antitumor activity of AZD1775 monotherapy in patients with advanced solid tumors：initial findings. Cancer Res，2016，76（14 Suppl）：CT013.

[9] Rudin CM，Durinck S，Stawiski EW，et al. Comprehensive genomic analysis identifies SOX2 as a frequently amplified gene in small-cell lung cancer. Nat Genet，2012，44：1111-1118.

[10] Cui M，Augert A，Rongione M，et al. PTEN is a potent suppressor of small cell lung cancer. Mol Cancer Res，2014，12（5）：1541.

[11] Li D，Zhang Y，Xie Y，et al. Enhanced tumor suppression by adenoviral PTEN gene therapy combined with cisplatin chemotherapy in small-cell lung cancer. Cancer Gene Ther，2013，20（4）：251-259.

[12] Romero OA，Torres-Diz M，Pros E，et al. MAX inactivation in small cell lung cancer disrupts MYC-SWI/SNF programs and is synthetic lethal with BRG1. Cancer Discov，2014，4（3）：292-303.

[13] Kahnert K，Kauffmann-Guerrero D，Huber RM，et al. SCLC-State of the Art and What Does the Future Have in Store? Clin Lung Cancer，2016，17（5）：325-333.

[14] Alves RC，Meurer RT，Roehe AV，et al. MYC amplification is associated with poor survival in small cell lung cancer：a chromogenic in situ hybridization study. J Cancer Res Clin Oncolm，2014，140（12）：2021-2025.

[15] Fiorentino FP，Tokgün E，Solé-Sánchez S，et al. Growth suppression by MYC inhibition in small cell lung cancer cells with TP53 and RB1 inactivation. Oncotarget，2016，7（21）：31014-31028.

[16] Simos D，Sajjady G，Sergi M，et al. Third-line chemotherapy in small-cell lung cancer：aninternational analysis. Clin Lung Cancer，2014，15：110-118.

[17] Savino M，Annibali D，Carueci N，et al. The action mechanism of the MYC in hibitortermed Omomyc may give clueson how to target MYC for cancer therapy. PLoS One，2011，6（7）：e22284.

[18] Soucek L，Whitfield J，Martins CP，et al. Modelling MYC inhibition as acancertherapy. Nature，2008，455（7213）：679-683.

[19] Margueron R, Reinberg D. The Polycomb complex PRC2 and its mark in life. Nature, 2011, 469 (7330): 343-349.

[20] Saito M, Saito K, Shiraishi K, et al. Identification of candidate responders for anti-PD-L1/PD-1 immunotherapy, Rova-T therapy, or EZH2 inhibitory therapy in small-cell lung cancer. Mol Clin Oncol, 2018, 8 (2): 310-314.

[21] Sato T, Kaneda A, Tsuji S, et al. PRC2 overexpression and PRC2-target gene repression relating to poorer prognosis in small cell lung cancer. Sci Rep, 2013, (3): 1191.

[22] Coe BP, Thu KL, Aviel-Ronen S, et al. Genomic deregulation of the E2F/Rb pathway leads to activation of the oncogene EZH2 in small cell lung cancer. PLoS One, 2013, 8 (18): e71670.

[23] Gardner EE, Lok BH, Schneeberger VE, et al. Chemosensitive relapse in small cell lung cancer proceeds through an EZH2-SLFN11 axis. Cancer Cell, 2017, 31 (2): 286-299.

[24] Lenhart R, Kirov S, Desilva H, et al. Sensitivity of Small Cell Lung Cancer to BET Inhibition Is Mediated by Regulation of ASCL1 Gene Expression. Mol Cancer Ther, 2015, 14 (10): 1535.

[25] Boehm D, von Massenhausen A, Perner S. Analysis of receptor tyrosine kinase gene amplification on the example of FGFR1. Methods Mol Biol, 2015, 1233: 67-79.

[26] Borromeo MD, Savage TK, Kollipara RK, et al. ASCL1 and NEUROD1 reveal heterogeneity in pulmonary neuroendocrine tumors and regulate distinct genetic programs. Cell Rep, 2016, 16 (5): 1259-1272.

[27] Lenhart R, Kirov S, Desilva H, et al. Sensitivity of Small-Cell Lung Cancer to BET Inhibition is Mediated by Regulation of ASCL1 Gene Expressi. Mol Cancer Ther, 2015, 14 (10): 2167-2174.

[28] He M, Liu S, Gallolu KS, et al. The Epithelial Sodium Channel (αENaC) Is a Downstream Therapeutic Target of ASCL1 in Pulmonary Neuroendocrine Tumors. Transl Oncol, 2018, 11 (2): 292-299.

[29] Martin A, Ballestin C, Garcia-Carbonero RJM et a1. Prognostic value of KIT expression in small cell lung cancer. Lung Cancer, 2007, 56 (3): 405-413.

[30] Lu HY, Zhang G, Cheng QY, et al. Expression and mutation of the c-kit gene and correlation with prognosis of small cell lung cancer. Oncol Lett, 2012, 4 (1): 89-93.

[31] Schneider BJ, Kalemkerian GP, Ramnath N, et al. Phase Ⅱ trial of imatinib maintenance therapy after irinotecan and cisplatin in patients with c-Kit-positive, extensive-stage small-cell lung cancer. Clin Lung Cancer, 2010, 11: 223-227.

[32] Abrams TJ, Connor A, Fanton CP, et al. Preclinical Antitumor Activity of a Novel Anti-c-KIT Antibody Drug Conjugate against Mutant and Wild Type c-KIT Positive Solid Tumors. Clin Cancer Res, 2018, pii: clincanres. 3795. 2017.

[33] Saunders LR, Bankovich AJ, Anderson WC, et al. A DLL3-targeted antibody-drug conjugate eradicates high-grade pulmonary neuroendocrine tumor-initiating cells in vivo. Sci Transl Med, 2015, 7: 302ra136.

[34] Mollaoglu G, Guthrie MR, Bhm S, et al. MYC drives progression of small cell lung cancer to a variant neuroendocrine subtype with vulnerability to aurora kinase inhibition. Cancer Cell, 2017, 31 (2): 270-285.

[35] Rudin CM, Pietanza MC, Bauer TM, et al. Rovalpituzumab tesirine, a DLL3-targeted antibody-drug conjugate, in recurrent small-cell lung cancer: A frst-in-human, frst-in-class, open-label, phase 1 study. Lancet Oncol, 2017, 18: 42-51.

[36] Tanaka K, Isse K, Fujihira T, et al. Prevalence of Delta-like protein 3 expression in patients with small cell lung cancer. Lung Canc-

er, 2018, 115 : 116-120.

[37] Wang ZX, Lu BB, Yang JS, et al. Adenovirus-mediated si RNA targeting c-Met inhibits proliferation and invasion of small-cell lung cancer (SCLC) cells. J Surg Res, 2011, 171 (1) : 127-135.

[38] Sartorius UA, Krammer PH. Upregulation of Bcl-2 is involved in the mediation of chemotherapy resistance in human small cell lung cancer cell lines. Int J Cancer, 2002, 97 : 584-592.

[39] Kay P, Schlossmacher G, Matthews L, et al. White A & Ray D Loss of glucocorticoid receptor expression by DNA methylation prevents glucocorticoid induced apoptosis in human small cell lung cancer cells. PLoS One, 2011, 6: e24839.

[40] Han JY, Hong EK, Choi BG, et al. Death receptor 5 and Bcl-2 protein expression as predictors of tumor response to gemcitabine and cisplatin in patients with advanced non-small-cell lung cancer. Med Oncol, 2003, 20 : 355-362.

[41] Knoefel LF, Werle-Schneider G, Dally H, et al. Polymorphisms in the apoptotic pathway gene BCL-2 and survival in small cell lung cancer. J Thorac Oncol, 2011, 6 (1) : 183-189.

[42] Schlossmacher G, Platt E, Davies A, et al. Glucocorticoid receptor-mediated apoptosis in small-cell lung cancer requires interaction with BCL2. Endocr Relat Cancer, 2013, 20 (6) : 785-795.

[43] Lochmann TL, Floros KV, Naseri M, et al. Venetoclax is effective in small-cell lung cancers with high BCL-2 expression. Clin Cancer Res, 2018, 24 (2) : 360-369.

[44] 王露，朱哲慧，陈思敏，等. 小细胞肺癌分子标记物 PARP1 的研究进展. 中国医药导报，2012，9 (35) : 66-68.

[45] Byers LA, Wang J, Nilsson MB, et al. Proteomic profiling identifies dysregulated pathways in small cell lung cancer and novel therapeutic targets including PARP1. Cancer Discov, 2012, 2 : 798-811.

[46] Wainberg ZA, Rafii S, Ramanathan RK, et al. Safety and antitumor activity of the PARP inhibitor BMN673 in a phase 1 trial recruiting metastatic small-cell lung cancer (SCLC) and germline BRCA-mutation carrier cancer patients. ASCO Meeting Abstracts, 2014, 32 : 7522.

[47] Cardnell RJ, Feng Y, Diao L, et al. Proteomic markers of DNA repair and PI3K pathway activation predict response to the PARP inhibitor BMN 673 in small cell lung cancer. Clin Cancer Res, 2013, 19 : 6322-6328.

（上接第 68 页）

特别是当病毒注射和免疫检查点阻断剂合并使用，治疗的效果更好。灭活的 MVA 病毒通过激活 STING 诱导先天免疫，增强肿瘤抗原提呈，促进抗癌 T 细胞启动扩增。这个过程需要 Batf3-依赖的 CD103/CD8a 树突状细胞。

学术演讲结束后，对于免疫治疗是否能够“落地中国”，也展开了热烈积极的讨论。通过学术观点的碰撞，争议问题越辩越明，全场气氛也推至最高潮。毋庸置疑，本次大会将对推进免疫治疗在我国的应用，推动免疫治疗的领域进步，加强国际学术交流、分享经验做出巨大贡献。

（来源：搜狐>科技 2017-07-03）

❖ 消化系统肿瘤 ❖

新鲜水果可能降低男性吸烟人群中食管癌的长期死亡风险：林县营养干预试验30年随访研究

梁 赫[1] 王少明[1] 杨 召[1] 于 佩[1] Philip R. Taylor[2]
Christian C. Abnet[2] 范金虎[1] 乔友林[1]

1. 国家癌症中心/中国医学科学院肿瘤医院肿瘤流行病室 北京 100021
2. 美国国立癌症研究所代谢流行病学、癌症流行病和基因研究部 马里兰州 美国

【摘要】 目的：探讨新鲜水果摄入是否可以降低吸烟人群食管癌的长期死亡风险。**方法：**在林县食管癌高发区选取年龄为40~69岁的8862名男性吸烟人群为研究对象，开展基线人口学特征、生活习惯、疾病史及饮食习惯的调查，随后对该人群进行随访至今约30年。以食管癌死亡病例作为研究终点。利用Log-rank检验比较不同新鲜水果摄入频率受试人群中食管癌累积死亡率间的差异。风险比（HRs）和95%可信区间（CI）则通过Cox等比例风险模型进行估计，用来表示受试者死于食管癌的相对风险。**结论：**截至2015年12月31日，共计发生食管癌死亡病例891例。经过30年随访后，男性吸烟人群中，不同新鲜水果摄入频率受试人群中食管癌的30年累积死亡率分别为21.91%、16.48%、14.08%、11.03%和12.09%，且随着新鲜水果摄入频次的增加食管癌30年累积死亡率呈下降趋势。与不食用新鲜水果受试人群相比，每月吃、1~3次/周、4~6次/周和每天吃的受试者食管癌的死亡风险分别降低27%（HR=0.73，95% CI：0.61~0.87）、39%（HR=0.61，95% CI：0.50~0.75）、49%（HR=0.51，95%CI：0.35~0.73）和49%（HR=0.51，95%CI：0.35~0.75）。在调整年龄、性别、地区、体质指数、教育水平、饮酒史和家族史、干预因素后，每周摄入新鲜水果1次以上仍可以降低食管癌的死亡风险（HR=0.87，95%CI：0.76~1.00），这种保护性效应在平原地区（HR=0.78，95% CI：0.63~0.96）和无饮酒史（HR=0.82，95%CI：0.68~1.00）的受试人群中尤为明显。**结论：**新鲜水果的摄入可能降低男性吸烟人群中食管癌的长期死亡风险。

【关键词】 食管癌；新鲜水果摄入；吸烟人群；前瞻性队列研究

食管癌是世界范围内常见的恶性肿瘤，2012年，全球约有45.6万食管癌新发病例和40万死亡病例，中国食管癌发病和死亡病例均约占全球的50%，占发展中国家的

通信作者：范金虎 Email:fanjh@ cicams.ac.cn

60%[1]，特别是位于太行山脉南部地区的河北省涉县、磁县，河南省林州市（林县），山西省阳城县，是世界范围内的食管癌高发区。本研究团队早期的研究结果显示，增加水果和蔬菜摄入可降低心血管疾病、脑卒中和部分肿瘤的死亡率[2]。国际癌症研究机构（IARC）的研究发现，经常摄入水果对人群有明显的保护作用，尤其在吸烟人群中，究其原因可能是由于吸烟者饮食贫乏，增加其发生氧化性应激相关疾病的风险[3]。本研究团队近期的研究结果再一次证实，水果摄入可明显降低食管癌长期死亡风险，尤其在男性、吸烟人群中尤为明显[4]，因此本研究拟在前期研究基础上在食管癌高发区的男性吸烟人群中进一步探讨新鲜水果摄入与食管癌长期风险的关系。

一、材料和方法

（一）研究人群

研究人群来源于中国医学科学院肿瘤医院和美国国家癌症研究所在河南林县开展的普通人群营养干预试验队列，研究选取受试者 29 584 名成人，使用半数重复 2^4 析因设计，随机分为 8 组，补充 4 种复方维生素、矿物质药丸和安慰剂，为期 5 年零 3 个月[5]。研究经过中国医学科学院肿瘤医院和美国国家癌症研究所伦理委员会的批准。研究人群纳入标准为：

（1）年龄为 40~69 岁的当地长期居住居民；

（2）签署知情同意书；

（3）非经常服用维生素或癌预防中草药者；

（4）非癌症或其他严重慢性疾病患者。

排除标准：经食管细胞学拉网检查确诊为食管上皮重度增生的患者。

本研究根据基线调查资料的结果选取 8862 名男性吸烟人群（有规律吸纸烟或烟斗达 6 个月或更长时间），且具有完整基线调查信息的受试者确定为本次研究对象。

（二）基线调查

所有受试者于 1985 年 3 月~5 月参与试验前普查和健康体检。接受过培训的调查员使用统一的问卷调查收集受试对象的一般人口学特征（年龄、性别、地区和教育水平等）、生活习惯、饮酒史（过去 12 个月/20 世纪 50 年代末饮用含乙醇饮料如甜酒、啤酒或白酒的频率，包括次/天、次/周、次/月、次/年和很少或不喝五类）、疾病史（是否曾经被诊断过癌症）及饮食习惯等信息。其中，回顾性膳食调查包括 10 种常见的食物种类：柿糠、发霉食物、油制食品、蔬菜、干菜、酸菜、新鲜水果、干果、肉类和蛋类。受试者被询问：过去 12 个月内不同季节您吃上述食物的频率（包括次/天、次/周、次/月、次/年和不吃五类）。

（三）队列随访与研究终点的判定

1991 年营养干预试验结束后，课题组对该队列人群开展长期随访，每月接受过严格培训的乡村医生定期随访和监测，收集各种肿瘤发病和死亡数据，并将相关的检查资料（如病理学、细胞学、影像学等）送至北京由专家会诊，确定恶性肿瘤发生和死亡事件，确保研究终点的准确性。本研究以食管癌死亡病例为主要研究终点，截至 2015 年 12 月 31 日，随访期为 31.79 年，人群失访率<2%。研究对象的失访日期、死亡日期或统计截止日期中最早发生者用于计算其随访时间。

（四）统计学分析

所有统计分析在 SAS 9.3 软件包进行。采用 χ^2 检验比较不同新鲜水果摄入频次下受试人群的一般人口特征、饮酒史和肿瘤家族史分布之间的差异。Kaplan-Meier 法用来估计不同新鲜水果摄入频次下受试人群食管癌的累积死亡率，Log-rank 法用来检验不用组别受试人群累积死亡率之间的差异。风险比（hazard ratios，HR）和95%可信区间（confidence intervals，CI）则通过Cox等比例风险模型进行估计，用来表示受试者死于食管癌的相对风险。所有的检测均为双侧检验，以 $P<0.05$ 为差异具有统计学意义。

二、结果

（一）新鲜水果摄入情况

8862 名受试者纳入本项研究，其基线平均年龄为 56.20±8.39 岁，基线膳食调查结果显示：4.26%的受试者报告每天至少摄入新新鲜水果 1 次，4.66%的受试者每周摄入新鲜水果 4~6 次，27.36%的受试者每周摄入新鲜水果 1~3 次，47.36%的受试者每月摄入新鲜水果 1 次，还有16.35%的受试者不食用新鲜水果。此外，随着年龄的增加新鲜水果的摄入量呈减少趋势（$P<0.001$）；平原地区（$P<0.001$）、体质指数<24.0kg/m^2（$P\leqslant 0.001$）、教育水平高（$P<0.001$）和无饮酒史（$P<0.001$）受试者新鲜水果摄入量较高，在干预与非干预组中分布均匀（表1）。此外，超过 99.5%的受试者每天蔬菜的摄入至少 1 次。

表 1　林县营养干预队列普通受试人群中基线新鲜水果摄入频率分布情况

Covariate	Frequency of Fresh Fruit Consumption					χ^2	P
	None (*n*=1449)	Monthly (*n*=4197)	1~3 times/week (*n*=2425)	4~6 times/week (*n*=413)	Daily (*n*=378)		
Age (%)							
<50	338 (23.33)	1535 (36.57)	1057 (43.59)	217 (52.54)	182 (48.15)	328.02	<0.001
50~59	515 (35.54)	1559 (37.15)	857 (35.34)	137 (33.17)	138 (36.51)		
≥60	596 (41.13)	1103 (26.28)	511 (21.07)	59 (14.29)	58 (15.34)		
Region (%)							
Plain Area	527 (36.37)	2433 (57.97)	1402 (57.81)	231 (55.93)	157 (41.53)	245.54	<0.001
Mountain Area	922 (63.63)	1764 (42.03)	1023 (42.19)	182 (44.07)	221 (58.47)		
Body Mass Index (kg/m^2, %)							
<24.0	1322 (91.24)	3749 (89.33)	2141 (88.29)	347 (84.02)	325 (85.98)	32.39	<0.001
24.0~27.9	124 (8.56)	426 (10.15)	258 (10.64)	63 (15.25)	49 (12.96)		

续 表

Covariate	Frequency of Fresh Fruit Consumption					X²	*P*
	None (*n*=1449)	Monthly (*n*=4197)	1~3 times/week (*n*=2425)	4~6 times/week (*n*=413)	Daily (*n*=378)		
≥28.0	3 (0.21)	22 (0.52)	26 (1.07)	3 (0.73)	4 (1.06)		
Education (%)							
None	420 (28.99)	787 (18.75)	394 (16.25)	54 (13.08)	65 (17.2)	247.03	<0.001
Primary Education	856 (59.08)	2615 (62.31)	1508 (62.19)	249 (60.29)	212 (56.08)		
>Primary Education	103 (7.11)	560 (13.34)	450 (18.56)	96 (23.24)	88 (23.28)		
Unknown	70 (4.83)	235 (5.6)	73 (3.01)	14 (3.39)	13 (3.44)		
Drinking (%)							
No	1015 (70.05)	2322 (55.33)	1265 (52.16)	177 (42.86)	161 (42.59)	187.37	<0.001
Yes	434 (29.95)	1875 (44.67)	1160 (47.84)	236 (57.14)	217 (57.41)		
Family History of cancer (%)							
No	965 (66.6)	2652 (63.19)	1538 (63.42)	264 (63.92)	250 (66.14)	6.54	0.162
Yes	484 (33.4)	1545 (36.81)	887 (36.58)	149 (36.08)	128 (33.86)		
Intervention factors							
Factor A	728 (50.24)	2110 (50.27)	1215 (50.1)	204 (49.39)	197 (52.12)	1.29	0.862
No factor A	721 (49.76)	2087 (49.73)	1210 (49.9)	209 (50.61)	181 (47.88)		
Factor B	728 (50.24)	2110 (50.27)	1215 (50.1)	204 (49.39)	197 (52.12)	0.67	0.955
No factor B	721 (49.76)	2087 (49.73)	1210 (49.9)	209 (50.61)	181 (47.88)		
Factor C	744 (51.35)	2115 (50.39)	1176 (48.49)	192 (46.49)	188 (49.74)	5.4381	0.2452
No factor C	705 (48.65)	2082 (49.61)	1249 (51.51)	221 (53.51)	190 (50.26)		

续 表

Covariate	Frequency of Fresh Fruit Consumption					χ^2	*P*
	None (*n*=1449)	Monthly (*n*=4197)	1~3 times/week (*n*=2425)	4~6 times/week (*n*=413)	Daily (*n*=378)		
Factor D	728 (50.24)	2134 (50.85)	1167 (48.12)	208 (50.36)	182 (48.15)	5.1251	0.2747
No factor D	721 (49.76)	2063 (49.15)	1258 (51.88)	205 (49.64)	196 (51.85)		

（二）新鲜水果摄入与食管癌长期死亡风险的关系

经过31.79年的随访，共发现食管癌死亡病例891例。Cox等比例风险模型的结果显示，新鲜水果的摄入可以降低食管癌的死亡风险；且随着新鲜水果摄入频率的增加食管癌的死亡风险呈下降趋势（P_{Trend}=0.019）（图1）。与不食用新鲜水果的受试者相比，每月吃、1~3次/周、4~6次/周和每天吃的受试者食管癌的死亡风险分别降低27%（HR=0.73，95% CI：0.61~0.87）、39%（HR=0.61，95% CI：0.50~0.75）、49%（HR=0.51，95% CI：0.35~0.73）和49%（HR=0.51，95% CI：0.35~0.75）（表2）。在调整年龄、性别、地区、体质指数、教育水平、吸烟史和饮酒史及干预因素后，每周摄入新鲜水果1次以上仍可以降低食管癌的死亡风险（HR=0.87，95% CI：0.76~1.00），且这种现象在平原地区（HR=0.78，95% CI：0.63~0.96）和具有饮酒史（HR=0.82，95%CI：0.68~1.00）的人群中尤为明显（表3）。

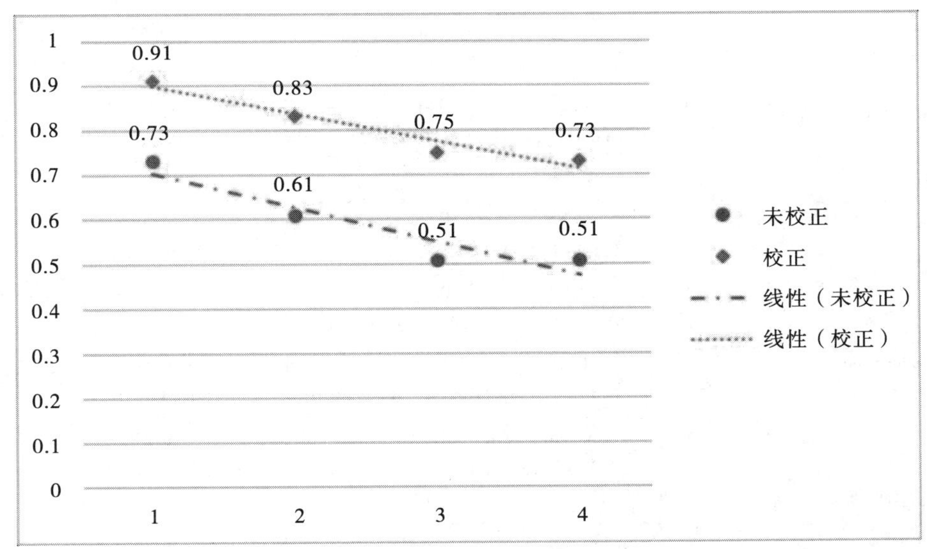

图1 不同新鲜水果摄入频率与食管癌死亡风险之间的趋势曲线

横坐标依次表示：不吃、每月吃、1~3次/周、4~6次/周和每天吃；虚线为拟合线性趋势，即为以新鲜水果摄入为自变量，风险比点估计为因变量拟合的回归曲线；须状线分别为风险比95%的上限或95%的下限

表 2　不同基线资料情况下新鲜水果摄入频率与食管癌死亡风险之间的关联

Covariate	Frequency of Fresh Fruit Consumption					χ^2	*P*
	None (*n*=1449)	Monthly (*n*=4197)	1~3 times/week (*n*=2425)	4~6 times/week (*n*=413)	Daily (*n*=378)		
Unadjusted	1	0. 73 (0. 61~0. 87)	0. 61 (0. 50~0. 75)	0. 51 (0. 35~0. 73)	0. 51 (0. 35~0. 75)	9. 70	0. 02
adjusted	1	0. 91 (0. 76~1. 09)	0. 83 (0. 68~1. 02)	0. 75 (0. 52~1. 08)	0. 73 (0. 50~1. 08)	3. 01	0. 39
Age (%)							
<50	1	0. 76 (0. 53~1. 09)	0. 72 (0. 49~1. 07)	0. 83 (0. 47~1. 45)	0. 43 (0. 21~0. 90)	2. 91	0. 41
50~59	1	0. 96 (0. 73~1. 27)	0. 83 (0. 61~1. 14)	0. 59 (0. 32~1. 10)	0. 83 (0. 48~1. 46)	3. 57	0. 31
≥60	1	0. 96 (0. 70~1. 31)	0. 95 (0. 66~1. 36)	0. 81 (0. 35~1. 89)	1. 22 (0. 56~2. 67)	0. 58	0. 90
Region (%)							
Plain Area	1	0. 97 (0. 71~1. 32)	0. 83 (0. 59~1. 16)	0. 40 (0. 20~0. 82)	0. 67 (0. 33~1. 37)	8. 59	0. 04
Mountain Area	1	0. 86 (0. 68~1. 07)	0. 84 (0. 65~1. 09)	1. 06 (0. 69~1. 61)	0. 75 (0. 47~1. 18)	1. 69	0. 64
Body Mass Index (kg/m^2, %)							
<24. 0	1	0. 87 (0. 72~1. 04)	0. 82 (0. 66~1. 00)	0. 81 (0. 57~1. 17)	0. 67 (0. 44~1. 01)	1. 94	0. 58
24. 0~27. 9	1	2. 07 (0. 87~4. 92)	1. 41 (0. 53~3. 74)	0. 00 (0. 00~.)	2. 53 (0. 70~9. 15)	1. 91	0. 59
≥28. 0	1	0. 01 (0. 00~.)	0. 01 (0. 00~.)	151411. 3 (0. 00~.)	190978. 9 (0. 00~.)	0. 00	1. 00
Education (%)							
None	1	0. 85 (0. 60~1. 20)	0. 71 (0. 47~1. 08)	1. 29 (0. 63~2. 62)	1. 14 (0. 56~2. 33)	3. 56	0. 31
Primary Education	1	0. 92 (0. 73~1. 16)	0. 83 (0. 64~1. 07)	0. 62 (0. 38~1. 00)	0. 70 (0. 43~1. 16)	4. 44	0. 22
>Primary Education	1	1. 05 (0. 46~2. 38)	1. 18 (0. 51~2. 69)	1. 31 (0. 45~3. 79)	0. 50 (0. 13~1. 97)	2. 23	0. 53
Unknown	1	0. 93 (0. 39~2. 23)	0. 92 (0. 32~2. 63)	0. 00 (0. 00~.)	0. 61 (0. 07~5. 05)	0. 17	0. 98
Drinking (%)							
No	1	0. 86 (0. 69~1. 07)	0. 74 (0. 57~0. 96)	0. 74 (0. 45~1. 21)	0. 73 (0. 42~1. 27)	2. 03	0. 57
Yes	1	1. 03 (0. 74~1. 44)	1. 02 (0. 71~1. 45)	0. 82 (0. 47~1. 43)	0. 80 (0. 46~1. 41)	1. 74	0. 63

续 表

Covariate	Frequency of Fresh Fruit Consumption					χ^2	*P*
	None (*n*=1449)	Monthly (*n*=4197)	1～3 times/week (*n*=2425)	4～6 times/week (*n*=413)	Daily (*n*=378)		
Family History of cancer (%)							
No	1	1.02 (0.81～1.30)	0.96 (0.73～1.26)	0.90 (0.57～1.44)	0.75 (0.44～1.28)	1.82	0.61
Yes	1	0.77 (0.59～1.02)	0.69 (0.50～0.94)	0.58 (0.32～1.03)	0.70 (0.40～1.22)	1.73	0.63
Intervention factors							
Factor A	1	1.03 (0.79～1.34)	0.95 (0.71～1.28)	0.91 (0.56～1.49)	0.91 (0.54～1.52)	0.76	0.86
No factor A	1	0.80 (0.63～1.03)	0.72 (0.54～0.96)	0.61 (0.35～1.06)	0.57 (0.31～1.02)	2.89	0.41
Factor B	1	0.88 (0.69～1.12)	0.74 (0.56～0.98)	0.58 (0.34～1.02)	0.57 (0.32～1.01)	5.68	0.13
No factor B	1	0.94 (0.72～1.22)	0.93 (0.70～1.25)	0.93 (0.57～1.51)	0.92 (0.54～1.56)	0.01	1.00
Factor C	1	0.84 (0.65～1.08)	0.76 (0.57～1.02)	0.75 (0.45～1.25)	0.65 (0.37～1.12)	1.44	0.70
No factor C	1	0.99 (0.76～1.28)	0.91 (0.68～1.21)	0.76 (0.45～1.27)	0.83 (0.48～1.42)	1.75	0.63
Factor D	1	0.93 (0.72～1.21)	0.79 (0.58～1.06)	0.74 (0.44～1.24)	0.71 (0.41～1.24)	3.07	0.38
No factor D	1	0.89 (0.70～1.14)	0.87 (0.66～1.15)	0.77 (0.46～1.29)	0.76 (0.44～1.30)	0.69	0.88

注：校正因素包括年龄（分类变量<50、50～59、≥60 岁）、地区（山区，平原）、体质指数（BMI<24.0、24.0～27.9、≥28.0kg/m^2）、教育水平（未上小学、小学、中学及以上）、饮酒史（是、否）干预因素（复方 A、B、C、D）

表 3 每周摄入新鲜水果至少 1 次的受试者其食管癌死亡风险

Covariate	Frequency of Fresh Fruit Consumption (<1.0 Time/Week *vs* 1.0+ Times/Week)		
	HR (95%CI)		
Unadjusted	0.74	0.65	0.85
adjusted	0.87	0.76	1
Age (%)			
<50	0.87	0.68	1.11
50～59	0.82	0.66	1.02
≥60	0.98	0.75	1.29

续 表

Covariate	Frequency of Fresh Fruit Consumption (<1.0 Time/Week *vs* 1.0+ Times/Week)		
	HR (95%CI)		
Region (%)			
Plain Area	0.78	0.63	0.96
Mountain Area	0.95	0.95	1.14
Body Mass Index (kg/m^2)			
<24.0	0.89	0.77	1.03
24.0~27.9	0.69	0.4	1.2
≥28.0	1	0.06	15.99
Education (%)			
None	0.91	0.66	1.23
Primary Education	0.84	0.7	1
>Primary Education	1.05	0.68	1.61
Unknown	0.76	0.35	1.62
Drinking (%)			
No	0.82	0.68	1
Yes	0.93	0.76	1.15
Family History of cancer (%)			
No	0.91	0.76	1.1
Yes	0.82	0.66	1.02
Intervention factors			
Factor A	0.92	0.76	1.12
No factor A	0.81	0.66	0.99
Factor B	0.77	0.63	0.94
No factor B	0.98	0.8	1.19
Factor C	0.85	0.69	1.04
No factor C	0.89	0.73	1.08
Factor D	0.81	0.66	1
No factor D	0.92	0.76	1.12

（三）不同新鲜水果摄入频率受试者食管癌的累积死亡率

基线膳食调查报告不食用新鲜水果、每月吃、1~3 次/周、4~6 次/周和每日吃的受试人群其 30 年食管癌的累积死亡率分别为 21.91%、16.48%、14.08%、11.03%和 12.09%，且随着新鲜水果摄入量的增加，食管癌累积死亡率呈显著性下降趋势（$\chi^2=175.58$，$P<0.001$）。与不食用新鲜水果的受试者相比，随着随访时间的延长，摄入新鲜水果频率越高其食管癌的长期死亡风险缓慢升高（图 2）。

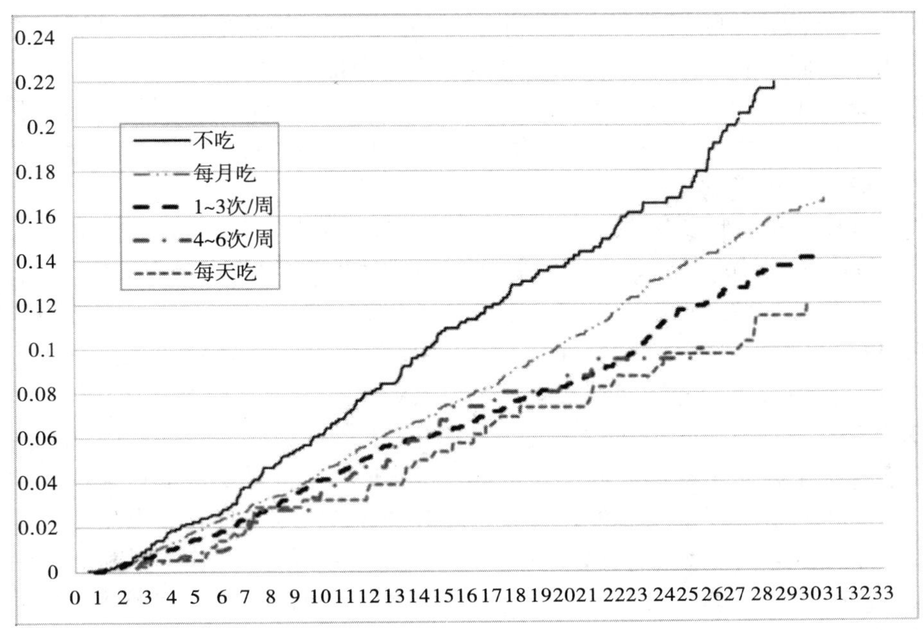

图 2 不同新鲜水果摄入频率受试人群其 30 年食管癌的累积死亡率曲线

三、讨论

大量的研究证实，吸烟是食管癌的一个主要危险因素。国际癌症研究机构（IARC）将吸烟列为可能引起食管癌的因素[6]。一项 Meta 分析显示，与无吸烟史的受试者相比，具有吸烟史人群食管癌的发病风险增加 5.8 倍[7]。此外，本研究团队[4]发现，新鲜水果摄入可明显降低食管癌长期死亡风险，尤其在吸烟人群和男性人群中，为进一步明确新鲜水果对食管癌长期死亡风险，因此本研究基于林县营养干预队列在特定的男性吸烟人群中进一步明确新鲜水果摄入与食管癌长期风险的关系。

研究发现，在吸烟人群中，水果的保护作用更明显[8]。一项欧洲前瞻性研究发现，水果摄入和食管鳞癌的风险在吸烟者中呈显著负相关，而在不吸烟的亚组中，没有发现不同水果摄入和食管鳞癌关联[9]。在日本男性人群中，与从未吸烟、以往吸烟人群相比，食管鳞癌死亡与总水果和蔬菜摄入呈负相关[10]。但是有研究显示，没有观察到水果摄入与吸烟存在明显的相互作用。荷兰的一项队列研究显示，吸烟人群较不吸烟人群摄入水果可降低食管癌死亡风险，但这种影响没有统计学差异（$P = 0.25$）[11]。在 NIH-AARP 研究中，对于吸烟者、非吸烟者和目前吸烟者，总的水果和蔬菜摄入量的腺癌和鳞癌风险估计值似乎相似，而中国一项研究同样发现，新鲜水果可降低食管癌死亡风险，但在吸烟与不吸烟人群中无明显差异[12]。国际上对于补充维生素目前仍存在争议，国外两项大型营养干预研究 CARET 对石棉工人和 ATBC 对男性吸烟人群的肺癌干预研究目前已停止补充维生素，研究发现，胡萝卜素和维生素可能增加肺癌风险，尤其是吸烟人群[13,14]。本研究基于营养干预队列30年随访数据发现，在男性吸烟人群中，新鲜水果的摄入可能降低食管癌的长期死亡风险，这种现象在不饮酒的受试人群中尤为明显，且随着摄入频次的增加，食管癌的长期死亡风险呈下降趋势（$P<0.01$）。我们推测这可能与林县人群低营养状况有关；多项研究表明，林县居民摄入新鲜蔬菜、豆类及豆制品、蛋类较多，而动物类食品和新鲜水果摄入较少，这可能与当地经济水平有关[15]。同时吸烟会导致机体氧化应激和DNA损伤，同时降低血液中抗氧化剂微量营养素的水平，而水果中含有丰富的维生素、矿物质、膳食纤维和其他抗氧化剂成分，可以减少或防止烟草引起的氧化损伤[16]。此外，药理学研究已经显示抗氧化剂改善氧化和内皮功能的生物学标记物，可抵抗烟草的有害作用[17]。其次，新鲜水果中的类黄酮可抑制血小板聚集，其可能部分抵消烟草对血液黏度的影响，同时，类黄酮通过细胞色素P450酶或通过解毒和细胞防御酶抑制致癌物质的代谢活化[18]。

本研究有明显的优势：在林县营养干预试验前瞻性研究，该队列自1985年建立且随访至今，调查员接受专业培训，每月定期进行随访和监测。人群样本量大、失访率低，在严格的质量控制下，有效避免了信息偏倚，30年的随访数据极其宝贵，为癌症的病因学研究提供宝贵资料。早期研究林县地区人群新鲜水果摄入量变化情况的调查结果发现，该地区人群15年间新鲜水果摄入量变化不大，为本研究分析提供一定基础[19]。同时，研究终点均由中美双方专家组成的国际重点评估小组（IERC）共同核对确定，结果准确，可信度高。但本研究也有一定的局限性：

（1）本研究未考虑其他膳食因素的摄入状况，无法评估其他膳食因素对新鲜水果摄入与吸烟人群食管癌两者相关性的影响，其可能导致本研究高估新鲜水果摄入与食管癌长期死亡风险的关联。

（2）本研究中采用的是基线膳食调查中新鲜水果的摄入频率，其无法进行精确的定量。

（3）研究期间的时间跨度较长，且随着随访年限的增加受试者新鲜水果摄入频次和量、吸烟量改变或戒烟等情况也随时间发生变化，其可能导致高估新鲜水果摄入对食管癌长期死亡风险的影响。

此外，本研究也存在一些缺点。例如未测量的混杂因子可能掩盖或加大吸烟人群中水果摄入和食管癌发生风险之间的关系。首先，经常摄入水果和蔬菜的吸烟者健康意识可能更强。欧洲的一项前瞻性研究证明，水果摄入的频率与每天吸烟的数量成反比，这可能有助于降低风险[20]。其次，增加水果的摄入可能使其更易成功戒烟。最后，规律的水果摄入可能与其他健康习惯有关，也可能会对结果造成混淆[21]。

综上所述，本研究提示，新鲜水果摄入可能降低男性吸烟人群食管癌的长期发病率，但其适用性仍需在其他地区进一步验证。

参考文献

［1］International Agency for Research on Cancer. GLOBOCAN 2012：Estimated cancer incidence，mortality and prevalence worldwide in 2012，2015［EB/OL］. http://globocan. iarc. fr/Default.aspx.

［2］Wang JB，Fan JH，Dawsey SM，et al. Dietary components and risk of total，cancer and cardiovascular disease mortality in the Linxian Nutrition Intervention Trials cohort in China. Sci Rep，2016，6：22619.

［3］Jennifer B，McClure GD，Alexander G，et al.

A comparison of smokers' and nonsmokers' fruit and vegetable intake and relevant psychosocial factors. Behavioral Medicine, 2009, 35 (1): 14.

[4] 杨召，王少明，梁赫，等. 新鲜水果摄入可能降低食管癌长期死亡风险. 中国肿瘤临床, 2016, 43 (18): 808-813.

[5] Li B, Taylor PR, Li JY, et al. Linxian nutrition intervention trials. design, methods, participant characteristics, and compliance. Ann Epidemiol, 1993, 3 (6): 577-585.

[6] VJ C, R B, K S, et al. Preventable exposures associated with human cancers. J Natl Cancer Inst, 2011, 103 (24): 1827-1839.

[7] Akhtar S. Areca nut chewing and esophageal squamous-cell carcinoma risk in Asians: ameta-analysis of case-control studies. Cancer causes & control: CCC, 2013, 24 (2): 257-265.

[8] McClure JBDG, Alexander G. A comparison of smokers' and nonsmokers' fruit and vegetable intake and relevant psychosocial factors. Behav Med, 2009, 35 (1): 14-22.

[9] Jeurnink SM, Buchner FL, Bueno-de-Mesquita HB, et al. Variety in vegetable and fruit consumption and the risk of gastric and esophageal cancer in the European Prospective Investigation into Cancer and Nutrition. Int J Cancer, 2012, 131 (6): E963-973.

[10] Yamaji T, Inoue M, Sasazuki S, et al. Fruit and vegetable consumption and squamous cell carcinoma of the esophagus in Japan: the JPHC study. Int J Cancer, 2008, 123 (8): 1935-1940.

[11] Steevens J, Schouten LJ, Goldbohm RA, et al. Vegetables and fruits consumption and risk of esophageal and gastric cancer subtypes in the Netherlands Cohort Study. Int J Cancer, 2011, 129 (11): 2681-2693.

[12] Song Q, Zhao L, Li J, et al. Fruit consumption reduces the risk of esophageal cancer in Yanting, People's Republic of China. Asia Pac J Public Health, 2015, 27 (4): 469-475.

[13] DJ B, M T, K A, et al. Stopping the active intervention: CARET. controlled clinical trials, 2003, 24 (1): 39-50.

[14] Endo S, Dousei T, Yoshikawa Y, et al. Gastric neuroendocrine tumors in our institutions according to the WHO 2010 classification. Int Sur, 2012, 97 (4): 335.

[15] CS Y, Y S, QU Y, et al. Vitamin A and other deficiencies in Linxian, a high esophageal cancer incidence. J Natl Cancer Inst, 1984, 73 (6): 1449-1453.

[16] Yanbaeva DG, Dentener MA, Creutzberg EC, et al. Systemic effects of smoking. Chest, 2007, 131 (5): 1557-1566.

[17] Stadler N, Eggermann J, Voo S, et al. Smoking-induced monocyte dysfunction is reversed by vitamin C supplementation in vivo. Arterioscler Thromb Vasc Biol, 2007, 27 (1): 120-126.

[18] Keum YS, Jeong WS, Kong AN. Chemoprevention by isothiocyanates and their underlying molecular signaling mechanisms. Mutat Res, 2004, 555 (1-2): 191-202.

[19] 邹小农，郑素芳，王雯，等. 食管癌高发区林州市居民膳食营养状况调查. 实用肿瘤杂志, 2003, 18 (2): 148-151.

[20] Skuladottir H, Tjoenneland A, Overvad K, et al. Does insufficient adjustment for smoking explain the preventive effects of fruit and vegetables on lung cancer? Lung Cancer, 2004, 45 (1): 1-10.

[21] Garrett NA, Alesci NL, Schultz MM, et al. The relationship of stage of change for smoking cessation to stage of change for fruit and vegetable consumption and physical activity in a health plan population. American Journal of Health Promotion: AJHP, 2004, 19 (2): 118-127.

（原载：《中国肿瘤》2017 年第 26 卷第 12 期）

河南林州食管及贲门癌前病变患者的心理状况及相关因素分析

马山蕊[1] 马 箐[1] 郝长青[2] 管晨滔[1] 李变云[2]
王进武[2] 李新庆[1] 刘正奎[3] 魏文强[1]

1. 国家癌症中心/中国医学科学院肿瘤医院流行病学教研室 北京 100021
2. 河南省林州市肿瘤医院腔镜室、流行病室、病理室 林州 456550
3. 中国科学院心理研究所心理健康重点实验室 北京 100101

【摘要】 **目的：**探讨河南省林州市食管、贲门癌前病变患者心理状况及相关因素。**方法：**以 2015 年 7 月~2016 年 1 月在林州市肿瘤医院参加上消化道早诊早治内镜筛查项目的 40~69 岁人群为研究对象。以 118 例低级别上皮内瘤变或高级别上皮内瘤变患者为癌前病变组，210 名病理级别正常的对象为对照组。采用社会支持评价量表（SSRS）、焦虑自评量表（SAS，分数≥50 分为存在焦虑）及抑郁自评量表（SDS，分数≥53 分为存在抑郁）调查研究对象心理状况，计算其焦虑、抑郁和社会支持得分。比较两组对象上述得分差异，采用多因素 logistic 回归模型分析影响研究对象癌前病变和心理状况的相关因素。**结果：**病例组中食管癌前病变 72 例，贲门癌前病变 40 例，食管贲门双源性癌前病变为 6 例。病例组年龄为（57.17±7.71）岁，对照组年龄为（53.12±7.99）岁，两组年龄差异有统计学意义（P<0.001）。焦虑、抑郁量表结果显示，癌前病变组 SAS 和 SDS 得分分别为 37.18±10.01 和 40.44±8.73，对照组得分分别为 34.02±6.63 和 38.49±8.73，两组焦虑、抑郁症状差异均有统计学意义（P 值分别为 0.002 和 0032）；对照组对象社会支持总分、主观支持得分、客观支持得分分别为 38.26±5.26、24.08±3.83 和 7.50±1.89，均高于癌前病变组（36.80±6.18、23.01±3.93 和 6.93±1.57），差异均有统计学意义（P 值分别为 0.024、0.016、0.004）。此外，主观和客观社会支持得分较低、存在焦虑症状者发生癌前病变的可能性较高，OR 值分别为 0.81、0.72 和 1.05，P 值分别为 0.028、0.005 和 0.009。**结论：**社会支持、焦虑、抑郁与食管、贲门癌前病变的发生可能有一定关联。

【关键词】 心理状况；癌前病变；社会支持；焦虑；抑郁

随着医学模式由单纯医学模式到生 物-医学模式，再到生物-心理-社会医学

基金项目：国家公益性行业科研专项（201502001）、国家自然科学基金（81573224）

通信作者：魏文强，Email：weiwq@ cicams.ac.cn.

模式的转变，社会心理因素对疾病的影响也越来越多地引起人们的重视。大量的临床研究和流行病学调查发现，肿瘤好发于一些受挫折后长期精神压抑、焦虑、沮丧、苦闷、恐惧、悲哀等有不良心理因素和遭遇负性生活事件的人[1,2]。长期处于较大生活压力下的人群，更容易罹患肿瘤，如妇科肿瘤、颈部肿瘤、乳腺癌、胰腺癌、胃癌、肺癌和结肠癌的患者在发病之前有较为频繁的压力性生活事件，这些现象提示特殊的社会心理因素，如压力、抑郁症和缺乏社会关爱等是肿瘤发生、发展的危险因素[3-5]。本研究以自愿参加上消化道癌早诊早治内镜筛查人员作为研究对象，分析社会支持、焦虑及抑郁等不良情绪与食管、贲门癌前病变的关系。

一、对象与方法

（一）对象

本研究为病例-对照研究。以2015年7月~2016年1月在林州市肿瘤医院自愿参加上消化道早诊早治内镜筛查项目的人群为研究对象。

纳入标准：①40~69岁；②参加此项目之前未做过内镜检查；③无其他严重影响身心健康的精神及器质性疾病；④可承受内镜检查且无碘过敏史；⑤未服用抗精神抑郁药物等；⑥河南省安阳市户籍居民。

排除标准：①理解沟通障碍、意识不清；②之前做过内镜检查；③有内镜禁忌证严重并发症。

共有336例研究对象完成内镜筛查及心理调查，经病理诊断后，排除3例病理不明确，5例调查信息不全者，有328名研究对象纳入此次研究，其中男性116名，女性212名。选取118例低级上皮内瘤变或高级别上皮内瘤变患者为癌前病变组，以210名病例级别正常的对象为健康对照组。本研究通过了中国医学科学院肿瘤医院委员会伦理审核，所有研究对象均签署了知情同意书。

（二）调查内容

1. 社会支持评定量表（Social Support Rating Scale，SSRS）

使用国内通用的SSRS[6]评定患者的社会支持状况，该量表共有10个条目，包括客观支持（3条）、主观支持（4条）和对社会支持的利用度（3条）共3个维度，总分66分。评分越高，说明得到的社会支持越多，该量表条目易于理解，无歧义，两个月重测总分一致性 $r=0.92$（$P<0.01$），各条目一致性在0.89~0.94之间，适合我国人群使用[7,8]。

2. 焦虑自评量表（Self-Rating Anxiety Scale，SAS）

该量表是用于测量焦虑状态轻重程度及其在治疗过程中变化情况的心理量表[8]。该量表共包含20个问题，每个问题的分值为1~4分，分值越高，表明患者的焦虑状况越严重。SAS量表以50分（标准分）为界，分数≥50分的为阳性，即存在焦虑症状。

3. 抑郁自评量表（Self-Rating Depression Scale，SDS）[8]

该量表共包含20个问题，每个问题的分值为1~4分，分值越高，表明患者的抑郁情绪越严重。量表以53分为界，分数≥53分视为存在抑郁症状。

（三）质量控制

所有研究对象均在内镜检查和病理诊断之前完成本次心理调查。经统一培训后，调查员向研究对象讲解本次研究目的及意义，在不受干扰的情况下，使用电子设备（平板）调查研究对象近1年（焦虑与抑郁量表调查近1周情况）内的机体状况及实际感受程度等问题，一般不超过20分钟。

（四）统计学分析

应用SPSS 17.0 软件对数据进行平行录入，核对无误后进行统计学分析。研究对象的年龄、SAS 和 SDS 得分均符合正态分布，采用均数±标准差（$\bar{x} \pm s$）表示。采用 t 检验比较对照组及癌前病变组间年龄差异，以及两组间 SSRS、SAS 和 SDS 得分差异；采用 χ^2 检验比较对照组和癌前病变组人口学特征差异；采用多因素 logistics 回归模型分别分析影响研究对象发生癌前病变以及产生焦虑与抑郁情绪的因素。以 $P<0.05$ 为差异有统计学意义。

二、结果

（一）基本情况

118 例癌前病变患者的平均年龄（57.17 ± 7.71）岁，其中食管癌前病变为 72 例，贲门癌前病变为 40 例，食管贲门双源性癌前病变为 6 例，210 例健康对照对象的平均年龄（53.12±7.99）岁；两组年龄差异有统计学意义（$P<0.001$），而性别、婚姻状况、肿瘤家族史、疾病、经济状况差异无统计学意义（表 1）。

表 1　食管癌前病变组和对照组对象的基本情况比较

项目	癌前病变组	对照组	合计	t/χ^2 值	P 值
年龄（岁，$\bar{x} \pm s$）	57.17 ± 7.71	53.12 ± 7.99	54.58 ± 8.12	4.46	<0.001
男性［n（%）］	45（38.14）	71（33.81）	116（35.37）	0.62	0.432
丧偶/离异［n（%）］	10（8.47）	11（5.24）	21（6.40）	1.32	0.250
身体不适［n（%）］	19（16.10）	18（8.57）	37（11.28）	4.28	0.039
慢性疾病［n（%）］	7（5.93）	13（6.19）	20（6.10）	0.01	0.925
肿瘤家族史［n（%）］	54（45.76）	110（52.38）	164（50.00）	1.32	0.250
经济困难［n（%）］	25（21.19）	35（16.67）	60（18.29）	1.03	0.310
焦虑［n（%）］	25（21.19）	8（3.81）	33（10.06）	25.21	<0.001
抑郁［n（%）］	7（5.93）	18（8.57）	25（7.62）	0.75	0.387
合计［n（%）］	118（35.98）	210（64.02）	328（100）		

注：身体不适：近 1 年内有吞咽困难、吞咽胸骨/背部疼痛、腹胀、恶心、烧心、反酸、呕吐、上腹疼痛、黑便情况；慢性疾病：高血压、高血脂、糖尿病、心脑血管疾病等

（二）量表调查结果

1. *社会支持程度*

对照组社会支持程度高于癌前病变患者，其中社会支持总分［（38.26±5.26）*vs*（36.80 ± 6.18）］、主观支持得分［（24.08±3.83）*vs*（23.01±3.93）］和客观支持得分［（7.50 ± 1.89）*vs*（6.93 ± 1.57）］均高于癌前病变组，差异均有统计学意义（$P=0.024$、$P=0.016$、$P=0.004$）（表 2）。

2. *焦虑状况*

分别有 25 例（21.19%）癌前病变组对象和 8 名（3.81%）对照组对象存在焦虑症状，其中，癌前病变组和对照组对象焦虑得分分别为（37.18±10.01）和（34.02±6.63）（$P=0.002$）（表 1、表 2）。

3. 抑郁状况

共有25例研究对象存在抑郁症状，其中癌前病变组7例（5.93%），得分为（40.44±8.73），对照组18名（8.57%），得分为（38.49±8.73），两组抑郁得分差异有统计学意义（P = 0.032）（表1、表2）。

表2 两组心理量表评分结果比较（$\bar{x} \pm s$）

因素	癌前病变组（118例）	健康对照组（210例）	t值	P值
社会支持总分	36.80 ± 6.18	38.26 ± 5.26	-2.27	0.024
主观支持	23.01 ± 3.93	24.08 ± 3.83	-2.41	0.016
客观支持	6.93 ± 1.57	7.50 ± 1.89	-2.90	0.004
支持利用率	6.86 ± 2.01	6.68 ± 1.84	0.80	0.424
焦虑标准分	37.18 ± 10.01	34.02 ± 6.63	3.07	0.002
抑郁标准分	40.44 ± 8.73	38.49 ± 8.73	2.16	0.032

注：焦虑/抑郁标准分=焦虑/抑郁粗分×1.25

（三）影响研究对象发生癌前病变的多因素logistic回归模型分析

研究对象发生癌前病变可能与社会支持、焦虑症状有关，其中主观、客观社会支持得分较低、存在焦虑症状者发生癌前病变的可能性较高，OR值分别为0.81、0.72和1.05，P值为0.028、0.005和0.009（表3）。

表3 社会支持、焦虑、抑郁与食管、贲门癌前病变发生关系的多因素logistic回归模型分析结果

因素	β值	S_t值	*Wald* χ^2值	P值	*OR*（95% *CI*）
年龄	0.06	0.02	15.73	0.011	1.07（1.03~1.10）
社会支持	-0.13	0.07	2.90	0.089	0.88（0.76~1.02）
主观支持	-0.21	0.10	4.81	0.028	0.81（0.67~0.98）
客观支持	-0.33	0.12	7.97	0.005	0.72（0.57~0.90）
焦虑	0.05	0.02	6.85	0.009	1.05（1.01~1.09）
抑郁	-0.01	0.02	0.14	0.705	0.99（0.96~1.03）

注：调整性别、婚姻状况、经济状况、身体不适、慢性疾病、肿瘤家族史

（四）影响研究对象产生焦虑、抑郁情绪的logistic回归模型分析

本研究结果显示，身体不适（OR = 2.76，95% CI：1.01 ~ 7.51，P = 0.048）、经济困难（OR = 3.42，95% CI：1.52 ~ 7.67，P=0.003）者发生焦虑情绪可能性较高；而社会支持，尤其主观社会支持较高者发生焦虑（OR = 0.69，95% CI：

0.52 ~ 0.90，P = 0.007）和抑郁症状（OR = 0.66，95% CI：0.49 ~ 0.91，P = 0.010）。可能性较低（表4）。

表4　影响研究对象产生焦虑与抑郁情绪的多因素 logistic 回归模型分析结果

因素	焦虑					抑郁				
	β值	S_t值	*Wald* χ^2值	P值	OR（95% CI）	β值	S_t值	*Wald* χ^2值	P值	OR（95% CI）
社会支持总分	−0.25	0.11	5.52	0.019	0.78（0.63~0.96）	−0.21	0.12	3.01	0.083	0.81（0.63~1.03）
主观支持	−0.38	0.14	7.21	0.007	0.69（0.52~0.90）	−0.41	0.16	6.72	0.010	0.66（0.49~0.91）
身体不适										
无					1.00					1.00
有	1.01	0.51	3.93	0.048	2.76（1.01~7.51）	0.16	0.79	0.04	0.841	1.17（0.25~5.50）
经济状况										
一般水平					1.00					1.00
经济困难	1.23	0.41	8.88	0.003	3.42（1.52~7.67）	0.18	0.60	0.09	0.760	1.20（0.37~3.92）

注：调整年龄、性别、婚姻状况、肿瘤家族史、慢性疾病史

三、讨论

目前，我国关于上消化道肿瘤发病原因的探讨，主要从物理、化学、环境、遗传、生活饮食习惯等方面[9,10]，随着医疗模式的转变，大多数学者也开始认识到恶性肿瘤是一种心身疾病，不良心理因素如抑郁、焦虑、恐惧等，在肿瘤的发生、发展及预后中起到了重要的作用[11]。

情绪是机体对事物反应过程中表现出来的一种心理体验。焦虑、抑郁作为最常见的负性情绪与恶性肿瘤的发生和发展密切相关，通过抑制机体的免疫功能，增加机体对癌症的易感性，影响癌症的发生与转归[12]。本研究中，癌前病变患者的焦虑发生率和焦虑、抑郁得分均高于对照组人群，原因可能是恶心、烧心、反酸等一些肠胃不适症状在影响患者饮食和食欲的同时也影响着患者的情绪，加重了患者对疾病的恐慌心理和心理负担。

社会支持作为心理应激机制的缓冲因素，是一种可被个体利用的外部资源。研究表明，良好的社会支持与癌症患者的心身症状呈负相关，能改善患者的疾病适应行为，减少焦虑、抑郁等不良情绪的发生[13,14]。本研究结果显示，大部分研究对象的社会支持高于25分，处于中等水平以上，但癌前病变患者的社会支持总分、主观支持以及客观支持低于对照组，说明在日常生活中研究对象从家人、朋友、邻里获得了较多不同形式的支持、认可及帮助，但癌前病变患者因为一些身体不适症状，

心理相对比较敏感，容易产生焦虑、抑郁情绪，因此需要更多关心和帮助来消除患者对疾病的不确定感[15]。提示要重视患者的社会属性，发挥家庭和社会的作用，搭建易于患者利用的社会支持网络，使患者及时寻求帮助。同时，要鼓励患者及时就医检查，分享他人的建议和经验，对疾病症状报以积极的态度，以保证患者获得高质量的社会支持而减少心理应激反应。

此外，研究表明，压抑的生活事件和日常生活应激（如家庭不幸、子女挫折、工作不顺利等）是恶性肿瘤发生的危险因素[16-18]。多项研究指出，妇科肿瘤、颈部肿瘤、胰腺癌、胃癌、肺癌和结肠癌的患者在发病之前有较为频繁的压力性生活事件[3-5]。本次调查中，多数癌前病变患者遭遇多种应激事件，如吞咽困难、呕吐、烧心、反酸等症状引起的身体不适、离异/丧偶、经济困难、家族肿瘤史等，这些事件更容易导致研究对象出现胡思乱想、情绪波动、食欲减退、睡眠质量变差等现象，进而影响个体机体免疫状况，影响疾病的发生与发展。

本研究调查了食管、贲门癌前病变患者的心理状况及相关因素，为心理因素与上消化道癌及其癌前病变提供了一定的病因线索。研究为区分焦虑、抑郁可能是食管、贲门癌前病变的继发症状，造成偏倚影响研究结果，采用随机抽样的方法研究从未做过内镜的研究对象，并在内镜检查及病理诊断前完成此次心理调查。但研究也存在诸多不足，本次调查样本量较小，研究的因素比较局限，未涉及家族史信息、子女婚姻状况，无法明确有肿瘤家族史的对象及家属的心理状况；此次研究对象多为农民，其同事多为关系融洽的邻里，所以社会支持程度相对较高，高于常模水平[8]。

总之，食管癌、贲门癌及癌前病变是一种多致病因素引起的慢性病，不良心理因素与癌前病变的发生有一定关联。在面对无法回避的负面事件时，通过心理疏通，克服孤独的心态和自我封闭的人际关系，主动拓宽交流感情和吐露心声的渠道，使积郁在心中的不良情绪得到适度的发泄和表达，对于肿瘤的预防有着重要的意义。

参考文献

[1] Reiche EM, Nunes SO, Morimoto HK. Stress, depression, the immune system, and cancer. Lancet Oncol, 2004, 5（10）: 617-625.

[2] 张宗卫. 心理因素与癌症. 中国肿瘤，2006, 15（11）: 711-713.

[3] Pereira DB, Sannes T, Dodd SM, et al. Life stress, negative mood states, and antibodies to heat shock protein 70 in endometrial cancer. Brain Behav Immun, 2010,（24）: 210-214.

[4] 金辉，刘巍. 肺癌患者生活质量的影响因素. 国际肿瘤学杂志，2013, 40（6）: 447-449.

[5] 刘静，齐靖瑶，杨晶. 情绪调节方式和人格特征对食管癌患者心理弹性的影响. 中国临床保健杂志，2015, 8（4）: 351-353.

[6] 汪向东，王希林，马弘. 心理卫生评定量表手册增订版. 北京：中国心理卫生杂志社，1999.

[7] 肖水源.《社会支持评定量表》的理论基础和研究应用. 临床精神医学杂志，1994, 4（2）: 98-100.

[8] 刘继文，李富业，连玉龙. 社会支持评定量表的信度效度研究. 新疆医科大学学报，2008, 31（1）: 1-3.

[9] 张明远，何燕玲. 精神科评定量表手册 . 2 版. 长沙：湖南科学技术出版社，2016.

[10] Bo Y, Lu Y, Zhao Y, et al. Association between dietary vitamin C intake and risk of esophageal cancer: A dose-response meta-analysis. Int J Cancer, 2016, 138（8）: 1843-1850.

（下转第 161 页）

胃癌腹膜转移防治中国专家共识

中国抗癌协会胃癌专业委员会

胃癌是严重威胁人类健康的一种恶性疾病，全球胃癌每年新增95万例，死亡72万例，其中70%来自亚洲，而中国患者就占了将近一半[1,2]。腹膜转移复发是晚期胃癌患者死亡的首要原因之一；所谓腹膜转移，是指胃癌原发灶癌细胞经血行、淋巴或腹膜直接种植生长所致的癌症转移形式[3,4]。将近20%的胃癌患者在术前或术中诊断有腹膜转移，超过50%的 T_3、T_4 期患者在根治性切除术后发生腹膜转移，腹膜转移程度越高，生存期越短[5]。

目前，我国胃癌腹膜转移诊疗现状严峻，发病率高、早期诊断困难、患者预后差。为了规范胃癌腹膜转移的诊断和治疗，加强对高危患者的筛查，及早发现腹膜转移，制订合理有效的多学科综合治疗方案，从而延长胃癌腹膜转移患者生存时间并改善生活质量。中国抗癌协会胃癌专业委员会组织国内胃癌领域权威专家制定《胃癌腹膜转移防治中国专家共识》（以下简称为共识）。

本共识适用于具有腹膜转移风险因素或确诊腹膜转移的胃癌患者。

注1：中国抗癌协会胃癌专业委员会组建共识制定专家组。首先由工作小组检索Medline、Emb-ase、Cochrane及万方中文期刊数据库，制订共识意见的草案，随后由专家组采用国际通用的德尔菲法（Delphi method）进行讨论和修订，直至达成共识[6,7]。

注2：证据等级：

Ⅰ级：进一步研究几乎不可能改变对临床疗效评估结果的可信度，为高级别证据。

Ⅱ级：进一步研究有可能对疗效评估结果的可信度有重要影响，且有可能改变评估结果，为中级别证据。

Ⅲ级：进一步研究很有可能对疗效评估结果的可信度有重要影响，且极有可能改变评估结果，为低级别证据。

Ⅳ级：任何疗效评估结果都不确定，为极低级别证据。

注3：推荐级别：

Grade A：基于可得证据，非常确定获益大于风险和负担，则做出强推荐。

Grade B：基于可得的证据，认为获益、风险和负担相当平衡，或获益、风险的程度存在明显的不确定，则做出弱推荐。

1　胃癌腹膜转移的发生机制

胃癌腹膜转移的发生机制尚不完全明确，“种子土壤”学说是目前认可度较高的发生机制理论[8]。腹膜转移的发生取决于癌细胞（种子）和腹膜（土壤）的微环境[9]。癌细胞分泌的转化生长因子β1（transforming growth factor beta 1，TGF-β1）参与细胞外基质（extracellular matrix，

通信作者：季加孚 E-mail：jijiafu@ hsc.pku.edu.cn

ECM）的生成与成熟，而 ECM 可为 β1-整联蛋白和 CD44H 提供配合基，最终促使游离癌细胞的浸润及黏附[10,11]；腹膜自身特异性结构（淋巴孔和乳斑区）也使得癌细胞易于“播种”。腹膜乳斑是一种特殊的免疫结构，由巨噬细胞围绕血管网构成，因为缺乏连续的间皮细胞层，容易造成游离癌细胞的定植[12,13]。此外，游离癌细胞聚集于连接乳斑区和腹膜下淋巴管的淋巴孔处，因淋巴孔特异性分布于横膈膜、肠系膜、网膜及盆腔腹膜的浆膜表面，故而这些部位在腹膜转移的早期就易受到累及[5,12]。“种子土壤”学说发生机制的描述见图 1。

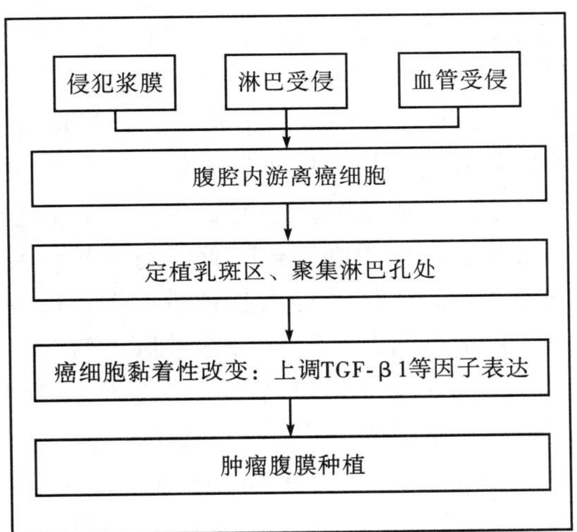

图 1 胃癌腹膜转移的发生机制

注：TGF-β1：转化生长因子 β1

2 胃癌腹膜转移的诊断与分期

2.1 诊断

2.1.1 影像诊断

影像学诊断胃癌腹膜转移难度较大，通过典型征象确诊者多已属晚期，即使通过正电子发射计算机断层显像（PET/CT）也难以在腹膜转移的早期阶段确诊，因而导致较高的假阴性率[14]。推荐电子计算机X线断层摄影（CT）作为胃癌腹膜转移的主要影像学检查手段[15-17]。CT 诊断胃癌腹膜转移的敏感度为 33%～51%，特异度为 95%～99%，优于超声（US）和 PET 检查[16,18]。胃癌腹膜转移的典型 CT 征象包括：腹膜不均匀增厚、高强化或伴结节；网膜饼或大网膜多发索条、结节；肠系膜结节状增厚；腹盆腔大量积液[18,19]。注意腹膜转移粘连侵犯导致的肾盂输尿管扩张、肝内外胆管扩张及肠梗阻等间接征象；注意少量腹水（尤其肝脾周围）对早期腹膜转移的提示意义。文献报道，胃癌患者影像学检出腹水超过 50ml，腹膜转移阳性率达 75%～100%[17,20]。PACS 工作站宽窗观察（脂肪间隙均质细颗粒状背景噪声清晰显示为准），避免遗漏小的转移灶；联合轴位、冠状位及矢状位三平面观察，提高对特殊部位转移灶的检出和定位能力；全面观察横结肠系膜、后腹膜、镰状韧带等胃周各韧带及系膜走行区域。MRI 可作为增强 CT 检查禁忌患者的备选手段，在低张和呼吸训练控制运动干扰的前提下可显示腹膜结构，并可应用扩散加权功能成像（DWI）辅助小转移灶的检出[21]。

2.1.2 血清标志物检测

癌胚抗原（CEA）、癌抗原 125（CA125）、癌抗原 19-9（CA19-9）、癌抗原 724（CA724）是胃癌常用的肿瘤标志物。尽管这些血清学指标的升高与腹膜转移呈正相关，但用于胃癌腹膜转移的诊断时，其敏感性和阳性预测值均较差。因腹膜间皮细胞在受到肿瘤侵犯时可以释放 CA125 入血，所以，理论上 CA125 是检测腹膜转移的潜在指标；尽管 CA125 的阳性预测值显著高于其他标志物，但其敏感性也无法满足临床需求。因此，血清标志物检测仅可作为辅助诊断，不作为腹膜转移诊断的依据（表 1）。

表 1 CEA、CA125、CA19-9、CA724 诊断胃癌腹膜转移的敏感性、特异性、阳性预测值、阴性预测值和准确性（%）[22-27]

血清标志物	敏感性	特异性	阳性预测值	阴性预测值	准确性
CEA	17.2~40.6	69.0~89.4	13.8~37.9	81.2~93.1	65.0~80.4
CA125	13.8~46.1	85.8~98.4	40.0~75.6	82.9~94.4	74.9~91.5
CA19-9	17.2~37.5	79.9~95.5	16.3~49.3	82.3~92.9	70.7~88.4
CA724	34.8~44.9	82.3	34.8	82.2	72.1

注：部分文献未报道阳性预测值和阴性预测值，这些指标从文献中原始数据计算得到；CEA：癌胚抗原；CA125：癌抗原 125；CA19-9：癌抗原 19-9；CA724：癌抗原 724

2.1.3 诊断性腹腔镜检查

诊断性腹腔镜检查是有创检查，可以评估腹腔内的转移情况，了解腹膜转移的分布和大小，并获得明确的组织学及细胞学证据，用于指导制订临床治疗策略，进而评估治疗疗效及监测疾病进展[28,29]。

目前，腹腔镜检查主要适用于进展期胃癌（$cT_{2\sim4}$ 及任何 N 和 M）的治疗前诊断、术前治疗后的疗效评价[29]。既往腹盆腔手术史明确、可疑严重腹腔粘连等无法接受腹腔镜手术、或心肺功能不能耐受麻醉及 CO_2 气腹的患者，不能进行诊断性腹腔镜检查[29]。

腹腔镜检查的手术操作规范如下[29]：

（1）患者体位：平卧或平卧分腿位。

（2）建立气腹：气腹针穿刺或开放法，维持腹内压在 10~15mmHg。

（3）放置套管：在脐下 1cm 处作为观察孔，放置 10 或 12mm 套管，右侧操作孔通常选择右侧腋前线与右肋弓交点下方 2cm 处，放置 5 或 10mm 套管；左侧操作孔通常选择左侧腋前线与左肋弓交点下方 2cm 处，放置 5 或 10mm 套管；可酌情增加右侧第二操作孔，通常选择右侧腋前线平脐水平，放置 10mm 套管。套管间应保持 5cm 以上的距离。

（4）腹腔游离癌细胞检查：建立操作孔并充分止血后立即收集腹水或行腹腔灌洗，具体操作参见 2.1.4。

（5）腹腔探查：从右上腹开始，按顺时针方向进行，依次探查右侧膈肌和肝右叶、肝圆韧带、左侧膈肌和肝左叶、左侧壁腹膜及降结肠、盆腔和道格拉斯窝（女性注意探查双侧卵巢）、右侧壁腹膜及升结肠、大网膜、横结肠、结肠系膜、前腹壁、小肠及系膜，最后探查原发病灶及胃周淋巴结情况，记录肿瘤位置、大小、是否浸润浆膜、有无周围脏器浸润。对于胃体后壁肿瘤，需要切开胃结肠韧带，探查网膜囊，包括横结肠系膜和胰腺被膜。对腹腔内可疑病灶均应行快速冰冻病理检查，同时记录病灶位置、大小、是否融合及腹膜肿瘤指数（peritoneal cancer index，PCI）等；探查过程中可根据需要调整患者体位，推荐留取图片或录像作为记录。

（6）关闭切口：10mm 以上切口需直视下缝合。

2.1.4 腹腔游离癌细胞检查

腹水或腹腔灌洗液细胞学检查是目前诊断腹腔内游离癌细胞的“金标准”，虽然其敏感性较低，但有助于发现肉眼无法识别的微转移。现有文献认为，腹腔内游离的癌细胞是形成腹膜转移的先决条件，是胃癌的独立预后不良因素[30]。腹腔游离癌细胞阳性可作为Ⅳ期胃癌的独立诊断指标。诊断性腹腔镜检查应同时进行腹腔游离癌细胞检查。

腹腔游离癌细胞检查的操作规范如下[29,31]：

（1）腹水的收集：如有足够量（≥200 ml）腹水则直接取腹水进行细胞学检查，如无腹水或腹水<200ml 者，则用>250ml 的温生理盐水依次冲洗双侧膈顶、肝下区、大网膜、双侧结肠旁沟及道格拉斯窝，避免直接冲洗原发病灶；于双侧膈下区、肝下区及道格拉斯窝收集>100ml 的灌洗液，行细胞学检查。

（2）标本的制作：腹水或腹腔冲洗液 2000 转离心 10 分钟；离心后小心吸出上清液，取细胞沉淀直接涂片 2 张，95%乙醇固定至少 5 分钟，采用苏木精-伊红或巴氏染色法染色。

（3）结果的记录：腹腔细胞学检测结果阴性者记录为 CY0，阳性记录为 CY1。

综上，上述各项检查手段各有优劣，影像学和血清学检查欠缺敏感性，腹腔镜和病理学检查虽可确诊，但亦有一定的局限性，因此临床中需要综合患者的临床表现、病理分型、原发灶及转移淋巴结的分期、血清肿瘤标志物、影像学或功能影像等综合判定，必要时需要腹腔镜等有创检查手段进行明确。

2.2 分期

2.2.1 腹膜转移（P）（TNM 分期为 M1）[31]

PX：有无腹膜转移不明者；P0：无腹膜转移；P1：有腹膜转移。

注 4：结合我国目前临床现状，推荐采用日本胃癌学会制定的《胃癌分期规约》2010 年第 14 版中腹膜转移的分期标准，也可参考 2017 年第 15 版的分期标准。

PX：有无腹膜转移不明者

P0：无腹膜转移

P1：有腹膜转移

P1a：局限性转移（至仅局限在胃、大网膜、小网膜、横结肠膜前叶、胰腺膜、脾等附近的腹膜）

P1b：转移至上腹部（横结肠至脏侧的腹膜）

P1c：转移至中下腹部

P1x：确定腹膜转移，但无法判断具体分布

注 5：休格贝克腹膜癌指数（peritoneal carci-nomatosis index，PCI）是将腹膜瘤结节的分布和大小进行评分，而反映腹膜转移状况的一种分级方法。研究显示，PCI 与胃癌腹膜转移患者预后有一定的相关性[32]。但考虑操作难度较大，且目前尚无基于此分级的治疗推荐，因此未在共识中引用。

2.2.2 腹腔游离癌细胞（CY）[31]

CYX：未行腹腔灌洗液细胞学检查；CY0：腹腔灌洗液细胞学检查无癌细胞；CY1：腹腔灌洗液细胞学检查有癌细胞。

3 胃癌腹膜转移的预防

3.1 风险因素

（1）TNM 分期 T_3、T_4和 N+：T_3、T_4 及 N+患者腹膜转移发生率为 25%，而 T_1、T_2 及 N0 患者仅为 4%[33]；另外，N+患者发生腹膜转移风险较 N0 患者高出 3.84 倍[34]。

（2）淋巴结外浸润：与没有淋巴结外浸润的患者相比，有淋巴结外浸润患者的腹膜转移风险上升近 18 倍[35]。

（3）Borrmann 分型Ⅲ、Ⅳ：与 Borrmann Ⅰ、Ⅱ型患者相比，Borrmann Ⅲ、Ⅳ型患者的腹膜转移风险高出 2.06 倍，是独立风险因素[36]。

（4）Lauren 分型弥漫型：弥漫型患者中腹膜转移发生率高达 80%以上[37]。

3.2 预防措施

3.2.1 外科预防-无瘤技术

可切除患者手术过程中应严格按照无

瘤规范进行操作，尽量避免因手术操作而导致癌细胞脱落种植于腹腔内，防止医源性扩散。无瘤操作规范的建议如下[38]：

（1）切口的保护：推荐常规使用切口保护套，特别注意切口上、下端的保护。

（2）手术时避免直接接触、挤压肿瘤，若肿瘤浸出浆膜层应以医用胶、纱布或手术薄膜覆盖。

（3）术中及时更换污染的手套及器械：探查、分离肿瘤时医生的手若触及破溃的肿瘤应及时更换手套，术中分离肿瘤的器械不可反复使用。

（4）拭血纱布要及时更换，不可反复使用。

（5）术毕用温热蒸馏水或生理盐水彻底冲洗术野及腹腔，冲洗液量应>3000ml。

（6）关腹前充分冲洗切口。

3.2.2　*术后辅助化疗*

术后通过系统性给药进行辅助化疗，可以杀灭手术无法清除的微小病灶，是降低术后复发和转移的有效手段。目前，临床常用口服氟尿嘧啶类药物［替吉奥（S-1）、卡培他滨（CAP）］单药或联合奥沙利铂（OXA）作为术后辅助化疗方案。

为预防术后腹膜转移，辅助化疗方案的选择应考虑药物的特点。传统氟尿嘧啶类药物分子量小容易穿透血腹屏障，适合用于术后辅助化疗，但因其迅速被二氢嘧啶脱氢（DPD）分解代谢而失去抗肿瘤活性。新型口服氟尿嘧啶类药物 S-1 不仅可以穿透血腹屏障，而且含有吉美嘧啶（CDHP）能有效阻止 5-氟尿嘧啶（5-FU）分解，所以可维持有效的药物浓度[39]。

推荐方案：

S-1 80～120mg/d，口服 4 周，停药 2 周，6 周为一疗程；持续 1 年（Ⅱ级，Grade A）；紫杉醇（PTX）序贯 S-1（Ⅲ级，Grade B）；S-1/顺铂（CDDP）序贯 S-1，S-1/多西他赛（DOC）序贯 S-1，DOC/CAP/CDDP（Ⅳ级，Grade B）。

循证证据：

（1）Sasako 等[40]在Ⅲ期随机对照研究 ACTS GC 中纳入了 1059 例Ⅱ～Ⅲ期胃癌患者，比较单纯手术和 S-1 术后辅助化疗持续 1 年的疗效。结果显示，S-1 辅助化疗优于单纯手术［5 年生存率分别为 61.1%和 71.7%，HR=0.669，95%置信区间（CI）：0.540～0.828］，S-1 辅助化疗组较单纯手术组的术后腹膜转移风险显著降低了 31%。

（2）Kanda 等[41]回顾性纳入了 70 对（140 例）配对的Ⅱ～Ⅲ期胃癌患者使用倾向性匹配分析（propensity score matching analysis），发现 S-1 辅助化疗组较单纯手术预后更佳（3 年无复发率 71% *vs* 53%，$P=0.035$），且腹膜转移率明显降低（5.7% *vs* 18.6%，$P=0.017$）。

（3）Tsuburaya 等[42]在Ⅲ期随机对照研究 SAMIT 中纳入了 1495 例 T_4a 和 T_4b 的胃癌患者，比较 PTX 序贯复方替加氟（UFT）或 S-1 和单药 UFT 或 S-1 的疗效。PTX 序贯 S-1 组（355 例）较 S-1 组（364 例）［第 1～14 天 S-1 80mg/(m² · d)，每 3 周一周期，持续 48 周］有生存获益的趋势（但差异无显著性）及较小的腹膜转移风险（17% *vs* 22%，P 值不详）。因此，PTX 序贯 S-1 辅助化疗不劣于单药 S-1。

（4）Takahari 等[43]在一项Ⅱ期研究中，对纳入的 63 例Ⅲ期胃癌患者使用 S-1/CDDP 序贯 S-1 辅助化疗（SP 方案）共 3 周期：第 1～21 天 S-1 80mg/(m^2 · d)，第 8 天 CDDP 60mg/m^2，每 5 周一周期；第 1～28 天序贯 S-1 80mg/(m^2 · d)，每 6 周一周期，至术后 1 年。3 年无复发生存率为 74.1%（95% CI：60.8%～83.5%），3 年生存率为 84.5%（95% CI：72.3%～91.6%），腹膜转移率为 12.7%（8/63）。

（5）Fujitani 等[44]在一项Ⅱ期研究中，对纳入的 53 例Ⅲ期胃癌患者使用 S-1/DOC 序贯 S-1 辅助化疗［第 1～14 天 S-1 80mg/(m^2·d)，第 1 天 DOC 40mg/m^2，每 3 周一周期，共 4 周期；第 1～28 天 S-1 80mg/(m^2·d)，每 6 周一周期，至术后 1 年］，3 年无复发生存率为 66.2%（95% CI：54.4%～80.7%），3 年生存率为 78.4%（95% CI：67.9%～90.6%），腹膜转移率为 7.5%（4/53）。

（6）Yoon 等[45]在一项Ⅱ期研究中，对纳入的 43 例ⅢB～Ⅳ期（AJCC6，pT_3N_2，$pT_4N_{1\sim2}M_0$，$pTanyN_3M_0$）胃癌患者使用 6 周期的 DOC/CAP/CDDP［第 1 天 DOC 60mg/m^2，第 1～14 天 CAP 1875mg/(m^2·d)，第 1 天 CDDP 60mg/m^2，每 3 周一周期］，平均随访 56.1 个月，3 年和 5 年无复发生存率分别为 48%和 39%，3 年和 5 年生存率分别为 59%和 41%，腹膜转移率为 27.9%（12/43）。

3.2.3 预防性腹腔热灌注化疗

腹腔内热灌注化疗（hyperthermic intraperitoneal chemotherapy，HIPEC）的优势是药物直接作用于癌细胞，影响腹膜微环境，抑制癌细胞种植；另一优点是不良反应小，对机体的免疫力影响小[46]。但是，目前 HIPEC 作为预防性手段的临床证据不足，仍需进一步探索。本共识认为具有风险因素（参见 3.1）的患者，可以考虑术中预防性应用 HIPEC（Ⅲ级，Grade B）。

循证证据：

（1）一项荟萃分析显示，术中 HIPEC 单独（HR＝0.60；95% CI：0.43～0.83；P＝0.002）或合并早期术后腹腔化疗（HR＝0.45；95% CI：0.29～0.68；P＝0.0002）显著改善胃癌患者生存。术中腹腔常温灌注化疗有改善生存趋势（P＝0.06），但是单独早期术后腹腔化疗或延迟术后腹腔化疗均无显著效果[47]。

（2）Fujimoto 等[48]在一项术中 HIPEC 的随机对照研究中纳入了 141 例有浆膜浸润的胃癌手术患者，结果显示，HIPEC 组［含丝裂霉素（MMC）10μg/ml 的灌注液 3000～4000ml 循环 120 分钟］患者较对照组腹膜复发率显著降低（P＝0.0000847），其 2、4、8 年生存率分别为 88%、76%、62%，而对照组患者分别为 77%、58%、49%（P＝0.0362）。

（3）朱正纲等[49]的一项非随机对照研究显示，无腹膜转移的 T_3、T_4 患者术中给予 HIPEC（42 例，CDDP 50mg/L 和 MMC 5mg/L，总灌注药量为 5000～6000 ml）优于单纯手术患者（54 例），术后 1、2、4 年 HIPEC 组患者生存率分别为 85.7%、81.0%、63.9%，单纯手术组患者分别为 77.3%、61.0%、50.8%；HIPEC 组患者术后腹膜复发率（10.3%）低于单纯手术组（34.7%）。

4 胃癌腹膜转移的治疗

4.1 P1 CY0/1 胃癌患者的治疗

4.1.1 全身系统化疗

全身系统化疗是晚期胃癌的一种有效治疗方式，优于最佳支持治疗[50]。目前，临床常用的氟尿嘧啶类联合铂类的两药方案疗效优于单药方案，毒性小于三药方案[51]。腹膜转移是胃癌全身性疾病的局部表现，全身系统化疗是胃癌腹膜转移的标准治疗，也可根据患者一般状况、合并症、有无腹水、不良反应等结合腹腔化疗等局部治疗手段。

推荐方案：

S-1/CDDP（Ⅱ级，Grade A）、S-1/OXA（Ⅱ级，Grade A）、PTX（Ⅲ级，Grade A）、S-1 单药（Ⅲ级，Grade A）、5-FU 持续静脉滴注（Ⅲ级，Grade A）

循证证据：

（1）Koizumiet 等[52]在Ⅲ期随机对照研究 SPIRITS 中，共纳入 305 例晚期胃癌患者，比较 SP 方案（S-1/CDDP）和 S-1 单药方案一线治疗晚期胃癌的疗效和安全性。结果显示，SP 组患者中位总生存时间（OS）较单药组显著延长（13.0 个月 *vs* 11.0 个月，*P*=0.04）。亚组分析显示：SP 方案对腹膜转移患者的疗效更佳（HR=0.52，95%CI：0.33~0.82，*P*=0.02）。

（2）Yamada 等[53]在Ⅲ期随机对照临床研究 G-SOX 中，共纳入 685 例晚期胃癌患者，比较 SOX 方案与 SP 方案一线治疗晚期胃癌的疗效和安全性。结果显示，SOX 组患者的中位无进展生存时间（PFS）非劣于 SP 组（5.5 个月 *vs* 5.4 个月，HR=1.004，95% CI：0.840~1.199，*P*=0.0044），且 SOX 组毒性更低。亚组分析显示：SOX 方案对腹膜转移患者的疗效更佳（HR=0.646，95% CI：0.433~0.946，*P*=0.032）。

（3）Shirao 等[54]在Ⅲ期随机对照临床研究 JCOG0106 中，共纳入 237 例胃癌腹膜转移患者，比较了 5-FU 单药静脉连续注射与 5-FU 联合甲氨蝶呤（MTX）的疗效和安全性。结果显示，联合方案并未延长患者生存期（中位 OS：10.6 个月 *vs* 9.4 个月，*P*=0.31），反而增加了血液学毒性。

（4）Boku 等[55]在Ⅲ期随机对照临床研究 JCOG9912 中，共纳入 704 例晚期胃癌患者，比较 5-FU 单药静脉连续注射、S-1 单药方案以及伊立替康（CPT-11）/CDDP 方案的疗效和安全性。结果显示，患者的中位 OS 分别为 10.8 个月、11.4 个月。亚组分析显示：对于腹膜转移的胃癌患者，与单药 5-FU 相比，S-1（*P*=0.83）或 CPT-11/CDDP（*P*=0.07）并无明确的生存获益，且 CPT-11/CDDP 出现的 3/4 级血液学毒性更加明显。

（5）目前大型的Ⅲ期临床研究，涉及腹膜转移亚组分析的临床研究还包括 REGARD（二线雷莫芦单抗对比安慰剂）、RAINBOW（二线雷莫芦单抗/PTX 对比雷莫芦单抗）、WJOG4007（二线 PTX 对比 CPT-11）和 GC0301/TOP-002（一线 S-1/CPT-11 对比 S-1），但上述研究并未发现某种治疗方案优于对照组[56-59]。

（6）Nishina 等[60]在一项Ⅱ期多中心随机对照临床试验（JCOG0407）中，纳入 110 例经一线 5-FU 方案（5-FU 持续静脉滴注或 5-FU 联合 MTX）治疗失败的腹膜转移患者，随机分至二线 PTX 组（第 1、8、15 天 PTX 80mg/m^2，每 4 周一周期）或另一种 5-FU 方案组（即一线使用 5-FU 持续静脉滴注者二线使用 5-FU 联合 MTX，反之亦然）。PTX 组和最佳 5-FU 的中位 OS 和中位 PFS 分别为 7.7 个月 *vs* 7.7 个月和 3.7 个月 *vs* 2.4 个月（HR=0.58，95% CI：0.38~0.88）。

（7）Moehler 等[61]在一项Ⅱ期多中心随机对照临床试验中，纳入了 114 例晚期胃癌患者，比较 ILF 方案（CPT-11/醛氢叶酸/5-FU）与 ELF 方案（依托泊苷/醛氢叶酸/5-FU）一线治疗晚期胃癌的疗效和安全性。结果显示，ILF 组和 ELF 组患者的 PFS 和 OS 分别为 4.5 个月 *vs* 2.3 个月（HR=1.10，95% CI：0.75~1.62，*P*=0.6116）和 10.8 个月 *vs* 8.3 个月（HR=1.25，95% CI：0.83~1.86，*P*=0.2818）。亚组分析显示：对于腹膜转移患者，ELF 组较 ILF 组的死亡风险更高（HR=2.41，95%CI：0.99~5.82）。

综合已有研究证据，专家组推荐：对于一般情况良好的患者，予以 SP 或 SOX 方案（对于腹水较多的患者，因 CDDP 所需的水化可能导致腹水增多，故此类患者首选 SOX 方案）；对于一般状况较差的患者，可考虑单药化疗（PTX、S-1、5-FU 持续静脉滴注）。

4.1.2 腹腔灌注化疗

腹腔灌注化疗可以提高局部药物浓度，减轻全身不良反应。由于腹膜转移是全身系统性疾病的局部反应，因此全身系统化疗仍为核心治疗方案，腹腔灌注化疗为补充。目前，尚无大型临床研究确证腹腔灌注化疗的疗效，在 PHOENIX-GC 研究中观察到腹腔灌注 PTX 对中量腹水患者的临床疗效。因此应结合腹水分级考虑在系统化疗的基础上添加腹腔灌注化疗。国内有一些观察性研究和Ⅱ期研究显示，5-FU/CDDP/PTX/DOX 腹腔灌注化疗联合 CF/5-FU/OXA 对于晚期胃癌合并恶性腹水患者有一定疗效。

推荐方案：

PTX（腹腔灌注化疗）联合 S-1/PTX（Ⅲ级，Grade B）；5-FU/CDDP（腹腔灌注化疗）联合 5-FU/CAP/OXA（Ⅲ级，Grade B）

循证证据：

（1）Ishigami 等[62]在Ⅲ期随机对照临床研究 PHOENIX-GC 中，将 183 例胃癌腹膜转移患者以 2∶1 的比例随机分配至 IP 组［PTX 腹腔灌注化疗联合 S-1/PTX 全身化疗方案：第 1、8 天 PTX 灌注 20mg/m^2，静脉滴注 50mg/m^2，第 1～14 天 S-1 80mg/(m^2·d)，每 3 周一周期］或 SP 组［第 8 天静脉滴注 CDDP 60mg/m^2，第 1～21 天 S-1 80mg/(m^2·d)，每 5 周一周期］。结果显示，IP 组和 SP 组患者的中位 OS 分别为 17.7 个月和 15.2 个月（HR＝0.72，95%CI：0.49～1.04，P＝0.08）。腹水量是影响预后的重要因素。将基线腹水因素进行校正后显示，IP 组患者的生存获益显著（17.7 个月 *vs* 14.3 个月，HR＝0.64，95%CI：0.43～0.94，P＝0.023），特别是在中量腹水（腹水位于盆腔以上）的患者中，两组的差异明显（13.0 个月 *vs* 6.8 个月，HR＝0.38）。

（2）李燕等[63]的一项观察性研究，纳入 81 例胃肠道恶性肿瘤并发腹腔积液患者，观察腹腔持续引流后直接腹腔化疗联合全身化疗治疗的疗效及不良反应。腹腔灌注药物氟尿嘧啶类药物和（或）CDDP，之后 1 周行以 5-FU 或 CAP 为基础联合表柔比星（EPI）、CDDP（或 OXA），进行 2～4 个周期的全身化疗。结果显示，81 例患者中腹腔积液完全缓解（CR）16 例（19.8%），部分缓解（PR）18 例（22.2%），稳定（SD）27 例（33.3%），进展（PD）20 例（24.7%），总有效（CR＋PB）率为 42%；总获益（CR＋PR＋SD）率为 75.3%，中位进展时间为 4 个月，中位生存期为 5.3 个月，1 年生存率为 16.0%。

（3）黄万中等[64]在一项Ⅱ期临床研究中，纳入 43 例ⅢB～Ⅳ期胃癌患者（其中 14 例合并腹膜转移），旨在评价多西他赛（多西紫杉醇）腹腔灌注化疗联合 CF/5-FU/OXA 的临床疗效和安全性。结果显示，多西他赛腹腔灌注化疗联合全身化疗总有效（CR＋PR）率为 58.1%，1 年生存率为 67.4%，且患者对不良反应可以耐受。

（4）李翔[65]在一项观察性研究中，纳入 23 例晚期胃癌合并癌性腹水患者，给予 PTX 60mg/m^2 腹腔灌注，第 1、5、8 天；亚叶酸钙（LV）200mg/m^2 静脉滴注 2 小时，第 1～4 天；5-FU 750mg/m^2 持续静脉滴注 24 小时，每天 1 次，第 1～4 天；OXA 130mg/m^2 静脉滴注 2 小时，第 1 天。每 21 天为一周期，每 2 个周期评价疗效。结果显示，有效率为 69.6%，疾病控制率为 86.9%，中位肿瘤进展时间为 6.6 个月，1 年生存率为 71.0%。

4.1.3　手术

对于确诊为腹膜转移的初治患者，现有证据显示，手术联合化疗较单纯化疗没有显示生存优势，不推荐手术治疗。如果存在外科急症，如肠梗阻、出血、顽固性腹水等，多学科协作（multidisciplinary team，MDT）讨论后，可以考虑通过姑息性手术缓解相关症状。

对于化疗后出现明确腹膜转移缓解（CY0P0）的患者，如一般状况较好，经过MDT讨论后，可以考虑手术治疗[66]。但目前手术治疗胃癌腹膜转移仍缺乏前瞻性高级别证据，无论是减瘤手术还是姑息性手术，术后的获益人群仍然需要进一步明确[67]。

5　胃癌腹膜转移相关并发症的处理

当胃癌腹膜转移患者出现癌性腹水和肠梗阻等并发症时，患者的生活质量和预后较差[68]。针对并发症，目前分为对症治疗和抗肿瘤治疗两部分：对症治疗是以缓解症状为主的治疗，如腹水引流、利尿剂、低钠饮食、改善肠梗阻、维持营养状况等[69]；抗肿瘤治疗是根据患者并发症的程度，经MDT讨论后，个体化地选择系统化疗、局部灌注治疗或最佳支持治疗。

5.1　对症治疗

5.1.1　癌性腹水的控制

约10%的胃癌患者存在腹水，而对于检出腹水>50ml的胃癌患者，腹膜转移的发生率高达75%以上[70]。腹水患者常伴腹痛、厌食、腹胀、恶心等症状，以及黄疸和肠梗阻等并发症，临床处理难度极大[71]。针对癌性腹水，尚无基于循证证据的治疗指南。目前，腹水引流仍然是临床控制腹水的主要手段，每日引流量应根据患者症状、血电解质、白蛋白水平综合考虑。反复穿刺放腹水有引起有效循环血量下降、低钠血症、肾功能障碍、低白蛋白血症，以及感染等并发症的危险[72]。腹腔置管引流术适用于腹腔穿刺放液并发严重电解质紊乱或需反复腹腔穿刺放液的患者。该方法极少引起电解质紊乱，少有凝血机制障碍的危险，且引流管不易阻塞[73,74]。

5.1.2　恶性肠梗阻的改善

恶性肠梗阻是胃癌腹膜转移发生后的主要临床表现之一，此类患者占恶性肠梗阻患者总数的30%~40%。目前因认识不足，缺乏有效的治疗手段，临床主要的处理原则是对症治疗[75]。

药物治疗需要联合应用抗分泌药物、止痛、止吐药物以及激素类药物来达到缓解恶性肠梗阻症状的目的[76]。生长抑素类似物可达到良好的止吐效果[77]；皮质类固醇激素不仅可以发挥止吐作用，还可以减轻肿瘤周围及肠道的炎性病变和水肿，从而使肠梗阻得到缓解；抗胆碱类药物可减少消化道平滑肌运动[78]。

此类患者通常不适宜手术治疗，或因术后的高病死率及高并发症发生率而无法获益[79]。但对于肿瘤引起的单一部位梗阻或非癌性因素导致的机械性梗阻，手术可作为治疗选择。

自扩张金属支架置入适用于胃幽门、十二指肠及结直肠梗阻的姑息治疗，被认为是腹腔转移癌所致结直肠梗阻的首选治疗方式[80]。但对于多部位梗阻及腹腔广泛转移的患者，支架治疗属于禁忌。

全胃肠外营养（total parenteral nutrition，TPN）可改善患者的一般状况，纠正营养不良，TPN适用于Karnofsky评分>50分、预计生存时间>2~3个月、瘤生长缓慢、可能接受进一步化疗、肿瘤尚未引起其他重要脏器功能损害的患者[81]。

5.2　抗肿瘤治疗

腹水是影响患者生存预后的核心因素之一。临床实际中，不同腹水量患者的生存预后具有较大的差异。经 CT 检查评估腹水量将患者分级为：无腹水、少量腹水（腹水在盆腔以下）、中量腹水（腹水在盆腔以上）及大量腹水（腹水蔓延至整个腹腔并伴有症状），分别考虑予以不同的治疗策略[62,82]。

5.2.1 无/少量腹水患者

全身系统化疗为核心治疗，参见 5.1.1。

5.2.2 中量腹水患者

在全身系统化疗的基础上，可以考虑联合腹腔灌注化疗，可以有效地控制腹水，改善生活质量，延缓恶病质，参见 4.1.2。

5.2.3 大量腹水患者

由于预期生存较差，大量腹水的患者往往被排除在临床研究之外。因反复引流以及多种临床症状，该类患者往往难以实施抗肿瘤治疗。为此，针对该类患者，引流缓解症状配合最佳支持治疗仍然是主要的治疗手段。对于腹水控制良好且体能较好的患者，可以经 MDT 讨论后给予抗肿瘤治疗。

6 结语

本共识以循证证据和临床现实为基础、以规范中国胃癌腹膜转移患者诊疗现状为出发点、以综合国内胃癌领域专家认知为原则而撰写。力求简单实用、科学严谨，具有普遍适用性。部分尚未在国内上市的药物（如卡妥索单抗），以及尚在研究阶段的治疗方案（如减瘤手术、术前新辅助腹腔灌注化疗、腹腔灌注贝伐单抗等），未列入其中。希望通过本共识的制定，能为广大临床医师提供工作参考。胃癌腹膜转移的诊疗流程见图 2。初诊伴有腹膜转移者治疗流程图见图 3。随着更多高级别临床研究

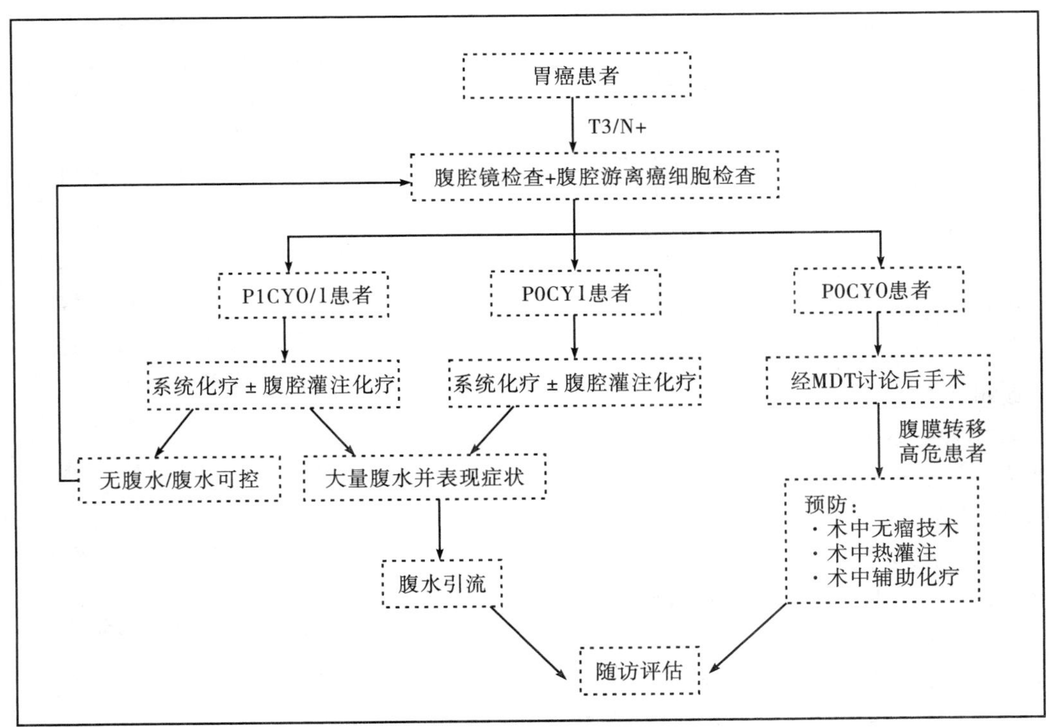

图 2 胃癌腹膜转移的诊疗流程图

注：图中治疗推荐仅针对 P1 或 CY1 为唯一非治愈因子的情况，如果出现多脏器转移，应以全身系统治疗为主；MDT：多学科协作

的公布，专家委员会将及时对本共识内容进行更新和补充，以期不断提高我国胃癌的诊治水平。

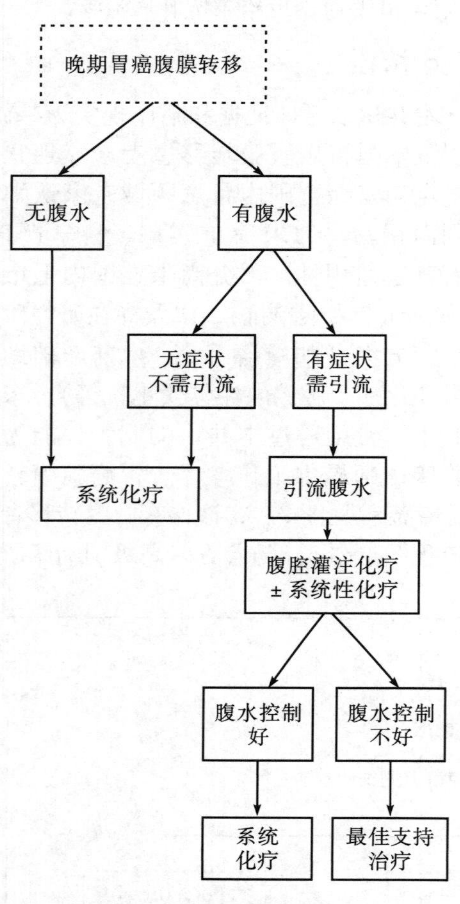

图3　初诊伴有腹膜转移者治疗流程图

致谢

中国抗癌协会胃癌专业委员会《胃癌腹膜转移防治中国专家共识》制定专家组（以姓氏拼音顺序排列）：

组　　长： 季加孚

副 组 长： 沈　琳　徐惠绵　徐瑞华　朱正纲

执　　笔： 程向东　刘云鹏　李子禹　陕　飞　沈　琳　孙　宇　唐　磊　周　军　张小田

审　　校： 白　莉　卜建红　步召德　蔡清萍　陈环球　陈　嘉　陈丽荣　陈　凛　陈路川　崔　庆　崔书中　崔同建　戴广海　戴　勇　杜义安　冯文明　高志斌　韩方海　何庆泗　何裕隆　胡　祥　黄昌明　金建华　靖昌庆　李　非　李国立　李国新　李　进　李乐平　李宇红　梁　寒　梁　军　梁　品　林小燕　凌　扬　刘洪俊　刘　静　刘　平　刘天舒　刘　岩　陆建伟　吕成余　马　冬　马力文　马　锐　茅国新　牟一平　牛作兴　潘宏铭　彭俊生　秦宝丽　曲秀娟　沈振斌　苏向前　孙益红　陶　敏　童建东　万　进　汪宝林　汪　欣　汪　昱　王　巍　王潍博　王文跃　王小忠　王秀问　王亚农　吴　丹　吴祖光　谢聪颖　徐建明　徐　农　徐泽宽　严志龙　燕　敏　杨道贵　杨建伟　杨锡贵　叶颖江　依荷芭丽·迟　印季良　印　慨　应杰儿　于吉人　袁　瑛　张　健　张　俊　张良明　张小桥　张　阳　张有成　张忠涛　郑磊贞　郑振东　郑志超　郑志强　钟海均　周爱萍　周岩冰　周志伟　朱晓东　庄志祥

编审秘书： 武爱文

参 考 文 献

[1] Globocan 2012: Estimated cancer incidence, mortality and prevalence worldwide in 2012 [Internet] WHO: International Agency for Research on Cancer [EB/OL]. [Accessed 8 April 2016] Available from: http://globocan.iarc.fr/Default.aspx.

[2] Shen L, Shan YS, Hu HM, et al. Management of gastric cancer in Asia: resource-stratified guidelines. Lancet Oncol, 2013, 14 (12): e535-547.

[3] Nashimoto A, Akazawa K, Isobe Y, et al. Gastric cancer treated in 2002 in Japan: 2009 annual report of the JGCA nationwide registry. Gastric Cancer, 2013, 16 (1): 1-27.

[4] Fushida S, Oyama K, Kinoshita J, et al. Intraperitoneal Chemotherapy as a Multimodal Treatment for Gastric Cancer Patients with Peritoneal Metastasis. J Cancer Ther, 2013, 4 (9A): 6-15.

[5] Yonemura Y, Bandou E, Kawamura T, et al. Quantitative prognostic indicators of peritoneal dissemination of gastric cancer. Eur J Surg Oncol, 2006, 32 (6): 602-606.

[6] Dalkey N, Helmer O. An Experimental Application of the Delphi Method to the Use of Experts. Management Science, 1963, 9 (3): 458-467.

[7] Atkins D, Best D, Briss PA, et al. Grading quality of evide nce and strength of recommendations. BMJ, 2004, 328 (7454): 1490-1494.

[8] Paget S. Distribution of secondary growths in cancer of the breast. Cancer Metastasis Rev, 1989, 8 (2): 98-101.

[9] Fidler IJ. The pathogenesis of cancer metastasis: the 'seed and soil' hypothesis revisited. Nat Rev Cancer, 2003, 3 (6): 453-458.

[10] Ahmed N, Riley C, Rice G, et al. Role of integrin receptors for fibronectin, collagen and laminin in the regulation of ova rian carcinoma functions in response to a matrix microenv iron-ment. Clin Exp Met, 2005, 22 (5): 391-402.

[11] Miyazono K, Suzuki H, Imamura T. Regulation of TGF-β signaling and its roles in progression of tumors. Cancer Sci, 2003, 94 (3): 230-234.

[12] Al-Shammaa HA, Li Y, Yonemura Y. Current status and future strategies of cytoreductive surgery plus intraperitoneal hyperthermic chemotherapy for peritoneal carcinomatosis. World J Gastroenterol, 2008, 14 (8): 1159-1166.

[13] 徐惠绵，武建华. 胃癌腹膜转移机理及其临床应用的研究进展. 中国肿瘤临床，2012，39 (22): 1687-1690.

[14] Lim JS, Kim MJ, Yun MJ, et al. Comparison of CT and 18F-FDG pet for detecting peritoneal metastasis on the preoperative evaluation for gastric carcinoma. Korean J Radiol, 2006, 7 (4): 249-256.

[15] Kwee RM, Kwee TC. Modern imaging techniques for preoperative detection of distant metastases in gastric cancer. World J Gastroenterol, 2015, 21 (37): 10502-10509.

[16] Wang Z, Chen JQ. Imaging in assessing hepatic and peritoneal metastases of gastric cancer: a systematic review. BMC Gastroenterol, 2011, 11: 19.

[17] Yajima K, Kanda T, OhashiM, et al. Clinical and diagnostic significance of preoperative computed tomography findings of ascites in patients with advanced gastric cancer. Am J Surg, 2006, 192 (2): 185-190.

[18] Kim SJ, Kim HH, Kim YH, et al. Peritoneal Metastasis: Detection with 16-or 64-Detector Row CT in Patients Undergoing Surgery for Gastric Cancer. Radiology, 2009, 253 (2): 407-415.

[19] 严超，朱正纲，燕敏，等. 多排 CT 对胃癌腹膜转移术前预测的单中心大宗病例研究. 中华胃肠外科杂志，2010，13 (2): 106-110.

[20] Chang DK, Kim JW, Kim BK, et al. Clinical significance of CT-defined minimal ascites in pa-

tients with gastric cancer. World J Gastroenterol, 2005, 11 (42): 6587-6592.

[21] Fehniger J, Thomas S, Lengyel E, et al. A prospective study evaluating diffusion weighted magnetic resonance imaging (DW-MRI) in the detection of peritoneal carcinomatosis in suspected gynecologic malignancies. Gynecol Oncol, 2016, 142 (1): 169-175.

[22] 周鹏, 曲辉, 史惠文, 等. 血清糖类抗原125对胃癌腹膜转移及其预后的预测价值. 中华胃肠外科杂志, 2014, 17 (10): 1027-1030.

[23] Lai H, Jin Q, Lin Y, et al. Combined use of lysyl oxidase, carcino-embryonic antigen, and carbohydrate antigens improves the sensitivityof biomarkers in predicting lymph node metastasis and peritoneal metastasis in gastric cancer. Tumour Biol, 2014, 35 (10): 10547-10554.

[24] Emoto S, Ishigami H, Yamashita H, et al. Clinical significance of CA125 and CA724 in gastric cancer with peritoneal dissemination. Gastric Cancer, 2012, 15 (2): 154-161.

[25] Nakata B, Hirakawa-YS Chung K, Kato Y, et al. Serum CA 125 level as a predictor of peritoneal dissemination in patients with gastric carcinoma. Cancer, 1998, 83 (12): 2488-2492.

[26] Hwang GI, Yoo CH, Sohn BH, et al. Predictive Value of Preoperative Serum CEA, CA19-9 and CA125 Levels for Peritoneal Metastasis in Patients with Gastric Carcinoma. Cancer Res Treat, 2004, 36 (3): 178-181.

[27] 张永乐, 薛英威, 蓝秀文, 等. 肿瘤标记物CA19-9、CEA对胃癌转移和预后预测价值的分析. 哈尔滨医科大学学报, 2010, 44 (2): 181-188.

[28] National Comprehensive Cancer Network: NCCN Clinical Practice Guidelines in Oncology (NCCN Guidelines): Gastric Cancer Version 3 [EB/OL]. (2015-03-23). http://www.nccn.org/professionals/physician_ gls/f_ guidelines.asp

[29] Li Z, Ji J. Application of laparoscopy in the diagnosis and treatment of gastric cancer. Ann Transl Med, 2015, 3 (9): 126.

[30] Lee SD, Ryu KW, Eom BW, et al. Prognostic significance of peritoneal washing cytology in patients with gastric cancer. Br J Surg, 2012, 99 (3): 397-403.

[31] Japanese Gastric Cancer Association. Japanese Classification of Gastric Carcinoma (The 14th Edition). Tokyo: 金原出版株式会社, 2010.

[32] Yonemura Y, Elnemr A, Endou Y, et al. Multidisciplinary therapy for treatment of patients with peritoneal carcinomatosis from gastric cancer. World J Gastrointest Oncol, 2010, 2 (2): 85-97.

[33] De Andrade JP, Mezhir JJ. The critical role of peritoneal cytology in the staging of gastric cancer: an evidence-based review. J Surg Oncol, 2014, 110: 291-297.

[34] Yoo CH, Noh SH, Shin DW, et al. Recurrence following curative resection for gastric carcinoma. Br J Surg, 2000, 87 (2): 236-242.

[35] Tanaka T, Kumagai K, Shimizu K, et al. Peritoneal metastasis in gastric cancer with particular reference to lymphatic advancement; Extranodal invasion is a significant risk factor for peritoneal metastasis. J Surg Oncol, 2000, 75 (3): 165-171.

[36] Huang B, Sun Z, Wang Z, et al. Factors associated with peritoneal metastasis in non-serosa-invasive gastric cancer: a retrospective study of a prospectively-collected database. BMC Cancer, 2013, 13: 57.

[37] Esaki Y, Hirayama R, Hirokawa K. A comparison of patterns of metastasis in gastric cancer by histologic type and age. Cancer, 1990, 65 (9): 2086-2090.

[38] 季加孚. 胃肠道恶性肿瘤外科的无瘤技术和原则. 中国实用外科杂志, 2005, 25 (4): 254-256.

[39] Oshima T, Yamada R, Hatori S, et al. Pharmacokinetics of S-1 in patients with peritoneal dissemination of gastric cancer. Oncol Rep,

2006, 16 (2): 361-366.

[40] Sasako M, Sakuramoto S, Katai H, et al. Five-Year Outcomes of a Randomized Phase Ⅲ Trial Comparing Adjuvant Chemotherapy with S-1 Versus Surgery Alone in Stage Ⅱ or Ⅲ Gastric Cancer. J Clin Oncol, 2011, 29 (33): 4387-4393.

[41] Kanda M, Murotani K, Kobayashi D, et al. Postoperative adjuvant chemotherapy with S-1 alters recurrence patterns and prognostic factors amongpatients with stage Ⅱ/Ⅲ gastric cancer: A propensity score matching analysis. Surgery, 2015, 158 (6): 1573-1580.

[42] Tsuburaya A, Yoshida K, Kobayashi M, et al. Sequential paclitaxel followed by tegafur and uracil (UFT) or S-1 versus UFT or S-1 monotherapy as adjuvant chemotherapy for T4a/b gastric cancer (SAMIT): a phase 3factorial randomized controlled trial. Lancet Oncol, 2014, 15 (8): 886-893.

[43] Takahari D, Hamaguchi T, Yoshimura K, et al. Survival analysis of adjuvant chemotherapy with S-1 plus cisplatin for stage Ⅲ gastric cancer. Gastric Cancer, 2014, 17 (2): 383-386.

[44] Fujitani K, Tamura S, Kimura Y, et al. Three-year outcomes of a phase Ⅱ study of adjuvant chemotherapy with S-1 plus docetaxel for stage Ⅲ gastriccancer after curative D2 gastrectomy. Gastric Cancer, 2014, 17 (2): 348-353.

[45] Yoon S, Yoo C, Ryu MH, et al. Phase 2 study of adjuvant chemotherapy with docetaxel, capecitabine, and cisplatin in patients with curativelyresected stage Ⅲ B-Ⅳ gastric cancer. Gastric Cancer, 2017, 20 (1): 182-189.

[46] 梁寒. 胃癌腹膜转移的诊治策略. 中国肿瘤临床, 2012, 39 (22): 1696-1698.

[47] Yan TD, Black D, Sugarbaker PH, et al. A systematic review and meta-analysis of the randomized controlled trials on adjuvant intraperitoneal chemotherapy for resectable gastric cancer. Ann Surg Oncol, 2007, 14 (10): 2702-2713.

[48] Fujimoto S, Takahashi M, Mutou T, et al. Successful intraperitoneal hyperthermic chemoperfusion for the prevention of postoperative peritoneal recurrence in patients with advanced gastric carcinoma. Cancer, 1999, 85 (3): 529-534.

[49] 朱正纲, 汤睿, 燕敏, 等. 术中腹腔内温热化疗对进展期胃癌的临床疗效研究. 中华胃肠外科杂志, 2006, 9 (1): 26-30.

[50] Pyrhönen S, Kuitunen T, Nyandoto P, et al. Randomised comparison of fluorouracil, epidoxorubicin and methotrexate (FEMTX) plus supportive care with supportive care alone in patients with non-resectable gastric cancer. Br J Cancer, 1995, 71 (3): 587-591.

[51] Van Cutsem E, Moiseyenko VM, Tjulandin S, et al. Phase Ⅲ study of docetaxel and cisplatin plus fluorouracil compared with cisplatin and fluorouracil as first-line therapy for advanced gastric cancer: a report of the V325 Study Group. J Clin Oncol, 2006, 24 (31): 4991-4997.

[52] Koizumi W, Narahara H, Hara T, et al. S-1 plus cisplatin versus S-1 alone for first-line treatment of advanced gastric cancer (SPIRITS trial): a phase Ⅲ trial. Lancet Oncol, 2008, 9 (3): 215-221.

[53] Yamada Y, Higuchi K, Nishikawa K, et al. Phase Ⅲ study comparing oxaliplatin plus S-1 with cisplatin plus S-1 in chemotherapy-naïve patients with advanced gastric cancer. Ann Oncol, 2015, 26 (1): 141-148.

[54] Shirao K, Boku N, Yamada Y, et al. Randomized Phase Ⅲ study of 5-fluorouracil continuous infusion vs. sequential methotrexate and 5-fluorouracil therapy in far advanced gastric cancer with peritoneal metastasis (JCOG0106). Jpn J Clin Oncol, 2013, 43 (10): 972-980.

[55] Boku N, Yamamoto S, Fukuda H, et al. Fluorouracil versus combination of irinotecan plus

cisplatin versus S-1 in metastatic gastric cancer: arandomised phase 3 study. Lancet Oncol, 2009, 10 (11): 1063-1069.

[56] Fuchs CS, Tomasek J, Yong CJ, et al. Ramucirumab monotherapy for previously treated advanced gastric or gastro-oesophageal junctionadenocarcinoma (REGARD): an interna tional, randomised, multicentre, placebo-controlled, phase 3 trial. Lancet, 2014, 383 (9911): 31-39.

[57] Wilke H, Muro K, Van Cutsem E, et al. Ramucirumab plus paclitaxel versus placebo plus paclitaxel in patients with previously treated advancedgastric or gastro-oesophageal junction adenocarcinoma (RAINBOW): a double-blind, randomised phase 3 trial. Lancet Oncol, 2014, 15 (11): 1224-1235.

[58] Hironaka S, Ueda S, Yasui H, et al. Randomized, open-label, phase Ⅲ study comparing irinotecan with paclitaxel in patients with advanced gastriccancer without severe peritoneal metastasis after failure of prior combination chemotherapy usingfluoropyrimidine plus platinum: WJOG 4007 trial. J Clin Oncol, 2013, 31 (35): 4438-4444.

[59] Narahara H, Iishi H, Imamura H, et al. Randomized phase Ⅲ study comparing the efficacy and safety of irinotecan plus S-1 with S-1 alone as first-line treatment for advanced gastric cancer (study GC0301/TOP-002). Gastric Cancer, 2011, 14 (1): 72-80.

[60] Nishina T, Boku N, Gotoh M, et al. Randomized phase Ⅱ study of second-line chemotherapy with the best available 5-fluorouracil regimen versusweekly administration of paclitaxel in far advanced gastric cancer with severe peritoneal meta stases refractory to 5-fluorouracil-containing regimens (JCOG0407). Gastric Cancer, 2016, 19 (3): 902-910.

[61] Moehler M, Eimermacher A, Siebler J, et al. Randomised phase Ⅱ evaluation of irinotecan plus high-dose 5-fluorouracil and leucovorin (ILF) vs 5-fluorouracil, leucovorin, and etoposide (ELF) in untreated metastatic gastric cancer. Br J Cancer, 2005, 92 (12): 2122-2128.

[62] Ishigami H, Fujiwara Y, Fukushima R, et al. Phase Ⅲ study of intraperitoneal paclitaxel plus S-1/paclitaxel compared with S-1/cisplatin in gastric cancer patients with peritoneal metastasis: PHOENIX-GC trial. Poster presented at 2016 ASCO Annual Meeting; 4 June 2016; Chicago, Illinois, USA.

[63] 李燕，李洁，张晓东，等. 腹腔联合全身化疗治疗胃肠道恶性肿瘤并发腹腔积液 81 例. 肿瘤研究与临床，2009，21（1）：52-53.

[64] 黄万中，蒋华，刘燕文，等. 多西紫杉醇腹腔灌注化疗治疗晚期胃癌Ⅱ期临床研究. 现代肿瘤医学，2011，19（5）：960-963.

[65] 李翔. 紫杉醇腹腔灌注化疗治疗胃癌恶性腹腔积液的临床研究. 江西医药，2015，50（5）：390-393.

[66] Fujitani K, Yang HK, Mizusawa J, et al. Gastrectomy plus chemotherapy versus chemotherapy alone for advanced gastric cancer with a single non-curable factor (REGATTA): a phase 3, randomised controlled trial. Lancet Oncol, 2016, 17 (3): 309-318.

[67] Feingold PL, Kwong MLM, Sabesan A, et al. Cytoreductive surgery and hyperthermic intraperitoneal chemotherapy for gastric cancer and other less common disease histologies: is it time? J Gastrointest Oncol, 2016, 7 (1): 87-98.

[68] Sangisetty SL, Miner TJ. Malignant ascites: A review of prognostic factors, pathophysiology and therapeutic measu res. World J Gastrointest Surg, 2012, 4 (4): 87-95.

[69] Saif MW, Siddiqui IA, Sohail MA. Management of ascites due to gastrointestinal malignancy. Ann Saudi Med, 2009, 29 (5): 369-377.

[70] Chang DK, Kim JW, Kim BK, et al. Clinical significance of CT-defined minimal ascites in patients with gastric cancer. World J Gastroenterol,

2015，11（42）：6587-6592.

[71] Maeda H，Kobayashi M，Sakamoto J. Evaluation and treatment of malignant ascites secondary to gastric cancer. World J Gastroenterol，2015，21（39）：10936-10947.

[72] Smith EM，Jayson GC. The current and future management of malignant ascites. Clin Oncol，2003，15（2）：59-72.

[73] O'Neill MJ，Weissleder R，Gervais DA，et al. Tunneled peritoneal catheter placement under sonographic and fluoroscopic guidance in the palliative treatment of malignant ascites. Am J Roentgenol，2001，177（3）：615-618.

[74] Barnett TD，Rubins J. Placement of a permanent tunneled peritoneal drainage catheter for palliation of malignant ascites：a simplified percutaneous approach. J Vasc Interv Radiol，2002，13（4）：379-383.

[75] 张岂凡，郑宏群，孙凌宇，等. 胃癌腹腔转移所致恶性肠梗阻的诊治及营养支持策略. 中国肿瘤临床，2014，41（12）：749-752.

[76] O'Connor B，Creedon B. Pharmacological treatment of bowel obstruction in cancer patients. Expert Opin Pharmacother，2011，12（14）：2205-2214.

[77] Watari H，Hosaka M，Wakui Y，et al. A prospective study on the efficacy of octreotide in the management of malignant bowel obstruction in gynecologic cancer. Int J Gynecol Cancer，2012，22（4）：692-696.

[78] Prommer E. Anticholinergics in palliative medicine：an update. Am J Hosp Palliat Care，2013，30（5）：490-498.

[79] Olson TJP，Pinkerton C，Brasel KJ，et al. Palliative surgery for malignant bowel obstruction from carcinomatosis：a systematic review. JAMA Surg，2014，149（4）：383-392.

[80] Kim JH，Ku YS，Jeon TJ，et al. The efficacy of self-expanding metal stents for malignant colorectal obstruction by noncolonic malignancy with peritoneal carcinomatosis. Dis Colon Rectum，2013，56（11）：1228-1232.

[81] Tuca A，Guell E，Martinez-Losada E，et al. Malignant bowel obstruction in advanced cancer patients：epidemiology，management，and factors influencing spontaneous resolution. Cancer Manag Res，2012，4：159-169.

[82] Iwasa S，Goto M，Yasui H，et al. Multicenter feasibility study of combination therapy with fluorouracil，leucovorin and paclitaxel（FLTAX）for peritoneal disseminated gastric cancer with massive ascites or inadequate oral intake. Jpn J Clin Oncol，2012，42（9）：787-793.

（原载：《中国医学前沿杂志（电子版）》2017 年第 9 卷第 5 期）

第12届国际胃癌大会报告撷萃

第12届国际胃癌大会（IGCC）于2017年4月20日~23日在北京盛大召开，北京大学肿瘤医院季加孚院长担任大会主席，“弥合差距，共克胃癌”是本届大会的主题。大会不仅向全世界展示了我国胃癌领域的诊疗水平和研究的进步和成果，也吸引了国际上胃癌领域最前沿最权威的专家学者进行了报告和研讨，大会共设置了三场大会报告专场（Plenary Session），胃癌研究相关领域最顶级的专家学者进行了精彩的报告。

大会报告第一弹

4月21日的第一场大会报告由韩国首尔国立大学医院Han-Kwang Yang教授、意大利维罗纳大学Giovanni De Manzoni教授、北京大学肿瘤医院季加孚教授、中国医科大学第一附属医院徐惠绵教授主持。

国际胃癌学会（IGCA）前任主席、巴西圣保罗大学Bruno Zilberstein教授，美国纪念斯隆-凯特琳癌症中心教授Murray Brennan爵士，日本癌研有明医院Takeshi Sano教授，美国芝加哥大学基因组学研究专家Yusuke Nakamura教授，韩国首尔大学医学院Yung-Jue Bang教授分别就胃癌微创切除、毕罗（Billroth）术式后纪念斯隆-凯特琳癌症中心对手术发展的贡献、第8版胃癌分期、胃癌的免疫遗传学及免疫治疗、胃癌的新型靶向药物五个主题进行了精彩报告。

IGCA前任主席Bruno Zilberstein教授讲述胃癌微创手术

Zilberstein教授的报告从腹腔镜是否切实取得了更好的手术效果、腹腔镜是否是更好的手术选择、能否更早给予这类患者化疗、是否提高了这类患者的生活质量等四个问题进行了阐述。首先，Zilberstein教授介绍了胃癌腹腔镜切除术的先驱（日本的Kitano教授、新加坡的Goh教授、比利时的Azagra教授）及进行腹腔镜手术的初衷（减少损伤、更短的住院时间、更好的免疫反应等）。

Zilberstein教授回顾了从1993年巴西进行第一台胃癌腹腔镜切除术至今，巴西的胃癌腹腔镜微创切除发展历程。2000~2010年，巴西迎来了微创手术的爆发。外科医生快速掌握了这门技术，积极与处于领先水平的亚洲医生交流，通过交流学习提高手术技巧，并共同作为编委出版了《胃癌的腹腔镜胃切除术》。在2012年，召开了首届泛美洲胃癌大会，并在2013年发布了《胃癌治疗巴西共识》，对胃癌患者的腹腔镜胃切除术适应证进行了规定。2014年以来，通过腹腔镜的吻合术也在不断探索中。

在对比开腹与腹腔镜全胃切除术的数据后，Zilberstein教授总结指出，腹腔镜手术的手术时间更短、患者更早开放饮食或鼻饲、住院天数更少。2016年，巴西胃癌腹腔镜胃切除学组（BLOGG）成立，以帮助更多的患者能获得微创手术治疗，同时也积极开展腹腔镜微创手术的学术研究，目前也取得了一些初步成果。

Zilberstein教授绘制了巴西微创手术的概况并强调，微创手术的几大优势，包括患者损伤少创口小、医生易于操作、肿瘤预后好、并发症少、死亡率低、生存期延长、生活质量高等。机器人手术正在蓬勃发展，但目前在巴西机器人手术花费较高且保险并未覆盖，因此，仍有待继续发展成熟。最后，Zilberstein 教授表明自己坚信未来一定属于微创。

Murray Brennan 爵士追述 MSKCC 30 年胃癌手术发展

Brennan 爵士追述了 1908~1932 年期间纪念斯隆-凯特琳癌症中心（MSKCC）的手术死亡率，并指出胃腺癌的演变趋势包括散发病灶增多、近端胃癌增多、早期胃癌增多、患者生存期延长、微创技术的应用增多。1985~2015 年 MSKCC 的数据提示，在发病方面，男性显著多于女性，50~80 岁为最高发年龄段，85.14%为胃腺癌，最常见的发病部位为胃食管结合部、胃窦、胃体。1985~1990 年的手术 N0 切除率为 36%，2000~2005 年，N0 切除率升高至 57%。

目前，胃癌的临床管理手段包括内镜、CT 扫描、超声内镜（EUS）、PET/CT、腹腔镜、腹腔镜引导下的超声检查、细胞学检查等。Brennan 爵士也详细介绍了 MSKCC 关于 EUS、腹腔镜、细胞学检查、FDG PET 等的研究及其对患者转归的影响。Brennan 爵士介绍了可应用于胃癌的三种根治性切除（移除癌细胞累及的器官组织、全胃切除、经胸廓切除癌细胞累及的贲门）。他强调，就患者转归而言，R0 切除至关重要。

Brennan 爵士分享了 MSKCC 关于扩大淋巴结切除的经验，他表示，该切除可增加分期的准确性，对疾病特异性生存影响不大，对总生存无影响，因此，若能保证安全，可以进行。

Brennan 爵士指出，胃癌的分子特性、晚期胃癌的围术期治疗、如何降低早期胃癌的死亡率为目前领域内的热点。而面临的挑战包括：根除胃癌的病因；提高早期胃癌的诊断率；通过微创技术完成完全切除；通过早期系统治疗改善患者生存；将手术转化为辅助治疗手段；建立临床研究的预测模型。

IGCA 秘书长 Takeshi Sano 教授讲第 8 版胃癌分期

作为第 8 版胃癌分期的编委之一，Takeshi Sano 教授对新版分期的特点及与旧版的不同点进行了介绍。

Sano 教授回顾了 1968 年第一版国际抗癌联盟（UICC）胃癌分期，并指出初版分期存在的不足。之后，Sano 教授介绍了 2010 年第 7 版胃癌 TNM 分期的主要内容，并指出，第 7 版中 T/N 定义是基于国际食管癌协作项目（WECC）的食管癌数据，人群主要来源于日本及韩国，胃癌生存长期数据不足，因此，第 7 版胃癌 TNM 分期并不适用于全球。

在此背景下，2009 年，IGCA 分期研究项目正式启动，通过建立标准、倡导参与、纳入患者等过程后，制作了 IGCA 胃癌分期。对比第 7 版分期及 IGCA 胃癌分期，Sano 教授指出，从患者层面来讲，IGCA 胃癌分期与第 7 版分期有所不同。

在美国癌症联合会（AJCC）成员的共同努力下，第 8 版分期于 2016 年正式发布。与旧版相比，新版分期更新的内容包括：胃食管交界部肿瘤归属改变（welcome to back）；病理分期发生改变；新增胃癌 ypTNM 分期；新增胃癌 cTNM 分期。

Sano 教授最后总结，IGCA 分期项目共收集了 15 个国家 25 411 例患者的数据，并提出新的病例分期细分了Ⅲ期患者。在新辅助治疗时代，新分期对于临床具有重要意义。前瞻性数据的收集基于准确的诊断。

IGCA 分期项目 2 即将开展，值得期待。

免疫治疗专家 Yusuke Nakamura 教授讲免疫治疗

Nakamura 教授介绍，在 20 世纪的三大传统疗法（手术、放疗、化疗）基础上，免疫治疗，尤其是免疫检查点抑制剂治疗，近年来发展迅猛，在多种肿瘤（NSCLC、头颈部肿瘤、膀胱癌、肾癌、卵巢癌等）的治疗中均持续取得突破性进展。

Nakamura 教授回顾了这些突破性进展研究及其结果，他指出，尽管免疫检查点能取得令人惊喜的疗效，但值得注意的是，很大一部分患者并无法从免疫治疗中获益，而且免疫治疗的价格还极为昂贵。Nakamura 教授认为，我们应该探索如何合理筛选出可能从免疫治疗中获益的患者；另外，我们还应该尝试提高现有疗法疗效或开发其他的免疫疗法（针对免疫微环境的治疗等）。

针对这两个思路，Nakamura 教授结合现有的研究及自己的思索为研究者提供了可能的研究方向与线索。

内科专家 Yung-Jue Bang 教授讲胃癌靶向治疗进展

Bang 教授回顾了 AGC 蛋白激酶家族的靶向药物、靶向药物的Ⅲ期临床试验及结果、胃癌系统治疗的发展历程。

Bang 教授对未来发展方向进行了展望：探索目前已在胃癌中证实可用的靶向药物（靶向 HER-2、靶向血管内皮生长因子 VEGF/血管内皮生长因子受体 VEGFR）的联合；探索预测疗效及预后的生物标志物；新的靶向 HER-2 的治疗方式（不同的抗体或抗体药物耦联物）；胃癌的分子亚型等。

Bang 教授最后总结，目前对于晚期或复发的胃癌，可用的靶向药物有两个：曲妥珠单抗可用于 HER-2 阳性患者治疗；雷莫芦单抗（Ramucirumab）作为二线治疗。一系列临床研究正在开展中，以期能探索出新的靶向药物，而开发出可准确预测的生物标记物至关重要。

大会报告第二弹

22 日的大会报告专场由 Takeshi Sano 教授、巴西 Santa Casa 医学院外科专家 Paulo Kassab 教授、中国复旦大学附属中山医院秦新裕教授主持。Han-Kwang Yang 教授、日本国际医疗福祉大学名誉主席 Masaki Kitajima 教授、美国威尔康奈尔医学院 Yelena Janjigian 教授和北京大学肿瘤医院季加孚教授，分别从弥合差距促进全球胃癌防治、基础科学及临床医学支持下的胃癌微创及个体化治疗、胃癌的分子影像学、我国胃癌进展与挑战四个主题进行了精彩报告。

命名演讲 1：Han-Kwang Yang 教授介绍全球胃癌防治

Yang 教授首先为与会者介绍了作为 IGCC 会议传统组成部分之一的 Jin-Pok Kim 命名演讲的由来，回顾了 Jin-Pok Kim 教授为国际胃癌事业及 IGCA 所做出的贡献。

随后，围绕报告主题，Yang 教授首先分析了胃癌现存的差异，具体表现为：国家之间的差异；研究机构之间的差异；患者个体间的差异；临床与基础研究间的差异；一代又一代医生间的差异；文化差异。

Yang 教授指出，正如 1903 年人类完成的首次成功飞行一样，面对胃癌的挑战，在愿景、创造力与激情驱动下的科技创新，将是缩小并弥合这些差异的最有效措施。正是在这样的创新科技辅助下，2001 年实现了跨大西洋两岸进行机器人远程手术（详情发表于《自然》杂志），并将图像引导下的外科手术、胃弹性模型等先进技术带入临床。

Yang 教授展示了其研究团队进行科技

创新以支持临床的一个实例。在处理淋巴结转移这一棘手问题时，Yang 教授团队依靠科技，通过大数据收集，科学分析，以此建立出可预测淋巴结转移情况的模型，用于临床预测，帮助医生临床治疗决策。

另外，Yang 教授介绍，近红外光谱（NIR）照相机可应用于：局部注射；血管灌注；胆汁排泄评估。与示踪剂相比，该技术虽不能提供特异性图像，但能进行图像放大，方便临床操作。因此，注射示踪剂，并应用 NIR 照相技术，则可将胃癌相关突变（如 c-Met 等）放大，便于检测；且有利于发现早期的胃癌及淋巴结转移。

通过对这些成果的分析与总结，Yang 教授对目前全球胃癌领域存在的差异给出了答案：（1）国家之间的差异——发挥 IGCA 的作用，积极开展国家之间的学者互访项目，通过学习彼此的先进经验，共同进步；开展学术会议，传递前沿研究信息及加强继续教育；（2）研究机构之间的差异——通过学术合作，积极开展临床试验，共同提高；（3）大众对胃癌认识与筛查的差异——提高科普，尤其可以通过胃癌患者对其家属进行宣教，显著改善大众对筛查的认知；（4）临床与基础研究间的差异——通过转化研究，将科研成果转化为临床收益；（5）一代又一代医生间的差异——通过开展青年医生培训项目，帮助及激励其成长；（6）文化差异——立足于各国传统文化，对患者给予身心关怀；Yang 教授盛赞了北京大学肿瘤医院专门为患者设置的“生命之道”。

命名演讲 2：Masaki Kitajima 教授介绍胃癌微创及个体化治疗

Kitajima 教授介绍了 IGCC 会议另一传统组成部分——Nishi-Takahashi 命名演讲的由来。Kitajima 教授表示，在外科治疗中有两大“关键词”——“微创”及“个体化”。外科个体化治疗这一概念也正是 Kitajima 教授于 2003 年首次在《新英格兰医学杂志》（N Engl J Med）中撰文提出的。

随后，Kitajima 教授演示了内镜黏膜下剥离术、腹腔镜辅助下的幽门下血管保留等手术的视频，并指出，胃癌微创手术的两个重要因素为：早期康复（如腹腔镜手术）；晚期生活质量（手术保留器官及其功能）。而针对“在微创手术中，如何淋巴结清扫”这一问题，Kitajima 教授认为，前哨淋巴结导航手术（SNNS）是解决之道之一。针对 SNNS，Kitajima 教授在 2010 年召开国际前哨淋巴结协会会议，与全球学者一起，共同推进这一技术的发展。

另外，Kitajima 教授分享了其与机器人手术的结缘故事。Kitajima 教授介绍，其在美国麻省理工学院（MIT）期间，就被波士顿医疗与机械工程间的紧密联系所吸引。在后期的临床工作中，腹腔镜使用时自由度欠佳、触感欠佳等弊端逐渐显现。在经历了头戴式显像器、3D 腹腔镜等尝试后，机器人手术（达芬奇手术机器人）的出现，改善了自由度，却也迎来了新的挑战，包括：机器大且复杂；机器人手臂有时会有所冲突；手术空间有限；费用昂贵；触感欠佳。

最后，Kitajima 教授介绍了双边控制触感钳、远程合作手术系统、软性内视镜手术等的研究与应用。

影像学专家 Yelena Janjigian 阐释胃癌分子影像学

Janjigian 教授在报告中指出，肿瘤本身具有异质性，肿瘤间和肿瘤内都存在异质性，我们是否能对每一块病变组织进行活检？近期分子遗传学领域的研究取得较多进展。《自然》杂志今年 1 月发表的研究揭示了胃癌和食管癌的基因组学特征。

既往研究发现：对于 HER-2 阳性食管

癌和胃癌，一线治疗加入曲妥珠单抗可显著改善患者生存，帕妥珠单抗的研究仍在开展；T-DM1 的研究已宣告失败；拉帕替尼的研究中，只有 HER-2 IHC 3（+）的患者能从中获益。在曲妥珠单抗出现耐药的患者中，进一步研究发现，基线时与耐药后患者的突变有所不同。这些研究结果均彰显了胃癌的异质性，并提示异质性可能影响患者转归。研究发现，89Zr-曲妥珠单抗-PET 可用来评估胃癌的 HER-2 状态。结合研究结果，Janjigian 教授对分子影像学与临床相融合的整个过程进行了总结。

Janjigian 教授提及，令人遗憾的是，目前尚无无创手段用于肿瘤异质性的评估，进一步的探索在于应用功能显像来评估治疗反应中的 PD 或 PK 因素。

大会主席季加孚教授讲述我国胃癌进展与挑战

季加孚教授报告指出，我国是一个胃癌大国，根据 WHO 的统计，我国胃癌年发病人数为 45 万左右，占全球的 43.9%。如何提高我国胃癌综合防治水平，一直是关系群众健康和国计民生的大事。我国胃癌的系统防治工作始于 1969 年，在徐光炜等老一代专家的努力下，建立了首个胃癌专业学术组织——中国胃癌研究协作组，并于 1985 年重组为中国抗癌协会胃癌专业委员会，成为我国唯一的胃癌专业学术机构。

全国胃癌学术会议的召开，重建了国家层面的学术交流平台，进一步促进我国国内胃癌诊疗经验推广和交流，加强了各地区之间的区域合作与学科间整合交叉。成功获得第 12 届国际胃癌大会的主办权，即说明我国的胃癌防治工作已经获得了国际学界的认可。

但是，我国胃癌防治事业的发展仍然任重而道远，面临着种种挑战：早诊率低，进展期患者比例高，各地区诊治水平差异大，治疗规范程度低，总体疗效差。然而由于国情特殊，世界范围内并无现成经验可供借鉴，因此我国逐步发展出了独特的集防治研为一体的综合体系。

首先是预防。我国自 1983 年开始，在山东临朐、辽宁庄河和甘肃武威先后建立了胃癌高发现场队列，通过开展多项描述流行病学、分析流行病学和实验流行病学研究，首次采用随机对照试验证明了根除幽门螺杆菌能使胃癌发病率降低 39%，而且对重度癌前病变和老年患者也具有预防胃癌作用，成为 WHO-IARC 制订胃癌预防策略的重要依据，为全球的胃癌预防工作做出了重要贡献。

另一方面，如何有效提高进展期胃癌的诊治疗效则是另一项核心任务。通过在全国进行标准化手术与多学科综合治疗的培训与推广工作，我国的胃癌诊治规范性得以长足的进步，根治性切除率及远期生存率得到极大的提高。同时通过参与国际高水平临床研究、积极开展多中心合作研究等方式，我国的学者在腹腔镜手术、围术期综合治疗以及转化治疗领域取得了大量突破性的研究成果，并成立了我国胃肠肿瘤外科联盟，积累了重要的国人数据，并成功将其纳入国际体系。

综上所述，我国胃癌防治工作经过 40 年的不懈努力，取得了辉煌的阶段性成果。未来，我们要进一步强化合作，共同面对新的挑战，推动我国及全球胃癌防治事业的进步。

（来源：《全球肿瘤快讯》2017 年 5 月 总第 184 期）

金龙胶囊联合多西他赛表柔比星环磷酰胺方案在胃癌新辅助化疗中应用效果

李　雨[1]　田静彬[2]

1. 北京市昌平区医院 北京 102200
2. 北京市昌平区中西医结合医院 北京 102200

【摘要】 **目的：** 评价金龙胶囊联合 TEC 方案在胃癌新辅助化疗中的应用效果。**方法：** 选择 76 例胃癌患者，将其分为金龙组（金龙胶囊和 TEC 方案）和对照组（TEC 方案），考察金龙胶囊联合 TEC 方案治疗胃癌的治疗效果，评价治疗后患者的生活质量和患者治疗前后免疫因子的变化，随访考察患者治疗后的生存期。**结果：** 使用新辅助化疗方案治疗后的临床疗效较对照组显著增强（$P<0.05$）；患者不良反应得分和患者生活质量均有改善，与对照组相比差异显著（$P<0.05$）；治疗后，金龙胶囊能显著提高患者的免疫因子 IFN-γ 和 IL-2 的表达，提高患者的免疫功能，且与治疗前和对照组相比，差异均有统计学意义（$P<0.05$）。通过术后随访患者两年的生存期发现，金龙胶囊能显著提高患者的生存期，与对照组相比差异显著。**结论：** 金龙胶囊联合 TEC 方案能有效治疗胃癌，缓解 TEC 导致的临床副反应，提高患者的生活质量和生存期，适合临床进一步研究或推广。

【关键词】 金龙胶囊；TEC 方案；胃癌；新辅助化疗

胃癌是一种高病死率的恶性肿瘤，且具有明显地域性的发病特性，其在东亚地区发病率约占全球的 2/3[1-3]。目前，手术切除仍是治疗胃癌的有效手段，但是也仅限于早期胃癌患者，对于中晚期胃癌患者术后化疗是最常用的措施之一[2-4]。有报道显示，TEC 方案（多西他赛、表柔比星和环磷酰胺组成的新辅助化疗方案）对于癌症具有良好的临床效果，但是仍不能避免化疗药物不良反应明显、易产生免疫抑制等缺点[5,6]。金龙胶囊是纯天然中药制剂，具有破癖散结、解郁通络之功效，现代药效学证实其具有抗肿瘤和免疫调节双向作用[7,8]。我院通过金龙胶囊联合 TEC 方案治疗胃癌患者，获得较为确实的临床效果。

一、资料与方法

（一）一般资料

本研究选择 2013 年 10 月～2014 年 7 月我院收治的 76 例胃癌患者，其中，男 48 例，平均年龄（60.15±5.62）岁；女 28 例，平均年龄（59.15±6.62）岁；病情分期为Ⅲ期 52 例，Ⅳ期 24 例；病理分型为腺癌 49 例，黏液癌 25 例，未分化癌 2 例。所有患者均经术后和胃镜病理学检查明确为进展期癌症，预计生存期均≥3 个月，肝功能、肾功能和骨髓储备均正常，且无第二原发肿瘤，所有患者均自愿签署化疗知情同意书。采用随机数字表法将 76 例癌症患者分为金龙组（38 例）和对照组（38

例)，两组患者在性别、年龄、病情、病理等一般资料方面的差异均不显著（$P>0.05$)，具有可比性。

（二）方法

对照组采用 TEC 方案进行治疗，具体方案为：于术后第 1 天，通过静脉注射多西他赛（75mg/m^2）和表柔比星（75mg/m^2)，通过静脉滴注环磷酰胺（500mg/m^2)，21 天为 1 个周期，所有患者均进行 4 个周期的治疗，所有患者均给予常规G-CSF支持治疗。金龙组除接受 TEC 方案进行治疗，在化疗开始时口服金龙胶囊（4 粒/次，3 次/日，连用 6 周)。

（三）疗效评价

按照 RECIST 标准评价客观疗效，分为完全缓解（CR)、部分缓解（PR)，稳定（SD）和疾病进展（PD)，客观有效率 = CR + PR，临床获益率 = CR + PR + SD。治疗结束 CT 评价胃癌灶数目和(或）大小。采用欧洲癌症研究与治疗组织的生活质量核心量表评价患者的生活质量，包括不良反应、心理功能、角色功能、社会功能、躯体功能等方面的指标。采用双抗夹心 ELISA 法检测患者血清中 IL-2 和 IFN-γ 的水平，具体操作按产品说明书进行。

（四）统计学方法

采用 SPSS 19.0 软件进行数据统计分析，以 $\bar{x}\pm s$ 方式表示，计数资料采用 χ^2 检验，采用 Kaplan-Meier 法计算患者生存周期，采用 log-rank 检验比较患者的生存周期，$P<0.05$ 表示差异有统计学意义。

二、结果

（一）两组患者临床疗效比较

由表 1 可知，金龙组的临床获益率为 94.74%，与对照组（84.21%）相比，差异有统计学意义（$P<0.05$)。对照组的客观有效率为 50.00%，金龙组的客观有效率为 84.21 %，两组的客观有效率相比，差异有统计学意义（$P<0.05$)。

表 1　两组治疗方案临床疗效比较

组别	例数	完全缓解	部分缓解	稳定	进展	临床获益率（%）	客观有效率（%）
对照组	38	5	14	13	6	84.21	50.00
金龙组	38	9 *	23 *	4 *	2 *	94.74 *	84.21 *

注：与对照组相比，* $P<0.05$

（二）两组患者生活质量比较

使用生活质量核心量表，通过评价患者治疗后疾病症状、功能状态和总体生活质量来比较两组患者的生活质量。如表 2 所示，使用金龙胶囊辅助治疗能显著降低患者失眠、食欲缺乏、气促、恶心、呕吐、便秘、疲倦和疼痛的评分，与对照组相比差异显著（$P<0.05$)；但是金龙胶囊虽能使患者腹泻情况有所好转，但与对照组相比差异不显著（$P>0.05$)。金龙组治疗后患者的 5 种功能状态（躯体功能、认知功能、情绪功能、角色功能和社会功能）与对照组相比差异显著，有统计学意义（$P<0.05$)；且金龙组患者总体生活质量评分均值较对照组显著增加，两组评分差异显著，具有统计学意义（$P<0.05$)。

表 2 两组患者生存质量比较（分，$\bar{x}\pm s$）

指标	对照组	金龙组
失眠	40. 23±2. 13	31. 56±3. 84 *
食欲缺乏	45. 28±3. 21	31. 25±1. 57 *
气促	26. 77±1. 24	17. 54±3. 55 *
恶心、呕吐	23. 44±2. 78	16. 89±1. 56 *
腹泻	26. 89±1. 99	23. 56±2. 56 *
便秘	34. 26±5. 48	24. 12±3. 88 *
疲倦	43. 55±8. 23	31. 66±4. 12 *
疼痛	33. 85±5. 22	24. 12±2. 33 *
躯体功能	73. 54±3. 55	85. 25±3. 91 *
认知功能	67. 34±2. 33	75. 88±3. 22 *
情绪功能	70. 66±6. 33	84. 21±5. 12 *
角色功能	75. 06±4. 22	85. 92±3. 48 *
社会功能	67. 12±2. 25	79. 25±4. 23 *
总体生活质量	64. 21±4. 38	75. 55±5. 58 *

注：与对照组相比，* $P<0.05$

（三）两组患者免疫功能的比较

如表 3 所示，对照组和金龙组治疗后 IFN-γ 和 IL-2 均显著提高，与治疗前相比差异显著；治疗后金龙组患者血清中后 IFN-γ 和 IL-2 水平更高，与对照组相比，差异具有统计学意义（$P<0.05$）。

表 3 两组患者血清中 IFN-γ 和 IL-2 的水平比较（pg/ml，$\bar{x}\pm s$）

组别	例数	治疗前		治疗后	
		IFN-γ	IL-2	IFN-γ	IL-2
对照组	38	31. 28±3. 22	26. 45±4. 56	42. 54±4. 51 *	34. 55±3. 12 *
金龙组	38	30. 29±4. 37	27. 78±5. 22	55. 11±6. 87 *#	53. 87±4. 98 *#

注：与治疗前相比，* $P<0.05$；与对照组相比，# $P<0.05$

（四）预期生存期

为了解患者治疗后的生存时间，我院分别在治疗后每隔半年对患者进行连续 2 年随访。金龙组患者在随访结束仍有 14 例存活，平均生存期（20. 06 ± 7. 0）个月；其余患者死亡时间 6 个月内 2 例，12 个月内 6 例，18 个月内 5 例，24 个月内 8 例，失访 3 例。对照组患者在随访结束仅有 4 例存活，平均生存期（14. 76 ± 13. 4）个月；其余患者死亡时间 6 个月内 7 例，12 个月内 14 例，18 个月内 8 例，24 个月内 4 例死亡，失访 3 例。两组差异有统计学意义（$P<0.05$）。

三、讨论

胃癌的发病率和死亡率均高居各种恶

性肿瘤的前3位[1-3]。胃癌不仅危害患者的生命健康，还给家庭、社会和国家带来沉重的负担，已是需要迫切解决的社会健康问题[4,5]。近年来，采用西药化疗的方式治疗胃癌已成为辅助治疗胃癌的必要选项，然而，面对西药治疗胃癌的高发不良反应和化疗后患者生存质量的降低，除了进行对症缓解，并无有效的措施[6,7]。

金龙胶囊由鲜守宫、鲜蕲蛇、鲜金钱白花蛇所制成，含有精氨酸酯酶、守宫硫酸多糖、牛磺酸等多种抗肿瘤成分[8,9]；研究表明，其具有治疗多种肿瘤疾病，延长患者生存时间和提高患者生活质量的作用[10,11]。现代医学也证实，金龙胶囊能够多环节、多靶点抑制肿瘤，同时金龙胶囊能够激活机体淋巴细胞活性，诱发机体干扰素的产生，提高自身的抗病能力[12,13]。临床研究表明，金龙胶囊能够有效协助TEC方案进行乳腺癌的化疗。结果表明，金龙胶囊能够有效提高TEC方案的化疗效果，减轻患者不良反应的发生率，提高患者的生存质量[14,15]。本研究表明，金龙胶囊能协助TEC方案治疗胃癌，提高TEC方案的药效和患者的免疫功能，同时降低患者的不良反应和提高患者的生活质量，并能提高患者的预期生存期。

综上所述，金龙胶囊联合多西他赛、表柔比星、环磷酰胺新辅助化疗方案能够有效的治疗胃癌，降低不良反应，提高患者的生活质量，对临床治疗胃癌具有参考意义，值得进一步研究推广。

参 考 文 献

[1] 牛建花，冯光坤，丛支亮，等. 中国进展期胃癌含卡培他滨新辅助化疗初步研究Meta分析. 中华肿瘤防治杂志，2014，21（4）：304-308.

[2] 赵群，李勇，檀碧波，等. 奥沙利铂联合卡培他滨新辅助化疗方案对进展期胃癌手术切除率及预后的影响. 中华肿瘤杂志，2013，35（10）：773-777.

[3] 李振凯，董茂盛. 进展期胃癌新辅助化疗的研究进展. 中国普外基础与临床杂志，2014，21（11）：1460-1464.

[4] Seki H，Ohi H，Ozaki T，et al. Hepatic arterial infusion chemotherapy using fluorouracil，epirubicin，and mitomycin C for patients with liver metastases from gastric cancer after treatment failure of systemic S-1 plus cisplatin. Acta Radiologica，2016，57（7）：781-788.

[5] 魏尉，李东正，李刚，等. DOX新辅助化疗方案对进展期食管胃交界部癌和远端胃癌的效果评价. 中国肿瘤外科杂志，2013，5（5）：293-295.

[6] 王大荣，罗红兰. 原发性胃癌患者胃癌根治术后化疗对患者外周血T细胞亚群及NK细胞的影响及临床意义. 临床和实验医学杂志，2016，15（9）：871-873.

[7] 蓝小林，吴伟，李金伟，等. 金龙胶囊对鼻咽癌患者放疗期间免疫功能的影响. 中国中西医结合耳鼻咽喉科杂志，2014，22（6）：445-447.

[8] 吴梅青，周旭坤，李平，等. 新辅助化疗联合腹腔镜辅助D2近端胃癌根治术治疗近端进展期胃癌. 中国微创外科杂志，2014，14（2）：109-111.

[9] 张绪良，周俊伟，毛哲玉，等. 金龙胶囊联合TEC方案在乳腺癌新辅助化疗中的疗效及安全性观察. 现代中西医结合杂志，2016，8（12）：1299-1301.

[10] 鲁强，罗景斌，冯毅凡，等. 金龙胶囊联合放化疗治疗非小细胞肺癌的Meta分析. 中国中药杂志，2015，40（22）：4491-4496.

[11] 裴进田，卢芸，阴炳侠. 术前新辅助化疗结合肠内营养对胃癌患者肿瘤细胞增殖活性的影响分析. 中华普通外科学文献（电子版），2015，9（6）：463-466.

（下转第163页）

2017 ESMO 直肠癌指南解读

陈 功[1] 王 屹[2]

1. 中山大学附属肿瘤医院结直肠科 广州 510060
2. 北京大学人民医院放射科 北京 100044

一、ESMO 直肠癌指南背景

2017 年 7 月 20 日，时隔四年后，ESMO 在其官方杂志《Annals of Oncology》在线发表了《2017 版 ESMO 直肠癌临床实践指南》。

众所周知，ESMO 指南和 NCCN 指南是目前国际上最为著名、应用最广泛的两大癌症临床实践指南系统。就直肠癌而言，ESMO 指南更是处处体现了精细化和个体化，从而受到业界同仁更多的认可，应用也更为广泛。

尤其是《2013 版 ESMO 直肠癌指南》，首先提出了基于以“肛门指诊+直肠腔内超声+高分辨率盆腔 MRI”联合一体的综合手段，来对直肠癌进行术前精准分期，然后基于肿瘤位置（距肛缘距离）、T 分期、N 分期、EMVI（肠壁外血管浸润）和 MRF（直肠系膜筋膜）等因素来对直肠癌的局部复发风险进行分级，最后根据复发风险程度选择不同的治疗模式。

ESMO 倡导的这种基于复发危险度的精细个体化治疗模式对于传统意义上的“局部进展期直肠癌”（LARC）（即分期>cT_3 或 N+）具有更加重要的意义，对于 LARC，目前国际主流治疗策略就是包括“术前同步放化疗+TME 手术+术后辅助化疗”的“三明治式治疗”，比如 NCCN 指南就推荐所有 LARC 接受“三明治式治疗”，而 ESMO 指南将 LARC 进一步细分为不同亚组，避免了将所有 LARC 都进行术前治疗而带来的“过度治疗”问题，因此在临床上更加受到欢迎，应用更加广泛。

《2017 版 CSCO（中国临床肿瘤学会）直肠癌指南》就更加采用了贴近 ESMO 理念的诊疗策略。

那么，《2017 版的 ESMO 直肠癌指南》的精髓又是什么？和 2013 版有什么变化？

二、诊断检查

此部分内容与 2013 版无重大变化，详见表 1。

依然强调以“肛门指诊+直肠腔内超声+高分辨率盆腔 MRI”联合一体的综合检查手段。

在判断“括约肌浸润”时增加了“麻醉下检查”的选择，这一点似乎临床可操作性不强；在 M 分期检查中，删除了“X 线胸片”的选项，这一点我个人十分赞同，事实上在我们临床实践中也是很常见的问题，还有很多地方也许考虑到经济问题，对于结直肠癌的术前评估，胸部检查往往选择X线胸片，其实这是很不够的，因为肺是结直肠癌第二好发的转移器官，而且，原发性肺癌的发病率增长很快。因此，在基线时候，应该尽可能选择CT作为胸部的评估手段。

表1　原发性直肠癌的诊断检查

参数	可选择的方法
部位（与肛缘的距离）	直肠指诊/触诊
形态学确诊	活检
cT分期	
早期	ERUS MRI
中晚期	MRI（ERUS）
括约肌浸润	MRI（ERUS，触诊，EUA）
cN分期	MRI（CT，ERUS）
M分期	肝/腹部的CT，MRI（或ERUS） 胸部CT 如果广泛存在EMVI，针对其他部位行PET-CT
对所有患者的评估	MDT讨论

括号内的方法是欠佳的方法。

ERUS：直肠内超声；EUA：麻醉下检查；MDT：多学科团队

在M分期检查中，2017版还增加了“如果广泛存在EMVI，针对其他部位行PET-CT”的选择，也是可以理解的。由于EMVI是发生远处转移的很强烈的预测信号，当盆腔MRI提示广泛存在EMVI时，PET-CT是有助于发现那些肝、肺以外的转移的，如骨转移。

三、术前危险度评估

与2013版相比，2017版指南既延续了较多的原来理念，又做了一定程度更新，详见表2，具体内容如下：

表2　MRI评估直肠癌EMVI

MRI评分	MRI上的表现	EMVI
0	肿块穿透直肠壁但外廓光滑；无邻近血管	阴性
1	肿块穿透直肠壁呈条状延伸；无邻近血管	阴性
2	肿块穿透直肠壁呈条状延伸；邻近血管，但血管腔内未见类似肿瘤的信号	阴性
3	肿块穿透直肠壁呈条状延伸；邻近血管，管腔见到类似肿瘤的中等信号，管腔增宽	阳性
4	邻近大血管腔内见到类似肿瘤的中等信号（如上/中/下直肠静脉），血管外廓不规则	阳性

（一）与2013版相同的

1. 盆腔风险评估的参数

肿瘤距肛缘的距离、T分期、N分期、EMVI、MRF、侧方淋巴结状态。

2. 评估手段

依然是高分辨率MRI、直肠腔内超声、直肠指诊。

3. T3亚组

依然采用了2013版的方法，该分类法是基于英国MRC的MERCURRY研究所确立的标准，基于治疗前高分辨率MRI下、按照原发肿瘤突破肠壁固有肌层后侵入直肠系膜内的垂直距离来区分，按1mm、1~5mm、6~15mm、>15mm将T3分为a、b、c、d四个亚组（图1：A、B、C、D）。

该分类法与北美放射学会的三分法有所不同，后者按<5mm、6~10mm和>10mm分为a、b、c三个亚组。在具体的临床实践中，也许北美的分类法更实用，因为在

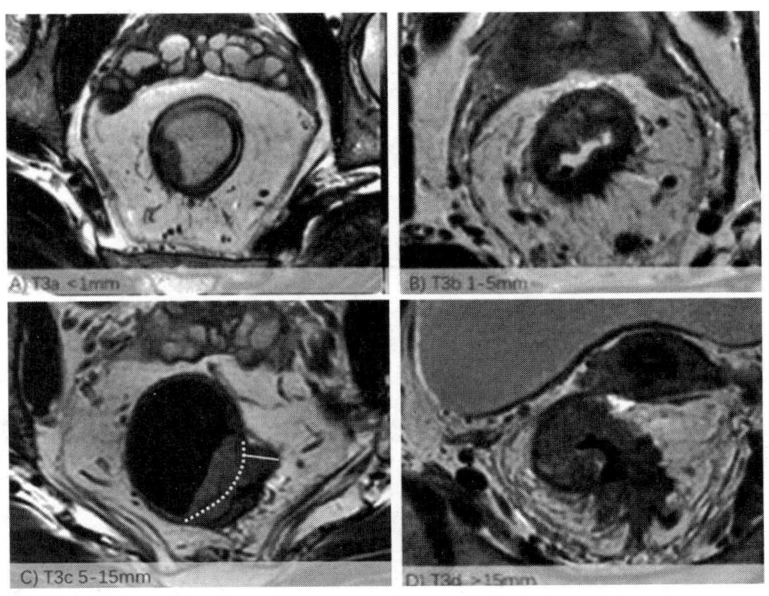

图 1 MRI 的 T3 亚分期

MRI 上要甄别<1mm 的肿瘤浸润是有客观困难的，而在新版的 ESMO 指南中，事实上 T3a/b 的治疗差异基本不存在了，因此，临床实践中也不太需要影像科医生去鉴别 T3a 和 T3b 了。

4. EMVI（*肠壁外血管浸润*）

MRI 中直肠癌 EMVI 的影像诊断标准源于 Mercury 小组的研究结果。高分辨 MRI，特别是 T2 加权图像（T2 weighted imaging，T2WI）被用于诊断直肠癌EMVI。

正常情况下，直肠壁外较大的血管呈匍匐状分布，这些血管在 T2WI 上由于血管内血液流动造成信号缺失亦称为流空现象。当直肠壁外血管管腔扩大、外廓不规则且流空现象消失为肿瘤信号所代替时，即可诊断为 EMVI。另外，较小的血管一般垂直穿入肠壁，当肿瘤直接浸润小血管根部，造成血管腔增宽时，同样可以诊断为 EMVI。为了更为准确地判断 EMVI，根据肿瘤外形，肿瘤周围是否存在血管，受累血管管径、轮廓及信号的变化，MRI 评估直肠癌 EMVI 的 5 级评分系统，并将评分为 0～2 定义为阴性，3 和 4 的定义为 EMVI 阳性（表 2，图 2：A、B、C、D、E）。

5. *盆腔危险度分级*

仍然采用分级描述的方法，分为极早期（极好）、早期（好）、中期（中）、局部进展期（差）和晚期（极差）5 个等级，其中极早期、早期和晚期与 2013 版完全相同。两个版本的对比详见表 3。

表 2　MRI 评估直肠癌 EMVI

MRI 评分	MRI 上的表现	EMVI
0	肿块穿透直肠壁但外廓光滑；无邻近血管	阴性
1	肿块穿透直肠壁呈条状延伸；无邻近血管	阴性
2	肿块穿透直肠壁呈条状延伸；邻近血管，但血管腔内未见类似肿瘤的信号	阴性
3	肿块穿透直肠壁呈条状延伸；邻近血管，管腔见到类似肿瘤的中等信号，管腔增宽	阳性
4	邻近大血管腔内见到类似肿瘤的中等信号（如上/中/下直肠静脉），血管外廓不规则	阳性

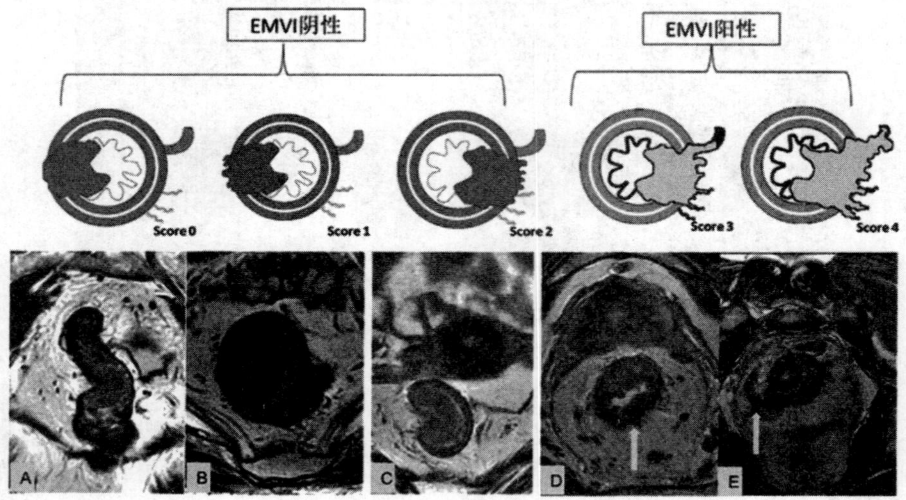

图 2　EMVI 在 MRI 上的判断标准

表 3　无远处转移的原发性直肠癌根据风险分类的治疗方案

风险组		TN 亚分期	治疗方案
极早期	2013 极好	cT1 sm1（-2?）N0	局部切除（TEM）。如果有不良预后的表现（sm≥2，高级别，V1），切除（TME）（或可能 CRT）
	2017 极好	cT1，sm1cN0	T1 无不良预后特征，行 TEM；有不良预后特征，则 TEM+围术期 CRT；有不良组织学特征（sm≥2，高级别，V1，L1），则 TEM 局部 RT 可以用作局部手术的一种替代（+/-CRT）
早期	2013 好	cT1～2；cT3a（b）如果中高位，N0（如果高位，为 cN1），MRF-，EMVI-	单纯手术治疗（TME）。如果有不良预后的表现（CRM+N2），术后加 CRT 或 CT（CRT 后评价，如果 cCR，等待观察，保存器官功能）
	2017 好	cT1～cT2；中/高位的 cT3a/b cN0（高位的 cN1），MRF-，EMVI-	绝大多数患者应行 TME 手术，应将标本拍照留存并进行 TME 质量评估，如果术后不良病理因素（CRM-，结外/N2），考虑术后 CRT。如果患者体弱、手术高风险或不能耐受手术，CRT 后可以行 TEM，或 cCR 后“观察等待”

续　表

风险组		TN 亚分期	治疗方案
中期	2013 差	cT2 非常低位，cT3MRF－（除非 cT3a（b）和中高位直肠癌，N1～2，EMVI－，局限性 cT4aN0）	术前 RT（5×5 Gy）或 CRT，随后 TME（如果 CRT 后 cCR，手术风险高的患者可等待观察）
	2017 中	低位 cT3a/b，肛提肌－，MRF－，中高位 cT3a/b，cN1～2（非结外种植），EMVI－	高质量 TME 手术是标准，应将标本拍照留存并进行 TME 质量评估，如果高质量的 TME 手术不能保证，SCPRT CRT，然后 TME，如果 CRT 后 cCR，手术风险高的患者可“等待观察”
局部进展期	2013	-	-
	2017 差	极低位 cT3c/d 或，肛提肌－，MRF－中位 cT3c/d，cN1～N2（结外种植），EMVI+，局限性 cT4aN0	SCRPT 或 CRT，然后 TME，手术应该标本拍照留存并进行 TME 质量评估，如果 CRT 后 cCR，手术风险高的患者可“等待观察”
晚期	2013 极差	cT3MRF＋，cT4a，b，侧方淋巴结+	术前 CRT，随后手术（TME+如果肿瘤范围较大，则更广泛的手术）。对于老年人或有重度合并症、无法耐受 CRT 的患者，RT5×5 Gy，延迟手术
	2017 极差	cT3MRF+，任何 cT4a/b，侧方淋巴结+	CRT，然后 TME，手术应将标本拍照留存并进行 TME 质量评估，如果肿瘤范围较大，则可采取更广泛的手术，或 SCPRT+FOLFOX，然后延迟手术。身体衰弱者可使用替代方法即 SCPRT-延迟手术。

*术前分期应具有高质量，则这种情况罕见。除 T 和 N 分期外，其他因素也有相关性，例如肿瘤与肛门和括约肌的距离、方位、直肠系膜的大小和患者特征。

TME，经肛门内镜显微手术；TME，全直肠系膜切除术；SCPRT，短程术前放疗；CRT，放化疗；RT，放疗；cCR，临床完全缓解；CT，化疗；EMVI，壁外血管侵犯；V1，血管侵犯；L1，淋巴管浸润。

（二）与 2013 版不同的

2013 版指南 M0 直肠癌的盆腔危险度分为 4 个级别：极早期（极好）、早期（好）、中期（差）和晚期（极差）；2017 版最大的变化就是将 2013 版的“中期（差）”组［极低位 cT2、cT3 且 MRF－（除非中高位 cT3a/b 直肠癌），N1～2，EMVI+，局限性 cT4aN0］进一步分为两组：中期组（中）和局部进展期组（差）。

详细来说，就是将 2013 版里“低位 cT3a/b，肛提肌－，MRF－，中高位 cT3a/b，cN1～2（非结外种植），EMVI－”的患者列为 2017 版的“中期组（中）”，而仅将“cT3c/d 或极低位，肛提肌－，MRF－；中位 cT3c/d，cN1～N2（结外种植），EMVI+，局限性 cT4aN0”的患者仍然保留在“局部进展期组（差）”之列。

由上述可以看出，低位 cT3a/b 但肛提肌－且 MRF－，以及伴有 cN1～2 的中高位 cT3a/b 肿瘤，没有 EMVI，具有上述特征的直肠癌，2017 版指南的更新主要就是调低了这部分患者的“盆腔局部危险度”，从 2013 版的“差”调为“中”。

另外一个更新是在 2013 版指南中将

"极低位直肠前壁的 cT2 肿瘤" 的危险度分为"中期组（差）"，而在 2017 版指南中取消了该特殊亚组，但用 MRF 来限制：只要 MRF－的 cT2 肿瘤均列为风险度"早期组（好）"。

那么，2013 版为何将极低位（腹膜返折下方）前壁的 cT2 肿瘤列为风险级别"差"并推荐术前治疗的呢？这得从直肠及其系膜的解剖特点说起。直肠系膜由疏松的结缔组织构成，位于直肠的后方，其内富含淋巴、血管组织，外表覆盖一层盆腔筋膜，从直肠后方、两侧三个方向包绕直肠，以后方的系膜最厚，约数厘米。在腹膜返折上方的直肠，前壁是浆膜直接覆盖着浆肌层，没有系膜成分，进入腹膜返折下方以后，没有了浆膜层，在后方和两侧的直肠系膜也逐渐减少并在盆底肌层面完全消失，而在腹膜返折下方的直肠前壁，由于与精囊腺、前列腺（男性）或阴道后壁（女性）相邻，直肠系膜也是很薄的，与体型有关，肥胖者，前壁会有一些脂肪覆盖，构成前壁的直肠系膜；但与后方相比，系膜的厚度也是要薄得多，要是在体型清瘦的患者中，前壁则几乎没有脂肪形成的系膜，肠壁固有肌层外面就是前盆腔的泌尿/生殖器官，之间几乎就没有间隙。因此，在 2013 版指南中认为此时对于深 T2（deep T2，也即浸润至深肌层的 T2），目前的影像学检查是很难与 T3a 鉴别的；而对于前壁，本身直肠与前方泌尿/生殖器官的间隙就很小，此时达不到阴性 CRM 要求的> 1mm 是很有可能的，也即这些患者 MRF 是有潜在受累风险的，因此，主张行术前治疗。

而 2017 版指南，将 cT2 肿瘤均放入"早期组"，但加入了一个限制条件，即 MRF－。那么，对于 2013 版里所提及的需要术前治疗的前壁 cT2 肿瘤，事实上就是 MRF 高危受累的那部分肿瘤，从这个角度看，两个版本对此的规约还是一样的。

四、基于风险度分层的 M0 直肠癌治疗模式

（一）未曾改变的治疗原则

关于 M0 直肠癌的治疗策略，ESMO 指南的一个核心理念就是基于复发危险度的精细个体化治疗模式，尤其是术前治疗（SCPRT 或 CRT）的适应证更是与危险度密切相关，基本原则就是极早期（极好）组以局部切除为主要治疗，早期（好）组以根治性手术（TME）为主要治疗，局部进展期（差）组以"术前治疗（SCPRT 或 CRT）＋TME 手术"为主要治疗，晚期（极差）组以"CRT+TME 手术"为主要治疗，只要采用了术前新辅助治疗的患者，均应考虑 cCR 问题，一旦获得 cCR，可以考虑"观察等待"的非手术治疗策略。

在这个策略里还可以看出一条主线：越早期的疾病越不需要术前治疗，ESMO 指南里似乎把术前治疗限制于"差"和"极差"这两组中；另外一条主线就是在术前新辅助治疗模式选择中（CRT 对比 SCPRT 或单纯化疗），MRF 是否阳性是关键，MRF＋者需要 CRT，MRF-者则可以选择 SCPRT 或单纯化疗，因为前者需要肿瘤退缩来将阳性的 MRF 转化为阴性。

2013 版指南很好地体现了上述治疗原则，那么 2017 版也大同小异，完全延续了上述治疗策略与原则。

（二）2017 版更新的治疗原则

很显然，2017 版与 2013 版治疗模式的区别主要就在于上述危险度分级的差别所致。在危险度分级中，多设立了一个"中期（中）组"，将 2013 版中部分"局部进展期（差）组"患者划列为该组，治疗推荐以直接 TME 手术为主，只有在外科无把

握做到高质量 TME 手术时考虑术前治疗。因此，依然维持了只有危险度“差”以上患者才需要术前治疗的基本原则。正如在 2017 版指南中解释的一样，做出这些改变是因为一来术前基于 MRI 的淋巴结分期是不准确的，二来只要 MRF-的 cT3a/b，高质量 TME 手术后的局部复发率是极低的（<5%），因此，按传统标准那样对所有“局部进展期直肠癌（LARC）”（>cT3 或 N+）直肠癌进行术前新辅助治疗，上述部分患者获益仍然是未知的，考虑到治疗的毒性，尤其是肠道和泌尿生殖系统的功能损害问题，2017 版指南下调了术前治疗的适应证。

简言之，在 2017 版 ESMO 直肠癌指南中，传统意义上的 LARC 中，符合下列条件者不再推荐术前治疗，可以直接行 TME 手术：MRF-、EMVI-的低位 cT3a/b、中高位 cT3a/b 且 cN1～2 直肠癌。需要强调的是，对于这部分患者，外科医生有义务去判断能否做到高质量 TME 手术，这是关键。

五、术后放化疗的推荐

与 2013 版指南比较，2017 版指南对这个话题给出了详细的推荐，基于各种没有做术前治疗给出了术后放化疗必要性和证据的充分性，详见表 4，很有临床实用性，对于我国的临床实践意义尤其重要，因为目前我国局部进展期直肠癌接受术前 CRT 的比例还是远远不足。

表 4 未行术前 CRT 者术后 CRT 的潜在适应证

充分且必要	不充分也不必要
CRM≤1mm pT4b pN2 伴包膜外扩散临近 MRF pN2，TME 质量差/系膜缺损	pT1/pT2 pT3 CRM>2mm 腹膜反折上方的 pT4a pN1 TME 质量好/系膜光滑完整
充分	
距肛缘 4cm 以内的低位肿瘤，pN2（侧主 LN 受累风险高） 广泛的 EMVI/邻近 MRF 的神经浸润	
边缘充分	
中高位 pN2，TME 质量好 CRM 1～2mm 环周梗阻型肿瘤	

新版指南强调，传统上对未接受过术前治疗的全部 pT3～4 或 pN+直肠癌患者常规进行术后 CRT，以期降低术后局部复发，对于高质量的 TME 手术，这种治疗模式备受争议。因此，新版指南详细列出各种疾病特征，然后对术后 CRT 给出了“充分且必要”“充分”“边缘充分”和“不充分且不必要”一共四种推荐。

从该推荐可以看出，在术后 CRT 决策中最重要的三个参数：TME 手术质量、CRM 状态、肿瘤距肛缘的距离。而且整体的术后 CRT 推荐适应证要严格于术前治疗的适应证，主要原因一是术后分期精准，更重要的是术后 CRT 的毒性要显著增加。比如，只要肿瘤位于腹膜反折上方（中高位），做到高质量 TME 手术，即便 pT4a（肿瘤应该位于前壁），也不主张术后 CRT。

但需要强调的是，这一点提醒我们外科医生，如果一个直肠癌患者需要放疗，那就应该术前做而不是术后做，而切不可错误理解成术后 CRT 的适应证较术前更窄。因此，抱侥幸心理先去做手术，这是万万不可取的。

六、M1 直肠癌治疗模式

同时性 M1 期直肠癌，由于存在直肠原发瘤局部治疗和远处转移瘤全身治疗的问题，临床决策时具有相当的矛盾和困难，因为可能顾此失彼，对局部原发瘤控制较好的 CRT，由于同步使用的全身化疗药物和剂量对远处转移瘤的控制是远远不够的，反之亦然。而关于这一特殊领域，NCCN 指南几乎没有特别的指引，直肠 mCRC 与结肠 mCRC 的治疗指南几乎完全相同。

2013 版 ESMO 直肠癌指南做出了突破性的贡献，对于同时性直肠 mCRC 的治疗，除了遵循结肠 mCRC 的所有治疗原则外，关于原发瘤和转移瘤的治疗顺序问题，应先接受局部治疗然后接受全身治疗还是按相反的顺序治疗，强调应该在 MDT（多学科团队讨论）中决策，主要决策原则是对患者身体威胁最大的病灶优先处理，然后综合这些原则，将同时性直肠 mCRC 分为如下三种临床情形，并给出相应的治疗建议：

（1）原发性肿瘤和转移灶都可以初始手术切除，可以先采用 5×5Gy 的方案对原发性肿瘤和受累的邻近淋巴结放疗，然后采用联合化疗，约 3 个月后手术切除转移灶和原发性肿瘤。

（2）原发性肿瘤是局部晚期（很差）且转移灶可手术切除，可采用上述治疗策略，即采用短程放疗，11～18 天后开始联合化疗，与采用氟尿嘧啶类的放化疗相比，这会导致全身治疗的剂量强度升高。放疗结束至少 5～6 个月后，行原发灶的手术治疗。

（3）转移灶无法切除，需要缩小后再择期手术，同样可采用与上述相同的策略。另外，也可以先开始联合化疗，定期评价，继续化疗，直到肿瘤充分消退。然后，如果需要，可给予 5×5Gy 的放疗，进行肝/直肠癌的同期或分期手术。

从 2013 版指南中可以看出，如果直肠 mCRC 患者的原发瘤需要局部控制，那么“SCPRT（即 5×5 短程放疗）+全身化疗”是指南推荐的主要治疗模式，因为该模式中 SCPRT 不会影响到全身治疗的开展，包括开始治疗的时间及剂量强度，而在 SCPRT 结束后进行为期数月的全身化疗，对于原发瘤等同于是延迟手术，有证据表明此时原发瘤也会有类似于 CRT 的肿瘤消退发生。而对于直肠局部控制最好的 CRT，指南特别强调指出“值得注意的是，（采用氟尿嘧啶类的）传统放化疗几乎从来都不适合作为同时性转移灶的一线治疗”，主要原因就是传统 CRT 需要 5 个星期，而这个过程中由于仅采用氟尿嘧啶类单药作为放疗增敏的化疗，显然，这对于远处转移瘤的全身控制是远远不够的。

2017 版指南，总体上延续了 2013 版的治疗原则，如果需要局部控制，依然强调了“SCPRT+全身化疗”的模式，但在细节上删除了上述三种临床情形的具体描述，这一点，笔者觉得是个小小的遗憾，虽然总体原则没有变化，但 2013 版的三种具体临床情形描述还是对临床有一定指导意义的，临床实践中可以将患者“对号入座”

来简单进行治疗决策。

在该类患者的治疗中，从 ESMO 指南推荐可以看出来，局部和全身兼顾是主要治疗原则和思路，而传统 CRT 之所以不被指南推荐，主要是全身化疗强度不够，而在欧美国家，目前是不主张在长程放疗中同步联合方案全身化疗的，一来考虑耐受性，二来，在 LARC 领域探索的每周一次的奥沙利铂应用并未提高疗效，而对于这一点，我国的临床实践一直有不同声音。在笔者所在的中山大学肿瘤医院以及上海的复旦大学肿瘤医院，对于局部进展期直肠 mCRC，目前这两个单位依然在采用几乎全剂量强度的联合方案（CAPEOX 或 mFOLFOX6）同步长程放疗（23 ~ 25F/5 周），联合化疗的给予方法与单纯全身化疗完全相同。而这样的治疗模式我们并未观察到很大的毒性，只要不是身体衰弱者，基本能完成计划的治疗，疗效分析显示既达到了良好的原发瘤局部控制，转移瘤也得到类似标准全身化疗的疗效。

七、结语

这就是 2017 版 ESMO 直肠癌临床实践指南最核心的更新内容。总体而言，在整体延续了 2013 版指南的主要治疗原则情况下，对局部进展期直肠癌根据危险度进一步细化分层，对 MRF-的患者，收缩了术前放化疗的适应证，扩大了直接 TME 手术的适应证，在精准化分层治疗上更进了一步，相信会受到临床医生的欢迎，期望最后能改善临床实践结局。

（来源：《全球肿瘤快讯》2017 年 8 月 总第 190 期）

（上接第 127 页）

[11] Wang JB, Fan JH, Liang H, et al. Attributable causes of esophageal cancer incidence and mortality in China. PLoS One, 2012, 7 (8): e42281.

[12] 茅伟，邱慧敏，余根培，等. 焦虑和抑郁情绪对妇科肿瘤患者细胞免疫功能的影响. 同济大学学报（医学版），2010，31（4）：98-101.

[13] Pinquart M, Duberstein PR. Depression and cancer mortality: a meta analysis. Psychol Med, 2010, 40 (11): 1797-1810.

[14] Lutgendorf SK, Geest KD, Bender D, et al. Social influences on clinical outcomes of patients with ovarian cancer. J Clin Oncol, 2012, 30 (23): 2885-2890.

[15] Linden W, Vodermaier A. Mismatch of desired versus perceived social support and associated levels of anxiety and depression in newly diagnosed cancer patients. Support Care Cancer, 2012, 20 (7): 1449-1456.

[16] 陈艳，王维利，张伟. 疾病不确定感理论及其应用的研究进展. 中华现代护理杂志，2011，17（16）：1975-1977.

[17] Ishida M, Onishi H, Wada M, et al. Psychiatric disorders in patients who lost family members to cancer and asked for medical help: descriptive analysis of outpatient services for bereaved families at Japanese cancer center hospital. Jpn J Clin Oncol, 2011, 41 (3): 380-385.

[18] Lin Y, Wang C, Zhong Y, et al. Striking life events associated with primary breast cancer susceptibility in women: a meta-analysis study. J Exp Clin Cancer Res, 2013, 32 (1): 53.

（原载：《中华预防医学杂志》2017 年第 51 卷第 8 期）

李进教授梳理今年结直肠癌重磅进展

2017 年 6 月 2 日 ~6 日，一年一度的美国临床肿瘤学会（American Society of Clinical Oncology，ASCO）年会在芝加哥召开。医脉通在 ASCO 年会期间有幸采访了李进教授，对今年 ASCO 上结直肠癌的重磅研究进行了精彩解读。

医脉通：您对今年 ASCO 上发布的 IDEA 研究有何看法？

李进教授：现在肠癌的辅助治疗的标准方案也是通过不断的研究探索“演化”过来的。在当初没有亚叶酸钙加入的情况下，氟尿嘧啶方案的标准辅助治疗方案为 1 年时间。辅助治疗加入了亚叶酸钙后，辅助治疗的时间缩短为半年。后研究发现，半年的 FOLFOX 辅助治疗方案对于Ⅲ期和高危Ⅱ期患者可以明显提高疗效，无疾病复发时间延长。

今年 ASCO 上的 IDEA 研究（LBA1）在全体大会上做了汇报，结果表明，对于 T1 ~ 3N1 的低危患者来说，3 个月辅助治疗较 6 个月效果相差只有 1%，而 2 级以上神经毒性从 45%下降至 15%。

亚组分析表明，CAPOX 的 3 个月方案是非劣效于 6 个月辅助方案的，但是 FOLFOX 的 3 个月辅助治疗方案却劣效于 6 个月辅助治疗方案。但是该研究设计的初衷并不是将这两个方案做对比，得到这样的结果尚需进一步探讨。

该研究在全体大会上受到了相当大的关注度，说明了现今的肿瘤诊疗理念中，生活质量所占的比重越来越大。所以，在不影响患者的生存数据的情况下，对于一些低复发风险的患者，缩短辅助治疗方案疗程的想法是可行的。

当然，如果患者有高危的复发风险，应以保证疗效为基础，坚持行 6 个月的奥沙利铂为基础的辅助治疗。

总的来说，今年公布的 IDEA 研究对结直肠癌患者的辅助治疗领域是一大进步。

医脉通：您的 FRESCO 研究在大会上做了口头报告，您对该试验的结果作何解读？

李进教授：如果说辅助治疗领域的进步是 IDEA 研究，那么姑息治疗领域不得不提的就是我们的 FRESCO 研究。

FRESCO 研究目的为探究 VEGFR1 ~ 3 抑制剂呋喹替尼对比安慰剂在晚期结直肠癌患者三线治疗中的有效性和安全性。

FRESCO 研究达到了主要研究终点，证明了呋喹替尼在结直肠癌的三线治疗中的效果良好。结果表明，与安慰剂联合最佳支持治疗（BSC）相比，呋喹替尼联合 BSC 有意义的延长了患者的总生存（OS）：中位生存期两组分别为 9. 3 个月和 6. 57 个月（HR = 0. 65，95% CI：0. 51 ~ 0. 83；双侧 $P<0.001$）。

同时，在安全性方面，呋喹替尼组的 3 级以上毒性为高血压（21. 6%）、手足综合征（10. 8%）、蛋白尿（3. 2%）和腹泻（3. 2%），不良反应均是抗血管靶向药物具有共性的，可以耐受。

总的来说，FRESCO 研究结果证实呋喹替尼在结直肠癌患者的三线治疗中疗效和安全，希望可以早日进入临床实践，使更多患者获益。

医脉通：对于结直肠癌免疫治疗方面的相关研究您如何看待？

李进教授：随着今年免疫治疗在结直肠癌领域的相关研究结果的陆续公布，大家对于结直肠癌的单药免疫治疗的热情逐渐已有些降温。因为，单药免疫治疗在结直肠癌患者中的有效率也就只有15%~20%。

免疫治疗未来的发展方向主要有两个方面：第一为更精准，第二为求联合。

首先，免疫检查点单抗治疗中，MSI等Biomarkers对患者疗效的影响今年得到了进一步的证实。根据PD-L1表达、MSI和CD8状态进一步筛查出获益人群，才能让免疫治疗显现出较好的疗效。未来，需要发现更多的Biomarkers，才能使免疫治疗突显出其疗效的优势。

其次，在没有完善的筛查机制之前，联合方案也是免疫治疗应该探索的方向。例如可以开展免疫治疗联合化疗、免疫治疗之间的联合用药，或者联合靶向药物化疗的相关临床研究，以达到疗效的突破。

医脉通：您对今年的SWOG S1406（ABSTRACT 3505）研究结果如何看待？

李进教授：今年的3505研究是一项伊立替康+西妥昔单抗联合维罗替尼在BRAF突变的转移性结肠癌患者中的疗效对比研究。结果表明，在BRAF突变的结肠癌患者中，加入维罗替尼可以降低患者58%复发风险（$P<0.001$），中位PFS提高了3.8个月。客观缓解率（ORR）提高了12%（$P=0.08$）。

过去研究表明，BRAF突变是患者的预后不良因素。既往在BRAF突变患者中，应用抗VEGF治疗和化疗的效果较差，现在应用BRAF下游突变抑制剂维罗替尼联合西妥昔单抗和伊立替康可以明显该亚组患者的生存期，是比较令人惊喜的结果。

希望有更多更好的精准治疗药物在结直肠癌领域有所作为，加速结直肠癌诊疗领域进展的步伐，最终使患者获益。

（作者：郭剑非）（来源：医脉通）

（上接第152页）

[12] 黄晋熙，杨铁军，王程虎，等. 术前新辅助化疗结合肠内营养对胃癌患者肿瘤细胞增殖活性的影响. 中国现代医学杂志，2015，11（3）：28-30.

[13] 孙元水，许晓东，胡俊峰，等. 新辅助化疗联合营养支持在胃癌伴幽门梗阻患者的应用. 中华医学杂志，2014，94（8）：584-586.

[14] Patrick A，Gunning，Andrew R，et al. Mining the glycocode-exploring the spatial distribution of glycans in gastrointestinal mucin using force spectroscopy. FASEB Journal：Official Publication of the Federation of American Societies for Experimental Biology，2013，27（6）：2342-2354.

[15] Seiko，Kubota，Kazuyoshi，et al. Quantitative determination of gland mucous cells-type mucin using a monoclonal antibody，HIK1083：its pathophysiological changes in human gastric juice. Clinica Chimica Acta；International Journal of Clinical Chemistry，2007，377（1-2）：261-267.

（原载：《辽宁中医药大学学报》2017年09期）

肝细胞癌患者的基本特征及其生存分析

管晨滔[1] 赵 宏[2] 李新庆[1] 曲宸绪[1]
蔡建强[2] 魏文强[1] 乔友林[1]

1. 国家癌症中心/中国医学科学院肿瘤医院流行病学室 北京 100021
2. 国家癌症中心/中国医学科学院肿瘤医院肝胆外科 北京 100021

【摘要】 **目的：**分析肝细胞癌患者的基本特征，探讨影响肝细胞癌患者预后的主要因素。**方法：**单纯随机抽取800例住院就诊的肝细胞癌患者，获取相关临床和随访资料。采用单变量方差分析、Kaplan-Meier法和Cox回归分析对患者的诊断年龄、生存时间等进行分析。**结果：**800例肝细胞癌患者的平均诊断年龄为55.04岁，男女之比为4.48∶1。800例肝细胞癌患者的乙型肝炎病毒（HBV）感染率为78.6%（629/800），丙型肝炎病毒（HCV）感染率为5.8%（46/800），吸烟率为41.0%（328/800），酗酒率为38.5%（308/800）。259例（32.4%）患者采用根治性疗法，主要治疗手段为肝切除；541例（67.6%）患者采用非根治性疗法，主要治疗手段为肝动脉化学栓塞。肝细胞癌患者的1年、3年和5年生存率分别为73.2%、53.7%和42.4%。影响肝细胞癌患者预后的危险因素包括酗酒和治疗方法，其中酗酒的相对危险度为1.326（95%CI：1.058～1.661），治疗方法的相对危险度为3.301（95%CI：2.483～4.387）。**结论：**中国肝细胞癌临床就诊病例中男性居多，诊断年龄低，采用非根治性疗法的患者多。HBV感染和酗酒等暴露率明显高于普通人群，影响肝细胞癌患者生存的主要危险因素是酗酒和治疗方法，HBV和酗酒有协同作用，对肝细胞癌的生存产生影响。

【关键词】 肝细胞癌；酗酒；基本特征；预后

GloboCan2012数据显示，2012年，全球共有约78.2万肝癌新发病例和74.5万死亡病例，占恶性肿瘤死因的第2位[1]。近几十年来，我国肝癌的发病率不断上升，根据我国2004～2005年第3次死因回顾抽样调查158个样本点的资料，肝癌居恶性肿瘤死因的第2位[2,3]。肝细胞癌是肝癌的主要病理类型，约占95%[4]。肝细胞癌的危险因素十分复杂，其中最主要的是乙型肝炎病毒（hepatitis B virus，HBV）和丙型肝炎病毒（hepatitis C virus，HCV）感染，其他还包括遗传因素、各种肝毒物（如黄曲霉毒素等）的蓄积、吸烟、酗酒，以及代谢综合征（如腹型肥胖、糖尿病、胰岛

通信作者：魏文强，Email：weiwq@cicams.ac.cn

素抵抗、非酒精性脂肪肝等)[5-7]。世界各国肝癌患者的主要危险因素基本相同，但是归因风险比例却不相同。

HBV 感染常与其他危险因素产生协同作用，共同促进肝硬化的发生，从而导致肝细胞癌。此外，因为 HBV 是 DNA 病毒，因此也可以不依赖肝硬化途径直接整合入宿主基因导致细胞癌变，或者通过 HBx 蛋白作用使基因异常表达而致癌[8,9]。本研究中，我们通过回顾性收集肝细胞癌患者的入院诊断、治疗等诊治及随访信息，揭示肝细胞癌临床就诊患者的基本特征，探讨影响肝细胞癌患者生存的主要预后影响因素，为我国肝癌的临床诊治工作提供科学依据。

一、资料与方法

(一) 数据来源

2005 年 1 月 1 日~2011 年 6 月 30 日期间，在中国医学科学院肿瘤医院首诊为肝细胞癌的患者中随机抽取 800 例，获取患者的基本信息、诊断信息和治疗信息，并随访至 2012 年 9 月 7 日。

(二) 数据整理

基本特征和预后影响因素包括患者的诊断年龄、性别、乙型肝炎、丙型肝炎、吸烟、酗酒、高血压、糖尿病、治疗方案等。有任何吸烟历史记录或当前正在吸烟者定义为吸烟，有任何酗酒、酒精中毒或明显酒精使用历史记录的定义为酗酒。我们将肝移植、肝切除、射频消融和经皮无水乙醇注射定义为根治性疗法，其余治疗手段则定义为非根治性疗法。

(三) 统计学分析

采用 SPSS 17.0 统计软件进行数据分析。采用单变量方差分析，分析各变量的不同组之间诊断年龄是否有差别；各因素不同组之间的生存时间比较采用 Kaplan-Meier 法，并行 Log rank 检验；影响肝细胞癌患者预后的主要危险因素筛选采用 Cox 比例风险模型。首先单独将各因素作为自变量，纳入 Cox 回归模型，根据结果筛选出酗酒和治疗方法作为多因素分析的变量。考虑到 Kaplan-Meier 法结果中乙型肝炎和酗酒可能存在协同作用，在进行多因素分析时，也将乙型肝炎纳入 Cox 回归模型。检验水准为 $\alpha=0.05$。

二、结果

(一) 肝细胞癌患者的基本特征

全组患者的年龄为 23~85 岁，平均诊断年龄为 55.04 岁；其中男性平均为 54.68 岁，女性平均为 56.64 岁。在根治性疗法中，肝切除为主要的治疗手段，占 90.3% (234/259)，射频消融占 6.9% (18/259)，经皮无水乙醇注射占 1.2% (3/259)，肝移植和微波消融各占 0.8% (2/259)。在非根治性疗法中，肝动脉化学栓塞占 98.2% (531/541)。800 例肝细胞癌患者的基本特征见表 1。在 629 例乙性肝炎患者中，男性占 83.9% (528/629)；在 308 例酗酒患者中，男性占 97.1% (299/308)；在 328 例吸烟患者中，男性占 97.6% (320/328)。

(二) 肝细胞癌患者的诊断年龄差异

单变量方差分析的结果显示，肝细胞癌患者的诊断年龄在是否伴有乙型肝炎、丙型肝炎、高血压和糖尿病之间存在差异 (均 $P<0.05$，表 2)。

(三) 生存及预后影响因素分析

800 例肝细胞癌患者中，死亡 310 例，患者的 1、3 和 5 年生存率分别为 73.2%、53.7%和 42.4%。行肝切除患者的 1、3 和 5 年生存率分别为 89.4%、76.0% 和 67.9%，行肝动脉化疗栓塞患者的 1、3 和 5 年生存率分别为 89.4%、76.0%和 67.9%。

表 1　800 例肝细胞癌患者的基本特征

特征	例数	构成比（%）
性别		
男	654	81.8
女	146	18.3
乙型肝炎		
是	629	78.6
否	171	21.4
丙型肝炎		
是	46	5.8
否	754	94.3
吸烟		
是	328	41.0
否	472	59.0
酗酒		
是	308	38.5
否	492	61.5
高血压		
是	114	14.3
否	686	85.8
糖尿病		
是	63	7.9
否	737	92.1
治疗方法		
根治性疗法	259	32.4
非根治性疗法	541	67.6

表 2　800 例肝细胞癌的患者诊断年龄差异

特征	例数	诊断年龄（$\bar{x}\pm s$）	*F* 值	*P* 值
性别				
男	654	54.68±11.7	0.459	0.498
女	146	56.64±12.1		
乙型肝炎				
是	629	54.13±11.0	4.536	0.034
否	171	58.35±13.9		
丙型肝炎				
是	46	65.70±9.9	30.359	<0.001
否	754	54.38±11.6		
高血压				
是	114	62.11±10.6	46.328	<0.001
否	686	53.86±11.6		
糖尿病				
是	63	59.98±10.8	8.415	0.004
否	737	54.61±11.8		
吸烟				
是	328	54.98±11.0	0.988	0.320
否	472	55.08±12.3		
酗酒				
是	308	54.27±11.1	2.344	0.126
否	492	55.51±12.2		

全组患者的中位生存时间为 47.5 个月，其中肝动脉化疗栓塞组患者的中位生存时间为 25.0 个月。Kaplan-Meier 生存分析的结果显示，酗酒组和非酗酒组肝细胞癌患者的生存曲线差异有统计学意义（$P=0.013$，图 1）；根治性疗法和非根治性疗法肝细胞癌患者的生存曲线差异有统计学意义（$P<0.001$，图 2）。

将乙型肝炎作为分层变量，再次以 Kaplan-Meier 法比较酗酒组与非酗酒组患者生存时间的差别，结果显示，乙型肝炎组酗酒和非酗酒患者的中位生存时间分别为 33 个月和 58 个月，差异有统计学意义（$\chi^2=6.918$，$P=0.009$；图 3），非乙型肝炎组酗酒和非酗酒患者的中位生存时间分别为 30 和 32 个月，差异无统计学意义（$\chi^2=0.143$，$P=0.705$；图 4）。

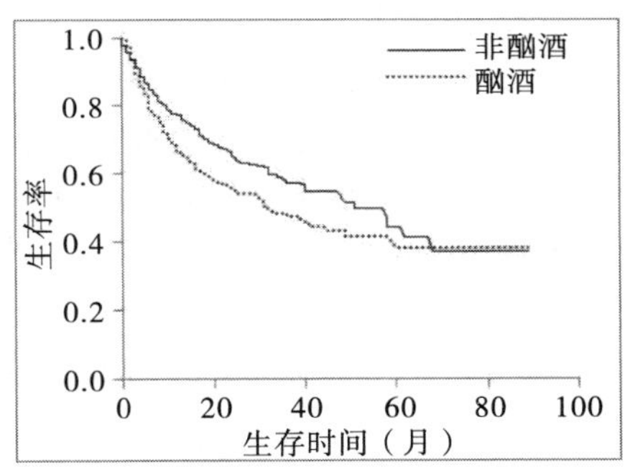

图 1 酗酒组与非酗酒组肝细胞癌患者的生存曲线

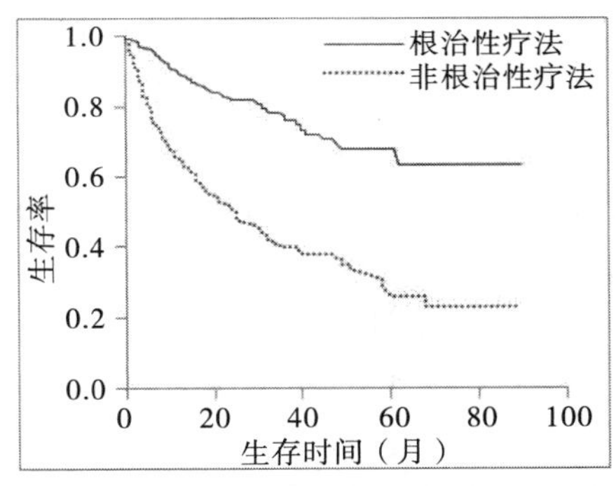

图 2 根治性疗法与非根治性疗法肝细胞癌患者的生存曲线

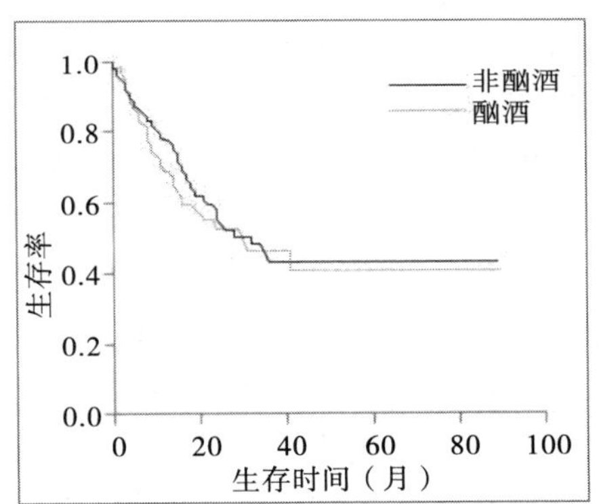

图 3 乙肝组酗酒和非酗酒肝细胞癌患者的生存曲线

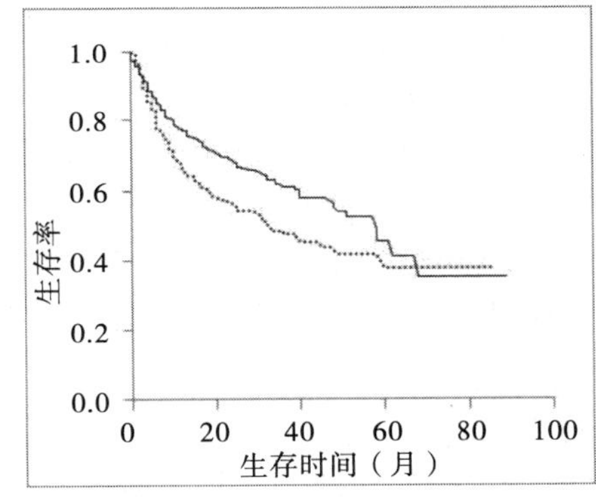

图 4 非乙肝组酗酒和非酗酒肝细胞癌患者的生存曲线

单因素分析显示，是否行根治性治疗以及是否酗酒均与肝细胞癌患者的预后有关（均 $P<0.05$）；多因素 Cox 回归分析结果显示，是否行根治性治疗是影响肝细胞癌患者预后的独立因素（$P<0.001$，表 3）。

表 3 影响肝细胞癌患者预后 Cox 回归分析

因素	单因素分析			多因素分析		
	HR	95%CI	*P* 值	*HR*	95%CI	*P* 值
是否行根治性疗法	3. 301	2. 483～4. 387	<0. 001	3. 235	2. 433～4. 303	<0. 001
是否酗酒	1. 326	1. 058～1. 661	0. 014	1. 242	0. 991～1. 557	0. 060
是否有乙肝	0. 829	0. 638～1. 076	0. 159	0. 887	0. 682～1. 152	0. 367

三、讨论

本研究结果显示，乙型肝炎、吸烟、酗酒等肝细胞癌危险因素中，男性的比例明显高于女性，这一现象与肝细胞癌患者中男性居多相吻合。El-Serag[10]的研究结果显示，男性比女性有更高的乙型肝炎感染率以及更高的HBV-DNA载量，这可能是造成肝细胞癌在不同性别之间差异有统计学意义的重要因素。同样，男性中更高的吸烟与酗酒率也可能是造成肝细胞癌性别差异的原因。

酗酒作为肝细胞癌的危险因素之一已经得到广泛认同。乙醇对于肝细胞癌发生、发展的影响，目前比较一致的观点是乙醇可以通过与HBV或HCV的协同作用来加速肝硬化的进程并发生癌变。然而酗酒是否作为肝细胞癌的一个独立危险因素，目前尚有不同的意见[11-13]。本研究结果显示，酗酒组和非酗酒组肝细胞癌患者的预后差异有统计学意义（$P=0.013$）。将乙型肝炎作为分层变量深入分析，结果显示，乙型肝炎组酗酒与非酗酒肝细胞癌患者的生存曲线差异有统计学意义（$P=0.009$），而非乙型肝炎组酗酒与非酗酒肝细胞癌患者的生存曲线差异无统计学意义（$P=0.705$）。因此我们认为，酗酒对于肝细胞癌患者预后的影响，是通过与乙型肝炎的协同作用来体现的。

本研究结果显示，非丙型肝炎组较丙型肝炎组、非高血压组较高血压组、非糖尿病组较糖尿病组肝细胞癌患者有更低的诊断年龄，而乙型肝炎组较非乙型肝炎组肝细胞癌患者却有更高的诊断年龄。肝细胞癌的发病机制尚不明确，目前学者们普遍认为，肝细胞癌是多因素共同作用的结果。因此，本研究中我们首先考虑应对其他疾病（丙型肝炎、高血压、糖尿病等）的诊疗而延缓肝细胞癌发生发展所致的偏倚。

国外多中心的临床研究结果显示，HBV相关的肝细胞癌诊断年龄为52.1岁，而HCV相关的肝细胞癌诊断年龄为62.9岁，两者相差10年[14]。在Takayasu等[14]的研究中，排除了HBV和HCV同时感染的情况，并认为不同危险因素相关的肝细胞癌在诊断年龄上存在差异。

肝细胞癌患者本身必然存在一种或几种主要危险因素。我们无法确定每个患者的主要危险因素，但诸如非丙型肝炎组、非高血压组和非糖尿病组，却能够分别排除丙型肝炎、高血压和糖尿病对其诊断年龄的影响。考虑到我国的肝细胞癌多数与乙型肝炎有关，非丙型肝炎组、非高血压组和非糖尿病组肝细胞癌患者的主要危险因素多数可能是HBV感染。结合单变量方差分析结果，我们认为，HBV相关的肝细胞癌比HCV相关的肝细胞癌进展会更快，亦或是HBV感染较HCV感染更早发生，从而导致两者诊断年龄的差异。同样对于是否有高血压和是否有糖尿病患者在诊断年龄上的差异，可能是代谢综合征相关的肝细胞癌进展速度要比HBV相关的肝细胞癌缓慢，或是相关危险因素更晚发生所致。与此对应，非乙型肝炎组的主要危险因素应是丙型肝炎、高血压、糖尿病等，而乙型肝炎组的主要危险因素则依然是HBV，两组患者在诊断年龄上的差异再次证明上述推断的可能。

欧美国家肝细胞癌患者诊断年龄在63~65岁，而我国肝细胞癌患者的平均诊断年龄是55~59岁[10]。除了考虑医疗卫生服务条件因素外，肝细胞癌的主要病因不同，或许能部分解释上述差异。

肝切除是肝细胞癌最主要的根治性治疗手段，行肝切除的肝细胞癌患者的5年生存率达到61%~91%，围术期死亡率为0[15-17]。本研究中，肝切除患者的1年、3年和5年生存率分别为89.4%、76.0%和67.9%，与国外研究的结果[18]类似。经肝动脉化疗栓塞是中晚期肝细胞癌患者的主要治疗手段，本研究中经肝动脉化疗栓塞患者的1年和3年生存率虽然较国外研究[19]依然偏低，但5年生存率与国外报道[19]基本持平。

本研究的局限性在于仅对我国单个中心的肝细胞癌病例进行分析，且该中心的医疗技术水平居全国前列，患者多来自于北方，尚不能代表全国情况。因此，未来还需要进行多中心的大样本研究，以便得到全国的数据，并对肝细胞癌诊断年龄和生存预后影响因素等方面得出的结果进行进一步的论证。

综上所述，我国肝细胞癌临床就诊病例中男性居多，或许与男性在各类危险因素中所占比例更高有关。肝细胞癌相关的主要危险因素不同，可能会导致诊断年龄上的明显差异。影响肝细胞癌患者生存的主要危险因素是酗酒和治疗方法，HBV和酗酒有协同作用，对肝细胞癌患者的生存产生影响。

利益冲突：无

参 考 文 献

[1] Ferlay J, Soerjomataram I, Dikshit R, et al. Cancer incidence and mortality worldwide: sources, methods and major patterns in GLOBOCAN 2012. Int J Cancer, 2015, 136 (5): E359-E386.

[2] 卫生部新闻办公室. 第三次全国死因调查主要情况. 中国肿瘤，2008，17（5）：344-345.

[3] 陈建国，张思维，陈万青，等. 中国2004—2005年全国死因回顾抽样调查肝癌死亡率分析. 中华预防医学杂志，2010，44（5）：383-389.

[4] 王翀，乔安意. 乙型肝炎病毒与肝细胞癌的抗病毒治疗与风险评估. 国际外科学杂志，2012，（12）：846-848.

[5] Jinjuvadia R, Patel S, Liangpunsakul S. The association between metabolic syndrome and hepatocellular carcinoma: systemic review and meta-analysis. J Clin Gastroenterol, 2014, 48 (2): 172-177.

[6] Su CH, Lin Y, Cai L. Genetic factors, viral infection, other factors and liver cancer: an update on current progress. Asian Pac J Cancer Prev, 2013, 14 (9): 4953-4960.

[7] Bruix J, Gores GJ, Mazzaferro V. Hepatocellular carcinoma: clinical frontiers and perspectives. Gut, 2014, 63 (5): 844-855.

[8] Yang JD, Roberts LR. Epidemiology and management of hepatocellular carcinoma. Infect Dis Clin North Am, 2010, 24 (4): 899-919.

[9] Tan ZM, Sun BC. Effects of antiviral therapy on preventing liver tumorigenesis and hepatocellular carcinoma recurrence. World J Gastroenterol, 2013, 19 (47): 8895-8901.

[10] El-Serag HB. Epidemiology of viral hepatitis and hepatocellular carcinoma. Gastroenterology, 2012, 142 (6): 1264-1273.

[11] Dong C, Yoon YH, Chen CM, et al. Heavy alcohol use and premature death from hepatocellular carcinoma in the United States, 1999~2006. J Stud Alcohol Drugs, 2011, 72 (6): 892-902.

[12] McGlynn KA, London WT. The global epidemiology of hepatocellular carcinoma: present and future. Clin Liver Dis, 2011, 15 (2): 223-243.

[13] Lodato F, Mazzella G, Festi D, et al. Hepatocellular carcinoma prevention: A worldwide emergence between the opulence of developed countries and the economic constraints of developing nations. World J Gastroenterol, 2006, 12 (45): 7239-7249.

（下转第203页）

金龙胶囊联合介入治疗对原发性肝癌患者免疫功能的调节作用

马长林

吉林油田总医院肝病二科 吉林松原 138000

【摘要】 **目的：**分析和研究原发性肝癌患者采用金龙胶囊联合介入疗法进行治疗对其免疫功能的临床作用情况和调节效果。**方法：**选取2014年2月~2015年2月在我科进行治疗的原发性肝癌患者46例。将他们按照抽签法随机进行分组（每组各23例）。观察组患者实施金龙胶囊联合介入疗法进行临床治疗，对照组患者仅实施介入疗法进行临床治疗，并就两组患者的免疫功能情况以及远期疗效进行统计学比较和分析。**结果：**观察组患者经过治疗后，其TSGF、SIL-2R、NKcell、CD3、CD4、CD8和CD4/CD8指标的结果变化不大（$P>0.05$），但观察组患者各项指标水平的变化明显（$P<0.05$），两组之间存在显著差异（$P<0.05$），均具有统计学意义。两组的远期生存率（65.22% *vs* 30.43%）之间也存在显著差异（$P<0.05$）。**结论：**采用金龙胶囊联合介入疗法对原发性肝癌患者进行临床治疗，其对患者的免疫功能损害不大，有助于临床治疗效果的提高。

【关键词】 原发性肝癌；金龙胶囊；介入疗法；免疫功能；临床效果

肝癌是目前外科临床上常见的一种危害严重的恶性肿瘤疾病，其临床治疗方法主要是采用介入治疗[1]。与此同时，许多患者在治疗期间伴随出现免疫功能下降、肝功能损害等问题，给治疗造成较为严重的干扰和影响[2]。因此，如何更好地保证患者的免疫功能是肝癌临床治疗中需要尤为关注的重点问题之一。本文抽选2014年2月~2015年2月我科收治的原发性肝癌患者46例。根据抽签法对他们进行平均分组分方法治疗，并比较、分析和统计两组患者的临床治疗情况和效果。

一、资料与方法

（一）一般资料

选取2014年2月~2015年2月期间，在我科进行治疗的46例原发性肝癌患者。患者年龄35~72岁，平均年龄52.9±6.4岁；男性27例，女性19例。按照抽签法将46例患者随机分为2组，即观察组患者23例，对照组患者23例。

（二）方法

1. 对照组

实施单纯的介入疗法对患者进行临床治疗。即通过Seldinger法对患者进行化疗药物的血管灌注治疗。药物组成为顺铂

40～80mg，丝裂霉素 10～16mg，5-氟尿嘧啶 1.0g。采用超液化碘化油乳剂为栓塞剂。

2. 观察组

实施金龙胶囊联合介入疗法对患者进行临床治疗。即在对患者进行介入治疗（方法同上）后的第 3 天开始给予金龙胶囊（国药准字 Z10980041，北京建生药业公司）口服治疗，4 粒/次，3 次/日。

3. 统计学分析

利用 SPSS 14.0 软件对两组患者的临床疗效情况进行统计学分析，并进行 t 检验和 χ^2 检验。当 $P<0.05$ 时，则有统计学意义。

二、结果

（一）两组患者的临床指标情况分析

经过治疗，对照组患者治疗后的 TSGF、SIL-2R、NKcell、CD3、CD4、CD4/CD8 指标水平较之治疗前显著下降，CD8 指标水平显著上升（$P<0.05$），而观察组患者治疗后的各项指标水平同治疗前均无显著改变（$P>0.05$）。两组患者治疗后的指标结果对比差异性明显（$P<0.05$），均具有统计学意义（表 1）。

表 1 两组患者的临床指标结果对比

组别		对照组	观察组	t 值	P 值
例数（n）		23	23	–	–
TSGF	治疗前	1.260±0.065	1.263±0.068	0.05117	>0.05
	治疗后	0.839±0.030	1.211±0.029	7.20065	<0.05
SIL-2R	治疗前	2.901±0.048	2.912±0.045	0.03384	>0.05
	治疗后	1.226±0.040	2.700±0.041	6.89502	<0.05
NKcell	治疗前	0.329±0.071	0.333±0.070	0.02815	>0.05
	治疗后	0.207±0.058	0.320±0.072	4.97764	<0.05
CD3	治疗前	0.608±0.051	0.597±0.055	0.06913	>0.05
	治疗后	0.349±0.058	0.562±0.060	5.00174	<0.05
CD4	治疗前	0.388±0.062	0.395±0.057	0.07326	>0.05
	治疗后	0.259±0.027	0.376±0.045	5.21027	<0.05
CD8	治疗前	0.270±0.038	0.273±0.040	0.05835	>0.05
	治疗后	0.391±0.058	0.260±0.047	5.84112	<0.05
CD4/CD8	治疗前	0.328±0.070	0.327±0.056	0.03001	>0.05
	治疗后	0.204±0.053	0.311±0.039	5.00156	<0.05

（二）两组患者的远期疗效情况分析

经过临床统计显示，观察组患者在 3 个月后的生存率同对照组患者相差不大，比较无统计学意义（$P>0.05$），但 6 个月、1 年、2 年的生存率均明显高于对照组患者，组间比较的差异性明显（$P<0.05$），具有统计学意义（表 2）。

表 2　两组患者的远期生存结果对比

	对照组	观察组	χ^2 值	P 值
例数（n）	23	23	-	-
3 个月（n,%）	20（86.96）	23（100.0）	3.209302	>0.05
6 个月（n,%）	16（69.57）	21（91.30）	11.08556	<0.05
1 年（n,%）	12（52.17）	19（82.61）	4.847312	<0.05
2 年（n,%）	7（30.43）	15（65.22）	5.575758	<0.05

三、讨论

介入疗法是目前临床上越来越受重视的一种新型化疗方法，对包括肝癌、肺癌、乳腺癌、脑肿瘤等在内的实体肿瘤具有较好的临床治疗效果[3]。但在肝癌治疗过程中，由于患者大部分存在肝功能失代偿、肝硬化等多种并发症，再加上治疗过程中产生的一些有损于器官功能的药物毒性，使得许多患者在治疗期间及治疗后出现免疫功能损害，严重影响患者的预后恢复和生命安全[4]。金龙胶囊具有培元补肾、扶正祛邪、通络解郁、消肿解毒、化瘀活血、益气健脾、止痛理气以及抗肿瘤等功效。将它同介入化疗联用，能够在辅助治疗的同时，有效起到保护肝肾功能，降低免疫功能损害等作用[5]。临床研究表明，本次随机选取的原发性肝癌患者中，应用金龙胶囊联合介入疗法的患者，其治疗后的肿瘤免疫因子（TSGF、SIL-2R）、NK 细胞数量（NKcell）和 T 淋巴细胞亚群（CD3、CD4、CD4/CD8）等指标的水平同治疗前的变化不大。说明介入疗法联合了金龙胶囊后，使原发性肝癌患者的免疫功能损害不大，进而有效促进患者肝功能的恢复。同时，患者在远期生存率方面也明显优于单纯进行介入治疗的患者。由此可见，对原发性肝癌患者实施金龙胶囊联合介入治疗，能够显著减弱化疗药物的毒性作用，保护患者肝肾功能和免疫功能，稳定预后效果，从而更好地保障患者的生命安全。

参　考　文　献

[1] 杨佩颖，孙一予，张蕴超，等. 金龙胶囊先期干预 TACE 治疗原发性肝癌的临床研究. 中国肿瘤临床，2013，40（1）：45-49.

[2] 娄彦妮，贾立群. 安替可胶囊治疗消化系统肿瘤的文献分析. 中国医院用药评价与分析，2013，13（9）：807-809.

[3] 苑天文，温树伟，党之俊，等. 金龙胶囊联合介入治疗对原发性肝癌患者免疫功能调节作用的观察. 中国肿瘤临床，2013，40（18）：1116-1118.

[4] 卢致洋，蔡联明，刘振华，等. 肝癌微波消融治疗后金龙胶囊对免疫指标（CD 系列）影响及临床研究. 赣南医学院学报，2015，35（4）：590-592.

[5] 张锡泉. 金龙胶囊联合化疗治疗原发性肝癌肺转移 14 例. 江西中医药，2012，43（5）：35-37.

❖ 血液肿瘤 ❖

单倍体相合造血干细胞移植与全相合供体造血干细胞移植治疗血液系统恶性肿瘤患者：系统回顾和荟萃分析

杨 波[1] 于睿莉[2] 蔡力力[3] 卢学春[1]

1. 中国人民解放军总医院南楼血液科、国家老年疾病临床医学研究中心 北京 100853
2. 首都医科大学附属北京世纪坛医院变态反应科 北京 100038
3. 中国人民解放军总医院南楼临检科、国家老年疾病临床医学研究中心 北京 100853

【摘要】 我们比较了单倍体相合造血干细胞移植（单倍体相合 SCT）与全相合供体造血干细胞移植（全相合 SCT）治疗血液系统恶性肿瘤的安全性和有效性。截至 2017 年 6 月 21 日，我们用检索词“（hematological disease）AND matched AND（haploidentical OR haplo-identical OR haplo identical OR haplo transplantation OR haplo transplant OR 单倍体相合 SCT OR haplo-HSCT OR haplo-HCT）”检索了 Medline、Cochrane、EMBASE 和 Google 学术搜索数据库。本研究包括了纳入 11 359 名患者的 25 项研究（单倍体相合 SCT 2677 名、全相合 SCT 8682 名）。主要结果为急性和慢性移植物抗宿主病（GVHD）、非复发病死率和 1 年累计复发率。所有主要终点事件中，单倍体相合 SCT 的风险与全相合 SCT 的风险类似。对接受来自相关供者的全相合 SCT 患者进行的亚组分析显示，接受单倍体相合 SCT 的患者急性移植物抗宿主病风险较低。在接受减低强度预处理方案（RIC）的患者中，那些接受单倍体相合 SCT 治疗的患者发生Ⅱ~Ⅳ级急性移植物抗宿主病和非复发病死率的风险要高于从相关或无关供体获得相合 SCT 的患者。当相合的供者不可用时，单倍体相合 SCT 应继续被认为是安全有效的移植选择，但对接受 RIC 的患者可能不适合。

【关键词】 血液系统恶性肿瘤；造血干细胞移植；单倍体相合；移植物抗宿主病；荟萃分析

项目资助： 解放军总医院临床科研扶持基金（2016FC-ZHCG-1004），解放军总医院转化医学项目（2017TM-020），解放军总医院国家老年疾病临床医学研究中心项目（NCRCG-PLAGH-2017011），北京市科委首都临床特色重点课题（Z161100000516006）。

作者简介：

杨波，医学博士，副主任医师、讲师，Email：yangsongru312@163.com；

杨波、于睿莉、蔡力力为共同第一作者。

通信作者：卢学春，医学博士，主任医师、副教授，科室副主任，Email：luxuechun@126.com。

引言

血液系统恶性肿瘤是一组异质性疾病，在世界各地均有较高的发病率和死亡率。非霍奇金淋巴瘤（NHL）的发病率在全球恶性肿瘤中排第八位[1,2]。根据“全球癌症负担”报道，慢性淋巴细胞白血病（CLL）、急性髓系白血病（AML）、急性淋巴细胞白血病（ALL）、多发性骨髓瘤（MM）、霍奇金淋巴瘤（HL）和慢性粒细胞白血病（CML）的发病率分别排在第21、22、25、26、28和30位[2]。虽然非霍奇金淋巴瘤是最常见的血液系统恶性肿瘤类型，但其他癌症可能导致更大的负但。总的来说，白血病的伤残调整寿命年（DALYs）是非霍奇金淋巴瘤的2倍和霍奇金淋巴瘤的10倍。急性粒细胞白血病的发病率排名第22位，但死亡率却排名第15位[2]。在丹麦癌症登记局的一组患者中，多发性骨髓瘤患者接受伤残养恤金的比例高于霍奇金淋巴瘤或急性和慢性白血病患者[3]。大型国家和国际注册机构的研究也表明，与其他类型的血液系统恶性肿瘤相比，多发性骨髓瘤和急性粒细胞白血病患者的生存率较低[4,5]。令人鼓舞的是，欧洲癌症登记库中几十年的数据显示，大多数血液系统恶性肿瘤的生存率得到了稳步提高。然而，这种改善并不一致，从20世纪90年代后期到2000年底，慢性粒细胞白血病的5年生存率提高了近20%，但急性粒细胞白血病仅提高了2%。另外，骨髓增生异常综合征（MDS）患者的生存率可能根本没有提高[4]。CONCORD-2研究显示，成人白血病的存活率也因国家不同而有很大差异，在过去的10年中，世界范围内的改善并不均衡[6]。这些统计数据突显获得更易成功治疗血液系统恶性肿瘤方案的必要性。

越来越多的血液系统恶性肿瘤患者受益于造血干细胞移植（SCT），在欧洲、澳大利亚、新西兰和中国，过去10～12年造血干细胞移植数量增加了20%以上[7-9]。尽管化疗是一线治疗诱导缓解的主心骨，造血干细胞移植不仅常规用于缓解复发或难治性疾病，而且还可巩固化疗的疗效[10-12]。造血干细胞移植的成功很大程度上取决于供体与受体在人类白细胞抗原（HLA）基因位点上相合的程度；一个不适当的移植手术会引发移植物抗宿主病，并增加病死率[13,14]。鉴于这些问题，HLA相合的供体已经并将继续成为造血干细胞移植的首选[15-17]。然而，最近的研究表明，许多患者，特别是非高加索人，缺乏相应的供体[18-21]。因此，不能匹配所有代表性HLA基因位点（HLA-A、-B、-C，DRB1和DQB1）的供体的使用将继续增加。

HLA单倍体相合供体是需要造血干细胞移植的患者可用的一种不全相合的供体。这些捐赠者是在一条染色体上与所有HLA基因位点相合患者的兄弟姐妹或其他家庭成员。相合是染色体上大量连续DNA片段遗传的结果[6]。因此，单倍体的错配程度（至少50%）通常远小于相合供体的程度，并且单倍体造血干细胞移植可能导致显著的移植物抗宿主病和宿主对移植物反应，这可能引发移植细胞的排斥[22]。尽管存在并发症的风险，因为大多数家庭成员具有潜在的相合性，单倍体造血干细胞移植的使用大大增加了可供许多患者利用的供体库。单倍体造血干细胞移植的其他优势包括可以更快地找到捐赠者，并降低成本，因为一些研究发现，高成本和来自无关供体者的移植之间存在关联[23-25]。由于这些原因，在过去的10～12年中，单倍体造血干细胞移植的使用大幅增加，在欧洲和中国的患者中增加了近300%[7]。值得注意的是，在美国，2015 年单倍体造血干细胞移植仅为异体造血干细胞移植的 8%，但是在非洲裔美国人中，这个比例是 18%[26]。鉴于单倍体造血干细胞移植允许更多的患者接受移植，需要更多的数据来了解该程序相对于来自相合供体的异体造血干细胞移植的安全性。这将确保患者和护理人员获得所需的信息，以决定是继续使用单倍体造血干细胞移植，还是等待相合的供体。为了阐明这个问题，我们进行了一项荟萃分析，以比较单倍体造血干细胞移植与来自相关或无关供体的相合供体造血干细胞移植的安全性和有效性。

一、方法

（一）搜索策略和选择标准

截至 2017 年 6 月 21 日，我们用检索词“（hematological disease）AND matched AND（haploidentical OR haplo-identical OR haplo identical OR haplo transplantation OR haplo transplant OR 单倍体相合 SCT OR haplo-HSCT OR haplo-HCT）”对 Medline、Cochrane、EMBASE 和 Google 学术搜索数据库进行了检索。相关研究的参考列表也被手动搜索。纳入标准如下：

（1）研究纳入了血液系统恶性肿瘤患者，这些患者接受了来自相关供体（MRD）或无关供体（MUD）的单倍体相合 SCT 或全相合 SCT；

（2）研究为随机对照试验（RCT）、前瞻性研究、回顾性研究或双组研究；

（3）研究报告了一个定量的感兴趣的结果。

排除标准如下：

（1）在信函、评论、编辑、病例报告、会议记录或个人通信中报告研究结果；

（2）研究未报告感兴趣的定量结果。

荟萃分析不涉及人类受试者，也不需要机构审查委员会（IRB）审查。

（二）研究选择和数据提取

学术研究的搜索由 2 位独立的评审员完成。任何关于入选研究资格的不确定性都是通过咨询第三名评审员来解决的。搜索策略使用了两个步骤。首先，将数据库搜索中确定的所有文章的标题和摘要与纳入和排除标准进行了比较。为搜索过程的第二步，选择了符合纳入标准但不符合排除标准的文章。在这一步骤中，对文章的全文进行了检查，以确定它是否符合所有的纳入标准而不符合任何排除标准。那些符合以上标准的研究被包括在系统评价和荟萃分析中。从纳入的研究中获取以下信息：第一作者姓名、出版年份、研究设计、疾病类型、疾病风险指数、移植类型、每组参与人数、预处理方案类型、随访时间和主要结果。疾病风险指数使用了 Arm 等人之前用过的[27,28]。

（三）质量评估

我们利用质量预测研究（QUIPS）工具评估了纳入研究的任何发表偏倚[29]。该工具评估一个研究的 6 个领域的偏倚：研究参与、研究耗损、预后因素测量、结果测量、研究混杂、统计分析和报告。绿色表示偏倚风险低，红色表示偏倚风险高，黄色表示偏倚风险不确定。QUIPS 工具可用于确定个体研究的偏倚并总结荟萃分析中所有研究的集体偏倚。

（四）结果衡量

本研究的主要结果为急性移植物抗宿主病、慢性移植物抗宿主病、非复发死亡率和 1 年累计复发率（CIR）。

（五）统计分析

连续数据以平均值表示；二分类和分类数据以数字和百分比表示。针对具有二分变量的结果，我们计算了每一个个体研究和所有研究的 95% 置信区间（CI）的优势比（OR），以比较接受单倍体相合 SCT 和全相合 SCT 的患者。OR>1 表明单倍体相合 SCT 组的风险低于全相合 SCT 组。OR<1 表明单倍体相合 SCT 组的风险高于全相合 SCT 组。进行同质性卡方检验，并确定 Cochran's Q 和不一致性指数（I^2）统计。如果 I^2 统计值>50%，则使用随机效应模型，这表明研究之间存在异质性。否则，使用固定效应模型。计算汇总效应，双边 P 值<0.05 表示有统计学意义。对以下患者群体进行亚组分析：

（1）相关供体：比较接受单倍体相合 SCT 的患者与从相关供体接受全相合 SCT 的患者。

（2）无关供体：比较接受单倍体相合 SCT 的患者与从无关供体接受全相合 SCT 的患者。

（3）清髓性预处理（MA）：比较接受单倍体相合 SCT 和 MA 方案的患者与接受全相合 SCT 和 MA 方案的患者。

（4）减低强度预处理（RIC）：比较接受单倍体相合 SCT 和 RIC 方案的患者与接受全相合 SCT 和 RIC 方案的患者。

（5）急性白血病：比较接受单倍体相合 SCT 的急性白血病患者与接受全相合 SCT 的急性白血病患者。

进行敏感性分析以确定是否有任何一项研究对汇总效应有不成比例的影响。所有研究只用留一法交叉验证来计算汇总效应。使用这种方法的时候，如果汇总效应的方向或重要性没有变化，那么个体效应不会不适当地影响汇总效应。此外，通过构建漏斗图来评估研究的异质性和发表偏倚（如果分析中包含超过 10 项研究[30]）。漏斗图中形成对称的漏斗形分布的数据指示不存在偏差。所有分析均采用综合元分析统计软件 2.0 版（Biostat，Englewood，NJ，USA）进行。

二、结果

（一）搜索结果

我们的搜索过程总结如图 1 所示。检索确定了 730 次引用文献。另有 25 个来自其他来源。在筛选标题和摘要后，我们排除了 516 篇文章。在剩下的 108 篇接受全文审阅的文章中，有 84 篇被排除，原因如下：研究目标与荟萃分析的目的不一致（n=76），或者研究没有报告感兴趣的结果（n=8）。剩下的 24 篇文章符合所有的资格标准，被纳入本次审阅和荟萃分析[31-54]。

（二）系统性回顾

24 项研究中有 19 项是回顾性研究，5 项是前瞻性研究。在 5 个前瞻性研究中，3 个指定的供体是基于可用性，1 个使用某种算法将供体指定给第一个（相合的兄弟姐妹）、第二个（相合的无关供体）或第三个（部分相合的家庭成员）选择。我们无法确定第五项研究如何指定供体。24 项研究共纳入 11 359 例患者：单倍体相合 SCT 组 2677 例，全相合 SCT 组 8682 例。每个组的患者数量为单倍体相合 SCT 组 28~372 例，全相合 SCT 组 23~2490 例。这 24 项研究进行了 18 次单倍体相合 SCT 与来自相关供体的全相合 SCT（2586 名患者；30%所有相合的 SCT 患者）的比较，进行了 13 次单倍体相合 SCT 与来自无关供体的全相合 SCT 的比较（6096 名患者；70%所有相合的 SCT 患者）。在单倍体相合 SCT 组患者中，1569 名（59%）被纳入了比较单倍体相合 SCT 和无关供体全相合 SCT 的研究，1905 名（71%）被纳入了比较单倍体相合 SCT 和相关供体全相合 SCT 的研究。

在纳入儿童、青少年或成人的研究中（8 项研究），治疗组的平均或中位年龄范围为 3~59 岁。在仅纳入成人（15 项研究）的研究中，患者的年龄在 26~63 岁之间。

大多数研究（23 份报告摘要数据中的 13 份）没有年龄相合的治疗组，平均或中位年龄差异超过 5 年。男性患者比例介于 17%~77%之间。尽管随访时间从 13 个月到 67 个月不等，但只有 6 项研究报道了 45 个月以上的随访。在报告各组随访时间的半数研究中（7/16），单倍体相合 SCT 组和全相合 SCT 组的随访时间相似（相差 0~2 个月）；然而，5 个研究的随访时间差异为 8~12 个月，3 个研究的差异为 25~40 个月。1 项研究仅纳入了高危患者，9 项研究未报告纳入患者的风险指数状态，其余研究纳入了部分或全部风险指数状态（低、中、高）的患者。

本系统评价和荟萃分析包含的研究纳入了诊断为不同血液系统恶性肿瘤的患者，其中最常见的是急性髓系白血病（AML，18 项研究）、骨髓增生异常综合征/骨髓增生性疾病（MDS，15 项研究）、急性淋巴细胞白血病（ALL，15 项研究）和非霍奇金淋巴瘤（NHL，10 项研究）。其他病症包括霍奇金淋巴瘤（HL，6 项研究）、慢性粒细胞白血病（CML，9 项研究）、骨髓增生综合征（4 项研究）、慢性淋巴细胞白血病（4 项研究）、多发性骨髓瘤（4 项研究）、再生障碍性贫血（2 项研究）和混合表型急性白血病（MPAL，1 项研究）。8 项研究仅关注单一疾病，即急性髓系白血病、急性淋巴细胞白血病、慢性粒细胞白血病、骨髓增生异常综合征/骨髓增生性疾病、霍奇金淋巴瘤或淋巴瘤。

11 项研究比较了单倍体相合 SCT 与亲属（相合的相关供体）捐献的全相合 SCT，6 项研究比较了单倍体相合 SCT 与非亲属（相合的无关供体）捐献的全相合 SCT。7 项研究比较了单倍体相合 SCT 与相关供体和无关供体全相合 SCT。因此，24 项研究总共进行了 31 次单倍体相合 SCT 与全相合 SCT 的比较，其中 18 例是与来自相关供体的全相合移植进行比较，13 例是与来自无关供体的全相合移植进行比较。虽然无关供体与相关供体的使用相当均匀地分布在所纳入的研究中，但较少使用预处理方案，不到一半（11/24）的研究使用了清髓性预处理方案（MA；无关供体比较：2 项；相关供体比较：9 项）。其余的研究仅使用减低强度预处理方案（RIC；无关供体比较：2 项；相关供体比较：2 项）；仅使用非清髓性预处理方案（NMA；无关供体比较：0 项；相关供体比较：1 项）；减低强度预处理方案或非清髓性预处理方案（无关供体比较：1 项；相关供体比较：2 项）；减低强度预处理方案或清髓性预处理方案（无关供体比较：3 项；相关供体比较：1 项）；或清髓性预处理方案，非清髓性预处理方案或减低强度预处理方案混合（无关供体比较：2 项；相关供体比较：2 项）。一项研究比较了清髓性预处理方案和减低强度预处理方案（无关供体比较：1 项；相关供体比较：0 项）。

与预处理方案一样，这些研究显示了关于供体干细胞来源的显著变异性。对于骨髓（BM-）或外周血（PB-）衍生的移植物的使用模式分为 6 类：

（1）100%患者的移植物仅来自外周血和骨髓中的一种来源（7 项研究；无关供体比较：5 项；相关供体比较：5 项）。

（2）两种治疗组中大部分患者（>80%）的移植仅来自一种来源（3 项研究；无关供体比较：0 项；相关供体比较：3 项）。

（3）在单倍体相合 SCT 组，大部分移植物（>80%）来自骨髓，但在全相合 SCT 组，大部分移植物来自外周血（5 项研究；无关供体：2 项；相关供体：3 项）。

（4）在一个治疗组，大部分患者

（>80%）的移植物仅来源于 1 个来源，但在另一组，使用该来源的百分比是不确定的（6 项研究；无关供体比较：6 项；相关供体比较：2 项）。

（5）两个治疗组的来自骨髓和外周血的移植物百分比相一致（1 项研究；无关供体比较：0 项；相关供体比较：1 项）。

（6）两个治疗组的来自骨髓和外周血的移植物百分比不一致（4 项研究；无关供体比较：0 项；相关供体比较：4 项）。

表 1 列出了我们研究的主要结果。多项研究（9/24）报告了 1 年、3 年和 5 年的复发率。1 年复发率在单倍体相合 SCT 组为 3%～37%，在相关供体组为 6%～56%，在无关供体组为 20%～27%；3 年复发率在单倍体相合 SCT 组为 5%～52%，在相关供体组为 8%～56%，在无关供体组为 29%～37%；5 年复发率在单倍体相合 SCT 组为 6%～52%，在相关供体组为 11%～56%，在无关供体组为 28%～39%。18 项研究报告的Ⅱ～Ⅳ级急性移植物抗宿主病的总体发生率在单倍体相合 SCT 组为 14%～53%，相关供体组为 13%～50%，无关供体组为 21%～49%。Ⅲ～Ⅳ级急性移植物抗宿主病发生率在单倍体相合 SCT 组为 2%～30%，相关供体组为 2%～21%，无关供体组为 3%～25%。19 项研究报道的慢性移植物抗宿主病发生率在单倍体相合 SCT 组为 13%～85%，相关供体组为 22%～58%，无关供体组为 22%～69%。17 项研究报告的总体非复发病死率在单倍体相合 SCT 组中为 3%～42%，相关供体组为 8%～31%，无关供体组为 13%～54%。

（三）荟萃分析

1. 急性及慢性移植物抗宿主病

19 个研究报告了Ⅱ～Ⅳ级急性移植物抗宿主病的数据，20 个研究报告了Ⅲ～Ⅳ级急性移植物抗宿主病的数据，21 个研究报告了慢性移植物抗宿主病的数据。这 3 种结果的个体和汇总效应显示在图 2 中的林图中。显著的异质性可见于Ⅱ～Ⅳ级急性移植物抗宿主病研究（Q＝149.386，I2＝87.95%，P<0.001），Ⅲ～Ⅳ急性移植物抗宿主病研究（Q＝36.387，I2＝47.78%，P＝0.009）和慢性移植物抗宿主病研究（Q＝175.71，I2＝88.62%，P<0.001）；因此，我们用随机效应模型来确定汇总效应。我们的荟萃分析显示，单倍体相合 SCT 组和全相合 SCT 组患者发生Ⅱ～Ⅳ级急性移植物抗宿主病，Ⅲ～Ⅳ级急性移植物抗宿主病或慢性移植物抗宿主病的风险无显著差异（Ⅱ～Ⅳ级移植物抗宿主病：汇总 OR＝1.24，95% CI：0.86～1.77，P＝0.245；Ⅲ～Ⅳ级移植物抗宿主病：汇总 OR＝1.09，95%CI：0.84～1.40，P＝0.523；慢性移植物抗宿主病：汇总 OR＝0.73，95% CI：0.52～1.02，P＝0.068；图 2A、2B、2C）。

除了计算所有患者移植物抗宿主病风险的汇总效应之外，我们还比较了不同全相合 SCT（无关供体或相关供体）类型的患者发展为移植物抗宿主病的风险，以及接受不同预处理方案（清髓性预处理或减低强度预处理）的患者发展为移植物抗宿主病的风险。我们还将急性白血病患者作为亚组进行了分析。我们的结果总结在表 3 中。5 个亚组中的 3 个的Ⅱ～Ⅳ级急性移植物抗宿主病风险显著不同。在接受来自相关供体的全相合 SCT 的患者中，单倍体相合 SCT 组患者Ⅱ～Ⅳ级急性移植物抗宿主病风险显著低于接受全相合 SCT 的患者（汇总 OR＝1.67，95% CI：1.09～2.57，P＝0.018）。在接受清髓性预处理方案的患者中，单倍体相合 SCT 组患者Ⅱ～Ⅳ级急性移植物抗宿主病风险也显著低于接受全

表1 荟萃分析中包含的研究结果

第一作者（发表年份）	干预措施	预处理方案，%	患者数	复发/进展，%	Ⅱ～Ⅳ级急性移植物抗宿主病，%	Ⅲ～Ⅳ级急性移植物抗宿主病，%	慢性移植物抗宿主病总计，%	非复发病死率，%
Li HH（2017）	单倍体相合造血干细胞移植	清髓性预处理	94	3年：39%	35.1%	14.5%	38.4%	24.0%
	相关供体造血干细胞移植		100	3年：22.6%	13.9%	9.8%	43.3%	10.2%
McCurdy（2017）	单倍体相合造血干细胞移植	减低强度预处理	372	3年：46%	–	–	–	–
	相关供体造血干细胞移植	清髓性预处理	192	3年：41%	–	–	–	–
	无关供体造血干细胞移植	清髓性预处理	120	3年：36%	–	–	–	–
Piemontese（2017）	单倍体相合造血干细胞移植	清髓性预处理52%；减低强度预处理48%	265	1年：23% 3年：30% 5年：31%	28%	10%	34%	29%
	无关供体造血干细胞移植	清髓性预处理59%；减低强度预处理41%	2490	1年：20% 3年：29% 5年：30%	25%	7%	40%	21%

续 表

第一作者（发表年份）	干预措施	预处理方案,%	患者数	复发/进展,%	Ⅱ~Ⅳ级急性移植物抗宿主病,%	Ⅲ~Ⅳ级急性移植物抗宿主病,%	慢性移植物抗宿主病总计,%	非复发病死率,%
Bashey（2016）	单倍体相合造血干细胞移植	清髓性预处理40%；非清髓性预处理/减低强度预处理60%	116	1年：25% 3年：32% 5年：34%	17%	17%	38%	17%
	相关供体造血干细胞移植	清髓性预处理54%；非清髓性预处理/减低强度预处理46%	181	1年：24% 3年：30% 5年：33%	21%	9%	58%	14%
	无关供体造血干细胞移植	清髓性预处理51%；非清髓性预处理/减低强度预处理49%	178	1年：27% 3年：36% 5年：37%	48%	18%	62%	16%
Blaise（2016）	单倍体相合造血干细胞移植	非清髓性预处理21（68%）；减低强度预处理10（32%）	31	2年：23%	23%	10%	13%	10%
	相关供体造血干细胞移植	减低强度预处理47（100%）	47	2年：25%	21%	13%	35%	11%
Gaballa（2016）	单倍体相合造血干细胞移植	清髓性预处理	50	1年：20% 3年：22% 5年：22%	100天：40%	8%	2年：19%	3年：10%
	相关供体造血干细胞移植		27	1年：16% 3年：27% 5年：33%	6%	4%	12%	4%

续 表

第一作者（发表年份）	干预措施	预处理方案，%	患者数	复发/进展，%	Ⅱ~Ⅳ级急性移植物抗宿主病，%	Ⅲ~Ⅳ级急性移植物抗宿主病，%	慢性移植物抗宿主病总计，%	非复发病死率，%
Ghosh（2016）	单倍体相合造血干细胞移植	减低强度预处理/非清髓性预处理	180	1 年：31% 3 年：37%	27%	8%	15%	3 年：15%
	相关供体造血干细胞移植		807	1 年：30% 2 年：37% 3 年：40%	25%	8%	52%	13%
Kanate（2016）	单倍体相合造血干细胞移植	减低强度预处理/非清髓性预处理	185	1 年：30% 3 年：36%	27%	8%	15%	17%
	无关供体造血干细胞移植 without ATG		491	1 年：22% 3 年：28%	40%	12%	62%	22%
	无关供体造血干细胞移植 with ATG		241	1 年：27% 3 年：36%	49%	17%	37%	26%
清髓性预处理（2016）	单倍体相合造血干细胞移植	清髓性预处理	67	3 年：21.0%	–	7.46%	44.80%	–
	相关供体造血干细胞移植		23	3 年：26.1%	–	17.40%	55.00%	–
Rashidi（2016）	单倍体相合造血干细胞移植	清髓性预处理 44%；减低强度预处理 56%	52	1.5 年：29%	40%	25%	moderate/severe：10%	1.5 年：27%

续 表

第一作者（发表年份）	干预措施	预处理方案,%	患者数	复发/进展,%	Ⅱ~Ⅳ级急性移植物抗宿主病,%	Ⅲ~Ⅳ级急性移植物抗宿主病,%	慢性移植物抗宿主病总计,%	非复发病死率,%
	无关供体造血干细胞移植	清髓性预处理44%；减低强度预处理56%	88	1.5年：43%	36%	25%	moderate/severe：9%	1.5年：27%
Wang（2016）[a]	单倍体相合造血干细胞移植	清髓性预处理	121	1年：13% 3年：18%	28%	6%	38%	13%
	相关供体造血干细胞移植		89	1年：13% 3年：24%	13%	2%	25%	11%
Wang（2016）[b]	单倍体相合造血干细胞移植（3/6）	清髓性预处理	136	1年：3.4% 3年：5.2% 5年：6.9%	30%	5%	35%	34%
	单倍体相合造血干细胞移植（4~5/6）		90	1年：4.1% 3年：6.2% 5年：7.9%	29%	11%	48%	29%
	相关供体造血干细胞移植		228	1年：6.5% 3年：8.9% 5年：11.0%	14%	7%	51%	16%
Ciurea（2015）	单倍体相合造血干细胞移植	清髓性预处理	104	1年：41% 3年：44%	16%	7%	30%	14%
	无关供体造血干细胞移植		1245	1年：32% 3年：39%	33%	13%	53%	20%

续 表

第一作者（发表年份）	干预措施	预处理方案,%	患者数	复发/进展,%	Ⅱ~Ⅳ级急性移植物抗宿主病,%	Ⅲ~Ⅳ级急性移植物抗宿主病,%	慢性移植物抗宿主病总计,%	非复发病死率,%
	单倍体相合造血干细胞移植	减低强度预处理	88	1年：43% 3年：58%	19%	2%	34%	6%
	无关供体造血干细胞移植		737	1年：34% 3年：42%	28%	11%	43%	23%
Solomon（2015）	单倍体相合造血干细胞移植	清髓性预处理	30	（2年）总 24% 低/中风险 0% 高/很高风险53%	43%	23%	56%	3%
	无关供体造血干细胞移植（BM or PB）		48	总 23% 低/中风险 20% 高/很高风险 32%	63%	23%	69%	13%
Wang（2015）	单倍体相合造血干细胞移植	清髓性预处理	231	1年：8% 3年：15% 5年：16%	–	–	–	13%
	相关供体造血干细胞移植		219	1年：8% 3年：15% 5年：16%	–	–	–	8%
Di Stasi（2014）	单倍体相合造血干细胞移植		32	1年：33%	–	–	–	24%
	相关供体造血干细胞移植	减低强度预处理	87	1年：28%	–	–	–	20%

续　表

第一作者（发表年份）	干预措施	预处理方案,%	患者数	复发/进展,%	Ⅱ～Ⅳ级急性移植物抗宿主病,%	Ⅲ～Ⅳ级急性移植物抗宿主病,%	慢性移植物抗宿主病总计,%	非复发病死率,%
	无关供体造血干细胞移植		108	1年：23%	–	–	–	35%
Kanda（2014）	单倍体相合造血干细胞移植	减低强度预处理	33	1年：10%	46%	27%	50%	29%
	相关供体造血干细胞移植		38	1年：26%	16%	3%	22%	29%
	无关供体造血干细胞移植		53	1年：26%	26%	13%	35%	54%
Luo（2014）	单倍体相合造血干细胞移植		99	1年：6.4% 3年：14.2% 5年：14.2%	42.40%	17%	41.4%	5%
	相关供体造血干细胞移植	清髓性预处理	90	1年：23.3% 3年：29.1% 5年：34%	15.6%	5.6%	24.30%	31%
	无关供体造血干细胞移植		71	1年：15.3% 3年：19.4% 5年：21.2%	39.4%	13%	41.7%	21%
Raiola（2014）	单倍体相合造血干细胞移植		92	1年：30% 3年：35%	14%	4%	15%	18%

续　表

第一作者（发表年份）	干预措施	预处理方案，%	患者数	复发/进展，%	Ⅱ～Ⅳ级急性移植物抗宿主病，%	Ⅲ～Ⅳ级急性移植物抗宿主病，%	慢性移植物抗宿主病总计，%	非复发病死率，%
	相关供体造血干细胞移植	清髓性预处理/减低强度预处理	176	1 年：33% 3 年：40%	31%	7%	29%	24%
	无关供体造血干细胞移植		43	1 年：18% 3 年：23%	21%	3%	22%	33%
Bashey（2013）	单倍体相合造血干细胞移植	清髓性预处理 34%；减低强度预处理/非清髓性预处理 66%	53	1 年：29.8% 3 年：33% 5 年：33%	–	11%	38%	7%
	相关供体造血干细胞移植	清髓性预处理 60%；减低强度预处理/非清髓性预处理 40%	117	1 年：25.5% 3 年：34% 5 年：35.6%	–	8%	54%	13%
	无关供体造血干细胞移植	清髓性预处理 46%；减低强度预处理/非清髓性预处理 54%	101	1 年：27.3% 3 年：37.5% 5 年：39.6%	–	11%	54%	16%
Chang（2012）	单倍体相合造血干细胞移植	清髓性预处理	50	2 年：17.2%	44%	10%	58%	–
	相关供体造血干细胞移植		25	2 年：20.9%	20%	5%	32%	–

续　表

第一作者（发表年份）	干预措施	预处理方案,%	患者数	复发/进展,%	Ⅱ~Ⅳ级急性移植物抗宿主病,%	Ⅲ~Ⅳ级急性移植物抗宿主病,%	慢性移植物抗宿主病总计,%	非复发病死率,%
Burroughs（2008）	单倍体相合造血干细胞移植		28	1年：33% 3年：52% 5年：52%	43%	11%	35%	9%
	相关供体造血干细胞移植	非清髓性预处理	38	1年：56% 3年：56% 5年：56%	50%	16%	50%	21%
Drobyski（2002）	单倍体相合造血干细胞移植		48	1年：37% 3年：42% 5年：42%	46%	–	50%	42%
	无关供体造血干细胞移植	清髓性预处理	82	1年：24% 3年：28.5% 5年：28.5%	42%	–	57%	23%
Tomonari（2002）	单倍体相合造血干细胞移植	清髓性预处理	30	$n=7$	53%	30%	85%	–
	相关供体造血干细胞移植		102	$n=27$	33%	12%	57%	–

[a]参考文献数量53。

[b]参考文献数量52。

缩写：GVHD：移植物抗宿主病

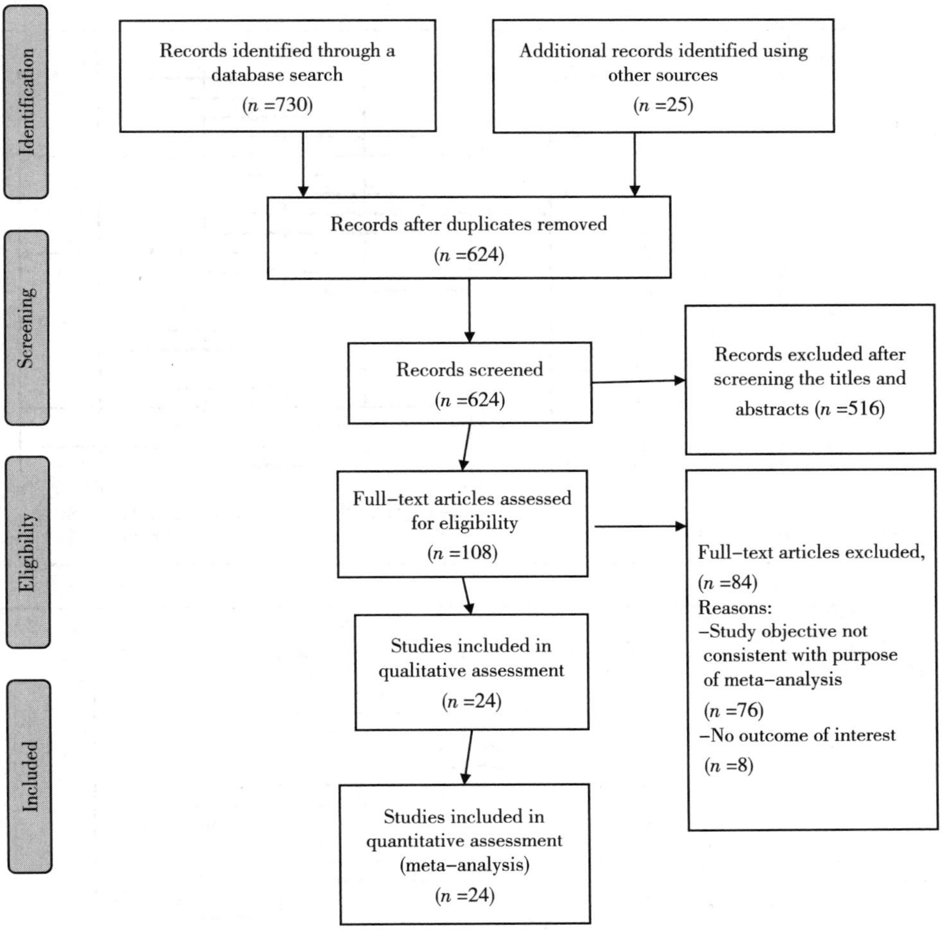

Identification
Screening
Eligibility
Included
Records identified through a database search (n =730)
Additional records identified using other sources (n =25)
Records after duplicates removed (n =624)
Records screened (n =624)
Records excluded after screening the titles and abstracts (n =516)
Full-text articles assessed for eligibility (n =108)
Full-text articles excluded, (n =84)
Reasons:
–Study objective not consistent with purpose of meta-analysis (n =76)
–No outcome of interest (n =8)
Studies included in qualitative assessment (n =24)
Studies included in quantitative assessment (meta-analysis) (n =24)

图 1 用于选择所需研究的系统综述和荟萃分析优先报告的条目（PRISMA 2009）流程图

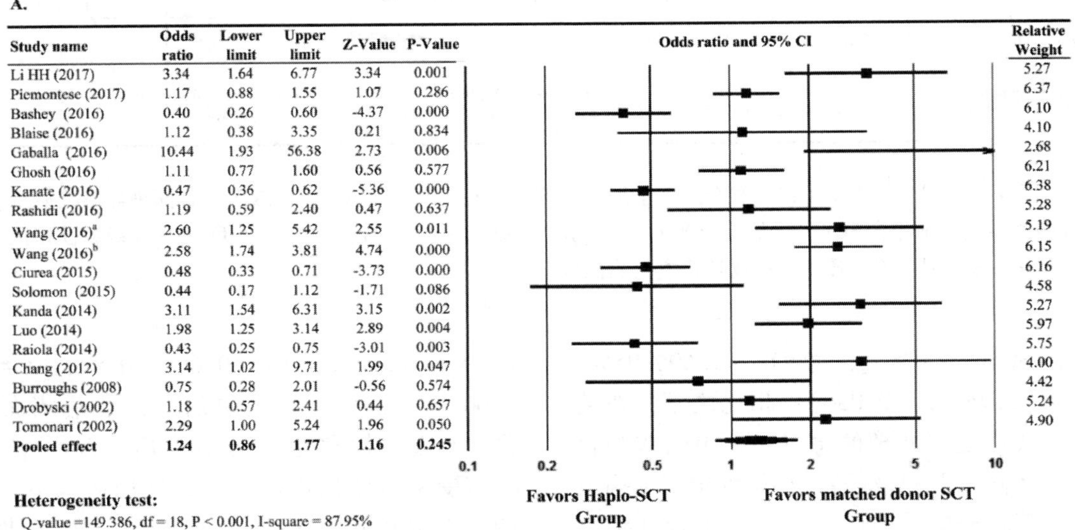

A.

Study name	Odds ratio	Lower limit	Upper limit	Z-Value	P-Value	Relative Weight
Li HH (2017)	3.34	1.64	6.77	3.34	0.001	5.27
Piemontese (2017)	1.17	0.88	1.55	1.07	0.286	6.37
Bashey (2016)	0.40	0.26	0.60	-4.37	0.000	6.10
Blaise (2016)	1.12	0.38	3.35	0.21	0.834	4.10
Gaballa (2016)	10.44	1.93	56.38	2.73	0.006	2.68
Ghosh (2016)	1.11	0.77	1.60	0.56	0.577	6.21
Kanate (2016)	0.47	0.36	0.62	-5.36	0.000	6.38
Rashidi (2016)	1.19	0.59	2.40	0.47	0.637	5.28
Wang (2016)[a]	2.60	1.25	5.42	2.55	0.011	5.19
Wang (2016)[b]	2.58	1.74	3.81	4.74	0.000	6.15
Ciurea (2015)	0.48	0.33	0.71	-3.73	0.000	6.16
Solomon (2015)	0.44	0.17	1.12	-1.71	0.086	4.58
Kanda (2014)	3.11	1.54	6.31	3.15	0.002	5.27
Luo (2014)	1.98	1.25	3.14	2.89	0.004	5.97
Raiola (2014)	0.43	0.25	0.75	-3.01	0.003	5.75
Chang (2012)	3.14	1.02	9.71	1.99	0.047	4.00
Burroughs (2008)	0.75	0.28	2.01	-0.56	0.574	4.42
Drobyski (2002)	1.18	0.57	2.41	0.44	0.657	5.24
Tomonari (2002)	2.29	1.00	5.24	1.96	0.050	4.90
Pooled effect	**1.24**	**0.86**	**1.77**	**1.16**	**0.245**	

Odds ratio and 95% CI
0.1
0.2
0.5
1
2
5
10
Favors Haplo-SCT Group
Favors matched donor SCT Group

Heterogeneity test:
Q-value =149.386, df = 18, P < 0.001, I-square = 87.95%

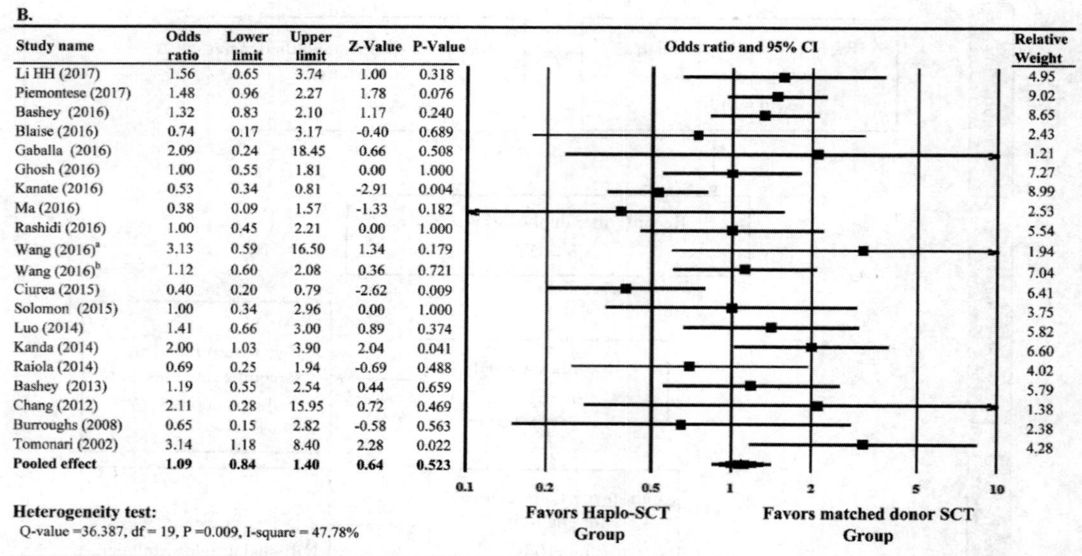

B.

Study name	Odds ratio	Lower limit	Upper limit	Z-Value	P-Value	Relative Weight
Li HH (2017)	1.56	0.65	3.74	1.00	0.318	4.95
Piemontese (2017)	1.48	0.96	2.27	1.78	0.076	9.02
Bashey (2016)	1.32	0.83	2.10	1.17	0.240	8.65
Blaise (2016)	0.74	0.17	3.17	-0.40	0.689	2.43
Gaballa (2016)	2.09	0.24	18.45	0.66	0.508	1.21
Ghosh (2016)	1.00	0.55	1.81	0.00	1.000	7.27
Kanate (2016)	0.53	0.34	0.81	-2.91	0.004	8.99
Ma (2016)	0.38	0.09	1.57	-1.33	0.182	2.53
Rashidi (2016)	1.00	0.45	2.21	0.00	1.000	5.54
Wang (2016)[a]	3.13	0.59	16.50	1.34	0.179	1.94
Wang (2016)[b]	1.12	0.60	2.08	0.36	0.721	7.04
Ciurea (2015)	0.40	0.20	0.79	-2.62	0.009	6.41
Solomon (2015)	1.00	0.34	2.96	0.00	1.000	3.75
Luo (2014)	1.41	0.66	3.00	0.89	0.374	5.82
Kanda (2014)	2.00	1.03	3.90	2.04	0.041	6.60
Raiola (2014)	0.69	0.25	1.94	-0.69	0.488	4.02
Bashey (2013)	1.19	0.55	2.54	0.44	0.659	5.79
Chang (2012)	2.11	0.28	15.95	0.72	0.469	1.38
Burroughs (2008)	0.65	0.15	2.82	-0.58	0.563	2.38
Tomonari (2002)	3.14	1.18	8.40	2.28	0.022	4.28
Pooled effect	**1.09**	**0.84**	**1.40**	**0.64**	**0.523**	

Heterogeneity test:
Q-value =36.387, df = 19, P =0.009, I-square = 47.78%

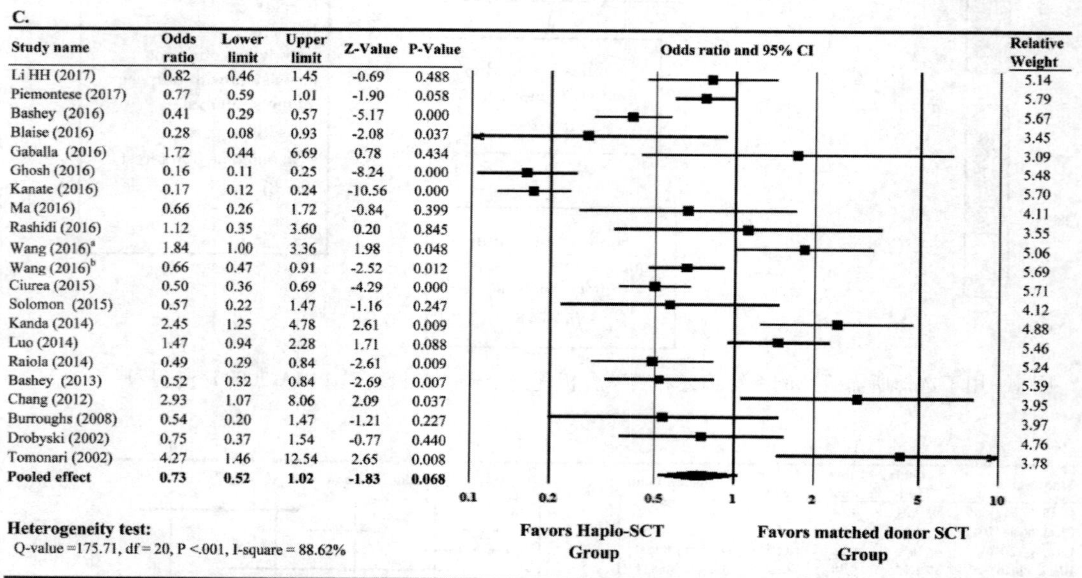

C.

Study name	Odds ratio	Lower limit	Upper limit	Z-Value	P-Value	Relative Weight
Li HH (2017)	0.82	0.46	1.45	-0.69	0.488	5.14
Piemontese (2017)	0.77	0.59	1.01	-1.90	0.058	5.79
Bashey (2016)	0.41	0.29	0.57	-5.17	0.000	5.67
Blaise (2016)	0.28	0.08	0.93	-2.08	0.037	3.45
Gaballa (2016)	1.72	0.44	6.69	0.78	0.434	3.09
Ghosh (2016)	0.16	0.11	0.25	-8.24	0.000	5.48
Kanate (2016)	0.17	0.12	0.24	-10.56	0.000	5.70
Ma (2016)	0.66	0.26	1.72	-0.84	0.399	4.11
Rashidi (2016)	1.12	0.35	3.60	0.20	0.845	3.55
Wang (2016)[a]	1.84	1.00	3.36	1.98	0.048	5.06
Wang (2016)[b]	0.66	0.47	0.91	-2.52	0.012	5.69
Ciurea (2015)	0.50	0.36	0.69	-4.29	0.000	5.71
Solomon (2015)	0.57	0.22	1.47	-1.16	0.247	4.12
Kanda (2014)	2.45	1.25	4.78	2.61	0.009	4.88
Luo (2014)	1.47	0.94	2.28	1.71	0.088	5.46
Raiola (2014)	0.49	0.29	0.84	-2.61	0.009	5.24
Bashey (2013)	0.52	0.32	0.84	-2.69	0.007	5.39
Chang (2012)	2.93	1.07	8.06	2.09	0.037	3.95
Burroughs (2008)	0.54	0.20	1.47	-1.21	0.227	3.97
Drobyski (2002)	0.75	0.37	1.54	-0.77	0.440	4.76
Tomonari (2002)	4.27	1.46	12.54	2.65	0.008	3.78
Pooled effect	**0.73**	**0.52**	**1.02**	**-1.83**	**0.068**	

Heterogeneity test:
Q-value =175.71, df = 20, P <.001, I-square = 88.62%

图2　林图比较接受单倍体相合造血干细胞移植（“单倍体相合 SCT”）或全相合同种异体造血干细胞移植（“全相合 SCT”）的参与者患（A）Ⅱ～Ⅳ级急性移植物抗宿主病，（B）Ⅲ～Ⅳ级急性移植物抗宿主病，或（C）慢性移植物抗宿主的病例数。

相合 SCT 的患者（汇总 OR＝1.69，95%：1.04～2.74，P＝0.036）。相比之下，在接受减低强度预处理的患者中，单倍体相合 SCT 组患者Ⅱ～Ⅳ级急性移植物抗宿主病风险显著高于接受全相合 SCT 的患者（汇总 OR＝0.72，95% CI：0.60～0.88，P＝0.001）。在 5 个亚组中的 4 个，患者的Ⅲ～Ⅳ级急性移植物抗宿主病风险相似，但接受单倍体相合 SCT 的急性白血病患者的风险显著低于接受全相合 SCT 的患者

（汇总 OR = 1.27，95% CI：1.04 ~ 1.55，P=0.020）。在 5 个亚组中有 1 个，慢性移植物抗宿主病风险明显不同：接受无关供体全相合 SCT 患者中，接受单倍体相合 SCT 的患者风险明显高于接受全相合 SCT 患者（汇总 OR = 0.60，95% CI：0.40 ~ 0.89，P=0.012）。

2. 非复发病死率

共有 20 项研究报告了非复发病死率的数据。图 3A 中的林图显示了这一结果的个体和汇总效应。研究表现出显著的异质性；因此，我们使用了随机效应模型（Q = 102.26，I2 = 81.42%，P<0.001）。汇总效应表明，2 个治疗组患者的非复发病死率相

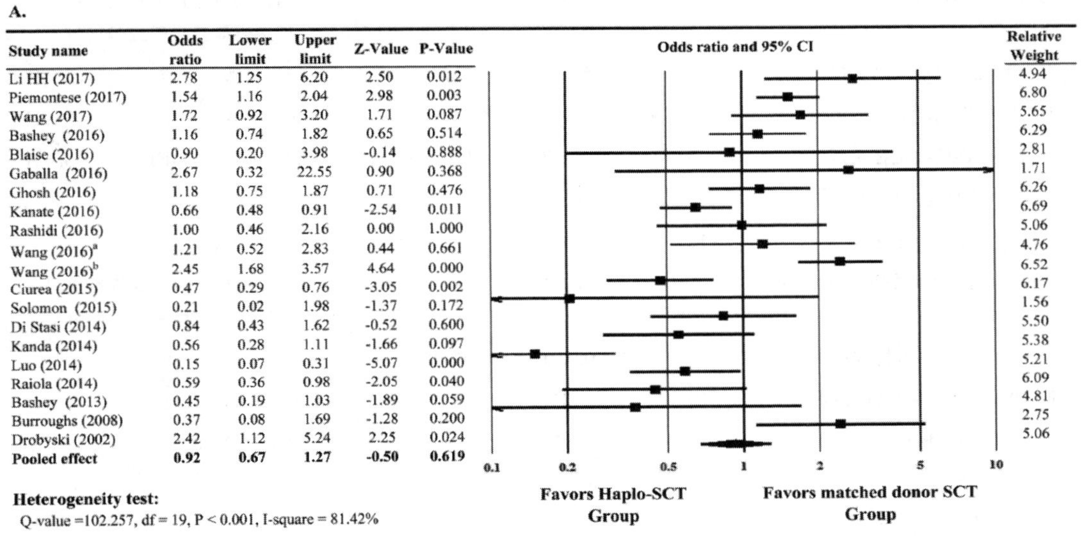

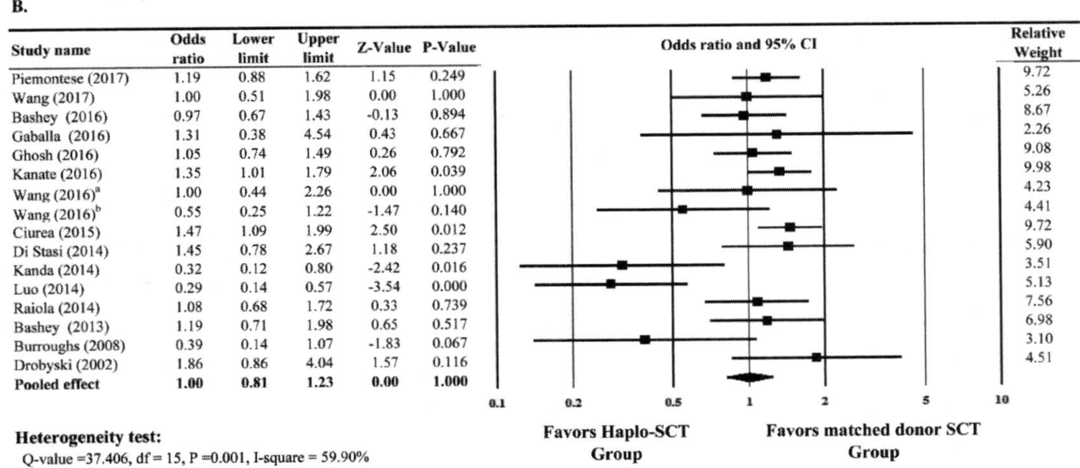

图 3　林图比较接受单倍体相合造血干细胞移植（“单倍体相合 SCT”）或相合同种异体干细胞移植（“全相合 SCT”）的参与者患（A）非复发死亡率或（B）1 年累计复发率的病例数。

似（汇总 OR=0.92，95%CI：0.67~1.27，P=0.619）。风险差异在无关供体、相关供体、清髓性预处理和急性白血病患者亚组中仍然不明显。然而，在减低强度预处理组中，接受单倍体相合 SCT 患者的风险显著高于接受全相合 SCT 患者（汇总 OR=0.64，95% CI：0.42 ~ 0.97，P = 0.034；表 2）。

表 2　荟萃分析所包含研究的亚组分析

	研究数量	异质性测试		效应规模	
		Q	I-squared	汇总 OR（95%CI）	P-Value
相关供体造血干细胞移植的亚组				**单倍体相合造血干细胞移植与相关供体造血干细胞移植**	
Ⅱ~Ⅳ级急性移植物抗宿主病	13	55.698	78.46%	1.67（1.09，2.57）	0.018
Ⅲ~Ⅳ级急性移植物抗宿主病	15	17.913	21.85%	1.28（0.94，1.72）	0.112
慢性移植物抗宿主病	15	105.42	86.72%	0.89（0.55，1.46）	0.651
非复发死亡率	14	43.55	70.15%	0.98（0.66，1.45）	0.910
1 年累计复发率	12	17.675	37.77%	0.83（0.64，1.09）	0.180
无关供体造血干细胞移植的亚组				**单倍体相合造血干细胞移植与无关供体造血干细胞移植**	
Ⅱ~Ⅳ级急性移植物抗宿主病	10	70.859	87.30%	0.82（0.52，1.29）	0.385
Ⅲ~Ⅳ级急性移植物抗宿主病	10	22.17	59.40%	0.99（0.68，1.45）	0.967
慢性移植物抗宿主病	11	69.837	85.68%	0.60（0.40，0.89）	0.012
非复发病死率	12	57.447	80.85%	0.73（0.48，1.13）	0.156
1 年累计复发率	10	14.801	39.19%	1.27（1.09，1.47）	0.002
清髓性预处理亚组				**单倍体相合造血干细胞移植与全相合造血干细胞移植**	
Ⅱ~Ⅳ级急性移植物抗宿主病	11	54.68	81.71%	1.69（1.04，2.74）	0.036
Ⅲ~Ⅳ级急性移植物抗宿主病	11	15.812	36.76%	1.24（0.94，1.65）	0.131
慢性移植物抗宿主病	12	44.503	75.28%	1.03（0.70，1.52）	0.871
非复发病死率	10	59.819	84.96%	1.12（0.61，2.08）	0.714
1 年累计复发率	7	20.827	71.19%	0.92（0.55，1.52）	0.736
减低强度预处理亚组				**单倍体相合造血干细胞移植与全相合造血干细胞移植**	
Ⅱ~Ⅳ级急性移植物抗宿主病	5	31.396	87.26%	0.72（0.60，0.88）	0.001
Ⅲ~Ⅳ级急性移植物抗宿主病	5	9.863	59.44%	0.71（0.40，1.24）	0.222
慢性移植物抗宿主病	5	69.598	94.25%	0.47（0.18，1.19）	0.111
非复发病死率	6	13.269	62.32%	0.64（0.42，0.97）	0.034
1 年累计复发率	6	14.863	66.36%	1.02（0.71，1.46）	0.908
急性白血病亚组				**单倍体相合造血干细胞移植与全相合造血干细胞移植**	

续 表

	研究数量	异质性测试		效应规模	
		Q	I-squared	汇总 OR（95%CI）	P-Value
Ⅱ～Ⅳ级急性移植物抗宿主病	15	97.714	85.67%	1.32（0.87，1.99）	0.198
Ⅲ～Ⅳ级急性移植物抗宿主病	15	20.697	32.36%	1.27（1.04，1.55）	0.020
慢性移植物抗宿主病	16	74.637	79.90%	0.91（0.66，1.25）	0.555
非复发病死率	16	72.242	79.24%	0.89（0.61，1.28）	0.521
1 年累计复发率	12	28.366	61.22%	1.02（0.80，1.32）	0.854

缩写：GVHD：移植物抗宿主病；haplo：单倍体相合；MRD：匹配的相关供体；MUD：匹配的无关供体；OR：优势比；SCT：造血干细胞移植

3. 1 年累计复发率（1 年 CIR）

16 项研究报告了 1 年累计复发率的数据。图 3B 中的林图显示了这一结果的个体和汇总效应。因为研究中存在显著的异质性，我们使用了随机效应模型（异质性检验：Q = 37.406，I2 = 59.90%，P = 0.001）。汇总效应显示，单倍体相合 SCT 和全相合 SCT 有类似的 1 年累计复发率（汇总 OR = 1.00，95% CI：0.81 ～ 1.23，P = 1.000）。亚组分析显示，1 年累计复发率在相关供体、清髓性预处理、减低强度预处理和急性白血病患者亚组中无明显差异。然而，在无关供体亚组患者中，接受单倍体相合 SCT 的患者 1 年累计复发率的风险显著低于接受全相合 SCT 的患者（汇总 OR = 1.27，95% CI：1.09 ～ 1.47，P = 0.002；表 2）。

表 3 荟萃分析所包含研究的敏感性分析

第一作者（发表年份）	删除研究的统计				
	优势比	下限	上限	Z-Value	P-Value
Ⅱ～Ⅳ级急性移植物抗宿主病					
Li HH（2017）	1.25	0.84	1.86	1.11	0.268
Piemontese（2017）	1.17	0.81	1.67	0.84	0.400
Bashey（2016）	1.33	0.93	1.90	1.54	0.123
Blaise（2016）	1.24	0.86	1.80	1.16	0.248
Gaballa（2016）	1.16	0.82	1.66	0.84	0.401
Ghosh（2016）	1.25	0.85	1.85	1.14	0.255
Kanate（2016）	1.32	0.92	1.88	1.50	0.132
Rashidi（2016）	1.19	0.82	1.71	0.92	0.359
Wang（2016）[a]	1.24	0.85	1.80	1.14	0.256
Wang（2016）[b]	1.17	0.82	1.67	0.88	0.381
Ciurea（2015）	1.32	0.91	1.90	1.46	0.145
Solomon（2015）	1.30	0.90	1.87	1.40	0.162

续　表

第一作者（发表年份）	删除研究的统计				
	优势比	下限	上限	Z-Value	P-Value
Kanda（2014）	1. 20	0. 83	1. 74	0. 97	0. 333
Luo（2014）	1. 17	0. 82	1. 68	0. 86	0. 389
Raiola（2014）	1. 32	0. 91	1. 90	1. 47	0. 141
Chang（2012）	1. 19	0. 83	1. 71	0. 93	0. 351
Burroughs（2008）	1. 27	0. 88	1. 83	1. 25	0. 210
Drobyski（2002）	1. 24	0. 86	1. 80	1. 14	0. 255
Tomonari（2002）	1. 20	0. 83	1. 73	0. 96	0. 335
Ⅲ~Ⅳ级急性移植物抗宿主病					
Li HH（2017）	1. 07	0. 82	1. 39	0. 48	0. 634
Piemontese（2017）	1. 05	0. 81	1. 38	0. 39	0. 700
Bashey（2016）	1. 07	0. 81	1. 40	0. 47	0. 638
Blaise（2016）	1. 10	0. 85	1. 42	0. 70	0. 485
Gaballa（2016）	1. 08	0. 83	1. 39	0. 57	0. 570
Ghosh（2016）	1. 09	0. 83	1. 44	0. 65	0. 516
Kanate（2016）	1. 17	0. 94	1. 47	1. 40	0. 162
Ma（2016）	1. 11	0. 87	1. 43	0. 84	0. 400
Rashidi（2016）	1. 09	0. 84	1. 43	0. 65	0. 517
Wang（2016）[a]	1. 06	0. 83	1. 37	0. 47	0. 636
Wang（2016）[b]	1. 08	0. 83	1. 42	0. 59	0. 556
Ciurea（2015）	1. 16	0. 92	1. 46	1. 22	0. 223
Solomon（2015）	1. 09	0. 84	1. 42	0. 64	0. 520
Luo（2014）	1. 07	0. 82	1. 39	0. 49	0. 622
Kanda（2014）	1. 04	0. 81	1. 34	0. 29	0. 772
Raiola（2014）	1. 11	0. 85	1. 44	0. 76	0. 445
Bashey（2013）	1. 08	0. 83	1. 41	0. 57	0. 568
Chang（2012）	1. 08	0. 83	1. 39	0. 56	0. 577
Burroughs（2008）	1. 10	0. 85	1. 42	0. 72	0. 470
Tomonari（2002）	1. 03	0. 81	1. 32	0. 27	0. 785
慢性移植物抗宿主病					
Li HH（2017）	0. 72	0. 51	1. 03	−1. 78	0. 076
Piemontese（2017）	0. 73	0. 50	1. 06	−1. 66	0. 098
Bashey（2016）	0. 75	0. 52	1. 09	−1. 50	0. 134
Blaise（2016）	0. 75	0. 53	1. 07	−1. 59	0. 111
Gaballa（2016）	0. 71	0. 50	1. 00	−1. 95	0. 051

续 表

第一作者（发表年份）	删除研究的统计				
	优势比	下限	上限	Z-Value	P-Value
Ghosh（2016）	0.79	0.57	1.09	−1.42	0.154
Kanate（2016）	0.78	0.57	1.07	−1.55	0.121
Ma（2016）	0.73	0.51	1.04	−1.75	0.081
Rashidi（2016）	0.71	0.50	1.02	−1.87	0.061
Wang（2016）[a]	0.69	0.49	0.97	−2.12	0.034
Wang（2016）[b]	0.73	0.51	1.07	−1.62	0.104
Ciurea（2015）	0.75	0.51	1.09	−1.53	0.126
Solomon（2015）	0.73	0.52	1.05	−1.71	0.087
Kanda（2014）	0.68	0.48	0.95	−2.23	0.026
Luo（2014）	0.70	0.49	0.98	−2.06	0.039
Raiola（2014）	0.74	0.52	1.07	−1.61	0.108
Bashey（2013）	0.74	0.52	1.07	−1.61	0.107
Chang（2012）	0.68	0.49	0.97	−2.16	0.031
Burroughs（2008）	0.74	0.52	1.05	−1.70	0.089
Drobyski（2002）	0.73	0.51	1.04	−1.76	0.078
Tomonari（2002）	0.68	0.48	0.95	−2.26	0.024
非复发病死率					
Li HH（2017）	0.87	0.63	1.20	−0.83	0.405
Piemontese（2017）	0.89	0.63	1.25	−0.68	0.494
Bashey（2016）	0.91	0.64	1.28	−0.56	0.573
Blaise（2016）	0.92	0.67	1.28	−0.48	0.628
Gaballa（2016）	0.91	0.66	1.25	−0.60	0.545
Ghosh（2016）	0.91	0.64	1.27	−0.57	0.569
Kanate（2016）	0.94	0.67	1.32	−0.34	0.735
Rashidi（2016）	0.92	0.66	1.28	−0.51	0.612
Wang（2016）[a]	0.91	0.65	1.27	−0.56	0.573
Wang（2016）[b]	0.86	0.63	1.18	−0.93	0.352
Ciurea（2015）	0.96	0.70	1.33	−0.22	0.829
Wang（2015）	0.89	0.64	1.24	−0.70	0.483
Solomon（2015）	0.94	0.69	1.30	−0.35	0.727
Di Stasi（2014）	0.93	0.66	1.29	−0.45	0.654
Kanda（2014）	0.95	0.68	1.32	−0.31	0.754
Luo（2014）	1.03	0.77	1.37	0.17	0.866

续 表

第一作者（发表年份）	删除研究的统计				
	优势比	下限	上限	Z-Value	P-Value
Raiola（2014）	0.95	0.68	1.32	−0.31	0.757
Bashey（2013）	0.96	0.69	1.33	−0.26	0.791
Burroughs（2008）	0.95	0.68	1.31	−0.33	0.738
Drobyski（2002）	0.88	0.63	1.21	−0.80	0.427
1 年累计复发率					
Piemontese（2017）	0.97	0.77	1.22	−0.25	0.806
Bashey（2016）	1.00	0.79	1.25	−0.04	0.968
Gaballa（2016）	0.99	0.80	1.23	−0.08	0.934
Ghosh（2016）	0.99	0.79	1.24	−0.12	0.908
Kanate（2016）	0.96	0.77	1.21	−0.34	0.735
Wang（2016）[a]	1.00	0.80	1.24	−0.03	0.976
Wang（2016）[b]	1.03	0.84	1.27	0.29	0.775
Ciurea（2015）	0.96	0.77	1.19	−0.38	0.701
Wang（2015）	1.00	0.80	1.24	−0.03	0.973
Di Stasi（2014）	0.97	0.78	1.21	−0.24	0.813
Kanda（2014）	1.10	0.94	1.30	1.18	0.239
Luo（2014）	1.05	0.87	1.28	0.53	0.598
Raiola（2014）	0.99	0.79	1.23	−0.11	0.912
Bashey（2013）	0.98	0.79	1.23	−0.16	0.873
Burroughs（2008）	1.04	0.85	1.27	0.34	0.731
Drobyski（2002）	0.97	0.79	1.20	−0.27	0.788

[a]参考文献数量 53；[b]参考文献数量 52；缩写：GVHD：移植物抗宿主病

（四）质量评估

1. *敏感性分析*

敏感性分析采用留一法进行，其中荟萃分析是在依次去除每个研究的情况下进行的。我们的结果显示在表 3 中。Ⅱ~Ⅳ级急性移植物抗宿主病、Ⅲ~Ⅳ级急性移植物抗宿主病、非复发病死率和 1 年累计复发率的综合估计的方向和大小在删除任何一项研究后无明显变化，表明荟萃分析是极为有效的。然而，对于慢性移植物抗宿主病，当我们取消了 Wang 等、Kanda 等、Luo 等、Chang 等或 Tomonari 等的研究时，汇总 OR 变得显著（$P = 0.034$、0.026、0.039、0.031 和 0.024）。我们的数据表明，可能这些研究对汇总效应产生的影响要比其他研究大。

2. *发表偏倚*

为了评估每项纳入研究的研究异质性程度，我们构建了漏斗图，如图 4 所示。图中的对称表明对Ⅱ~Ⅳ级急性移植物抗宿主病（图 4A）、Ⅲ～Ⅳ级急性移植物抗宿主病（图 4B）、慢性移植物抗宿主病（图 4C）、非复发死亡率（图 4D）或 1 年累计复发率（图 4E），没有偏倚的证据。

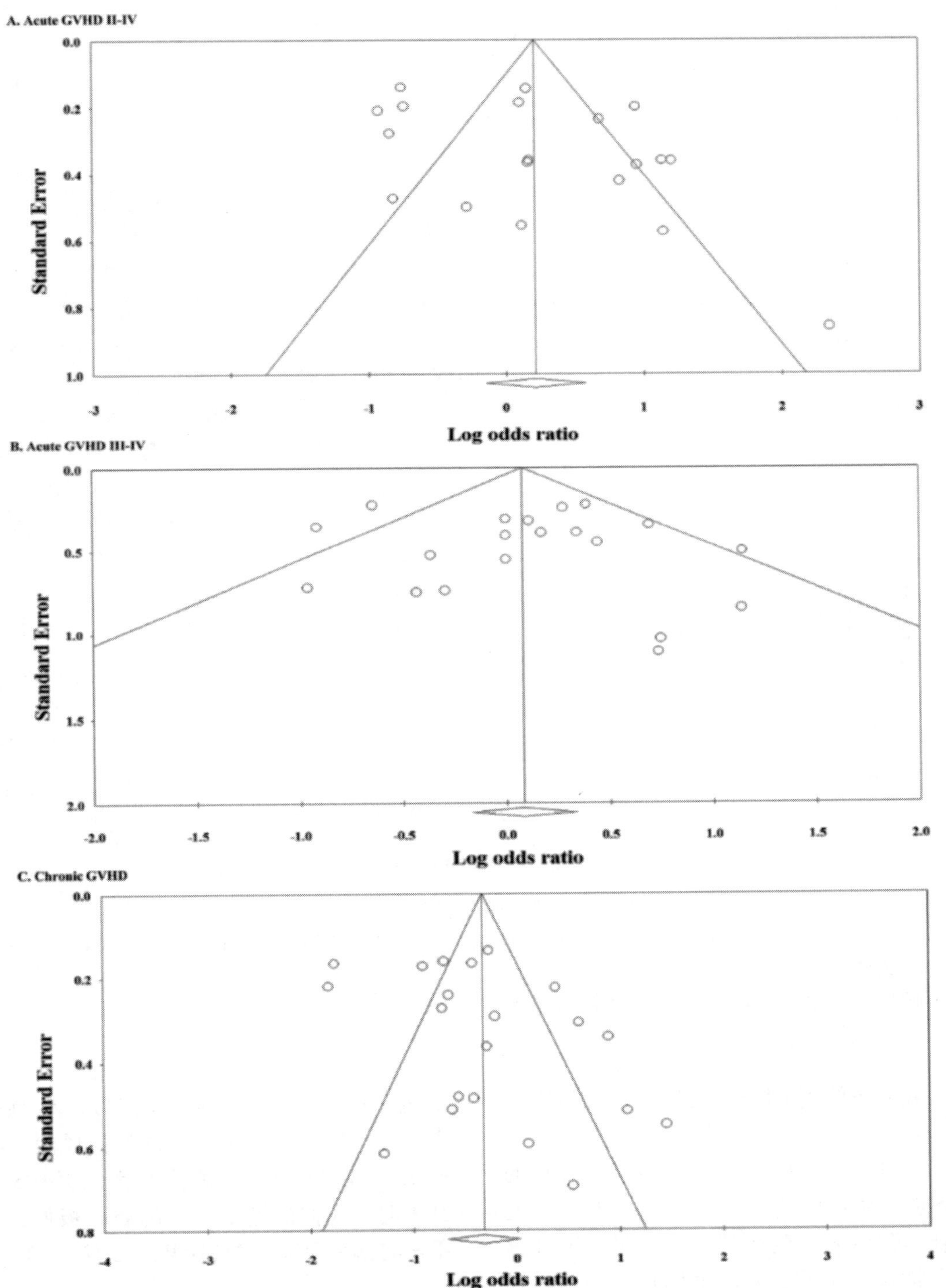

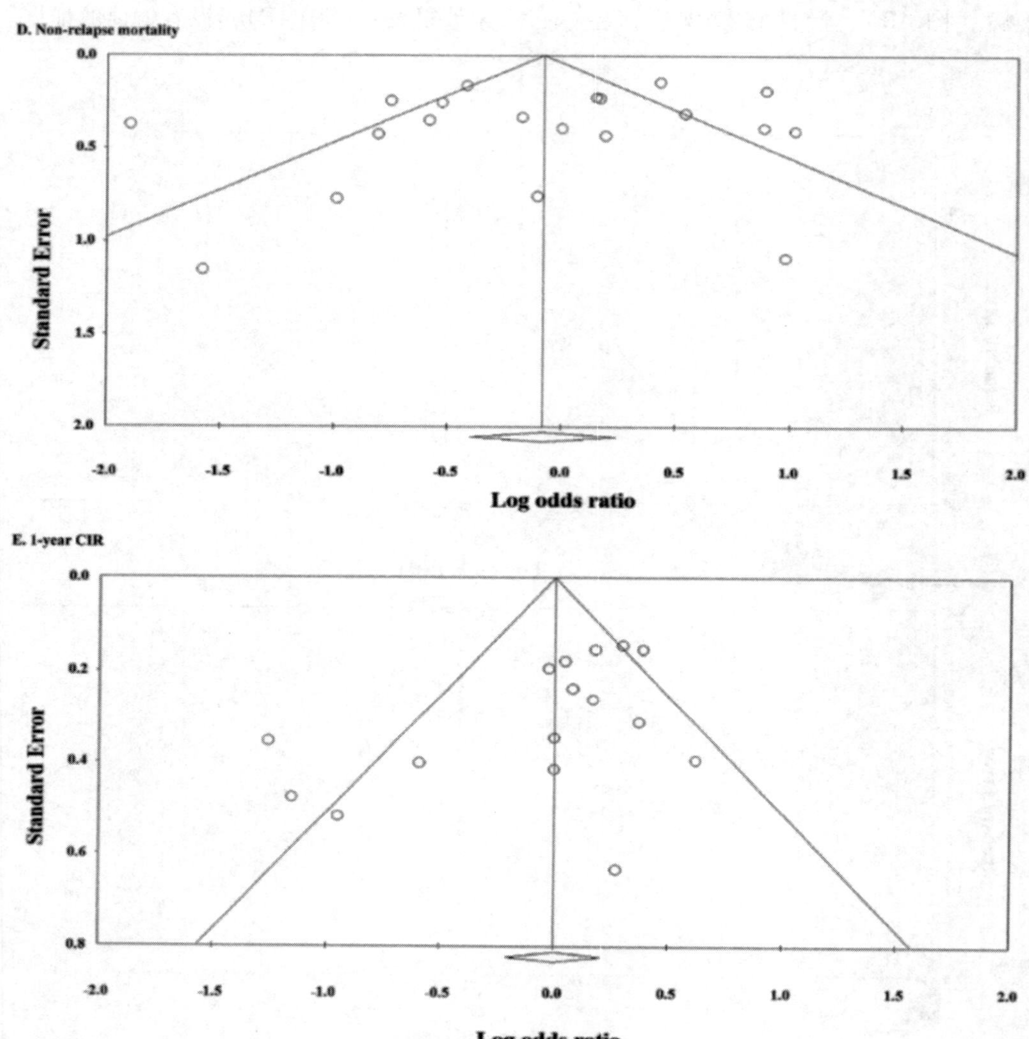

图 4　所纳入研究的偏倚风险评估

漏斗图为（A）Ⅱ~Ⅳ级急性移植物抗宿主病；（B）Ⅲ~Ⅳ级急性移植物抗宿主病；（C）慢性移植物抗宿主病；（D）非复发病死率，（E）1 年累计复发率。

x 轴显示汇总效应的对数比；y 轴显示精度。每个圆圈代表一项纳入研究。

我们还使用 QUIPS 工具检查了研究的发表偏倚[29]。这项评估的结果如图 5 所示。所有 24 项纳入的研究在 QUIPS 评估的 6 个研究领域中的 5 个（研究参与、研究磨耗、预后因素测量、结果测量、统计分析和报告）中均具有较低的偏倚风险。对于剩下的一个领域（研究混杂），24 项研究中有 5 项具有一个未知的偏倚风险（彩图 5A，见 727 页）。总体而言，QUIPS 总结表明，我们的荟萃分析的质量极好，几乎没有偏倚风险（彩图 5B，见 727 页）。

三、讨论

血液系统恶性肿瘤是最常见的癌症之一。在过去10年中，越来越多的急性髓系白血病和其他血液系统恶性肿瘤患者接受单倍体相合SCT治疗，但是许多国家使用此技术是因为单倍体相合SCT可以让更多的患者，特别是非高加索人，接受造血干细胞移植，而不是基于这种移植技术优于全相合SCT。出于这个原因，我们比较了单倍体相合SCT在治疗血液系统恶性肿瘤时的安全性和有效性，以及来自无关或相关供体的全相合SCT的安全性和有效性。我们的分析包括24项研究，共纳入11 359名患者。据我们所知，本研究是首次将单倍体相合SCT与来自相关和无关供体的全相合SCT进行比较的荟萃分析。纳入的研究质量很好，同样重要的是，几乎所有研究（83%）都是在过去5年中发表的。由于这些原因，本报告是该领域的重要更新。

我们的研究结果表明，在我们检查的所有主要评估指标上，单倍体相合SCT的表现与全相合SCT相似：急性移植物抗宿主病（Ⅱ~Ⅳ级和Ⅲ~Ⅳ级）、慢性移植物抗宿主病、非复发病死率和1年累计复发率。然而，当比较单倍体相合SCT和来自无关供体的全相合SCT时，我们发现，全相合SCT组的患者慢性移植物抗宿主病的风险较低，1年累计复发率高于单倍体相合SCT组。我们还确定，接受减低强度预处理方案的患者在全相合SCT组中比在单倍体相合SCT组中具有更好的结果。总的来说，这些数据支持在全相合供体不可用时，单倍体相合SCT可作为安全有效的移植选择。我们还建议，全相合SCT应该是接受减低强度预处理患者的首选方案。

我们的荟萃分析结果与Chen等[55]的结果不完全一致，他们比较了接受清髓性预处理和单倍体相合SCT的患者与接受清髓性预处理和来自相关供体的全相合SCT的患者。作者提出，全相合SCT应优先于单倍体相合SCT，因为他们在单倍体相合SCT组中发现血小板植入率较低，急性移植物抗宿主病风险较高，总生存率和无病生存率较差。然而，单倍体相合SCT组复发率较低，而且中性粒细胞植入率，慢性移植物抗宿主病风险和移植相关病死率和全相合SCT组相似。他们的研究评估了7项研究，其中4项纳入了我们的荟萃分析，包括1919例患者。我们猜测本研究较大的患者数（超过11 000名）使我们能够为急性移植物抗宿主病和复发相关的病死率确定更准确的汇总效应。然而，未来的荟萃分析应该尝试确定全相合SCT是否提供了超过单倍体相合SCT的生存优势。

本研究是少数几个将单倍体相合SCT与全相合SCT的结果进行比较的荟萃分析之一，这突显了当前文献的缺点。首先，当试图在更容易获得的单倍体相合供体或全相合的无关供体之间进行选择时，缺乏指导实践者的证据。美国血液和骨髓移植协会最新的指南没有规定造血干细胞移植的优选供体来源[56]。英国血液和骨髓移植协会（BSBMT）的指南提到单倍体相合SCT对淋巴瘤的适用性[57]，而欧洲血液和骨髓移植协会（EBMT）则提到单倍体相合SCT适合于白血病而非淋巴瘤[58]。考虑到历史上有限的供体供应量，可能会出现这种可变性和缺乏特异性。然而，在国家骨髓捐赠者计划国际注册登记处登记的志愿者人数正在增加，目前为1350万[59]。此外，自从Drobyski等人于2002年发表了一项最早的单倍体相合SCT与全相合SCT的回顾性比较，超过60项临床研究已对此问题进行了研究。因此，应进行额外的荟萃分析，以最大限度地发挥已发表临床研究的价值和潜力。这些分析应尽可能包括患者水平数据和随机对照试验的数据。其次，许多系统评价和荟萃分析的重点可能没有得到当前临床实践趋势的指导。例如，2007年以来发表了4项荟萃分析，将脐带血移植的结果与相合和错配供体的SCT进行比较。欧洲和中国过去5~10年脐带血移植的使用似乎正在稳步减少，目前低于单倍体相合SCT的使用[7,8]，尽管在美国情况可能并非如此[26]。因此，未来的研究应与大型国家和国际组织如EBMT和国际血液和骨髓移植研究中心确定的趋势保持一致。

我们的荟萃分析显示，接受单倍体相合SCT的患者发生慢性移植物抗宿主病的风险与接受全相合SCT患者的风险相似。鉴于移植物抗宿主病至少部分源自受体T细胞的存在[60]，重要的是确定所纳入的研究是否去除T细胞，以最大限度地降低慢性移植物抗宿主病的风险。大多数研究（19/23）使用未处理（充满T细胞）的移植物治疗100%的患者。Drobyski等[38]使用去除T细胞的移植物治疗了所有患者，而Piemontese等[47]报道几乎一半的单倍体相合SCT患者接受了去除T细胞的移植物。Luo等[44]评估了不同的方法，使用了未去除T细胞的单倍体相合SCT，但输注了低剂量的抗T淋巴细胞球蛋白，Gaballa等[39]使用了由环磷酰胺方案分离的$CD3^+$和$CD34^+$选择性输注。这些研究不仅表明未去除T细胞的单倍体相合SCT的疗效类似于全相合SCT的疗效，而且还表明血液系统恶性肿瘤患者的移植排斥处理上存在着困难。我们还应该注意到，大多数纳入的研究使用移植后环磷酰胺治疗来降低移植物抗宿主病的风险。Gu等[61]最近的一项荟萃分析认为，环磷酰胺方案的使用可为接受单倍体相合SCT的患者降低慢性移植物抗宿主病风险。他们对2000多名患者进行的病例对照研究显示，接受单倍体相合SCT和移植后环磷酰胺治疗的患者中度至重度慢性移植物抗宿主病的发生率明显低于接受来自相关供体的全相合SCT的患者。

尽管我们的汇总分析发现各组慢性移植物抗宿主病风险都相似，但我们的亚组分析表明，单倍体相合SCT组患者的慢性移植物抗宿主病风险高于接受来自无关供体的全相合SCT患者的风险。目前，我们不确定这个结果的原因。有趣的是，无关供体亚组中的患者周围血来源的移植物比例较高，而单倍体相合SCT组的患者骨髓来源移植物比例较高。近期一些关于单倍体相合SCT和全相合SCT的研究发现，周围血来源的移植物的慢性移植物抗宿主病的发病率和风险相比来自骨髓干细胞的移植物的发病率和风险更高[62-66]。未来的研究应该对来自单倍体供体的周围血和骨髓来源的移植物进行更广泛的比较。

这项研究尚有一些局限性。首先，我们承认，此次分析中包含的大部分研究纳入了各种类型的血液系统恶性肿瘤患者，但是除急性白血病外，由于每个亚组患者数量不足，我们没有按照血液系统恶性肿瘤的类型进行分组。因此，应该谨慎解读我们的调查结果。其次，我们评估的研究是前瞻性队列研究或回顾性研究。由于没有纳入随机对照试验，证据水平中等。第三，本荟萃分析有中心偏倚的可能性，因为许多患者缺乏可用的相合供体，他们需要不相合的供体进行移植。最后，这个荟萃分析没有比较单倍体相合SCT和脐血移植（UCBT）的风险和益处。这超出了我们的荟萃分析范围，但应该是未来研究的一个重要目标。

总之，我们比较了来自单倍体相合供体的SCT在治疗血液系统恶性肿瘤时的安全性和有效性，以及来自相合的无关或相关供体 SCT 的安全性和有效性。我们的研究结果表明，当没有相合的供体可用时，单倍体相合 SCT 应继续被认为是安全有效的患者移植选择。我们还建议全相合 SCT 应该是接受减低强度预处理患者的首选方案。未来的研究应该将每种类型的血液系统恶性肿瘤患者分组，以确定单倍体相合 SCT 是否对某些患者是不利的。此外，我们可以从单倍体相合 SCT 与 UCBT 结果的比较中受益。

参 考 文 献

[1] Ferlay J, Soerjomataram I, Dikshit R, et al. Cancer incidence and mortality worldwide: sources, methods and major patterns in GLOBOCAN 2012. Int J Cancer, 2015, 136: E359-386.

[2] Fitzmaurice C, Allen C, Barber RM, et al. Global, Regional, and National Cancer Incidence, Mortality, Years of Life Lost, Years Lived With Disability, and Disability-Adjusted Life-years for 32 Cancer Groups, 1990 to 2015: A Systematic Analysis for the Global Burden of Disease Study. JAMA Oncol, 2017, 3 : 524-548.

[3] Horsboel TA, Nielsen CV, Andersen NT, et al. Risk of disability pension for patients diagnosed with haematological malignancies: a register-based cohort study. Acta Oncol, 2014, 53 : 724-734.

[4] Sant M, Minicozzi P, Mounier M, et al. Survival for haematological malignancies in Europe between 1997 and 2008 by region and age: results of EUROCARE-5, a population-based study. Lancet Oncol, 2014, 15 : 931-942.

[5] Storm HH, Klint A, Tryggvadottir L, et al. Trends in the survival of patients diagnosed with malignant neoplasms of lymphoid, haematopoietic, and related tissue in the Nordic countries 1964 ~ 2003 followed up to the end of 2006. Acta Oncol, 2010, 49 : 694-712.

[6] Allemani C, Weir HK, Carreira H, et al. Global surveillance of cancer survival 1995 ~ 2009: analysis of individual data for 25, 676, 887 patients from 279 population-based registries in 67 countries (CONCORD-2). Lancet, 2015, 385 : 977-1010.

[7] Passweg JR, Baldomero H, Bader P, et al. Use of haploidentical stem cell transplantation continues to increase: the 2015 European Society for Blood and Marrow Transplant activity survey report. Bone Marrow Transplant, 2017, 52 : 811-817.

[8] Xu LP, Wu DP, Han MZ, et al. A review of hematopoietic cell transplantation in China: data and trends during 2008 ~ 2016. Bone Marrow Transplant, 2017, 52 (11) : 1512-1518.

[9] Nivison-Smith I, Bardy P, Dodds AJ, et al. A review of hematopoietic cell transplantation in Australia and New Zealand, 2005 to 2013. Biol Blood Marrow Transplant, 2016, 22 : 284-291.

[10] Greenberg PL, Stone RM, Al-Kali A, et al. Myelodysplastic Syndromes, Version 2.2017, NCCN Clinical Practice Guidelines in Oncology. J Natl Compr Canc Netw, 2017, 15 : 60-87.

[11] O'Donnell MR, Tallman MS, Abboud CN, et al. Acute Myeloid Leukemia, Version 3.2017, NCCN Clinical Practice Guidelines in Oncology. J Natl Compr Canc Netw, 2017, 15 : 926-957.

[12] Wierda WG, Zelenetz AD, Gordon LI, et al. NCCN Guidelines Insights: Chronic Lymphocytic Leukemia/Small Lymphocytic Leukemia, Version 1.2017. J Natl Compr Canc Netw, 2017, 15 : 293-311.

[13] Lee SJ, Klein J, Haagenson M, et al. High-resolution donor-recipient HLA matching contributes to the success of unrelated donor marrow transplantation. Blood, 2007, 110 : 4576-4583.

[14] Flomenberg N, Baxter-Lowe LA, Confer D, et al. Impact of HLA class I and class Ⅱ high-resolution matching on outcomes of unrelated donor

bone marrow transplantation: HLA-C mismatching is associated with a strong adverse effect on transplantation outcome. Blood, 2004, 104 : 1923-1930.

[15] Bray RA, Hurley CK, Kamani NR, et al. National marrow donor program HLA matching guidelines for unrelated adult donor hematopoietic cell transplants. Biol Blood Marrow Transplant, 2008, 14 : 45-53.

[16] Little AM, Green A, Harvey J, et al. BSHI Guideline: HLA matching and donor selection for haematopoietic progenitor cell transplantation. Int J Immunogenet, 2016, 43 : 263-286.

[17] Howard CA, Fernandez-Vina MA, Appelbaum FR, et al. Recommendations for donor human leukocyte antigen assessment and matching for allogeneic stem cell transplantation: consensus opinion of the Blood and Marrow Transplant Clinical Trials Network (BMT CTN). Biol Blood Marrow Transplant, 2015, 21 : 4-7.

[18] Gragert L, Eapen M, Williams E, et al. HLA match likelihoods for hematopoietic stem-cell grafts in the U. S. registry. N Engl J Med, 2014, 371 : 339-348.

[19] Kwok J, Guo M, Yang W, et al. Estimation of optimal donor number in Bone Marrow Donor Registry: Hong Kong's experience. Hum Immunol, 2017, 78 (10) : 610-613.

[20] Halagan M, Manor S, Shriki N, et al. East Meets West-Impact of Ethnicity on Donor Match Rates in the Ezer Mizion Bone Marrow Donor Registry. Biol Blood Marrow Transplant, 2017, 23 : 1381-1386.

[21] van Walraven SM, Brand A, Bakker JN, et al. The increase of the global donor inventory is of limited benefit to patients of non-Northwestern European descent. Haematologica, 2017, 102 : 176-183.

[22] Kanakry CG, Fuchs EJ, Luznik L. Modern approaches to HLA-haploidentical blood or marrow transplantation. Nat Rev Clin Oncol, 2016, 13 : 10-24.

[23] Khera N, Emmert A, Storer BE, et al. Costs of allogeneic hematopoietic cell transplantation using reduced intensity conditioning regimens. Oncologist, 2014, 19 : 639-644.

[24] Saito AM, Cutler C, Zahrieh D, et al. Costs of allogeneic hematopoietic cell transplantation with high-dose regimens. Biol Blood Marrow Transplant, 2008, 14 : 197-207.

[25] Svahn BM, Alvin O, Ringden O, et al. Costs of allogeneic hematopoietic stem cell transplantation. Transplantation, 2006, 82 : 147-153.

[26] D'Souza A, Lee S, Zhu X, et al. Current Use and Trends in Hematopoietic Cell Transplantation in the United States. Biol Blood Marrow Transplant, 2017, 23 : 1417-1421.

[27] Armand P, Gibson CJ, Cutler C, et al. A disease risk index for patients undergoing allogeneic stem cell transplantation. Blood, 2012, 120 : 905-913.

[28] Armand P, Kim HT, Logan BR, et al. Validation and refinement of the Disease Risk Index for allogeneic stem cell transplantation. Blood, 2014, 123 : 3664-3671.

[29] Hayden JA, van der Windt DA, Cartwright JL, et al. Assessing bias in studies of prognostic factors. Ann Intern Med, 2013, 158 : 280-286.

[30] Sterne JA, Sutton AJ, Ioannidis JP, et al. Recommendations for examining and interpreting funnel plot asymmetry in meta-analyses of randomised controlled trials. Bmj, 2011, 343: d4002.

[31] Bashey A, Zhang X, Jackson K, et al. Comparison of Outcomes of Hematopoietic Cell Transplants from T-Replete Haploidentical Donors Using Post-Transplantation Cyclophosphamide with 10 of 10 HLA-A, -B, -C, -DRB1, and-DQB1 Allele-Matched Unrelated Donors and HLA-Identical Sibling Donors: A Multivariable Analysis Including Disease Risk Index. Biol Blood Marrow Transplant, 2016, 22 : 125-133.

[32] Bashey A, Zhang X, Sizemore CA, et al.

T-cell-replete HLA-haploidentical hematopoietic transplantation for hematologic malignancies using post-transplantation cyclophosphamide results in outcomes equivalent to those of contemporaneous HLA-matched related and unrelated donor transplantation. J Clin Oncol, 2013, 31：1310-1316.

[33] Blaise D, Furst S, Crocchiolo R, et al. Haploidentical T Cell-Replete Transplantation with Post-Transplantation Cyclophosphamide for Patients in or above the Sixth Decade of Age Compared with Allogeneic Hematopoietic Stem Cell Transplantation from an Human Leukocyte Antigen-Matched Related or Unrelated Donor. Biol Blood Marrow Transplant, 2016, 22：119-124.

[34] Burroughs LM, O'Donnell PV, Sandmaier BM, et al. Comparison of outcomes of HLA-matched related, unrelated, or HLA-haploidentical related hematopoietic cell transplantation following nonmyeloablative conditioning for relapsed or refractory Hodgkin lymphoma. Biol Blood Marrow Transplant, 2008, 14：1279-1287.

[35] Chang YJ, Zhao XY, Huo MR, et al. Immune reconstitution following unmanipulated HLA-mismatched/haploidentical transplantation compared with HLA-identical sibling transplantation. J Clin Immunol, 2012, 32：268-280.

[36] Ciurea SO, Zhang MJ, Bacigalupo AA, et al. Haploidentical transplant with posttransplant cyclophosphamide vs matched unrelated donor transplant for acute myeloid leukemia. Blood, 2015, 126：1033-1040.

[37] Di Stasi A, Milton DR, Poon LM, et al. Similar transplantation outcomes for acute myeloid leukemia and myelodysplastic syndrome patients with haploidentical versus 10/10 human leukocyte antigen-matched unrelated and related donors. Biol Blood Marrow Transplant, 2014, 20：1975-1981.

[38] Drobyski WR, Klein J, Flomenberg N, et al. Superior survival associated with transplantation of matched unrelated versus one-antigen-mismatched unrelated or highly human leukocyte antigen-disparate haploidentical family donor marrow grafts for the treatment of hematologic malignancies: establishing a treatment algorithm for recipients of alternative donor grafts. Blood, 2002, 99：806-814.

[39] Gaballa S, Palmisiano N, Alpdogan O, et al. A two-step haploidentical versus a two-step matched related allogeneic myeloablative peripheral blood stem cell transplantation. Biol Blood Marrow Transplant, 2016, 22：141-148.

[40] Ghosh N, Karmali R, Rocha V, et al. Reduced-intensity transplantation for lymphomas using haploidentical related donors versus HLA-matched sibling donors: A center for international blood and marrow transplant research analysis. J Clin Oncol, 2016, 34：3141-3149.

[41] Kanate AS, Mussetti A, Kharfan-Dabaja MA, et al. Reduced-intensity transplantation for lymphomas using haploidentical related donors vs HLA-matched unrelated donors. Blood, 2016, 127：938-947.

[42] Kanda J, Long GD, Gasparetto C, et al. Reduced-intensity allogeneic transplantation using alemtuzumab from HLA-matched related, unrelated, or haploidentical related donors for patients with hematologic malignancies. Biol Blood Marrow Transplant, 2014, 20：257-263.

[43] Li HH, Li F, Gao CJ, et al. Similar incidence of severe acute 移植物抗宿主病 and less severe chronic 移植物抗宿主病 in PBSCT from unmanipulated, haploidentical donors compared with that from matched sibling donors for patients with haematological malignancies. Br J Haematol, 2017, 176：92-100.

[44] Luo Y, Xiao H, Lai X, et al. T-cell-replete haploidentical HSCT with low-dose anti-T-lymphocyte globulin compared with matched sibling HSCT and unrelated HSCT. Blood, 2014,

124：2735-2743.

[45] Ma YR，Huang XJ，Xu ZL，et al. Transplantation from haploidentical donor is not inferior to that from identical sibling donor for patients with chronic myeloid leukemia in blast crisis or chronic phase from blast crisis. Clin Transplant，2016，30：994-1001.

[46] McCurdy SR，Kasamon YL，Kanakry CG，et al. Comparable composite endpoints after HLA-matched and HLA-haploidentical transplantation with post-transplantation cyclophosphamide. Haematologica，2017，102：391-400.

[47] Piemontese S，Ciceri F，Labopin M，et al. A comparison between allogeneic stem cell transplantation from unmanipulated haploidentical and unrelated donors in acute leukemia. J Hematol Oncol，2017，10：24.

[48] Raiola AM，Dominietto A，di Grazia C，et al. Unmanipulated haploidentical transplants compared with other alternative donors and matched sibling grafts. Biol Blood Marrow Transplant，2014，20：1573-1579.

[49] Rashidi A，DiPersio JF，Westervelt P，et al. Comparison of outcomes after peripheral blood haploidentical versus matched unrelated donor allogeneic hematopoietic cell transplantation in patients with acute myeloid leukemia：A retrospective single-center review. Biol Blood Marrow Transplant，2016，22：1696-1701.

[50] Solomon SR. Haploidentical versus matched unrelated donor peripheral blood stem cell transplantation for acute myeloid leukemia：Should donor type matter anymore? Biol Blood Marrow Transplant，2016，22：1540-1542.

[51] Tomonari A，Iseki T，Ooi J，et al. Using related donors other than genotypically HLA-matched siblings in allogeneic hematopoietic stem cell transplantation for hematologic disease：a single institution experience in Japan. Int J Hematol，2002，76：354-359.

[52] Wang Y，Wang HX，Lai YR，et al. Haploidentical transplant for myelodysplastic syndrome：registry-based comparison with identical sibling transplant. Leukemia，2016，30：2055-2063.

[53] Wang Y，Liu QF，Xu LP，et al. Haploidentical versus matched-sibling transplant in adults with philadelphia-negative high-risk acute lymphoblastic leukemia：A biologically phase Ⅲ randomized study. Clin Cancer Res，2016，22：3467-3476.

[54] Wang Y，Liu QF，Xu LP，et al. Haploidentical vs identical-sibling transplant for AML in remission：a multicenter，prospective study. Blood，2015，125：3956-3962.

[55] Chen D，Zhou D，Guo D，et al. Comparison of outcomes in hematological malignancies treated with haploidentical or HLA-identical sibling hematopoietic stem cell transplantation following myeloablative conditioning：A meta-analysis. PLoS One，2018，13：e0191955.

[56] Majhail NS，Farnia SH，Carpenter PA，et al. Indications for autologous and allogeneic hematopoietic cell transplantation：Guidelines from the American Society for Blood and Marrow Transplantation. Biol Blood Marrow Transplant，2015，21：1863-1869.

[57] Transplantation TBSfBaM. https://bsbmt.org/indications-table.In.

[58] Sureda A，Bader P，Cesaro S，et al. Indications for allo-and auto-SCT for haematological diseases，solid tumours and immune disorders：current practice in Europe，2015. Bone Marrow Transplant，2015，50：1037-1056.

[59] Program. TNMD. https://bethematch.org.In.

[60] Cooke KR，Luznik L，Sarantopoulos S，et al. The biology of chronic graft-versus-host disease：A task force report from the National Institutes of Health Consensus Development Project on criteria for clinical trials in chronic graft-versus-host disease. Biol Blood Marrow Transplant，2017，23：211-234.

[61] Gu Z，Wang L，Yuan L，et al. Similar out-

comes after haploidentical transplantation with post-transplant cyclophosphamide versus HLA-matched transplantation: a meta-analysis of case-control studies. Oncotarget, 2017, 8 : 63574-63586.

[62] Bashey A, Zhang MJ, McCurdy SR, et al. Mobilized peripheral blood stem cells versus unstimulated bone marrow as a graft source for T-cell-replete haploidentical donor transplantation using post-transplant cyclophosphamide. J Clin Oncol, 2017, 35 : 3002-3009.

[63] Castagna L, Mussetti A, Devillier R, et al. Haploidentical allogeneic hematopoietic cell transplantation for multiple myeloma using post-transplantation cyclophosphamide graft-versus-host disease prophylaxis. Biol Blood Marrow Transplant, 2017, 23 : 1549-1554.

[64] Holtick U, Albrecht M, Chemnitz JM, et al. Comparison of bone marrow versus peripheral blood allogeneic hematopoietic stem cell transplantation for hematological malignancies in adults-a systematic review and meta-analysis. Crit Rev Oncol Hematol, 2015, 94 : 179-188.

[65] Rubio MT, Savani BN, Labopin M, et al. Impact of conditioning intensity in T-replete haplo-identical stem cell transplantation for acute leukemia: a report from the acute leukemia working party of the EBMT. J Hematol Oncol, 2016, 9 : 25.

[66] Santoro N, Ruggeri A, Labopin M, et al. Unmanipulated haploidentical stem cell transplantation in adults with acute lymphoblastic leukemia: a study on behalf of the Acute Leukemia Working Party of the EBMT. J Hematol Oncol, 2017, 10 : 113.

(上接第 169 页)

[14] Tanizaki H, Ryu M, Kinoshita T, et al. Comparison of clinical features and survival in patients with hepatitis B and C virus-related hepatocellular carcinoma. Jpn J Clin Oncol, 1997, 27 (2) : 67-70.

[15] Wang JH, Wang CC, Hung CH, et al. Survival comparison between surgical resection and radiofrequency ablation for patients in BCLC very early/early stage hepatocellular carcinoma. J Hepatol, 2012, 56 (2) : 412-418.

[16] Bruix J, Fuster J. A Snapshot of the Effective Indications and Results of Surgery for Hepatocellular Carcinoma in Tertiary Referral Centers: Is It Adherent to the EASL/AASLD Recommendations? An Observational Study of the HCC East-West Study Group. Ann Surg, 262 (1): e30.

[17] Guglielmi A, Ruzzenente A, Conci S, et al. Hepatocellular carcinoma: surgical perspectives beyond the barcelona clinic liver cancer recommendations. World J Gastroenterol, 2014, 20 (24) : 7525-7533.

[18] Han DH, Choi GH, Park JY, et al. Lesson from 610 liver resections of hepatocellular carcinoma in a single center over 10 years. World J Surg Oncol, 2014, 12 : 192.

[19] Takayasu K, Arii S, Ikai I, et al. Prospective cohort study of transarterial chemoembolization for unresectable hepatocellular carcinoma in 8510 patients. Gastroenterology, 2006, 131 (2) : 461-469.

(原载:《中华肿瘤杂志》2017 年第 39 卷第 3 期)

第 59 届美国血液学年会进展撷萃

曹志坚 马 军

哈尔滨血液病肿瘤研究所 哈尔滨 150010

2017 年第 59 届美国血液学年会（59th ASH）在美国佐治亚州亚特兰大市的国际会议中心举行。作为全球最具影响力的血液学会议，今年的 ASH 吸引了来自全球超过 100 个国家，25 000 名血液学肿瘤学专家和学者参会，共计投稿 5000 余篇，其中入选大会口头报告的论文超过 1500 篇。

本届 ASH 设立了 61 个专业分场，其内容涵盖了从急性髓系白血病（AML）标准治疗的改进到侵袭性 B 细胞淋巴瘤的治疗策略，从骨髓增生异常综合征（MDS）的治疗前景到生物学特性对惰性淋巴瘤治疗决策的影响，从慢性淋巴细胞白血病（CLL）的个体化治疗到获得性/遗传性骨髓衰竭的研究等多方面课题，内容丰富，特点鲜明；尤其是近年来，随着我国血液学专家的不懈钻研，学术地位在国际上日渐提高，在本次会议上我们听到了很多来自中国学者的声音，获得了国际同行的好评。本文就以上内容进行总结，以飨读者。

一、淋巴瘤：热门依旧，重要进展纷至沓来

同往年一样，淋巴瘤作为研究的热门课题，是 ASH 的重中之重。

在全体会议上，发布了 CD30 抗体——Brentuximab vedotin 治疗Ⅲ/Ⅳ期霍奇金淋巴瘤的最新结果（摘要号 6）。A+AVD 方案（Brentuximab vedotin、多柔比星、长春花碱和达卡巴嗪）的 2 年无进展生存（PFS）率为 82.1%，而经典 ABVD 方案为 77.2%。在完全缓解（CR）率、总缓解率（ORR）、2 疗程后 PET 阴性率、持续缓解时间、CR 持续时间、无事件生存（EFS）方面，A+AVD 方案也全面优于 ABVD 方案。需要注意的是，A+AVD 方案出现的中性粒细胞减少和周围神经病变比例多于 ABVD 方案，分别为 58% *vs* 45%和 67% *vs* 43%，但给予对症支持治疗后上述均可改善。

来自 M. D. Anderson 癌症中心的一项研究展示了 PD-1 抑制剂——Pembrolizumab 联合利妥昔单抗治疗复发滤泡淋巴瘤的良好结果（摘要号 414）。研究共入组 30 例患者，ORR 为 64%，其中 CR 者为 12 例，部分缓解（PR）者为 4 例，中位随访 11 个月，15 例患者仍然处于缓解状态。8 例样本中可以检测到 PD-1 的表达，而且这 8 例样本都能检测到组织细胞。但其中只有 5 例样本的少量肿瘤细胞（1%～8%）表达 PD-1。不良反应事件（AE）大多轻微，1～2 级为主，3 级以上 AE 为恶心、输注反应、高血压、无菌性脑膜炎和肺炎。

我国四川华西医科大学的刘霆教授发表了一项关于组蛋白去乙酰化酶抑制剂（HDACi）——西达本胺联合克拉屈滨、吉

西他滨和白消安（Chi-CGB）序贯自体干细胞移植（ASCT）治疗复发/难治（RR）及较差预后淋巴瘤的Ⅱ期临床试验结果（摘要号3288）。整体患者PFS率和总体生存（OS）率分别为78.2%和89.5%。分组后，弥漫大B细胞淋巴瘤（DLBCL）患者的PFS率和OS率分别为81.7%和100%，T细胞和NK/T细胞淋巴瘤的EFS率和OS率分别为73.7%和78.8%，霍奇金淋巴瘤的EFS率和OS率分别为75%和100%。毒性反应可控，无治疗相关性死亡。

2017年10月18日，美国FDA宣布批准了Kite公司的抗CD19 CAR-T细胞产品Yescarta上市，用于治疗复发/难治性大B细胞淋巴瘤的成人患者。

今年的ASH会议上，美国M. D. Anderson癌症中心的Sattva公布了ZUMA-1的Ⅰ期和Ⅱ期临床试验的患者在中位随访15.4个月后的反应率和生存率的最新分析评估（摘要号578）。在难治性侵袭性NHL患者中，超过一半的患者在接受CAR-T细胞Yescarta单次输注至少1年后仍然存活。在超过1年的时间内，42%的患者仍然持续缓解，40%的患者无癌症迹象。疗效是具有持续性的，24个月的持续缓解对于晚期的复发性NHL患者是不常见的。而在本次试验中，6个月缓解的患者仍倾向于保持继续缓解。在安全性方面，没有发生与治疗有关的新的死亡事件。

此外，值得注意的是，这项临床试验还发现CAR-T细胞治疗后复发或无应答的一些线索。研究人员发现，1/3患者的癌细胞上不存在CD19蛋白。其次，超过2/3的肿瘤显示PD-L1可能通过抑制输注的T细胞的功能来帮助癌细胞存活。

另外，针对其他靶点的CAR-T细胞治疗也正在临床研究中，大多数处于临床Ⅰ～Ⅱ期，展现出了非常良好的前景。

二、白血病：新药、新技术异彩纷呈

在白血病方面，我国同济医院的黄亮教授发表了关于双嵌合抗原受体T细胞（CAR-T）治疗RR成人B细胞急性淋巴细胞白血病（ALL）的最新结果（摘要号846）。采用序贯输注抗CD22和抗CD19的CAR-T细胞，CR/CRi率达到88.9%，48.1%的患者微小残留病（MRD）获得阴性，持续缓解时间6个月，OS率为79%，EFS率为72%，88.9%的患者持续细胞因子释放综合征（CRS），严重的CRS只有22.2%，但都可逆。CAR-T细胞输注后再次复发的患者中没有一例出现CD19和CD22抗原的丢失。

另外，CD22单抗——Inotuzumab Ozogamicin联合伯舒替尼在RR的Ph阳性ALL和CML急淋变中大放异彩（摘要号143）。79%（11/14例）的患者获得CR/CRi，3例患者无应答，91%的应答患者获得完全细胞遗传学缓解，73%的应答患者流式细胞仪检测阴性，55%的应答患者BCR-ABL基因检测不到，中位EFS和OS分别为8.1个月和8.2个月。

来自荷兰的进展性突破是关于利用二代基因测序（NGS）检测MRD预测成人初诊AML复发和生存的研究（摘要号LBA-5）。51.4%的患者在获得CR后仍能检测到持续的突变基因，以DNMT3A（78.7%）、TET2（54.2%）和ASXL1（51.6%；DTA）为主。持续的DTA基因突变与复发率无关，而非DTA基因突变的存在与复发率关系明显，5年累积复发率（CIR）分别为76.4%和39.4%（非DTA *vs* DTA）。NGS MRD与CIR关系明显，5年CIR分别为58.3%和33.9%（NGS MRD阳性 *vs* NGS MRD阴性）。

关于慢性粒细胞白血病（CML），我们则关注来自 EURO-SKI 的酪氨酸激酶抑制剂（TKI）停药试验结果（摘要号 313）。停药标准：CML 给予 TKI 治疗至少 3 年无复发、且达到深度分子学反应（DMR）至少 1 年。TKI 停药后 49.1%的患者失去主要分子学反应（MMR）。6 个月时分子无复发生存（MRecFS）为 60%，24 个月的为 49%。再次开始治疗，分别有 86%和 81%的患者重获 MMR 和 MR4，重获 MMR 和 MR4 的中位时间分别为 3 个月和 4 个月。并通过数据模型预测最佳停药点是持续 MR4 达到 3.1 年，同时持续伊马替尼治疗达到 5.8 年。

另一项是关于 BCL-2 抑制剂——Venetoclax 治疗复发/难治（RR）CLL 的Ⅲ期结果（摘要号 LBA-2）。新方案 Venetoclax 联合利妥昔单抗（VR）相较标准的苯达莫司丁联合利妥昔单抗（BR）方案，24 个月的 PFS 率由 36.3%（BR 方案）提高到 84.9%（VR 方案），VR 方案的次要终点 OS 明显好于 BR 方案；VR 方案和 BR 方案的 ORR 分别为 93.3%和 67.7%，CR/CRi 分别为 26.8%和 8.2%。VR 方案的外周血 MRD 阴性率更高（83.5% *vs* 23.1%），而且持续时间更长。

三、骨髓瘤：添加 Daratumumab 后疗效更好

CD38 抗体——Daratumumab 是近年来骨髓瘤治疗的热点。ALCYONE 研究将 Daratumumab 联合硼替佐米、马法兰和泼尼松（D-VMP）治疗不适合移植的初诊多发性骨髓瘤（MM，摘要号 LBA-4）。D-VMP 方案 12 个月和 18 个月的 PFS 率都好于 VMP 方案，分别为 87% *vs* 76%和 72% *vs* 50%。D-VMP 方案的次要终点 ORR、VGPR、CR 和 MRD 阴性比例也明显好于 VMP。安全事件方面两组近似，Daratumumab 输注相关反应大多数较轻、且多出现在初次输注。

四、MDS：长期随访的大数据参考价值更大

骨髓增生异常综合征（MDS）方面，我们关注一下耶鲁癌症中心关于老年 MDS 患者去甲基化治疗长期随访的大数据分析（摘要号 343）。统计人群为高危 MDS 老年患者，还将 RAEB 的患者也包括在内。2 年的中位 OS 为 24.5 个月，2 年的 OS 率为 50.8%。当时间延长至 5 年时，可以看到中位 OS 下降到 14 个月，OS 率下降到 12%。其中 RAEB 组从开始去甲基化治疗开始，中位 OS 为 11 个月，5 年 OS 率只有 4%。有意思的是，虽然去甲基化治疗与 RAEB 生存可能无关，但是输血及输血小板却增加死亡风险。

结语

本届 ASH 年会精彩不断，异彩纷呈，充分展现了当今血液学领域最前沿的研究结果，指引了血液系统肿瘤的个体化治疗和靶向治疗的方向。尤其是中国学者的论文，数量多、质量高，在技术创新性和水平上的提高明显，在国际血液学领域的分量越来越重。

明年第 60 届 ASH 年会将于 2018 年 12 月 1 日~4 日在美国圣地亚哥举行。

（来源：《全球肿瘤快讯》2017 年 12 月 总第 198 期）

2017年第59届美国血液学会年会亮点播报

吕 跃

中山大学附属肿瘤医院血液肿瘤科 广州 510060

一年一度的世界血液病学盛会，2017年12月9日~12日，第59届美国血液学会年会（ASH）在美国亚特兰大成功召开。ASH成立于1958年，是世界上最大的专业学会，拥有来自全球近100个国家的超过17 000名成员，ASH为世界各地致力于治疗血液疾病的临床医生和科学家服务。ASH通过促进对血液学的研究、临床护理、教育、培训和宣传，进而促进对血液、骨髓、免疫、止血和血管系统疾病的了解、诊断与防治。这次大会上报导了众多血液病学最新进展，在这里报告一些亮点，共大家学习参考。

一、中国AML患者：中等剂量阿糖胞苷诱导方案或更优

在白血病方面，引人注目的是中国科学院血液病研究所王建祥教授报告的“成人急性髓细胞白血病诱导方案：中等剂量对比常规剂量阿糖胞苷Ⅲ期随机对照临床试验”（摘要号146）。在成人急性髓系白血病（AML）中，每日100~200mg/m^{2}阿糖胞苷诱导治疗已被广泛使用，但是大剂量的阿糖胞苷是否能改善成人AML的预后尚无一致意见，为解决这一问题开展了此项临床研究，用以对比AML诱导方案中不同剂量阿糖胞苷的疗效和安全性。

研究入组591例中国的初发AML患者，中位年龄为36岁（15~55岁），按照1∶1的比例被随机分为传统剂量组（阿糖胞苷：每日100mg/m^2，12小时输注，第1~7天；联合高三尖杉脂碱和柔红霉素）和中等剂量组（阿糖胞苷：每日100mg/m^2，12小时输注，第1~4天；随后每日1000mg/m^2，12小时输注，第5~7天；其他药物相同）。获得完全缓解（CR）后再随机分为大剂量阿糖胞苷组（3000mg/m^2，12小时一次，每次3小时输注，第1~3天）和中等剂量阿糖胞苷组（1500mg/m^2，12小时一次，每次3小时输注，第1~3天），联合蒽环类。

结果显示：传统剂量组对比中等剂量组患者的CR率分别为77.4%（229/296）和86.8%（256/295，P=0.003），30天内早期病死率分别为1.4%和2.4%。中位随访30.4个月，传统剂量组对比中等剂量组患者的3年无病生存（DFS）率分别为55.4%和66.7%（P=0.013），3年总生存（OS）率分别为59.3%和67.7%（P=0.0604）。

研究结论显示：对于成人AML，中等剂量阿糖胞苷作为诱导方案具有良好的耐受性和优于常规剂量的DFS改善情况。无论从治疗反应率和临床获益来看，中等剂量阿糖胞苷作为诱导方案更适合中国AML患者。

二、多种亚型NHL：BGB-3111单药的耐受性和疗效均可期

在淋巴瘤方面，澳大利亚研究者Constantine S. Tam 报告了“BTK 抑制剂 BGB-3111 在惰性和侵袭性非霍奇金淋巴瘤患者中的安全性和有效性研究”（摘要号 152）。

B 细胞受体（BCR）信号通路参与调节 B 细胞的增殖、迁移和黏附，布鲁顿酪氨酸激酶（BTK）在 BCR 信号通路中发挥至关重要的作用。多种类型非霍奇金淋巴瘤（NHL）已将 BCR 信号通路作为靶向治疗靶点。

BGB-3111 是一种不可逆的 BTK 抑制剂，具有高效性及高度特异性，对 BTK 具有高度选择性，而对其他 TEC 和 EGFR 家族激酶的选择性较弱，且已有研究证实其具有良好的药代动力学和药效动力学特性。

Ⅰ期临床试验表明，患者口服 BGB-3111 160mg bid 治疗，外周血单核细胞（PBMC）和淋巴结中均显示完全和持续的 BTK 结合效应。近期更新的临床数据显示，在慢性淋巴细胞白血病/小淋巴细胞淋巴瘤（CLL/SLL）以及华氏巨球蛋白血症（WM）患者中，药物与 BTK 的完全性和持续性结合与药物的持续应答有关。

Tam 等开展了该项开放的、多中心、Ⅰb 期临床研究，研究 BGB-3111 在其他 NHL 亚型淋巴瘤中的安全性和有效性数据进行了报告，包括复发/难治（R/R）弥漫大 B 细胞淋巴瘤（DLBCL）、滤泡淋巴瘤（FL）、套细胞淋巴瘤（MCL）以及边缘区淋巴瘤（MZL）。剂量递增组纳入 R/R B 细胞肿瘤患者，而剂量扩展组纳入特定类型的 B 细胞淋巴瘤患者，使用剂量为Ⅱ期临床试验的推荐剂量（320mg/d qd 或 160mg/d bid）用 Cheson 2014 ICML 标准进行疗效评估。

安全性方面的结果显示，中位随访 7 个月（0.3～31.9 个月），所有原因在内的不良事件（AE）中，最常见的为挫伤（22.7%）、上呼吸道感染（21.3%）、腹泻（18.7%）、便秘（17.3%）、血小板减少（16%）、咳嗽（16%）、乏力（16%）、贫血（14.7%）、中性粒细胞减少（13.3%）、呼吸困难（13.3%）、恶心（13.3%）、皮肤瘙痒（13.3%）、发热（12%）、皮疹（10.7%）以及背痛（9.3%）。未报道有患者发生房颤。

最常见的 3 级以上的 AE 为中性粒细胞减少（10.7%）、贫血（9.3%）、血小板减少（8%）和肺炎（6.7%）。此外，有 1 例 3 级肾血肿和 1 例 3 级消化道出血。28 例患者至少发生一种严重 AE；其中 4 例考虑与 BGB-3111 有关，分别为肺炎、尿路感染、腹泻以及局限性肺炎（各 1 例）。7 例患者由于 AE 而中断 BGB-3111 治疗，分别为急性肾损伤、骨髓增生异常综合征、严重腹泻（各 1 例），1 例患者同时发生肾血肿和认知障碍，其余 3 例致命 AE 研究者认为与 BGB-3111 无关，包括肺炎、心力衰竭和感染性休克。其余的无关致命性事件包括由于疾病进展继发的多器官功能衰竭、由于疾病进展继发的腹痛以及不明原因死亡。

在有效性方面，62 例可进行疗效评估（随访>12 周或在 12 周前治疗中断）的 NHL 患者中，总的客观反应率（ORR）为 58.1%（36/62），侵袭性淋巴瘤（AL）组和惰性淋巴瘤（IL）组的 ORR 分别为 60.9%（28/46）和 50.0%（8/16）。多数为部分缓解（PR），总 PR 率为 45.2%（28/62），AL 组和 IL 组的 PR 率分别为 45.7%（21/46）和 43.8%（7/16）。21.0%（13/62）的患者疾病稳定。9 例患者在第一次疗效评估时即发生疾病进展（均为 DLBCL 患者），4 例 AL 组患者在疗效评估前终止治疗。中断 BGB-3111 治疗的原因：32 例为疾病进展，7 例为 AE，3 例为撤销知情同意，3 例为其他原因。

研究结论显示，BGB-3111 单药治疗多种亚型 NHL 的耐受性良好，疗效明显。

三、多发性骨髓瘤：骨髓微环境诱导基因组不稳定性和损伤

在多发性骨髓瘤（MM）方面，波士顿 Dana-Farber 癌症研究所、米兰 San Raffaele 医院 Tommaso Perini 等的“骨髓微环境诱导基因组不稳定性并促进多发性骨髓瘤的克隆进化的研究”（摘要号 4408）引起了与会者的注意。

多发性骨髓瘤是一种以持续性 DNA 损害和基因组不稳定性为特征的疾病，在疾病进展过程中会不断获得新的突变和结构改变。骨髓微环境影响着该疾病的发展过程，并与其发病机制和耐药性的形成密切相关。然而，骨髓微环境是否能够影响肿瘤细胞获得基因组变异的能力，目前尚属未知。基因组易于发生变异可能的原因是内源性的 DNA 损害或者 DNA 损伤反应的损害或失调。

Perini 等假设（骨髓）微环境是促成多发性骨髓瘤 DNA 持续损害和基因组不稳定性的原因之一。为了研究骨髓微环境在导致 MM 基因组不稳定性过程的潜在作用，Perini 等将骨髓瘤细胞与多种骨髓微环境细胞［HS-5 基质细胞系和原发 MM 患者骨髓基质细胞（BMSC）］共培养，并评估其在共培养时出现自发 DNA 损伤的频率是否发生变化。

结果显示，在骨髓瘤细胞系与 HS-5 或 BMSC 共培养的过程中，DNA 断裂（已被高水平的 DNA 损伤标志 pH2AX 所证实，并作为基线值）的发生明显增加（增加 2~4 倍，$P<0.05$）。除此之外，将骨髓瘤细胞系培养过程中加入基质细胞上清液或单用 IL-6，也能观察到同样的结果，这也提示细胞因子可能参与到这一过程中。免疫荧光试验也显示，在与基质细胞共培养后，pH2AX 在 DNA 双链断裂部位更为明显地浓集。

由于已经发现升高的 HR 和核酸酶（尤其是无嘌呤/无嘧啶，AP 位点核苷酸内切酶）活性是导致 MM 基因组不稳定性的重要机制，因此以功能分析的方法研究了骨髓微环境对 HR 和核酸酶活性的影响。有趣的是，Perini 等发现骨髓瘤-BMSC 共培养导致多种核酸酶活性显著地升高，尤其是 APEX1（一种主要的 AP 核酸酶）的表达显著增加。这种 AP 位点核酸酶活性的增加也被基于荧光的寡核苷酸分析技术所证实。骨髓瘤-BMSC 共培养同样也使 HR 活性的增加，这些结果说明了 BMSC 对基因组不稳定性的影响。

为了更为全面地评估基质细胞对不同 DNA 损伤反应通路的影响，选取了 3 株不同的骨髓瘤细胞系，将之单独培养，或与 HS-5 基质细胞共培养，并对培养后的 MM 细胞系进行 RNA 测序。结果显示，在与基质细胞共培养的 MM 细胞中，参与 DNA 损伤反应的基因网络发生了显著的变化。在对照了相关的微阵列基因表达数据后，该结果也得到了进一步的证实。这些结果均支持骨髓微环境可以影响 MM 细胞 DNA 的完整性和稳定性。

最后，研究者将 MM 细胞系单独培养，或与来源于 MM 患者的 BMSC 共培养 4 周，用 cytoscan 高清阵列研究骨髓瘤细胞基因组的变化，并探索共培养对于细胞获得新的拷贝数变化的影响。研究者观察到，BMSC 为骨髓瘤细胞的克隆选择提供了一种选择环境，揭示了基质细胞在 MM 克隆多样性中所起的作用。最终的研究数据表明，BMSC 促进了 MM 的 DNA 损伤和不稳定性。对导致 MM 基因组不稳定性相关机制的理解，无论是在发展新的 MM 治疗策略上，

还是在避免 MM 的克隆演进上，都是非常重要的。

四、骨髓增生异常综合征：伊匹单抗治疗或有了标志物

在骨髓增生异常综合征（MDS）方面，美国哥伦比亚大学医学 Herbert Irving 综合癌症中心 Tara M. Robinson 报告了“CTLA-4 抑制剂 Ipilimumab（伊匹单抗）治疗难治性 MDS 的免疫学相关研究”（摘要号 1699）。

研究认为，去甲基化药物（HMA）治疗失败的 MDS 患者往往预后不良，且目前此类患者尚缺乏有效的治疗方法。关于血液恶性肿瘤患者免疫检查点阻断剂（ICB）治疗后反应的免疫学相关数据报道十分有限。因此对 Ipilimumab 既得临床效益进行了免疫学上的详细研究。

该研究定义：达到骨髓完全缓解（mCR）或长期病情稳定（PSD，≥46 周）的患者为已经获得有意义的临床益处（MCB）的患者，以便进行免疫学研究分析。11 例患者在剂量递增阶段（6 例患者给予 3mg/kg 的剂量，5 例患者给予 10mg/kg 的剂量）接受治疗，而另外 18 例患者在剂量扩展阶段以 3mg/kg 剂量进行治疗。

在 Ipilimumab 治疗后，于基线和预定时间点收集来自外周血（PBMC）和骨髓（BMMC）的单核细胞进行相关的免疫学研究。相关检测方法包括：多色流式细胞术对 PBMC 和 BMMC 进行免疫分型，以及 T 细胞抗原受体（TCR）库的高通量测序。使用描述性统计量（平均值、标准差）分别对特定时间的患者和健康对照总体的 T 细胞百分比、绝对值和比率进行统计描述。并且使用双样本 t 检验比较健康对照组和治疗前患者组对数转换的 T 细胞值间的差异。使用配对 t 检验分别检测治疗前患者与 2 个疗程和 4 个疗程治疗后患者上述指标的差异。

结果显示，28%的患者获得 MCB，其中 2 例（7%）达到 mCR，6 例（21%）达到 PSD。对至少具有两个时间点样品的 16 例患者进行免疫学研究。与实体肿瘤文献相比，没有观察到淋巴细胞绝对值的早期动态变化与实现 MCB 有相关性。

共刺激分子（ICOS-诱导性 T 细胞共刺激剂）和共抑制分子（PD-1 和 CTLA-4）的表达结果显示：在 Ipilimumab 治疗后获得 MCB 的患者中，有较高比例的外周血 $CD4^+$ 和 $CD8^+$ T 细胞表达 ICOS（P 值分别为 0.05 和 0.01）。免疫共抑制性受体 CTLA-4 的表达也遵循类似的模式，在获得 MCB 患者的前 4 个周期的 Ipilimumab 治疗中，CTLA-4 在 $CD4^+$ 和 $CD8^+$ T 细胞中的表达呈升高的趋势（分别平均增高了 6% 和 2.4%，P 值无统计学意义），随后逐渐下降。

与 CTLA-4 相比，患者和健康对照人群 $CD4^+$ 和 $CD8^+$ T 细胞表达 PD-1 的水平变异较大，且在 Ipilimumab 治疗期间 PD-1 水平保持稳定，表明在无应答者中缺乏 T 细胞活化不是由于其他共抑制分子表达增加所致。治疗前高表达的 $CD3^+$、$CD4^+$、Foxp3+和活化效应因子 Treg（eTreg）在整个研究时间点内持续存在，且表达水平和 $CD8^+$ T 细胞与 Treg 的比例（CD8/Treg）均不受 Ipilimumab 治疗的影响。

研究结论显示，ICOS 表达水平与 Ipilimumab 单药治疗的 MDS 患者获得 MCB 的程度呈正相关，可作为生物标志物进一步研究。目前正在分析 T 细胞抗原受体（TCR）所有组成成分的高通量测序结果，并在会上介绍。

五、淋巴瘤

（一）Brentuximab Vedotin 加入晚期 HL 一线治疗

在这次年会中有很多淋巴瘤的进展报

告，其中一项研究报告了在多药方案中加入 Brentuximab Vedotin 可降低晚期霍奇金淋巴瘤（HL）一线治疗失败的风险。在这项多国联合开展的Ⅲ期临床试验中，将 Brentuximab vedotin 加入到标准治疗中可以提高患者在首程化疗中治愈的机会，避免了额外的强化治疗。

自从20世纪70年代以来，包括多柔比星、博来霉素、长春碱和达卡巴嗪（ABVD方案）在内的HL的标准治疗方案就没有改变过，并且以前的试验无法在不导致严重不良反应的情况下改善ABVD所取得的效果。Brentuximab vedotin 首先附着于HL细胞表面，然后进入细胞释放有毒物质。

这是利用HL细胞生物学特性研发的药物第一次被用于一线治疗。在这项研究中，有1334例初治的晚期HL患者被随机分配至ABVD方案组或 Brentuximab vedotin 加多柔比星、长春碱和达卡巴嗪（AVD）组。Brentuximab vedotin 联合AVD的试验性组合意味着患者可不接受博来霉素这一与肺损伤和死亡相关的药物治疗。与 Brentuximab vedotin 的试验性组合可以获得更高的治愈率，而且不良反应也在可接受水平。

（二）Mogamulizumab 治疗复治皮肤T细胞淋巴瘤

另外一项Ⅲ期试验提示，在复治皮肤T细胞淋巴瘤（CTCL）中 Mogamulizumab 治疗效果优于伏立诺他（Zolinza）。Kim 等报告的大型国际随机Ⅲ期临床试验中，复治皮肤T细胞淋巴瘤患者靶向药物 Mogamulizumab 与接受伏立诺他（美国FDA批准用于CTCL患者的标准治疗）的患者相比，具有更好的无进展生存期、有效率和生活质量。

CTCL是一种罕见的白细胞肿瘤，特别是T淋巴细胞，主要发生在皮肤。CTCL也可以涉及血液、淋巴结和内脏器官。Mogamulizumab 靶向CCR4蛋白（在CTCL患者的癌细胞表面上经常发现），作为CCR4抗体，该药利用患者的免疫细胞攻击癌细胞。

在纳入试验的372例患者中，Mogamulizumab 治疗组患者的中位无进展生存期为7.7个月，而使用伏立诺他治疗组的患者的中位无进展生存期为7.7个月。Mogamulizumab 与伏立诺他相比，无进展生存和总体反应结果明显优越，不良反应是可耐受，生活质量得到改善。综上所述，这些发现代表了CTCL患者持久和有意义的临床获益。

（三）依鲁替尼治疗复发性或难治性套细胞淋巴瘤

还有一项研究报告了依鲁替尼治疗复发性或难治性套细胞淋巴瘤，可使患者获得持续反应。对依鲁替尼的长期随访表明，除了疗效提升之外，新发生的不良事件随着时间的推移而减少，而且在早期治疗的患者身上通常不太常见。

汇总分析包括Ⅱ期和Ⅲ期研究（SPARK、PCYC-1104和RAY，370例）的结果，以及进行长期开放性扩展研究的87例患者的后续随访结果——CAN3001。随访时间3.5年（41个月），总体中位无进展生存期为13个月，接受依鲁替尼二线治疗的患者中位无进展生存期为33.6个月（19.4~42.1个月）。达到完全缓解的患者的中位无进展生存期为46.2个月，且这些患者的反应持续时间为55.7个月。

具有良好预后因素的患者更有可能使用依鲁替尼维持治疗3年以上。总体而言，患者2年、3年和5年生存率分别为53%、45%和37%，中位总生存期为26.7个月。79.7%的患者发生了3级及以上的治疗相关不良事件，新发事件在第一年后有所下降。在早期使用依鲁替尼治疗的患者中，新发 3/4 级治疗相关不良事件通常较少见。在允许有多个心脏危险因素的患者入组的研究中，以及有 3/4 级房颤的患者中，无患者终止治疗，且减量治疗的患者少于 1%。

六、白血病

（一）CLARITY 研究：双靶向治疗复治 CLL

会上报告的 CLARITY 试验结果显示，两种靶向药物的联合治疗在复治 CLL 中显示出前景，复治的慢性淋巴细胞性白血病（CLL）患者中有 1/3 在靶向药物依鲁替尼（Ibrutinib，Imbruvica）和 Venetoclax（Venclexta）联合治疗 6 个月后骨髓中未检出疾病，肿瘤溶解综合征的发生率没有增高（严重的治疗不良反应）。

36 例完成 6 个月联合治疗的患者中，所有患者均有反应，33%的患者获得了完全缓解，骨髓中没有检测到肿瘤细胞。这些初步的结果在复治失败的患者群体中尤其令人印象深刻，证明这两种药物可以组合使用，没有明显的额外毒性作用。治疗后用最敏感的工具无法检测到肿瘤细胞，表明这种联合是一种有效的治疗方法。

依鲁替尼通过阻断刺激癌细胞增殖的信号起作用，而 Venetoclax 通过阻断帮助细胞生存的蛋白质促进肿瘤细胞的死亡。这两种药物均被美国 FDA 批准单药治疗 CLL。这两种药物的作用机制是相辅相成的。

这项研究的一个主要局限是缺乏对照组。根据 CLARITY 试验的结果，目前正在进行一项针对先前未治疗的 CLL 患者的Ⅲ期随机对照临床试——FLAIR 研究，为了比较依鲁替尼加 Venetoclax 联合治疗与单用依鲁替尼和三药联合化疗方案的疗效。

（二）RESONATE-2 研究：依鲁替尼治疗 CLL

一篇代号为 RESONATE-2 的试验显示了依鲁替尼治疗 CLL 患者的疗效。研究者发现，初治慢性淋巴细胞白血病/小淋巴细胞性淋巴瘤（CLL/SLL）患者中，依鲁替尼与化疗联合苯丁酸氮芥相比，显著改善预后。

这些新数据提供了依鲁替尼迄今为止最长的生活质量随访数据。患者报告了他们的生活质量结果，如疲劳、行动能力、自理能力、日常活动、疼痛/不适和焦虑/抑郁症等。

65 岁及以上的患者（中位年龄 73 岁）被随机分为两组，一组接受每天一次 420mg 依鲁替尼治疗直至疾病进展，另一组接受苯丁酸氮芥治疗达 12 个月。平均治疗持续时间：依鲁替尼治疗组为 34. 1 个月，苯丁酸氮芥治疗组为 7. 1 个月。

中位随访时间 3 年，依鲁替尼治疗显著延长了无进展生存期（中位数未达到，苯丁酸氮芥组中位数为 15 个月），疾病进展或死亡风险与苯丁酸氮芥相比降低了 87%。依鲁替尼组的无进展生存率为 85%，苯丁酸氮芥组为 28%。用依鲁替尼治疗，患者预后有了更大的和持续的改善，随着时间的推移改善将更显著。

进一步的数据分析显示，第一年依鲁替尼的血液支持医疗资源利用负担比苯丁酸氮芥更低，随后继续下降。在 RESONATE-2 研究中，接受依鲁替尼治疗的患者总体健康状况得到了更好的和持续的改善，并且与疾病相关的症状有所减轻，对于慢性淋巴细胞性白血病患者来说，这种疾病主要影响老年患者，生活质量是一个重要的考虑因素，依鲁替尼应该考虑作为初治和长期使用的治疗选择。

（三）Vemurafenib＋利妥昔单抗治疗复发难治 HCL

一项研究报告了 Vemurafenib 和利妥昔单抗的无化疗组合在复发或难治性毛细胞

白血病（HCL）患者中产生深度和持久的缓解。

该项究为Ⅱ期、单臂、单中心临床研究（欧洲临床试验数据库 2014-003046-27）。对嘌呤类似物耐药或嘌呤类似物治疗后复发的 HCL 患者，接受为期 8 周的 Vemurafenib 960mg bid 口服治疗，同步接受每 2 周一次，375mg/m^2 利妥昔单抗静脉给药治疗。在 Vemurafenib 给药结束后再给予每两周一次利妥昔单抗治疗四次。完全缓解（CR）需满足下列标准：血细胞计数正常，无脾大，形态学上骨髓活检及外周血中未见白血病细胞。

在 25 例可进行疗效评估患者中，所有患者均获得了 CR，CR 率 100%，其中 2 例患者血小板计数未完全恢复（分别为 82×10^9/L 和 98×10^9/L，正常值为 100×10^9/L）。这 25 例患者中，所有患者此前均接受过含嘌呤类似物方案治疗，包括其中 5 例患者此前对利妥昔单抗单药耐药，7 例患者 BRAF 抑制剂治疗后复发，其中 5 例 BRAF 抑制剂治疗后获得了短暂的部分缓解（PR），2 例获得 CR。

用特定等位基因 PCR（检测下限：0.05% BRAF V600E 等位基因）进行微小残留病灶（MRD）检测，在 23 例可评估患者中，14 例（65%）患者 MRD 阴性。这 14 例患者中，有 8 例患者在 Vemurafenib 治疗结束序贯利妥昔单抗给药前已经获得了 MRD 阴性。

Vemurafenib 联合利妥昔单抗，用于治疗接受过多线治疗的复发难治 HCL 患者，其用药周期短、安全性好、无骨髓抑制作用，可诱导产生深度和持续缓解，疗效显著优于传统单药 Vemurafenib 或单药利妥昔单抗。

七、其他

（一）靶向药物治疗系统性肥大细胞增多症

除了淋巴瘤、白血病外，会议还报道了一些其他方面的进展。一项研究报道了靶向药物在Ⅰ期临床试验中对于系统性肥大细胞增多症有较快的应答和极少的不良反应。在Ⅰ期试验中，在对晚期或侵袭性全身性肥大细胞增多症（一种罕见的血液疾病）的患者应用靶向药物治疗（90%以上的病例中发现了基因突变）后，具有快速和持久的应答和极少的不良反应。

肥大细胞的正常作用是帮助保护身体免受感染和帮助伤口愈合。当肥大细胞开始不受控制地生长时，发生系统性肥大细胞增多症。它以侵略性的形式迅速蔓延到全身，侵入肝、脾和胃肠器官。它也可以发展成为罕见的血癌——肥大细胞白血病。现有的用于晚期系统性肥大细胞增多症的治疗方式效果有限。

在 BLU-285 剂量递增研究中，前 3 例入选患者接受低剂量的研究药物，并监测不良作用。如果没有发现不良事件，则接下来的 3 例患者接受较大剂量治疗等。在 30%的治疗患者中观察到不良事件时停止剂量递增。给药开始于 30mg/d，逐步增加至 400mg/d。在这项研究中，BLU-285 迅速而持续地降低肥大细胞的细胞水平和突变基因的分子水平。18 例可评估的侵袭性系统性肥大细胞增多症患者中，72%有全面应答，100%疾病得到控制。Ⅰ期试验主要是为了确定 BLU-285 的安全剂量，而不是评估药物的有效性。研究者现在正在计划进行一项Ⅱ期研究，以评估在更多患者中每日服用一次 300mg BLU-285 的有效性。

（二）直接口服抗凝剂可降低 VTE 再发风险

一项研究报道了直接口服抗凝剂可能

降低癌症患者静脉血栓栓塞（VTE）再发风险。相比于正常人，癌症患者有更高的形成血栓的风险，大概1/5的患者经历过静脉血栓栓塞。国际指南推荐应用皮下注射低分子量肝素治疗VTE。然而，来自一项大型预试验研究的较新结果显示，直接口服抗凝剂，即一种每日只需口服1片的新型血液稀释剂是安全的、有益的，并可作为特定VTE患者的备选治疗方案。

尽管VTE有许多成因和危险因素，但在癌症患者中，VTE越来越高的患病率被认为是这些因素（如卧床导致的活动减少、肿瘤造成的前凝血状态以及化疗等）综合作用的结果。因为VTE有可能致命，所以在这些患者中血液稀释剂被用来减小已形成的血栓并预防新血栓的形成。

该试验入组406例同时患有癌症和VTE的患者，其中大多数（69%）在VTE形成时正在接受肿瘤治疗（主要是化疗）。随机选择其中一半的患者接受低分子量肝素治疗，另外一半的患者则直接口服抗凝剂（利伐沙班）治疗。经过6个月治疗后，VTE再发率在直接口服抗凝剂患者中为4%，在达肝素组治疗组为11%。该研究的数据提示，直接口服抗凝剂对于这些患者可能是安全的。今后需要更细致的研究不同组别的患者以及不同的出血类型，以求为每一例患者选择最佳的治疗方案。

（三）Emicizumab或改观具有凝血因子抑制物血友病A治疗

还有一项研究（摘要号85）显示，Emicizumab或为具有（凝血因子）抑制物血友病A患者治疗现状的规则改变者。Emicizumab最近被批准用于预防或减少具有因子Ⅷ抑制物的儿童及成年血友病A患者出血事件的发生。这一药物也被一些相关专家誉为对该特定患者群体治疗现状的规则改变者。

来自目前最大的一项针对具有因子Ⅷ抑制物的儿童及成年血友病A患者的Ⅲ期临床试验HAVEN 2的最新数据显示，该药可以在很大程度上有效地减少出血，并且有很好的耐受性。每周一次皮下使用的Emicizumab为儿童血友病A患者提供了一种有效、安全、方便的治疗选择，从而可能为血友病患者的管理提供了一个新的标准。

Emicizumab有希望极大地改善血友病A的治疗现状。因为其本身是一种抗体，预期不会诱导因子Ⅷ抑制物（抗体）的产生，也不会受到患者体内现有抑制物的影响。Emicizumab是一种新型的双特异性单克隆抗体，可以桥联凝血级联反应中的两个关键凝血因子，即已被激活的因子Ⅸ和因子Ⅹ，因此基本上可替代血友病A中缺失的因子Ⅷ的功能。这种药物使用方法为皮下注射，每周一次，可由患者自主给药。

截至目前，Emicizumab被批准按HAVEN 1和HAVEN 2研究中的方式给药，即前4周每周给药一次，每次3mg/kg，皮下注射；之后每周一次，每次1.5mg/kg。除此之外，HAVEN系列研究的数据显示，Emicizumab有希望在所有类型的血友病A患者中均得到应用，无论其体内是否具有因子Ⅷ抑制物。

总之，这次大会内容丰富，硕果累累，亮点众多，推动了世界血液肿瘤的临床和研究的发展。

（来源：《全球肿瘤快讯》2017年12月 总第198~199期）

❖ 妇科肿瘤 ❖

子宫内膜癌筛查和早期诊断专家共识（草案）

子宫内膜癌筛查专家委员会

【关键词】 子宫内膜癌；筛查；早期诊断；子宫内膜细胞学

子宫内膜癌是女性生殖道三大恶性肿瘤之一，在发达国家及我国部分经济发达地区，其发病率居妇科恶性肿瘤首位[1-11]。子宫内膜癌发生的高危因素（肥胖、糖尿病、高血压等）人群数逐年上升，故近年来子宫内膜癌的发病率及死亡率逐年上升并出现年轻化趋势。目前，在我国尚缺乏子宫内膜癌筛查及早期诊断的相关策略。在不久的将来，子宫内膜癌在北京、上海、广州等经济发达地区，将会变成严重的公共卫生问题。

一、筛查人群

不建议对于子宫内膜癌平均风险、无症状女性进行常规筛查[6-8,10-12]，建议对于子宫内膜癌高危风险女性进行子宫内膜癌筛查。

子宫内膜癌的高危风险包括[5-11]：

（1）年龄≥45岁。

（2）糖尿病。

（3）肥胖。

（4）高血压。

（5）无孕激素拮抗的性激素使用史。

（6）多囊性卵巢综合征。

（7）功能性卵巢肿瘤（分泌雌激素的卵巢肿瘤）。

（8）无排卵型异常子宫出血。

（9）初潮早。

（10）不孕、不育。

（11）他莫昔芬（三苯氧胺）治疗。

（12）肿瘤家族史（尤其是子宫内膜癌或肠道肿瘤）。

（13）卵巢癌和乳腺癌病史。

二、筛查间隔

目前建议高危人群每年筛查[6]。

三、筛查方式

推荐非月经期及阴道出血量少时应用子宫内膜刷进行子宫内膜取样[5-11,13-20]，制片方式建议使用子宫内膜细胞学法（endometrial cytology test，ECT）[9,21]。经阴道彩超了解子宫内膜厚度、均质度及血流状况，可作为初始评估和辅助子宫内膜细胞学筛查子宫内膜癌的方法[7,8,11,22]。

四、子宫内膜细胞学评价系统

经过严格培训的细胞学医生或细胞病理学医生进行子宫内膜细胞学的判读：将结果分为五类：

通信作者：刘从容，北京大学第三医院，E-mail：congrong_ liu@ 163.com
孙耘田，中国医学科学院肿瘤医院，E-mail：sunyt@ cicams.ac.cn

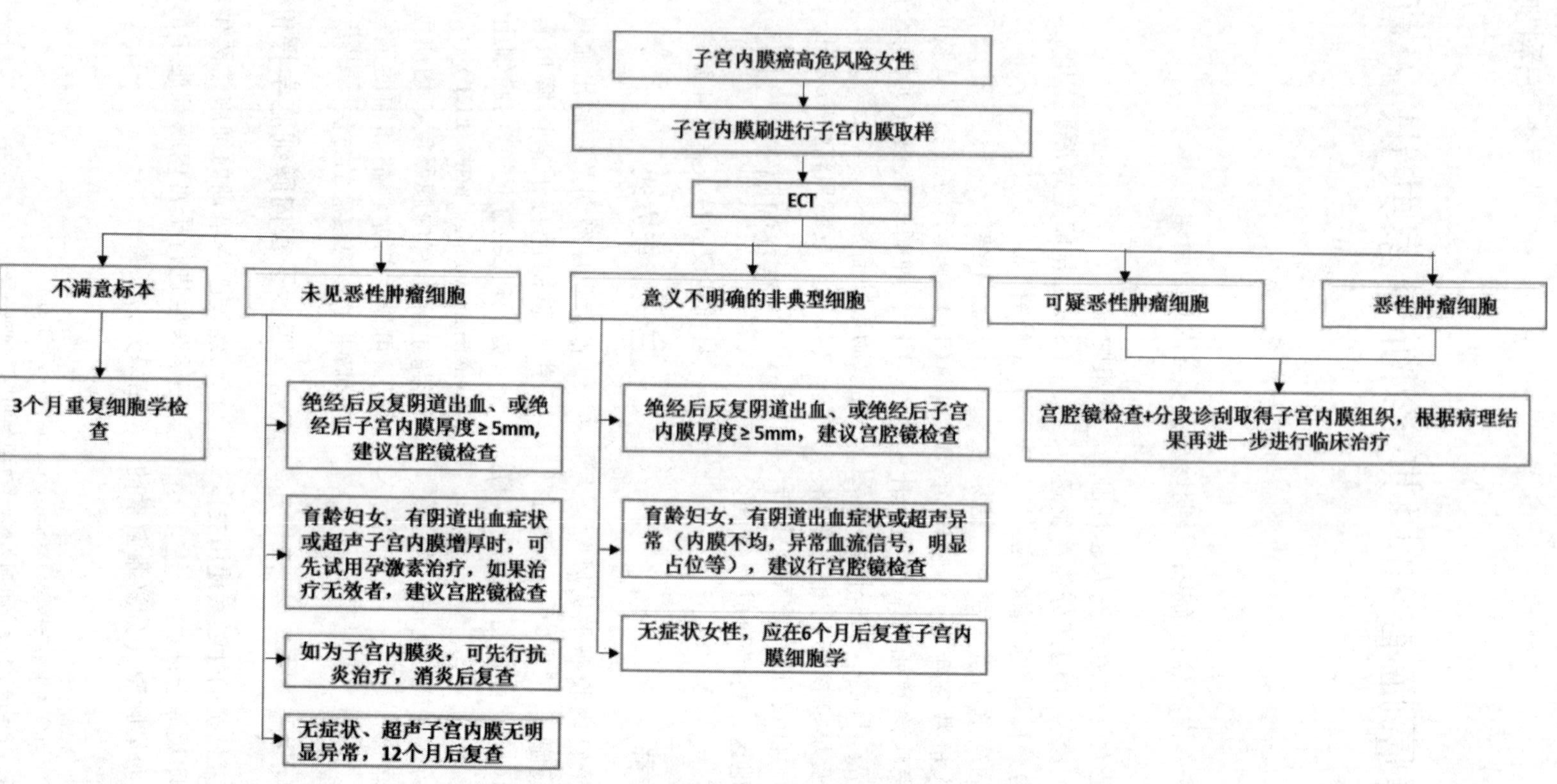

图1　子宫内膜癌筛查及早期诊断流程图

（1）不满意标本。

（2）未见恶性肿瘤细胞。

（3）意义不明确的非典型细胞。

（4）可疑恶性肿瘤细胞。

（5）恶性肿瘤细胞。

五、筛查结果的临床处理

（见图1）

1. 不满意标本

3个月后重复细胞学检查。

2. 未见恶性肿瘤细胞

（1）绝经后反复阴道出血、或绝经后子宫内膜厚度≥5mm，建议宫腔镜检查。

（2）育龄妇女，有阴道出血症状或超声子宫内膜增厚时，可先试用孕激素治疗，如果治疗无效者，建议宫腔镜检查。

（3）如为子宫内膜炎，可先行抗炎治疗，消炎后复查。

（4）无症状、超声子宫内膜无明显异常，12个月后复查。

3. 意义不明确的非典型细胞

（1）无症状女性，应在6个月后复查子宫内膜细胞学。

（2）绝经后反复阴道出血、或绝经后子宫内膜厚度≥5mm，建议宫腔镜检查。

（3）育龄妇女，有阴道出血症状或超声异常（内膜不均、异常血流信号、明显占位等），建议行宫腔镜检查。

4. 可疑恶性肿瘤细胞或恶性肿瘤细胞

应即行宫腔镜检查+分段诊刮取得子宫内膜组织，根据病理结果再进一步进行临床治疗。

参加编写的子宫内膜癌筛查专家委员会成员：

廖秦平（清华大学附属北京清华长庚医院，清华大学临床医学院妇产科）

杨　曦（清华大学附属北京清华长庚医院，清华大学临床医学院妇产科）

陈　锐（清华大学附属北京清华长庚医院，清华大学临床医学院妇产科）

任玉波（北京大学国际医院病理科、聊城市人民医院病理科）

史桂芝（北京航空总院病理科）

张乃怿（北京大学肿瘤医院妇科）

吴　成（北京和睦家医院妇产科）

尹洪芳（清华大学附属北京清华长庚医院，清华大学临床医学院病理科）

文　佳（清华大学附属北京清华长庚医院，清华大学临床医学院妇产科）

张　蕾（清华大学附属北京清华长庚医院，清华大学临床医学院妇产科）

刘光三（北京和睦家医院妇产科）

张　岩（北京大学第一医院妇产科）

薛凤霞（天津医科大学总医院妇产科）

张淑兰（中国医科大学附属盛京医院妇产科）

李　辉（子宫内膜癌筛查项目协作组）

刘从容（北京大学第三医院病理科）

孙耘田（中国医学科学院肿瘤医院病理科）

参考文献

[1] 赵平，陈万青. 中国肿瘤登记年报 2004. 北京：中国协和医科大学出版社，2008：138，162.

[2] 赫捷，陈万青 .2012 中国肿瘤登记年报. 北京：军事医学科学出版社，2012：122-123.

[3] 魏丽惠. 重视子宫内膜癌的筛查. 中华妇产科杂志，2013，48（12）：881-883.

[4] Siegel RL，Miller KD，Jemal A. Cancer statistics，2016. CA Cancer J Clin，2016，66（1）：7-30.

[5] Colombo N，Creutzberg C，Amant F，et al. ESMO-ESGO-ESTRO consensus conference on endometrial cancer：Diagnosis，treatment and follow-up. Radiother Oncol，2015，117（3）：559-581.

[6] American Cancer Society. Endometrial（Uterine）

Cance [EB/OL]. https://www.cancer.org/,2016-02-29.

[7] The American College of Obstetricians and Gynecologists, Society of Gynecologic. Practice Bulletin No. 149: Endometrial cancer. Obstet Gynecol, 2015, 125 (4) : 1006-1026.

[8] FIGO, International Federation of Gynecology and Obstetrics. FIGO Cancer Report 2015 [EB/OL]. https://www.journals.elsevier.com/international-journal-of-gynecology-and-obstetrics, [2015-10-30].

[9] 日本産科婦人科学会，日本産婦人科医会：CQ209 子宮体部細胞診の適切な採取法と検診対象者は？産婦人科診療ガイドライン—婦人科外来編 2011 冊子，东京：东京都北区西原 3-46-10 株式会社，2011：50-51.

[10] NCCN (National Comprehensiv Cancer Network). NCCN clinical practice guidelines in Oncology: uterine neoplasms (2016. V2) [EB/OL]. https://www.nccn.org/professionals/physician_gls/f_guidelines.asp, 2015-11-20.

[11] BC, Clinical Practice Guidelines and Protocols in British Columbia. Genital Tract Cancers in Females: Endometrial Cancer. [EB/OL] http://www2.gov.bc.ca/gov/content/health/practitioner-professional-resources/bc-guidelines, 2014-06-15.

[12] 吴成. 子宫内膜癌的筛查策略. 中国计划生育学杂志，2012，20（10）：717-719.

[13] Del Priore G, Williams R, Harbatkin CB, et al. Endometrial brush biopsy for the diagnosis of endometrial cancer. J Reprod Med, 2001, 46 (5) : 439-443.

[14] Critchley HO, Warner P, Lee AJ, et al. Evaluation of abnormal uterine bleeding: comparison of three outpatient procedures within cohorts defined by age and menopausal status. Health Technol Assess, 2004, 8 (34): iii-iv, 1-139.

[15] Yang GC, Wan LS, Del Priore G. Factors influencing the detection of uterine cancer by suction curettage and endometrial brushing. J Reprod Med, 2002, 47 (12) : 1005-1010.

[16] Yang GC, Wan LS. Endometrial biopsy using the Tao Brush method. A study of 50 women in a general gynecologic practice. J Reprod Med, 2000, 45 (2) : 109-114.

[17] Maksem JA. Performance characteristics of the Indiana University Medical Center endometrial sampler (Tao Brush) in an outpatient office setting, first year's outcomes: recognizing histological patterns in cytology preparations of endometrial brushings. Diagn Cytopathol, 2000, 22 (3) : 186-195.

[18] Williams AR, Brechin S, Porter AJ, et al. Factors affecting adequacy of Pipelle and Tao Brush endometrial sampling. BJOG, 2008, 115 (8) : 1028-1036.

[19] 杨曦，廖秦平，吴成，等. 子宫内膜细胞学检查在子宫内膜癌筛查中的应用. 中华妇产科杂志，2013，48（12）：884-890.

[20] 张乃怿，吴成，赵健，等. 子宫内膜细胞学检查在筛查子宫内膜癌中的应用. 中华妇产科杂志，2010，45（10）：793-795.

[21] Nakagawa-Okamura C, Sato S, Tsuji I, et al. Effectiveness of mass screening for endometrial cancer. Acta Cytol, 2002, 46 (2) : 277-283.

[22] Remondi C, Sesti F, Bonanno E, et al. Diagnostic accuracy of liquid-based endometrial cytology in the evaluation of endometrial pathology in postmenopausal women. Cytopathology, 2013, 24 (6) : 365-371.

子宫内膜细胞学诊断报告系统（2017）及临床处理建议

陈　锐[1]　杨　曦[1]　任玉波[2]　史桂芝[3]
尹洪芳[1]　刘从容[4]　孙耘田[5]　廖秦平[1]

1. 清华大学附属北京清华长庚医院，清华大学临床医学院妇产科 北京 102218
2. 北京大学国际医院病理科 北京 102206
3. 中科院生物物理研究所 北京 100101；中国科学院大学 北京 100049；中国医科大学航空总院病理科 北京 100012
4. 北京大学第三医院病理科 北京 100086
5. 中国医学科学院肿瘤医院病理科 北京 100021

【关键词】 子宫内膜癌；筛查；子宫内膜细胞学；诊断报告系统

一个适宜的细胞学评价系统，既有利于细胞病理学医生间做出一致的诊断，又有利于临床医生对患者的病情进行评估，指导临床处理；同时针对某一诊断能很好地与患者沟通，提出下一步的处理建议，最终使得细胞学诊断与临床诊断及组织病理学结果间有很好的对接。

关于子宫内膜细胞学报告系统的研究，可以追溯到20世纪70年代[1]。随着细胞学检测技术的进展及临床应用，随着宫颈细胞学TBS（The Bethesda System 1991，2004，2014）诊断系统的建立和推广，在过去十年间，国内外一些学者对子宫内膜细胞学的诊断报告模式提出过各种建议[2-12]。但迄今为止，子宫内膜细胞学尚无国际统一诊断报告系统。因此，迫切需要细胞病理学医生、临床医生通过大量的临床实践，总结数据提出一套与子宫内膜组织病理学诊断结果符合率高、可重复性好，对临床工作具有指导意义的子宫内膜细胞学报告系统，便于细胞病理学医生之间、病理与临床医生之间在子宫内膜细胞学诊断中有共同的语言，相通的交流，减少个体及室间差异，提高诊断的准确率和稳定性。

通过总结前期子宫内膜细胞学的经验积累，廖秦平团队先后于2006年、2015年发表“子宫内膜细胞学诊断评价系统”相关文章[13,14]。之后又经过十年打磨，2016年10月，细胞学专家、组织病理学专家及妇产科临床专家在北京，共同针对“子宫内膜细胞学报告系统”进行深入探讨，结合既往各相关评价体系特点及临床应用过程中存在的问题及经验，提出了更新版的

通信作者：廖秦平，E-mail:qinping_ liao@ 163.com
孙耘田，E-mail:sunyt@ cicams.ac.cn

子宫内膜细胞学诊断报告系统（Endometrial Cytology Beijing System，ECBS）。共分五类：

（1）不满意标本；

（2）未见恶性肿瘤细胞；

（3）意义不明确的非典型细胞；

（4）可疑恶性肿瘤细胞；

（5）恶性肿瘤细胞。

一、不满意标本

获取满意标本是正确诊断的保障和前提，满意的标本一般应具备以下3点：

（1）明确的标记。

（2）具有相关的临床资料，如患者的末次月经、宫内节育器、临床症状、是否绝经、绝经年龄，以及超声检查结果等。

（3）有足够量的保存完好的腺上皮细胞。生育年龄女性标本涂片中至少包括10堆子宫内膜腺上皮细胞，绝经后萎缩子宫内膜涂片中至少5堆子宫内膜腺上皮细胞。

出现任何类型不典型细胞都属于标本满意。不满意标本常见情形如下：

1. 拒绝接收的标本

（1）申请单及标本缺乏明确的标记。

（2）玻片破碎，不能被修复。

2. 经评价后不满意的标本

（1）由于血液、炎细胞覆盖、细胞过度重叠、细胞蜕变等因素，影响到75%以上腺上皮细胞的观察，或标本中被大量宫颈鳞状上皮细胞污染。

（2）细胞形态结构清晰，缺乏不典型性，但细胞量过少（生育年龄女性少于10堆子宫内膜腺上皮细胞，绝经后女性子宫内膜涂片中少于5堆子宫内膜腺上皮细胞）。

临床处理建议：如子宫内膜细胞学涂片经评价后为不满意的标本，建议患者2~3个月后重复细胞学检查，或结合临床进行下一步处理。

二、未见恶性肿瘤细胞

指标本满意，细胞形态或排列结构无不典型性者。未见恶性肿瘤细胞的常见情形为增生期子宫内膜、分泌期子宫内膜、萎缩期子宫内膜细胞，子宫内膜炎，不伴非典型性的良性增生性改变，子宫内膜息肉，药物所致子宫内膜蜕膜样变等反应性改变，子宫内膜化生性改变，子宫内膜结核，宫内节育器（IUD）所致子宫内膜反应性改变等。

此诊断分类子宫内膜细胞形态学特征主要为：

（1）细胞群落以中等或较大群落为主，细胞群落中或涂片背景散在较多子宫内膜间质细胞。

（2）细胞群落多呈片状、管状、球状细胞群落；群落形态规则，边缘光滑、细胞排列规则。

（3）细胞群落通常为单层平铺排列，可呈轻微假复层状，细胞轻度拥挤，但细胞群落边缘平滑规则。

（4）细胞大小形态一致，细胞核圆形或卵圆形，核膜规则，核染色质细腻均一，核间距一致。

（5）伴有子宫内膜化生性、修复性、反应性改变的细胞形态应该典型，数量较少。

（6）涂片背景通常干净，缺乏坏死或肿瘤素质。

临床处理建议：

（1）对于绝经后反复阴道出血、或绝经后子宫内膜厚度≥5mm的患者，建议行宫腔镜检查。

（2）对于育龄期女性，如有阴道出血症状或超声检查提示异常（如子宫内膜回声不均等），可先试用孕激素治疗，如果治疗无效建议行宫腔镜检查。

（3）如考虑为子宫内膜炎，可先行抗炎对症治疗，12个月后复查。

（4）对于无症状、超声检查提示子宫内膜无明显异常患者，建议12个月后复查。

三、意义不明确的非典型细胞

细胞学形态提示异常程度，高于未见恶性肿瘤细胞形态，但异常细胞数量较少或形态结构异常不足以诊断可疑恶性肿瘤细胞。与组织病理学中的非典型增生不同，这是一种非特指的分类，常见病变为：子宫内膜化生、子宫内膜单纯性或复杂性增生、月经期子宫内膜崩解、应用药物后的反应性改变、IUD所致反应性改变，也包括部分伴非典型的子宫内膜增生、高分化子宫内膜样癌等。导致“意义不明确的非典型细胞”分类的情形主要如下：

（1）细胞量丰富，细胞群落显著增多，群落通常中等或较大，群落边缘轻度不规则，细胞群落周围的间质细胞较少；细胞排列较密集，细胞核间隙轻度不规则；但细胞核改变轻微。

（2）细胞核轻度或明显增大，核轻度深染，细胞群落较小，但细胞数量较少。

（3）细胞的非典型性改变不能完全用子宫内膜化生性、子宫内膜修复性或子宫内膜反应性改变解释。

（4）任何其他细胞的非典型性改变，但不足用可疑恶性或恶性解释。

临床处理建议：

（1）对于无症状女性，应在6个月后复查子宫内膜细胞学。

（2）对于绝经后反复阴道出血、或绝经后子宫内膜厚度≥5mm的女性，建议行宫腔镜进一步检查。

（3）对于育龄女性，如有阴道出血症状或超声检查有异常提示（如子宫内膜回声不均，异常血流信号，明显占位等），建议行宫腔镜检查。

四、可疑恶性肿瘤细胞

细胞学涂片形态特征具备部分恶性肿瘤的细胞学特征（详见诊断分类五），但其异型程度或细胞数量又不足以确切诊断为恶性肿瘤细胞。这一分类常见于非典型子宫内膜增生、高分化子宫内膜样腺癌、其他类型恶性肿瘤等。

（1）可疑子宫内膜样腺癌：细胞量丰富，细胞群落显著增多，群落通常中等或较小，边缘不规则，周围的间质细胞少；细胞排列较密集，细胞核拥挤重叠；但细胞核的异型不足以直接诊断子宫内膜样腺癌。

（2）可疑其他恶性肿瘤：细胞核异型明显，但细胞数量较少，不足以直接诊断恶性。

五、恶性肿瘤细胞

细胞学表现具有明确的恶性特征。包括原发Ⅰ/Ⅱ型子宫内膜癌、子宫内膜间质肉瘤、输卵管癌、卵巢癌、转移性子宫内膜恶性肿瘤等。其中：

（1）子宫内膜样腺癌的细胞学形态特征表现为：细胞丰富，细胞群落大小不等，群落边缘不规则；细胞排列密集、堆叠，极向消失，核间距不等；细胞核较大、大小不一、染色质增粗，核膜厚、不规则，核仁明显，可单个、多个或巨核仁；子宫内膜间质细胞少或缺乏；涂片背景可有出血、坏死等肿瘤背景。

（2）其他恶性肿瘤：细胞异型明显，细胞的数量、异型性和排列结构具备明确恶性肿瘤的特征。如Ⅱ型子宫内膜癌、子宫内膜间质肉瘤、输卵管癌、卵巢癌、转移性子宫内膜恶性肿瘤（略）。

临床处理建议：如细胞学结果评价为可疑恶性肿瘤细胞或恶性肿瘤细胞，应立即行宫腔镜检查+分段诊刮取得病理组织，根据病理结果再进一步进行临床治疗。

综上，本次专家组提出的上述子宫内膜细胞学诊断报告体系，将会通过今后在临床工作中的进一步应用及验证，给出切实的实践依据。也希望通过不断地总结经验与努力，使得子宫内膜细胞学评价系统日臻完善，以利于其在临床工作中的应用及推广，有助于子宫内膜癌筛查工作的开展。

参 考 文 献

[1] Milan AR, Markley RL, Fisher RS, et al. Endometrial cytology using the Milan-Markley technique, Obstet. Gynecol, 1976, 48：111-116.

[2] 姜玉菲. 子宫体癌细胞学检查的分析和体会. 实用妇科与产科杂志，1988，4（5）：239-241.

[3] 张乃怿，吴成，赵健，等. 子宫内膜细胞学检查在筛查子宫内膜癌中的应用，中华妇产科杂志，2010，45（10）：793-795.

[4] Remondi C, Sesti F, Bonanno E, et al. Diagnostic accuracy of liquid-based endometrial cytology in the evaluation of endometrial pathology in postmenopausal women. Cytopathology, 2013, 24（6）：365-371.

[5] Yanoh K, Norimatsu Y, Hirai Y, et al. New diagnostic reporting format for endometrial cytology based on cytoarchitectural criteria. Cytopathology, 2009, 20, 388-394.

[6] Yanoh K, Hirai Y, Sakamoto A, et a1. New terminology for intrauterine endometrial samples：a group study by the Japanese Society of Clinical Cytology. Acta Cytol, 2012, 56（3）：233-241.

[7] Mafia P, Hera S, Panagiota M. Study on the morphology and reproducibility of the diagnosis of endometrial lesions utilizing liquid-based cytology. Cancer Cytopathology, 2005, 105（2）：56-64.

[8] Buccoliero AM, Castiglione F, Ghefi CF, et a1. Liquid-based endometrial cytology：its possible value in postmenopausal asymptomaticwomen. Int J Gynecol Cancer, 2007, 17（1）：182-187.

[9] Kipp BR, Medeiros F, Campion MB, et a1. Direct uterine sampling with the Tao brush sampler using a liquid-based preparation method for the detection of endometrial cancer and atypical hyperplasia：a feasibility study. Cancer, 2008, 114（4）：228-235.

[10] Maksem JA, Meiers I, Robboy SJ. A primer of endometrial cytology witll histolngical correlation. Diagn Cytopathol, 2007, 35：817-844.

[11] Shu YJ, Ikle FA. Cytopathology of the endometrium：correlation with histoathology. New York：McGraw-Hill, 1992：1-30.

[12] 张英兰，赵雨，吕昌帅，等. 细胞学联合组织学在子宫内膜病变无创筛查中的应用价值. 现代妇产科进展，2016，25（1）：19-21.

[13] 赵健. 子宫内膜细胞学诊断系统. 中国生育健康杂志，2006，17（1）：6-8.

[14] 陈锐，任玉波，文佳，等. 子宫内膜细胞学评价系统探讨. 实用妇产科杂志，2015，31（7）：484-486.

无气腹腹腔镜手术在子宫肌瘤切除术中的临床效果观察

罗远惠

广西合浦县人民医院　广西合浦　536199

【摘要】 **目的：** 研究无气腹腹腔镜手术在子宫肌瘤切除术中的临床效果。**方法：** 回顾性分析2015年6月至2016年6月接诊的75例子宫肌瘤患者的诊疗情况。按照患者手术方式不同分为研究组和对照组。研究组采用无气腹腹腔镜手术行子宫肌瘤切除术，对照组则采用气腹腹腔镜手术行子宫肌瘤切除术。术后，比较分析两组的总有效率，并对患者的手术时间、术后排气时间、住院时间及术中出血量进行记录分析。手术前后，记录分析患者的$CD3^+$、$CD4^+$、$CD8^+$及$CD4^+/CD8^+$水平变化情况，并对患者术后并发症情况进行调查记录。**结果：** 研究组患者的总有效率明显高于对照组，两组比较有统计学意义（$\chi^2=4.327$，$P=0.038$）。研究组患者的手术时间、术后排气时间及住院时间均明显短于对照组，术中出血量明显少于对照组，两组比较有统计学意义（$P<0.05$）。术前，两组患者的$CD3^+$、$CD4^+$、$CD8^+$及$CD4^+/CD8^+$水平无显著性差异（$P>0.05$）；术后，对照组患者的$CD3^+$、$CD4^+$及$CD4^+/CD8^+$水平均显著降低，研究组患者的各项免疫指标无明显变化（$P>0.05$）。研究组患者的上腹胀痛、肩部酸痛、术后需镇痛及术后发热发生率明显低于对照组，两组比较有统计学意义（$P<0.05$）。**结论：** 无气腹腹腔镜手术在子宫肌瘤切除术中的临床效果良好，可显著提高临床疗效，改善临床手术效果及患者预后状况，值得广泛推广应用。

【关键词】 子宫肌瘤；无气腹；腹腔镜；疗效

子宫肌瘤是妇科中最为常见的良性肿瘤，患者临床表现为子宫出血、疼痛、腹部的包块以及白带异常等，目前临床中主要通过腹腔镜手术方式对肌瘤进行切除[1]。手术操作简便、损伤小，在临床中较为常用[2]。近年来，随着腹腔镜子宫肌瘤切除术的广泛实施，部分学者在术中发现，术中人工气腹的建立导致手术操作难度增大，且人工气腹下导致腹腔中大范围的脏器粘连，进一步增加了手术的难度[3]。因此，相关学者探讨腹腔镜子宫肌瘤切除术中不建立人工气腹进行操作[4]。无气腹腹腔镜手术实施过程中，无需建立人工气腹，减少了气腹压力对周围脏器的挤压所致各系统器官的损伤，且方便了术中的操作[5]。本研究为进一步研究无气腹腹腔镜手术操作的具体步骤，对手术相关指标进行检测，并对患者手术前后免疫功能状况进行检测分析，此外，还对患者术后并发

罗远惠（1971~）：副主任医师，单位：广西合浦县人民医院，方向：妇产科临床医疗。

症状况进行记录分析。

一、材料与方法

（一）一般资料

回顾性分析2015年6月至2016年6月本院妇科接诊的75例子宫肌瘤患者的诊疗情况。按照患者手术方式不同分为研究组和对照组。研究组患者45例，年龄为29~40岁，平均年龄35.45岁。肌瘤的位置为：肌膜间25例，浆膜下肌瘤20例。肌瘤直径为5~7cm，平均直径6.22cm。对照组患者30例，年龄为25~43岁，平均年龄36.19岁。肌瘤的位置为：肌膜间17例，浆膜下肌瘤13例。肌瘤直径为5~8cm，平均直径6.43cm。两组患者的年龄、肌瘤位置等一般资料无显著性差异（$P>0.05$）。

（二）方法

对照组采用气腹腹腔镜手术行子宫肌瘤切除术。具体的手术步骤为：①患者采用连续硬膜外麻醉，患者取膀胱截石位，常规进行消毒铺单；②在患者脐孔的上缘作一1cm长的纵行小切口。选用10mm规格的穿刺套管针，通过此孔逐层进入腹腔。③充入CO_2，建立人工气腹，并且在下腹部作一操作孔。④在腹腔镜指引下，明确子宫肌瘤的位置，在子宫肌瘤中，注入垂体后叶素，采用电刀将肌瘤的假包膜切开，将肌瘤游离、剥除，再将创面进行缝合。最后，采用粉碎机将肌瘤粉碎后并取出。

研究组则采用无气腹腹腔镜手术行子宫肌瘤切除术。具体的手术步骤：①和②与上述对照组相同。③选取耻骨联合上方3cm的位置作为进针点，从皮下层一直到脐下部位2~3cm穿出，并将其固定在无气腹的提拉装置上，悬吊腹壁。④在下腹部作一操作孔，以下步骤与上述对照组之④相同。

（三）观察指标

术后，比较分析两组的总有效率，并对患者的手术时间、术后排气时间、住院时间及术中出血量进行记录分析。手术前后，记录分析患者的$CD3^+$、$CD4^+$、$CD8^+$及$CD4^+/CD8^+$水平变化情况，并对患者术后并发症情况进行调查记录。

（四）统计学分析

数据分析应用SPSS18.0软件包进行统计分析，其中计量资料表示为（$\bar{x}\pm s$），两组比较应用配对资料t检验；计数资料表示为［n（%）］，两组比较应用χ^2检验。$P<0.05$，两组比较有显著性差异。

二、结果

（一）两组疗效分析

研究组患者的总有效率明显高于对照组，两组比较有统计学意义（$\chi^2=4.327$，$P=0.038$）（表1）。

表1　两组疗效分析（n,%）

组别	病例数	治愈	显效	无效	总有效
研究组	45	26（57.78）	16（35.56）	3（6.67）	42（93.33）
对照组	30	8（26.67）	15（50.00）	7（23.33）	23（76.67）

（二）两组手术相关指标分析

研究组患者的手术时间、术后排气时间及住院时间均明显短于对照组，术中出血量明显少于对照组，两组比较有统计学意义（$P<0.05$）（表2）。

表 2 两组手术相关指标的检测分析（$\bar{x}\pm s$）

组别	病例数	术中出血量（ml）	手术时间（min）	术后排气时间（h）	住院时间（d）
研究组	45	165.27±26.83	65.18±6.54	18.81±7.82	4.72±2.33
对照组	30	283.23±29.01	77.92±7.02	23.73±8.92	6.25±2.83
t 值		18.0564	8.0257	2.5227	2.5552
P 值		0.0000	0.0000	0.0138	0.0127

（三）两组手术前后免疫指标分析

术前，两组患者的 $CD3^+$、$CD4^+$、$CD8^+$ 及 $CD4^+/CD8^+$ 水平无显著性差异（$P>0.05$）；术后，对照组患者的 $CD3^+$、$CD4^+$ 及 $CD4^+/CD8^+$ 水平均显著降低，研究组患者的各项免疫指标无明显变化（$P>0.05$）（表 3）。

表 3 两组手术前后免疫功能指标检测（$\bar{x}\pm s$）

组别	时间	$CD3^+$（%）	$CD4^+$（%）	$CD8^+$（%）	$CD4^+/CD8^+$
研究组（n=45）	术前	66.82±7.02	41.83±5.23	30.29±4.72	1.72±0.72
	术后	64.72±6.93	40.26±5.02	29.83±4.21	1.70±0.46
	t 值	1.2756	1.2940	0.4314	0.1348
	P 值	0.2061	0.1997	0.6675	0.8932
对照组（n=30）	术前	67.72±6.84	41.87±5.70	30.38±4.83	1.69±0.32
	术后	56.66±7.23	35.64±5.29	29.29±4.13	1.44±0.39
	t 值	6.7057	4.7704	1.0131	3.0349
	P 值	0.0000	0.0000	0.3144	0.0033

（四）两组术后并发症记录分析

研究组患者的上腹胀痛、肩部酸痛、术后需镇痛及术后发热发生率明显低于对照组，两组比较有统计学意义（$P<0.05$）（表 4）。

表 4 两组术后并发症状况记录（n,%）

组别	病例数	上腹胀痛	肩部酸痛	术后需镇痛	术后发热	术后复发
研究组	45	3（6.67）	3（6.67）	4（8.89）	2（4.44）	2（4.44）
对照组	30	7（23.33）	8（26.67）	8（26.67）	6（20.00）	3（10.00）
χ^2 值		4.327	5.753	4.233	4.5709	0.8929
P 值		0.038	0.017	0.040	0.0325	0.3447

三、讨论

腹腔镜手术以其操作简便、对于机体损伤小，患者术后恢复较快等特点，在临床各科室受到广泛应用。目前，腹腔镜手术已经成为子宫肌瘤患者治疗的首选。随着腹腔镜手术的广泛开展，相关学者在术中发现，CO_2 人工气腹的建立使得手术操作处于无触觉状态，术后缝合打结操作较为困难，延长了手术时间，增加了患者术中出血量[6,7]。此外，人工气腹手术需要对周围脏器进行分离，对于膀胱、直肠以及输尿管分离过程中，可能会对脏器造成一定程度的损伤，导致术中中转开腹手术的发生率增高[8]。因此，有学者提出采用无气腹手术方式对子宫肌瘤进行切除，但是对于其具体操作，以及如何为手术创造视野成为临床研究的重点[9,10]。本研究中采用悬吊式无气腹腹腔镜进行手术。术中操作有触觉，且可对隐匿的肌瘤进行察觉，操作过程中缝合、打结等操作更为便捷，从而明显改善了手术效果[11,12]。

无气腹腹腔镜手术能够避免人工气腹建立过程中盲目穿刺所致的各类并发症，提高了手术的安全性。此外，无气腹腹腔镜手术的可操作性得到明显提升，手术过程中，腹腔镜留置无需进行密封，在器械进出腹腔过程中无需担心漏气，在应用电刀对肌瘤部位进行切除时，留置在腹腔内的套管能够较快吸引腹腔内的烟雾，为手术提供较好的视野。此外，对于周围脏器的损伤较小，从而避免了术后各类并发症的发生[13]。

本研究中，疗效及手术相关指标均是评估手术效果的指标，能够反映手术方式对患者疗效的影响。本研究显示，采用无气腹腹腔镜手术对子宫肌瘤患者进行治疗，相比于常规的气腹腹腔镜手术方式，不需要充入 CO_2 建立人工气腹，减少了对患者机体的损伤，通过腹壁牵引器将腹壁牵引，营造足够的手术空间，从而改善了手术相关指标，能够明显改善患者的疗效。患者手术时间、术后排气时间及住院时间明显缩短，术中出血量明显减少，总有效率明显提高（93.33% *vs* 76.67%）。

$CD3^+$、$CD4^+$、$CD8^+$ 及 $CD4^+/CD8^+$ 是用于评估患者免疫功能的常用指标，患者免疫功能受损时，会出现上述各项免疫功能指标的降低。无气腹腹腔镜手术对腹腔脏器及组织的压迫低于 CO_2 人工气腹，减少了对于循环及免疫系统的影响，因此患者的各项免疫指标并未受到明显影响[14]。本研究显示，无气腹腹腔镜手术子宫肌瘤切除患者的 $CD3^+$、$CD4^+$、$CD8^+$ 及 $CD4^+/CD8^+$ 水平无明显变化，表明相比于气腹腹腔镜手术，患者的免疫功能未受到明显损伤。

由于 CO_2 人工气腹充入的压力为 13mmHg 左右，因此常会导致患者术后产生腹部胀痛、肩部疼痛、发热等不良反应，而无气腹腹腔镜手术则避免了这一点[15]。本研究显示，无气腹腹腔镜手术患者的上腹胀痛、肩部酸痛、术后需镇痛及术后发热发生率明显低于气腹腹腔镜手术。

综上所述，无气腹腹腔镜手术在子宫肌瘤切除术中的应用效果良好，能够明显改善患者的手术相关指标，对患者的免疫功能损伤较小，术后并发症发生率较低，值得在临床中广泛应用。

参 考 文 献

[1] 刘晋英. 腹腔镜子宫肌瘤切除术的临床效果评估. 中国妇幼保健，2017，32（18）：4573-4575.

[2] 周玲，马忠平，潘伟康，等. 腹腔镜下子宫肌瘤切除术 115 例临床分析. 实用临床医药杂志，2014，18（21）：211-213.

[3] 洪章烈，洪源源 .40 例子宫肌瘤切除术围手术期应用抗菌药物的调查分析. 安徽医药，

2014, 18 (10): 1991-1994.

[4] Gargiulo AR, Lewis EI, Kaser DJ, et al. Robotic single-site myomectomy: a step-by-step tutorial. Fertil Steril, 2015, 104 (5): e13.

[5] Bourdel N, Collins T, Pizarro D, et al. Use of augmented reality in laparoscopic gynecology to visualize myomas. Fertil Steril, 2017, 107 (3): 737-739.

[6] 李一春，陈艳，赵爱明. 腹腔镜子宫肌瘤切除术 134 例临床分析. 中南医学科学杂志，2014，42 (3): 292-294.

[7] 吴晓红. 腹腔镜下子宫肌瘤切除术临床效果探讨. 河北医学，2014，20 (2): 320-322.

[8] Lewis EI, Srouji SS, Gargiulo AR. Robotic single-site myomectomy: initial report and technique. Fertil Steril, 2015, 103 (5): 1370-1377.

[9] Srouji SS, Kaser DJ, Gargiulo AR. Techniques for contained morcellation in gynecologic surgery. Fertil Steril, 2015, 103 (4): e34.

[10] Borah BJ, Yao X, Laughlin-Tommaso SK, et al. Comparative Effectiveness of Leiomyoma Procedures Using a Large Insurance Claims Database. Obstet Gynecol, 2017, 130 (5): 1047-1056.

[11] 滕燕伊，孙岭梅，任汝仙，等. 腹腔镜子宫肌瘤切除术临床路径评价. 重庆医学，2013，42 (18): 2153-2154.

[12] 王丽红，刘蓉婧. 腹腔镜下改良子宫肌瘤切除术 218 例临床分析. 中国妇产科临床杂志，2013，14 (2): 155-157.

[13] 秦炜，林芳，陆丹，等. 悬吊式无气腹腹腔镜子宫肌瘤切除术对免疫功能与卵巢功能的影响. 腹腔镜外科杂志，2017，22 (2): 147-150.

[14] 王艳，高阒，潘伟康，等. 悬吊式无气腹腹腔镜与气腹腹腔镜在子宫肌瘤切除术中的多中心、随机对照研究. 现代妇产科进展，2013，22 (10): 800-802.

[15] 潘伟康，王艳，马忠平. 悬吊式无气腹腹腔镜在子宫肌瘤切除术中的应用. 江苏医药，2013，39 (13): 1586-1587.

(上接第 240 页)

[9] Stoler MH, Wright JTC, Sharma A, et al. High-risk human papillomavirus testing in women with ASC-US cytology results from the ATHENA HPV study. Am J Clin Pathol, 2011, 135 (3): 468-475.

[10] Schiffman M, Boyle S, Raine-Bennett T, et al. The role of human papillomavirus genotyping in cervical cancer screening: a large-scale evaluation of the cobas HPV test. Cancer Epidemiol Biomarkers Prev, 2015, 24 (9): 1304-1310.

[11] Arbyn M, Xu L, Verdoodt F, et al. Genotyping for human papillomavirus types 16 and 18 in women with minor cervical lesions: a systematic review and meta-analysis. Ann Intern Med, 2017, 166 (2): 118-127.

[12] Schiffman M, Vaughan LM, Raine-Bennett TR, et al. A study of HPV typing for the management of HPV-positive ASC-US cervical cytologic results. Gynecol Oncol, 2015, 138 (3): 573-578.

[13] Cuzick J, Myers O, Lee JH, et al. Outcomes in women with cytology showing atypical squamous cells of undetermined significance with vs without human papillomavirus testing. JAMA Oncol, 2017 Jun 22, [Epub ahead of print]

[14] Drolet M, Benard E, Boily MC, et al. Population-level impact and herd effects following human papillomavirus vaccination programmes: a systematic review and meta-analysis. Lancet Infect Dis, 2015, 15 (5): 565-580.

(原载：《肿瘤学杂志》2017 年第 23 卷第 9 期)

我国农村地区宫颈癌筛查中人乳头瘤病毒检测阳性女性的分流策略

党　乐[1,5]　马俊飞[2]　郭董平[3]　李八一[3]　苏采峰[2]　赵宇倩[4]
冯瑞梅[5]　张　询[6]　潘秦镜[7]　胡尚英[5]　赵方辉[5]　乔友林[5]

1. 大连医科大学公共卫生学院　辽宁大连　116044
2. 山西省襄垣县妇幼保健院　山西长治　046200
3. 山西省晋城市阳城县妇幼保健院　山西晋城　048100
4. 四川省肿瘤医院研究所/四川省癌症防治中心/电子科技大学医学院/癌症防治办公室　成都　610041
5. 国家癌症中心/中国医学科学院肿瘤医院流行病学研究室 北京 100021
6. 国家癌症中心/中国医学科学院肿瘤医院病理科 北京 100021
7. 国家癌症中心/中国医学科学院肿瘤医院细胞学研究室 北京 100021

【摘要】 **目的：**探讨适用于我国农村地区宫颈癌筛查人乳头瘤病毒（HPV）阳性女性的分流策略。**方法：**选取2015年7月~10月间，在山西省襄垣县和阳城县招募35~64岁女性进行宫颈癌及其癌前病变筛查，采用宫颈癌快速筛查技术（careHPV检测法）进行初筛，然后采用随机数表法将初筛结果阳性女性（248例）分成三组：细胞学分流（82例）、醋酸或碘染色肉眼观察法（VIA/VILI）分流（83例）和不分流直接转诊阴道镜（83例）。细胞学和VIA/VILI检查阳性者转诊阴道镜。阴道镜异常者在病变处取活检进行病理诊断。**结果：**共有1503名女性参加筛查，HPV阳性检出率为16.5%（248/1503），中度及以上宫颈上皮内瘤样病变（CIN2+）检出率为0.7%（11/1503），248例中有237例完成分流检查，依从率为95.6%（237/248），细胞学分流组、VIA/VILI分流组及不分流直接阴道镜组检查的人数分别为81人、79人、77人。细胞学分流组中，分流结果阳性率、CIN2+检出率、阳性预测值依次为：19.8%、1.2%和11.1%；VIA/VILI分流组中上述指标依次为：17.5%、3.6%和21.4%；不分流直接阴道镜组中上述指标依次为：19.5%、8.4%和9.5%。上述阳性检出率和CIN2+检出率差异均无统计学意义（均$P>0.05$）。随着年龄的增加，

基金项目：公益性行业科研专项-适合中国农村地区的宫颈癌筛查技术与示范研究（201502004）；中国癌症基金会宫颈癌防治专项基金（zh0007）

通信作者：乔友林，qiqoy@cicams,ac.cn

HPV阳性率趋于上升趋势，而直接阴道镜组阳性检出率趋于下降趋势，差异均有统计学意义（均 $P<0.05$）。细胞学分流组和VIA/VILI分流组随年龄的增加未发现显著的变化趋势，差异无统计学意义（$P>0.05$）。**结论：**三组方法中，VIA/VILI较适用于我国农村地区宫颈癌筛查HPV阳性女性的分流。

【关键词】 农村地区；宫颈癌；筛查；HPV检测；分流

宫颈癌是世界范围内常见的妇科恶性肿瘤之一，严重威胁着女性的身体健康，目前全世界每年有约53万例宫颈癌新发病例，死亡病例达27万例。其中，约85%的发病和死亡病例发生在发展中国家[1]。《2016中国肿瘤登记年报》中公布的最新统计数据显示，全国肿瘤登记地区宫颈癌的发病率为15.17/10万，死亡率为4.12/10万[2]。宫颈癌在城市地区的发病率高于农村地区，而死亡率低于农村地区。随着我国社会经济快速发展和行为方式等危险因素的改变，我国宫颈癌发病率和死亡率呈增长且年轻化的趋势[3]。在我国现有的“两癌”筛查项目中所使用的细胞学和醋酸或碘染色肉眼观察法（visual inspection with acetic acid/Lugol's iodine，VIA/VILI）进行筛查在实际应用中效果尚不令人满意[4]。中国医学科学院肿瘤医院宫颈癌研究团队与国际同行共同开发了一种适宜发展中国家与地区的宫颈癌快速筛查技术（careHPV）。该检测技术是国际上首次研发成功的一种简单、快速、准确、安全并且成本较低的技术，已在国内外陆续使用，但是尚未在我国进行大规模推广应用[5]。人乳头瘤病毒（HPV）检测已得到国内外认可，但是对于HPV阳性妇女，尚未有最佳的管理方式，这也是目前宫颈癌筛查中亟需解决的难题。因此本文旨在探讨和评价适合卫生资源有限地区HPV阳性女性的分流策略，为提高宫颈癌筛查的质量和效果，解决目前筛查工作遇到的巨大挑战，为我国今后制订宫颈癌筛查策略提供科学依据。

一、资料与方法

（一）一般资料

本研究的筛查对象主要来源于我国农村“两癌”筛查项目人群，2015年7月~10月间，在山西省襄垣县和阳城县共招募1503名35~64岁有性生活的当地妇女。所有入组人员均无宫颈癌疾病史，宫颈完整，无临床怀孕可疑症状，自愿参加并且有能力接受检查。

（二）筛查方法与程序

妇女签署知情同意并完成基本信息及行为因素问卷调查后，采用careHPV检测法进行初筛，初筛结果阳性女性采用随机数表发按1∶1∶1随机分成三组：细胞学分流、VIA/VILI分流和不分流（直接转诊阴道镜）。以未明确意义的不典型鳞状细胞（ASC-US）为阳性，细胞学结果≥ASC-US的妇女和VIA/VILI检查阳性者转诊阴道镜。阴道镜检查发现异常者在病变处取活检进行病理诊断。若该妇女细胞学提示为高度病变，而阴道镜下未发现异常，则在宫颈鳞柱交界处取随机活检，并进行宫颈管搔刮（ECC）。所有宫颈细胞标本和病理标本均由当地接受过多年专业培训的妇科医生进行取样，所有的实验室检测及结果诊断均由当地医生完成，筛查程序详见图1。

（三）数据整理

用ACCESS软件建立数据库，两遍录入原始数据，核查后生成最终数据库，辅以EXCEL表格对数据进行整理。

（四）统计学方法

采用SPSS 17.0 统计软件对数据进行统计分析，计量资料以均数±标准差（$\bar{x}$±s）表示，比较采用 t 检验。计数资料以率（%）表示，采用χ^2 检验或 Fisher 确切概率法进行差异性比较。以 P<0.05 为差异有统计学意义。

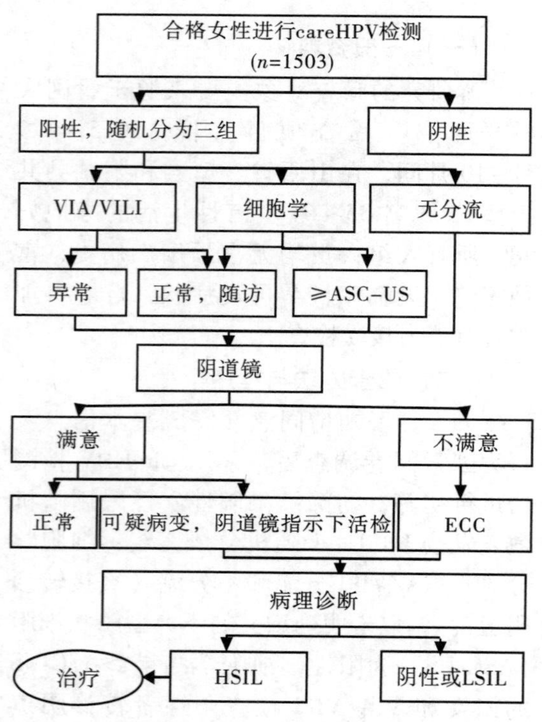

图1　宫颈癌筛查流程图

注：VIA/VILI：醋酸或碘染色肉眼观察法；ASC-US：未明确意义的不典型鳞状细胞；ECC：宫颈管搔刮；HSIL：高度鳞状上皮内病变；LSIL：低度鳞状上皮内病变

二、结果

（一）筛查任务完成情况及筛查女性基本信息

参与 HPV 初筛的女性共计 1503 名，其中 237 人完成分流或直接行阴道镜检查，依从率为 95.6%（237/248）；共 102 人完成阴道镜检查，依从率为 90.3%（102/113）；40 人取病理活检标本。基本信息（筛查年龄、婚姻状况、教育程度、职业等）和行为因素（月经初潮年龄、初次性行为年龄、活产次数等）在三个分流组中的分布均无显著性差异（P>0.05）（表1）。

（二）HPV 检测及分流策略的临床效果分析

1503 名入组妇女均进行了 careHPV 初筛，阳性率为 16.5%（248/1503），中度及以上宫颈上皮内瘤样病变（cervical intraepithelial neoplasia grades 2 or worse，CIN2+）检出率为 0.7%（11/1503）。细胞学分流、VIA/VILI 分流和不分流直接阴道镜三组的阳性率分别为：19.8%、17.5%和 19.5%，均高于 HPV 初筛阳性率，但是各阳性检出率比较，差异均无统计学意义（均 P>0.05）（表 2）。

随着年龄增大，HPV 阳性率趋于上升趋势，差异具有统计学意义（P<0.05）。从 50~54 岁年龄组开始，HPV 阳性检出率呈现较高水平，且在 50 岁之后一直趋于水平。直接阴道镜组随着年龄的增加，阳性检出率趋于下降趋势，差异具有统计学意义（P<0.05）。细胞学分流组和 VIA/VILI 分流组随年龄增大未发现显著的变化趋势，差异无统计学意义（P>0.05）（图 2）。

（三）组织病理学检查结果

细胞学组 CIN2+检出率为 1.2%，VIA/VILI 分流组 CIN2+检出率为 3.6%，直接阴道镜检查组 CIN2+检出率为 8.4%，三组 CIN2+检出率间差异无统计学意义（χ^2=0.13，P>0.05）（表 2）。阳性预测值分别为：11.1%、21.4%和 9.5%。VIA/VILI 分流组每检出 1 例 CIN2+病例所需的平均阴道镜例数最少，细胞学组和直接阴道镜

表 1　参与筛查女性的基本信息情况［n，（%）］

		HPV 初筛组 n=1503	细胞学分流组 n=82	VIA/VILL 分流组 n=83	直接阴道镜组 n=83	P 值
基本信息	**筛查年龄（岁）**					
	平均年龄（$\bar{x}\pm s$）	48.9±7.2	49.7±7.5	50.9±7.9	50.1±6.6	
	35~39	150（10.0）	8（9.8）	9（10.8）	4（4.8）	
	40~44	293（19.5）	16（19.5）	8（9.6）	13（15.7）	
	45~49	375（25.0）	15（18.3）	17（20.5）	18（21.7）	
	50~54	333（22.2）	20（24.4）	20（24.1）	28（33.7）	0.54[a]
	55~59	229（15.2）	14（17.1）	18（21.7）	14（16.9）	
	≥60	123（8.2）	9（11.0）	11（13.3）	6（7.2）	
	婚姻状况					
	未婚	2（0.1）	0（0）	0（0）	0（0）	
	已婚	1444（96.2）	76（92.7）	76（91.6）	79（95.2）	0.64[a]
	其他	55（3.7）	6（7.3）	7（8.4）	4（4.8）	
	教育水平					
	未正式上过学	70（4.7）	4（4.9）	5（6.0）	7（8.4）	
	初中及以下	1217（81.1）	65（79.3）	68（81.9）	62（74.7）	0.77[a]
	高中及以上	208（13.9）	13（15.9）	10（12.0）	14（16.9）	
	职业					
	无业	437（29.1）	26（31.7）	30（36.1）	26（31.3）	
	农民	843（56.2）	41（50.0）	46（55.4）	45（54.2）	0.33[b]
	职工	133（8.9）	9（10.9）	3（3.6）	10（12）	
	其他	88（5.9）	6（7.3）	4（4.8）	2（2.4）	
行为因素	**吸烟情况**					
	现在经常吸烟	22（1.5）	3（3.8）	1（1.2）	0（0）	
	以前经常吸烟	7（0.5）	0（0）	1（1.2）	0（0）	0.13[b]
	不吸烟或偶尔吸烟	1456（98.0）	77（96.3）	81（97.6）	82（100.0）	
	月经初潮年龄（岁）					
	平均年龄（$\bar{x}\pm s$）	15.3±1.9	15.3±1.8	15.2±1.6	15.6±2.0	
	≤14	562（37.9）	28（34.6）	31（39.2）	26（31.7）	
	15~16	543（36.7）	31（38.3）	30（38.0）	34（41.5）	0.88[a]
	≥17	376（25.4）	22（27.2）	18（22.8）	22（26.8）	

续　表

	HPV 初筛组 n=1503	细胞学分流组 n=82	VIA/VILL 分流组 n=83	直接阴道镜组 n=83	P 值
绝经情况					
未绝经	802（54.2）	42（51.2）	41（50.6）	40（48.2）	
围绝经期	122（8.2）	6（7.3）	4（4.9）	6（7.2）	0.96[a]
已绝经	557（37.6）	34（41.5）	36（44.4）	37（44.6）	
活产次数（次，x±s）	2.0±0.7	2.0±0.7	2.2±0.7	2.0±0.8	
0~2	1223（82.4）	64（79.0）	61（73.5）	68（81.9）	0.41[a]
≥3	261（17.6）	17（21.0）	22（26.5）	15（18.1）	
是否曾给孩子母乳喂养					
是	1443（96.6）	81（98.8）	79（95.2）	83（96.4）	0.45[b]
否	51（3.4）	1（1.2）	4（4.8）	3（3.6）	
初次性行为年龄（岁）					
平均年龄（$\bar{x}$±s）	21.6±2.0	21.8±1.9	21.7±2.1	21.6±2.1	
≤19	88（6.3）	1（1.3）	7（9.2）	8（10.3）	
20~22	876（62.3）	53（68.8）	41（53.9）	46（59.0）	0.11[a]
≥23	441（31.4）	23（29.9）	28（36.8）	24（30.8）	

注：a=χ^2 检验，b=Fisher 确切概率检验；因本研究调查内容中存在个别问题缺失现象，每个变量的合计人数不完全相同

表 2　HPV 检测阳性分流各组结果

分组	检查人数（n）	分流阳性		阴道镜检查例数（n）	病变检出率（%）		阳性预测值（%）	平均阴道镜检查例数（n）
		n	%		阴性/CIN1	CIN2+		
细胞学分流组	81	16	19.8	11	8（9.8）	1（1.2）	11.1	11
VIA/VILI 分流组	79	14	17.5	14	11（13.3）	3（3.6）	21.4	4.7
直接阴道镜组	77	15	19.5	77	67（80.7）	7（8.4）	9.5	11
合计	237	45	19	102	86（34.7）	11（4.4）	11.3	9.3

组所需的平均阴道镜例数一样。阴道镜结果为阴性的均看作病理结果阴性。CIN2+检出率差异无统计学意义（χ^2 = 1.66，P > 0.05）。其中细胞学组有 1 例结果不满意；细胞学组和直接阴道镜组病理诊断中分别有 2 例和 3 例结果不满意。

三、讨论

众多大规模筛查研究已经确认高危 HPV DNA 检测能够改善宫颈癌筛查效果[6,7]，适合于发展中国家和地区的快速 HPV 检测技术（careHPV）也已在我国的

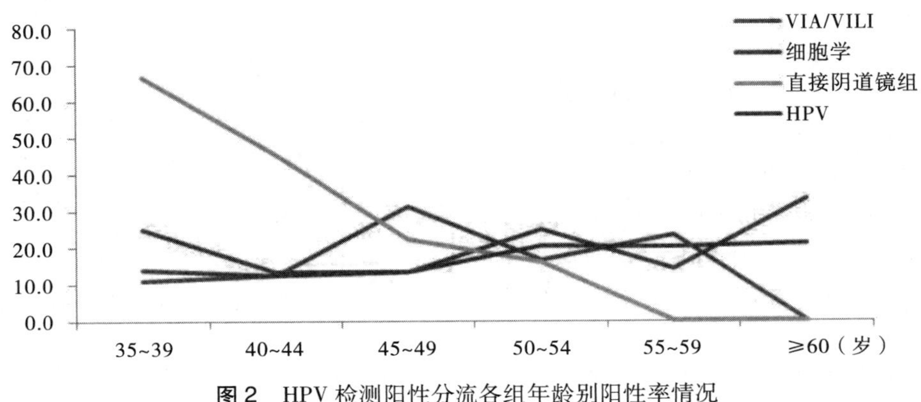

图 2 HPV 检测阳性分流各组年龄别阳性率情况

宫颈癌高发现场验证成功，且已证明 HPV DNA 检测由于其高敏感度和高重复性，可用于人群宫颈癌初筛[8]。

本研究共筛查了 1503 名来自于我国经济欠发达地区的女性，同时收集其基线信息及筛查数据，对于 HPV 检测阳性女性的三种分流策略进行了临床效果比较。从基本信息和行为因素调查信息来看，入组妇女在三个分流组中的分布无显著性差异，排除了由于人群背景信息差异对研究造成的偏倚。HPV 检测的阳性检出率为 16.5%，这一结果与我国在一般人群中开展的筛查项目数据接近[9]。然而，HPV 阳性各不同分流组的数据显示，其细胞学阳性率均高于 HPV 检测，这个结果提示我们，无论是从临床效果还是医疗卫生资源合理利用的角度考虑，HPV 初筛与一种分流检测方法联合使用，在我国农村地区是必要的。

本研究显示，三种分流策略的阳性预测值均低于我国早期在山西襄垣开展的筛查研究[10]，表明分流技术在基层筛查的实际应用效果可能欠佳。因此，在不同卫生经济条件的地区，HPV 阳性女性分流策略的选择应充分考虑当地的实际情况。本研究中 HPV 阳性 VIA/VILI 分流的阳性率较低，CIN2+检出率和阳性预测值却高于细胞学组，而细胞学分流组却与之相反，这一结果提示我们，国家“两癌”筛查项目在内的早期筛查工作，以及中国医学科学院肿瘤医院与山西省襄垣县和阳城县妇幼保健院多年的合作，为妇科医生提供了较多的培训机会，也为基层 VIA/VILI 诊断水平的提高奠定了较好的基础，因此，VIA/VILI 的实际应用效果相对是比较好的。而细胞学医生一方面比较短缺，其诊断水平也亟待提高。HPV 检测阳性直接阴道镜组的阳性检出率和 CIN2+检出率均较高，但是这将会大大增加基层阴道镜及病理诊断医生的工作负担。

本研究中所有的临床检查、实验室检测、细胞学及病理诊断等均由当地医生进行，更加贴近中国农村地区的实际情况，且将 HPV 检测阳性女性完全随机分到不同的分流组中，避免了一定的选择偏倚，但是也存在样本量不足、基层医生诊断水平有限和缺少进一步随访数据等问题。

综上所述，尽管 HPV 检测用于初筛存在很多优势，但是 HPV 直接转诊阴道镜大大增加了阴道镜及病理诊断医生的工作负担、而且基层诊断水平有限和假阳性结果的存在等，采取有效的技术对 HPV 阳性进行分流管理非常必要。在农村地区，HPV 检测阳性的妇女选择 VIA/VILI 进行分流的策略较为可行，且需定期反复进行 VIA/VILI 诊断的培训，以维持和提高 VIA/VILI 诊断的准确性。若采用细胞学对 HPV 阳性女性进行分流，需加强细胞学诊断医生的培训，或采用在质量有保证的中心试验室进行细胞学检测的方式。此外，探索应用于大规模人群中的客观简便、经济可行的 HPV 阳性人群分流检测技术及策略，仍是今后宫颈癌防治的重要研究方向。

参考文献

[1] Ferlay J, Soerjomataram I, Dikshit R, et al. Cancer incidence and mortality worldwide: sources, methods and major patterns in GLOBOCAN 2012. Int J Cancer, 2015, 136 (5): E359-E386.

[2] 赫捷，陈万青主编 . 2016 中国肿瘤登记年报. 北京：清华大学出版社，2017：72-74.

[3] 胡尚英，郑荣寿，赵方辉，等 . 1989 至 2008 年中国女性子宫颈癌发病和死亡趋势分析. 中国医学科学院学报，2014，36（2）：119-125.

[4] Women's health in rural China. Lancet, 2009, 374 (9687): 358.

[5] 乔友林. 适宜发展中国家与地区的宫颈癌快速筛查技术的研究及意义. 中华预防医学杂志，2015，49（2）：110-111.

[6] Ronco G, Dillner J, Elfstrom KM, et al. Efficacy of HPV-based screening for prevention of invasive cervical cancer: follow-up of four European randomised controlled trials. Lancet, 2014, 383 (9916): 524-532.

[7] Wright TC, Stoler MH, Behrens CM, et al. Primary cervical cancer screening with human papillomavirus: end of study results from the ATHENA study using HPV as the first-line screening test. Gynecol Oncol, 2015, 136 (2): 189-197.

[8] Qiao YL, Sellors JW, Eder PS, et al. A new HPV-DNA test for cervical-cancer screening in developing regions: a cross-sectional study of clinical accuracy in rural China. Lancet Oncol, 2008, 9 (10): 929-936.

[9] 赵宇倩，赵方辉，胡尚英，等. 中国女性人群宫颈人乳头瘤病毒感染及型别分布的多中心横断面研究. 中华流行病学杂志，2015，36（12）：1351-1356.

[11] 赵方辉，章文华，潘秦镜，等. 宫颈癌多种筛查方案的研究. 中华肿瘤杂志，2010，32（6）：420-424.

（原载：《中国肿瘤临床与康复》2017 年第 24 卷第 3 期）
（注：本《年鉴》转载时，对文中的发病数据进行了更新）

HPV16/18 DNA 分型对宫颈细胞学 ASC-US 女性的风险分层管理作用研究

胡尚英[1] 热米拉·热扎克[1] 张 倩[1] 董 丽[1] 陈 凤[1]
张 询[2] 潘秦镜[3] 章文华[4] 马俊飞[5] 乔友林[1] 赵方辉[1]

1. 国家癌症中心/中国医学科学院肿瘤医院流行病学研究室 北京 100021
2. 国家癌症中心/中国医学科学院肿瘤医院病理科 北京 100021
3. 国家癌症中心/中国医学科学院肿瘤医院细胞学室 北京 100021
4. 国家癌症中心/中国医学科学院肿瘤医院妇瘤科 北京 100021
5. 山西省襄垣县妇幼保健计划生育服务中心 山西长治 046200

【摘要】 **目的：**评估 HPV16/18 DNA 分型检测对宫颈未明确意义的非典型鳞状细胞（ASC-US）女性癌前病变风险预测的分层作用。**方法：**在山西省宫颈癌筛查方法研究Ⅰ队列基础上开展，该队列所有随访对象均接受了 hrHPV DNA 检测（hybird capture 2，HC2）、液基细胞学检查和醋酸染色肉眼观察，任一结果阳性者转诊阴道镜，必要取活检；同时对 HC2 阳性者进行 HPV 型别检测（Li PA）。以 2005 年和 2014 年随访时检出的 416 例 ASC-US 女性为研究对象计算 hrHPV DNA 阴性组、hrHPV DNA 阳性组、HPV16/18 阳性组和其他 hrHPV 型别阳性组的中度及以上宫颈上皮内瘤样病变（CIN2+）检出率，以及 HPV16/18 筛查 CIN2+的临床效果。以 2005 年随访发现的 253 例 ASC-US 为研究对象，计算以上各组的 5 年 CIN2+累计发病风险和相对危险度。**结果：**ASC-US 且 hrHPV 阳性者中 HPV16/18 阳性占 27.4%，其 CIN2+检出率（9.7%）高于其他 hrHPV 型别阳性者（3.8%），但差异无统计学意义（OR=2.7，95%CI：0.4~17.3），hrHPV 阴性者中无 CIN2+检出。基线 hrHPV 阴性组 CIN2+ 5 年累积发病风险为 1.9%，与之相比，其他 hrHPV 型别阳性组、hrHPV 阳性组、HPV16/18 阳性组的 5 年发病风险逐渐增加，分别为 5.3%（RR=2.7，95%CI：0.3~23.0）、8.5%（RR=4.5，95%CI：1.1~17.8）和 11.8%（RR=6.2，95%CI：1.1~33.9）。与 hrHPV DNA 检测相比，HPV16/18 检测筛查 CIN2+的灵敏度下降，特异度升高［相对灵敏度 0.6（95%CI：0.3~1.2），相对特异度 1.3（95%

基金项目：国家自然科学基金（81050018、81322040、81402748）；
中国医学科学院医学与健康科技创新工程重大协同创新项目（CAMS-I2M-1-019）；
北京希望马拉松专项基金课题（LC2011Y43）
通信作者：赵方辉，Email：zhaofangh@ cicams.ac.cn
通信地址：北京市朝阳区潘家园南里 17 号中国医学科学院肿瘤医院老科研楼 13-29

CI：1.2~1.4）］。**结论：**在 ASC-US 人群中利用 HPV16/18 分型检测筛查 CIN2+，在获得较高特异度的同时会损失灵敏度；HPV16/18 能有效区分 ASC-US 且 hrHPV 阳性人群的即时和长期发病风险，可用于 ASC-US 人群的临床分流管理。

【关键词】 未明确意义的非典型鳞状细胞；高危型人乳头瘤病毒；基因分型；分流

宫颈癌是危害我国女性健康的主要恶性肿瘤之一。近些年来随着健康意识的增强，参与宫颈癌筛查的女性逐渐增多。我国从 2009 年开始将宫颈癌筛查纳入国家公共卫生重大专项，在全国范围内每年对 1000 万农村女性进行检查。细胞学检查是宫颈癌筛查的有效技术，在临床和人群筛查中广泛应用。对于细胞学筛查出的低度和高度鳞状上皮内病变，通常是建议直接进行阴道镜检查[1]。但是对于未明确意义的非典型鳞状细胞（atypical squamous cells of undetermined significance，ASC-US），由于其发生重度宫颈上皮内瘤样病变和癌的风险较低，所以临床处理方案随着筛查技术的发展在被不断地讨论和更新。最初建议采用重复细胞学检查来随访，而在高危型人乳头瘤病毒（high-risk human papillomavirus，hrHPV）与宫颈癌的病因关系明确后，提出使用 hrHPV DNA 检测来对 ASC-US 进行分流，检查阳性者转诊阴道镜[1,2]。ASC-US 是最常见的宫颈细胞学异常结果，加之其 hrHPV 阳性率可达 43.1%[3]，因此，hrHPV DNA 检测分流 ASC-US 存在高转诊率的问题，有必要探索更加特异的生物标志物，从而检出 ASC-US 中高风险人群，减少阴道镜转诊，避免不必要的卫生资源消耗和受检者的心理负担。HPV16 和 18 型是最常见的 hrHPV 型别，约 70%的宫颈癌都是由 HPV16/18 引起[4]，因此，HPV16/18 分型有可能成为 ASC-US 分流的生物标志物。本研究利用山西省襄垣县宫颈癌筛查队列发现的 ASC-US 人群，从横断面和队列的角度来分析 hrHPV16/18 DNA 分型对 ASC-US 人群的风险分层作用。

一、对象与方法

（一）研究对象

以 1999 年在山西省襄垣县建立的山西省宫颈癌筛查方法研究Ⅰ（Shanxi Province Cervical Cancer Screening Study Ⅰ，SPOCCS Ⅰ）队列中 2005 年和 2014 年随访时检出的 416 例 ASC-US 为研究对象进行横断面分析。以 2005 年随访发现的 253 例 ASC-US 为基础进行纵向分析。SPOCCS Ⅰ队列在 1999 年基线时要求筛查对象在 35~45 岁，有性生活史，有完整子宫，无子宫颈癌及癌前病变史，无盆腔放射治疗史，未怀孕及无其他检查禁忌证，自愿参加并签署知情同意书。随访时要求筛查对象未怀孕，无检查禁忌证，并再次进行知情同意。基线和随访研究均获得中国医学科学院肿瘤医院伦理委员会批准。

（二）研究流程

基线 1999 年时所有筛查对象均接受 6 项检测［自我取样和医生取样 hrHPV DNA 检测、荧光分光镜检法、醋酸染色肉眼观察（visual inspection with acetic acid，VIA）、液基细胞学（liquid-based cytology，LBC）和阴道镜］，并在阴道镜指示下取直接活检或 4 象限活检，以及宫颈管搔刮术。基线后于 2005 年、2010 年和 2014 年开展了 3 次阶段性随访。随访时采用 hrHPV DNA 检测、LBC 和 VIA（2014 年除外）对筛查对象进行检查，结果任一阳性者转诊阴道镜，在阴道镜指示下取直接活检或 4 象限活检，当阴道镜不满意时行宫颈管搔刮术；hrHPV DNA 和 LBC 双阴者无需接受阴道镜检查。由于基线无剩余细胞学标本，因此仅对随访中 hrHPV DNA 检测阳性女性的剩余细胞学标本进行 HPV 分型检测。

（三）主要检测方法

1. hrHPV DNA 检测

采用第二代杂交捕获技术（hybrid capture 2，HC2，美国，Qiagen 公司）对宫颈脱落细胞学标本进行 hrHPV DNA 检测。该技术基于对抗体捕获信号的放大和化学发光信号的检测，可一次性检测 13 种 hrHPV（16、18、31、33、35、39、45、51、52、56、58、59 和 68 型），但不能单独区分具体型别。标本中 DNA 含量>1.0pg/ml 时为 hrHPV 阳性。

2. HPV 型别检测

采用 SPF10 为引物（DDL 诊断公司，荷兰）、PCR 为基础的线性反向探针杂交技术（LiPA，比利时，Innogenetics 公司），对 hrHPV DNA 检测结果阳性者的宫颈脱落细胞学剩余标本进行 HPV 基因型别检测。该技术可检测并区分 28 种 HPV 型别，包括 13 种 hrHPV 型别（涵盖 HC2 检测型别）、3 种可疑致癌型 HPV 型别（HPV26、53 和 66 型）和 12 种低危型别（HPV6、11、40、43、44、54、69、70、71、73、74 和 82 型）。

3. 细胞学和病理学诊断

采用 TBS 分类系统和 CIN 命名系统进行细胞学和病理学诊断。疾病结局以病理结果为准；无病理结果者，根据 hrHPV DNA、细胞学和阴道镜检查结果综合判定其结局。

以上检查均由中国医学科学院肿瘤医院的技术员或医师在盲态下独立进行检测或诊断。

（四）统计学分析

采用 Epidata 3.1 软件编译数据库，进行数据双录入和双核查。采用 SPSS 20.0 软件进行统计学分析。根据 HPV 分型结果，将 hrHPV DNA 阳性的 ASC-US 人群分为两组：HPV16/18 阳性组（HPV16 或 HPV18 阳性）和其他 hrHPV 型别阳性组（HPV16 和 HPV18 均阴性者中，其他 11 种 hrHPV 型别任一阳性）。在横断面资料中，分别计算 hrHPV DNA 阴性组、hrHPV DNA 阳性组、HPV16/18 阳性组和其他 hrHPV 型别阳性组的中度及以上宫颈上皮内瘤样病变（cervical intraepithelial neoplasia grade 2 or worse，CIN2+）检出率，以及 HPV16/18 阳性组相对于其他 hrHPV 阳性组的比值比（odds ratio，OR）；以 hrHPV DNA 检测为对照，计算 HPV16/18 分型技术筛查 CIN2+的相对灵敏度和相对特异度等指标。利用 2005 年 253 例 ASC-US 人群的随访数据计算以上各组的 5 年 CIN2+累积发病率，采用 cox 回归计算以 hrHPV DNA 阴性组为对照，其他各组的相对危险度（relative risk，RR）。以 $P<0.05$ 为差异有统计学意义。

二、结果

（一）一般情况

在 2005 年和 2014 年随访中分别检出 259 和 169 例 ASC-US。剔除 2005 年 6 例和 2014 年 6 例因未参加阴道镜召回而无法确定疾病结局的妇女后，最终有 253 例和 163 例（共 416 例）ASC-US 纳入分析。2005 年 ASC-US 妇女中月经初潮年龄≥16 岁者占 64.8%（164/253），怀孕次数<4 次者占 68.0%（172/253），初次性行为年龄≥20 岁者占 72.3%（183/253），无宫颈炎等妇科疾病史者占 83.8%（212/253），大部分妇女已婚（96.8%，245/253）、不吸烟（92.5%，19/253）。2014 年 ASC-US 妇女的一般情况与 2005 年相似，差异无统计学

意义（$P<0.05$）。

（二）ASC-US 人群在不同 hrHPV 感染状态组的 CIN2+检出情况

在不同 hrHPV 感染状态下，ASC-US 妇女的病理结果分布情况见表 1。ASC-US 人群中 hrHPV 阳性率为 27.2%（113/416，95%CI：23.1%～31.6%），其中 hrHPV 阳性者的 CIN2+检出率为 4.4%（5/113，95%CI：1.9%～9.9%），而 hrHPV 阴性者中无 CIN2+检出。hrHPV 阳性者中 HPV16/18 阳性者占 27.4%（31/113，95% CI：20.1%～36.3%），其 CIN2+检出率（9.7%，3/31，95% CI：3.3%～24.9%）高于其他 hrHPV 型别阳性者（3.8%，2/53，95%CI：1.0%～12.8%），但差异无统计学意义（OR＝2.7，95% CI：0.4～17.3，$P=0.3$）。

表 1 不同 hrHPV 感染状态下 ASC-US 人群的病理结果分布

分组	总人数，*n*	病理结果，*n*（%）			CIN2+检出率的 95%CI（%）
		阴性	CIN1	CIN2+	
HPV 16/18 阳性	31	24（77.4）	4（12.9）	3（9.7）	3.3～24.9
其他 hrHPV 型别阳性＊	53	40（83.0）	11（20.8）	2（3.8）	1.0～12.8
hrHPV 阳性	113	88（77.9）	20（17.7）	5（4.4）	1.9～9.9
hrHPV 阴性	303	301（99.3）	2（0.7）	0（0.0）	—
合计	416	389（93.5）	22（5.3）	5（1.2）	0.5～2.8

＊hrHPV DNA 阳性者中有 8 例 HPV 分型检测阴性、21 例 HPV 分型检测为非高危型别阳性，此处计算时排除

（三）不同 hrHPV 感染状态下 ASC-US 人群的 5 年 CIN2+累积发病率

2005 年，253 名 ASC-US 妇女 5 年随访率为 84.2%（213/253，95% CI：79.2%～89.2%）。hrHPV 阴性组 CIN2+的 5 年累积发病风险为 1.9%（4/206，95%CI：0.8%～4.9%）。以该组为对照，其他 hrHPV 型别阳性组、hrHPV 阳性组、HPV16/18 阳性组的 5 年 CIN2+发病风险逐渐增加，RR 值依次为 2.7（95% CI：0.3～23.0）、4.5（95%CI：1.1～17.8）和 6.2（95%CI：1.1～33.9）（表 2）。

表 2 不同 hrHPV 感染状态下 ASC-US 人群的 5 年 CIN2+累积发病率

分组	总人数，*n*	5 年 CIN2+累积发病		
		例数，*n*	发病率，%（95% CI）	RR（95% CI）
HPV 16/18 阳性	17	2	11.8（3.3～34.4）	6.2（1.1～33.9）
其他 hrHPV 型别阳性＊	19	1	5.3（0.9～24.6）	2.7（0.3～23.0）
hrHPV 阳性	47	4	8.5（3.4～19.9）	4.5（1.1～17.8）
hrHPV 阴性	206	4	1.9（0.8～4.9）	1
合计	253	8	5.5（3.5～8.7）	—

＊hrHPV DNA 阳性者中有 5 例 HPV 分型检测阴性、6 例 HPV 分型检测为非高危型别阳性，此处计算时排除

（四）hrHPV DNA 和 HPV16/18 分型技术分流 ASC-US 人群的效果

与 hrHPV DNA 检测相比，HPV16/18 分型技术分流 ASC-US 人群筛查 CIN2+的灵敏度降低，但特异度显著提高（相对灵敏度 0.6，95% CI：0.3～1.2；相对特异度 1.3，95%CI：1.2～1.4），阴道镜转诊率即检测阳性率由 27.2%（95% CI：23.1%～31.6%）降低到 7.5%（95% CI：5.3%～10.4%）（$\chi^2=56.47$，$P<0.001$），每检出 1 例 CIN2+所需的阴道镜检查数从 22.6 降为 10.3。

三、讨论

宫颈脱落细胞学 ASC-US 是介于正常鳞状细胞与异常细胞之间的诊断，可能是良性反应性改变，也可能是潜在的癌前病变。其在筛查人群中所占的比例大于其他异常结果之和，尤其在贫困地区由于生殖道炎症更为常见，由炎症导致的 ASC-US 比例也相应比较高。我国一项汇总分析研究显示，普通女性人群中宫颈细胞学结果异常者占 13.2%，其中 ASC-US 达 8.1%[5]。由于 ASC-US 发生高度癌前病变或癌的风险较低，所以如果对所有 ASC-US 人群均采用直接转诊阴道镜的策略会增加过度诊断[6]和过度治疗的风险，而重复细胞学检查也会使筛查成本和卫生系统资源消耗增高。利用 hrHPV 检测分流 ASC-US 虽然具有高度的灵敏度，但转诊率也较高[3]。这就需要进一步寻找更加特异的指标来浓缩具有更高风险的人群。这对于我国正在进行的公共卫生专项“两癌检查”也有重要意义。

本研究显示，ASC-US 女性中 HPV16/18 阳性者的 CIN2+即时风险和 5 年累积发生率最高，分别是 9.7%和 11.8%；其他 hrHPV 阳性者次之，分别是 3.8%和 5.3%；hrHPV 阴性者最低，分别是 0 和 1.9%。这一趋势与其他横断面或长期队列研究报道相一致。Lin 等[7]在中国的一项多中心横断面研究表明，ASC-US 且 HPV16/18 阳性女性检出 CIN2+的风险显著高于其他 hrHPV 阳性者（OR＝9.93，95% CI：2.02～48.88）。Persson 等[8]在瑞典的一项随访研究显示，随访 3.5 年时，ASC-US 且 HPV16/18 阳性女性的 CIN2+累积发生率为 48.9%，其他 hrHPV 阳性者为 27.6%，而 hrHPV 阴性者为 2.2%。Stoler 等[9]利用美国 ATHENA（Addressing THE Need for Advanced HPV Diagnostics）研究数据得出 ASC-US 女性中 HPV 16/18 阳性、其他 hrHPV 阳性和 hrHPV 阴性者的 CIN2+发生率分别是 24.4%、8.6%和 0.75%。这些研究结果均提示，HPV16/18 分型检测对 ASC-US 人群 CIN2+的发病风险有较好的区分能力，可用于风险分层管理[10]。

本研究进一步分析 HPV16/18 分型检测在 ASC-US 人群中筛查 CIN2+的临床效果，显示与 hrHPV 检测相比，HPV16/18 分型筛查 CIN2+的灵敏度降低，特异度升高。这与 Arbyn 等[11]开展的一项系统综述结果一致，ASC-US 人群中 HPV 16/18 筛查 CIN2+的灵敏度和特异度分别是 58.5%和 82.9%，与 hrHPV 检测相比的相对灵敏度和相对特异度分别是 0.59 和 1.70。由此可见，HPV16/18 虽然具有风险分层的能力，但若作为筛查方法其灵敏度不够高，因此适用于 ASC-US 且 hrHPV 阳性人群的二次分流。即 HPV16/18 阳性人群 CIN2+的发生风险高，需直接转诊阴道镜，或在没有随访条件、依从性较差的情况下可考虑对其进行热凝治疗。对其他 hrHPV 阳性人群，应根据当地的资源条件和随访依从性综合决定是否立即转诊阴道镜或随访，在卫生资源贫乏地区可选择 6～12 个月后复查，其中部分人群 HPV 会转阴，从而降低阴道镜转诊率和过度治疗的风险[12]。

对 ASC-US 人群分流问题的探讨除了对目前大规模人群筛查有重要意义外[13]，在 HPV 预防性疫苗普遍接种后其潜在应用价值将更加凸显。二价（Cervarix，针对 HPV16/18）和四价 HPV 预防性疫苗（Gardasil，针对 HPV6/11/16/18）已分别在 2016 年 7 月和 2017 年 5 月获得我国国家食品药品监督管理总局批准，我国女性将有机会通过疫苗来预防宫颈癌。HPV 疫苗将降低接种人群 HPV16/18 的感染率[14]，hrHPV 检测的阳性预测值也可能会随之降低，此时如果采用 hrHPV 分流 ASC-US 人群的方案，每发现 1 例 CIN2+或 CIN3+所需的阴道镜检查数，即成本将升高。这种情况下，利用生物标志物对疫苗接种后相对低危的 hrHPV 阳性人群进行分流的必要性将更加突出，避免不必要的转诊。此外，对于 21~29 岁年轻女性，ASC-US 分流也值得探讨。这一年龄段的女性 HPV 感染率高，但逆转率高、患病率低，立即转诊阴道镜将造成过度诊断和治疗[1]。

本研究从横断面和队列的角度证明 HPV16/18 分型检测对 ASC-US 人群风险分层管理的应用价值。但由于样本量限制不能对更多 hrHPV 型别进行分层分析，讨论不同 hrHPV 型别单个或汇总成组的作用。另外，本研究人群年龄范围较窄，无法评估更低或更高年龄组 HPV 分型的风险预测作用。

综上，在 ASC-US 人群中利用 HPV16/18 分型检测筛查 CIN2+，在获得较高特异度的同时会损失灵敏度；HPV16/18 能有效区分 ASC-US 且 hrHPV 阳性人群的即时和长期发病风险，可用于 ASC-US 人群的临床分流管理。

参 考 文 献

[1] Massad LS, Einstein MH, Huh WK, et al. 2012 updated consensus guidelines for the management of abnormal cervical cancer screening tests and cancer precursors. Obstet Gynecol, 2013, 121 (4): 829-846.

[2] Arbyn M, Roelens J, Simoens C, et al. Human papillomavirus testing versus repeat cytology for triage of minor cytological cervical lesions. Cochrane Database Syst Rev, 2013, (3): CD008054.

[3] Arbyn M, Martin-Hirsch P, Buntinx F, et al. Triage of women with equivocal or low-grade cervical cytology results: a meta-analysis of the HPV test positivity rate. J Cell Mol Med, 2009, 13 (4): 648-659.

[4] Munoz N, Bosch FX, de Sanjose S, et al. Epidemiologic classification of human papillomavirus types associated with cervical cancer. N Engl Jurnal Med, 2003, 348 (6): 518-527.

[5] Pan QJ, Hu SY, Zhang X, et al. Pooled analysis of the performance of liquid-based cytology in population-based cervical cancer screening studies in China. Cancer Cytopathol, 2013, 121 (9): 473-482.

[6] Kyrgiou M, Kalliala I, Mitra A, et al. Immediate referral to colposcopy versus cytological surveillance for low-grade cervical cytological abnormalities in the absence of HPV test: a systematic review and a meta-analysis of the literature. Int J Cancer, 2017, 140 (1): 216-223.

[7] Lin CQ, Cui JF, Zhang X, et al. Human papillomavirus genotyping to predict the risk of cervical precancerous lesions or cancer in women with minor abnormal cytology in China. Acta Cytol, 2015, 59 (5): 405-411.

[8] Persson M, Elfstrom KM, Olsson SE, et al. Minor cytological abnormalities and up to 7-year risk for subsequent high-grade lesions by HPV type. PLos One, 2015, 10 (6): e0127444.

（下转第 227 页）

p16/mcm2 双染在宫颈上皮内瘤变的诊断价值及其与高危 HPV 感染的关系

王海瑞[1] 廖光东[2] 江 宇[1] 李雨聪[3] 乔友林[4] 陈 汶[4]

1. 中国医学科学院北京协和医学院公共卫生学院 北京 100730
2. 四川大学华西第二医院妇产科 成都 610041
3. 重庆市癌症中心/重庆市肿瘤医院妇瘤科 重庆 400030
4. 国家癌症中心/中国医学科学院肿瘤医院流行病学研究室 北京 100021

【摘要】 **目的：**研究 p16/mcm2 免疫细胞化学双染在宫颈病变中的表达及其与 HPV 感染的关联，并探讨其在宫颈癌筛查中的应用价值。方法：2015 年 5 月 ~12 月参加宫颈癌筛查并行高危 HPV（HR-HPV）检测和液基细胞学检查的 1127 名妇女纳入研究，对留存细胞学标本进行 p16/mcm2 免疫细胞化学双染检测，并与宫颈组织病理学结果进行比较。**结果：**p16/mcm2 在 HPV16/18 阳性组和其他 HR-HPV 阳性组的表达风险均高于 HPV 阴性组，OR 值分别为 15.95（95%CI：9.59~26.51）、10.53（95%CI：7.41~14.98）；p16/mcm2 阳性率随宫颈上皮内瘤变（CIN）级别的升高而升高，且在 CIN2 组、CIN3 组中均高于良性病变组（$P<0.05$）；p16/mcm2 阳性者中检出 CIN2 及以上（CIN2+）和 CIN3 及以上（CIN3+）病变的灵敏度分别为 86.1%、92.0%，特异度分别为 46.1%、44.4%；在细胞学诊断为非典型鳞状细胞（ASC）和低度鳞状上皮内病变（LSIL）人群中检出 CIN2+和 CIN3+病变的灵敏度分别为 85.7%、87.5%，特异度分别为 45.5%、44.1%。**结论：**p16/mcm2 双染灵敏度高于细胞学检查，特异度优于 HPV 检测，可识别宫颈高度病变和指导 CIN 的分级，有望成为新的有效的宫颈癌筛查标志物。

【关键词】 p16；mcm2；宫颈上皮内瘤变；HPV；宫颈癌筛查

宫颈癌是危害女性健康的主要恶性肿瘤之一。全国肿瘤防治办公室发布的最新数据表明，我国宫颈癌发病率仍呈上升趋势，农村地区增速更快，且趋于年轻化[1]。高危型 HPV（HR-HPV）检测和液基细胞学检查（LBC）是目前宫颈癌筛查的主要方法[2]。然而单一的 HPV 检测无法区分持续性感染和一过性感染；细胞学检查灵敏度有限，阅片依赖于专业的细胞学医生。这两种技术在实际筛查应用中结果尚不令人满意。因此，探索客观准确的筛查标志物具有重要意义。p16 蛋白是一种细胞周期依赖性蛋白激酶抑制剂，是视网膜母细胞

通信作者：陈汶，Email：chenwen@cicams.ac.cn

瘤蛋白（pRb）介导的 G_1/S 期转化控制的一部分，可在持续性 HR-HPV 感染中过度表达并引起细胞周期调控失常[3]；微小染色体维持蛋白 2（mcm2）是一种细胞增殖标志物，参与 DNA 的合成，可表达于除 G_0 期以外的细胞周期各阶段[4]。本研究将从筛查人群角度评价 p16/mcm2 表达在宫颈病变的应用价值，并探讨其与 HR-HPV 感染的关系。

一、对象与方法

（一）研究对象

选取 2015 年 5 月～12 月在重庆市万州区和四川省双流县妇幼保健院参加宫颈癌筛查并行 HPV 分型检测和液基细胞学检查的 1127 名妇女为研究对象。入组标准：年龄范围 21～64 岁；无临床怀孕可疑症状；无宫颈疾病史，宫颈完整；理解研究程序，自愿参加研究。本研究经中国医学科学院肿瘤医院伦理委员会批准，且获得研究对象知情同意。

（二）研究方法

1. 标本采集与处理

在筛查现场，妇科医生用宫颈细胞取样刷收集宫颈脱落细胞，并转移到 PreservCyt（美国 Hologic 公司）细胞保存液中。若样本存在较多血液、黏液，则用消化液（冰醋酸：清洗液＝1：9）进行前处理。在 HPV 检测结束后方可进行细胞学制片。制片后，应立即拧紧瓶盖，确保样本瓶紧固密封以防泄漏和交叉污染。剩余标本 4℃冷藏保存，1 个月内运输至中国医学科学院肿瘤医院中心实验室制备第二张宫颈细胞薄片进行 p16/mcm2 双染。

2. 液基细胞学检查

使用 ThinPrep2000 膜式制片系统制片，根据 2001 版 TBS 描述性诊断系统，将细胞学诊断分为未见上皮内病变细胞或恶性细胞（negative for intraepithelial lesion or malignancy，NILM）、不明意义的非典型鳞状细胞（atypical squamous cell of undetermined significance，ASC-US）、非典型鳞状细胞，不除外高度病变（atypical squamous cell-cannot exclude HSIL，ASC-H）、非典型腺细胞（atypical glandular cell，AGC）、低度鳞状上皮内病变（low-grade intraepithelial lesion，LSIL）和高度鳞状上皮内病变（high-grade intraepithelial lesion，HSIL）。其中 ASC-US 及以上（ASC-US、ASC-H、AGC、LSIL、HSIL）为细胞学阳性。

3. HR-HPV DNA 检测

采用 HPV 分型核酸测定试剂盒（上海之江生物科技股份有限公司）和 cobas 4800 检测试剂盒（罗氏诊断产品上海有限公司）进行 HR-HPV DNA 检测。前者可具体分型，后者仅对 HPV16 和 HPV18 型别分型，并可检测出其他 12 种 HR-HPV 亚型（31、33、35、39、45、51、52、56、58、59、66 和 68 型）。上海之江 HPV 检测试剂盒含 14 种型别的特异性引物及荧光探针，应用 PCR 结合 Taqman 技术，将纯化后的 DNA、阳性和阴性对照各 4μl 加入到含 36μl 反应液的 PCR 管，并置于 ABI7000 荧光 PCR 仪上，按照操作规范设置循环参数，荧光通道选择 FAM 和 VIC，根据 *Ct* 值报告 HPV 型别；罗氏 HPV 检测首先按照说明书提取 DNA，收集后将已自动加样的 PCR 板移至 cobas 4800 分析仪中进行 PCR 扩增和荧光检测，读取 *Ct* 值报告结果。

4. p16/mcm2 免疫细胞化学染色

p16 和 mcm2 单克隆抗体均来自福州迈新生物技术开发有限公司，工作浓度分别为 1：50 和 1：100，采用 SP 法进行免疫细胞化学标记。宫颈薄片经乙醇固定、抗原修复后置于 0.5% H_2O_2 中阻断内源性过氧化物酶，以 PBS 代替一抗作阴性对照，进行一抗孵育、二抗孵育，DAB 显色，苏木素复染，最后中性树胶封片，光学显微镜下阅片。若视野中至少出现一个细胞的细胞质呈红色（p16）、且细胞核呈棕黄色或棕褐色（mcm2），则判为 p16/mcm2 双染检测阳性（彩图 1，见 729 页）；若无细胞质和细胞核同时着色，则为阴性。

（三）统计学分析

使用 SPSS 19.0 软件进行统计学分析，计数资料比较采用 χ^2 检验或 Fisher 确切概率法；p16/mcm2 表达与 HR-HPV 的关系使用 Logistic 回归模型分析；以组织病理学诊断为“金标准”，计算各筛查和分流方法的灵敏度、特异度、阳性预测值、阴性预测值，并进行受试者工作特征（ROC）曲线分析，计算曲线下面积（AUC）。所有检验均采用双侧检验且检验水准 $\alpha=0.05$。

二、结果

（一）基线信息

入组的 1127 名妇女年龄范围 21～64 岁，平均 46.4 岁，其中 HR-HPV 阳性者 505 例（44.8%），细胞学 ASC-US 及以上者 207 例（18.4%）。142 例标本因细胞量不足及细胞溶解，影响 p16/mcm2 双染阅片而被剔除。纳入对象与剔除对象在 HPV 阳性率和细胞学阳性率方面均衡可比，差异均无统计学意义（$P>0.05$）。共收集到 985 份有效宫颈细胞标本，每例均有 HPV、细胞学和 p16/mcm2 结果，其中 284 例有病理结果。

（二）p16/mcm2 表达与 HR-HPV 感染的关系

985 例标本含 HPV 阴性 540 例、阳性 445 例（45.2%）。p16/mcm2 在 HR-HPV 阳性人群的表达高于阴性人群，差异有统计学意义（55.5% *vs* 9.8%，$\chi^2=240.5$，$P<0.001$）。根据 HPV 感染型别将研究对象分为 3 组，结果显示，p16/mcm2 阳性率在 HPV 阴性组、其他 HR-HPV 型别组、HPV16/18 型别组呈递增趋势，分别为 9.8%、53.4%和 63.4%。非条件 Logistic 回归分析发现，p16/mcm2 在其他 HR-HPV 型别组和 HPV16/18 型别组的表达均高于 HPV 阴性组，OR 值分别为 10.53（95% CI：7.41～14.98）和 15.95（95% CI：9.59～26.51），且 p16/mcm2 在 HPV16/18 型别的表达风险是其他 HR-HPV 型别的 1.5 倍（表 1）。

表 1 985 份宫颈细胞标本 p16/mcm2 表达与 HR-HPV 感染的关系

组 别	例 数	p16/mcm2（%）	χ^2值	*P* 值	OR 值（95%CI）
HPV 阴性	540	53（9.8）			1.00
其他 HR-HPV 阳性	352	188（53.4）	205.4	<0.001	10.53（7.41～14.98）
HPV16/18 型别	93	59（63.4）	156.7	<0.001	15.95（9.59～26.51）

注：其他 HR-HPV 型别：HPV31、33、35、39、45、51、52、56、58、59、66 和 68 型别任一阳性，且 HPV16/18 阴性；括号外数据为例数，括号内数据为构成比（%）

（三）p16/mcm2 表达与宫颈癌变的关系

284 例病理结果中有良性病变 199 例、宫颈上皮内瘤变 1 级（CIN1）42 例、CIN2 18 例、CIN3 25 例，相应的 p16/mcm2 阳性率分别为 53.3%、57.1%、77.8% 和

92.0%（表 2）。经分析，CIN2 组和 CIN3 组的 p16/mcm2 阳性率均高于良性病变组，差异有统计学意义；但在 CIN1 组与良性病变组、CIN2 组与 CIN3 组的差异均无统计学意义。此外，随宫颈病变程度的加重，p16/mcm2 表达所致 OR 值逐渐升高（趋势检验 $\chi^2=15.42$，$P<0.001$）。

表 2　p16/mcm2 表达与宫颈癌变的关系

组 别	例 数	p16/mcm2（%）	χ^2 值	P 值	OR 值（95%CI）
良性病变	199	106（53.3）			1.00
CIN1	42	24（57.1）	0.21	0.647	1.17（0.60~2.29）
CIN2	18	14（77.8）	4.01	0.045	3.07（1.12~9.65）
CIN3	25	23（92.0）	13.64	<0.001	10.09（2.32~43.94）

注：括号外数据为例数，括号内数据为构成比（%）；良性病变、CIN1、CIN2 和 CIN3 组的比较：$\chi^2=16.61$，$P<0.001$；趋势 $\chi^2=15.42$，$P<0.001$；CIN：宫颈上皮内瘤变

（四）p16/mcm2、HR-HPV 与 LBC 在宫颈组织病理学中的诊断价值

284 例病理结果中，有 CIN2 及以上（CIN2+）标本 43 例，CIN3 及以上（CIN3+）标本 25 例。p16/mcm2 在 CIN2+人群的灵敏度和特异度分别为 86.1%、46.1%，ROC 曲线下面积为 0.661（95%CI：0.581~0.740）；在 CIN3+人群的灵敏度和特异度分别为 92.0%、44.4%，ROC 曲线下面积为 0.682（95% CI：0.591~0.773）。经分析，p16/mcm2 检出 CIN2+和 CIN3+病变的灵敏度均高于 LBC，特异度均高于 HR-HPV，差异有统计学意义（表 3）。

表 3　p16/mcm2、HR-HPV 和 LBC 在宫颈组织病理学中的诊断价值

检测方法	灵敏度（%）	特异度（%）	PPV（%）	NPV（%）
CIN2+（$n=43$）				
p16/mcm2	86.1	46.1	22.2	94.9
HR-HPV	95.4	14.5	16.6	94.6
LBC	72.1	47.8	19.8	90.6
CIN3+（$n=25$）				
p16/mcm2	92.0	44.4	13.8	98.3
HR-HPV	100	14.3	10.1	100
LBC	76.0	46.7	12.1	95.3

注：CIN：宫颈上皮内瘤变；LBC：液基细胞学检查；PPV：阳性预测值；NPV：阴性预测值

（五）p16/mcm2、HR-HPV 在 ASC 和 LSIL 人群中对 CIN2+和 CIN3+的诊断价值

有 160 名妇女的细胞学诊断结果为非典型鳞状细胞（ASC）和低度鳞状上皮内病变（LSIL），包括 14 例 CIN2+和 8 例 CIN3+。该人群中 p16/mcm2 检出 CIN2+病变的灵敏度和特异度分别为 85.7%、45.5%，检出 CIN3+病变的灵敏度和特异度分别为 87.5%、44.1%（表 4）。经分析，p16/mcm2 检出 CIN2+、CIN3+病变的特异度均高于 HR-HPV，差异有统计学意义，而灵敏度与 HR-HPV 的差异均无统计学意义。该人群 p16/mcm2 阳性率为 53.8%（86/160），说明若 p16/mcm2 用作 ASC 及 LSIL 人群的分流可降低近一半的阴道镜转诊。

表 4 p16/mcm2、HR-HPV 在 ASC 和 LSIL 人群中对 CIN2+和 CIN3+的诊断价值

检测方法	灵敏度（%）	特异度（%）	PPV（%）	NPV（%）
CIN2+（$n=14$）				
p16/mcm2	85.7	45.5	16.4	96.2
HR-HPV	85.7	22.3	12.1	92.6
CIN3+（$n=8$）				
p16/mcm2	87.5	44.1	9.6	98.1
HR-HPV	100	22.9	8.1	100

注：ASC：非典型鳞状细胞；LSIL：低度鳞状上皮内病变；CIN：宫颈上皮内瘤变；PPV：阳性预测值；NPV：阴性预测值

三、讨论

我国开展宫颈癌筛查工作的妇幼保健院级别不同，技术水平差异较大，细胞学诊断水平参差不齐[5]。建立完善的准入、培训和考核机制需要漫长的过程，简单有效的标志物辅助手段可在更短时间内提高异常细胞检出率和阅片一致率。因此，探索 p16/mcm2 标志物在宫颈病变的应用价值对预防宫颈癌前病变和宫颈癌具有重要意义。

既往研究大多评价 p16 或 mcm2 单独染色在宫颈癌筛查的应用价值[6,7]。p16/mcm2 免疫细胞化学双染应用于宫颈癌筛查具有一定的创新性。美国 BD 公司的 ProEx™C 可检测宫颈细胞的拓扑异构酶Ⅱα（TOP2A）和 mcm2，如 Depuydt 等[8]的研究发现，ProEx™C 可作为细胞学 ASC-US 的分流方法，且能增加阳性预测值；Roche 公司的 CINtec Plus 技术可同时检测宫颈细胞的 p16 和 Ki-67 抗原，该技术已在国际上应用于宫颈癌筛查和分流[9]。尽管 ProEx™C 和 CINtec Plus 识别不同抗原，但作为与细胞周期密切相关的调节蛋白，Ki-67 和 mcm2 表达水平均能客观反映肿瘤细胞的增殖状态。许冰等[10]在宫颈组织学标本中对比了 Ki-67 和 mcm2 的应用价值，发现 mcm2 在高度宫颈病变的阳性率和染色强度均高于 Ki-67；Guo 等[11]研究发现，p16/ProEx™C 双染在 CIN2+、CIN3+人群的特异度分别为 100%、93%，均高于 p16 和 ProEx™C 单独染色。

本研究结果显示，p16/mcm2 在 HPV 16/18 型别的表达风险是 HPV 阴性的 15.95 倍，在其他 HR-HPV 型别的表达风险是 HPV 阴性的 10.53 倍，而在 HPV 16/18 型别的表达风险是其他 HR-HPV 的 1.5 倍，充分说明了 HPV16/18 型特殊的致癌意义，与文献报道一致[12]。由于 HR-HPV 的 E6 癌蛋白能够结合并降解抑癌基因 p53，激活端粒酶，E7 癌蛋白可通过取代 E2F 转录因子而与 pRB 结合，导致细胞 S 期诱导异常，促使 p16 和 mcm2 在宫颈上皮内瘤变中过表达[13,14]，因此，p16/mcm2

在 HPV 阳性，尤其是 HPV16/18 型别阳性的表达可提示宫颈癌前病变风险的升高。

本研究结果显示，p16/mcm2 表达随病理诊断级别的升高而增强，其阳性率在 CIN2 组和 CIN3 组均高于良性病变组，与 Guo 等[11]研究中的 p16/ProEx C 报道一致，表明 p16/mcm2 指导 CIN 分级的可行性。本研究发现 p16/mcm2 在 CIN2+和 CIN3+人群的灵敏度高于细胞学检查，特异度高于 HR-HPV 检测。与 Shi 等[15]研究中的 ProEx C 相比，p16/mcm2 具有更高的灵敏度；与其研究中的 p16/ProEx C 相比，本研究 p16/mcm2 灵敏度略低，但特异度更高。原因可能与研究设计和研究人群有关。因为本研究纳入的是筛查人群，只有细胞学结果异常或 HPV 阳性者才进行阴道镜检查，而 p16/mcm2 单独阳性者需随访，尚无病理结果，会潜在降低其灵敏度。此外，p16/mcm2 在 ASC 和 LSIL 人群中检出 CIN2+、CIN3+病变的灵敏度与 HR-HPV 相似，而特异度高于后者。该人群中，p16/mcm2 检测 CIN2+病变的灵敏度同 Yu 等[16]研究中的 p16/Ki-67 相似，且高于郭会芹等[6]研究中的 mcm2 单独染色。

本研究样本量较少，研究结果可能存在偶然性因素；其次，本研究为横断面研究，细胞学和 HPV 检测结果正常而 p16/mcm2 阳性者尚无随访病理结果。因此，为准确评价 p16/mcm2 对宫颈癌前病变的诊断价值，尚需进行前瞻性队列研究，以提供更为可靠的证据。

综上所述，p16/mcm2 表达与各种 HR-HPV，尤其是 HPV16/18 型别的致癌活性直接相关。p16/mcm2 诊断宫颈高度病变的灵敏度高于细胞学检查，特异度优于 HPV 检测，同时可用作 ASC 和 LSIL 人群的分流方法，并极大降低了阴道镜转诊率。p16/mcm2 检测是体外诊断，操作简单且无创，阅片不依赖于细胞形态学，普通医师易于掌握，是具有良好应用前景的宫颈癌筛查标志物。

利益冲突：无

参 考 文 献

[1] Chen WQ, Zheng RS, Baade PD, et al. Cancer statistics in China, 2015. CA: A Cancer J Clin, 2016, 66 (2): 115-132.

[2] Peirson L, Fitzpatrick-Lewis D, Ciliska D, et al. Screening for cervical cancer: a systematic review and Meta-analysis. Syst Rev, 2013, 2 (1): 35.

[3] Klaes R, Friedrich T, Spitkovsky D, et al. Overexpression of p16 (INK4A) as a specific marker for dysplastic and neoplastic epithelial cells of the cervix uteri. Int J Cancer, 2001, 92 (2): 276-284.

[4] Lorenzato M, Caudroy S, Bronner C, et al. Cell cycle and/or proliferation markers: what is the best method to discriminate cervical high-grade lesions? Human Pathol, 2005, 36 (10): 1101-1107.

[5] 宋波，吴久玲，宋莉，等. 2012 年我国农村妇女宫颈癌检查状况分析. 中国妇幼卫生杂志，2015，6（1）：1-4.

[6] 郭会芹，赵焕，李楠，等. MCM2 免疫细胞化学检测在宫颈癌筛查中的意义. 中华肿瘤防治杂志，2009，16（16）：1213-1216.

[7] Denton KJ, Bergeron C, Klement P, et al. The sensitivity and specificity of p16^{INK4a} cytology *vs* HPV testing for detecting high-grade cervical disease in the triage of ASC-US and LSIL pap cytology results. Am J Clin Pathol, 2010, 134 (1): 12-21.

[8] Depuydt CE, Makar AP, Ruymbeke MJ, et al. BD-ProExC as adjunct molecular marker for improved detection of CIN2+ after HPV primary screening. Cancer Epidemiology Biomarkers & Prevention, 2011, 20 (4): 628-637.

（下转第 252 页）

p16/Ki-67 免疫细胞化学双染在宫颈癌筛查中的应用价值

王海瑞[1] 廖光东[2] 陈 汶[3] 乔友林[3] 江 宇[1]

1. 中国医学科学院北京协和医学院公共卫生学院 北京 100730
2. 四川大学华西第二医院妇产科 成都 610041
3. 国家癌症中心/中国医学科学院肿瘤医院流行病学研究室 北京 100021

【摘要】 **目的：**探讨 p16/Ki-67 免疫细胞化学双染（简称 p16/Ki-67 双染）在宫颈上皮内瘤变（CIN）和宫颈癌筛查中的应用价值。**方法：**2015 年 7 月～11 月间参加宫颈癌筛查并行高危人乳头瘤病毒（HR-HPV）检测和液基细胞学检查（TCT）的 980 名 35～64 岁妇女纳入研究，对留存细胞学标本进行 p16/Ki-67 免疫细胞化学双染检测，并与宫颈组织病理学结果进行比较。**结果：**p16/Ki-67 在 HPV16/18 组和其他 HR-HPV 组的表达风险均高于 HPV 阴性组，OR 值分别为 10.64（95%CI：5.66～20.02）、5.40（95%CI：3.62～8.04）；p16/Ki-67 阳性率随着 TCT 和病理诊断级别的升高而升高，且在 CIN2 组、CIN3 组中均高于正常组（$P<0.05$）；p16/Ki-67 双染诊断 CIN2+和 CIN3+病变的灵敏度分别为 89.3%和 94.1%，特异度分别为 69.3%和 66.8%；TCT 诊断 CIN2+和 CIN3+病变的灵敏度分别为 60.7%和 64.7%，特异度分别为 49.3%和 49.1%。**结论：**与 TCT 相比，p16/Ki-67 双染具有更高的灵敏度和特异度，可识别宫颈高度病变和指导 CIN 的分级。p16/Ki-67 联合 HPV 检测可作为有效的宫颈癌筛查方法。

【关键词】 p16/Ki-67；宫颈上皮内瘤变；HPV；宫颈癌筛查

目前，我国宫颈癌发病率和死亡率仍呈上升趋势，而农村地区增速更快[1,2]，且趋于年轻化。2009 年，我国政府在农村地区启动了以巴氏涂片为主的宫颈癌筛查项目。然而，巴氏涂片法只能覆盖约 1/5 的妇女[1]，加之此方法的漏诊率高，阅片依赖于经验丰富的细胞学医生，故很难在经济和医疗资源匮乏的广大农村地区开展[3]。人乳头瘤病毒（human papillomavirus，HPV）DNA 检测技术具有较高的敏感度，已逐渐成为宫颈癌筛查的重要方法，但是其特异度有限，无法将 HPV 持续感染从一过性感染中区分出来。因此，寻找更加客观准确的筛查标志物以鉴别宫颈高度病变，已成为亟待解决的关键问题。

p16 蛋白是一种细胞周期依赖性蛋白激酶抑制剂，可阻止细胞从 G_1 期进入 S 期，并在持续性 HPV 感染中过度表达，引起细胞周期调控失常[4]。Ki-67 是一种细胞核抗原和增殖标志物，在细胞周期的 G_1、S、

通信作者：江宇，Email:jiangyu@pumc.edu.cn

G_2、M 期都有表达，在 G_0期缺失[5]。本研究中，我们对行宫颈癌筛查的细胞学标本进行 p16/Ki-67 免疫细胞化学双染（p16/Ki-67 双染）检测，探讨其在宫颈上皮内瘤变（cervical intraepithelial neoplasia，CIN）和宫颈癌筛查中的应用价值。

一、资料与方法

（一）研究对象

选取 2015 年 7 月~11 月在重庆市万州区和四川省双流县妇幼保健院参加宫颈癌筛查，并行 HPV 检测和细胞学检查的 980 名妇女为研究对象。入组标准：年龄 35~64 岁；无宫颈疾病史或盆腔放疗史；无临床怀孕可疑症状；理解研究程序，自愿参与。本研究经中国医学科学院肿瘤医院伦理委员会批准（批准文号：16-041/1120），研究对象均知情同意。

（二）标本采集与处理

采用宫颈细胞取样刷收集宫颈脱落细胞，并转移至 Thinprep PreservCyt（美国 Hologic 公司）细胞保存液中，4℃冷藏保存。若样本肉眼见较多血液和黏液，则用消化液（冰醋酸：清洗液 = 1：9）进行前处理。在 HPV 检测结束后方可进行细胞学制片。对薄层液基细胞学检查（Thinprep cytologic test，TCT）诊断为不明意义的非典型鳞状上皮细胞及以上病变或者 HPV16/18 阳性患者行阴道镜检查，必要时取活检。

（三）HPV DNA 检测

采用 HPV 分型核酸测定试剂盒（上海之江生物科技有限公司）进行 HPV DNA 检测。该试剂盒含 14 种型别的特异性引物及荧光探针，可对 HPV16、HPV18 型别具体分型，并检测其他 12 种高危 HPV（high-risk HPV，HR-HPV）型别（HPV31、33、35、39、45、51、52、56、58、59、66 和 68 型）。从 Thinprep 保存液中分离出 1ml 细胞学标本提取 DNA。将纯化后的 HPV DNA、阳性对照、阴性对照（DEPC）各 4μl 加入含 36μl 反应液的 PCR 管，并置于 ABI7000 荧光 PCR 仪上。循环参数为 94℃ 2min、93℃ 10s、62℃ 31s，循环 40 次。单点荧光检测在 62℃，反应体系 40μl。当待检样品的 Ct 值≤32 且在其他混合液中均为阴性，则该样本判为阴性；当待检样本 Ct 值在 38~40 之间，且扩增曲线呈典型的 S 型，则判为阳性，若非典型 S 形曲线，则判为阴性。

（四）薄层液基细胞学检查

采用 ThinPrep2000（美国 Hologic 公司）薄层液基膜式系统制片，宫颈薄片经 95%乙醇固定后进行巴氏染色。细胞学阅片采用 2001 版 TBS（the Bethesda system）描述性诊断系统，结果分为：未见上皮内病变或恶性病变（no cervical intraepithelial neoplasia or malignancy，NILM）、不明意义的非典型鳞状上皮细胞（atypical squamous cell of undetermined significance，ASC-US）、不能除外高度病变的鳞状上皮细胞（atypical squamous cell-cannot exclude HSIL，ASC-H）、低度鳞状上皮内病变（low-grade squamous intraepithelial lesion，LSIL）、高度鳞状上皮内病变（high-grade squamous intraepithelial lesion，HSIL），其中 ASC-US 及以上病变（ASC-US、ASC-H、LSIL、HSIL）记为细胞学阳性。

（五）p16/Ki-67 双染

宫颈薄片于 95%乙醇中固定 24h，自然风干，再放入 5%乙二胺四乙酸（ethylene diamine tetraacetic acid，EDTA），95℃ 15min 抗原修复，冷却至室温。双染检测所用的 p16/Ki-67 检测试剂盒（免疫细胞化学法）购自福州迈新生物技术有限公司，以磷酸盐缓冲液（phosphate buffered saline，

PBS）代替一抗作为阴性对照，按试剂盒说明书进行操作。首先加入 0.5% H_2O_2 以阻断内源性过氧化物酶，PBS 冲洗 3 次；然后进行一抗孵育、二抗孵育，加入二氨基联苯胺（diaminobenzidine，DAB）显色剂；最后苏木素复染，中性树胶封片。细胞学医生在光学显微镜下阅片，若视野中出现至少 1 个宫颈细胞的细胞质呈红色（p16），且细胞核呈黄色或棕色（Ki-67），则判为阳性；若无 2 种颜色同时着色或仅有 1 种颜色则判为阴性。

（六）统计学方法

采用 SPSS 19.0 软件进行统计分析。p16/Ki-67 表达与 HPV 感染的关系采用非条件 Logistic 回归分析；不同 HPV 感染型别和病理诊断的 p16/Ki-67 阳性率比较采用 χ^2 检验或 Fisher 确切概率法；对 p16/Ki-67 进行诊断试验评价，计算灵敏度、特异度、阳性预测值、阴性预测值。所有检验均采用双侧检验，检验水准 $\alpha=0.05$。

二、结果

（一）p16/Ki-67 表达与 HPV 感染的关系

980 例受检者中，有 812 例进行了 HPV 检测，其中 HPV 阴性 483 例、HPV 阳性 329 例（40.5%）。HPV 阳性和 HPC 阴性人群中 p16/Ki-67 的阳性率分别为 37.1%（122/329）和 8.9%（43/483），差异有统计学意义（$\chi^2=95.98$，$P<0.001$）。根据 HPV 感染型别，将研究对象分为三组：HPV 阴性组、其他 12 种 HPV 型别阳性组和 HPV16/18 阳性组（HPV 16 或 18 任一阳性）。HPV 阴性组、其他 12 种 HPV 型别阳性组和 HPV16/18 阳性组中的 p16/Ki-67 阳性率分别为 8.9%（43/483）、34.5%（96/278）和 51.0%（26/51），p16/Ki-67 在 HPV 阴性组、其他 12 种 HPV 型别阳性组和 HPV16/18 阳性组中的阳性率呈递增趋势（趋势 $\chi^2=101.61$，$P<0.001$）。非条件 Logistic 回归分析显示，p16/Ki-67 在其他 12 种 HPV 型别阳性组和 HPV16/18 阳性组中的表达风险均高于 HPV 阴性组［OR 值分别为 5.40（95%CI：3.62～8.04）和 10.64（95% CI：5.66～20.02），均 $P<0.001$］，且 p16/Ki-67 在 HPV16/18 阳性组中的表达风险是其他 HPV 型别阳性组的近 2 倍。

（二）p16/Ki-67 在不同 TCT 诊断中的表达

980 例受检者中，有 944 例有效细胞学标本，其中 ASC-US 及以上者占 22.2%（210/944），p16/Ki-67 阳性者占 20.0%（189/944）。TCT 诊断中，有 NILM 734 例、ASC-US 163 例、ASC-H 6 例、LSIL 36 例、HSIL 5 例，相应的 p16/Ki-67 阳性率分别为 16.1%（118/734）、27.0%（44/163）、33.3%（2/6）、58.3%（21/36）、80.0%（4/5）。随着 TCT 诊断级别的升高，p16/Ki-67 阳性率逐渐提高（趋势检验 $\chi^2=55.60$，$P<0.001$），且染色强度逐渐增强（彩图 1，见 728 页）。

（三）p16/Ki-67 表达与子宫颈癌变的关系

980 例受检者中，有 243 例病理活检结果，其中正常 181 例、CIN1 34 例、CIN2 11 例、CIN3 17 例，其相应的 p16/Ki-67 阳性率分别为 28.2%（51/181）、44.1%（15/34）、81.8%（9/11）和 94.1%（16/17），差异有统计学意义（$P<0.05$）。两两比较显示，CIN2 组、CIN3 组的 p16/Ki-67 阳性率均高于正常组和 CIN1 组，差异有统计学意义（$P<0.05$）；但 CIN1 组与正常组，CIN2 组与 CIN3 组的差异均无统计学意义（均 $P>0.05$）。此外，随宫颈病变程度的加重，p16/Ki-67 阳性率逐渐升高（趋势检验$\chi^2=29.92$，$P<0.001$）。

（四）p16/Ki-67 双染和 TCT 检查对 CIN 的诊断价值

以病理组织学诊断为“金标准”，在243例患者中，CIN2及以上（CIN2+）28例，CIN3及以上（CIN3+）17例。p16/Ki-67双染诊断CIN2+病变的灵敏度、特异度、阳性预测值、阴性预测值分别为89.3%、69.3%、27.5%、98.0%，诊断CIN3+病变的灵敏度、特异度、阳性预测值、阴性预测值分别为94.1%、66.8%、17.6%、99.3%；TCT诊断CIN2+病变的灵敏度、特异度、阳性预测值、阴性预测值分别为60.7%、49.3%、13.5%、90.6%，诊断CIN3+病变的灵敏度、特异度、阳性预测值、阴性预测值分别为64.7%、49.1%、8.7%、94.9%。p16/Ki-67双染诊断CIN2+、CIN3+病变的敏感度、特异度均高于TCT检查，差异有统计学意义（χ^2值分别为6.10、4.50、17.82、14.53，P值均<0.05）。

三、讨论

我国不同级别妇幼保健机构的细胞学阅片一致性较低，诊断水平和异常结果检出率参差不齐[6]，亟需加大对宫颈细胞学检查技能的培训，而具有良好发展前景的p16/Ki-67双染技术可在更短时间内提高异常细胞检出率和阅片一致率。在正常生理条件下，p16和Ki-67在同一细胞内的表达应相互排斥，只有在细胞周期调控机制失常后才可出现共表达，因此，p16/Ki-67可作为细胞异常增殖标志物[7]。采用双染方法同时检测细胞中的p16和Ki-67抗原，显微镜下容易观察判读，非专业技术人员可以在短期内掌握。在国际上，p16/Ki-67双染检测已成功应用于宫颈癌筛查和细胞学分流[8,9]。

本研究结果表明，p16/Ki-67在HPV阳性人群的表达高于HPV阴性人群，且p16/Ki-67在HPV16/18阳性组中的表达风险是其他12种HPV型别阳性组的近2倍，与既往研究结果一致[10]，提示p16/Ki-67表达与HPV感染有关。由于HPV16和HPV18型可整合到宿主细胞DNA中，诱发HPV E6和E7癌基因过度表达，分泌HPV16和HPV18癌蛋白[11]，进而诱发宫颈癌。因此，p16/Ki-67在HPV阳性、尤其是HPV16和HPV18阳性患者中的表达，可提示宫颈癌前病变风险的升高[12]。

本研究显示，p16/Ki-67阳性率随着TCT和病理诊断级别的升高而升高，且CIN2组和CIN3组的p16/Ki-67阳性率均高于正常组和CIN1组，与相关研究结果[13,14]一致。由此表明p16/Ki-67双染检测较易识别宫颈高度病变，可用于指导CIN的分级。其原因可能与阅片有关，因为p16/Ki-67双染阅片仅根据p16和Ki-67的颜色分布即可识别异常细胞，减少了对细胞形态学的依赖；而且双染重现性较好，细胞学技师经过短期培训即可掌握。TCT阅片是基于细胞形态学的诊断，细胞学医生常由于经验不足和任务繁重而容易漏掉一些可能发展为癌前病变甚至宫颈癌的患者[15]。

瑞士Roche公司研发的CINtec Plus技术可同时检测宫颈细胞的p16和Ki-67抗原。Ikenberg等[8]研究显示，在筛查人群中，p16/Ki-67诊断CIN2+的敏感度和特异度分别为86.7%和95.2%；Wentzensen等[14]研究显示，在阴道镜转诊人群中，p16/Ki-67双染诊断CIN2+的敏感度和特异度分别为86.4%和59.5%，诊断CIN3+的敏感度和特异度分别为93.2%和46.1%。本研究中，p16/Ki-67双染诊断CIN2+和CIN3+的敏感度分别为89.3%和94.1%，特异度分别为69.3%和66.8%。不论以

CIN2+还是以 CIN3+为疾病终点，p16/Ki-67 双染的敏感度和特异度均高于 TCT。此外，本研究中 p16/Ki-67 在全部人群中的阳性率为20.0%，说明 p16/Ki-67 双染检测不仅能识别大部分宫颈高度病变患者，还可将阴道镜转诊率降低80%左右。

本研究的局限性：

（1）纳入分析的944例受检者与国外筛查及转诊人群相比，样本量偏少且阴道镜依从率较低，研究结果可能存在偶然性因素。

（2）本研究是横断面研究，只有 TCT 异常和 HPV 阳性者才会转诊阴道镜，两种检查结果正常而 p16/Ki-67 阳性者无随访病理结果，会潜在增大 p16/Ki-67 的特异度。

因此，为全面反映目标人群宫颈健康状况和准确评价 p16/Ki-67 的临床价值，首先应该对单纯 p16/Ki-67 阳性者进行随访管理，以进一步排除潜在宫颈病变；其次，应加强宫颈健康知识的普及和宣传力度，提高妇女对宫颈疾病的知晓率和重视程度，以进一步提高阴道镜依从率；最后，在试验研究设计中，建议将 HPV 检测、TCT 检查和 p16/Ki-67 双染3种方法进行平行检测，任一结果阳性者进行阴道镜检查，从而避免诊断偏倚，客观、准确地比较3种检测方法的敏感度和特异度。

p16/Ki-67 双染在国内主要用于检测门诊留存标本，且研究目的大多局限于评价其临床意义及辅助诊断作用[16,17]。本研究入组对象均来自参加健康体检的筛查人群，研究结果外推性较好。总之，p16/Ki-67 双染操作简单、价格低廉（150元/例），阅片不依赖于细胞形态学，便于掌握，可有效减轻阅片医师的负担，非常适用于我国经济和医疗设施欠发达的广大农村地区。本研究结果对制订适合我国国情的宫颈癌筛查指南、指导临床实践具有重要的参考价值。

利益冲突：无

参 考 文 献

[1] Chen W, Zheng R, Baade PD, et al. Cancer statistics in China, 2015. CA Cancer J Clin, 2016, 66（2）：115-132.

[2] 胡尚英，郑荣寿，赵方辉，等.1989至2008年中国女性子宫颈癌发病和死亡趋势分析. 中国医学科学院学报，2014，36（2）：119-125.

[3] Wen C. China's plans to curb cervical cancer. Lancet Oncol, 2005, 6（3）：139-141.

[4] Klaes R, Friedrich T, Spitkovsky D, et al. Overexpression of p16（INK4A）as a specific marker for dysplastic and neoplastic epithelial cells of the cervix uteri. Int J Cancer, 2001, 92（2）：276-284.

[5] Heatley MK. Ki67 protein: the immaculate deception? Histopathology, 2002, 40（5）：483.

[6] 宋波，吴久玲，宋莉，等.2012年我国农村妇女宫颈癌检查状况分析. 中国妇幼卫生杂志，2015，6（1）：1-4.

[7] Singh M, Mockler D, Akalin A, et al. Immunocytochemical colocalization of P16（INK4a）and Ki-67 predicts CIN2/3 and AIS/adenocarcinoma. Cancer Cytopathol, 2012, 120（1）：26-34.

[8] Ikenberg H, Bergeron C, Schmidt D, et al. Screening for cervical cancer precursors with p16/Ki-67 dual-stained cytology: results of the PALMS study. J Natl Cancer Inst, 2013, 105（20）：1550-1557.

[9] Schmidt D, Bergeron C, Denton K J, et al. p16/ki-67 dual-stain cytology in the triage of ASCUS and LSIL papanicolaou cytology: results from the European equivocal or mildly abnormal Papanicolaou cytology study. Cancer Cytopathol, 2011, 119（3）：158-166.

[10] Dona MG, Vocaturo A, Giuliani M, et al. p16/Ki-67 dual staining in cervico-vaginal cytology: correlation with histology, Human Papillomavirus detection and genotyping in women undergoing colposcopy. Gynecol Oncol, 2012,

126（2）：198-202.

[11] Ghittoni R, Accardi R, Hasan U, et al. The biological properties of E6 and E7 oncoproteins from human papillomaviruses. Virus Genes, 2010, 40（1）：1-13.

[12] Nam EJ, Kim JW, Hong JW, et al. Expression of the p16 and Ki-67 in relation to the grade of cervical intraepithelial neoplasia and high-risk human papillomavirus infection. J Gynecol Oncol, 2008, 19（3）：162-168.

[13] Yu LL, Chen W, Lei XQ, et al. Evaluation of p16/Ki-67 dual staining in detection of cervical precancer and cancers：a multicenter study in China. Oncotarget, 2016, 7（16）：21181-21189.

[14] Wentzensen N, Schwartz L, Zuna RE, et al. Performance of p16/Ki-67 immunostaining to detect cervical cancer precursors in a colposcopy referral population. Clin Cancer Res, 2012, 18（15）：4154-4162.

[15] 欧阳秋茹，陈文静，赖日权，等. 宫颈癌及其癌前病变筛查与预防的研究进展. 中国妇幼保健，2010（22）：3212-3214.

[16] 赫芳芳，高英，魏力. p16、Ki-67 在宫颈鳞状上皮病变分级诊断中的意义. 现代肿瘤医学，2016，24（8）：1271-1274.

[17] 张建兰，王夷黎，禤坚艳，等. p16 和 Ki-67 免疫细胞化学染色在宫颈 ASCUS 中的应用价值. 实用妇产科杂志，2010，26（4）：293-295.

（原载：《中华肿瘤杂志》2017 年 8 月第 39 卷第 8 期）

（上接第 246 页）

[9] Ikenberg H, Bergeron C, Schmidt D, et al. Screening for cervical cancer precursors with p16/Ki-67 dual-stained cytology：results of the PALMS study. J Natl Cancer Inst, 2013, 105（20）：1550-1557.

[10] 许冰，姜彦多，王继红，等. MCM2 与 Ki67 在宫颈癌中表达的对比研究. 中外健康文摘，2012，9（18）：60-62.

[11] Guo M, Baruch AC, Silva EG, et al. Efficacy of p16 and ProEx C immunostaining in the detection of high-grade cervical intraepithelial neoplasia and cervical carcinoma. Am J Clin Pathol, 2011, 135（2）：212-220.

[12] Zheng J. Diagnostic value of MCM2 immunocytochemical staining in cervical lesions and its relationship with HPV infection. Int J Clin Exp Pathol, 2015, 8（1）：875.

[13] Halloush RA, Akpolat I, Jim Zhai Q, et al. Comparison of ProEx C with p16INK4a and Ki-67 immunohistochemical staining of cell blocks prepared from residual liquid-based cervicovaginal material. Cancer Cytopathol, 2008, 114（6）：474-480.

[14] Ghittoni R, Accardi R, Hasan U, et al. The biological properties of E6 and E7 oncoproteins from human papillomaviruses. Virus Genes, 2010, 40（1）：1-13.

[15] Shi JH, Liu HY, Wilkerson M, et al. Evaluation of p16INK4a, minichromosome maintenance protein 2, DNA topoisomerase Ⅱ α, ProEx C, and p16INK4a/ProEx C in cervical squamous intraepithelial lesions. Human Pathol, 2007, 38（9）：1335-1344.

[16] Yu LL, Chen W, Lei XQ, et al. Evaluation of p16/Ki-67 dual staining in detection of cervical precancer and cancers：a multicenter study in China. Oncotarget, 2016, 7（16）：21181-21189.

（原载：《中华流行病学杂志》2017 年 9 月第 38 卷第 9 期）

山西省宫颈癌筛查队列中人乳头瘤病毒基因型别分布10年动态变化规律研究

董 丽[1] 胡尚英[1] 张 倩[1] 冯瑞梅[1] 张 莉[1] 赵雪莲[1]
马俊飞[2] 史少东[2] 张 询[1] 潘秦镜[1] 章文华[1] 乔友林[1] 赵方辉[1]

1. 中国医学科学院肿瘤医院流行病室 北京 100021
2. 山西省襄垣县妇幼保健院 山西长治 046200

【摘要】 **目的：**评估人乳头瘤病毒（HPV）型别分布特征在宫颈癌筛查队列中随时间动态的变化。**方法：**采用线性反向探针杂交技术，对山西省宫颈癌筛查队列2005~2014年高危型HPV阳性女性宫颈脱落细胞标本进行HPV基因型别检测。利用线性混合模型分析不同型别HPV感染率在总人群中随时间的变化趋势，采用线性趋势χ^2检验比较宫颈上皮内瘤变2级及以上（CIN2+）人群中HPV型别随时间变化，最后分析多重感染率随年龄的动态变化规律。**结果：**2005~2014年筛查总人群中最常见型别为HPV16和52，但HPV16感染率随着筛查随访中，从2005年的4.6%下降到2010年和2014的2.2%（$F=8.125$，$P<0.001$）。HPV52感染率在筛查随访中相对稳定，HPV33、51和58感染率则先下降后升高。病理结果正常人群中HPV型别分布与总人群相似，CIN2+人群中HPV16感染率下降较为明显，由2005年65.22%，经2010年41.03%下降至2014年的31.58%（$\chi^2=4.420$，$P=0.036$），HPV33感染率有升高趋势，其余HPV型别感染率在筛查过程中无明显变化。多重感染率随年龄增长而波动。**结论：**宫颈癌筛查队列在定期筛查和治疗长期随访中HPV型别分布特点有所变化，尤其是HPV16出现显著下降，提示宫颈癌人群筛查和随访时如采用HPV检测，应考虑型别随时间变化的规律。

【关键词】 人乳头瘤病毒；宫颈癌；型别分布；筛查队列

随着高危型人乳头瘤病毒（HR-HPV）感染作为宫颈癌发生的必要病因得到证实[1-3]，针对HR-HPV为靶点的分子技术，包括基于杂交捕获原理的HC2技术和PCR为原理的Cobas 4800技术已在筛查中得到广泛应用，并在灵敏度、结果可重复性，以及筛查宫颈癌等方面体现出优于传统细胞学的特点[4-7]。2015年，美国妇科肿瘤协会（SGO）及美国阴道镜和宫颈病理学会（ASCCP）等组织发布的早期宫颈癌和

基金项目：国家自然科学基金优秀青年科学基金（81322040）
通信作者：乔友林 Email:qiaoy@cicams.ac.cn
赵方辉，Email:zhaofangh@cicams.ac.cn

癌前病变筛查指南推荐的筛查暂行指南，建议HR-HPV检测用于宫颈癌初筛[6,7]，宫颈癌的筛查方法正逐渐从传统细胞学为基础的形态学筛查向HPV为基础的分子筛查转变[8]。

通过早期筛查发现宫颈癌及癌前病变，并给予及早治疗是降低宫颈癌发病率和死亡率的重要途径[9,10]。目前国际上多个发达国家已经建立了国家范围内的宫颈癌筛查体系，我国也正通过重大公共卫生服务项目“两癌筛查”等不断扩大宫颈癌的筛查覆盖率。但在相对稳定的筛查人群中，随着定期筛查，不断治疗病变，阻断筛查个体HPV自然感染过程的同时[11]，筛查人群自然的HPV型别分布情况也可能发生相应改变。现有研究或以横断面研究形式针对一般筛查人群描述其HPV型别的分布特征[12,13]，或以临床研究形式针对患者个体探讨治疗后HPV再感染或清除的变化趋势[11,14]，但尚未见从定期筛查的群体角度分析宫颈癌筛查队列HPV型别分布特征改变的相关研究。为此，本研究利用1999年在山西省襄垣县建立的宫颈筛查队列中2005~2014年3次随访人群的流行病资料和实验室检测指标，评估宫颈癌筛查队列HPV型别分布的10年动态变化规律，并进一步从不同病理级别进行分层分析，以及对多重感染随筛查年龄的变化角度进行分析。

一、资料与方法

（一）研究流程

1999年6月，在我国宫颈癌高发区山西省襄垣县，采用整群抽样方法选取1997名35~45岁妇女，建立了宫颈癌筛查队列（SPOCCS Ⅰ队列），所有妇女均进行6项检测（HPV检查的自己取样、医生取样，以及荧光分光镜检、液基细胞学检测、醋酸染色后直接肉眼观察和阴道镜检查），并在阴道镜下行4象限活检和颈管搔刮（ECC）[15,16]。一经病理组织学确诊为宫颈上皮内瘤变2级及以上（CIN2+），则被建议以LEEP手术等临床手段进行治疗。并于2005年（$n=1742$）、2010年（$n=1435$）和2014年（$n=1205$）通过肿瘤登记系统对该人群子宫颈完整者采用HPV DNA检测、液基细胞学检查和醋酸染色（VIA）肉眼观察（2014年未做VIA）进行阶段性随访，任一阳性者转诊阴道镜检查，异常者取直接活检或4象限活检。此外，还收集了筛查人群的人口学特征、性行为相关因素、婚育史、避孕史等流行病学危险因素。因1999年无剩余标本，本研究仅对2005年和2010年既往保存和2014年新收集的宫颈细胞学标本进行基因型别检测，研究流程见图1。

（二）随访疾病结局的确定

本研究以2005年1742例研究对象作为分析总体，随访终点指标为CIN2+，一旦出现结局则终止，对相应对象继续随访。疾病结局以组织病理学结果为准，如未达到临床上活检采集要求而无病理学结果者，根据其HPV检测、细胞学检查和阴道镜检结果综合判定其最终结局[16-19]。

（三）检测方法

1. HR-HPV DNA检测

宫颈脱落细胞学标本送至中国医学科学院肿瘤医院行杂交捕获HR-HPV检测（HC2，Qiagen）。该技术以混合探针RNA-DNA杂交形式检测13种高危型HPV（HPV16、18、31、33、35、39、45、51、52、56、58、59和68），但不能单独区分每一型别。标本中DNA含量>1.0pg/ml者为HR-HPV阳性。

2. 线性反向探针杂交技术（LiPA）为基础的HPV基因分型检测

取-70℃保存的 HR-HPV DNA 检测结果为阳性者的剩余宫颈脱落细胞学标本，采用 SPF10 为引物（DDL 诊断公司，荷兰）、PCR 为基础的 INNO-LiPA（比利时 Innogenetics 公司）进行 HPV 基因型别的检测。该技术可分别识别 28 种 HPV 型别，包括 13 种 HR-HPV 型别（涵盖 HC2 检测型别），3 种可疑致癌型 HPV 型别（HPV26、53 和 66）和 12 种低危型别（HPV6、11、40、43、44、54、69、70、71、73、74 和 82），检测结果阳性为 LiPA-HPV 阳性。

（四）统计学分析

利用 EpiData 3.1 软件编译数据库。采用双录入和双核查，确保数据准确无误。采用 SPSS 18.0 统计软件分析，运用 Pearson χ^2 检验对比随访研究对象和失访对象的一般特征，采用线性混合模型比较随访期间具有相关关系的总人群、病理结果正常和 CIN1 人群中不同型别 HPV 感染率的变化，采用线性趋势 χ^2 检验比较随访期间无相关关系的 CIN2+人群中不同型别 HPV 感染率的变化。检验水准为 $\alpha=0.05$。

二、结果

（一）随访对象基本特征

1999 年基线筛查的 1997 例中，有 1742 例妇女符合标准者参加了 2005 年随访，其中 23 例经病理确诊为 CIN2+，在排除 92 例非宫颈原因子宫切除（子宫肌瘤等）、死亡和宫颈疾病子宫切除（CIN2+）和 192 例失访者后，1435 例符合随访标准

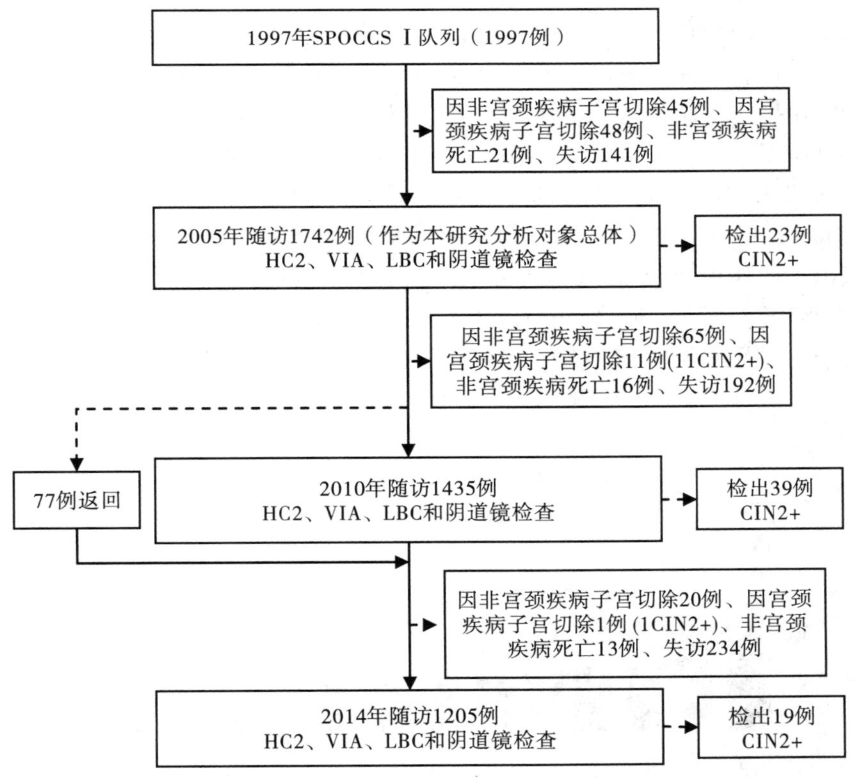

图 1 SPOCCS Ⅰ队列随访流程

者参加了2010年随访，随访率为89.0%，其中39例为新发CIN2+。按照相同标准排除34例不符合随访标准的病例和234例失访者后，2014年共1205例参加了随访，随访率为75.0%（表1），其中19例为新发CIN2+。本研究以2005年随访的1742例作为分析总体，对比2010年、2014年每次访视中随访对象和失访对象的HPV感染率、初次性行为年龄、妇女及其配偶的婚外性行为等危险因素的差异，结果显示，差别均无统计学意义（$P>0.05$）。提示人群基本特征一致，总体代表性较好。

表1　SPOCCS I 队列3次随访筛查人群HPV感染及病理级别状况

筛查时间（年）	总例数	HR-HPV阳性（%）	病理检测		
			正常（%）	CIN1（%）	CIN2+（%）
2005	1 742	290（16.6）	1 664（95.5）	45（2.6）	23（1.3）
2010	1 435	318（22.2）	1 360（94.8）	32（2.2）	39（2.7）
2014	1 205	228（18.9）	1 128（93.6）	40（3.3）	19（1.6）

注：2005年、2010年和2014年分别有10、4和18例病理结果不明确；HR-HPV阳性依据HC2检测结果

（二）总人群中HPV型别分布特征随时间的动态变化趋势

队列人群中最常见的HPV型别为16和52型，但排列次序具有时间变化趋势。2005年HPV16最高，阳性率为4.6%，其他常见型别按降序排列依次为HPV52（2.2%）、58（1.7%）、33（1.4%）、18（1.3%）、51（1.1%）、31（1.1%）和56（1.1%），2010年HPV16和52阳性率均为2.2%，HPV58、33、31、56均为1.0%，2014年HPV52为优势型别（2.3%），略高于HPV16（2.2%），其他常见型别为HPV58（1.9%）、33（1.9%）、51（1.8%）、56（1.4%）和18（1.2%），线性混合模型估算结果显示，HPV16人群感染率随时间下降有统计学意义（$F=8.125$，$P<0.001$），HPV33、51和58感染率随时间变化均表现为略微下降后升高（$F=3.048$，$P=0.048$；$F=3.824$，$P=0.022$；$F=3.803$，$P=0.023$）。HPV52感染率比较稳定，随时间变化不明显。其他高危型别如HPV18、31、35、39、56等感染率随时间的动态变化趋势亦不明显（$P>0.05$）（图2）。

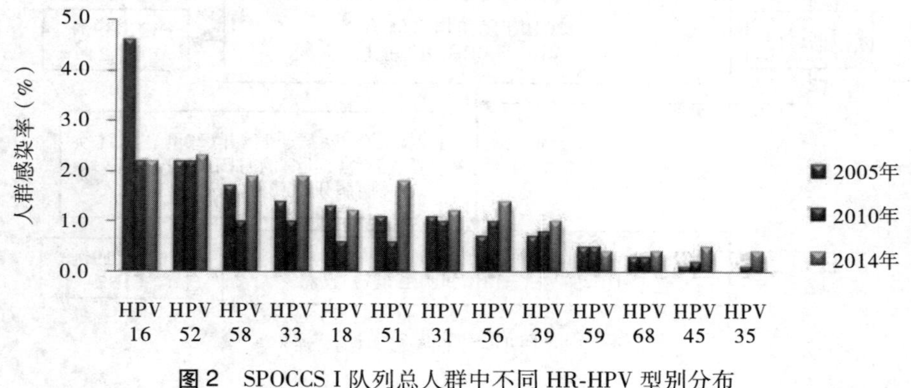

图2　SPOCCS I 队列总人群中不同HR-HPV型别分布

（三）不同病理级别人群 HR-HPV 型别分布随时间的动态变化

采用线性混合模型分析显示，正常人群中 HPV16 感染率随时间有下降趋势（$F=7.165$，$P=0.001$），HPV51 和 58 感染率随时间变化均表现为略微下降后升高（$F=3.109$，$P=0.045$；$F=7.184$，$P=0.001$），其他型别变化不明显。在 CIN1 人群中，HPV16 感染率同样随时间下降（$F=4.526$，$P=0.014$），HPV56 感染率明显上升，其他型别无明显变化（$P>0.05$）。在 CIN2+人群中，HPV16 检出率随着随访时间呈下降趋势，由 2005 年的 65.22%，经 2010 年的 41.03% 下降至 2014 年的 31.58%（$\chi^2=4.420$，$P=0.036$），HPV33 所占比例明显上升，从 2005 年 4.35%，经 2010 年 5.13%，提高至 2014 年的 21.05%（$\chi^2=3.950$，$P=0.047$），HPV51 虽然有上升趋势，但差异无统计学意义。其他高危型别随筛查时间动态变化趋势不明显（表 2、图 3）。

（四）多重 HPV 感染随筛查年龄的变化趋势

依据 LiPA 基因分型结果，随访研究对象 HPV 阳性率随着年龄增长呈现升高趋势，由 2005 年的 13.4%、2010 年的 14.2% 升高至 2014 年的 16.7%。进一步按单一型别和多重型别感染划分为单纯感染和多重感染进行线性混合模型分析，结果显示，多重感染率在筛查过程中随年龄的增长有所变化（$F=10.689$，$P<0.001$），从 2005 年（41～51 岁）时的 5.7%，下降到 2010 年（46～56 岁）的 3.2%，之后回到 2014 年（50～60 岁）的 6.9%（图 4）。

三、讨论

国内外大量资料显示，HPV 型别分布特征存在地区差异。在世界范围内，细胞学检测结果显示，正常人群中 HPV16、18、31、58、52 为常见感染型别，其中 HPV16 为几乎所有地区最常见的型别，HPV52 在非洲东部、日本和中国台湾地区更为常见。本研究基于 SPOCCS Ⅰ队列的长期随访，发现 HPV16 和 52 是中国人群常见的感染型别，这与国内大多数横断面研究结果一致[20-22]。但进一步研究还发现，在筛查期间 HPV16 感染率逐渐下降，而 HPV52 成为主要感染型别，表现为 2005 年 HPV16 在总人群中感染率高达 6.7%，远高于 HPV52（2.2%）、58（1.7%）等常见型别；5 年后筛查，人群中 HPV16 和 52 的感染率近乎一致（均为 2.2%）；10 年后筛查，HPV52 型（2.3%）高于 HPV16（2.2%），成为优势型别。此外，其他部分高危型别如 HPV33、51 和 58 等在总人群中感染率上升，当进一步针对病变程度分层分析后，发现主要发生改变的仍然是 HPV16，其感染率在每一个病理级别中均随筛查过程而呈现下降趋势，，其中可能包括两方面原因：一方面，可能与女性一生中 HPV 感染率及感染型别自然史随年龄增长的变化规律有关[23]。Argyri 等通过横断面观察 14～70 岁妇女 HPV 型别变化规律的研究也发现，随着年龄增长，HPV16 感染率呈现下降趋势，其中 50 岁以后的年龄人群中感染率明显下降尤为明显[23]。这与本研究结果相吻合。另有国外研究报道，妇女在围绝经期（45～50 岁）会出现 HPV 感染的第二个高峰[24-26]。本研究结果显示，中国妇女在 41～60 岁时 HPV 感染率一直维持在较高水平，且随年龄增长 HPV 阳性率逐渐升高，与国外研究报道基本吻合[24,26]。本研究结果还显示，HPV 多重感染率随年龄增长有明显波动，并在 51～60 岁时突然增高。这是伴随 HPV16 和 52 优势型别转变的又一特征性变化，提示两者可能存在

表 2　SPOCCS I 队列中不同病理级别人群 HPV 型别与随访时间变化的分布情况（%）

HPV 型别	病理检测正常				CIN1				CIN2+			
	2005 年	2010 年	2014 年	P 值	2005 年	2010 年	2014 年	P 值	2005 年	2010 年	2014 年	P 值
16	46（2.76）	14（1.03）	15（1.33）	0.001	16（35.56）	3（9.38）	4（10.00）	0.014	15（65.22）	16（41.03）	6（31.58）	0.036
52	32（1.92）	28（2.06）	20（1.77）	0.083	3（6.67）	1（3.13）	7（17.50）	0.227	2（8.70）	2（5.13）	1（5.26）	0.631
58	17（1.02）	8（0.59）	20（1.77）	0.001	9（20.00）	2（6.25）	1（2.50）	0.235	4（17.39）	4（10.26）	3（15.79）	0.838
33	14（0.84）	10（0.74）	16（1.42）	0.155	8（17.78）	3（9.38）	4（10.00）	0.490	1（4.35）	2（5.13）	4（21.05）	0.047
18	19（1.14）	7（0.51）	12（1.06）	0.083	2（4.44）	0	2（5.00）	NA	0	2（5.13）	0	0.922
31	17（1.02）	7（0.51）	9（0.80）	0.254	1（2.22）	2（6.25）	6（15.00）	0.119	2（8.70）	6（15.38）	1（5.26）	0.786
51	17（1.02）	8（0.58）	18（1.60）	0.045	1（2.22）	0	0	0.323	1（4.35）	1（0）	2（10.53）	0.396
39	9（0.54）	11（0.81）	10（0.89）	0.452	2（4.44）	1（3.13）	3（7.50）	0.756	1（4.35）	0	0	0.186
56	9（0.54）	11（0.81）	15（1.33）	0.130	1（2.22）	4（12.5）	3（7.50）	0.030	2（8.70）	0	1（5.26）	0.488
59	7（0.42）	4（0.29）	4（0.35）	0.843	2（4.44）	2（6.25）	1（2.5）	NA	0	1（2.56）	0	0.945
68	4（0.24）	4（0.29）	3（0.27）	0.968	1（2.22）	2（6.25）	2（5）	NA	0	0	0	NA
45	1（0.06）	3（0.22）	4（0.35）	0.188	1（2.22）	0	0	0.323	0	0	1（5.26）	0.145
35	0	1（0.07）	3（0.27）	NA	0	0	1（2.5）	NA	0	0	1（5.26）	0.144
合计	1664（100）	1360（100）	1128（100）		45（100）	32（100）	40（100）		23（100）	39（100）	19（100）	

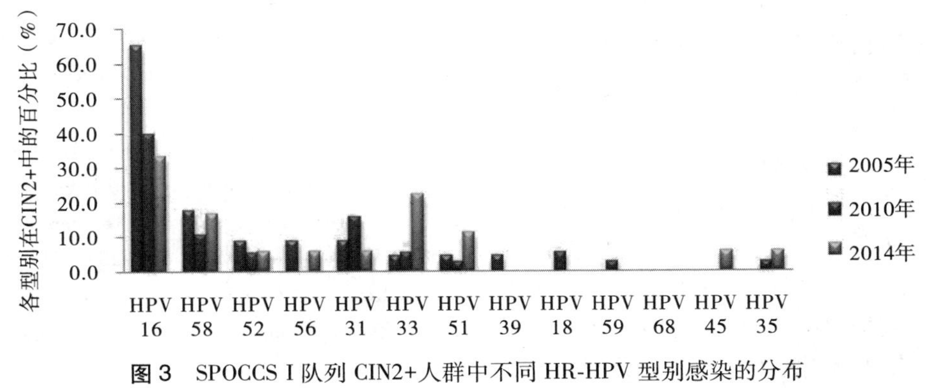

图 3 SPOCCS I 队列 CIN2+人群中不同 HR-HPV 型别感染的分布

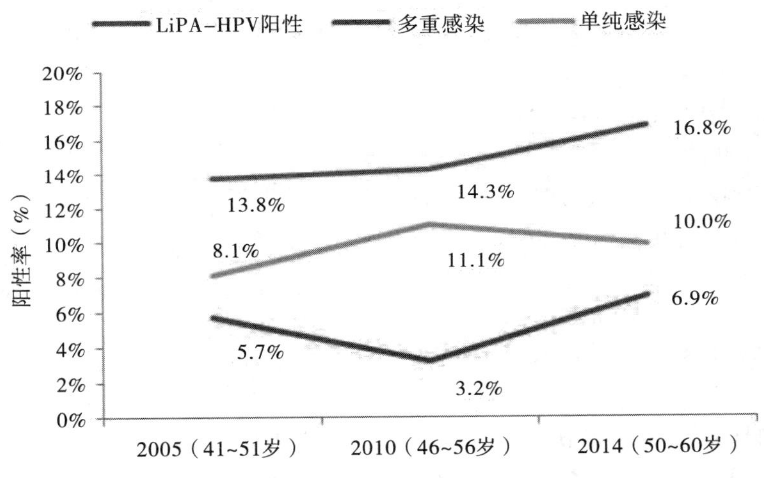

图 4 SPOCCS I 队列中多重 HPV 感染的年龄变化趋势

共同的影响因素。前瞻性队列研究显示，在开始性行为后的 3 年内 46%女性可感染 HPV，但大多数感染可能在 1～2 年内自动清除[27,28]，而大龄妇女免疫能力下降，尤其是围绝经期妇女因生理因素造成体内激素改变，清除既往感染和新发感染的能力减弱，更易出现 HPV 感染率较高和多重型别共同感染。此外，围绝经期妇女或其配偶性行为方式改变也可能是妇女 HPV 型别分布发生变化的影响因素之一[29,30]。

SPOCCS Ⅰ队列通过筛查对检出的宫颈癌或癌前病变者进行临床干预。目前 CIN2+作为临床干预的阈值已列入宫颈筛查异常结果管理规范[6]。根据大规模横断面研究证实，HPV16 在中国人群宫颈癌及 CIN2+中的感染率分别为 76.7%和 68.7%，HPV52 相应感染率分别为 2.2% 和 6.5%[31]。本研究虽然人群中发展为 CIN2+的数量较少，但也显示筛查初期 CIN2+的 HPV16 感染率为 65.2%，HPV52

为 8.7%，在 CIN2+患者得到治疗的同时，HPV16 感染也会清除，其在人群中感染率会在一定程度上出现相应的降低。此外，前瞻性队列研究显示，不同型别 HPV 致宫颈癌能力存在较大差异[32-34]，且感染后癌前病变的出现时间亦不尽相同。一项对美国波特兰市20 514名妇女 10 年随访 HPV 感染型别致癌风险的前瞻性队列研究结果表明，HPV16 阳性者 10 年间发展为 CIN3+的累积发病风险（CIR）高达 17.2%，但筛查出的病例均集中于早期，随访 15 个月时 CIN3+的 CIR 接近 9.0%，39 个月时已接近 13%，之后病例检出速度明显减缓[33]。HPV16 是致宫颈癌能力最强的型别，且近期发病风险高，因此在筛查初期从总队列早期剔除的人数最多。这可能部分解释本研究队列人群中 HPV16 感染率随筛查时间延长所占比例降低的原因[35,36]。

本研究基于我国目前随访时间最长的宫颈癌筛查队列，使我们有机会了解长期筛查过程中 HPV 基因型别的动态变化趋势。但研究中也存在一定局限性，如 1999 年无剩余的宫颈脱落细胞学标本，因而无法获得基线时 HPV 基因分型结果；研究中仅针对 HC2 阳性标本进行基因分型检测，估算不同 HR-HPV 人群感染率时默认 HC2 阴性即为所有高危型别均为阴性，因此可能低估了不同型别 HPV 相应的阳性率。

总之，基于本研究提示的宫颈癌筛查队列中 HR-HPV 感染型别随时间动态变化的规律，建议对有宫颈癌筛查史的人群进行 HPV 检测时，尤其是采用 HPV 基因分型技术进行宫颈癌筛查应考虑 HPV 型别分布动态变化的特点。

参考文献

[1] Walboomers JM, Jacobs MV, Manos MM, et al. Human papillomavirus is a necessary cause of invasive cervical cancer worldwide. J Pathol, 1999, 189 (1): 12-19.

[2] Schiffman MH, Bauer HM, Hoover RN, et al. Epidemiologic evidence showing that human papillomavirus infection causes most cervical intraepithelial neoplasia. J Natl Cancer Inst, 1993, 85 (12): 958-964.

[3] Castle PE, Glass AG, Rush BB, et al. Clinical human papillomavirus detection forecasts cervical cancer risk in women over 18 years of follow-up. J Clin Oncol, 2012, 30 (25): 3044-3050.

[4] Ronco G, Giorgi-Rossi P, Carozzi F, et al. Efficacy of human papillomavirus testing for the detection of invasive cervical cancers and cervical intraepithelial neoplasia: a randomised controlled trial. Lancet Oncol, 2010, 11 (3): 249-257.

[5] Castle PE, Stoler MH, Wright TC, Jr., et al. Performance of carcinogenic human papillomavirus (HPV) testing and HPV16 or HPV18 genotyping for cervical cancer screening of women aged 25 years and older: a subanalysis of the ATHENA study. Lancet Oncol, 2011, 12 (9): 880-890.

[6] Massad LS, Einstein MH, Huh WK, et al. 2012 updated consensus guidelines for the management of abnormal cervical cancer screening tests and cancer precursors. J Low Genit Tract Dis, 2013, 17 (5 Suppl 1): S1-S27.

[7] Huh WK, Ault KA, Chelmow D, et al. Use of primary high-risk human papillomavirus testing for cervical cancer screening: interim clinical guidance. Gynecol Oncol, 2015, 136 (2): 178-182.

[8] Dijkstra MG, Snijders PJ, Arbyn M, et al. Cervical cancer screening: on the way to a shift from cytology to full molecular screening. Ann Oncol, 2014, 25 (5): 927-935.

[9] Su SY, Huang JY, Ho CC, et al. Evidence for cervical cancer mortality with screening program in Taiwan, 1981 ~ 2010: age-period-cohort model. BMC Public Health, 2013, 13: 13.

[10] Castanon A, Landy R, Sasieni P. By how much could screening by primary human papillomavirus testing reduce cervical cancer

incidence in England? J Med Screen, 2016:

[11] Pirtea L, Grigoras D, Matusz P, et al. Human Papilloma Virus Persistence after Cone Excision in Women with Cervical High Grade Squamous Intraepithelial Lesion: A Prospective Study. Can J Infect Dis Med Microbiol, 2016, 2016: 3076380.

[12] de Sanjose S, Diaz M, Castellsague X, et al. Worldwide prevalence and genotype distribution of cervical human papillomavirus DNA in women with normal cytology: a meta-analysis. Lancet Infect Dis, 2007, 7 (7): 453-459.

[13] Zeng Z, Yang H, Li Z, et al. Prevalence and Genotype Distribution of HPV Infection in China: Analysis of 51, 345 HPV Genotyping Results from China's Largest CAP Certified Laboratory. J Cancer, 2016, 7 (9): 1037-1043.

[14] Gosvig CF, Huusom LD, Andersen KK, et al. Long-term follow-up of the risk for cervical intraepithelial neoplasia grade 2 or worse in HPV-negative women after conization. Int J Cancer, 2015, 137 (12): 2927-2933.

[15] 赵方辉，李楠，马俊飞，等. 山西省襄垣县妇女人乳头状瘤病毒感染与宫颈癌关系的研究. 中华流行病学杂志，2001， (5): 61-64.

[16] Belinson J, Qiao YL, Pretorius R, et al. Shanxi Province Cervical Cancer Screening Study: a cross-sectional comparative trial of multiple techniques to detect cervical neoplasia. Gynecol Oncol, 2001, 83 (2): 439-444.

[17] Zhao FH, Hu SY, Zhang Q, et al. Risk assessment to guide cervical screening strategies in a large Chinese population. Int J Cancer, 2016, 138 (11): 2639-2647.

[18] Shi JF, Belinson JL, Zhao FH, et al. Human papillomavirus testing for cervical cancer screening: results from a 6-year prospective study in rural China. Am J Epidemiol, 2009, 170 (6): 708-716.

[19] Wang SM, Colombara D, Shi JF, et al. Six-year regression and progression of cervical lesions of different human papillomavirus viral loads in varied histological diagnoses. Int J Gynecol Cancer, 2013, 23 (4): 716-723.

[20] Wang R, Guo XL, Wisman GB, et al. Nationwide prevalence of human papillomavirus infection and viral genotype distribution in 37 cities in China. BMC Infect Dis, 2015, 15: 257.

[21] Wang SM, Li J, Qiao YL. HPV prevalence and genotyping in the cervix of Chinese women. Front Med China, 2010, 4 (3): 259-263.

[22] Ye J, Cheng X, Chen X, et al. Prevalence and risk profile of cervical Human papillomavirus infection in Zhejiang Province, southeast China: a population-based study. Virol J, 2010, 7: 66.

[23] Smith JS, Melendy A, Rana RK, et al. Age-specific prevalence of infection with human papillomavirus in females: a global review. J Adolesc Health, 2008, 43 (4 Suppl): S5-25, S25 e21-41.

[24] Castle PE, Schiffman M, Herrero R, et al. A prospective study of age trends in cervical human papillomavirus acquisition and persistence in Guanacaste, Costa Rica. J Infect Dis, 2005, 191 (11): 1808-1816.

[25] Centurioni MG, Puppo A, Merlo DF, et al. Prevalence of human papillomavirus cervical infection in an Italian asymptomatic population. BMC Infect Dis, 2005, 5: 77.

[26] Hernandez-Hernandez DM, Ornelas-Bernal L, Guido-Jimenez M, et al. Association between high-risk human papillomavirus DNA load and precursor lesions of cervical cancer in Mexican women. Gynecol Oncol, 2003, 90 (2): 310-317.

[27] Ho GY, Bierman R, Beardsley L, et al. Natural history of cervicovaginal papillomavirus infection in young women. N Engl J Med, 1998, 338 (7): 423-428.

[28] Moscicki AB, Shiboski S, Broering J, et al. The natural history of human papillomavirus in-

fection as measured by repeated DNA testing in adolescent and young women. J Pediatr, 1998, 132（2）: 277-284.

[29] Moscicki AB, Schiffman M, Kjaer S, et al. Chapter 5: Updating the natural history of HPV and anogenital cancer. Vaccine, 2006, 24 Suppl 3: S3/42-51.

[30] Althoff KN, Paul P, Burke AE, et al. Correlates of cervicovaginal human papillomavirus detection in perimenopausal women. J Womens Health（Larchmt）, 2009, 18（9）: 1341-1346.

[31] Chen W, Zhang X, Molijn A, et al. Human papillomavirus type-distribution in cervical cancer in China: the importance of HPV 16 and 18. Cancer Causes Control, 2009, 20（9）: 1705-1713.

[32] Chen HC, Schiffman M, Lin CY, et al. Persistence of type-specific human papillomavirus infection and increased long-term risk of cervical cancer. J Natl Cancer Inst, 2011, 103（18）: 1387-1396.

[33] Khan MJ, Castle PE, Lorincz AT, et al. The elevated 10-year risk of cervical precancer and cancer in women with human papillomavirus（HPV）type 16 or 18 and the possible utility of type-specific HPV testing in clinical practice. J Natl Cancer Inst, 2005, 97（14）: 1072-1079.

[34] Lyons YA, Kamat AA, Zhou H, et al. Non-16/18 high-risk HPV infection predicts disease persistence and progression in women with an initial interpretation of LSIL. Cancer Cytopathol, 2015, 123（7）: 435-442.

[35] Smith JS, Lindsay L, Hoots B, et al. Human papillomavirus type distribution in invasive cervical cancer and high-grade cervical lesions: a meta-analysis update. Int J Cancer, 2007, 121（3）: 621-632.

[36] Clifford GM, Smith JS, Plummer M, et al. Human papillomavirus types in invasive cervical cancer worldwide: a meta-analysis. Br J Cancer, 2003, 88（1）: 63-73.

（原载：《中华流行病学杂志》2017 年第 38 卷第 1 期）

（上接第 269 页）

[5] 马光斌，王永红，严毅，等. 陇南市武都区农村中年妇女宫颈癌及相关知识、态度调查. 中国健康教育，2016，32（9）: 818-821.

[6] 肖丽，杨雪钧，王红静，等. 成都市 608 名社区妇女宫颈癌认知、态度、行为调查. 现代预防医学，2013，40（4）: 706-708.

[7] Osazuwa-Peters N, Boakye EA, Mohammed KA, et al. Not just a woman's business! Understanding men and women's knowledge of HPV, the HPV vaccine, and HPV-associated cancers. Preventive Medicine, 2017, 99: 299-304.

[8] 王芳，李卫民，付海静，等. 北京市平谷区妇女未参加宫颈癌免费筛查状况的研究. 生殖医学杂志，2015，24（9）: 692-696.

山西省襄垣县农村妇女和基层医务人员对宫颈癌及其筛查的认知和评价

张 莉[1] 热米拉·热扎克[1] 胡尚英[1] 赵雪莲[1]
徐小倩[1] 富诗岚[1] 马俊飞[2] 任红梅[2] 赵方辉[1]

1. 国家癌症中心/中国医学科学院肿瘤医院 北京 100021
2. 山西省襄垣县妇幼保健院 山西长治 046200

【摘要】 **目的：**了解农村地区妇女和医务人员对宫颈癌以及宫颈癌筛查的认知和评价，分析宫颈癌筛查在实施中的现实问题，为进一步提高宫颈癌筛查项目提供科学依据。**方法：**采用横断面调查的方法，对筛查妇女和医务人员进行关于宫颈癌以及筛查的认知和评价的问卷调查。**结果：**共调查 2292 名妇女和 14 名医务人员，其中 1988 名妇女（87.3%）听说过宫颈癌，但仅有 228 名（10.0%）知道 HPV 是宫颈癌的主要病因，认知度与年龄、文化程度、职业、经济条件有关（$P<0.05$）。大部分妇女（87.7%）不了解宫颈癌筛查技术，但 2036 名（89.1%）妇女希望接受筛查技术相关的培训。参与筛查最主要的原因是为了解自身健康状况（83.2%），不愿意参与筛查的主要原因是觉得自己没有症状，不需要筛查（63.7%）。超过 60% 的妇女对筛查秩序、对妇科医生较为满意。作为医务人员，仍有 21.4%不了解 HPV 可以导致哪些疾病。**结论：**大部分妇女对宫颈癌筛查项目比较满意，但妇女和医务人员对宫颈癌筛查的认知均需进一步提高，加强健康教育是提高宫颈癌筛查质量的关键。

【关键词】 宫颈癌筛查；认知；评价

宫颈癌是我国第二大女性恶性肿瘤。据最新数据显示，2015 年我国宫颈癌新发病例 9.89 万，死亡病例 3.05 万，且发病率和死亡率呈逐年升高的趋势[1]。近年来，我国政府已充分认识到宫颈癌筛查的必要性及可行性，从 2009 年起，由国家卫生和计划生育委员会、财政部及全国妇联三部委合作，在全国范围内广泛开展农村妇女“两癌”（宫颈癌和乳腺癌）检查项目，从 2012 年起，每年筛查人数增加至 1000 万[2]。本研究依托 2015 年在宫颈癌高发区山西省襄垣县开展的“两癌筛查”项目，分别从妇女和医务人员的角度，进行宫颈癌筛查的认知以及筛查项目的评价调查，为进一步提升我国宫颈癌筛查质量提供科学依据。

基金项目：中国医学科学院医学与健康科技创新工程重大协同创新项目（2016-I2M-1-019）
第一作者：张莉，Email:lilyzhang987@163.com
通信作者：赵方辉，Email:zhaofangh@cicams.ac.cn

一、对象与方法

（一）研究对象

以整群抽样的方法，选取山西省襄垣县王桥镇和古韩镇年龄 35～64 岁、无宫颈癌疾病史、无临床怀孕可疑症状、无盆腔放射治疗史、并自愿参加宫颈癌筛查项目的妇女 2292 名。将参与实施筛查项目的 14 名襄垣县妇幼保健院的医务人员纳为调查对象，进行专门的问卷调查。

（二）调查方法

调查表设计为封闭式问卷。由经过培训的卫生工作人员一对一对筛查妇女进行问卷调查，对医务人员的问卷采用自填式。问卷内容均包括三个方面：基本信息、对宫颈癌的认知、对宫颈癌筛查项目的评价。

（三）资料的整理与分析

采用 Epidata 软件进行调查问卷的两遍录入。应用 SPSS 22.0 进行资料的整理和统计分析。筛查妇女不同年龄、教育水平、职业和经济水平间对宫颈癌的认知采用卡方趋势检验，其他分类资料结果以百分比的方式呈现。

二、结果

2292 名参与调查的妇女的平均年龄为 47.8±7.2 岁，教育水平以初中及以下为主，职业大部分为无业或农民。家庭年收入多在 3 万元及以下。

（一）妇女对宫颈癌的认知

对宫颈癌的认知概括为 2 个问题：是否听说过宫颈癌，以及是否知道人乳头瘤病毒（HPV）是宫颈癌的病因。87.4%（1988/2276）的妇女听说过宫颈癌，但仅有 10.0%（228/2276）的妇女知道 HPV 是宫颈癌的主要病因。随着年龄的增加，对宫颈癌的认知呈下降趋势（$\chi^2=31.6$，$P<0.001$；$\chi^2=39.8$，$P<0.001$）。随着教育水平的提升、家庭收入的增高，对宫颈癌的认知均呈上升趋势（$\chi^2=63.6$，$P<0.001$；$\chi^2=48.4$，$P<0.001$；$\chi^2=8.1$，$P=0.004$；$\chi^2=9.4$，$P=0.002$）。教育水平小学及以下的妇女中 77.5%（459/592）听说过宫颈癌，但仅 5.1%（30/592）知道 HPV 是宫颈癌的主要病因。职业为无业或农民的妇女对宫颈癌的认知相对较低（表 1）。

表 1　研究对象对宫颈癌及其病因的知晓水平

	研究人群		听说过宫颈癌				知晓 HPV 是主要病因			
	n	%	*n*	%	χ^2	*P*∗值	*n*	%	χ^2	*P*∗值
年龄（岁）										
≤44	800	35.15	729	91.13			119	14.88		
≤54	1000	43.94	876	87.60	31.57	<0.001	86	8.60	39.82	<0.001
≤64	476	20.91	383	80.46			23	4.83		
合计	2276	100	1988	87.35			228	10.02		
教育水平										
小学及以下	592	25.91	459	77.53			30	5.07		
初中	1306	57.16	1176	90.05	63.62	<0.001	125	9.57	48.36	<0.001
高中及以上	387	16.94	362	93.54			74	19.12		
合计	2285	100.00	1997	87.40			229	10.02		

续 表

	研究人群		听说过宫颈癌				知晓 HPV 是主要病因			
	n	%	n	%	χ^2	P*值	n	%	χ^2	P*值
职业										
无业	878	38.42	732	83.37			68	7.74		
农民	977	42.76	854	87.41	33.23	<0.001	77	7.88	33.40	<0.001
其他	430	18.82	410	95.35			85	19.77		
合计	2285		1996	87.35			230	10.07		
去年全家总收入										
3 万元以下	1662	72.93	1431	86.10			146	8.78		
3 万~6 万元	537	23.56	489	91.06	8.09	0.004	72	13.41	9.74	0.002
6 万元以上	80	3.51	72	90.00			12	15.00		
合计	2279	100	1992	87.41			230	10.09		

*卡方趋势检验

（二）对宫颈癌筛查技术的认知情况

妇女参加筛查时至少要月经干净 2 天、筛查前 24 小时不能阴道冲洗/上药、筛查前 24 小时不能同房，以上注意事项的知晓率分别为 78.8%、74.8% 和 75.4%。而对于宫颈癌筛查技术，87.7% 的妇女表示均不了解，对醋酸染色肉眼观察、巴氏涂片和 HPV 检测了解者仅占 4.5%、7.0% 和 6.5%。大部分的妇女（89.1%）希望获得一些筛查技术相关的知识。若没有收到筛查结果，73.8% 的妇女会感到担心。对于筛查结果的等待时间，44.4% 的妇女愿意等待 1 周，最久愿意等待 3 个月或者无所谓者低于 20%（表 2）。

表 2　对宫颈癌筛查技术的认知情况

条 目	频 率	百分比（%）
您认为参加筛查时至少要月经干净 2 天吗（认为）？	1805	78.8
您认为参加筛查前 24 小时不能阴道冲洗/上药吗（认为）？	1709	74.8
您认为参加筛查前 24 小时不能同房吗（认为）？	1727	75.4
您知道的宫颈癌筛查技术都有哪些（多选）		
醋酸染色试验（VIA）	104	4.5
巴氏涂片	160	7.0
HPV 检测	149	6.5
不知道	2009	87.7
您希望了解一些筛查技术相关的知识吗（希望）？	2036	89.1
筛查后没收到结果，会担心吗（会）？	1689	73.8
对于筛查结果，最长愿意等多久？		

续 表

条目	频率	百分比（%）
1 周	1018	44. 4
2 周	464	20. 2
1 个月	398	17. 4
3 个月	33	1. 4
无所谓	378	16. 5

（三）参加宫颈癌筛查项目的意愿情况

妇女参加筛查，主要原因是为了解自己的身体健康状况（83. 2%）、获得一些健康知识（71. 6%），也有约一半（53. 8%）的妇女因为“接到了相应的通知”。仅有少部分妇女参加此次筛查是因为“正好不忙，有时间”（19. 6%）、“免费”（25. 7%）和“随大伙一起”（29. 1%）。而身边的朋友没有参加这次筛查，主要原因是因为“她们觉得自己没症状，没必要检查”（63. 7%），也有约一半的妇女是因为“难为情，不好意思”（49. 4%）、“不知道筛查的好处”（44. 3%）而没能参加筛查。更多的妇女倾向于与朋友/邻居/亲戚一起参加筛查（44. 5%）。约一半的妇女（49. 8%）自己会主动到医院做妇科检查，不主动做妇科检查的主要原因是“没症状，感觉良好”（90. 5%），仅有少部分（3. 7%）妇女因为费用不去做检查（表 3）。

表 3　参加宫颈癌筛查项目的认知和意愿情况

条目	频率	百分比（%）
愿意参加筛查，原因是？（多选）		
正好不忙，有时间	449	19. 6
免费	590	25. 7
为了获得一些健康知识	1641	71. 6
随大伙一起	667	29. 1
接到相应的通知	1232	53. 8
为了解自己的健康状况	1908	83. 2
您身边的女性朋友不愿意参加，原因可能是？（多选）		
没时间	361	15. 8
以为收费	151	6. 6
自己没症状，没必要检查	1459	63. 7
难为情，不好意思	1132	49. 4
没接到通知，不知道	530	23. 1
不知道筛查的好处	1016	44. 3
做妇检，不舒服	606	26. 4

续 表

条 目	频率	百分比（%）
妇女都来了，没有不来的	82	3.6
其他	66	2.9
倾向自己还是和其他人一起参加筛查?		
自己	574	25.0
和朋友/邻居/亲戚一起	1019	44.5
无所谓	683	29.8
您会主动到医院做妇科检查吗（会）?	1141	49.8
您不主动去医院做妇科检查的原因有?（多选）		
没时间	54	4.49
没症状，感觉良好	1090	90.53
要花钱	44	3.65
其他	16	1.33

（四）对参加此次宫颈癌筛查项目的评价

参加此次宫颈癌筛查，在登记/知情同意、问卷调查、妇科检查、质控整个过程之中排队等候的时间低于10分钟者为22.3%，约1/3的妇女等候时间在30分钟以上。大部分妇女认为筛查现场秩序很好（66.3%）、医生的态度很好（80.5%），对于医生的水平比较信任，67.6%的妇女认为医生水平很好（表4）。

表4 对宫颈癌筛查项目的评价

条目	频率	百分比（%）
整个筛查过程中，您需要排队等候的时间总共是多久?		
<10分钟	511	22.3
10~20分钟	506	22.1
21~30分钟	554	24.2
30分钟以上	716	31.2
您觉得筛查现场的秩序需要改善么?		
秩序一般	191	8.3
秩序尚可	579	25.3
秩序很好	1520	66.3
您认为筛查的医生态度需要改善么?		
态度很差	5	0.2
态度一般	82	3.6

续　表

条目	频率	百分比（%）
态度尚可	361	15.8
态度很好	1844	80.5
您觉得医生的水平需要改善么？		
水平不是很好	36	1.6
水平可以	706	30.8
水平很好	1549	67.6

（五）医务人员对宫颈癌筛查相关知识的认知

共14名医务人员负责本次筛查项目的各环节：项目管理、登记/知情同意、问卷调查、妇科检查和质控。平均年龄为35.6±12.6岁，其中4名（28.6%）为本科学历，其余10名（71.4%）为大专及以下学历，60%以上为临床医学专业或护理专业，其余为药学及管理专业。对于巴氏涂片、VIA/VILI、HPV DNA三种检测的原理，仅5名（35.7%）医务人员均了解，其中4名为负责妇科检查的医生；7名医务人员至少了解其中1种；2名均不了解，该2名医生负责登记、问卷调查工作。对于HPV会导致的疾病，大部分（78.6%）医务人员知道会导致宫颈癌，妇科检查的医务人员的知晓率（80.0%）略高于其他环节的医务人员知晓率（77.8%），但差异不具有统计学差异（$P>0.05$）。对于其他HPV相关疾病，如阴茎癌、肛门癌和生殖器疣，了解者尚未达到1/3，且存在21.4%的医务人员不了解感染HPV会导致哪些疾病。仍存在近1/3的医务人员认为目前国际上已经上市的HPV疫苗，既可以预防宫颈癌，也可以治疗宫颈癌。71.4%的医务人员知道接种疫苗的最佳年龄段是在性生活之前，不同学历间接种最佳年龄段的知晓率不具有统计学差异（本科：75.0%，大专及以下：70.0%，$P>0.05$）。

（六）医务人员对宫颈癌筛查项目的评价

大部分的医务人员认为在此次筛查项目中投入的医疗设备、医务人员是刚好足够、匹配合适的（85.7%），在负责不同环节的医生间，差异不具有统计学差异。医务人员认为筛查项目中最应该改进的环节是妇女招募（64.3%），尤其是负责项目管理和登记/知情同意的3名医务人员，均（100%）认为妇女招募是最应改进的环节。招募妇女过程中存在的主要难题，依次为：宣传媒介有限，导致宣传效果受限（57.1%）；妇女文化水平有限，宣教起来有些难度（42.9%）；妇女本身不配合（35.7%）。

三、讨论

我国的“两癌”筛查项目已实施多年，开展过多项关于筛查效果评价的研究[3,4]，而鲜有从妇女和医务人员两个角度，综合对“两癌”筛查项目进行评价。本研究依托我国首个农村宫颈癌早诊早治示范基地山西省襄垣县的“两癌”筛查项目，综合妇女和医务人员两个角度，全面了解妇女和医务人员对宫颈癌及其筛查的认知，综合评估项目实施过程中的问题。

（一）妇女对宫颈癌的认知

研究发现，妇女对宫颈癌的认知受年龄、教育水平、职业、家庭总收入的影响，与马光斌等[5]在陇南市武都区农村开展的调查结果类似。大部分妇女听说过宫颈癌，但认知较为表浅，仅10%的妇女知道HPV是宫颈癌的主要病因，这一比例低于肖丽等[6]在成都市社区的调查结果（27.3%），可能是因为本项目的研究对象来自两癌筛查农村妇女，获取相关知识的渠道少于城市妇女。Osazuwa-Peters等[7]分析美国国家健康系统发现：79.3%的美国女性知道HPV是宫颈癌的主要病因，远高于我国妇女的知晓率，提示在我国开展宫颈癌健康教育的必要性。大部分妇女均了解参加筛查前的注意事项，与两癌筛查项目在我国农村地区实施已多年的宣传教育有关，但近90%的妇女对常用的宫颈癌筛查技术均不了解，同时她们希望了解筛查技术相关知识，提示开展相关教育的迫切性。

（二）妇女对宫颈癌筛查的评价

妇女愿意参加筛查的主要原因是为了了解自身健康状况，身边的朋友不愿意参加筛查，以及自己平时不主动去医院做妇科检查的原因主要是因为觉得没症状、没必要，与王芳等[8]在北京市平谷区开展的研究结果一致。约1/3妇女参加筛查排队等候时间在半个小时以上，但大部分妇女认为现场秩序良好、医生态度和水平很好。提示目前筛查妇女对宫颈癌筛查项目较为满意，但筛查项目实施的效率仍有待提高，以减少妇女的等候时间。

（三）医务人员对宫颈癌的认知以及对筛查项目的评价

基层医务人员在宫颈癌相关教育中的作用尤为重要，然而仍有部分医务人员对常用的宫颈癌筛查方法及目前已上市疫苗的作用及最佳接种年龄等基本知识尚不熟悉，对宫颈癌相关知识的认知有待进一步提高，目前医疗设备和医务人员的投入适宜，与项目匹配。值得注意的是，医务人员认为项目实施过程中最需要改进的环节是妇女招募，招募的主要难题是妇女文化水平有限，宣教存在困难。提示在以后的项目实施过程中，应进一步关注妇女招募工作，提高筛查参与率。

综上所述，“两癌”筛查项目在我国农村地区有序进行，妇女对宫颈癌筛查的现场秩序、医生水平较为满意。但无论是妇女还是医务人员，对宫颈癌及筛查的认知均较表浅，特别是对常见筛查技术的了解均需加强。在以后的宫颈癌筛查项目中，应开展针对妇女的宫颈癌相关的健康教育，尤其加强对年龄较高、文化程度较低、经济水平较低、农民及无业妇女加强宣传教育力度，提高其相关认知，改善筛查参与率。医务人员不仅是筛查项目的具体实施者，同时也是知识传递者，更应该提升自己的认知水平。在日常工作中，需进一步加强医务人员对宫颈癌的健康教育，使妇女最大限度地享受到国家提供的健康福利。

参 考 文 献

[1] Chen WQ, Zheng RS, Baade PD, et al. Cancer statistics in China, 2015. CA Cancer J Clin, 2016, 66：115-132.

[2] Wang SM, Qiao YL. Implementation of cervical cancer screening and prevention in China-challenges and reality. Japanese journal of clinical oncology, 2015, 45（1）：7-11.

[3] 罗晓敏，宋莉，吴久玲，等. 中国农村妇女宫颈癌检查项目2012和2013年上报数据结果分析. 中华预防医学杂志，2016，50（4）：346-350.

[4] 武丽，吕霄，刘婷艳，等. 广东省农村妇女宫颈癌筛查质量及问题探究. 中国妇幼保健，2016，31（5）：909-910.

（下转第262页）

接种 HPV 疫苗预防宫颈癌，6 个问题要关注

2017 年 7 月 31 日，HPV 疫苗正式能够在我国大陆使用，这也成为热门话题。《全球肿瘤快讯》很荣幸邀请到中国抗癌协会妇科肿瘤专业委员会主任委员周琦教授为大家解答有关 HPV 感染、宫颈癌预防、接种疫苗人群，及如何接种疫苗等问题。

一、80%的女性一生中可能感染人乳头瘤病毒（HPV）

HPV 是一种嗜上皮性 DNA 病毒，与人类疾病相关的有 200 余种，HPV 可分为高危型和低危型。已知高危型 HPV（如 16、18、58、52、33 型等）感染可能引起宫颈病变或宫颈癌。低危型 HPV（如 6、11 型等）感染常引起尖锐湿疣。目前除重视高危型 HPV 感染引起宫颈病变外，还会引起阴道、外阴的病变也应予以关注。口腔癌、咽喉癌、食管癌均可能因为感染 HPV 所致。因此，预防 HPV 感染十分重要。

全世界范围内，高达 80%的女性在其一生中可能有生殖道 HPV 感染，但多数是一过性感染，只有持续的高危型 HPV 感染导致宫颈病变或宫颈癌的发生。研究显示，99%的宫颈癌是由 HPV 引起，其中 70%左右与 16、18 型相关。通常说，99%的宫颈癌是由 HPV 引发的，但并不等于感染 HPV 的人 99%得宫颈癌，这是两个完全不同的概念，单纯 HPV 感染无需治疗。

二、HPV 感染到宫颈癌发生常需要 10 年左右时间，癌前病变可治愈

事实上，HPV 感染是一种极为常见的病毒感染，凡是有性生活的女性，都有可能通过性接触将 HPV 带到女性生殖道内。正常情况下，感染 HPV 后，人的免疫系统会清除病毒，所以感染是短暂的。感染 HPV 往往没有症状，只能通过实验室检测才知道宫颈或生殖道部位的感染，病毒从体内被清除，并不会发展为癌前病变或癌。只有未被免疫系统清除，或免疫缺陷无法清除体内的 HPV 持续性感染女性，才有可能导致宫颈癌前病变或宫颈癌，或者其他部位的病变。

HPV 致癌还需要一定条件，病毒整合到宿主上皮细胞 DNA，要经过 HPV 感染-持续感染-癌前病变-癌症几个阶段，通常需要 10 年左右，这个过程也是宿主抵抗病毒和逆转癌前病变的过程。宫颈癌前病变可能自行好转，也可以通过筛查体检，发现癌前病变，治疗高度癌前病变，阻断癌症的发生。HPV 感染是宫颈癌的早期事件，我们检测宫颈是否有 HPV 感染是希望发现宫颈早期病变，而非治疗 HPV 感染，目前，还没有治疗和清除 HPV 感染的特效方法。在临床上，对 HPV 感染的过度治疗时有发生甚至很严重，还导致公众对 HPV 感染的恐惧，更不能认为有 HPV 感染是性行为不端。

三、女性定期进行 HPV 检测或细胞学检查是预防宫颈癌的有效方法

按照国际惯例，21 岁以上的或者有性生活 3 年以上的女性，至少每 2 年进行 1 次宫颈液基细胞学检查（TCT）及 HPV 检测。如果检查发现高危型 HPV 阳性或细胞学异常，可以遵医嘱做阴道镜检查，必要

时取宫颈组织，做病理组织学诊断，以判断是否发生癌前病变。根据我国国情，建议35周岁以后开始做宫颈癌筛查，我国城市已经把HPV检测作为宫颈癌筛查的初筛，农村也有试点。值得一提的是，HPV检测必须要有质量保障，主要是取材和检测方法，实验室诊断能力亦很重要，目前为方便没有HPV检测条件的地区能够获得HPV检测，已经开始采用“自取样”，将样本送往有条件的单位检测，其产品已经被CFDA批准上市。而且“自取样HPV检测模式”被美国克利夫兰医学中心评为2017年度十大影响未来的全球医学创新成果，这也是我国可以推广的一种模式。

四、接种HPV疫苗预防宫颈癌相关问题

人群注射HPV疫苗的有效性随着年龄增加而下降，HPV主要通过性生活传播，所以HPV疫苗主要适用于尚未开始性生活的青少年女性。但目前也认为即使有性生活，照样可以接种疫苗。接种HPV疫苗的适宜年龄根据疫苗的不同而异，二价疫苗适宜年龄为9~25岁，四价和九价疫苗适宜于9~45岁。

现在美国FDA批准上市的HPV疫苗有三种，分别为二价疫苗、四价疫苗和九价疫苗。二价疫苗覆盖HPV 16和18型，四价疫苗覆盖HPV 16、18、6、11型，九价疫苗覆盖HPV 16、18、31、33、45、52、58、6和11型。我国目前已获批的疫苗为二价疫苗和四价疫苗，目前在部分城市应用的是二价疫苗希瑞适（Cervarix，英国葛兰素史克公司）。

接种HPV疫苗可预防HPV感染，减少HPV感染概率，是宫颈癌的一级预防，接种HPV疫苗不代表不患宫颈癌。

五、HPV疫苗的免疫程序问题

根据WHO立场文件，二价、四价和九价疫苗应接种2针还是3针需根据接种对象年龄而定。对于9~14岁的低龄人群，可打两针（0、6个月）；而超过该年龄段的接种对象，应接种三针的免疫程序（0、1~2个月、6个月）。另外，若第二针接种时间距第一针少于5个月，应于接种第一针6个月后接种第三针，这也是美国ACIP和爱尔兰国家免疫办公室的推荐。在低年龄女性中，无论二价疫苗还是四价疫苗，免疫原性随机对照试验显示，两针的免疫应答与三针免疫同效。而目前在我国大陆的上市说明书中都仅推荐3针的免疫程序。免疫程序为“本品推荐于0、1个月和6个月分别接种1剂次，共接种3剂，每剂0. 5ml”。根据国外研究数据，第2剂可在第1剂后1~2. 5个月接种，第3剂可在第1剂后5~12个月接种。首剂与第2剂的接种间隔至少为1个月，而第2剂与第3剂的接种间隔至少为3个月，所有3剂应在一年内完成。可作为使用者和疫苗注射管理机构参考。

六、关于HPV感染交叉保护问题

WHO文件指出，根据临床试验和上市后资料分析，二价和四价疫苗对16、18型以外的高危型具有一定程度的交叉保护作用，尤其是对31、33和45型，但在交叉保护效果的荟萃分析中发现，二价和四价疫苗仅证实了31型的交叉保护效果，未发现对33和45型具有交叉保护效果的证据。另外，对二价HPV疫苗保护效果长期的追踪随访发现，针对持续性HPV感染，特别是在第7~9年时对所有疫苗之外的HPV型均未观察到有效的交叉保护效果。

（下转第277页）

大样本研究证实 9 价 HPV 疫苗可消灭 90%的宫颈癌

有“美国诺贝尔奖”之称的拉斯克奖，将临床医学研究奖颁给了美国国立癌症研究所的 Douglas R. Lowy 和 John T. Schiller，表彰两位教授为 HPV 疫苗研发做出的贡献。

同期，美国阿拉巴马大学 Warner Huh 等报告的研究再次证实，九价 HPV 疫苗加德西（Gardasil 9）可有效预防 HPV 感染，减少 90%的宫颈癌，这种保护效果可持续 6 年。(Lancet. 2017 年 9 月 5 日在线版)

美国疾病预防控制中心（CDC）统计，几乎每个男性和女性都会在人生某个阶段感染 HPV。HPV 感染相关肿瘤包括宫颈癌、阴道癌、阴茎癌、肛门癌，甚至咽喉后部的口咽癌症，99.7%的宫颈癌都是感染 HPV 所致。WHO 数据显示，2012 年，全球约有 26.6 万人死于 HPV 感染诱发的宫颈癌。2015 年癌症统计报告显示，宫颈癌位于我国女性癌症第二名，仅次于乳腺癌。

研究涉及澳大利亚、丹麦、巴西、智力、美国、中国香港、中国台湾、日本等 18 个国家和地区的 105 个接种点共 14 215 名 16~26 岁女性受试者，从第一次接种九价加德西疫苗后开始接受随访，在疫苗产生抗体后随访超过 5 年时间。

一半女性受试者接种了四价加德西疫苗（HPV6、11、16、18），一半接种了九价加德西疫苗（HPV6、11、16、18、31、33、45、52、58）。受试者接受了妇科检查，检测了 HPV 抗体水平和感染情况。

结果显示，接种九价加德西疫苗不仅和接种四价疫苗获得相似的抗体保护，还能抵御四价疫苗所不能抵御的新 5 种亚型的 HPV，预防疾病的有效率高达 97.4%。安全性上，九价加德西疫苗也和四价疫苗相似，十分安全，仅极少部分人可能会出现过敏反应。目前研究结果显示，疫苗有效期可长达 6 年。

新一代九价加德西疫苗，将可预防 HPV 类型增加至 9 种，在长达 6 年的时间里可避免 90%的宫颈癌。九价加德西疫苗推荐 9~26 岁的女性和男性接种。其他基础流行病学研究也表明，九价加德西疫苗可预防约 90%的外阴癌和阴道癌，70%~85%的女性宫颈高级病变及约 90%男性和女性 HPV 感染相关肛门癌和生殖器疣。

美国 FDA 已于 2014 年 12 月批准九价加德西疫苗，推荐其作为常规免疫接种。目前，已有 60 多个国家许可该疫苗用于 HPV 感染相关的肛门和生殖器癌及生殖器疣。CDC 推荐 9~26 岁的女性和男性均接受疫苗接种。

2016 年，我国 CFDA 批准葛兰素史克公司的 HPV 疫苗“希瑞适”，成为我国首个获批的 HPV 疫苗，用于 9~25 岁女性接种，共接种 3 次。希瑞适针对 HPV16 和 HPV18 型，范围小了些，也还是有效果的。最后一句话，疫苗很有效，接种很重要，常规宫颈癌筛查也很重要。

（编译　冯艳茹）

（来源：《全球肿瘤快讯》2017 年 9 月 总第 192 期）

❖ 乳腺肿瘤 ❖

2017 ASCO 年会晚期乳腺癌研究进展解读

袁 芃 朱安婕

中国医学科学院肿瘤医院 北京 100021

2017年6月2日~6日，第53届美国临床肿瘤学会（ASCO）年会在美国芝加哥盛大召开。本届ASCO以“Making a Difference in Cancer Care With You”为主题，共有来自78个国家的超过2150份摘要在年会期间进行了现场展示，为来自全球的肿瘤领域专家、学者、企业人士提供了巨大的知识进展交流平台。本届会议报告了有关乳腺癌诊疗的很多重要研究发现和临床试验成果，其中晚期乳腺癌的突破颇丰。本文对年会中晚期乳腺癌治疗的最新进展作一概述。

一、HR（+）/HER-2（-）型晚期乳腺癌研究进展

激素受体阳性［HR（+）］、HER-2阴性晚期乳腺癌的治疗进展重点仍主要集中于CDK4/6抑制剂联合内分泌治疗（ET）。晚期内分泌治疗耐药后的相关研究在本次大会也进行了大篇幅报道。

（一）MONARCH 2研究

Abemaciclib是礼来公司生产的一种口服的细胞周期抑制剂，可特异性地抑制细胞周期蛋白依赖性激酶CDK4和CDK6，其单药治疗已在难治性激素受体阳性转移性乳腺癌中取得了有效结果。MONARCH2作为其第一项Ⅲ期研究，旨在对比Abemaciclib联合氟维司群（F）与安慰剂（P）联合氟维司群在HR（+）/HER-2（-）晚期乳腺癌患者中的有效性和安全性。入组患者为既往接受（新）辅助内分泌治疗结束12个月内进展，或一线内分泌治疗进展后未行化疗的转移性乳腺癌患者。患者以2：1的比例被随机分配至Abemaciclib 150mg（或200mg），q12h+氟维司群或安慰剂+氟维司群。主要研究终点是无进展生存（PFS），次要终点是客观缓解率（ORR）和其他有效性、安全性指标。

结果显示，共669例患者被随机分至Abemaciclib组（446例）和安慰剂组（223例）。在意向治疗（ITT）人群中，379例患者达主要研究终点，其中Abemaciclib组患者的中位PFS为16.4个月，安慰剂组为9.3个月（$P<0.0000001$）。在有可测量病灶的患者中，Abemaciclib组的ORR为48.1%（3.5%达CR），安慰剂组为21.3%（CR为0）。Abemaciclib组和安慰剂组最常见的治疗相关不良反应为腹泻（86.4% *vs* 24.7%）、中性粒细胞减少（46.0% *vs* 4.0%）、恶心（45.1% *vs* 22.9%）和乏力（39.9% *vs* 26.9%）。

本研究结果显示，Abemaciclib联合氟维司群安慰剂组显著延长中位PFS。不良反应方面，相较于另一CDK4/6抑制剂Palbociclib 联合氟维司群在既往研究（PALOMA-3）中表现出的高中性粒细胞下降率，Abemaciclib 相关的中性粒细胞减少的发生率有所下降，而腹泻发生率则明显高于安慰剂组，提示除了骨髓相关影响以外，腹泻也为临床实践中需要关注的主要不良反应。

（二）TREnd 研究

对于已经出现内分泌治疗耐药的患者，换用或加用 CDK4/6 抑制剂是否可以逆转耐药呢？

随着问题的提出，TREnd 这一Ⅱ期多中心研究应运而生。前期研究已经提示 Palbociclib（P）在抑制 ER（+）乳腺癌细胞株生长方面与激素阻断治疗有协同作用，但是还未在患者中进行验证。TREnd 研究是一项Ⅱ期开放性多中心研究，入组 HR（+）/HER-2（-）曾接受过一线或二线内分泌治疗进展的、绝经后转移性乳腺癌患者。患者被随机分配至 P 单药组和 P+ET 联合组（P 应用同前，ET 继续延用当前接受的内分泌治疗）。主要研究终点为临床获益率（CBR：CR+PR+SD>6 个月）；次要研究终点为不良反应事件（AE）和其他的疗效评估指标。

共有 115 例患者入组（P 组 58 例，P+ET 组 57 例），CBR 在两组中类似（P 组为 60%，P+ET 组为 54%），但 P+ET 组患者临床获益的中位持续时间较 P 组延长，分别为 11.5 个月和 6 个月（$P=0.001$）。P+ET 组和 P 组的客观缓解率（ORR；CR+PR）分别为 11% 和 7%，中位 PFS 分别为 10.8 个月和 6.5 个月。

TREnd 研究结果提示，对于既往内分泌治疗失败的患者，换用 Palbociclib 单药或联合内分泌治疗均可能逆转内分泌耐药。对于获得性耐药者作用更为显著，而对于既往内分泌治疗在 6 个月内失败的原发性耐药者，这种逆转效果并不是那么明显。

CDK4/6 抑制剂在 HR（+）/HER-2（-）晚期乳腺癌中已经相继展现出了较大优势。对于 Palbociclib 的探索仍在继续，研究提示不管是单药还是联合治疗均可逆转内分泌治疗耐药，可能成为既往耐药患者的又一选择。Abemaciclib 联合氟维司群所获得的优势标志着晚期乳腺癌细胞周期抑制剂的另一个重要里程碑。此外，Abemaciclib 除 MONARCH 1、MONARCH 2 以外，目前还有 MONARCH 3 研究，是一项 Abemaciclib 联合非甾体芳香化酶抑制剂（AI）治疗 HR（+）/HER-2（-）晚期乳腺癌的Ⅲ期研究。neoMONARCH 研究是评估 Abemaciclib 联合一种非甾体芳香化酶抑制剂作为新辅助治疗的Ⅱ期研究；monarcHER 研究则是评估 Abemaciclib 联合曲妥珠单抗（伴或不伴氟维司群）治疗 HR（+）/HER-2（+）晚期乳腺癌患者的Ⅱ期研究。

二、HER-2（+）型晚期乳腺癌研究进展

HER-2（+）晚期乳腺癌的治疗进展除以往讨论的一线治疗选择所面临的挑战以外，新增的双靶向治疗结果尤为引人注目。

（一）MARIANNE 研究

MARIANNE 研究是比较一线 T-DM1 联合或不联合帕妥珠单抗对比曲妥珠单抗联合紫杉类（HT）治疗 HER-2（+）晚期乳腺癌的随机Ⅲ期研究，纳入对象为初治晚期或经（新）辅助治疗后 6 个月以上出现复发/转移的患者。患者被随机分配到曲妥珠单抗+多西他赛或紫杉醇（365 例）、T-DM1+安慰剂（367 例）或 T-DM1+P（363 例）三个治疗方案组中。研究首先进行非劣效性统计检验，非劣势性完成后只做优势性检验。

在此之前已经报道了其主要终点结果，提示含T-DM1治疗的中位PFS不劣于曲妥珠单抗联合紫杉类药物组，但并未显示出更多的优势。本次大会继而报道了次要终点OS的结果，HT组、T-DM1组和T-DM1+P组的中位OS相似（分别为50.9个月、53.7个月和51.8个月）。敏感性分析显示，HT组患者在疾病进展后换用T-DM1±P方案（85例）的临床结局仍显示OS结果相似。但T-DM1±帕妥珠单抗组的不良反应发生率较低。研究者认为，尽管随访结果表明组间OS无差异，但更长的中位OS以及较低的不良反应发生率可以支持T-DM1作为HER-2（+）晚期乳腺癌患者的一线治疗方案。虽然现有结果仍无法挑战曲妥珠单抗+帕妥珠单抗+紫杉类作为HER-2（+）乳腺癌一线标准治疗的最佳选择。尽管在某些情况下TDM1可以作为一个替代方案，但并非一线首选方案。

（二）ALTERNATIVE研究

对于HER-2（+）中的HR（+）患者，其治疗选择一直是探讨的重点，在抗HER-2治疗基础上应该选择化疗还是内分泌治疗，内分泌治疗是否可以代替化疗，是否可以应用双靶向治疗等都是目前急需得到循证医学证据的热点。

既往研究已经显示HER-2靶向治疗+AI较单独AI治疗可延长此类患者的中位PFS。2016年，SABCS报道的PERTAIN Ⅱ期多中心研究提示曲妥珠单抗+帕妥珠单抗+AI双靶向组比曲妥珠单抗+AI组使患者的复发风险降低了35%。研究结果不禁惹人深思，一部分患者是否可以仅用靶向+内分泌治疗就达到理想的治疗效果？

在今年ASCO大会发表的ALTERNATIVE研究进一步探讨了内分泌治疗分别联合曲妥珠单抗（T）或拉帕替尼（L），以及联合双靶向（T+L）治疗的疗效和安全性。研究共纳入369例患者，其中355例患者可分析，L+T组（120例），T组（117例），L组（118例）。结果显示，双靶向联合AI治疗较单靶向联合AI显著改善中位PFS（L+T组为11个月，T组为5.7个月，$P=0.0064$）。L+T组、T组、L组的ORR分别为32%、14%和19%。提示在某些情况下（如患者不适合进行化疗或化疗后的维持治疗），双靶向联合内分泌治疗也可成为临床选择之一，但双靶联合内分泌的方案增加了不良反应，尤其是腹泻的发生率，需引起临床医生的注意。

在抗HER-2治疗的基石之上，对于HER-2（+）晚期乳腺癌患者的联合治疗以及单/双抗治疗的选择仍然是讨论的热点。T-DM1尽管在某些情况下可以作为一线替代方案，但仍无法动摇曲妥珠单抗+帕妥珠单抗+紫杉类的标准一线治疗的地位。双靶向联合内分泌治疗模式可以成为HR（+）/HER-2（+）型患者中某些不适合接受化疗或化疗后维持治疗的备选方案。

三、三阴性晚期乳腺癌研究进展

晚期三阴性乳腺癌（mTNBC）目前尚无标准治疗方案，化疗仍是目前的基本治疗选择。目前已有研究证明了三阴性乳腺癌的高免疫原性，这为肿瘤免疫疗法的介入提供了理论依据。

（一）KEYNOTE-086研究

一直以来，免疫疗法在治疗棘手的三阴性乳腺癌中已初显疗效。其中已经报道的KEYNOTE-012 Ⅰb期研究提示，PD-1抑制剂Pembrolizumab单药治疗多程治疗后的晚期三阴性乳腺癌疗效持久且安全可控。

其后的Ⅱ期研究KEYNOTE-086则继续评估单药Pembrolizumab作为后线治疗的有效性和安全性。本次大会报道的KEYNOTE-086研究队列A中，转移后接受≥1

次化疗且 ECOG PS 0~1 分的 mTNBC 患者，接受 Pembrolizumab 200mg，q3w，共 24 个月；开始 12 个月内每 9 周、随后每 12 周行影像学检查，达到疾病进展（PD）的患者继续使用 Pembrolizumab 直至下次评估仍为 PD。主要终点为：所有患者及肿瘤表达 PD-L1 患者的 ORR 及安全性。次要终点：DOR、疾病控制率（DCR；CR+PR+SD≥24 周）、PFS 和 OS。计划纳入 160 例患者，数据分析截至 2016 年 11 月 10 日。不论 PD-L1 的表达情况，Pembrolizumab 治疗后 ORR 仅为 5%，其中 CR 为 0.6%，DCR 为 8%。中位 DOR 为 6.3 个月。目前可以看出 mTNBC 患者从 Pembrolizumab 中的获益尽管较为微弱，但一旦出现缓解则可以获得较为持久的疗效，但仍需大型研究进一步明确。

（二）ABRAZO 研究

在Ⅱ期研究 ABRAZO 中，研究评估了双重机制 PARP 抑制剂 Talazoparib（TALA）在接受过铂类或多种细胞毒性药物方案的胚系 BRCA1/2 突变患者中的疗效。该研究中局部晚期或转移性胚系 BRCA1/2 突变患者被分为队列 1（C1）铂类方案序贯 TALA（1mg/d），及队列 2（C2）≥3 周期不含铂类的细胞毒性方案序贯 TALA（1mg/d）。研究共纳入 84 例患者（C1，49 例；C2，35 例）。至 2016 年 9 月 1 日，有 9 例患者仍在接受治疗。TNBC/HR+在 C1 和 C2 的比例分别是 59%/41%和 17%/83%。BRCA1/BRCA2 及 TNBC/HR（+）患者的 ORR 分别为 24%/34%、26%/29%。研究提示，携带 BRCA1/2 胚系突变的晚期乳腺癌患者对 TALA 耐受性好，TALA 于两个队列中均显示出较好的抗肿瘤活性。正在进行的Ⅲ期 EMBRACA 研究将进一步验证其疗效与安全性。

（三）OlympiAD 研究

OlympiAD 是一项Ⅲ期临床研究，旨在对比奥拉帕尼单药和化疗用于 HER-2 阴性且伴有胚系 BRCA 突变的转移性乳腺癌的疗效。研究入组了 BRCA 突变的 HR（+）或三阴性转移性乳腺癌患者。所有患者至少接受过两线化疗，HR（+）的乳腺癌患者接受过激素治疗。随机的 302 例患者中 TNBC 占 50%，以 2∶1 的比例接受口服奥拉帕尼治疗或标准化疗（卡培他滨/长春瑞滨/艾日布林）。奥拉帕尼组的 PFS 显著优于化疗组的（7.0 个月 *vs* 4.2 个月，*P*=0.0009）。奥拉帕尼组和化疗组的 ORR 分别为 59.9%和 28.8%。

作为第一个 PARP 抑制剂对比标准治疗在 BRCA 突变晚期乳腺癌疗效的研究，奥拉帕尼显示出了理想的优势，在 BRCA 突变的三阴性乳腺癌中显示出较好的疗效。这种口服的新型治疗方法很可能成为转移性乳腺癌尤其是 HER-2 阴性或三阴性乳腺癌患者的希望。

四、抗血管生成治疗研究进展

本届 ASCO 年会收录了选择性抗 VEGFR-2 的小分子酪氨酸激酶抑制剂阿帕替尼联合化疗的真实世界研究结果。阿帕替尼在国内晚期乳腺癌的Ⅱ期研究结果表明其单药 PFS 可达 3~4 个月，本研究针对其联合不同化疗药物在真实世界中的应用进行了观察性研究。结果提示总体临床获益率达 52%，且与阿帕替尼相关的不良反应均可耐受。另一项阿帕替尼联合口服长春瑞滨的全口服治疗方案在晚期乳腺癌患者中的Ⅱ期研究正在进行中，本次会议进行了研究设计的报道，旨在探索阿帕替尼联合口服化疗药的疗效和安全性。目前已入组 20 例患者，其中可评估患者 16 例，且总体安全性及耐受性较好。

大会另报道了两项有关贝伐单抗的研究。一项是对法国多中心前瞻性研究

COMET 中贝伐单抗联合紫杉醇一线治疗晚期乳腺癌患者的药物遗传学再分析，表明 VEGFR1 319A 等位基因和 VEGFA-1498T 等位基因可预测临床结局；且 VEGFA-2578 和 VEGFR2 1416 是 OS 的显著预测因素。该研究证实，应用易实施、价格低廉的基因型测试可鉴别出贝伐单抗在转移性乳腺癌的疗效预测因子。

另一项研究是对内分泌治疗加用贝伐单抗治疗 HR（+）/HER-2（-）晚期乳腺癌 LEA（GEICAM/2006-11_ GBG51）和 GALGB 40503 研究的汇总分析，证实在内分泌治疗基础上加用贝伐单抗提高了 PFS，但未改善 OS。

上述相关研究提示，对于抗血管生成类药物，不仅可以增加化疗的疗效，还有可能通过联合治疗增加其他药物的疗效如内分泌治疗。同时通过寻找可能的疗效预测标志物进而找出治疗敏感人群，已经成为辅助治疗选择的研究热点，通过筛选潜在获益人群，不仅可以最大程度优化治疗效果，同时也可避免患者承受不必要的不良反应。

五、总结

晚期乳腺癌的探索仍在继续，精准医疗指导之下的靶向治疗正在以不同形式贯穿于探索始终。免疫治疗、细胞周期抑制治疗等有别于传统治疗手段的新型靶向治疗方法在各个分子亚型中都逐渐崭露头角；抗 HER-2 靶向治疗这一针对癌基因的治疗典范仍在抗多重靶点的治疗以及探索联合用药的道路上不断前行；抗血管生成治疗尽管在晚期乳腺癌的治疗探索中屡战屡败，但目前在研的新型小分子药物不管是单药还是联合化疗均已为晚期乳腺癌的治疗打开了新的大门，探索相关疗效预测的标志物更使得治疗方案的高效应用得以实现。

（来源：《全球肿瘤快讯》2017 年 6 月 总第 186 期）

（上接第 271 页）

综上所述，接种 HPV 疫苗不等于完全预防了宫颈癌的发生，仍然需要进行有效筛查。从我们多年的宫颈癌诊治中也发现，还有约 3%的宫颈癌非 HPV 感染所致。癌症的发生发展是复杂的，攻克癌症并非仅是接种疫苗预防感染，但可以说预防引起癌症的感染可以有效预防感染导致的癌症发生。然而，肿瘤的防控，降低患癌率和死亡率，还需要综合防控措施，更需要提高公众科学防癌知识，提倡健康生活方式，也要强调定期筛查的重要性，做好感染 HPV 人群的管理尤为重要。

疫苗的价格，是否有医保支付，关系到大众能否接受疫苗接种，也是一个复杂的卫生经济学问题，需要国家专题研究。可以通过特殊医疗保险支付，我国自主研发的疫苗即将上市，将降低疫苗价格，扩大受众面，造福于老百姓；还需特别关注医疗资源匮乏的贫困地区人群的 HPV 疫苗接种与宫颈癌筛查。

（来源：《全球肿瘤快讯》2017 年 8 月 总第 190 期）

徐兵河教授解读 SABCS 会议进展

一、EBCTCG 荟萃分析：剂量增强化疗降低复发和死亡风险

牛津大学 Richard Gray 报告的全球早期乳腺癌临床试验协作组（EBCTCG）荟萃分析显示，与每 3 周的标准化疗方案相比，缩短化疗周期的间隔时间或序贯应用蒽环类药物和紫杉类药物，可显著降低早期乳腺癌的复发和死亡风险。（摘要号 GS1-01）

该项分析纳入 25 项试验共 34 122 例早期乳腺癌患者，患者均接受过某种形式的剂量增强方案。分析结果的较强一致性令研究者惊讶。与每 3 周方案相比，每 2 周化疗 10 年疾病复发风险低 17%，乳腺癌死亡风险降低 15%；序贯化疗疾病复发风险降低 14%，乳腺癌死亡风险降低 13%。

这一结果适用于所有接受化疗的早期乳腺癌患者。所有临床试验中，剂量密集化疗 15%的复发风险降低在 ER 阳性和 ER 阴性患者中是一致存在的，也不随其他疾病或患者特征如年龄、HER-2 状态、淋巴结状态、肿瘤大小和分级等而改变。

有些医学中心仍给予每 3 周方案治疗，较少给予每 2 周方案，主要是对不良反应的担心，和对剂量密集化疗获益的不确定。这些大样本分析结果提示，这些担忧是没必要的，更密集的治疗在所有人群中都是有更好的获益的。

有评论专家指出，事实上，美国很多肿瘤科医生已经在应用剂量加强方案治疗乳腺癌。而该研究的亮点在于，现在我们习惯化疗 6 个多月，但该研究显示，可以应用 4 个月即可。如果化疗给药正确的话，可以增加获益。即使现在探讨更多的是免疫治疗，但我仍然倾向于把化疗做到更好，使患者更耐受。（编译 王志霞）

徐兵河教授述评：

近年来的研究已经表明，缩短给药时间间隔的剂量密集的辅助化疗方案疗效优于常规 3 周化疗方案，本荟萃分析再次证实了这一点，另外也表明，蒽环类和紫杉类序贯给药的疗效优于同时给药。

二、NSABP B-47 研究：辅助曲妥珠单抗未改善 HER-2 低表达患者结局

会上报告的Ⅲ期临床研究 NSABP B-47 显示，对于 HER-2 表达低水平的早期乳腺癌患者而言，在标准辅助化疗方案中添加曲妥珠单抗并未改善无浸润性疾病生存。（摘要号 GS1-02）

HER-2 阳性乳腺癌的特征为：IHC 检测显示 HER-2 蛋白水平增高，定义为 IHC 3+，或 ISH 显示 HER-2 基因拷贝数增加，定义为 ISH 阳性。在标准化疗方案中添加 1 年曲妥珠单抗，可显著降低早期 HER-2 阳性乳腺癌患者的复发风险，并改善生存。

15% 的乳腺癌为 HER-2 阳性，另外 45%的 HER-2 表达水平较低，这些患者目前不接受辅助曲妥珠单抗治疗。HER-2 表达低水平定义为，免疫组化（IHC）1 阳性或 IHC 2 阳性和（或）原位杂交（ISH）阴性。在一些早期曲妥珠单抗临床试验中，HER-2 表达水平低的患者或会从 HER-2 靶向治疗中获益。研究者在一项大型的、严格的临床试验 NSABP B-47 对这一结论进行

了验证。

研究详情

该试验共入组 3270 例早期乳腺癌患者，均为 IHC 1+，IHC 2+，和（或）ISH 阴性。研究者按照 1∶1 的比例分配患者接受辅助化疗联合或不联合曲妥珠单抗。中位随访 46.1 个月，264 例患者出现原发乳腺癌复发或发生新的乳腺癌，或发生乳腺外的其他肿瘤或死亡。

在 1640 例接受曲妥珠单抗的患者中，5 年无浸润性生存率为 89.6%；而在 1630 例未接受 HER-2 靶向治疗的患者中，5 年无浸润性生存率为 89.2%。若按照 HER-2 IHC 水平、淋巴结累及范围或激素受体状态进行再次分组，这一结果则无差异。

此外，对比接受或未接受曲妥珠单抗治疗的患者，其 5 年无复发间隔、远处无复发间隔和总生存均无显著差异。

研究者说

虽然该数据显示在标准辅助化疗中加入曲妥珠单抗不会改善早期乳腺癌患者的转归，但这一试验明确指出这类患者不会自该方案获益，这也很重要。接受曲妥珠单抗治疗会导致严重不良事件，包括心脏毒性反应，因此，了解目前指南定义的 HER-2 阳性状态很重要，以确保患者未得到足够治疗或过度治疗。（编译 柯蓝）

徐兵河教授述评：

HER-2 低表达的早期乳腺癌患者不能从曲妥珠单抗辅助治疗中获益，且可能增加不良反应。曲妥珠单抗只能用于免疫组化（3+）或原位杂交 HER-2 基因扩增，即 HER-2 阳性的患者。

三、ABCSG-16 研究：延长 2 年与 5 年阿那曲唑治疗疗效相当

一项前瞻性随机、对照、开放标签的多中心Ⅲ期临床试验 ABCSG-16 研究结果显示，在绝经后的、激素受体阳性的乳腺癌患者中，5 年内分泌治疗后继续 2 年与 5 年阿那曲唑治疗获得的疗效相当。提示治疗持续时间较短或可获得足够的缓解，而且还可免受不良反应。（摘要号 GS3-01）

自 2004 年～2010 年，该研究自奥地利 71 个中心共入组 3484 例绝经后的Ⅰ～Ⅲ期激素受体阳性乳腺癌患者，均接受过 5 年他莫昔芬或含芳香化酶抑制剂（AI）的辅助内分泌治疗。主要分层因素包括肿瘤分期、淋巴结状态、初始内分泌治疗类型、辅助化疗类型，以及定量激素受体表达。主要研究终点是无病生存（DFS），次要终点包括总生存（OS）、对侧乳腺癌、骨折和毒副反应。

随机化之前，研究入组的患者中 1000 例（29%）接受过（新）辅助化疗，1774 例（51%）接受 5 年他莫昔芬治疗，1688 例（49%）接受其他含 AI 的内分泌治疗。

截至 2016 年 6 月 30 日，中位随访时间 106.2 个月，共出现 757 例复发或 DFS 事件：其中 2 年组 377 例（22%）、5 年组 380 例（22%），两组患者的 DFS 无显著差异（HR = 0.997，95% CI：0.86～1.15，P=0.982）。同样，两组患者 OS 和至对侧乳腺癌发病时间均无显著差异（HR = 1.134，95% CI：0.74～1.73，P=0.562）。随机化后 3～5 年，5 年组患者骨折发生率稍高于 2 年组，分别为 6% 和 4%（HR = 1.405，95%CI：1.03～1.91，P=0.029）。

有评论专家指出，该研究提示临床医生应考虑将 2 年阿那曲唑应用于多数患者，该研究结果应立刻纳入临床实践。（编译 王志霞）

徐兵河教授述评：

芳香化酶抑制剂（AI）辅助治疗 5 年之后需不需要延长治疗时间？延长多少？一直是临床上没有解决的问题，从本研究

结果看，辅助 AI 治疗时间不是越长越好。然而，本研究纳入的人群过于混杂，前期治疗并不统一，所以仍然无法完美地回答这一问题。

四、MONALEESA-7 研究：Ribociclib 在年轻乳腺癌患者中也有效

全球首个将 CDK4/6 抑制剂应用于绝经前 HR（+）/HER-2（-）晚期乳腺癌患者的一线治疗大型Ⅲ期临床试验 MONALEESA-7 显示，在内分泌治疗中加入 CDK4/6 抑制剂 Ribociclib（诺华制药公司）可显著改善无进展生存（PFS）。Ribociclib 或将成为绝经前及围绝经期女性患者的标准治疗。（摘要号 GS2-05）

MONALEESA-7 研究入组患者为 ECOG PS≤1；患者在疾病晚期最多接受过 1 线化疗，和（或）最多 14 天的他莫昔芬/NSAI±卵巢抑制（OFS）治疗，排除接受 CDK4/6 抑制剂治疗。研究者随机入组 335 例乳腺癌患者接受 Ribociclib 联合内分泌治疗，337 例患者接受安慰剂联合内分泌治疗。该队列中约 1/4 的患者接受他莫昔芬，其余患者接受芳香化酶抑制剂。所有患者均接受促黄体生成激素释放激素戈舍瑞林（阿斯利康制药公司）的卵巢抑制治疗。两组均以他莫昔芬（20mg/d）+OFS 或 NSAI（来曲唑 2.5mg/d，阿那曲唑 1mg/d）+OFS 为基础用药。分层因素包括：肺转移或肝转移、既往治疗、内分泌联合药物类型。主要研究终点为无进展生存（PFS），次要终点包括总生存（OS）、安全性、耐受性、缓解率、临床获益率、持续缓解时间以及生活质量等。采集受试者的血液样本供生物标志物和药代动力学分析。

患者均匀分布，Ribociclib 联合内分泌治疗组的中位年龄为 43 岁，安慰剂组为 45 岁。中位随访 19.2 个月。Ribociclib 联合内分泌治疗组的中位 PFS 为 23.8 个月，高于安慰剂组的 13.0 个月（HR＝0.553，95% CI：0.441～0.694，$P<0.0001$），提示加入 Ribociclib 治疗可降低一半的疾病进展风险。研究也达到了部分次要终点，Ribociclib 组客观缓解率明显优于安慰剂组。

Ribociclib 组和安慰剂组最常见的 3～4 级中性粒细胞减少发生率分别为 60.6%和 3.6%，但绝大多数是无症状的，两组发热性中性粒细胞减少的发生率相似（2% *vs* 1%）。与安慰剂组相比，Ribociclib 联合内分泌治疗组可推迟健康相关生活质量（QoL）的恶化时间。（编译 柯蓝）

	他莫昔芬联合 Ribociclib	他莫昔芬联合安慰剂	芳香化酶抑制剂联合 Ribociclib	芳香化酶抑制剂联合安慰剂
中位 PFS	22.1 个月	11 个月	27.5 个月	13.8 个月
HR	0.58			0.56

徐兵河教授述评：

这是第一个证实在绝经前受体阳性，HER-2 阴性的晚期乳腺癌患者中应用卵巢功能抑制+内分泌治疗+CDK4/6 抑制剂的疗效优于卵巢功能抑制+内分泌治疗的临床试验，该试验结果拓展了 CDK4/6 抑制剂的临床应用人群。

五、PANACEA 研究：曲妥珠单抗耐药后联合免疫治疗获益

澳大利亚 Peter MacCallum 癌症中心

Sherene Loi 报告的 Ⅰb/Ⅱ期 PANACEA 研究显示，对曲妥珠单抗耐药的 HER-2 阳性晚期乳腺癌患者，PD-1 抑制剂 Pembrolizumab（派姆单抗，默克公司）联合曲妥珠单抗治疗有临床获益，且耐受性良好。(摘要号 GS2-06)

该项单臂研究入组一队列 PD-L1 阳性和一队列 PD-L1 阴性患者，所有患者均为 HER-2 阳性、有可测量病灶、ECOG PS 0~1 分。Ⅰb 研究中的 PD-L1 阳性患者接受派姆单抗 2mg/kg，以及派姆单抗 10mg/kg（静脉注射）联合曲妥珠单抗治疗。Ⅱ期研究中 PD-L1 阳性和 PD-L1 阴性患者接受派姆单抗 100mg（静脉注射）联合曲妥珠单抗治疗。

146 例筛查患者中，6 例 PD-L1 阳性患者入组Ⅰb 期，40 例 PD-L1 阳性和 12 例 PD-L1 阴性患者入组Ⅱ期。患者中位年龄 50.5 岁，自确诊为转移性疾病至入组中位时间为 40 个月。患者最多接受 2 年治疗，或至疾病进展、毒性反应、患者退出或研究者决定。

中位随访 13.6 个月，意向治疗分析显示，PD-L1 阳性患者客观缓解率为 15.2%。疾病控制率（完全缓解率、部分缓解率或疾病稳定至少 6 个月）为 24%。PD-L1 阴性患者均对治疗无反应。PD-L1 阳性患者的中位疾病控制持续时间为 11 个月，5 例患者仍接受治疗，截至报告时，仍未出现疾病进展。

转移病灶中，肿瘤浸润性淋巴细胞（TIL）的中位浸润水平为 1%。PD-L1 阳性患者中的 TIL 水平较高，获得客观缓解以及疾病控制患者的 TIL 水平也较高。因此，较高的 TIL 水平与缓解的机会增加相关。

最常见的不良事件为乏力（12 例），其次为腹泻（8 例）和关节痛（8 例）。11 例患者出现任何等级的免疫相关不良事件，其中 6 例为 3 级及以上，4 例导致治疗中断。

研究者认为，以后 PD-1 抑制剂很可能成为治疗 HER-2 阳性乳腺癌的一部分。该试验的独特之处在于筛选了一组可能自免疫治疗中获益更多的亚组患者，如 HER-2 阳性患者。(编译 王志霞)

徐兵河教授述评：

免疫治疗在乳腺癌中的疗效一直不尽人意，可能与我们没有选择合适的乳腺癌亚型、合适的方案、合适的时机等因素有关。本研究结果给我们提供了一些有益的启示。

六、EMBRACA 研究：PARP 抑制剂 Talazoparib 达主要研究终点

美国 M. D. Anderson 癌症中心 Jennifer Litton 报告，与接受医生选择的化疗方案相比，通过多聚合酶抑制剂 Talazoparib 治疗晚期 HER-2 阴性、BRCA 突变的乳腺癌患者可显著延长期无进展生存（PFS）。(摘要号 GS6-07)

Talazoparib 是一种强效 PARP 抑制剂，已在临床前研究和既往Ⅰ期和Ⅱ期临床试验中显示获得值得期待的结果。

EMBRACA 研究是一项开放标签Ⅲ期临床研究，旨在对比在 Talazoparib（1mg/d）与医生选择的标准单药方案（卡培他滨、艾日布林、吉西他滨或长春瑞滨）的有效性和安全性。患者按照 2∶1 的比例随机分配接受 Talazoparib（287 例）或医生选择的方案（卡培他滨、艾日布林、吉西他滨或长春瑞滨，144 例）。主要研究终点为 PFS，次要终点为 24 周总生存、总缓解率和临床获益率和安全性。

Talazoparib 组和对照组患者的中位 PFS 分别为 8.6 个月和 5.6 个月，具有显著的统计学差异（HR=0.542，$P<0.0001$）。与

对照组相比，Talazoparib 组 24 周时患者的总缓解率（62.6% *vs* 27.2%，HR = 4.99，*P* < 0.0001）和临床获益率（68.6% *vs* 36.1%）均有显著改善。其中 Talazoparib 组 12 例患者获得完全缓解。

总生存的中期分期显示，Talazoparib 组患者的死亡风险降低 24%。由于数据尚不成熟，仍需继续监测。生活质量监测发现 Talazoparib 组患者的至健康恶化时间显著延迟（24.3 个月 *vs* 6.3 个月）。

两组患者均发生 3~4 级血液相关不良事件：Talazoparib 组为 55%，对照组为 39%；3~4 级严重不良事件发生率分别为 26%和 25%。Talazoparib 组患者出现更少的 3~4 级胃肠功能紊乱和皮肤/皮下组织类疾病。不良事件相关死亡发生率分别为 2.1%和 3.2%。

研究者表示，Talazoparib 相比化疗耐受性良好，无进展生存和临床缓解情况显著改善，为 BRCA 突变的晚期乳腺癌患者提供了新的治疗选择。（编译 柯蓝）

徐兵河教授述评：

本研究结果与今年发表的奥拉帕尼Ⅲ期临床试验结果相似，为治疗晚期 HER-2 阴性、BRCA 突变的乳腺癌患者提供了又一种可供选择的药物。

（来源：《全球肿瘤快讯》2017 年 12 月 总第 199 期）

（上接第 333 页）

[3] 黄江峰，邱宇，蔡琳，等. 食用腌制食品、鱼肉、海鲜与口腔鳞状细胞癌关系的病例-对照研究. 中华预防医学杂志，2017，51（8）：680-685.

[4] Perera FP，Weinstein IB. Molecular epidemiology and carcinogen-DNA adduct detection：new approaches to studies of human cancer causation. J Chronic Dis，1982，35（7）：581-600.

[5] 王小丽，叶新，于新发，等. 广东顺德地区人群 IL6 及 IL10 单核苷酸多态性与原发性肝癌遗传易感性的关联分析. 中华预防医学杂志，2017，51（8）：698-702.

[6] Le Riche WH，Milner J. Epidemiology as medical ecology. London：Longman Group，1974：307-338.

[7] 马山蕊，马箐，郝长青，等. 河南林州食管及贲门癌前病变患者的心理状况及相关因素分析. 中华预防医学杂志，2017，51（8）：670-674.

[8] 邓青龙，赵春春，胡若瑜，等. 2014 年上海市 1968 例女性乳腺癌患者应对方式状况及与生命质量的关系. 中华预防医学杂志，2017，51（8）：686-691.

[9] 何佳雪，姜艳芳. 高通量测序技术在临床诊治遗传性肿瘤中的应用与研究进展. 中华预防医学杂志，2017，51（8）：772-776.

（原载：《中华预防医学杂志》2017 年第 51 卷第 8 期）

乳腺癌患者绝经期症状的管理

多数乳腺癌患者在治疗完成后将出现绝经期症状或雌激素缺乏的临床表现。其中79%~95%的患者会表现出不同程度的雌激素缺乏，出现睡眠障碍、外阴阴道萎缩（VVA）、血管舒缩症状、情绪波动、抑郁症状、心血管疾病、骨量减少和骨质疏松等。

临床上治疗这种绝经期症状常用激素替代疗法，但不建议有乳腺癌病史的患者使用，那么乳腺癌患者该怎么管理呢？美国弗吉尼亚大学 Richard J. Santen 等发表的综述，可为乳腺癌患者绝经期症状的管理提供指导。（J Clin Endocrinol Metab. 2017 年 8 月 2 日在线版）

Santen 表示，女性乳腺癌患者通常不应接受绝经后的激素替代治疗，而应注重生活方式改变，如停止吸烟、减肥和规律体育运动。对于症状严重的患者也可给予药物治疗。最重要的是要针对患者治疗意愿和目标制定个体化治疗方案。

主要推荐

◎乳腺癌患者的绝经期症状通常不使用激素疗法或激素类似药物替勃龙治疗。

◎乳腺癌患者应该注重生活方式改变，包括停止吸烟、减肥、戒酒或控制饮酒、补充钙和维生素 D、饮食健康、定期进行体育运动等。

◎出现中到重度症状者，可能会从行为疗法或非激素类药物治疗中获益。

◎选择性抑制 5-羟色胺/去甲肾上腺素再摄取制剂和加巴喷丁类药物可能对缓解血管舒张症状和改善生活质量有益，许多非激素类药物也可用于骨质疏松的治疗。

◎VVA 的治疗水平仍有待改善，虽然低剂量阴道雌激素仅有少量被吸收且不增加血液中激素水平，但也可能会刺激隐匿性乳腺癌细胞。

◎阴道激光治疗是 VVA 的治疗方法之一，但缺乏对照研究证据支持。

◎阴道内应用脱氢表雄酮和口服奥培米芬已被批准用于性交困难，但在乳腺癌病史人群的安全性尚不明确。

新疗法的应用

近年来有许多针对乳腺癌生存者的新治疗方法，VVA、骨量减低/骨质疏松症/复杂骨折是乳腺癌生存者常需要面对的问题，若同时兼顾两种情况的治疗策略将给患者带来获益。

其中一个方法是研发选择性雌激素受体调节剂（SERM，如他莫昔芬），不仅有助于预防乳腺癌，还可减少骨吸收，预防骨折发生，并缓解 VVA 症状。

另一种方法是应用组织选择性雌激素复合物（TSEC）类药物。研究者指出，近十年已有由雌激素与 SERM 组合的 TSEC 类药物面世。TSEC 类药物联合口服结合型雌激素，如巴多昔芬联合结合型雌激素（Duavee）已经被批准用于 VVA 的治疗。

（编译　管秀雯　审校　李　俏　徐兵河）

中国医学科学院肿瘤医院　李　俏　徐兵河教授述评：

内分泌治疗显著改善激素受体阳性早期乳腺癌患者的预后，且多项研究显示，

（下转第 289 页）

❖ 泌尿系统肿瘤 ❖

AUA 2017：肾癌指南更新要点

2017 年 AUA 会议上发布了肾癌指南，重点关注局限性肾肿瘤的评估及治疗，包括肾实性肿瘤及 Bosniak3/4 复杂肾囊肿。

指南主要更新了关于肾部分切除术以及能量消融术的内容。对于肾部分切除术明确提出应尽可能地保留肾单位；对于家族性、多发肾肿瘤，以及严重慢性肾病（CKD）患者，应考虑肾肿瘤剜除术；肾肿瘤剜除术的远期肿瘤控制效果理想，但仍需前瞻性研究证实。对于能量消融术，明确提出对直径较小（特别是 3cm 以下）肿瘤，医生有义务告知患者可考虑能量消融治疗。这两点与以往指南有非常显著的区别。

肾癌的流行病学

2016 年，预计美国有 62 000 例新发肾癌病例，全球约 30 万新发肾癌病例。过去几十年中，肾癌发病率快速增长，特别是在发达国家已成为最常见的恶性肿瘤之一，其原因可能是影像学检查的普及以及人口老龄化。

评估和诊断

肾肿瘤的评估要求有高质量、多时相的断层扫描图像，评估内容包括肾肿瘤的复杂程度、强化程度，以及肿瘤中的脂肪含量。

对于可疑恶性患者，医生应对其生化指标、血细胞计数以及尿液进行分析。对于可疑转移的患者需要做胸部影像学评估。

对于肾实性肿瘤和复杂囊肿患者，医生应根据肾小球滤过率（eGFR）水平以及尿蛋白水平进行慢性肾功能不全等级的评定。

咨询

对于肾实体肿瘤和复杂囊肿患者，需要提供专门的咨询，告知患者所有的治疗选项。必要时应召集多学科讨论。

医生给患者提供咨询的内容应包括肿瘤的生物学特点，以及根据患者性别、肿瘤大小及复杂程度、病理及影像学特点所做的风险评估。特别要告知小肿瘤患者，其肿瘤在短期内的低进展风险。

医生应告知患者各种治疗方式常见的并发症和最严重的并发症，以及年龄、身体状况和预期寿命的重要性。

医生应充分考虑各种治疗方式所带来的肾功能恶化的风险，包括 CKD 的进展、短期或长期肾替代治疗及长期风险。

对于 CKD 术后高度可能进展的患者，包括 eGFR<45ml/(min · 1.73m^2)、持续蛋白尿、糖尿病合并 CKD 以及术后 eGFR 可能<30ml/(min · 1.73m^2) 者，应推荐至肾内科医生进行评估。

对于 46 岁以下肾肿瘤患者，医生应推荐进行遗传咨询。多发肿瘤、双肾肿瘤患者、本人或家人有家族性肾肿瘤病史的患者也应考虑遗传咨询。

肾肿瘤活检

当怀疑肾肿瘤是血液系统来源、转移、炎症或感染相关时，建议对肾肿瘤进行活检。

以下两种情形不建议活检：

（1）年轻或健康患者，不愿意接受肾活检的不确定结果时；

（2）老龄或虚弱患者，当已经确定行保留肾单位手术时。

准备对患者进行肾肿瘤活检时，需要充分告知其活检原理、活检阳性及阴性预测值、活检风险以及活检可能无法诊断的可能性。

对于选择活检的患者，尽量选用多针组织活检，而不选用针吸细胞活检。

治疗

◎部分肾切除以及保留肾单位技术

对于 T1a 期肾肿瘤患者，医生应该优先选择肾部分切除术，肾部分切除术能够减少 CKD 及 CKD 进展的风险，同时具有理想的局部和总体肿瘤控制效果。

对于解剖型或功能性孤立肾肿瘤、双肾肿瘤、家族性肾肿瘤、CKD 以及蛋白尿的实性或复杂肾囊肿患者，应优先考虑肾部分切除术。

对于年轻、多发肾肿瘤患者以及患有可能威胁肾功能疾病的患者（如严重高血压、糖尿病、复发性尿路结石、病理性肥胖），应优先考虑肾部分切除术。

对于选择肾部分切除术的患者，手术医生应通过尽可能保留肾实质和避免过长热缺血时间来保护肾功能。

对于选择肾部分切除术的患者，应该尽可能保证切缘阴性。医生应根据患者临床实际情况、肿瘤的特点（包括生长方式、与正常组织的接触面）来决定切除肾实质的多少。对于家族性肾肿瘤、多发肾肿瘤以及严重 CKD 患者，应考虑行肾肿瘤剜除，能够最理想地保留肾单位。

◎根治肾切除

当肿瘤直径、活检结果以及影像学特点提示肿瘤生物学特性活跃时，医生应考虑行肾根治性切除。特别是对于以下情况优先选择根治手术：

（1）肿瘤解剖学评分高度复杂，即使经验丰富的医生也无法控制手术风险；

（2）没有蛋白尿及 CKD；

（3）对侧肾正常且 eGFR 超过 45ml/(min · 1.73m^2)。

对于区域淋巴结可能存在转移的患者，推荐进行淋巴结清扫以完善肿瘤的分期评估。

若影像或术中发现肾肿瘤转移或侵犯肾上腺，推荐同时行肾上腺切除。

当对患者的肿瘤学、生理功能以及围手术期预后不会造成不良影响时，应优先考虑微创手术。

肾部分切除术或肾根治术后，需要对肿瘤邻近的肾实质进行病理检查，以发现肾的原有疾病，特别是当患者有 CKD 或有进展为 CKD 的因素时。

◎能量消融治疗

对于 T1a 期或直径<3cm 的肾肿瘤，医生应考虑能量消融治疗作为手术的替代方案。当患者选择能量消融治疗时，应优先选择经皮方式以尽量减少治疗风险。

射频消融治疗和冷冻消融治疗都可以作为能量消融治疗的选择。

在进行消融治疗之前需要进行肾肿瘤活检以提供肿瘤病理学信息，直到接下来的随访。

当进行能量消融的咨询时，医生应向患者说明，该治疗方式与手术相比肿瘤残留及局部复发的可能性较高，可能需要再次进行消融治疗。

◎主动监测

当患者实性或复杂囊肿较小，特别是<2cm 时，主动监测可以作为初始治疗的选择。

（下转第 317 页）

【编者按】 2017年7月13日，《新英格兰医学杂志》（N Engl J Med，2017，377：132-142.）在线发表了PIVOT研究历时近20年的随访更新结果，就"等待观察"和外科手术这两种选择策略用于早期前列腺癌对患者生存、死亡及不良反应的影响给出了进一步的数据。

"等待观察"是大多数低危前列腺癌患者的最佳选择

一、研究内容

美国明尼阿波利斯退伍军人事务部医疗保健系统首席研究员Timothy Wilt等报告，历经20年PIVOT研究的结果显示，与未接受手术的患者相比，早期前列腺癌患者手术切除肿瘤不能延长患者的生存期。接受"等待观察"策略患者的死亡率与手术者相比差异不大；但手术并发症较多，几乎每3例患者中就有1例因长期并发症（如尿失禁和勃起功能障碍）而接受手术。（N Engl J Med，2017，377：132-142.）

二、研究详情

在该项临床试验中，研究人员随机分配了731例低危前列腺癌患者接受手术治疗或"等待观察"。

Wilt介绍："等待观察"和主动监测有很大的不同。在主动监测中，男性偶尔会接受PSA检测、直肠指检和前列腺活检，医生们会仔细追踪肿瘤的进展。"等待观察"只涉及医生询问与前列腺癌有关或无关的健康问题。

结果显示，在接受前列腺癌手术的男性患者中，有223例（61%）在长达20年的随访中死亡，而在"等待观察"组中死亡例数为245例（67%），两者相比差异无统计学意义。

此外，手术组中有27例（7%）患者死于前列腺癌，而"等待观察"组为42例（11%），这种差异也没有统计学意义。

二、研究者说

Wilt表示：该研究约始于1994年，当时血检前列腺特异性抗原（PSA）是一种新出现的前列腺癌监测方法。事实上，自PSA检测普及以来，这是第一项显示手术不利于治疗结局的随机试验。

基于这些发现，癌症专家应该修改临床指南，以便大多数低危前列腺癌患者不再接受手术治疗。相反，医生们应该通过询问疾病进展的症状和体征来追踪患者缓慢进展的癌症病情。他们的这项研究结果表明，对于大多数患有局限性前列腺癌的患者而言，选择"等待观察"同样可以帮助他们度过相似的时间，并避免了前列腺癌相关的死亡，防止了手术治疗所带来的危害。

三、研究述评

华盛顿大学医学院泌尿外科的共同研究者Gerald Andriole介绍：约70%的前列

腺癌新发病例其实是处于疾病早期阶段的，此时的非侵袭性肿瘤并没有扩散到前列腺之外。他表示："这些患者有良好的预后，无需手术，这项研究证实积极治疗通常是不必要的。"

美国癌症协会的首席医学官 Len Lichtenfeld 表示，PSA 血液检测可令医生发现日常生活容易被忽视的前列腺癌。众所周知，在 PSA 检测之前，几乎每个人到了 90 岁都有很大风险罹患前列腺癌。然而，大多数癌症只有在尸检时才能被发现，因此这些尸检时发现的癌症对患者的健康其实是没有任何影响的。在 PSA 时代，当人们开始寻找更多的癌症时，人们假定所有被发现的癌症都具有"坏癌症的潜力"，事实上只有少数前列腺癌才会导致患者生活困难，这是医生们多年前就认识到的一个教训，但却长期"视而不见"。

美国希望城的癌症医生 Sumanta Pal 表示："对于许多低危患者而言，前列腺癌是一个非常惰性的疾病，所以即使不予处置，患者也可能在很长的时间内没有重大的疾病进展。"

Andriole 表示："研究人员发现，一些患有中度浸润性前列腺癌的男性在术后活得更长。这些患者，以及高危前列腺癌患者，应该与他们的医生讨论治疗的益处，如手术或放射治疗。"

Lichtenfeld 强调："该研究并不意味着每例前列腺癌患者均应放弃治疗。这项研究所展示的是医生们必须注意自己在诊断时发现的东西，然后为患者量身订制最好的治疗方案。"

（编译　鞠玲伟　郭　放）

（来源：《全球肿瘤快讯》2017 年 8 月总第 190 期）

专家点评

随机对照临床试验研究首次证明对低危前列腺患者等待观察方案可行

马建辉

国家癌症中心/中国医学科学院肿瘤医院泌尿外科 北京 100021

2017 年 5 月，Timothy J. Wilt 在《欧洲泌尿外科学》杂志上发表了对早期前列腺癌患者实施根治性前列腺切除术与等待观察的随机对照研究结果，首次通过随机对照临床试验研究及长期的随访结果证明"对低危前列腺癌患者选择手术治疗的结果并不优于选择等待观察的患者"。但两组中仍分别有 7%、11%的患者死于前列腺癌，低危前列腺癌这种进展的不确定性恰恰说明"如何选择治疗或等待观察"仍将是困扰医生和患者的问题。

一、关注过度诊断和过度治疗

WHO 关于癌症控制的决议中指出：早期发现是提高癌症治愈率的关键。早在 1992 年，美国 FDA 批准将 PSA 用于诊断前列腺癌以后，美国每年前列腺癌发病人数便从 1992 年的 132 000 例，迅速攀升至 1997 年的 334 500 例（见图 1），其中大多数被确诊的患者都是早期前列腺癌患者，并且得到了"及时"的治疗。按理美国的前列腺患者死亡率应该明显下降。但遗憾的是，1992 年，美国前列腺癌患者死亡人数为34 000例，至 1997 年升至 41 800 例。此后 25 年间，美国前列腺患者死亡人数基本在每年 2 万~3 万人附近徘徊，并无明显变化。这一现象提示：对前列腺癌患者存在过度诊断和过度治疗的问题。

前列腺癌的过度诊治问题甚至引起了新闻媒体的极度关注，"男性如何才能避免

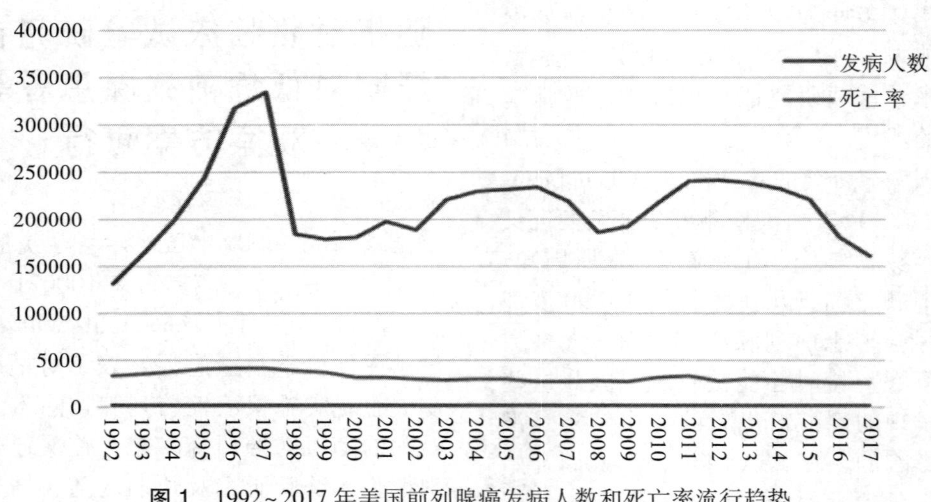

图 1　1992~2017 年美国前列腺癌发病人数和死亡率流行趋势

PSA 检测”居然成为 2009 年美国 CNN 新闻报告的 10 大热点话题之一。为此，2009 年底，美国《NCCN 前列腺癌临床实践指南》专家组进行了深入研讨，专家们估计在美国约有 40%的前列腺癌患者被过度诊断、过度治疗了。为了改善此状况，2010 年，NCCN 修订了《NCCN 前列腺癌临床实践指南》，明确了低危前列腺癌患者和极低危前列腺癌患者的定义，以及选择“等待观察”的基本原则，并首次将“等待观察”作为对低危前列腺癌患者的选项之一。在选择“等待观察”前，要求医生必须跟患者充分说明“等待观察”的危险和过度治疗的危害，由患者做出决定。期望以此来减少对前列腺癌患者的过度治疗。《NCCN 前列腺癌临床实践指南》专家组组长 Mohler 教授认为：越来越多的证据显示过度治疗所带来的不良反应危害远远大于前列腺癌导致死亡的风险，因此，认为这项修改是一项重大更新。

二、“等待观察”的风险

但“等待观察”也具有一定风险，2010 年，Klotz 等在《临床肿瘤学》（Journal of Clinical Oncolgy）杂志上发表的一项研究结果显示，接受“等待观察”的低危前列腺癌患者中有近 1/3 的患者在随访中被重新认定为高危前列腺癌，并接受了进一步治疗。当告知患者“等待观察”存在这些风险时，患者在做出决策时往往会难于权衡利弊。究其问题根源，在于目前医学上还不能揭示前列腺癌细胞的生物学特性。

依据影像学检查结果，绝大部分肺癌、肾癌等可以被明确诊断；但大多数早期前列腺癌在影像学上并无明显的特征性改变，也就是说通过影像学诊断早期前列腺癌并不可靠，而不得不依靠病理诊断。临床上依据发现前列腺癌的过程将其分为临床癌、隐匿癌、潜伏癌、偶发癌 4 种类型。大量研究结果显示：80 岁以上的人，尸检发现前列腺癌的比例可高达 80%，其中绝大多数可能都是潜伏癌，临床癌仅占前列腺癌实际检出率的 16%，有 84%为前列腺潜伏癌，而潜伏癌中仅有极小部分可发展为临床癌。在前列腺电切术后发现的前列腺偶发癌中，又有多少是临床癌或潜伏癌也尚无法辨明。有学者认为：临床癌与潜伏癌是两种生物学行为完全不同的肿瘤，而我们现在对这两种前列腺癌的认识，还仅局限于病理形态学上的认知；而对其生物学特点并不清楚，还没有发现用于区分这两种类型前列腺癌的分子标志物。目前观点认为：潜伏癌可能并不影响患者的正常寿命，这可能就是前列腺癌发病率上升而死亡率并未下降的主要原因之一。对这种类型的癌症患者，过度诊断和过度治疗可能并无益处。

尽管各国制订的《前列腺癌诊治指南》中都明确了对局限性前列腺癌患者可以考虑采取“等待观察”、根治性前列腺切除术、放疗（包括外放射治疗和近距离照射治疗），此外，还有冷冻治疗、高能聚焦超声和射频消融等方案，但如何决定适当的方案并非易事，需要考虑患者的年龄、身体状况、经济状况、心理承受能力、肿瘤的临床分期、局限性前列腺癌危险程度等众多因素。近些年，由于学术界已经明确了在前列腺癌的诊治过程中存在明显的过度诊断和过度治疗现象，接受“等待观察”的患者也越来越多，在“等待观察”过程中，除有肿瘤进展的风险外，也还有其他一些问题应加以关注。2015 年 3 月 22 日，马萨诸塞州布莱根妇女医院和波士顿哈佛医学院研究员 Meyer 等在第 30 届欧洲泌尿外科年会上报告了他们分析 SEER 数据库最新资料的结果显示：与患有其他癌症的人群相比，在确诊后的第一年内前列腺癌患者的自杀及意外死亡风险高于其他肿瘤患者。在这些自杀的前列腺癌患者中，主要是接受“等待观察”的患者，作者认为是此类患者的心理承受负担较重所致。因此，作者建议医生在考虑让患者接受“等待观察”时应认真评估患者的心理状态，并在“等待观察”期间注意加强心理干预治疗，以避免悲剧的发生。

三、目前的观点

综上所述，在为低危前列腺癌患者选择治疗方案时，应遵守《NCCN 前列腺癌诊治指南》中推荐的原则，应充分向患者说明“等待观察”的危险和过度治疗的危害，应注意对患者心理状态进行评估，并在“等待观察”期间加强心理干预治疗。

（来源：《全球肿瘤快讯》2017 年 8 月 总第 190 期）

（上接第 283 页）

对于部分中高危患者应当延长疗程。但目前内分泌治疗的依从性不容乐观，主要原因之一便是由于绝经期症状等不良反应导致的提前停药，在使用卵巢功能抑制的年轻患者中这一不良反应尤其明显。这篇研究向临床医生提供了多种针对绝经期症状的应对手段，也提示临床医生应当重视治疗中不良反应的全程管理，从而确保充分发挥内分泌治疗的有效性和改善预后的价值。

（来源：《全球肿瘤快讯》2017 年 9 月 总第 192 期）

❖ 皮肤肿瘤 ❖

2017 ASCO 会议黑色素瘤进展综合报道

郭 军 毛丽丽

北京大学肿瘤医院 北京 100036

第53届ASCO会议于2017年6月7日在芝加哥落下了帷幕。作为肿瘤学界最大的盛会，ASCO向来是指引药物治疗、分子诊断等多个领域的风向标。在6月4日的黑色素瘤报告专场，聚焦了今年黑色素瘤领域的三大主题：辅助治疗、脑转移药物治疗以及药物的远期疗效。

一、辅助治疗

首先由美国匹兹堡大学的Tarhini教授报道了Ipilimumab（伊匹单抗）对照大剂量干扰素辅助治疗（E1609）的初步研究结果。由于在2015年，美国FDA基于EORTC 18071研究结果批准Ipilimumab 10mg用于黑色素瘤术后Ⅲ期患者，改写了黑色素瘤辅助治疗领域20年来只有干扰素一种药物的局面。但Ipilimumab 10mg的不良反应（AE）似乎并不比干扰素轻，且EORTC 18071研究的对照组是安慰剂，并非当下公认的干扰素，因此E1609设计为Ipilimumab 10mg、Ipilimumab 3mg，以及大剂量干扰素3个组进行疗效与不良反应的对比。在本届ASCO会议上，由于干扰素组数据尚不成熟，仅报告了Ipilimumab两个剂量组的PFS和不良反应结果。结果显示，10mg组因不良反应而被中断，AE发生率57%，中断用药率53.8%，8例死亡。Ipilimumab两个剂量组的无复发生存期（RFS）无差异，3年RFS率分别为54%（3mg组）和56%（10mg组）。初步的结果显示，Ipilimumab两个剂量组的RFS并无差别，10mg组的不良反应更为显著。对于中国的患者而言，由于Ipilimumab尚未获批，我们更加关注Ipilimumab与干扰素相比究竟是否具有优势，但目前我们只能继续等待后续报道。

另两项辅助治疗的研究分别为贝伐单抗对照观察组，以及福莫司汀对照观察组辅助治疗葡萄膜黑色素瘤的研究。1320例患者被随机分入贝伐单抗组（7.5mg，iv，q3w，治疗1年）或观察组。结果显示，总生存期（OS）无区别，5年无病生存率贝伐单抗组和观察组分别为51%和45%（HR = 0.85，95% CI：0.74 ~ 0.99；*P* = 0.04）；5年无远处转移间期率（DMFI）贝伐单抗组和观察组分别为59%和54%（HR = 0.91，95% CI：0.77 ~ 1.07；*P* = 0.24）。尽管统计学显示有差异，但微弱的差距并不能转化为患者的临床获益，这样的研究结果恐怕也无法支持贝伐单抗被写入黑色素瘤辅助治疗的适应证中。结合近年来贝伐单抗在多项实体瘤辅助治疗研究中的阴性结果，不免令人质疑抗血管生成药物在辅助治疗阶段似乎并无意义，我们还需要更深入的机制研究来进行解释。

福莫司汀辅助治疗葡萄膜黑色素瘤的研究虽然也是阴性结果，但却将这一罕见亚型的辅助治疗向前推进了一步。近年来，无论在辅助治疗阶段，还是晚期治疗领域，葡萄膜恶性黑色素瘤备受关注，因为这一亚型相对罕见，但一旦发生转移往往是致命的，且对新型的免疫药物效果欠佳。如何改善这一亚型患者的疗效和总生存，将是未来每一位黑色素瘤对抗者——医生、科学家，以及患者——始终奋斗的目标。

二、脑转移药物治疗

随着新型药物的涌现，晚期黑色素瘤患者的生存期逐步延长，脑转移通常成为最终的致死因素。因此针对脑转移药物治疗的研究也日益受到关注。在本届 ASCO 会议上，三位专家分别就靶向药物、免疫药物对黑色素瘤脑转移患者的疗效进行了报道。

COMBI-MB 是一项采用 D+T［达拉非尼（Dabrafenib）+曲美替尼（Trametinib）］治疗 BRAF V600 突变的黑色素瘤脑转移患者的Ⅱ期研究。该研究根据患者是否进行过局部治疗以及是否有脑转移症状分为 4 组，均采用 D+T 的标准方案治疗。A 组中颅内缓解率达 58%，颅内疾病控制率 78%。颅外缓解率和 ORR 分别为 55%、58%。中位颅内缓解时间、颅外缓解时间和总体缓解时间分别为 6.5 个月、10.2 个月和 6.5 个月。中位 PFS 为 5.6 个月。提示 D+T 对颅内病灶的有效率高，但疗效不及无脑转移者持久。

另两项研究则是免疫药物在脑转移患者中的探索。Tawbi 教授公布了一项美国的研究结果（CheckMate 204），脑转移患者接受纳武单抗（Nivo）1mg/kg + 伊匹单抗（Ipi）3mg/kg，q3w（4 个周期），此后 Nivo 3mg，q2w 维持治疗。现有 75 例患者可评价。颅内客观有效率为 56%，19% 的患者获得完全缓解（CR）。颅内和颅外的缓解率大致相同。3～4 级的治疗相关不良反应发生率为 48%，8%为神经系统疾病。

Long 教授则公布了澳大利亚的研究（ABC）结果，66 例受试者被随机分入 A 组（Nivo 1mg+Ipi 3mg，q3w，4 个周期，此后 Nivo 3mg，q2w）和 B 组（Nivo 3mg，q2w）。并另设 C 组（Nivo 3mg，q2w；预后不良的脑转移患者，包括：(1) 局部治疗失败——原有脑转移灶进展或出现新的脑转移灶；(2) 伴有神经系统症状和（或）脑脊膜转移。结果显示，A 组（联合组）中初治患者颅内缓解率为 53%，BRAF 抑制剂经治患者的仅为 16%。三组中治疗相关不良反应发生率分别为 68%、40% 和 56%。这两项研究结果向我们展示了免疫检查点抑制剂在脑转移患者中的疗效，对于无症状的初治患者，免疫药物的联合治疗颅内有效率可达 50%。但另一方面，有症状的患者，伴有脑脊膜转移的患者，多线治疗失败患者，依然是治疗的难点。而免疫治疗对脑转移的控制时间是否比靶向治疗或传统化疗更具优势，也还需要更多的研究来证实。

三、药物的远期疗效

免疫治疗、靶向治疗是 2011 年才获批的新药，这两类药物对于晚期黑色素瘤患者的远期疗效也获得了初步的结果。

法国的 Caroline 教授报告了 D+T 治疗 BRAF V600 突变的晚期黑色素瘤患者的Ⅱ期研究的 5 年生存结果（NCT01072175）。5 年的生存数据仍显示 D+T 优于单药 D。D+T 组患者的 4 年和 5 年生存率分别为 30%和 28%，PFS 率均为 13%，显示生存率趋于稳定。瘤负荷小的患者（LDH 正常者的5年生存率为45%，LDH正常且转移脏器小于3个者的5年生存率为51%）OS最佳。在第5年时还有1例患者由PR转为CR。此研究是迄今为止随访时间最长的一项研究，显示患者可获得超过5年的OS和PFS。

Pembrolizumab（派姆单抗）的长期随访也接近3年。一项Pembrolizumab对照Ipilimumab一线治疗的研究（KEYNOTE-006）显示，截至2016年11月3日，中位随访33.9个月，Pembrolizumab组（2周+3周两个方案汇总）和Ipilimumab组的33个月的OS率分别为50%和39%，33个月的PFS率分别为31%和14%。ORR分别为42%和16%。两组患者的中位疗效持续时间均未达到，但两组中各有68%和58%的患者疗效持续时间超过30个月。有104例患者已完成2年的治疗，98%均存活。治疗结束9.7个月，大多数PD-1治疗患者疗效持续，在CR患者预计的PFS率为95%，PR者的为91%，SD者的为83%。上述研究初步显示，这些新型药物可使部分患者获得长期的生存，且耐受性良好。在接受靶向药物治疗的患者中，如何预测可能获得长期生存的人群将是未来研究的方向。而在免疫治疗的患者中，目前3年的随访结果令人振奋，我们期待更长的随访时间来确证免疫治疗的优势。

四、来自我们的声音

在本届ASCO会议上，北京大学肿瘤医院肾癌黑色素瘤内科共有4篇摘要作为海报进行展出，其中3项为黑色素瘤相关研究。来自中国的数据为全世界的黑色素瘤患者，尤其是肢端、黏膜来源的患者提供了诊治的依据。

JS001（一种抗PD-1单抗）在晚期黑色素瘤与泌尿系肿瘤患者中的Ⅰ期临床研究结果被公布。该研究一共招募了36例患者（黑色素瘤22例，膀胱癌9例，肾癌5例）。采用传统的3+3剂量递增原则，分别接受每两周一次的1mg、3mg、10mg JS001静脉滴注治疗。未出现剂量限制性毒性（DLT）。总体客观有效率为22%，其中1例肢端黑色素瘤完全缓解。该研究是首个在我国黑色素瘤患者中开展的PD-1单抗的药物研究，结合我国患者肢端、黏膜来源更为常见的特性，将会获得更符合中国患者病情的数据。

另两项报告分别报道了黏膜黑色素瘤的预后因子多因素分析和肢端黑色素瘤的全基因组测序结果。前者回顾性分析了706例黏膜来源黑色素瘤患者的临床特征与生存率的关系。结果显示，浸润深度、淋巴结转移、远处转移是总生存的独立预后因素，浸润深度、淋巴结转移是无疾病生存期的独立预后因素。后者选取肢端黑色素瘤作为探索目标，对14例样本进行基因组和转录组测序。在3例患者中发现了BRAF V28密码子的新突变。此外，还确定了N-RAS中的复发性非同义单核苷酸变体，以及编码角蛋白相关蛋白（KRTAP4-7、KRTAP4-5）和黏蛋白（MUC2、MUC21）的基因。11例样本中有4例存在复发性非编码热点突变。RNA测序数据分析显示，有无溃疡的患者之间转录组之间有显著差异。这些差异可能将为后续的个体化治疗提供依据。

（来源：《全球肿瘤快讯》2017年6月 总第186期）

黑色素瘤分期进入第八版时代，你有哪些认识亟待更新？

郭 军

北京大学肿瘤医院 北京 100036

近年来，美国肿瘤研究联合会（AJCC）分期系统被广泛用于黑色素瘤患者的分期、预后判断和临床治疗决策。皮肤黑色素瘤的第七版分期在2010年发布后被广泛采用，新发布的第八版分期在第七版的基础上进一步细化了分期标准，增加了临床相关内容，旨在能够更好地完善临床预后模型，更好地进行临床决策。

本文将依次介绍AJCC第八版T、N、M分期需要进行的检查，分期具体内容以及重要的预后相关因素。

一、分期检查

为明确分期，通常需要进行原发灶病理活检。对于临床初步判断无远处转移的黑色素瘤患者，活检一般建议完整切除，不建议穿刺活检或局部切除，局部切取活检不利于组织学诊断和厚度测量，增加了误诊和错误分期风险。若病灶面积过大或已有远处转移需要确诊，可行局部切取活检。

为评估区域淋巴结转移及远处转移情况，需要进行适当的影像学检查和体格检查。原位黑色素瘤（0期）和局部进展期（临床Ⅰ期或Ⅱ期）不需要在手术后行影像学检查。对于高危的Ⅱ期患者（如T4cN0M0），尤其是无法行体格检查明确区域淋巴结情况的患者，建议行淋巴结超声，检查原发灶引流区域淋巴结以明确诊断。在临床Ⅲ期患者的分期检查中，除常规行胸、腹部增强CT外，对于原发灶位于下半身的患者，还应行盆腔增强CT；对头颈部原发的患者，还应行颈部增强CT。同时，若无禁忌，都应行头颅增强MRI明确中枢神经系统转移情况。PET/CT的优势在于可以更好地明确骨转移情况，但在早期发现小转移灶方面，PET/CT不如增强CT有效。

二、T分期

根据病理报告中的肿瘤厚度以及是否存在原发肿瘤溃疡进行T分期。

肿瘤厚度的测量由表皮颗粒层的最高点垂直测量至肿瘤浸润的最深处，如果存在溃疡，则从溃疡的最底端开始测量。基于操作的实际性和准确性，经过一致认可，测量的精确度设定为0.1mm。溃疡的定义为伴有宿主反应的全层表皮缺失；溃疡的特点包括：全层表皮缺失、有宿主反应的证据、变薄、收缩或周围表皮的反应性增生，同时不存在创伤或近期的手术史。

相较于第七版指南，第八版指南将T分期精确度由0.01mm调整至0.1mm，同时，为更好地判断预后，将0.8mm作为临界值进一步划分 T1 期肿瘤，替代第七版中的有丝分裂率。有丝分裂率不再作为 T 分期的依据。

三、N 分期

黑色素瘤局部转移，包括区域淋巴结受累和非区域淋巴结受累，后者包括微卫星灶、卫星灶或移行转移。总体来说，临床阴性（病理诊断）的淋巴结转移患者，如果没有微卫星灶、卫星灶或移行转移，则根据受累的淋巴结数分为 N1a、N2a、N3a 期；如果有临床证据表明区域淋巴结转移，则根据受累的淋巴结数分为 N1b、N2b、N3b 期，其中，若一个或以上淋巴结是临床诊断的，还有其他淋巴结为病理诊断，N 分期应该基于受累淋巴结总数；如果有微卫星灶、卫星灶或移行转移，则根据受累淋巴结数分为 N1c、N2c、N3c 期。

四、M 分期

根据第七版 AJCC 的国际数据库分析，以及多项已经完成的临床试验，都支持重新考虑 AJCC 的 M 分期方法。黑色素瘤可以转移至任何远处位点。远处转移常发生于皮肤、皮下组织、远处淋巴结、肺、肝、脑、骨和消化道。

M1 分期表示远处转移的位置和 LDH 水平。由于中枢神经系统转移的黑色素瘤预后差，且临床试验常把有脑转移和其他中枢神经系统受累的患者排除在外，故在第八版分期中，新增了 M1d 分期，同时 M1c 不再包括存在脑转移或其他中枢系统转移的患者。

具体而言，有皮肤、皮下组织、肌肉或远处淋巴结转移，分为 M1a 期；有肺转移（伴或不伴皮肤、皮下组织、肌肉或远处淋巴结转移）分为 M1b 期；转移至其他内脏器官（但不包括中枢神经系统）分为 M1c 期；有中枢神经系统转移分为 M1d 期。

同时，LDH 水平不只作为 M1c 期的标准，取而代之的是，所有 M 分期都应包括 LDH 水平，并用后缀表示：0 表示正常，1 表示增高。例如，皮肤/皮下组织/远处转移伴 LDH 升高应分为 M1a（1），而非 M1c。

五、预后相关因素

除以上进行 TNM 分期时必需的因素以外，还有一些十分重要、但未被纳入分期标准的因素影响预后判断和临床治疗决策。这些因素包括：原发灶有丝分裂率，浸润程度分级（Clark 分级），肿瘤浸润淋巴细胞，血管、淋巴管浸润，嗜神经现象，前哨淋巴结中肿瘤负荷和位置，淋巴结结外生长，远处转移数。

六、特殊类型黑色素瘤的综合治疗

第八版葡萄膜黑色素瘤分期指南中，首次将肿瘤侵犯范围和预后因素共同纳入分期标准，新的睫状体脉络膜黑色素瘤 T 分期建立在 3mm×3mm 大小的单位上，取代了以往建立在肿瘤厚度和半径上的分期方法。

结膜、头颈部黏膜黑色素瘤 AJCC 第八版分期大体沿用了第七版的分期方法。

基于传统解剖学背景的 TNM 分期，一定程度上被其包含的有限的因素所限制。近年，随着我们对黑色素瘤生物学、病理学机制理解的飞速发展，加之检查手段的明显增加，黑色素瘤专家将会继续探索并发展更加完善的预后模型，促进黑色素瘤的个体化治疗。

（来源：《全球肿瘤快讯》2017 年 11 月 总第 197 期）

❖ 肿瘤中医治疗 ❖

中医药治疗恶性肿瘤的理论研究与实证

刘执玉

山东大学医学院淋巴病研究中心 济南 250012

中医药学是祖国伟大的医药宝库，是中国劳动人民几千年来长期与大自然、疾病做斗争求生存的经验总结，是我国古代医学家的智慧结晶与瑰宝。

恶性肿瘤是严重危害人类健康的一种常见疾病，它不仅危及患者生命，而且给家庭、社会、生活带来巨大的恶性影响。研究肿瘤已成为全世界医学领域中的重要课题和迫切任务。

笔者在治疗癌症的临床实践过程中，总结出了中医药结合现代微创、介入等手段，实际上中西医结合治疗癌症才是真正的“精准”治疗，这里所说的精准治疗就是西医诊断、中医辨证与辨病相结合的治疗方案。目前，许多现代诊断手段是西医为主的，手段先进，方法简便，诊断准确，但由于西药治癌的药物存在较多的毒副作用，使西医化疗药治疗的应用受到了限制。我们发扬祖国医学特点，把握精准治疗原则，在治疗癌症中取得了丰富的临床经验，也大大提高了癌症的治愈率，在此向大家介绍，一来以启发同道学者提高对治疗癌症的认识，二来让广大患者受益，改变过去那种传统的就医方法。采用中西医结合、生物靶向等多种治疗方法，如中医药结合氩氦刀手术治疗，大大提高了癌症的治愈率，提高了患者的生活质量，延长了患者的生存时间。

一、中医药治疗恶性肿瘤的理论探讨

(一) 阴阳五行对癌症形成的影响

我们的祖先发明总结出天人合一、阴阳五行学说应用于中医药学，众所周知，金、木、水、火、土是大自然中的五种元素，和人类的生命不能分离、息息相关。阴阳是我国古代朴素的唯物论和自发辩证思想的结晶，古人在长期医疗实践基础上，用于医学领域，借以说明人体的生理、病理功能的变化，人体阴阳不调就要生病。在临床治疗中也成为中医理论的一个重要组成部分。发生癌症的根源，是五脏六腑的机能失调、失衡、失和，我们用中药、针灸等方法去帮助患者，去调理脏腑阴阳，阴阳调和平衡了，自然病就好了。人的身体都是随大自然的气候变化而变化，中医治疗癌症，离不开中医的八纲辨证、阴阳平衡。而每个癌症患者，他们的病灶里，也都包含着阴阳、表里、寒热、虚实的变化。

至于癌症是怎样形成的？中医把人体看成是一个有机的整体，当机体的某一部分发生病变时，常就会导致全身的生理、病理变化，反之全身的病理变化，也可影响到身体的某一部分。所以我们要清楚地认识到恶性肿瘤是全身慢性代谢紊乱所形成的，在局部表现病灶的征象，至于发病原因，目前仍有百家学说、千家论述，说法不一。我们认为不管多少学说，其原因是人体的内在因素和外在因素两个方面，其内因是脏腑功能失调、失衡、失和、身体虚弱、免疫力下降，外因是七情、六淫过度。同时气候、环境、空气、饮食的污染，职业环境的变化，加之吸烟、饮酒、辛辣、烧烤太过，生活劳累过度，这样大自然与人体内的湿毒、寒毒、火毒、痰结等综合因素导致恶性肿瘤形成。

（二）经络-淋巴阻滞是肿瘤形成的重要原因

提到这个问题，就有必要涉及什么是经络、淋巴系统的问题？有关经络的定义与功能的研究，三千多年来，众说纷纭，始终没有结论，笔者对各家说法不做评说，但有一点应该明确，对一个事物的定义，应符合现代医学的内涵与外延的要求，也就是说，经络研究至今，它的实质结构与功能应该用现代科技语言来表述清楚。对这个问题，传统中医多是采用“气血津液”“阴阳五行”等模棱两可的语言描述，很难使人理解到底说的是什么。实际上多是我们自己复古中医圈的人能理解部分内涵，外行的人很难搞清楚。笔者结合50年来在医学领域的实践及研究经验，总结出经络系统的定义：经络是人体的“淋巴管前组织通道系统”，其功能从中医角度讲是“运行气血津液，调整阴阳平衡的系统”，从西医角度讲它是人体的“稳衡系统”。淋巴与经络系统从发生学上属姊妹系统关系，经络与淋巴系统共同构成了人体的自救系统。从这个定义出发，肿瘤的形成与经络淋巴系统阻滞或阻塞有直接的原因。举例说明如下。

1.“气滞血瘀”说

中医认为，气是人体一切生命活动的动力，人体各种机能活动，均依赖于气血运行而维持，这里说的气血，实际上是我们人体内的运行的组织液和淋巴、血液的总称，以本人的研究表明，经络通道中有组织液流动，淋巴系统中的毛细淋巴管直接与经络的组织通道相通，血液、淋巴液、组织液中的各种细胞、各种因子的再生是由食物经过消化、吸收、加工转化而成。全身各脏腑组织器官都依赖于血的濡养，中医认为，气和血一阳一阴互相化生，互相依存，关系十分密切，所以有“气为血之帅，血为气之母”之说。如果一个人性格不开朗，心胸狭窄，争强好胜，经常爱争吵，经常爱生闷气，日子久了就成了气滞血郁，气滞血郁久了必结“块”“结”，所以癌瘤与气滞血瘀有密切的关系，也就是与经络淋巴瘀滞有关。

2.“湿聚痰结”说

中医认为痰是脏腑病理变化的产物，清者为湿，薄者为饮，稠浊者为痰，三者同出一源，痰是引起多种疾病的一个因素。所谓脾主湿，均由脾气虚不能运化，水谷则聚于内，水湿不化，津液不布，湿蕴于内，久成湿毒，湿毒泛滥而浸淫生疮流汁流水，久而不愈，津液不化，脾虚不能为胃行其津液，津液就可凝集为痰，这是广义的痰，不是外感风寒所生的狭义的痰。这种痰是由脾虚或肾亏所致，所以脾肾两虚，促使痰湿生成有重要作用，因此许多肿瘤的发生与“痰”有密切的关系，痰随气升降，无处不到，所以，癌症是阴阳两气紊乱，五脏郁浊气痰滞积而成。痰在体内流注，结湿聚痰在人体内致使脏腑或体表形成各种不同的癌瘤。

3.“热毒内蕴”说

热与火只是程度不同，热极可以化火，

火属六淫之一。实际上火是在体内产生的，外感诸邪伤及人体之后，都能化热、化火而内伤七情和脏腑功能，导致阴阳失调。在临床上，一般不把它看作是一种外邪。热毒内蕴的特点是：火性达内热毒，最易伤津液，侵及经络、淋巴、血液，灼阴耗气，积毒生病。一般说来，火分虚火和实火两种，经络、淋巴、血液遇火则凝，津液遇火则灼液成痰，气血痰浊壅阻经络、淋巴于脏腑、指节遂结成肿瘤，所谓中医学说中的气郁化火，积火成毒，热度内蕴而成癌。在临床上我看到许多癌症病例，多为脏腑里都有火气郁症，说明热毒亦能生百病。

纵观人生之根本，“气血”畅旺，经络、淋巴通畅，“正气存内，邪不可干”，则百病不生。这里所说的气是人体的正气，即心肾元气，或现代医学说的免疫抗病能力，如果内在因素虚弱，外邪侵入，两者同时作用于人体，“邪之所凑，其气必虚”，就会导致机体阴阳失衡，脏腑功能失调，气血流动不畅，经络、淋巴运行阻滞，再加上不及时治疗，使正气、心肾气虚，免疫力下降，进一步形成气滞、血瘀、湿聚、痰凝，聚集日久，终成肿瘤。

从20世纪80年代开始，世界上已有百多个国家向中国学习中医学、中药学、经络学等，预计今后将是中医学、中药学、中国经络淋巴学大幅度走向世界的时代。科学家钱学森曾站在当代哲学的高峰，正确预测了中医学的发展方向，他说：医学的方向在于中医，中医的现代化将是科学的革命，我们祖国的中医药有数千年的历史，比西医早两千多年，中医治本，西医治标。这一预言，现正在被实践验证，在这个世界各国均在寻求自然药物疗法和采用自然药物预防保健的大潮下，自然看好中医药防治疾病、保障人类健康长寿的良好作用。

在各医院治疗癌症的近几十年中，形成了三大疗法，即手术、放疗、化疗。但最终业界普遍认为，手术疗法终归是姑息疗法，特别是对一些脏腑癌症，如肝癌、肺癌、胰腺癌等，损伤大、出血多，多造成患者的元气大伤；放疗、化疗的毒副作用大而严重。三大疗法导致大量患者人财两空，例证已数不胜数，业界多数学者认为，因为西医三大疗法选择不当等原因，造成的医源性死亡达40%之多。可是民间有的名老中医，用中草药治疗各种癌症，取得了很大成就，从姑息疗法，走向根治疗法，有的病例虽已进入晚期，仍有不少得以治愈。本人经过几十年的奋斗，通过反复研究，反复实践，得出的结论是：采用祖国的中医药辨证施治疗法，结合现代微创、介入、生物免疫等疗法，多数癌症病例能够带瘤生存，大大延长了患者的生存期。作者通过实践证明：采用现代化医学手段确定诊断，加上中医辨病、辨证（个性化）论治结合，并做到选药得当，配伍合理，标本兼治，剂量准确，这才叫真正的“精准治疗”，我们已积累了大量的这样精准治疗的病例，疗效良好。中医药治癌，没有西药的毒性作用，没有辐射，没有创伤。中医药不但能治疗疑难杂症，而在治疗癌症过程中已表现出它的安全、有效、无毒性作用等优点，并且还能治未病（预防）、治将病（亚健康）、保健康、延年益寿，所以中医药这个伟大的宝库是人类的福祉。

二、中医药结合现代医学疗法（中西医结合）的理念

近些年来，笔者总结中医药结合手术、微创（氩氦刀高速超低温冷冻为主）、细胞因子（DC、CIK等）疗法，治疗了60余例

食管癌、贲门癌、胃癌、肝癌、肺癌、肠癌、淋巴瘤、鼻咽癌、喉癌、乳腺癌、宫颈癌等病例。这些癌症病例中，初、中期多数能够治愈，有的刚进入晚期的病例也同样多能治愈，愈后不易复发。事实证明，用中医药，采用辨证施治，结合现代化的手段，实行综合疗法，已能治愈一些癌症患者。但仅采用一种治疗方法，不仅效果差，治愈癌症难度较大。然而，某些晚期患者，能坚持服药，根据其病症随时调整用药方略，治愈的病例也很多。

各种“致病因子”就好像芒刺，插入了人体，机体受到了“污染”，畅通的经络、淋巴流就瘀滞，甚至发生郁结，造成经络、淋巴通道产生的闭阻，“污染”即扩展、加重，如不能及时清除，必后患无穷，致使脏腑疾病发生。

有些癌不仅发生于单个器官或脏腑，甚至包括几个器官或脏腑，淋巴结转移是癌症发展的另一个特征，多处有转移癌的患者，就不是单个器官的问题了。如食管癌、胃癌、肝癌等多与脾、胃、肾、纵隔、腹膜后等相关淋巴结有密切的关系；这些部位的癌肿常常侵犯这些相关淋巴结。因而早期中药干预癌肿的淋巴转移，可以说是治疗早期食管癌、胃癌的关键。这也涉及早期诊断的问题。胃为食物、水分的吐纳、运化器官，胃中的食物、水分、唾液（津液）、分泌液需要运化下降进入肠腔，即胃主降浊，脾胃升清，脾胃功能相互协调，浊清运转分明，用中医药去帮助脾胃去升清、降浊，恢复它的正常功能，才取得了有扶正祛邪、清热解毒、活血化瘀、消散“肿结”的机会，让人能够达到较长时间的可以正常服药的程度，我们取得了治疗癌症的机会，否则患者服不进药，再好的医生也无能为力。

要治疗各种癌症，从中医学角度要必须搞清楚气血、津液、痰结、湿毒、火毒与癌症的密切关系，气血郁滞遇火则凝，津液浊遇火则灼而成痰，气血痰浊壅阻经络淋巴则堵，火毒内蕴可形成肿瘤，脏腑经络淋巴郁堵，遂结终成肿瘤。这些肿瘤形成之重要原因，不得不察，不得不懂，否则即无从治疗肿瘤之说。肿瘤病理分两种类型，一是良性，二是恶性。良者善也，预后良好，一般不易转变成恶性。恶者凶毒恶狠，易转移，预后不良……癌细胞有高分化、中分化、低分化之说，低分化极其险恶，治疗艰难，要予以高度重视，扶正祛邪、标本兼治、选药得当、剂量适合、君臣佐使配伍等诸方面要仔细推敲，完备无缺，药到有效，不得延误半点时机，方可取效，否则将事倍功半，全军覆没。癌细胞分化增殖的速度之快，毒性之强，更由于病因至今没有明确的结论，造成治疗方略各不相同。目前，只是对某些肿瘤发病因素已经比较清楚，但不管何种癌症，笔者认为癌症发生的根本原因在于内因与外因两大因素的综合结果，外因是指环境因素，包括食物、水源、空气，以及物理的、化学的各种因素；内因是指体内环境因素的变化等。多年来众多科学家对这两种因素进行了广泛的研究，特别是从分子生物学、免疫学等方面，已揭示了肿瘤从本质上说来是属于基因病说，如伯基特淋巴瘤和T细胞白血病。引起DNA突变的各种因素及内外环境均可能导致癌症发生。

本人的研究结论则是：癌症发生的根本或关键点在于机体内、外环境因素的变化导致的基因密码子的键-键连接的变形、扭曲、断裂，均使细胞增殖构成的密码子连接错位，造成短链，故而细胞增殖大大加快，造成细胞大量增加，不规则生长而成癌。

鉴于这一癌症发病机制上的学术观点，

本人在治疗癌症的过程中，采用治标与治本相结合，中医与现代医学相结合，一般首先采用氩氦刀快速超低温（-160℃）冷冻将大的癌瘤消融，同时给予中药治疗，一般采用三联疗法，活血化瘀，祛湿消肿，清热解毒，扶正祛邪，疏通经络淋巴，增强T淋巴细胞及其他杀伤细胞活性。用简单易于理解的话说，就是以“快刀”或摧毁性的手段搬掉敌人的“碉堡”（现存的肿瘤块），同时用扶正（提高机体免疫力）为主线的中药，并以杀伤肿瘤细胞功能攻坚成分，同时疏通经络-淋巴系统，改善机体内部环境，使机体早日康复。笔者在中医药治疗癌症方面，已总结出一套完整的临床治疗方案。总之，各种癌症的发病机制、发病过程、征象症状各不相同，极其复杂，在临床实践中，多数癌症还会伴随各种慢性病症及疑难杂症。如慢性糜烂性胃炎、胃窦炎伴糜烂、食管反流伴糜烂、糖尿病、高血压、心脏病、风湿病等。有的还有几种器官或组织转移，如有的直肠癌手术后，又转移到肺、肝等；有的在化疗还可转移到各处淋巴结；有的转移到脑、骨骼等部位，压迫神经，导致下肢瘫痪等。所以癌症变化多端，错综复杂。

即使是单纯的食管癌，也分为上、中、下（或第一、第二、第三）三个段，每个段症状都不一样，用药也不一样，如食管癌上段多属于火毒型；中段多属于气滞痰结、相互结交感型；下段多属痰湿蕴结型。三个部位的癌症用药的配伍各不相同。经过大量临床实践验证的治疗经验，食管癌是许多癌症中较难治的一种，因为它到了严重阶段，不仅吞不下饭，还会吐出大量的胃、十二指肠分泌的水液，肚子饿得很，患者想吃东西，食物还没到胃里，下面就往上冒“水”，饭进饭吐、水进水吐，要是吃了腥味食物，吐的更严重，如呕吐物的“水液”多，时间长，就是进入极晚期征象，最后就要把患者饿死或吐死。在这种情况下，首先要清热解毒、消痰散结、破瘀；同时滋阴养血、补肾健脾、和胃化湿、理气解瘀；再加养肝护心、补足必需的营养，提高其免疫功能。医养结合的三种中药同时应用。经中医药精准治疗，度过急性期、危险期，止吐、进食，达到慢慢能会进食，只要患者能达到坚持吃药，就有救了。如果患者坚持听医生的话，坚持治疗，慢慢会好转，多可以带瘤生存，提高生活质量，延长生存时间，最终也有部分患者可以得以康复。其他轻型患者，能吃东西，不反食者，只要坚持服药，多能治好。

许多癌症由七情内伤，寒毒、热毒、火毒攻心，气滞血瘀造成，这些情况均为体内环境与外环境诸因素所致。笔者治癌症的辨证方法为：大补元气以治本，清热解毒，消灭癌肿“大堡垒”细胞，矫正异常细胞；即：正、清、泻、解、散、舒、拔并用；如果癌症患者既不能攻、又不能补，癌细胞生长得越快，生存的时间越短。

人生之根本，经络-淋巴畅通无阻，气血、津液畅旺则百病不生。中医认为，肾为先天之本，脾胃为后天之本，脾胃主运化，为气血生化之源；所以中医治癌症，首要治本，兼顾治标，照顾整体，因为恶性肿瘤是全身性的疾病，绝非单一器官受损，它常包括多个脏腑的问题，不是单纯的，在向癌肿进攻的同时，时刻都注意不要损伤脾胃，这是非常重要的。我们采用辨证施治，君臣佐使组方，对各种癌症的治疗获得了良好的疗效。笔者认为不同的癌肿，采用的是不同种的中草药、鲜药，包括动物干、鲜药，针对病因、生理、病理、病症的不同特点下药，对不同症状与体征的人，同时还要调整起居，机体整体、器官的功能锻炼，日光照晒的时间安排，室内环境、空气等的调节，饮食的管理调节等多方面关注，要获得患者的合作、配合与支持，让患者充分相信你会治愈他的病，有充分的信心，保持心情愉快，这些措施对患者康复极为重要，这是本人治疗癌症的心得体会。

刚检查出来的初、中期癌症患者，又是单纯的一种癌，没夹杂病。脾胃又好，又没手术，又没放、化疗，没伤元气，在我的指导下制订治疗规划，加中医药治疗，多是有把握能控制和治愈的。

三、饮食及其他疗法方法配合（医养结合）在治疗癌症中的重要性

治疗癌症患者注意的问题中，饮食营养和食物调整是非常重要的，一方面癌症患者不能吃、不能喝刺激性强的东西，如烟、酒、辣椒，腥味的鳝鱼、泥鳅等，根据个体情况，如合并有心脏病、高血压患者，要注意防止高脂肪、高胆固醇的猪肉、蛋黄、动物肝等。总之，要根据患者的实际情况而定。一方面要根据不同癌症的细胞需求不同，有的医生限食很厉害，如生、冷、酸、辣、脂类、蛋白类均列为禁忌食物，让患者什么也不敢吃，本来患者由于癌症就体重骤减、很消瘦，如果过度限食，患者病没治好反而被饿出了极大的问题。

至于癌症患者怎样保持营养的问题，是一个不容忽视的大问题，本人认为，癌症患者的营养搭配和吃的一些食物品种，包括蔬菜、水果的供应，是一个很大的学问。应该说，主要吃五种粮食、多种蔬菜选择搭配，五种粮食的搭配以含有丰富的营养为好。具体分析如下：

大米、糯米、大麦、黄豆、花生、核桃：玉米、黑芝麻、红小豆＝3：2。按此比例将食量称取混合拌均匀，在机器上加工成细粉，每天煮稀粥吃，想吃咸的放点油盐，想吃淡的炒菜加入，可以不同的吃法。这些食物含有丰富的蛋白质、氨基酸、矿物质、维生素、微量元素，营养大全，是肿瘤患者的最佳食物，因为癌细胞不喜欢清淡食物，这不仅有利于控制癌细胞的生长，同时避免了腥味食物刺激癌细胞的疯长，癌细胞生长受到了限制；同时我们还采用药食两用的食物供给患者，这些食物也可按君臣佐使组方搭配，加上一些对肿瘤有抑制、抵抗作用的药食两用食物，包括营养丰富的树莓、黄精、人参、枸杞、曲麦、陈皮、白果、栀子、茯苓、薏苡仁、覆盆子、玉竹等物品，选择组方搭配应用，对患者改善饮食、提高抗病能力等十分有用。我提倡中医要根据病情，妙用各种杀灭癌细胞的中药消灭癌细胞，采用药食两用物品预防癌症的发生、发展，并提高人体的免疫能力，这样癌症患者就会加快康复。

以上这些主粮与药食两用品，经现代科学研究、分析、检验，说明其含有的成分各不相同，调整得好，对于机体各种疾病有良好的预防与治疗作用，不可忽视。如花生有地下人参果之美称，可补脾胃、补精添髓，并含有丰富的维生素 C、维生素 E，还有防治高血脂、高血压等作用，也有抗癌作用。黄豆中含有最高的蛋白质和较高的钙，而且也有抗各种癌的物质；玉米含有丰富的蛋白质和氨基酸，也有抗癌的功能；糯米、大米含有丰富的蛋白质，可濡养脾胃、健胰补肾。所以这些粮食按比例混合在一起，比单纯吃肉的营养价值高得多，且有良好的抗癌作用。许多老百姓常说，不吃肉身体长不好，那庙里的和尚，一年四季不吃肉，也体格健壮、红光满面的。蔬菜方面，包括白菜、胡萝卜、香菇、平菇、蘑菇、木耳、花菜等都是有

抗癌作用的。其他绿叶青菜都含有丰富的各种维生素和矿物质，对癌肿的治疗都有好处。

提倡肿瘤患者必须做到以下十点：

（1）每天要按时服用二次药，有一部分患者还需要贴敷治癌膏药，外用于神阙、肾门、腰肋部等不同的穴位或部位。把癌包块里面的毒和脓拔出来，使得肿块逐渐缩小，最后达到肿块消失的目的。

（2）营养补充：以五种粮食为主，花生、黄豆、糯米、玉米、大米；不同种的药食两用食品，各种蔬菜精选制成糊状或正常搭配吃。

（3）休息，停止劳动，更不要去管闲事，管了闲事就要生气，生了气病就会加重，保持心情舒畅、快乐。

（4）时刻预防感冒，感冒了会加重病情。

（5）坚持力所能及的缓慢运动。

（6）严戒烟、酒，不吃辛辣食物如花椒、辣椒、葱蒜等，以及某些腥味食物如鳝鱼、龟、鳖等。因为肿瘤细胞像苍蝇一样，它喜欢那些腥臭味，患者吃了，肿瘤细胞生长得更快。

（7）生、冷、陈旧、过硬的食物不能吃。

（8）酸、咸、肥、甜不能太过，适当少量的吃。

（9）全家支持配合，从精神上去鼓励患者，从物质上给予支持。

（10）起居有常，养成良好的有规律的生活习惯。

对于癌症患者做到以上十条是非常重要的，十条调动了癌症患者的抗癌积极因素，凡是做到了十条的患者，大多能治疗顺利，病情逐渐好转，恢复健康。住在医院里，能排除家庭干扰和外界干扰，病好得更快，本人还常和患者交谈，让患者知道一些治疗疾病的知识、道理，消除他们根深蒂固的“癌就是绝症”的思想，他们才能愉快的接受治疗，在这种条件下初、中期患者都能治愈，有的晚期患者也能治愈。

我们希望每个人都要相信现代的中医科学，中医科学在中华民族的进程中，对中华民族昌盛发达起到了重要的作用。

四、中医药结合在肝癌、肺癌等实体癌的显著疗效

以下为我们采用中医结合现代微创治疗的患者病例，在治疗过程中是以现代诊断手段明确诊断，按照以中医药治疗为主线，采用辨病与辨证相结合，君臣佐使配伍组方，标本兼治，总结出的治疗肺癌的病历资料，治疗效果情况的统计分析如下（表1~表3）。

表1 治疗36例肺癌患者的临床资料

病例资料		氩氦刀组（20例）	中药治疗组	对照组（16例）
性别	男	12例	12	9例
	女	8例	8	7例
年龄范围		19~80岁		42~68岁
中位年龄		50岁		55岁
病灶部位	中央型	3例		3例
	周围型	17例		13例

续 表

病例资料		氩氦刀组（20 例）	中药治疗组	对照组（16 例）
病灶大小	≤3cm	5 例		3 例
	3~5cm	6 例		6 例
	>5cm	3 例		3 例
	2 个病灶以上	5 例		4 例
病理分型	鳞癌	5 例		3 例
	腺癌	6 例		4 例
	大细胞癌	1 例		2 例
	小细胞癌	2 例		1 例
	不明	7 例		6 例
临床分型	Ⅰ期	1 例		2 例
	Ⅱ期	12 例		7 例
	Ⅲ期	3 例		4 例
	Ⅳ期	4 例		3 例
既往疾病	高血压病	6 例		4 例
	冠心病	5 例		6 例
	陈旧心肌梗死	2 例		0 例

表 2　20 例肺癌患者Ⅰ. S%的检测结果

组 别	例 数	Ⅰ. S%均值（x±s）	Ⅰ. S%
氩氦刀术前	9	4. 74±0. 79	3. 70~6. 09
氩氦刀术后	9	6. 16±0. 48	5. 74~7. 98
对照组术前	6	4. 90±0. 88	4. 10~6. 12
对照组术后	6	4. 82±1. 21	4. 01~6. 89

注：统计学分析，氩氦刀术前、术后对比有显著性差异（$P<0.05$）；对照组术前、术后无明显差异（$P>0.05$）。

表 3　治疗前后 CD3/HLA-DR、CD62P（%）比较（$\bar{x}\pm s$）

观察指标	治疗前（%）	治疗后（%）	t 值	P 值
CD3+/HLA-DR+	5. 3786±4. 1712	9. 3052±7. 4420	−2. 92	<0. 005 *
CD3+/HLA-DR-	57. 0714±19. 2132	52. 76199±18. 2544	0. 99	>0. 05
CD3−/HLA-DR+	20. 0962±17. 7329	13. 5333±8. 8502	1. 65	>0. 05
CD3−/HLA-DR-	20. 1776±15. 5770	22. 4757±17. 9126	−0. 45	>0. 05
CD62P	3. 5748±1. 3421	1. 8952±0. 9921	5. 86	<0. 0001 *

* $P<0.005$

经治疗后，总结治疗结果，20 例肺癌患者治愈者 9 例（治愈率 45%）；存活 3 年以上者 7 例（35%），存活 5 年以上者 5 例（25%）。对比单纯用手术、化疗、放疗三大常规疗法，仅用氩氦刀疗法，加用中药疗法，治疗效果明显提高。

结论：中医药配合现代氩氦刀治疗方法，患者的治愈率达到 45%；有效率达到 100%。中医药疗法目前应作为治疗癌肿的重要选择治疗手段，我们近些年来的实践经验说明，祖国中医药瑰宝，在治疗癌症中可大有作为。

五、举例说明中医药结合氩氦刀在肝癌治疗中的疗效

我国是全球肝癌发病率最高和病死数最多的国家，肝癌约占全球的 55%。中国人的肝所承受的疾病负担是全世界最重的。全球约有 3.5 亿乙肝病毒感染者，我国就占了 9300 万。更令人担忧的是，我国肝癌的发病和乙肝病毒感染有着密切的关系，临床中 85%以上的肝癌都与乙肝有关。

肝癌包括原发性肝癌和转移性肝癌两种，人们日常所说的肝癌多指原发性肝癌。按照细胞分型，原发性肝癌又分为肝细胞型肝癌、胆管细胞型肝癌及混合型肝癌。临床上，肝细胞型肝癌占 80%以上，在这里仅粗略介绍笔者根据以上理论原则治疗的部分肝癌的情况。

（一）总结治疗肝癌患者 66 例

治疗情况如表 4 所示。

36 例单纯冷冻消融患者组，因穿刺孔造成出血者 1 例、术前就并发胸腔积液 1 例、急性肾衰竭 1 例、肝功能不全 6 例、术后并发乳糜腹水 1 例，这些并发症均得到控制治愈。术后生存时间 6~12 个月的 5 例，12~18 个月 11 例，18~24 个月 18 例，>24 个月 2 例。另 30 例冷冻消融结合中药治疗组，因穿刺孔造成出血者 1 例，肝功能不全 8 例，术后并发乳糜腹水 2 例。本组统计术后生存时间为 6~12 个月的 3 例，12~18 个月 7 例，18~24 个月 12 例，>24 个月 8 例。这 30 例与单纯冷冻消融组比较，患者术后的恢复、生活能力、生命的延长时间都较好。

表 4 冷冻消融组与冷冻消融加中药治疗组的生存期比较

治疗方法	病例数	患者生存期（月）			
		6~12	12~18	18~24	>24
冷冻消融组	36	5	11	18	2
冷冻消融+中药治疗组	30	3	7	12★	8★

★ $P<0.01$

（二）中药的协同作用

茵陈、郁金、苦参、紫花地丁、金钱草、夏枯草、白茅根、白花蛇舌草、半枝莲、丹参等诸药，依照君臣佐使，辨证施治法则配药治疗，可清热解毒、活血化瘀、利尿祛湿、消肿止痛、保肝退黄，并有散结化瘀，激活淋巴系统免疫等功能。成人肝是产生淋巴的源泉，激活淋巴细胞免疫功能，解除肝淋巴水肿，改善肝微环境，提高肝氧供，对恢复肝功能、加强淋巴细胞消灭残存癌细胞等会起到重要作用。

我们的研究观察表明，氩氦刀冷冻治疗肝癌有其独特的优越性。手术采用局部麻醉，经皮穿刺，操作简单，创伤微小，住院时间短，花钱少；靶向性强，安全性好，效果明显，且疗效评价确切；目前，氩氦刀的适应证越来越宽，已成为不能或不愿手术患者的首选，不愿放疗、化疗患者或放、化疗效果不好患者的首选；复发、

转移等中晚期患者的首选；当然，对可以手术的患者肯定效果更好，对手术不能切除的大部分中、晚期肝癌患者更是提供了一种有效的治疗途径；对那些不能手术，肝功能太差，失代偿的患者，也应予以慎重；本研究结果表明，冷冻治疗配合中医药疗法，可明显提高疗效，延长患者生命。但如何更有效地联合更多治疗手段，提高治愈率，仍然是尚需进一步探讨的问题。

参 考 文 献

[1] 魏启鹏，胡翔桦. 马王堆汉墓医书校释. 成都：成都出版社，1992.

[2] [唐] 王冰. 黄帝内经素问. 北京：人民卫生出版社，1963.

[3] 谢华. 精编黄帝内经. 呼和浩特：内蒙古文化出版社，2005.

[4] 王大萍. 中外医学史纲要. 北京：中国协和医科大学出版社，2007.

[5] 田牛，罗毅. 组织通道学概论. 北京：军事医学科学出版社，2010.

[6] 张维波. 经络是水通道. 北京：军事医学科学出版社，2009.

[7] 刘执玉编著. 淋巴学. 北京：中国医药科技出版社，1996：3-7.

[8] 刘执玉. 淋巴的基础与临床. 北京：科学出版社，2003.

[9] 白广德，练祖平，黄丁平，等 . 426 例肝癌氩氦刀冷冻消融术并发症的分析及处理. 广西医学，2008，30（1）：42-43.

[10] 钟洪才，方驰华，池达智. 术中氩氦刀靶向冷冻损毁术治疗中晚期肝癌的并发症及其防治. 世界华人消化杂志，2005，13（1）：145-147.

[11] 陈书昌，冯笑山，陈建民，等. 经皮穿刺氩氦刀靶向治疗非小细胞肺癌 50 例临床疗效观察. 中国现代医学杂志，2007，17（18）：2257-2261.

[12] 胡远超，寇昌华，田庆中，等. 术中氩氦刀消融术治疗中晚期肝癌 82 例. 海南医学，2010，21（2）：34-36.

[13] 姜世英，刘嵘，刘执玉. 当代负压医疗机理探讨. 科学研究月刊，2009，（7）：101-110.

[14] 凌学江. 推动我国经络-淋巴学迈向世界前沿. 今日科苑，2012，（8）：16-17.

[15] 刘执玉. 淋巴学：淋巴系统的种系发生. 北京：中国医药科学技术出版社，1995.

[16] 刘执玉. 口腔负压灸治疗多种急慢性病症的临床观察. 第 6 届国学国医岳麓论坛精选论文集，长沙，2012.

[17] 刘执玉. 神奇的口腔负压灸. 中国中医药现代远程教育，2012.

[18] 刘执玉. 激发淋巴系统效能与效率研究的重要性. 解剖学杂志，2006，29（增刊）：46.

[19] Zhiyu Liu，Luwan Wei. Importance of research to stimulate the effectiveness and efficiency of lymphatic system. US Chinese Journal of Lymphology and Oncology，2006，5（2）：49-50.

[20] Yunhai Fang，Yuxiang He，Zhiyu Liu. Negative pressure in pharyngo-oral cavity can treat lymphedema and related disorders，Medical Hypotheses，2008.

[21] Zhiyu Liu. The Medical theory of meridian-blood-lymph activity facility. 49th World Congress of Intergrated Medicine 24 ~ 26th November，Colombo，Sri Land，2011，81-84.

[22] Kawamura M，Izumi Y，Tsukada N，et al. Percutaneous cryoablation of smallpulmonarymalignant tumors under computed tomographic guidance with local anesthesia for nonsurgical candidates. J Thorac Cardiovasc Surg，2006，131（5）：1007-1013.

[23] Xu KC，Niu LZ，He WB，et al. Percutaneous cryoablation in combination with ethanol injection for unresectable hepatocellular carcinoma. World J Gastroenterol. 2003 Dec，9（12）：2686-2689.

[24] Kerkar S，Carlin AM，Sohn R，et al. Long-term follow up and prognostic factors forcryotherapyofmalignant liver tumors. Surgery，2004，136（4）：770-779.

（下转第 338 页）

第三届“国医大师”刘嘉湘：“扶正法”开创中医药治癌新思路

潜心学习研究中医60余载、诊治肿瘤患者50余万例，上海中医大附属龙华医院教授刘嘉湘以“中医扶正法治癌”的卓越学术成就，荣膺第三届“国医大师”。喜讯传来，刘老说：“中医药学是个伟大宝库，目前中医药事业的发展迎来了前所未有的大好时机。‘国医大师’于我而言，是一种鞭策，激励我不断努力创新。”

扭转“攻杀”为主的治癌方向

中西医治癌一度以“攻、杀”为主，疗效并不理想。1971年，刘嘉湘总结108例晚期肺癌，发现辨证治疗后近期有效率为56.5%，存活1年以上者39例；以攻为主（单独用肺五方）治疗18例却无一例存活超过1年。这一研究，为刘老的学术思想奠定了基础：中医治肺癌应以辨证论治为主要原则，以扶正为主兼顾祛邪，“扶正法”治肺癌由此呈现雏形。

20世纪60年代，刘嘉湘师从名医张伯臾。张先生问诊有两大特点，临证以察舌苔为主、辅以脉象，辨证更为精确，治疗更为有效；用药精简，既善用《伤寒论》经方，又精通《温病》时方，收获良好临床疗效。在对肿瘤的研究方面，刘嘉湘坦言，庞泮池先生堪称启蒙老师，先生应用中医药治疗妇科肿瘤颇有方法，早在半个世纪前，已通过辨证方法将宫颈癌进行分型，有的放矢施治。

基于此，刘嘉湘系统提出：正气虚损是肿瘤发生、发展的根本原因，中医“扶正法”治癌，强调以人为本，采用扶正与祛邪、辨证与辨病、整体与局部相结合的方法，实现“除瘤存人”“人瘤共存”目的，开创中医药治疗恶性肿瘤的新思路、新方法。

中医转让成果首获国际认可

中医要原汁原味，也要不断创新。刘嘉湘研制出国内首个口服治疗肺癌的新药——金复康口服液。“说起这一创新，主要源于我的患者杨泉生。”杨泉生夫妻俩都罹患胃癌，长期在刘老门诊处随访，一次偶然机会，杨泉生被蛇咬伤，服用“季德胜蛇药片”，没想到胃部癌症病灶因此缩小。

刘嘉湘领衔的肿瘤研究组按图索骥，筛选七叶一枝花、八角莲、苦参等近70种具有抗肿瘤效应的中草药，同时又从临床有效的经验方药中筛选出12味具有益气养阴、清热解毒的中药，制成益肺抗瘤饮，“金复康口服液”就此诞生。

迄今，成果转让药厂生产销售额7.3亿元。团队还与美国纽约“纪念斯隆-凯特林癌症中心”合作开发，目前，金复康口服液已被美国食品和药品管理局批准进行Ⅱ期临床试验。这是中医药治疗恶性肿瘤又一次得到国际肿瘤界的认可。

20世纪80年代，对于癌痛尚无满意治疗方法，刘嘉湘将活血化瘀、消肿止痛的经验方研制成新型外用镇痛制剂——蟾酥膏（现名蟾乌巴布膏）。

（下转第319页）

❖ 癌症康复与姑息治疗 ❖

癌症疼痛诊疗上海专家共识（2017年版）

胡夕春　王杰军　常建华　沈　伟　王惠杰　王碧芸　许　青

上海市抗癌协会癌症康复与姑息专业委员会

【关键词】 癌症；疼痛；DU145；诊断规范

为进一步规范我国癌症疼痛诊疗行为，完善重大疾病规范化诊疗体系，提高医疗机构癌症疼痛诊疗水平，改善癌症患者生活质量，保障医疗质量和医疗安全，2011年卫生部制定并发布了《癌症疼痛诊疗规范（2011年）》[1]（以下简称规范）。近年来，癌症疼痛的诊治得到临床医师及社会的高度重视，为了进一步规范上海市癌症疼痛诊疗行为和全程管理，在卫生部原有规范的基础上，主要参照欧洲临床肿瘤学会（European Society for Medical Oncology，ESMO）《癌症疼痛指南（2012年版）》[2]、美国国立综合癌症网络（National Comprehensive Cancer Network，NCCN）《成人癌痛临床指南（2016年第2版）》[3]及自2011年以来发表的重要参考文献，结合上海市抗癌协会癌症康复与姑息专业委员会专家的实际临床经验，制定了《癌症疼痛诊疗规范上海专家共识（2017年版）》。

一、癌痛定义的扩展延伸和癌痛管理的目标

1985年，美国疼痛学会提出疼痛是继心率、血压、脉搏和呼吸之后的第五大生命体征，疼痛越来越受到临床的重视和关注。国际疼痛研究协会将疼痛定义为“组织损伤或潜在的组织损伤引起的不愉快的多维的感觉和情感体验，或对这种损伤相关的描述”。NCCN《成人癌痛临床指南（2016年第1版）》[4]也随之做出相应的更新。2016年10月，有研究对疼痛的定义再次进行了更新，将其定义为“疼痛是一种与实际的或潜在的组织损伤，或与这种损伤的描述有关的一种令人不愉快的感觉和情感体验，包括了感觉、情感、认知和社会成分的痛苦体验。”[5]这个定义获得了广泛认同，因此癌痛的内涵也从简单的对组织损伤和心理层面的关注，扩展到了患者认知和社会功能的层面，故癌痛的用药和管理也必须是全方位的管理，需涉及生理、心理和社会各个层面。

NCCN发布的指南[3]首次明确强调疼痛管理应达到“4A”目标，即优化镇痛（optimize analgesia）、优化日常生活（optimize activities of daily living）、使药物不良反应最小化（minimize adverse effects）和避免不恰当给药（avoid aberrant drug taking）。

二、癌痛评估“常规、量化、全面、动态”原则的细化

常规评估原则：医师应主动询问癌症患者有无疼痛，并常规评估疼痛病情，相应的病历记录应当在患者入院后 8h 内完成。对于有疼痛症状的癌症患者，应当将疼痛评估列入护理常规监测和记录的内容。在滴定过程中，应根据具体滴定方案的要求，在规定时间每隔数小时进行疼痛评估，直至疼痛控制达到稳定状态；如出现爆发痛，则应及时再次进行评估；即便患者病情稳定，疼痛控制良好，也应该进行常规的评估，原则上每个月不少于 2 次。

（一）量化评估原则

使用疼痛程度评估量表等量化标准来评估患者疼痛主观感受程度，需要患者密切配合。癌痛量化评估可使用数字分级法（numeric rating scale，NRS）、面部表情评估量表法、主诉疼痛程度分级法（verbal rating scale，VRS）及简明疼痛评估量表（brief pain inventory，BPI），各种量化评估方法具体操作见规范。在量化评估疼痛前，应该仔细全面地对患者和主要照顾者宣教疼痛评估的具体实施方法和意义。在量化评估疼痛时，应当重点评估最近 24h 内患者最严重和最轻的疼痛程度，以及通常情况的疼痛程度。量化评估应当在患者入院后 8h 内完成。中、重度疼痛（NRS 为 4～10 分）的患者应该有医护交班记录。在医师和护士的癌痛评分不一致时，应分析具体原因，明确评分标准，力求达到一致。

（二）全面评估原则

癌痛全面评估是指对癌症患者疼痛病情及相关病情进行全面评估，包括疼痛病因、疼痛类型（躯体性、内脏性或神经病理性）、疼痛发作情况（疼痛性质、加重或减轻的因素）、止痛治疗情况、重要器官功能情况、心理精神情况、家庭支持情况、社会支持情况和既往史（如精神病史或药物滥用史）等。Wang 等[6]研究了 274 例癌症疼痛患者的癌症疼痛改善情况，发现癌症疼痛的干预治疗、患者抑郁状况的缓解、患者经济状况和伴随疾病的多少是影响到疼痛改善的 4 个主要因素。在癌痛评估、患者宣教和选择干预手段时，应当考虑患者的生理、心理、精神需求及其家庭经济状况，选择适合的宣教方法和干预手段[7]。只有在全面评估的基础上制订的治疗方案才更有针对性，效果也更好。癌痛全面评估建议使用 BPI，可使用 ID Pain 量表（附录 1）等辅助诊断神经病理性疼痛。

（三）动态评估原则

在患者发生癌痛一直到癌痛痊愈或患者死亡的整个过程中，要全程管理，应为每 1 例癌痛患者制定个体化的用药方案和癌痛评估计划，且根据需要及时调整。

三、癌痛的及早治疗原则

癌症疼痛应当采用综合治疗的原则，根据患者的病情和身体状况，有效应用止痛治疗手段，持续、有效地消除疼痛，预防和控制药物的不良反应，降低疼痛及治疗带来的心理负担，以期最大限度地提高患者生活质量，延长生存时间。

癌痛的干预要趁早。Zimmermann 等[8]的前瞻性随机对照研究显示，晚期恶性肿瘤患者的姑息治疗，包括对癌痛的治疗，越早开始，患者生存获益越大。欧洲的一项大型Ⅲ期随机临床研究[9]比较了早期积极姑息治疗和常规治疗晚期肿瘤相关疼痛，结果显示，早期积极姑息治疗组能显著降低严重疼痛的发生率，但也相应增加了强阿片类药物的使用剂量，早期积极的镇痛治疗可阻止癌痛演变为难治性神经病理性

疼痛，有助于提高患者的生活质量。因此癌痛患者在排除禁忌证后，应及早开始接受镇痛治疗。

四、药物治疗新进展

癌痛药物根据镇痛的强度分为 3 大类，这个三阶梯分类法仍是癌痛药物治疗的基础。常用的癌痛治疗的药物又分为非阿片类药物、阿片类药物及辅助镇痛药物。两种非甾体药物联合应用，由于不仅不增加疗效，而且可能增加不良反应，故不主张联合使用。当非甾体药物用药剂量达到一定水平后，增加用药剂量并不能增强其止痛效果，但药物引起的不良反应将明显增加。因此，规定日限制剂量：布洛芬为 2400mg/d，塞来昔布为 400mg/d，对乙酰氨基酚为 2000mg/d。如果需要长期使用或日用剂量已达到限制性用量时，应考虑更换为阿片类药物；在联合用药的情况下，则只增加阿片类药物用药剂量。对乙酰氨基酚及其复方制剂有肝毒性，临床使用须关注[3]。

阿片类药物是中度和重度癌痛治疗的基础用药，长期使用阿片类药物时，首选口服给药途径，有明确不宜口服指征的患者也可考虑其他给药途径（包括静脉、皮下、直肠及经皮给药等）。另外应按时用药，即按规定时间间隔规律性给予止痛药。按时给药有助于维持稳定、有效的血药浓度。

即释阿片类药物用于滴定和出现爆发痛，缓释阿片类药物用于维持治疗。目前，临床上常用于癌痛治疗的短效阿片类药物有吗啡、羟考酮和复方羟考酮的即释制剂；缓释阿片类药物为吗啡缓释片、羟考酮缓释片和芬太尼透皮贴剂等。有研究表明，不同的缓释强阿片类药物之间的镇痛疗效相近，差异无统计学意义，但同时也指出这方面的临床试验非常有限，并且研究方法也存在缺陷[10]。如起始使用即释阿片类药物进行滴定的癌痛患者，24h 后即可转换为等效剂量的口服缓释阿片类药物。在缓释强阿片类药物作为背景用药（background analgesia）时，爆发痛的处理应使用纯阿片受体激动剂，不推荐使用复方制剂、强痛定和哌替啶等。

曲马多的使用注意事项：

（1）增加癫痫发作的风险，对于具有正常肝和肾功能的成年人，建议最大日剂量为 400mg（每天 4 次），对于老年人（≥75 岁）及那些有肝和（或）肾功能障碍者，推荐较低的每日剂量以降低癫痫发作的风险。

（2）极量的疗效也次于强阿片类药物，即使在 100mg 的最大剂量下每天 4 次，曲马多的疗效也低于其他阿片类镇痛药，如吗啡。

（3）增加 5-羟色胺综合征的风险。

NCCN《成人癌痛临床指南（2016 年第 2 版）》[3]指出，曲马多是弱的 μ-阿片受体激动剂，具有一些去甲肾上腺素和 5-羟色胺再摄取抑制的功能，用于轻度至中度疼痛。因此，临床使用曲马多时应关注 5-羟色胺综合征，尤其是同时使用其他 5-羟色胺或单胺氧化酶抑制剂样药物（如三环类抗抑郁药和选择性 5-羟色胺再吸收抑制剂）的患者。阿片类药物如芬太尼、哌替啶、美沙酮、右美沙芬、羟可酮及氢可酮也有引起 5-羟色胺综合征的风险[11]。

低剂量强阿片类药物可作为弱阿片类的替代药物。2012 年欧洲姑息治疗学会（EuropeanAssociation for Palliative Care，EAPC）发布的《欧洲癌痛阿片类药物镇痛指南》[12]指出，可考虑低剂量强阿片类药物替代可待因或曲马多（表 1）。2012 年，有研究者基于 24 年的临床治疗经验质疑三阶梯治疗原则的有效性[13]。同年，ESMO发布的《癌症疼痛指南（2012年版）》[2]指出，可以考虑低剂量强阿片药物联合非阿片类镇痛药作为弱阿片类药物的替代药物。更新这条规范的理由包括：

（1）弱阿片药物的镇痛效能无显著优势，且容易在30～40d后出现耐药，需要更换为强阿片类药物。

（2）弱阿片药物的剂量存在“天花板效应”，即一定的剂量后，增量不能增效，也制约了临床应用。

（3）2016年的一项Ⅲ期随机研究[14]比较了低剂量吗啡和弱阿片类药物治疗中度癌痛的效果，结果显示，镇痛治疗7d后NRS评分下降20%及以上的比例，低剂量吗啡组为88.2%，弱阿片类药物组为57.7%，差异有显著统计学意义（$P<0.001$）。该研究结果证实，低剂量强阿片类可替代弱阿片类治疗中度癌痛，这也为低剂量三阶梯强阿片类药物替代二阶梯弱阿片类药物提供有力的结论性的数据支持。

表1　癌痛第二阶梯药物治疗方案

药 物	特点和评论
可待因	仅属于第二阶梯药物，单药或联合对乙酰氨基酚使用，每日剂量不超过360mg
曲马多	仅属于第二阶梯药物，单药或联合对乙酰氨基酚使用，每日剂量不超过400mg
氢可酮	仅属于第二阶梯药物，在某些国家可作为可待因的替代品
羟考酮	低剂量（≤20mg/d）时属于第二阶梯药物
吗啡	低剂量（≤30mg/d）时属于第二阶梯药物
氢吗啡酮	低剂量（≤4mg/d）时属于第二阶梯药物

五、强阿片类药物的使用更新

（一）阿片类药物的剂量滴定

根据EAPC发布的基于循证医学证据的《欧洲癌痛阿片类药物镇痛指南》[12]，吗啡、羟考酮与氢吗啡酮的短效和长效制剂均可用于滴定。既往的规范推荐了短效制剂的滴定方法。刘勇等[15]进行的Meta分析比较了羟考酮缓释片与吗啡即释片用于中重度癌痛患者滴定的疗效和安全性，结果显示，使用羟考酮缓释片进行滴定，1、4和24h疼痛缓解率均显著优于吗啡即释片；滴定周期和镇痛起效时间较吗啡即释片显著缩短；便秘、恶心、呕吐的不良反应发生率显著低于吗啡即释片；其他不良反应发生率差异无统计学意义。但目前国内对于应用缓释药物为背景进行滴定的具体方法尚未统一。张力[16]和梁军[17]根据临床经验，结合癌痛患者的特点，分别制定了以盐酸羟考酮缓释片为背景的滴定方案，详细方案见附录2和3。临床上可以根据疼痛的程度、阿片类药物既往的使用情况和疼痛评估的频率等选择适宜的滴定方案。

（二）阿片类药物的选择

在选择强阿片类药物起始剂量时，应区分阿片类药物不耐受患者和阿片类药物耐受患者；不推荐贴剂用于阿片类药物不耐受的患者。关于芬太尼透皮贴剂的使用，NCCN《成人癌痛临床指南（2016年第2版）》[3]指出，应避免芬太尼贴剂使用的部位和周边暴露在热源下，因为温度升高使芬太尼释放加速，会导致剂量过量，出现严重不良反应。另外，芬太尼贴剂不能剪开或刺破。

（三）阿片类药物的维持治疗和停药

在维持治疗过程中一般使用缓释阿片类药物的短效剂型进行解救治疗，为日剂量的10%～20%。如需减少或停用阿片类药物，则采用逐渐减量法，日剂量每天减少10%～25%，同时严密观察阿片类药物减少所致戒断症状，如无特殊症状可以继续按阿片类药物日剂量的10%～25%减少。随着阿片类药物日剂量的减少，递减的百分比梯度建议减小，递减的频率减慢，以免阿片类药物戒断症状的出现。直到日剂量相当于30mg口服吗啡的药量，继续服用2天后即可停药。

（四）阿片类药物之间的剂量换算

阿片类药物之间的剂量换算可参照换算系数表（表2）。换用另一种阿片类药物时，仍需要仔细观察病情，并个体化滴定用药剂量。下列一些经验供参考，所有的非甾体类抗炎药的每日最大剂量，大约可换算为5～10mg口服吗啡[18]；复方制剂理论上不能直接转换，需要重新滴定。

表2　阿片类药物剂量换算系数表

药 物	非胃肠给药	口 服	等效剂量
吗啡	10mg	30mg	非胃肠道：口服=1：3
可待因	–	200mg	非胃肠道：口服=1：1.2 吗啡（口服）：可待因（口服）=1：6.5
曲马多	–	150mg	吗啡（口服）：曲马多（口服）=1：5
羟考酮	–	15～20 mg	吗啡（口服）：羟考酮（口服）=（1.5～2.0）：1
芬太尼透皮贴剂	25μg/h（透皮吸收）	–	芬太尼透皮贴剂μg/h，每72h剂量=1/2×口服吗啡mg/d剂量
对乙酰氨基酚*	–	–	对乙酰氨基酚（口服）：羟考酮（口服）=200：1

*：含对乙酰氨基酚的复方制剂，如泰勒宁理论上不能直接转换，而是需重新滴定的。临床上也有医师这么换算可以参考，1片泰勒宁含5mg盐酸羟考酮+325mg对乙酰氨基酚，5mg羟考酮相当于7.5～10.0mg吗啡，325mg对乙酰氨基酚约等于3.25mg吗啡，所以1片泰勒宁等于10.75～13.25mg吗啡，等于6～9mg羟考酮

（五）阿片类药物不良反应的处理

便秘是最常见和最棘手的不良反应，如果便秘持续存在，应重新评估便秘的原因和严重程度，排除肠梗阻和高钙血症，并评估其他有可能引起便秘药物（如5-HT3受体拮抗剂）的影响。如果缓泻剂无效，推荐使用甲基纳曲酮；其他的二线治疗药物包括鲁比前列酮和纳洛西酮（美国FDA批准用于阿片类药物诱发性便秘），以及利那洛肽（美国FDA批准用于特发性便秘）。

（六）不推荐两种阿片类药物联用治疗癌痛

理论上，当使用一种阿片类药物治疗疼痛控制不佳时，同时加用脂溶性、代谢途径、受体激动、拮抗强度或受体亲和度等方面不同的另一种阿片类药物可能会获益。但阿片类药物的联用仍缺乏有力的循证医学证据[19]，且两种阿片类药物联用对于患有晚期癌症合并心脏衰竭、肥胖及严重哮喘等疾病的患者，可能会增加不良反应发生的风险[20]。对于居家的癌痛患者，处方两种阿片类药物可能会给他们带来剂量调整困难、不良反应来源难以判断的问题。NCCN《成人癌痛临床指南（2016年第2版）》[3]指出，在疼痛控制过程中，尽可能使用同一种阿片类药物（无论是短效还是缓释剂型）；EAPC发布的《欧洲癌痛阿片类药物镇痛指南》[12]中也提及，由于证据不足，阿片类药物联用在指南中不作

推荐。

六、神经病理性疼痛与辅助镇痛药物

神经病理性疼痛可能是急性诊断和（或）干预手段直接损伤神经的结果，慢性神经病理性疼痛是由治疗手段（如化疗）和（或）肿瘤本身所致，因此对神经病理性疼痛的认识非常重要，需要采用不同的策略才能使其有效的缓解[21]。非甾体类抗炎药及对乙酰氨基酚对神经病理性疼痛疗效十分有限。弱阿片类药物中曲马多因具有双相镇痛作用，所以具有一定的疗效。强阿片类药物是治疗神经病理性疼痛基本药物。现在常用的强阿片类药物如吗啡、芬太尼和羟考酮主要作用于 u 受体，而美沙酮同时也作用于天门冬氨酸受体，可用于二线治疗，但个体差异较大，应谨慎使用。

辅助镇痛药物是指能减少阿片类不良反应或增加阿片类药物的镇痛疗效的药物，常用于辅助治疗神经病理性疼痛、骨痛和内脏痛。辅助用药的种类选择及剂量调整，需要个体化对待。辅助镇痛药物的疗效在 4~8d 内显现。辅助用药从低剂量起始，1 周内观察疗效，如果无效，在不增加不良反应的前提下增加剂量或更换药物[22]。常用的辅助药物包括抗惊厥类药物（加巴喷丁、普瑞巴林）、抗抑郁类药物、糖皮质激素、双膦酸盐和局部麻醉药等（表 3）。

表 3　常用辅助药物的用法

类型	名称	用法用量
三环类抗抑郁药	阿米替林	小剂量开始，如果能够耐受，每 3~5d 增加 1 次剂量。初始剂量为 12.5mg 睡前服用，以 1 周为间隔每周增加 25mg，至疼痛缓解或产生不能耐受的不良反应，一般不超过 75mg/d
其他类型抗抑郁药	度洛西汀	初始剂量每天 20mg，增加至每天 60~120mg
	文拉法辛	初始剂量每天 37.5~75.0mg，增加至每天 75~225mg
抗惊厥药	加巴喷丁	初始剂量每晚 100~300mg，增加至每天 900~3600mg，分 2~3 次给药。每 3d 剂量增加 50%~100%
	普瑞巴林	初始剂量 75mg，每天 2 次，最大剂量 600mg/d
皮质类固醇激素	地塞米松	4~8mg/d

抗惊厥类药物用于神经损伤所致的撕裂痛、放电样疼痛及烧灼痛，常用的药物包括加巴喷丁和普瑞巴林。有研究显示，在阿片类药物单药或弱阿片类药物丙咪嗪方案的基础上，联合小剂量加巴喷丁（每 12h 200mg）能提高对神经性疼痛的控制率[23,24]。普瑞巴林的使用应逐渐增加剂量，注意该药会增强患者的自杀理念和自杀企图。在吗啡的基础上，联合普瑞巴林对神经病理性疼痛的缓解率优于阿米替林和加巴喷丁[25]。近年的随机对照研究显示，普瑞巴林单药治疗神经病理性疼痛优于芬太尼[26]。

抗抑郁药物包括选择性 5-羟色胺再摄取抑制剂、5-羟色胺和去甲肾上腺素再摄取双重抑制剂及三环抗抑郁药物（阿米替林），用于中枢性或外周神经损伤所致的麻木样痛、灼痛，也可改善心情和睡眠，如阿米替林、度洛西汀及文拉法辛等。阿米替林和加巴喷丁联合曲马多治疗神经病理性疼痛的疗效相近[27]。对于普瑞巴林无效或不能耐受的神经病理性疼痛患者，度洛西汀仍可有效缓解疼痛，部分患者的睡眠问题和轻度头痛得到缓解[28]。度洛西汀和文法拉辛可用于化疗药物所致的外周神经毒性。一项安慰剂对照的Ⅲ期随机双盲研究显示，对奥沙利铂或紫杉醇化疗所致的外周神经病变疼痛，度洛西汀 30mg/d 连续 5 周能使 79% 的患者疼痛得到有效缓解，安慰剂组为 38%[29]。另有Ⅲ期临床研究显示，对于奥沙利铂引起的外周神经病变疼痛，文拉法辛和安慰剂的疼痛完全缓解率分别为 31.3% 和 5.3%（$P=0.03$）[30]。一项对奥沙利铂或紫杉醇化疗所致外周神经病变疼痛的病例对照研究显示，文拉法辛和对照组的 75% 症状缓解率分别为 45.2% 和 0[31]。

糖皮质类固醇具有抗炎作用，因此广泛应用于癌痛的治疗中。Meta 分析显示，糖皮质激素（地塞米松）有助于在短时间内迅速缓解疼痛，但由于缺乏高质量的临床证据支持，在癌痛中的价值尚未明确，具体起始剂量、治疗时间也未明确[32]。地塞米松因较少的盐皮质激素作用得到广泛应用，这类药物半衰期长，可以每天给药 1 次，对于神经病理性疼痛，推荐剂量 4～8mg/d；对于脊髓压迫综合征，推荐剂量 16～32mg/d[33]。考虑糖皮质激素的中枢兴奋作用和预防夜间失眠，且类固醇激素的释放高峰在早晨，故优选在早晨给药。它可作为联合用药的一部分用于神经或骨受侵犯时疼痛危象的急诊处理。长期使用应关注其不良反应。

七、加强门诊癌痛患者的管理

门诊癌痛患者管理是癌症疼痛诊疗规范化管理的重要组成部分，是衔接住院管理与居家管理的“桥梁”，因此有必要对其进行一定地规范，切实加强门诊医师和护士的培训。像对住院的癌痛患者一样，门诊也应建立病历随访本，进行定期随访。在门诊癌痛管理中，强阿片药物的使用是关键。考虑到门诊癌痛患者用药依从性，结合住院癌痛患者药物使用的经验，建议门诊癌痛患者将非创伤的缓释、控释制剂药物作为首选（如盐酸羟考酮缓释片等）。

癌痛治疗前应充分告知患者及照顾者阿片类药物治疗的获益及潜在风险，特别是了解药物的不良反应及阿片类药物潜在的误用、滥用和成瘾风险。治疗开始后的定期随访能够指导患者正确服用镇痛药物，预防和减少不良反应；帮助患者减少许多痛苦，做到早预防、早发现、早治疗；提高患者依从性，达到最佳的治疗效果，对癌痛患者有极大帮助。首次随访应注重疼痛程度、性质、部位的评估和爆发痛的处理方法。再次随访时应注重疼痛的评估、镇痛药物不良反应预防及处理方法，爆发痛的正确处理方法，鼓励患者记录疼痛日记或随笔，如何正确告知疼痛。在患者疼痛加重、每天出现 3 次及以上的爆发痛或影响睡眠时，应嘱咐患者咨询医师调整镇痛药物剂量或更换镇痛方案。

八、癌痛的多学科治疗

良好的疼痛控制需要多学科团队合作，尤其是急性疼痛。如存在肿瘤科急症相关的疼痛，如病理性骨折、脑转移、感染及肠梗阻等急症所致的疼痛，应首先邀请相关学科进行多学科讨论，既要治疗引起疼痛的相关疾病又要处理并发症，为每例癌痛患者制定个体化的镇痛方案。

癌痛多数是慢性疼痛，部分癌痛患者虽经长期规范治疗但疼痛仍没有得到理想的控制，最终发展成为难治性癌痛。难治性癌痛原因十分复杂，其中多数是神经病理性疼痛，需要仔细检查和动态评估；需要由肿瘤科、疼痛科、介入治疗科和麻醉科等医师共同参与，做出准确的诊断，从而指导治疗。对于预计生存时间超过 3 个月的晚期肿瘤患者，可采取以下有效的办法：用高浓度的乙醇损毁无髓鞘的腹腔神经丛是比较有效的治疗上腹部脏器肿瘤导致背痛的治疗方法；神经阻滞在胰腺、上腹部的腹腔神经丛、上腹下神经丛、肋间神经及外周神经等部位可取得良好的镇痛效果；经皮椎体成形术对于溶骨性椎骨转移瘤造成的疼痛及由此引起的神经压迫症状疗效明确。

参 考 文 献

[1] 中华人民共和国卫生部. 癌症疼痛诊疗规范（2011 年版）. 中华危重症医学杂志（电子版），2012，5（1）：31-38，318.

[2] Ripamonti CI，Santini D，Maranzano E，et al. Management of cancer pain：ESMO Clinical Practice Guidelines. Ann Oncol，2012，23（Suppl 7）：vii139-vii154.

[3] https://www.nccn.org/professionals/physician_gls/pdf/pain.pdf，Version 1.2016

[4] https://www.nccn.org/professionals/physician_gls/pdf/pain.pdf，Version 2.2016

[5] Williams AC，Craig KD. Updating the definition of pain. Pain，2016，157（11）：2420-2423.

[6] Wang HL，Kroenke K，Wu J，et al. Predictors of cancer-related pain improvement over time. Psychosom Med，2012，74（6）：642-647.

[7] Ham OK，Chee W，Im EO. The influence of social structure on cancer pain and quality of life. West J Nurs Res，2016. pii：0193945916672663. [Epub ahead of print]

[8] Zimmermann C，Swami N，Krzyzanowska M，et al. Early palliative care for patients with advanced cancer：a cluster-randomised controlled trial. Lancet，2014，383（9930）：1721-1730.

[9] Bandieri E，Sichetti D，Romero M，et al. Impact of early access to a palliative/supportive care intervention on pain management in patients with cancer. Ann Oncol，2012，23（8）：2016-2020.

[10] Mesgarpour B，Griebler U，Glechner A，et al. Extended-release opioids in the management of cancer pain：a systematic review of efficacy and safety. Eur J Pain，2014，18（5）：605-616.

[11] 蔡燕妮，迟猛，王国年. 阿片类药物与 5-羟色胺综合征的研究进展. 临床麻醉学杂志，2015，31（2）：201-203.

[12] Caraceni A，Hanks G，Kaasa S，et al. Use opioid analgesics cancer pain：evidence-based recommendations from EAPC. Lancet Oncol，2012，13（2）：e58-e68.

[13] Vargas-Schaffer G. Is the WHO analgesic ladder still valid? Twenty-four years of experience. Can Fam Physician，2010，56（6）：514-517.

[14] Bandieri E，Romero M，Ripamonti CI，et al. Randomized trial of low-dose morphine versus weak opioids in moderate cancer pain. J Clin Oncol，2016，34（5）：436-442

[15] 刘勇，宋正波，梁军，等. 羟考酮缓释片和吗啡即释片在中重度癌痛滴定中疗效及安全性比较的 Meta 分析. 临床肿瘤学杂志，2016，21（7）：585-592.

[16] 张力. 浅析缓释药物为背景的滴定方案. 中国医学论坛报，2014：A10.

[17] 梁军. 盐酸羟考酮缓释片简化剂量滴定方案解析. 中国医学论坛报，2015：B12.

[18] Vardy J，Agar M. Nonopioid drugs in the treatment of cancer pain. J Clin Oncol，2014，32（16）：1677-1690.

[19] Afsharimani B，Kindl K，Good P，et al. Pharmacological options for the management of refractory cancer pain-what is the evidence? Support Care Cancer，2015，23（5）：1473-1481.

[20] Kim HJ，Kim YS，Park SH. Opioid rotation versus combination for cancer patients with chronic uncontrolled pain：a randomized study. BMC Palliat Care，2015，14（1）：1-6.

[21] Esin E，Yalcin S. Neuropathic cancer pain：

what we are dealing with? How to manage it? Onco Targets Ther, 2014, 7: 599-618.

[22] Bennett MI. Effectiveness of antiepileptic or antidepressant drugs when added to opioids for cancer pain: systematic review. Palliat Med, 2011, 25 (5): 553-559.

[23] Keskinbora K, Pekel AF, Aydinli I. Gabapentin and an opioid combination versus opioid alone for the management of neuropathic cancer pain: a randomized open trial. J Pain Symptom Manage, 2007, 34 (2): 183-189.

[24] Arai YC, Matsubara T, Shimo K, et al. Low-dose gabapentin as useful adjuvant to opioids for neuropathic cancer pain when combined with low-dose imipramine. J Anesth, 2010, 24 (3): 407-410.

[25] Mishra S, Bhatnagar S, Goyal GN, et al. A comparative efficacy of amitriptyline, gabapentin, and pregabalin in neuropathic cancer pain: a prospective randomized double-blind placebo-controlled study. Am J Hosp Palliat Care, 2012, 29 (3): 177-182.

[26] Raptis E, Vadalouca A, Stavropoulou E, et al. Pregabalin vs opioids for the treatment of neuropathic cancer pain: a prospective, head-to-head, randomized, open-label study. Pain Pract, 2014, 14 (1): 32-42.

[27] Matsuoka H, Makimura C, Koyama A, et al. Pilot study of duloxetine for cancer patients with neuropathic pain non-responsive to pregabalin. Anticancer Res, 2012, 32 (5): 1805-1809.

[28] Banerjee M, Pal S, Bhattacharya B, et al. A comparative study of efficacy and safety of gabapentin versus amitriptylineas coanalgesics in patients receiving opioid analgesics for neuropathic pain in malignancy. Indian J Pharmacol, 2013, 45 (4): 334-338.

[29] Smith E, Pang H, Cirrincione C, et al. Effect of duloxetine on pain, function, and quality of life among patients with chemotherapy-induced painful peripheral neuropathy: a randomized clinical trial. JAMA, 2013, 309 (13): 1359-1367.

[30] Durand JP, Deplanque G, Montheil V, et al. Efficacy of venlafaxine for the prevention and relief of oxaliplatin-induced acute neurotoxicity: results of EFFOX, a randomized, double-blind, placebo-controlled phase Ⅲ trial. Ann Oncol, 2012, 23 (1): 200-205.

[31] Kus T, Aktas G, Alpak G, et al. Efficacy of venlafaxine for the relief of taxane and oxaliplatin-induced acute neurotoxicity: a single-center retrospective case-control study. Support Care Cancer, 2016, 24 (5): 2085-2091.

[32] Haywood A, Good P, Khan S, et al. Corticosteroids for the management of cancer-related pain in adults. Cochrane Database Syst Rev, 2015, (4): CD010756.

[33] Leppert W, Buss T. The role of corticosteroids in the treatment of pain in cancer patients. Curr Pain Headache Rep, 2012, 16 (4): 307-313.

《癌症疼痛诊疗上海专家共识（2017年版）》专家组成员

（以汉语拼音字母为序）

曹军宁　复旦大学附属肿瘤医院
常建华　复旦大学附属肿瘤医院
陈佳艺　上海交通大学医学院附属瑞金医院
成文武　复旦大学附属肿瘤医院
方怡儒　上海市精神卫生中心
高　勇　同济大学附属东方医院
郭伟剑　复旦大学附属肿瘤医院

郭　晔　复旦大学附属肿瘤医院
胡夕春　复旦大学附属肿瘤医院
姜　斌　上海交通大学医学院附属第九人民医院北院
李　纲　复旦大学附属肿瘤医院闵行分院
李文涛　复旦大学附属肿瘤医院
梁晓华　复旦大学附属华山医院
刘天舒　复旦大学附属中山医院
柳　珂　第二军医大学附属长征医院
陆　舜　上海交通大学附属胸科医院
陆箴琦　复旦大学附属肿瘤医院
罗志国　复旦大学附属肿瘤医院
闵大六　上海交通大学附属第六人民医院东院
沈　伟　上海交通大学医学院附属新华医院
沈　赞　上海交通大学附属第六人民医院
孙元珏　上海交通大学附属第六人民医院南院
唐　曦　复旦大学附属华东医院
涂水平　上海交通大学医学院附属仁济医院
王碧芸　复旦大学附属肿瘤医院
王红霞　上海交通大学附属第一人民医院
王惠杰　复旦大学附属肿瘤医院
王杰军　第二军医大学附属长征医院
王理伟　上海交通大学医学院附属仁济医院
许德凤　同济大学附属第十人民医院
许　青　同济大学附属第十人民医院
臧远胜　第二军医大学附属长征医院
湛先保　第二军医大学附属长海医院
张　剑　复旦大学附属肿瘤医院
张　俊　上海交通大学医学院附属瑞金医院
张伟滨　上海交通大学医学院附属瑞金医院
郑磊贞　上海交通大学医学院附属新华医院
周彩存　同济大学附属上海市肺科医院
周　箴　上海交通大学附属胸科医院

执笔人：

胡夕春　复旦大学附属肿瘤医院
王惠杰　复旦大学附属肿瘤医院

附录 1　ID Pain 量表

自测题	评分	
	是	否
您是否出现针刺般疼痛?	1	0
您是否出现烧灼样疼痛?	1	0
您是否出现麻木感?	1	0
您是否出现触电般疼痛?	1	0
您的疼痛是否会因为衣服或床单的触碰而加剧?	1	0
您的疼痛是否只出现在关节部位?	-1	0
总分：最高分=5，最低分=-1		

结果分析	
总分	分析
-1~0	基本排除神经病理性疼痛
1	不完全排除神经病理性疼痛
2~3	考虑患神经病理性疼痛
4~5	高度考虑患神经病理性疼痛

附录 2　盐酸羟考酮缓释片为背景的滴定流程

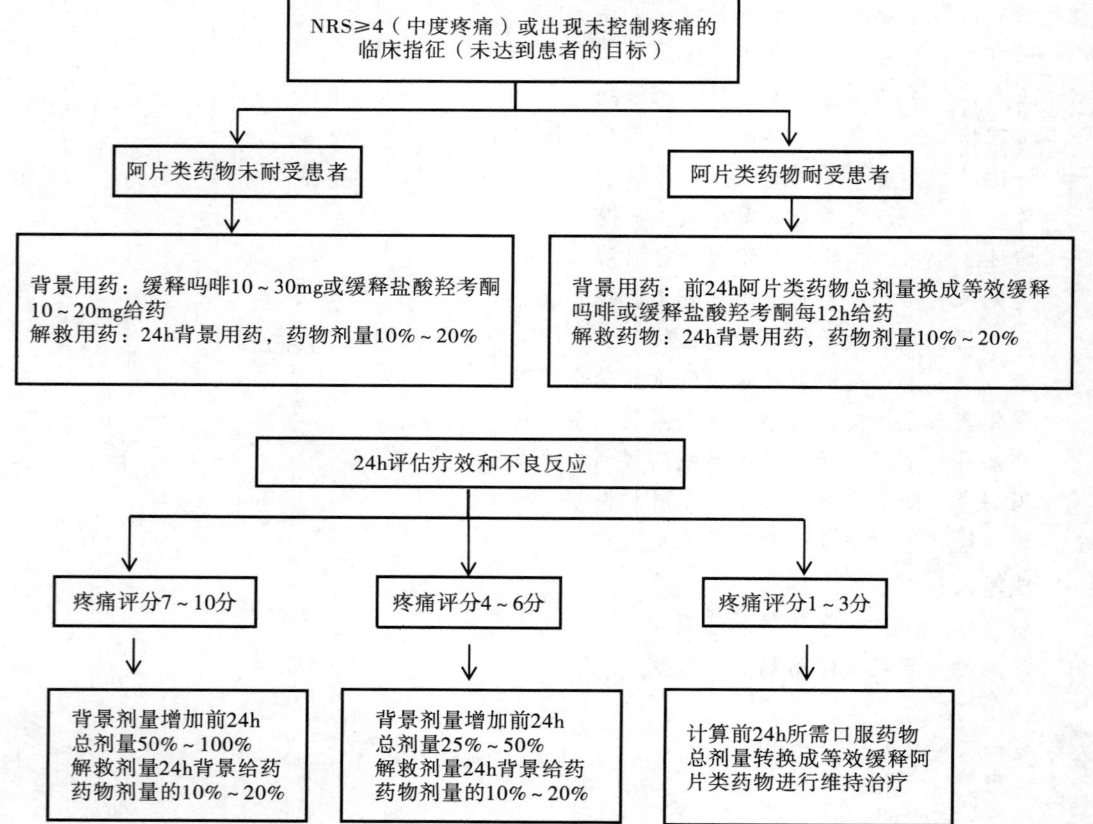

附录3 盐酸羟考酮缓释片简化剂量滴定方案流程

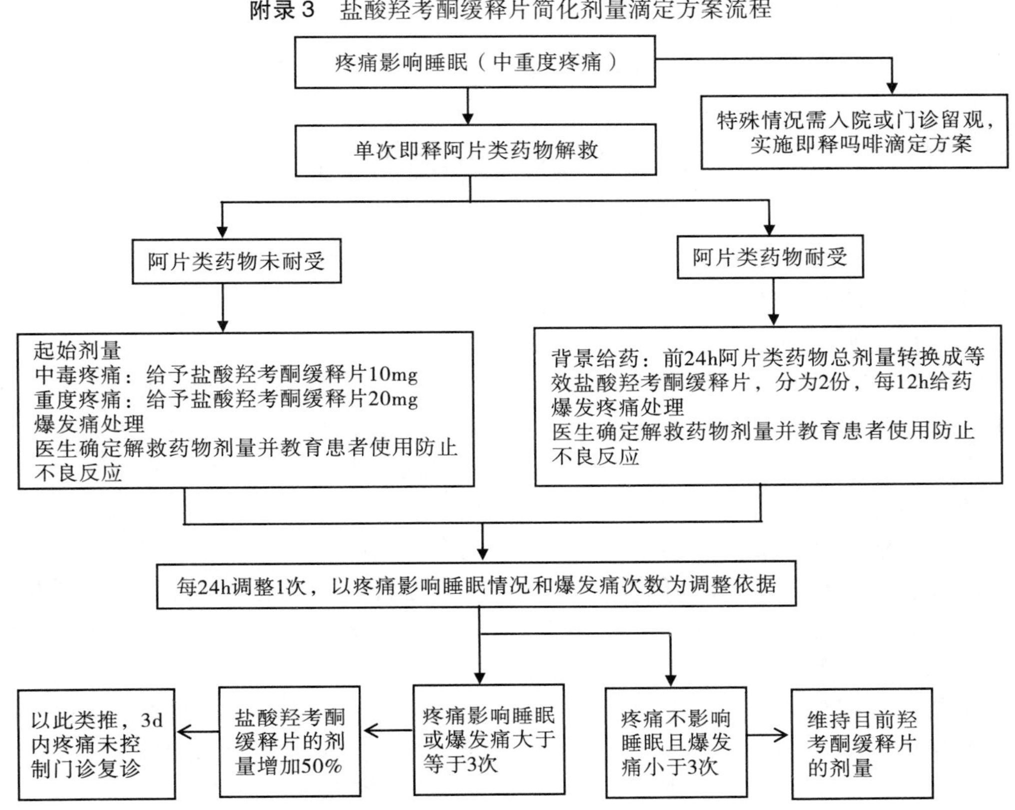

（原载：《中国癌症杂志》2017年第27卷第4期）

（上接第285页）

当患者的治疗相关死亡风险显著高于患者积极治疗带来的肿瘤学获益时，医生应优先推荐主动监测或等待观察。

当患者的风险/获益相当时，若患者选择接受主动监测，应每3~6个月评估肿瘤病灶，观察其生长间隔，必要时再次对肿瘤进行活检。

当患者的肿瘤学获益显著高于治疗风险时，医生应推荐患者进行积极的治疗。只有在充分了解并愿意接受肿瘤控制风险的前提下，患者才可以进行主动监测，推迟手术治疗。

（编译　王　靓）

（来源：《全球肿瘤快讯》2017年5月 总第185期）

❖ 肿瘤流行病学 ❖

2014 年中国恶性肿瘤发病和死亡报告

国家癌症中心日前发布最新一期中国恶性肿瘤发病和死亡分析报告，报告显示，据估计，2014 年全国新发恶性肿瘤病例约 380. 4 万例，死亡病例 229. 6 万例。

报告显示，肺癌、胃癌、结直肠癌、肝癌、女性乳腺癌、食管癌、甲状腺癌、子宫颈癌、脑瘤和胰腺癌是我国主要的常见的恶性肿瘤，约占全部新发病例的 77%。

肺癌、肝癌、胃癌、食管癌、结直肠癌、胰腺癌、乳腺癌、脑瘤、白血病和淋巴瘤是主要的肿瘤死因，约占全部肿瘤死亡病例的 83%。

国家癌症中心癌症早诊早治办公室主任陈万青：研究结果显示，2014 年全国恶性肿瘤发病率、死亡率和癌谱的构成与 2013 年水平基本持平，但发病人数有所增加，这主要是由于我国目前正面临老年人群恶性肿瘤负担较重的现状，而恶性肿瘤的发病随年龄的增加而上升。

恶性肿瘤发病率 40 岁后快速升高

报告显示，恶性肿瘤发病率在 0~39 岁组处于较低水平，40 岁以后开始快速升高，80 岁年龄组时达到高峰。总体而言，城乡年龄发病率变化趋势相似，但农村地区男性发病率水平于 75 岁年龄组达到最高，80 岁以后有所下降，而城市地区男女性均于 80 岁年龄组达到最高水平。

陈万青主任：肿瘤登记作为肿瘤防治工作的基础，为制定中长期肿瘤防治策略提供可靠依据。我国目前肿瘤负担依然很严重，且城乡、性别间肿瘤负担差异明显，今后应根据实际情况制定肿瘤防控策略。

城乡癌症发病率逐年接近

报告显示，近年来，我国城乡地区癌症发病率正逐年接近，但是肿瘤负担差异仍然较为明显，表现在发病率城市高于农村，而死亡率则是农村高于城市。一方面与农村地区老龄化程度相对较低有关；另一方面农村地区主要癌种，如上消化系统肿瘤、肝癌预后较差，且由于农村地区医疗资源分配不足，诊治水平相对较差，居民健康意识不足所造成的患者就诊时间相对偏晚期，所以生存率相对偏低。

肺癌居恶性肿瘤发病第一位

国家癌症中心的统计报告显示，全国恶性肿瘤发病第 1 位的是肺癌，每年新发病例约 78. 1 万。

报告显示，全国恶性肿瘤按发病例数顺位，第 1 位的是肺癌，其次为胃癌、结直肠癌和肝癌和女性乳腺癌，

男性发病第 1 位为肺癌，每年新发病例约 52. 1 万，其次为胃癌、肝癌、结直肠癌和食管癌；

女性发病第 1 位的为乳腺癌，每年新发病例约 27. 9 万，其次为肺癌、结直肠癌、甲状腺癌和胃癌。

恶性肿瘤年龄别死亡率（即按不同年龄计算的人口死亡率）在 45 岁以前处于较低水平，45 岁年龄组开始快速升高，80 岁年龄组左右达到高峰。总体而言，年龄别死亡率在多数年龄组上城市地区低于农村地区。其中，男性除 0~4 岁及 80 岁年龄组

外，城市地区均小于农村地区，女性年龄别死亡率城市地区与农村地区比较接近，随年龄呈交替上升趋势，到75岁年龄组之后，城市地区高于农村地区。

我国恶性肿瘤新发病例占全球两成

国家癌症中心研究报告显示，中国恶性肿瘤新发病例与死亡病例分别约占全球的21.8%和27%，在184个国家和地区中，位居中等偏上水平。

报告显示，从总体趋势上看，近10年包括中国在内的全球大多数国家和地区恶性肿瘤死亡率呈缓慢下降趋势。美国近年来癌症死亡率下降趋势明显，每年平均下降约1.5%，且男性下降幅度远大于女性，这主要归功于构成其死因谱的主要癌种逐步得到了控制。

陈万青主任：近几十年来，美国的控烟行动和早诊早治工作的开展有效地控制了肺癌、乳腺癌、前列腺癌和结直肠癌的死亡率，从而促使其总体死亡率持续下降。而我国死亡率的下降主要得益于乙型肝炎疫苗的接种以及癌症高发地区多年来癌症综合防治工作的有效开展，使得肝癌，尤其是上消化道癌死亡率显著下降。但由于我国成人吸烟率居高不下，肺癌死亡率位居恶性肿瘤死亡首位，导致我国恶性肿瘤总体死亡率下降趋势缓慢。

报告显示，肺癌、肝癌、上消化系统肿瘤及结直肠癌依然是我国主要的恶性肿瘤死因。

男性和女性相比，癌症发病相对较高，且发病谱构成差异较大。肺癌、乳腺癌仍然位居男性、女性恶性肿瘤发病首位。

在女性恶性肿瘤发病谱中，甲状腺癌近年来增幅较大，目前已位居女性发病顺位第四位。

而在男性发病谱中，前列腺癌及膀胱癌近年来上升趋势较为明显，分别位居男性发病顺位第六位和第七位，在未来的肿瘤防控中应当格外关注。

（原标题：国家癌症中心：肺癌居恶性肿瘤发病第一位）

（来源：央视网 2018-04-06）

（上接第305页）

1985年，“蟾乌巴布膏”荣获（原）卫生部科技成果甲级奖，很快被跨国制药企业相中，对方意欲以重金购买这组药方，被刘老婉拒。最终，这一成果转让给上海中药制药三厂生产。至今，“蟾乌巴布膏”已列入国家医疗保险目录。

（作者：顾泳，来源：《解放日报》2017-06-19，摘自：上海市政府网站）

国家癌症中心发布 2017 中国城市癌症最新数据报告

2017 年 2 月，国家癌症中心发布了中国最新癌症数据，汇总了全国 347 家癌症登记点的数据。

主要内容汇总

◆全国每天约 1 万人确诊癌症，平均每分钟就有 7 人；

◆预期寿命到 85 岁时，一个人累积患癌风险高达 36%；

◆肺癌为我国癌症发病率、死亡率第一位，已与发达国家水平相当；

◆甲状腺癌发病率快速上升，需格外引起重视。

◆40 岁之后发病率快速提升，80 岁达到高峰；

◆中等城市，如重庆、武汉，济南癌症发病率最低；

◆小城市男性和大城市女性发病率高；

◆大城市男性：前列腺癌和肠癌风险高；

◆大城市女性：乳腺癌和甲状腺癌风险最高；

◆癌症死亡率：小城市高，大城市低；

◆死亡率排前的癌症主要是肺癌和消化系统癌症。

◆50 岁以下，成年女性发病率均高于男性；

全国癌症新发病例占全球 4 成

2013 年新发病例 368 万例；发病率：186/10 万，死亡率：109/10 万；

全世界癌症新发病例 1409 万，中国病例占 1/4。

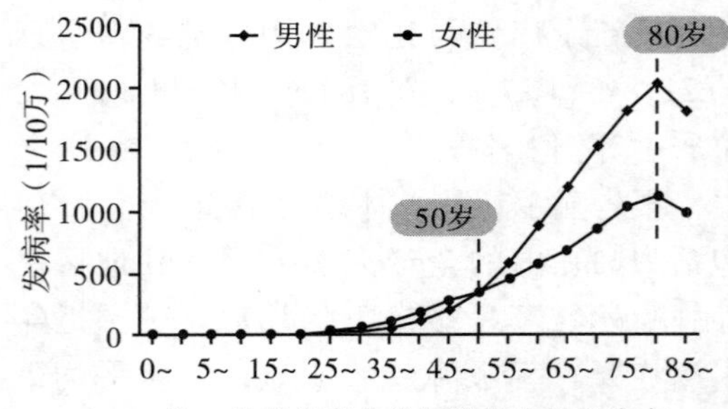

注：此发病率曲线图数据为粗发病率

图 1 城市地区癌症发病率

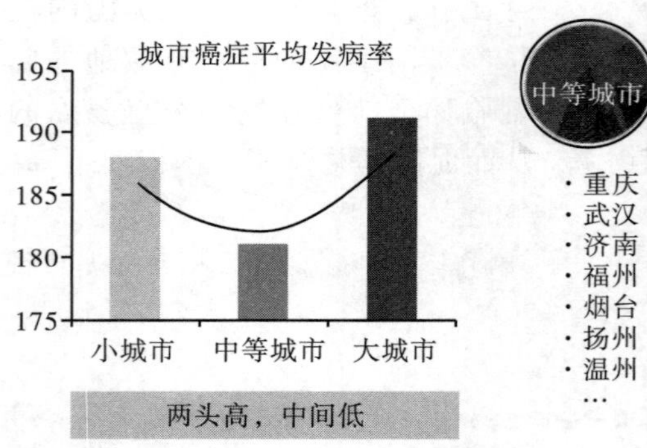

图 2 中等城市癌症发病率最低

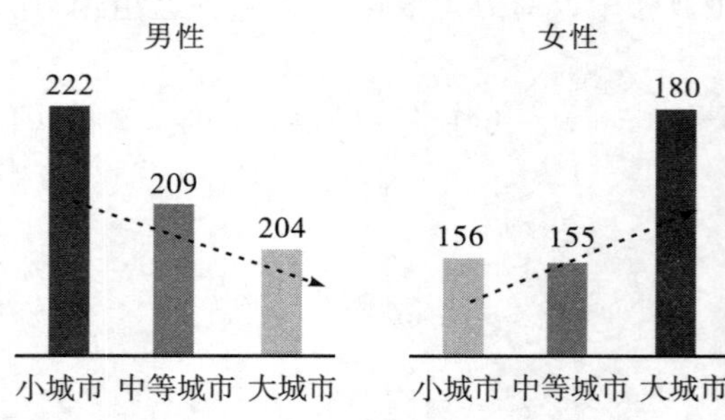

图 3 小城市男性和大城市女性发病率最高

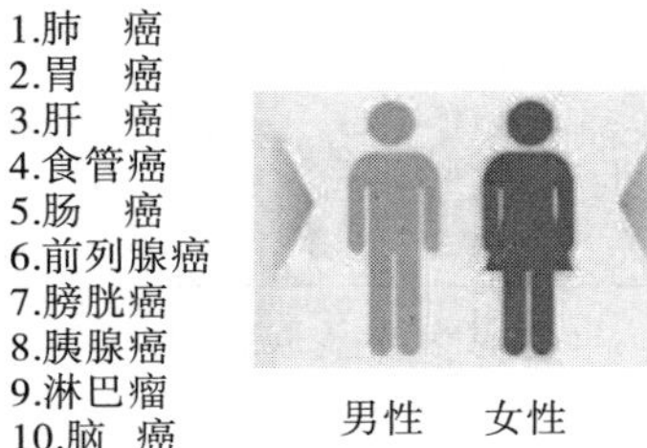

图 4　城市地区前 10 位癌症

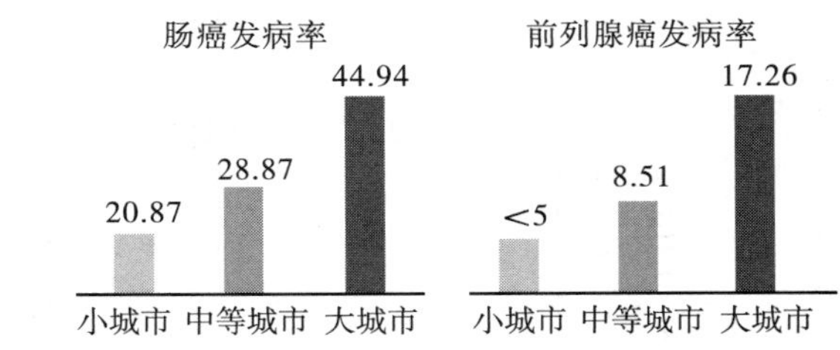

图 7　大城市男性要注意前列腺癌和肠癌

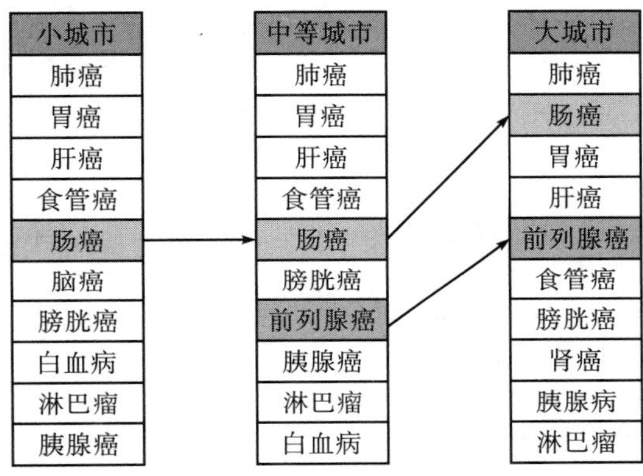

图 5　不同城市男性—发病前 10 位癌症

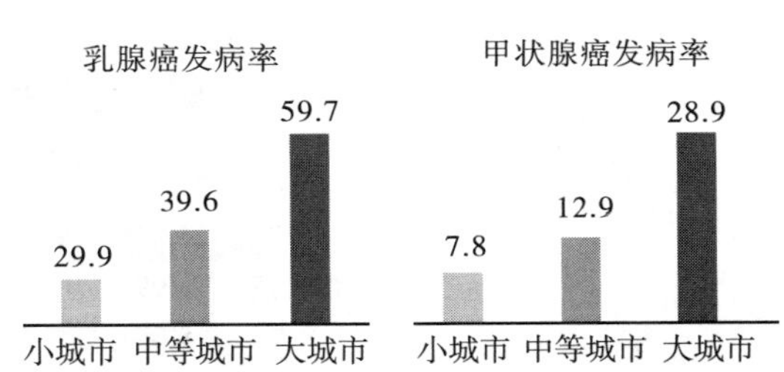

图 8　大城市女性：乳腺癌和甲状腺癌风险最高

小城市	中等城市	大城市
肺癌	乳腺癌	乳腺癌
乳腺癌	肺癌	肺癌
胃癌	肠癌	肠癌
食管癌	胃癌	甲状腺癌
肝癌	肝癌	胃癌
肠癌	食管癌	宫颈癌
宫颈癌	宫颈癌	肝癌
子宫癌	甲状腺癌	子宫癌
甲状腺癌	子宫癌	卵巢癌
脑癌	卵巢癌	脑癌

图 6　不同城市女性—发病前 10 位癌症

注：原稿此图有误，改用表格更正——本《年鉴》编辑

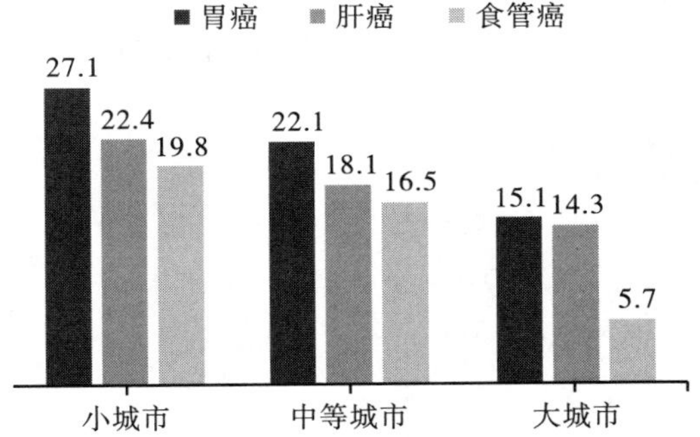

图 9　大城市：胃癌+肝癌+食管癌风险降低

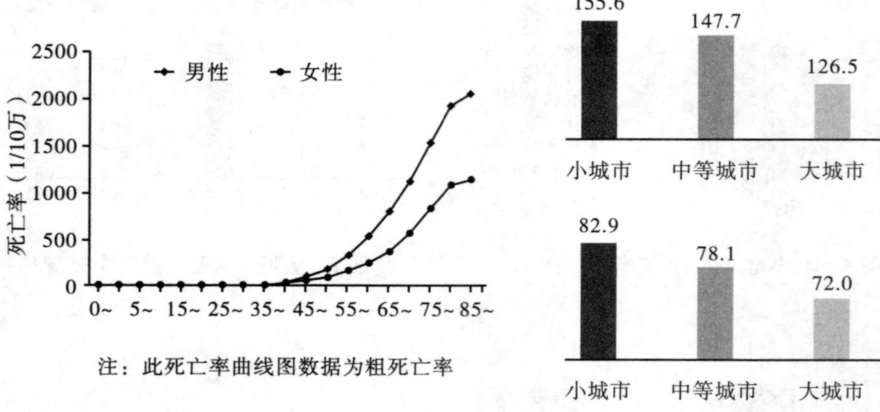

图 10　城市地区癌症死亡率

小城市		中等城市		大城市	
前10位	死亡率	前10位	死亡率	前10位	死亡率
肺癌	40.71	肺癌	47.79	肺癌	54.19
胃癌	25.91	胃癌	26.13	肝癌	21.80
肝癌	25.83	肝癌	25.89	胃癌	19.33
食管癌	18.99	食管癌	20.84	肠癌	19.08
肠癌	9.04	肠癌	12.41	乳腺癌	12.78
乳腺癌	8.44	乳腺癌	9.59	胰腺癌	8.96
脑癌	4.31	胰腺癌	6.88	食管癌	8.56
胰腺癌	3.75	脑癌	4.46	淋巴瘤	4.71
白血病	3.58	白血病	4.08	白血病	4.60
淋巴瘤	2.45	淋巴瘤	3.37	胆囊癌	4.44

图 11　死亡率前 10 位癌症

（资料来源：国家癌症中心，转载自：三甲医院网，发布时间：2017-03-21）

2017 最新中国肿瘤现状和趋势

国家癌症中心

中华医学会第十四次全国放射肿瘤学学术年会于 2017 年 11 月 9 日～12 日在北京国际会议中心举行，会上国家癌症中心主任、中国医学科学院肿瘤医院院长赫捷院士就《中国肿瘤的现状和趋势》在会上做主题发言，主要内容如下。

一、中国肿瘤流行现状

（一）不论城市还是农村，肿瘤都是中国居民的主要死亡原因。

（二）**男性肺癌发病率最高**，胃癌、肝癌、食管癌、结直肠癌等紧随其后；**女性乳腺癌发病率最高**，肺癌、结直肠癌、胃癌、甲状腺癌等紧随其后。

（三）中国肺癌男性及女性死亡率均居首位，胃癌第二。

（四）中国目前肿瘤发病居前五位的肿瘤依次为：肺癌、胃癌、肝癌、食管癌、结直肠癌。

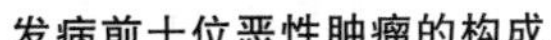

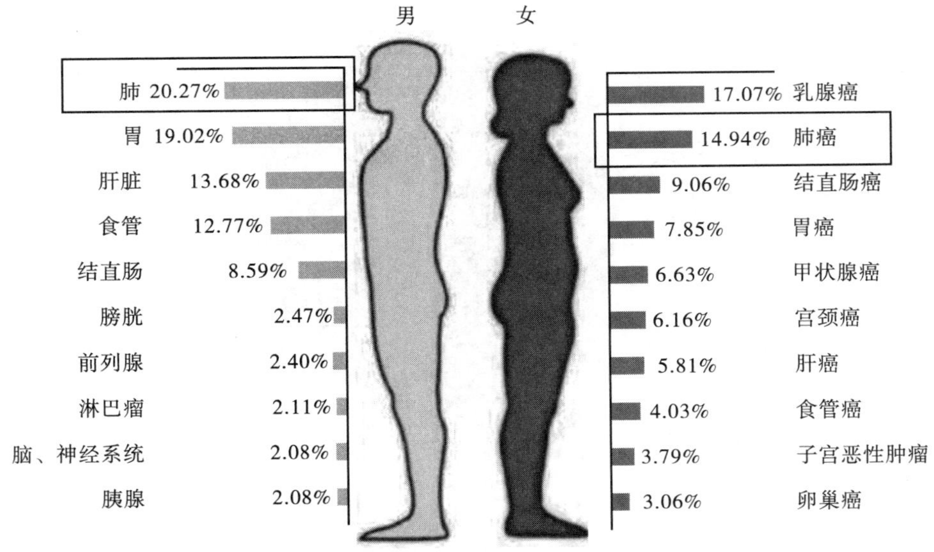

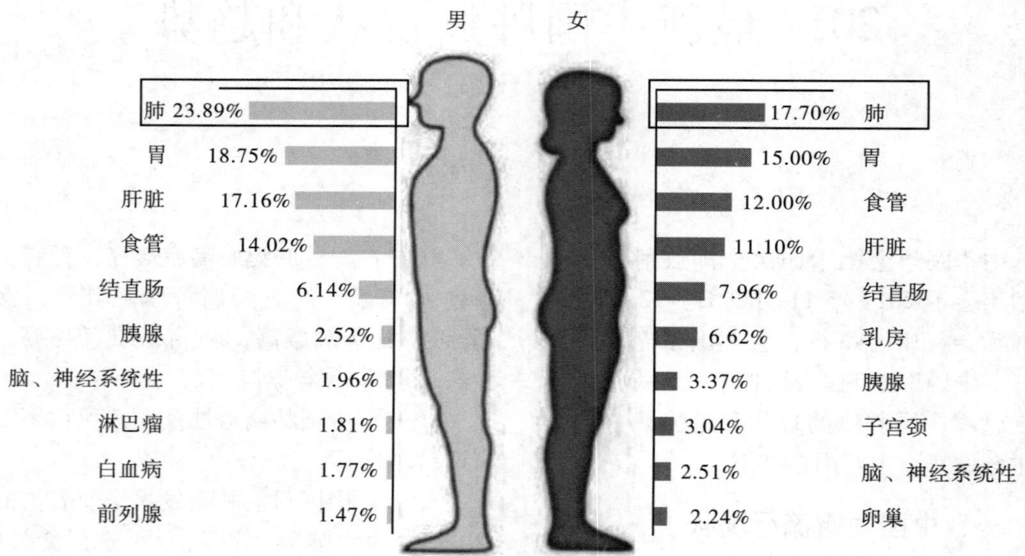
死亡前10位恶性肿瘤的构成
男
女
肺 23.89%
胃 18.75%
肝脏 17.16%
食管 14.02%
结直肠 6.14%
胰腺 2.52%
脑、神经系统性 1.96%
淋巴瘤 1.81%
白血病 1.77%
前列腺 1.47%
17.70% 肺
15.00% 胃
12.00% 食管
11.10% 肝脏
7.96% 结直肠
6.62% 乳房
3.37% 胰腺
3.04% 子宫颈
2.51% 脑、神经系统性
2.24% 卵巢

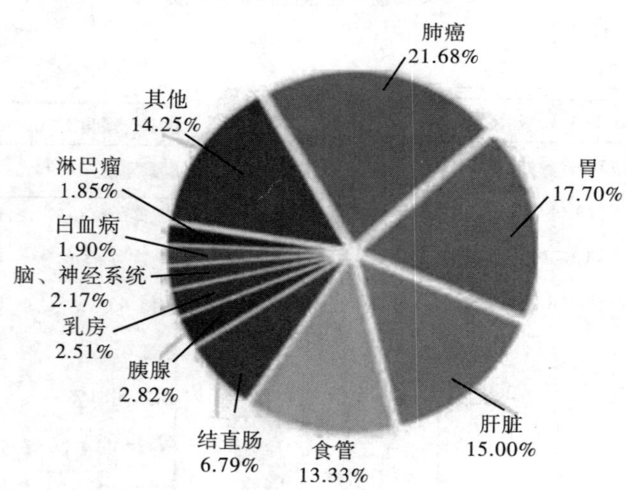
死亡前10位恶性肿瘤的构成（合计）
肺癌 21.68%
胃 17.70%
肝脏 15.00%
食管 13.33%
结直肠 6.79%
胰腺 2.82%
乳房 2.51%
脑、神经系统 2.17%
白血病 1.90%
淋巴瘤 1.85%
其他 14.25%

（五）随着年龄的增长，中国男女发病率及死亡率均逐渐上升。

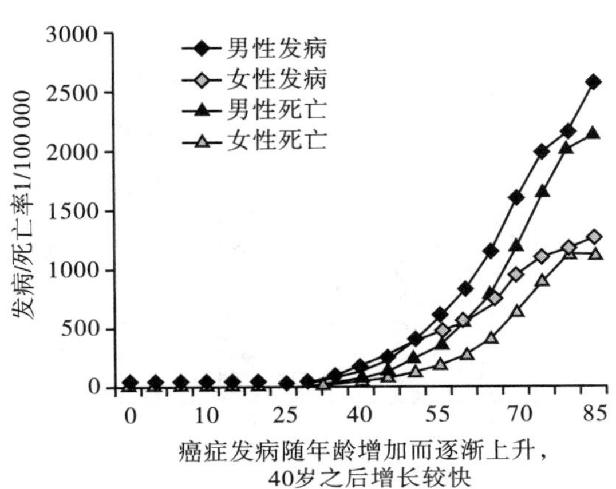

（六）由于中国癌谱与美国不同，以及就诊普遍偏晚，导致中国癌症死亡率高于全球平均水平。

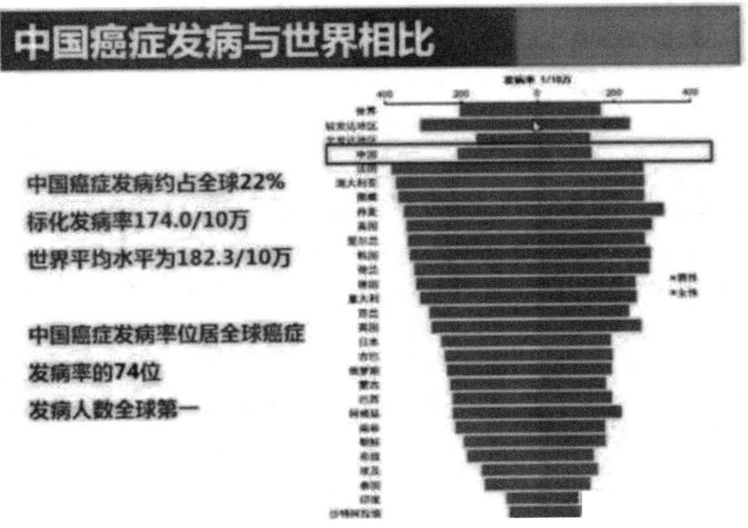

二、中国肿瘤流行现状趋势

（一）20 世纪 70 年代、90 年代及 21 世纪初先后三次中国居民死亡原因调查，不论男性还是女性，恶性肿瘤死亡率均逐渐升高。

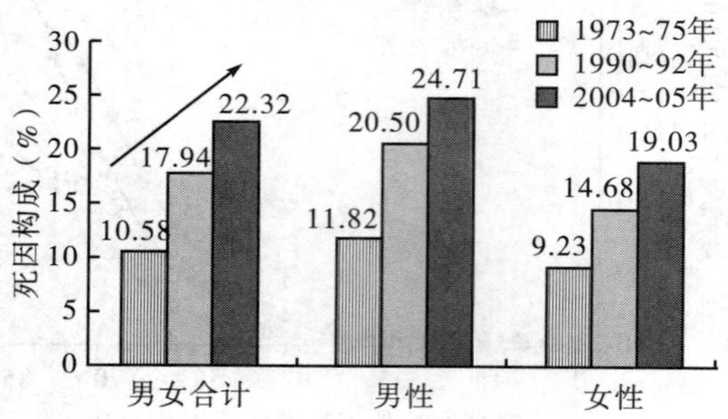

（二）肺癌发病率逐渐升高，消化道肿瘤发病率亦逐渐攀升。

中国癌症流行特点

发达国家高发的癌种迅速上升，如肺癌、结直肠癌等。

顺位	1973～1975	1990～1992	2004～2005
1	**胃癌**	**胃癌**	**肺癌**
2	食管癌	肝癌	肝癌
3	肝癌	**肺癌**	胃癌
4	宫颈癌	食管癌	食管癌
5	**肺癌**	结直肠癌	结直肠癌

（三）肺癌及乳腺癌分别居我国男性及女性的肿瘤发病首位，消化道肿瘤总体发病率逐年攀升，近期控制人群死亡率是我国近期工作的目标。

中国癌症现况和趋势小结

（1）癌症**发病率**上升、**死亡率**平稳；

（2）重点癌症：肺癌、乳腺癌、结肠癌、胃癌、肝癌、食管癌；

（3）控制人群死亡率是近期工作目标。

【编者按】 国家癌症中心数据显示，中国每年新发癌症病例达429万，占全球新发病例的20%，死亡281万例（CA Cancer J Clin，2016，66：115-132.）。癌症防治已成为我国重要的公共卫生问题。

近期，一项来自中国国家前瞻性队列——中国慢性病前瞻性研究（CKB）的数据从多个角度解读了中国的癌症负担，因研究入组数据来源与国家癌症中心的数据来源不同，所以颇具参考价值。

国际癌症研究机构癌症监测部Bochen Cao等近期发表的研究重申癌症对全球各国而言都是非常严重的负担，癌症负担和心血管疾病负担对不同国家人民预期寿命的影响不同，控制了心血管疾病和癌症后，富国人民的预期寿命增幅大于穷国。

我国癌症负担被低估了？50万人群的中国国家前瞻性队列研究数据公布

——中国城市和农村的癌症特征和癌症负担有差异

基于中国国家前瞻性队列——中国慢性病前瞻性研究（CKB）的数据，北京大学医学部李立明教授和南京医科大学沈洪兵教授等报告，中国的癌症负担严重，且癌症发病率可能存在被低估的情况。发展中国家常见的癌症，例如食管癌、肝癌、胃癌和宫颈癌，在中国仍然常见；而与西化生活方式相关的癌症，如乳腺癌和结直肠癌，在中国城市人群的发病率迅速增高。城市人群的癌症发病率与农村人群相似，但35~74岁人群的癌症死亡率与农村人群相比则明显较低。这些结果表明：中国城市人群和农村人群的癌症特征和癌症负担是有差异的，应采取不同的癌症控制策略。（Int J Cancer. 2017年6月8日在线版）

一、研究背景

癌症已经成为中国城市人群的主要死亡原因，农村人群的第二大死因。准确有效的癌症发病率信息和死亡率信息对于癌症的预防和控制是不可或缺的。中国标准化的癌症登记进程一直发展缓慢，直至2002年全国肿瘤登记中心（NCCR）成立，情况才获改观。

CKB项目于2004年~2008年在全国5个城市地区和5个农村地区开展，涵盖50万30~79岁的人群数据。数据随访至2013年12月31日。该研究自CKB队列中获取数据评估癌症的发病率和死亡率，旨在全面比较城市人群和农村人群癌症负担方面的差异。

二、总发病率和总死亡率

截至2013年12月31日，CKB队列中共确诊17 088例新发癌症病例。癌症总发病率的粗率为483.7/10万，其中男性为

594. 4/10 万，女性为 408. 2/10 万（表 1）。

Table 1 The incidence rates of cancer in CKB

Area	Gender	No. of subjects	No. of cases	No. of person years	Incidence (1/10⁵)	Stand-incidence (1/10⁵)[1]
All	Both	497, 693	17, 088	3, 532, 858. 7	483. 7	452. 7
	Male	204, 230	8, 513	1, 432, 127. 7	594. 4	517. 2
	Female	293, 463	8, 575	2, 100, 731. 1	408. 2	387. 3
Urban	Both	219, 286	7, 931	1, 531, 684. 0	517. 8	467. 8
	Male	88, 537	3, 714	612, 336. 4	606. 5	510. 5
	Female	130, 749	4, 217	919, 347. 7	458. 7	423. 6
Rural	Both	278, 407	9, 157	2, 001, 174. 7	457. 6	446. 5
	Male	115, 693	4, 799	819, 791. 3	585. 4	517. 0
	Female	162, 714	4, 358	1, 181, 383. 4	368. 9	373. 4

[1] Stand-incidence: standardized incidence; the incidence rates were standardized by age, sex and region based on the 2010 Chinese census population.

将年龄、性别和地域标准化后，35~74 岁人口的发病率为 452. 7/10 万。按区域分层，城市人群和农村人群的发病率几乎相当（467. 8/10 万 *vs* 446. 5/10 万）。癌症发病率随年龄增长而增高。在 35 ~ 44 岁人群中，女性癌症发病率高于男性；该年龄段之后，男性的癌症发病率增长得更快，在 50 岁以上人群中，男性癌症发病率远高于女性，这种发病趋势发生转换的年龄节点为 45~50 岁（图 1a）。

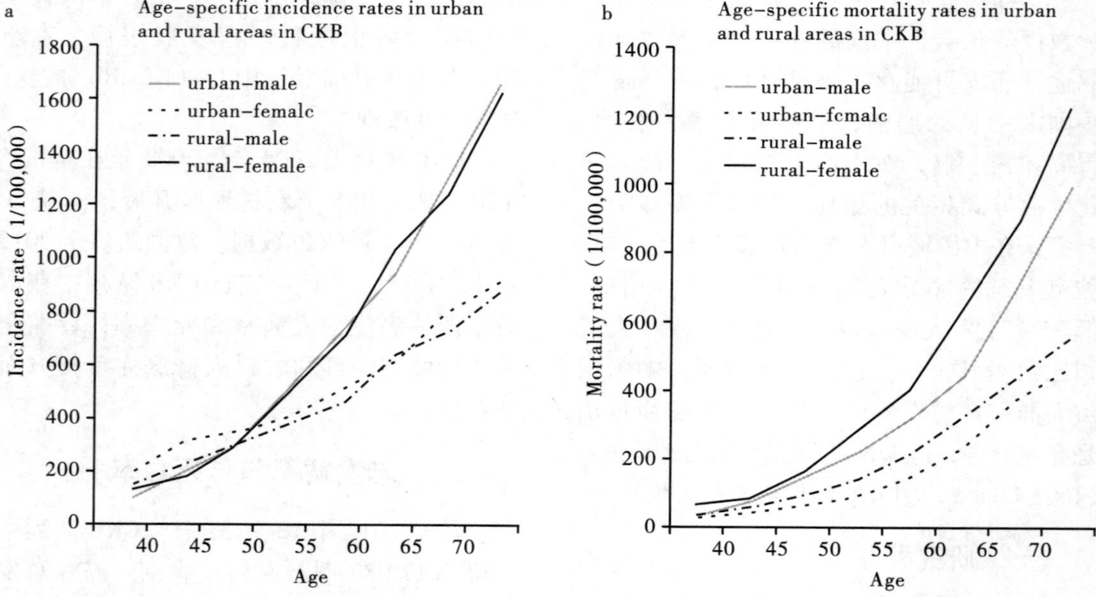

Figure 1 Age-specific incidence (a) and mortality (b) trends in urban and rural areas in CKB

虽然农村人群的转换年龄较城市人群稍微年轻一点，但农村人群和城市人群的发病趋势转换模式是相似的。8052例死于癌症。癌症死亡粗率为225.9/10万，其中男性为336.4/10万，女性为150.5/10万。

标准化年龄、性别和地区因素后，死亡率为225.1/10万。与城市人群相比，农村人群标化死亡率更高，分别为241.2/10万和183.5/10万，农村男性（317.1/10万 *vs* 242.8/10万）和农村女性（162.7/10万 *vs* 122.1/10万）也均高于城市（表2）。

从35岁到50岁，癌症死亡率缓慢上升；该年龄段之后，死亡率上升得更快。年龄特异性死亡率分析显示：在各个年龄段的分组中，农村人群的癌症死亡率总是高于城市人群的；考虑性别因素后，这种趋势依旧（图1b）。

Table 2 The mortality rates of cancer in CKB

Area	Gender	No. of subjects	No. of death	No. of person years	Mortality rate ($1/10^5$)	Stand-mortality ($1/10^5$)[1]
All	Both	497, 693	8, 052	3, 564, 464. 7	225. 9	225. 1
	Male	204, 230	4, 863	1, 445, 440. 6	336. 4	298. 0
	Female	293, 463	3, 189	2, 119, 024. 2	150. 5	150. 4
Urban	Both	219, 286	3, 156	1, 547, 529. 1	203. 9	183. 5
	Male	88, 537	1, 845	618, 700. 0	298. 2	242. 8
	Female	130, 749	1, 311	928, 829. 1	141. 2	122. 1
Rural	Both	278, 407	4, 896	2, 016, 935. 6	242. 7	241. 2
	Male	115, 693	3, 018	826, 740. 6	365. 1	317. 1
	Female	162, 714	1, 878	1, 190, 195. 1	157. 8	162. 7

[1]Stand-mortality: standardized mortality; the mortality rates were standardized by age, sex and region based on the 2010 Chinese census population.

三、各主要癌种的发病率和死亡率

男性人群中最常见的癌症是肺癌（包括气管癌），然后依次为胃癌、食管癌、肝癌和结直肠癌，这些癌种占男性癌症总病例的70.4%（图2a）。女性人群中最常见的癌症是乳腺癌，占女性癌症病例的15.7%；然后依次为肺癌（包括气管癌）、结直肠癌、宫颈癌和胃癌，这些癌种占女性癌症总病例的37.0%（图2b）。

在城市地区，十大最常见的癌症依次为女性乳腺癌、肺癌（包括气管癌）、结直肠癌、胃癌、肝癌、宫颈癌、食管癌、卵巢癌、口腔和咽喉癌、子宫内膜癌；在农村地区，则依次为肺癌（包括气管癌）、食管癌、胃癌、肝癌、女性乳腺癌、结直肠癌、宫颈子宫癌、胰腺癌、白血病、口腔和咽喉癌。

城市女性乳腺癌的发病率较农村高1.5倍（94.7/10万 *vs* 38.3/10万；图2b）。城市结直肠癌的发病率较农村高50%

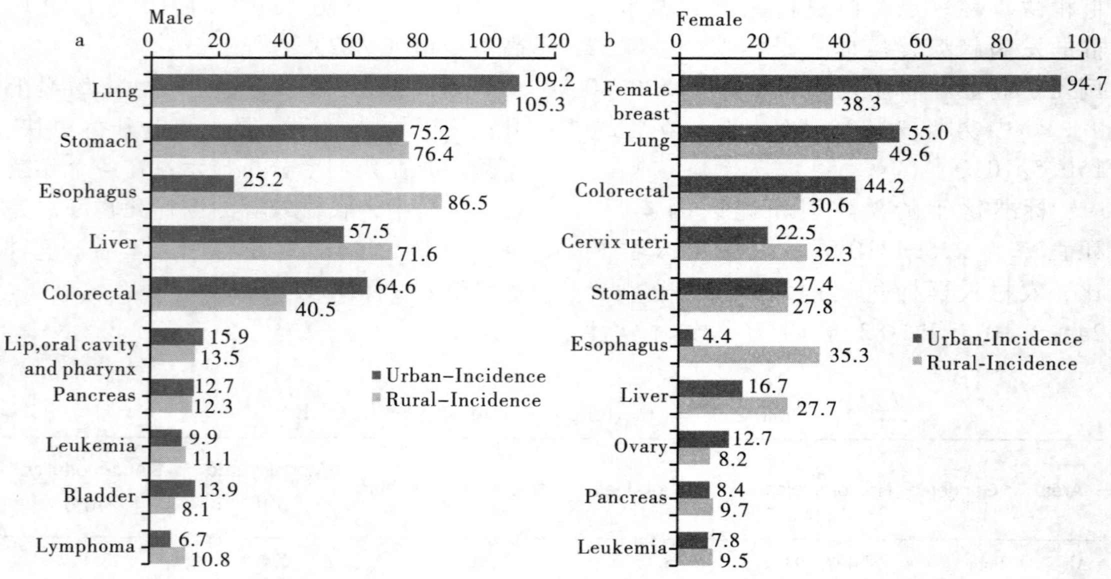

Figure 2　The age-standardized incidence rates of the top ten tumor sites in males (a) and females (b) in CKB

(54.6/10 万 *vs* 35.6/10 万)，且无论是男性还是女性，都是城市人群发病率更高（图 2a 和 2b）。

食管癌是农村人群中第二常见的癌症，农村人群食管癌的发病率较城市高出 3 倍多（61.3/10 万 *vs* 15.0/10 万）；农村人群的肝癌和宫颈癌发病趋势与此相同（图 2a 和 2b）。

男性和女性的主要癌症死因均为肺癌（包括气管癌）、肝癌、胃癌、食管癌和结直肠癌（图 3）。在城市地区，十大癌症死因依次为肺癌（包括气管癌）、肝癌、胃癌、结直肠癌、食管癌、女性乳腺癌、胰腺癌、卵巢癌、白血病和前列腺癌；在农村，则依次为肺癌（包括气管癌）、肝癌、食管癌、胃癌、结直肠癌、胰腺癌、宫颈癌、女性乳腺癌、白血病和淋巴瘤（表 2）。

虽然城市女性乳腺癌和结直肠癌的发病率更高，但死亡率与农村地区几乎相当（图 3b）。相比之下，农村人群肝癌、食管癌、宫颈癌的发病率趋势虽然一致，但死亡率均显著高于城市（图 3a 和 3b）。

四、CKB 与 NCCR 的数据对比

为了评估该研究数据的可靠性，研究者自《NCCR 2008～2012 年度报告》中入组的平均发病率和死亡率结果进行了比较。结果显示，两组数据中标化的癌症死亡率几乎相等（225.1/10 万 *vs* 229.3/10 万）；而在 35～74 岁人群的评估中，本研究获得的癌症发生率数据更高（452.7/10 万 *vs* 387.6/10 万）。此外，在年龄特异性分析、前五大癌种发病率分析、前五大癌症死因分析及性别分层分析中，该研究数据均与 NCCR 的数据相近。仅见的差异体现在死亡率发病比（MIR）上，农村地区所有癌症的 MIR 为 0.54，而城市地区为 0.39。

与城市地区相比，除了食管癌以外，

农村地区十大常见癌种的 MIR 均更高（表3），其中尤以女性乳腺癌、胃癌、结直肠癌和宫颈癌的 MIR 最为突出，均增长至少 20%。

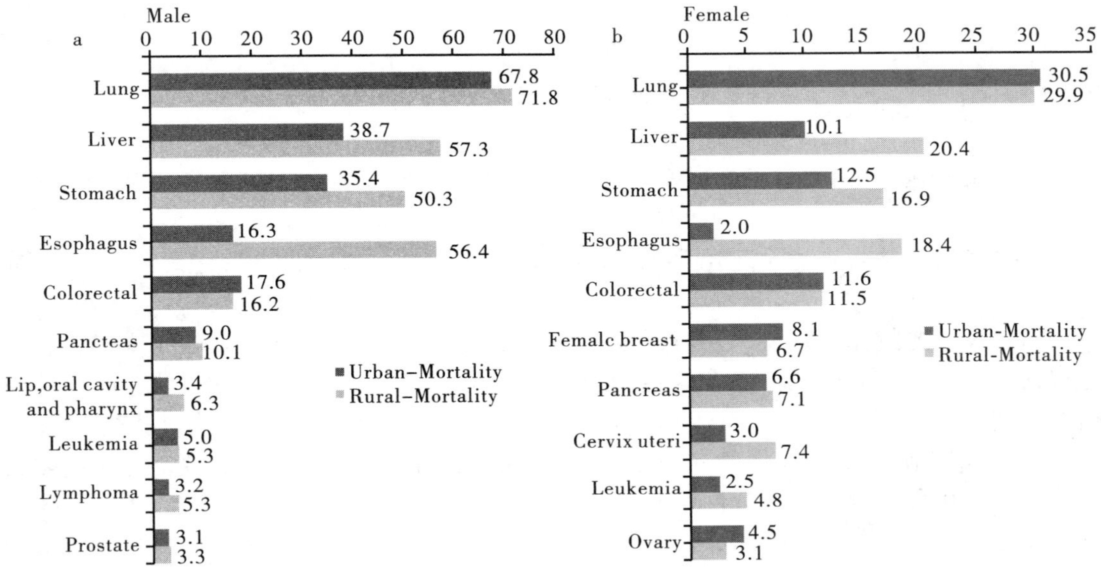

Figure 3 The age-standardized mortality rates of the top ten tumor sites in males（a）and females（b）in CKB

研究者说

对比既往的中国癌症统计数据，该研究的最大优势是，研究者们自各个数据登记系统中主动收集了新发癌症数据和癌症相关的死亡数据。截至 2013 年底，研究者几乎成功地随访了队列中的所有受试者。因此，对比既往基于人工的、被动获得的癌症监测数据，该研究不太可能遗漏新发的癌症数据。不过，无论是 NCCR 基于 72 个监测站点获得当地人群为基础的癌症登记数据，还是该研究所选 10 个监测站点收集的数据，这些监测站点在国内的分布都是不均衡的。考虑到中国幅员辽阔，东部、南部、西部和北部地区间存在巨大差异，该研究数据的代表性尚需进一步验证。

（编译　刘　峰）

（来源：《全球肿瘤快讯》2017 年 7 月 总第 188 期）

新时代下的肿瘤预防研究

赵方辉　张　莉

国家癌症中心/中国医学科学院肿瘤医院肿瘤流行病学研究室 北京 100021

【关键词】 肿瘤；流行病学研究；肿瘤预防

随着人口老龄化的加剧、环境污染的加重、生活方式的改变，近10年来我国肿瘤的发病率呈上升趋势。最新数据显示，2015年，我国肿瘤新发病例约430万例，死亡病例280余万例[1]，给我国带来了严重的社会、经济负担。2015年，国家卫生计生委等16部门联合出台了《中国癌症防治三年行动计划（2015—2017年）》。2016年，中共中央、国务院印发了《“健康中国2030”规划纲要》，从国家层面大力推动了我国肿瘤防控工作的进展。肿瘤流行病学和病因学作为肿瘤预防领域重要的基础支撑，在新的时代背景下与时俱进并将发挥更大作用。

早在20世纪80年代，世界卫生组织/国际癌症研究署（WHO/IARC）表示肿瘤登记是肿瘤防控不可或缺的一部分。肿瘤登记真实反映疾病负担和趋势，为病因学提供线索，为制订和调整肿瘤防控策略提供可靠依据，是肿瘤防治工作的坚实基础。其起源可以追溯到20世纪初的欧洲，我国肿瘤登记工作起步较晚，开始于20世纪50~60年代；2002年，我国肿瘤登记工作步入正轨，先后经历了起步、发展、停滞和快速发展四个阶段。近年来，随着政府的重视以及信息技术的进步，我国肿瘤登记工作得到了长足的发展，截至2015年底，我国共有416个肿瘤登记处，覆盖人口约4.3亿，约占全国人口的25%。各地区肿瘤登记处加强培训，提高专业队伍素质和数据质量。本期杂志刊登的江苏省恶性肿瘤发病和死亡分析[2]，正是基于当地肿瘤登记数据，反映当地肿瘤负担，提示应该重点防控的癌种，为当地肿瘤防控提供科学依据。科技的发展，给肿瘤登记工作带来了机遇，同时也带来了挑战。在当今的大数据时代，肿瘤登记工作更应该注重提高数据质量、加强分析和利用，才能在肿瘤防控工作中发挥最大作用。

传统流行病学的经典设计，如病例-对照设计、队列设计，在肿瘤防控，特别是肿瘤病因学的探索中发挥重要作用。病例-对照设计可以在较短时间内完成病因的探索，为后续研究提供线索；队列设计则为病因的验证提供更加强有力的证据。在本期杂志刊登的文章中，黄江峰等[3]采用经典的病例-对照设计，发现减少食用腌制食品，戒烟限酒，规律地食用鱼肉、海鲜

基金项目：中国医学科学院医学与健康科技创新工程重大协同创新项目（2016-I2M-1-019）

通信作者：赵方辉，Email：zhaofangh@ cicams.ac.cn

可能会降低口腔鳞状细胞癌的患病风险，对于口腔癌的预防具有重要的现实意义。随着生物学的发展，流行病学研究角度更加深入，开始从微观、分子层面探索肿瘤的发生、发展机制，为肿瘤研究提供新的契机。早在1982年，Perera和Weinstein[4]便提出了肿瘤分子流行病学一词。随着生物技术的发展，目前肿瘤分子流行病学的研发范围已经从针对单个位点到覆盖整个基因整条通路，乃至全基因组，研究方向更加注重基因与环境的交互作用。针对原发性肝癌，王小丽等[5]报道了IL10（rs1800872）CC基因型会增加罹患原发性肝癌的风险。当今高通量生物技术的发展极大地促进了肿瘤分子流行病学，但如何从海量的数据中挖掘出真正有意义的信息，需要流行病学与时俱进，特别是与生物信息学进行有效整合。除了从行为、分子角度研究肿瘤的发生、发展，还有学者探讨了心理因素在肿瘤的发生、发展及预后过程中的作用。自1971年提出社会心理流行病学的概念后[6]，社会心理流行病学得到了长足的发展，并开始在肿瘤领域应用。本期杂志刊登的两篇文章[7,8]分别从肿瘤的发生、发展、预后角度，阐述了社会心理因素对食管/贲门癌和乳腺癌患者的作用和影响。需要注意的是，目前国内使用的各类心理量表多来源于西方国家，虽经修订，但是否真正适应于我国，以及如何保证心理因素调查结果的真实性值得进一步研究。肿瘤造成的经济负担以及防控带来的卫生经济学收益也日益受到重视，这对于肿瘤防控策略和政策的制订尤为重要。

“精准医学”受到广泛重视是源于2015年初时任美国总统奥巴马在演讲中发起的“精准医学”的倡议，其中恶性肿瘤是重中之重：寻找肿瘤防治新途径，实现肿瘤的精准诊断、精准治疗。精准医学的最终目的是提供精确的、个体化诊疗服务，以推动个体化医疗的发展。本期杂志刊登的文章[9]总结了肿瘤遗传学领域在精准医学时代下取得的进展。值得注意的是，精准医学不仅在临床方面，在肿瘤的预防方面也大有应用，如针对肿瘤高风险家族或人群的早期预防和早期干预，针对肿瘤特异病因和生物学指标检测，实施肿瘤防治的人群风险分层和量化管理等。在未来，精准医学还会带给我们更多期待。2016年初，美国政府又启动了癌症“登月计划”，是政府、学界、业界组成的联盟共同发起的一项癌症合作倡议，目标是加快抗癌研究进展，并且破除阻碍研究人员合作的界限，为更多患者提供更多的治疗手段，同时也提高预防癌症和早期检测癌症的能力。这一倡议已经得到多个国家的响应。人类历经困难、长期坚持最终登上了月球，治愈癌症面临巨大挑战，癌症“登月计划”寓意人类最终会攻克癌症。

在新的时代背景下，理论知识、技术水平的飞跃发展使我们可以从多个维度对肿瘤进行探索，从疾病负担、病因到精准医疗、社会心理、卫生经济等，拓宽了肿瘤研究的深度和广度。同时，新时代也带来了挑战，各领域、各学科应有机交叉结合，共享信息，在被证明行之有效的传统医疗手段基础上，加快取得新的研究突破，让更多的新兴技术在肿瘤的综合防控领域发挥更大作用。

参考文献

[1] Chen WQ, Zheng RS, Baade PD, et al. Cancer statistics in China, 2015. CA Cancer J Clin, 2016, 66 (2): 115-132.

[2] 韩仁强，武鸣，罗鹏飞，等.2013年江苏省恶性肿瘤发病和死亡分析. 中华预防医学杂志，2017，51（8）：703-710.

（下转第282页）

❖ 肿瘤相关政策与标准 ❖

国务院办公厅关于印发中国防治慢性病中长期规划（2017~2025年）的通知

国办发〔2017〕12号

各省、自治区、直辖市人民政府，国务院各部委、各直属机构：

《中国防治慢性病中长期规划（2017—2025年）》已经国务院同意，现印发给你们，请认真贯彻执行。

国务院办公厅

2017年1月22日

相关链接

解读《中国防治慢性病中长期规划（2017~2025年）》

国家卫生和计划生育委员会

日前，国务院办公厅发布了《中国防治慢性病中长期规划（2017~2025年）》（以下简称《规划》），这是首次以国务院名义印发慢性病防治规划，是今后5~10年做好慢性病防治工作、提高居民健康期望寿命、推进健康中国建设的纲领性文件，是贯彻落实全国卫生与健康大会精神、努力全方位、全周期保障人民健康的重大举措，对于全面建设小康社会、推进健康中国建设具有重大意义。

一、《规划》的起草背景

《规划》所称慢性病主要包括心脑血管疾病、癌症、慢性呼吸系统疾病、糖尿病和口腔疾病，以及内分泌、肾脏、骨骼、神经等疾病。慢性病是严重威胁我国居民健康的一类疾病，我国居民慢性病死亡占总死亡人数的比例高达86.6%，造成的疾病负担已占总疾病负担的70%以上，已成为影响国家经济社会发展的重大公共卫生问题。党中央、国务院高度重视慢性病防治工作，国民经济和社会发展“十三五”规划纲要和“健康中国2030”规划纲要均提出了“实施慢性病综合防控战略”的任务要求，并明确了“降低重大慢性病过早死亡率”的发展目标。

“十二五”期间，各地区、各有关部门认真贯彻落实《中国慢性病防治工作规划（2012~2015年）》，积极推进慢性病综合防治策略，健康支持性环境持续改善，群众健康素养逐步提升，慢性病综合防控成效初显。但是，当前全社会对慢性病防控的重视程度仍然较低，群众自我保健意识薄弱，现有防治体系和服务能力难以满足人民群众的健康需求，慢性病防治形势仍然严峻。为此，按照党中央、国务院统一部署，根据我国慢性病流行和防治状况，国家卫生计生委会同相关部门编制了本规划。

二、《规划》的主要特点

《规划》坚持目标导向和问题导向，突出了系统性、指导性、操作性，具有以下鲜明特点：

一是突出慢性病防治工作的综合性和社会性

慢性病防治是一项社会系统工程，需要各级政府、有关部门以及全社会的共同参与，《规划》提出要健全政府主导、部门协作、动员社会、全民参与的慢性病综合防治机制，就是强调要统筹资源，调动各方的积极性、主动性、创造性，共同发力，将健康融入所有政策，融入百姓生活。

二是强调个人健康责任

倡导“每个人是自己健康第一责任人”的理念，提出构建自我为主、人际互助、社会支持、政府指导的健康管理模式，促进群众自觉形成健康的行为和生活方式，在科学指导下开展自我健康管理，人人参与、人人尽力、人人享有，形成卫生与健康治理新格局。

三是目标明确可操作

《规划》提出了降低因重大慢性病导致的过早死亡率的核心目标，这与世界卫生组织《2013~2020 年预防和控制非传染性疾病全球行动计划》和联合国 2030 年可持续发展议程的发展目标一致。围绕核心目标，《规划》从防治效果、早期发现和管理、危险因素控制、健康支持性环境建设等方面设置了 16 项主要量化指标，使目标任务具体化，工作过程可操作、可衡量、可考核。

三、《规划》的核心内容

《规划》首先阐述了慢性病防治工作的重要性和必要性，总结了“十二五”期间我国慢性病防治工作取得的成绩，分析了面临的主要问题和挑战，强调了防治任务的长期性和艰巨性。《规划》明确了今后 5~10 年实施慢性病综合防控战略的总体思路，提出要坚持正确的卫生与健康工作方针，以提高人民健康水平为核心，以深化医药卫生体制改革为动力，以控制慢性病危险因素、建设健康支持性环境为重点，以健康促进和健康管理为手段，坚持统筹协调、共建共享、预防为主、分类指导，推动由疾病治疗向健康管理转变。

《规划》明确提出，到 2020 年和 2025 年，力争 30~70 岁人群因心脑血管疾病、癌症、慢性呼吸系统疾病和糖尿病导致的过早死亡率分别较 2015 年降低 10% 和 20% 的核心目标，并提出了 16 项具体工作指标。《规划》以慢性病的三级预防为主线，强调防治结合、全程管理，针对一般人群、高危人群、患者三类目标人群提出了针对性的策略措施，同时按照从主体到支持性环境的顺序，针对政策支持、社会支持和技术支持等方面提出了相应的措施要求。

一是加强健康教育，提升全民健康素质

从健康知识普及和健康行为促进两个方面入手，强调科学、实用、有针对性的慢性病防治健康教育，提出针对儿童、职工、社区居民等不同人群的健康促进重点。

二是实施早诊早治，降低高危人群发病风险

强调慢性病的二级预防，以血压、血糖、血脂、体重、肺功能、大便隐血等指标监测为重点，推进居民健康体检，促进慢性病早期发现，逐步开展慢性病高危人群的患病风险评估和干预指导。

三是强化规范诊疗，提高治疗效果

优先将慢性病患者纳入家庭医生签约服务范围，积极推进高血压、糖尿病、心脑血管疾病、肿瘤、慢性呼吸系统疾病等患者的分级诊疗，规范诊疗行为，优化诊疗流程，提高诊疗服务质量。

四是促进医防协同，实现全流程健康管理

强调疾病预防控制机构、医院和基层医疗卫生机构的分工协作和优势互补，建立健康管理长效工作机制，推进慢性病防、治、管整体融合发展。

五是完善保障政策，切实减轻群众就医负担

从医疗保障和救助、药品供应两个方面入手，一方面强调医保救助政策要充分发挥引导防治重心下沉和兜底困难人群的作用，另一方强调药品生产供应要以提高药物可及性为主要目标，通过降低药品价格、完善用药目录等，满足患者用药需求。

六是控制危险因素，营造健康支持性环境

针对影响健康的环境和行为危险因素，提出具体干预措施，体现将健康融入所有政策。提出推动慢性病综合防控示范区创新发展，强化政府主体责任、落实各部门工作职责、提供全人群全生命周期慢性病防治管理服务。

七是统筹社会资源，创新驱动健康服务业发展

鼓励、引导、支持社会力量开展慢性病防治服务，促进慢性病全程防治管理服务与居家、社区、机构养老紧密结合，推动互联网创新成果应用，探索慢性病健康管理服务新模式。

八是增强科技支撑，促进监测评价和研发创新

强调建立国家、省级和区域慢性病与营养监测信息网络报告机制，逐步实现重点慢性病发病、患病、死亡和危险因素信息实时更新。提出系统加强慢性病防治科研布局，推动科技成果转化和适宜技术应用。

四、《规划》的落实

为保障《规划》目标的实现，从强化组织领导、落实部门责任、加强人才培养、营造良好氛围等 4 个方面，提出保障《规划》落实的措施。要求各地区将慢性病防治纳入地方重要民生工程，制订本地区慢性病防治规划及实施方案，建立监督评价机制，推动各项规划目标任务落实。2020 年将对规划实施情况进行中期评估，2025 年组织实施终期评估。

（发布时间：2017-02-14）

附

摘录《中国防治慢性病中长期规划（2017—2025 年）》

肿瘤相关部分

规划目标

到 2020 年，降低因慢性病导致的过早死亡率，力争 30～70 岁人群因心脑血管疾病、**癌症**、慢性呼吸系统疾病和糖尿病导致的过早死亡率较 2015 年降低 10%。到 2025 年，慢性病危险因素得到有效控制，力争 30～70 岁人群因心脑血管疾病、**癌症**、慢性呼吸系统疾病和糖尿病导致的过早死亡率较 2015 年降低 20%。逐步提高居民健康期望寿命，有效控制慢性病疾病负担。

中国慢性病防治中长期规划（2017—2025 年）主要指标

主要指标	基线	2020 年	2025 年	属性
总体癌症 5 年生存率（%）	30.9%	提高 5%	提高 10%	预期性
高发地区重点癌种早诊率（%）	48%	55%	60%	预期性

策略与措施

实施早诊早治，降低高危人群发病风险

促进慢性病早期发现

在高发地区和高危人群中逐步开展**上消化道癌、宫颈癌**等有成熟筛查技术的**癌症**早诊早治工作。

推广老年人健康体检，推动**癌症**、脑卒中、冠心病等慢性病的机会性筛查。

开展个性化健康干预

专栏 2　慢性病筛查干预与健康管理项目
早期发现和干预：**癌症**早诊早治，脑卒中、心血管病、慢性呼吸系统疾病筛查干预，高血压、糖尿病高危人群健康干预，重点人群口腔疾病综合干预。

强化规范诊疗，提高治疗效果

落实分级诊疗制度

优先将慢性病患者纳入家庭医生签约服务范围，积极推进高血压、糖尿病、心脑血管疾病、**肿瘤**、慢性呼吸系统疾病等患者的分级诊疗。

提高诊疗服务质量

全面实施临床路径管理，规范诊疗行为，优化诊疗流程，推广应用**癌症**个体化规范治疗方案，降低患者死亡率。基本实现医疗机构检查、检验结果互认。

促进医防协同，实现全流程健康管理

加强慢性病防治机构和队伍能力建设

发挥中国疾病预防控制中心、国家心血管病中心、国家**癌症**中心在政策咨询、标准规范制定、监测评价、人才培养、技术指导等方面作用，在条件成熟地区依托现有资源建设心血管病、**癌症**等慢性病区域中心，建立由国家、区域和基层中医专科专病诊疗中心构成的中医专科专病防治体系。各地区要明确具体的医疗机构承担对辖区内心脑血管疾病、**癌症**、慢性呼吸系统疾病、糖尿病等慢性病防治的技术指导。

建立健康管理长效工作机制

逐步将符合条件的**癌症**、脑卒中等重大慢性病早诊早治适宜技术按规定纳入诊疗常规。

增强科技支撑，促进监测评价和研发创新

完善监测评估体系

健全死因监测和**肿瘤**登记报告制度，建立国家、省级和区域慢性病与营养监测信息网络报告机制，逐步实现重点慢性病发病、患病、死亡和危险因素信息实时更新，定期发布慢性病相关监测信息。

专栏4　慢性病科技支撑项目
慢性病监测：疾病监测（慢性病与营养监测、死因监测、**肿瘤**随访登记）；环境健康危害因素监测（城乡饮用水卫生监测、农村环境卫生监测、公共场所健康危害因素监测、空气污染等对人群健康影响监测、人体生物监测）。

（上接第 304 页）

[25] 朱明炜，曹金铎，贾振庚，等. 蛇毒血凝酶在腹部手术中止血作用以及对凝血功能的影响. 中华外科杂志，2002，40（8）：581-584.

[26] Atwell TD, Farrell MA, Callstrom MR, et al. Percutaneous cryoablation of 40 solid renal tumorswith US guidance and CT monitoring: initial experience. Radiology, 2007, 243（1）：276-283.

[27] 宋华志，易峰涛，刘英，等. 经皮氩氦靶向治疗肝癌的临床分析. 中国肿瘤临床与健康，2004，11（2）：138-141.

[28] Nakada SY, Jerde TJ, Warner TF, et al. Comparison of radiofrequency ablation, cryoablation, and nephrectomy in treating implanted VX-2 carcinoma in rabbit kidneys J Endourol, 2004 Jun, 18（5）：501-506.

[29] Hewitt PM, Zhao J, Akhter J, et al. A comparative laboratory study of liquid nitrogen and argon gas cryosurgery systems. Cryobiology. 1997, 35（4）：303-308.

（来源：国医网 2017-02-27）

李克强：集中优势力量攻关疑难高发癌症

“要集中优势力量开展疑难高发癌症治疗专项重点攻关。”2017 年 10 月 9 日的国务院常务会议上，李克强总理提出明确要求。

“我们已经在‘上天’‘下海’等重大科研项目取得不俗进展，还要进一步坚持以人民为中心的发展思想，努力攻克影响人民群众健康的难题。”总理说，“要集中更多科研力量和财力，尽早在这方面取得重点突破。这件事一旦有突破，不仅直接造福当代群众，还惠及子孙后代，功德无量!”

2013 年全国肿瘤登记结果显示，目前我国癌症发病率为 235/10 万，死亡率为 144. 3/10 万，癌症已成为我国面临的重大公共卫生问题之一。

李克强说，一些发达国家早在数十年前就提出要破解癌症发病机制，“攻克癌症”，如今已经见到了一些阶段性成果。而我国目前的癌症治疗水平还与这些国家存在一定差距。

“从现在起，我们要迎难赶上!”总理说。

当天会议还决定，要采取措施支持发展先进医疗设备和医药产业，突破提纯、质量控制等关键技术。结合现代科技，大力发展和应用中医药。统计数据显示，一些发达国家医疗健康产业占 GDP 比重超过 15%，甚至成为“第一大产业”。而目前我国医疗健康产业 GDP 比重为 6%，仍有很大发展空间。

李克强举例说，一些中药材提取物的治疗效果已经得到国际认可，但我们的提纯等相关技术还需要进一步提高。“咱们就围绕这些关键性技术领域，切实弘扬‘工匠精神’，力争早日攻克这些难题!”总理说。

他强调，发展医药产业不能关起门来，要在对外开放中提高竞争力，倒逼国内产业升级，更好造福人民群众。

“人最宝贵的是生命，而健康是生命的基础。”李克强说，“要更大力度支持先进医疗设备和医药产业发展，更好保障人民群众的健康幸福。”(李之南)

(来源：中国政府网 2017-10-10)

职业性肿瘤的诊断

Diagnosis of occupational tumor

中华人民共和国国家职业卫生标准

GBZ 94—2017

代替 GBZ 94-2014

2017-05-18 发布　2017-11-01 实施

前 言

本标准第 6 章为推荐性，其余为强制性。

根据《中华人民共和国职业病防治法》制定本标准。

本标准按照 GB/T 1. 1-2009 给出的规则起草。

本标准代替 GBZ 94-2014《职业性肿瘤的诊断》。本标准与 GBZ 94-2014 相比，主要修改如下：

——新增加 3 种职业性肿瘤的诊断依据。

本标准负责起草单位：复旦大学公共卫生学院。

本标准参与起草单位：上海市杨浦区疾病预防控制中心、上海市杨浦区中心医院、上海市肺科医院。

本标准主要起草人：傅华、戴俊明、黄丽、陆星雨、姚峰、张巡淼。

本标准所代替标准的历次版本发布情况为：

——GBZ 94-2002；

——GBZ 94-2014。

职业性肿瘤的诊断

1 范围

本标准规定了职业性肿瘤的诊断与处理原则。

本标准适用于《职业病分类和目录》中所列的职业性肿瘤（不包括职业性放射性因素所致肿瘤）的诊断及处理。

2 规范性引用文件

下列文件对于本文件的应用是必不可少的。凡是注日期的引用文件，仅注日期的版本适用于本文件。凡是不注日期的引用文件，其最新版本（包括所有的修改单）适用于本文件。

GB/T 16180 劳动能力鉴定 职工工伤与职业病致残等级

GBZ 68 职业性苯中毒的诊断
GBZ 83 职业性砷中毒的诊断
GBZ/T 157 职业病诊断名词术语
GBZ/T 224 职业卫生名词术语

3 术语和定义

GBZ/T 157 和 GBZ/T 224 界定的以及下列术语和定义适用于本文件。为了便于使用，以下重复列出了 GBZ/T 224 中的某些术语和定义。

3.1 职业性肿瘤 occupational tumor

在工作环境中接触致癌因素，经过较长的潜隐期而患的某种特定肿瘤。

3.2 累计接触年限 years of accumulative total occupational exposure

劳动者在职业活动中接触某职业性致癌因素的总年限数。

3.3 潜隐期 latency

从接触于已确认的致癌物始到确诊该致癌物所致的职业性肿瘤时的间隔时间。

4 诊断原则

有明确的致癌物长期职业接触史，出现原发性肿瘤病变，结合实验室检测指标和现场职业卫生学调查，经综合分析，原发性肿瘤的发生应符合工作场所致癌物的累计接触年限要求，肿瘤的发生部位与所接触致癌物的特定靶器官一致并符合职业性肿瘤发生、发展的潜隐期要求，方可诊断。

5 诊断依据

5.1 石棉所致肺癌、间皮瘤

5.1.1 *肺癌*

5.1.1.1 石棉肺合并肺癌者，应诊断为石棉所致肺癌。

5.1.1.2 不合并石棉肺的肺癌患者，在诊断时应同时满足以下三个条件：

——原发性肺癌诊断明确；
——有明确的石棉粉尘职业接触史，累计接触年限 1 年以上（含 1 年）；
——潜隐期 15 年以上（含 15 年）。

5.1.2 *间皮瘤*

5.1.2.1 石棉肺合并间皮瘤者，应诊断为石棉所致间皮瘤。

5.1.2.2 不合并石棉肺的间皮瘤患者，在诊断时应同时满足以下三个条件：

——间皮瘤诊断明确；
——有明确的石棉粉尘职业接触史，累计接触年限 1 年以上（含 1 年）；
——潜隐期 15 年以上（含 15 年）。

5.2 联苯胺所致膀胱癌

诊断时应同时满足以下三个条件：

——原发性膀胱癌诊断明确；

——有明确的联苯胺职业接触史，累计接触年限 1 年以上（含 1 年）；
——潜隐期 10 年以上（含 10 年）。

5.3　苯所致白血病

5.3.1 慢性苯中毒（见 GBZ　68）病史者所患白血病，应诊断为苯所致白血病。

5.3.2 无慢性苯中毒病史者所患白血病，在诊断时应同时满足以下三个条件：

——白血病诊断明确；
——有明确的过量苯职业接触史，累计接触年限 6 个月以上（含 6 个月）；
——潜隐期 2 年以上（含 2 年）。

5.4　氯甲醚、双氯甲醚所致肺癌

诊断时应同时满足以下三个条件：

——原发性肺癌诊断明确；
——有明确的氯甲醚或双氯甲醚职业接触史，累计接触年限 1 年以上（含 1 年）；
——潜隐期 4 年以上（含 4 年）。

5.5　砷及其化合物所致肺癌、皮肤癌

5.5.1 肺癌

砷及其化合物所致肺癌在诊断时应同时满足以下三个条件：

——原发性肺癌诊断明确；
——有明确的砷及其化合物职业接触史，累计接触年限 3 年以上（含 3 年）；
——潜隐期 6 年以上（含 6 年）。

5.5.2 皮肤癌

5.5.2.1 慢性砷中毒（见 GBZ 83）病史者所患皮肤癌应诊断为砷所致皮肤癌。

5.5.2.2 无慢性砷中毒病史者所患皮肤癌在诊断时应同时满足以下三个条件：

——原发性皮肤癌诊断明确；
——有明确的砷及其化合物职业接触史，累计接触年限 5 年以上（含 5 年）；
——潜隐期 5 年以上（含 5 年）。

5.6　氯乙烯所致肝血管肉瘤

诊断时应同时满足以下三个条件：

——原发性肝血管肉瘤诊断明确；
——有明确的氯乙烯单体职业接触史，累计接触年限 1 年以上（含 1 年）；
——潜隐期 1 年以上（含 1 年）。

5.7　焦炉逸散物所致肺癌

诊断时应同时满足以下三个条件：

——原发性肺癌临床诊断明确；
——有明确的焦炉逸散物职业接触史，累计接触年限 1 年以上（含 1 年）；
——潜隐期 10 年以上（含 10 年）。

5.8　六价铬化合物所致肺癌

诊断时应同时满足以下三个条件：

——原发性肺癌临床诊断明确；

——有明确的六价铬化合物职业接触史，累计接触年限1年以上（含1年）；
——潜隐期4年以上（含4年）。

5.9 毛沸石所致肺癌、胸膜间皮瘤

5.9.1 肺癌

诊断时应同时满足以下三个条件：
——原发性肺癌诊断明确；
——有明确的毛沸石粉尘职业接触史，累计接触年限1年以上（含1年）；
——潜隐期10年以上（含10年）。

5.9.2 胸膜间皮瘤

诊断时应同时满足以下三个条件：
——胸膜间皮瘤诊断明确；
——有明确的毛沸石粉尘职业接触史，累计接触年限1年以上（含1年）；
——潜隐期10年以上（含10年）。

5.10 煤焦油、煤焦油沥青、石油沥青所致皮肤癌

诊断时应同时满足以下三个条件：
——原发性皮肤癌诊断明确；
——有明确的煤焦油、煤焦油沥青、石油沥青职业接触史，累计接触年限6个月以上（含6个月）；
——潜隐期15年以上（含15年）。

5.11 β-萘胺所致膀胱癌

诊断时应同时满足以下三个条件：
——原发性膀胱癌诊断明确；
——有明确的β-萘胺职业接触史，累计接触年限1年以上（含1年）；
——潜隐期10年以上（含10年）。

6 处理原则

6.1 脱离致癌物的接触。
6.2 按恶性肿瘤治疗原则积极治疗，定期复查；
6.3 需劳动能力鉴定者，按GB/T16180处理。

7 正确使用本标准的说明

参见附录A。

附录A
（资料性附录）
正确使用本标准的说明

A.1 诊断原则相关说明

临床诊断时要参考患者既往致癌物职业性接触状况（监测记录，或企业原材料、产品、工艺记录，或同期同类企业监测资料等），排除其他可能的致癌物非职业性接触途径，结合实验室检测指标和现场职业卫生学调查，综合分析，方可诊断。

劳动者致癌物职业接触史的确证可根据劳动者职业史的相关记录，或通过对工作场所中环境状况的空气采样测量结果，或一些生物监测资料，或有过量接触的监测资料进行综合评价。

累计接触年限是指劳动者在工作场所中接触致癌物的累计接触时间。接触致癌物的劳动者在工作场所因加班超出的工时数可折算为相应的累计接触时间，以每日 8h 工作时间计算，超过 8h 的工时可累加计算，即每累加超过 8h 可计为 1d，累加天数达 250d 即为 1 年。

A. 2　诊断细则相关说明

A. 2. 1 联苯胺所致膀胱癌

联苯胺接触人员所患肾盂、输尿管移行上皮细胞癌可参照本标准。

A. 2. 2 苯所致白血病

职业性苯所致白血病的主要组织类型为急性髓细胞性白血病，在进行职业性苯所致白血病的鉴别诊断时可将该组织类型作为确诊的参考依据。

A. 2. 3 氯甲醚、双氯甲醚所致肺癌

氯甲醚或双氯甲醚亦可见于甲醛、盐酸及水蒸气共存的工作场所。

鉴于职业性氯甲醚所致肺癌的常见组织类型为小细胞肺癌，在进行职业性氯甲醚所致肺癌的鉴别诊断时可将该组织类型作为确诊的参考依据。

A. 2. 4 砷及其化合物所致肺癌、皮肤癌

砷及其化合物的职业接触所致肺癌除常见于含砷采矿业和冶炼业外，亦可见于农药砷接触工人。故对于农药砷接触的工人所患职业性肺癌的诊断可参照本标准。研究表明职业接触砷及其化合物所致肺癌的主要组织类型表现为患腺癌的危险性高于其他肺癌组织类型，亦有发现燕麦细胞癌有所增加，因此在进行职业性砷所致肺癌鉴别诊断时，可将该组织类型作为确诊的参考依据。

砷及其化合物的职业接触者的皮肤多表现为过度角化、皮肤溃疡，久治不愈，反复发作，这些均为癌前病变，最终可发展为皮肤癌。

A. 2. 5 毛沸石所致肺癌、胸膜间皮瘤

目前毛沸石的职业接触多存在于其他沸石的生产和使用中，与石棉类似的，毛沸石纤维可导致弥散性肺间质纤维化（沸石肺）、胸膜钙化和胸膜斑，形成铁小体，铁小体的形态和典型的石棉小体类似，铁小体的核心可检测到毛沸石纤维的存在，在以往研究中毛沸石接触者的支气管肺泡灌洗液中亦可发现裸露的毛沸石纤维。此外，与石棉相比，毛沸石所致胸膜间皮瘤的病情进展更快，中位生存期平均为 10 个月。

A. 2. 6 煤焦油、煤焦油沥青、石油沥青所致皮肤癌

职业性煤焦油、煤焦油沥青、石油沥青接触所致皮肤癌的组织类型多为鳞状上皮细胞癌，一般伴有慢性皮炎、皮肤黑变、毛囊角化、伴有溃疡的乳头状瘤，甚至远处转移，可将这种鳞状上皮细胞癌的组织类型作为确诊的参考依据。

A. 3　关于职业性肿瘤诊断的命名及其书写格式

职业性肿瘤的命名及书写格式为：

a）职业性肿瘤［石棉所致肺癌（或间皮瘤）］；
b）职业性肿瘤（联苯胺所致膀胱癌）；
c）职业性肿瘤（苯所致白血病）；
d）职业性肿瘤［氯甲醚（或双氯甲醚）所致肺癌］；
e）职业性肿瘤［砷及其化合物所致肺癌（或皮肤癌）］；
f）职业性肿瘤（氯乙烯所致肝血管肉瘤）；
g）职业性肿瘤（焦炉逸散物所致肺癌）；
h）职业性肿瘤（六价铬化合物所致肺癌）；
i）职业性肿瘤［毛沸石所致肺癌（或胸膜间皮瘤）］；
j）职业性肿瘤（煤焦油、煤焦油沥青、石油沥青所致皮肤癌）；
k）职业性肿瘤（β-萘胺所致膀胱癌）。

相关链接

关于发布《职业性急性甲醇中毒的诊断》等 11 项国家职业卫生行业标准的通告

国卫通〔2017〕5 号

现发布《职业性急性甲醇中毒的诊断》等 11 项国家职业卫生行业标准，其编号和名称如下：

GBZ 53-2017 职业性急性甲醇中毒的诊断（代替 GBZ 53-2002）；
GBZ 63-2017 职业性急性钡及其化合物中毒的诊断（代替 GBZ 63-2002）；
GBZ 84-2017 职业性慢性正己烷中毒的诊断（代替 GBZ 84-2002）；
GBZ 90-2017 职业性氯乙烯中毒的诊断（代替 GBZ 90-2002）；
GBZ 94-2017 职业性肿瘤的诊断（代替 GBZ 94-2014）；
GBZ 227-2017 职业性传染病的诊断（代替 GBZ 227-2010）；
GBZ 288-2017 职业性激光所致眼（角膜、晶状体、视网膜）损伤的诊断；
GBZ 289-2017 职业性溴丙烷中毒的诊断；
GBZ 290-2017 职业性硬金属肺病的诊断；
GBZ 291-2017 职业性股静脉血栓综合征、股动脉闭塞症或淋巴管闭塞症的诊断；
GBZ 292-2016 职业性金属及其化合物粉尘（锡、铁、锑、钡及其化合物等）肺沉着病的诊断。

上述标准自 2017 年 11 月 1 日起施行，GBZ 53-2002、GBZ 63-2002、GBZ 84-2002、GBZ 90-2002、GBZ 94-2014、GBZ 227-2010 同时废止。

特此通告。

国家卫生计生委
2017 年 5 月 18 日

《职业性肿瘤的诊断》解读

国家卫生计生委

职业性肿瘤是指由于工人在生产劳动过程中接触了致癌因素而产生的肿瘤。我国已经被列入了法定职业病目录中的职业性肿瘤有 11 种，分别是：石棉所致肺癌、间皮瘤，联苯胺所致膀胱癌，苯所致白血病，氯甲醚所致肺癌，砷所致肺癌、皮肤癌，氯乙烯所致肝血管肉瘤，焦炉逸散物所致肺癌，六价铬化合物所致肺癌，毛沸石所致肺癌、胸膜间皮瘤，煤焦油、煤焦油沥青、石油沥青所致皮肤癌，β-萘胺所致膀胱癌，职业性放射性接触所致肿瘤。

职业性肿瘤是法定职业病的一部分，其开展诊断需要符合职业病诊断的普遍要求，即要有明确的职业史。同时职业性肿瘤又有其自身的特点，表现为：

接触致癌物的浓度或剂量水平要远高于日常生活中的接触。因为这些致癌物往往是由于生产的需要而引入到生产场所中的，其生产环境中的浓度要高于一般生活环境中的浓度。

生产劳动中同岗位的工人往往是一个群体，多人共同接触同一致癌物时，就可能出现同一种肿瘤在同岗位工人中出现的现象，称为职业性肿瘤的聚集性。在一般人群中，肿瘤的发病多呈现散发状态，同一肿瘤的病例间多无共性特征。

工人从接触致癌物到肿瘤发生间通常有比较长的间隔时间，这段时间称为潜隐期。由于不同的致癌物所导致特定的肿瘤的潜隐期是各不相同的。在诊断时需要遵照相应的规定进行。

接触的致癌物与特定的靶器官肿瘤要一致。如工作中接触联苯胺，发生膀胱癌，才可以发起职业肿瘤的诊断，而如果发生的是其他肿瘤则不可以发起职业肿瘤诊断。

（发布时间：2017-06-20）

（上接第 349 页）

——修改了部分术语和定义；

——梳理和归类原第 4 章“粒籽源植入操作中工作人员的放射防护”和第 5 章“粒籽源植入中和植入后的放射防护要求内容”；

——原第 6 章“粒籽源储存”调整为修订后第 4 章；

——原第 4 章“粒籽源植入操作中工作人员的放射防护”改为修订后第 5 章“工作人员的放射防护”；原第 5 章“粒籽源植入中和植入后放射防护要求”改为修订后第 6 章“患者的放射防护”、第 7 章“住院患者管理”。

（发布时间：2017-06-20）

关于发布《职业性放射性肿瘤判断规范》等9项卫生标准的通告

国卫通〔2017〕4号

现发布《职业性放射性肿瘤判断规范》等9项卫生标准，其编号和名称如下：

一、强制性国家职业卫生标准

GBZ 97-2017 职业性放射性肿瘤判断规范（代替 GBZ 97-2009）；
GBZ 98-2017 放射工作人员健康要求（代替 GBZ 98-2002）；
GBZ 112-2017 职业性放射性疾病诊断总则（代替 GBZ 112-2002）；
GBZ 121-2017 后装 γ 源近距离治疗放射防护要求（代替 GBZ 121-2002）；
GBZ 131-2017 医用 X 射线治疗放射防护要求（代替 GBZ 131-2002）；
GBZ 178-2017 粒籽源永久性植入治疗放射防护要求（代替 GBZ 178-2014）。

二、推荐性国家职业卫生标准

GBZ/T 279-2017 核和辐射事故医学应急处理导则

三、强制性卫生行业标准

WS 533-2017 临床核医学患者防护要求

四、推荐性卫生行业标准

WS/T 549-2017 尿中总铀和铀-235/铀-238 比值分析方法 电感耦合等离子体质谱法（ICP-MS）

上述标准自 2017 年 11 月 1 日起施行，GBZ 97-2009、GBZ 98-2002、GBZ 112-2002、GBZ 121-2002、GBZ 131-2002、GBZ 178-2014 同时废止。

特此通告。

国家卫生计生委
2017年5月18日
（发布时间：2017-06-20）

相关链接 1

《职业性放射性肿瘤判断规范》解读

国家卫生计生委法制司

辐射致癌效应被认为是电离辐射的随机性效应，可以根据现有受照人群的流行病学调查资料所得到的超额相对危险（ERR），从平均意义上估算出任何受到类似照射群体的癌症 ERR。对已患癌症的某个体，只要将其看作是已获得超额相对危险估算值群体中的典型成员，则该癌症患者的辐射病因概率（PC）可以用该群体的 ERR 来估算。

美国 1985 年发表《辐射流行病学表》，首次提出肿瘤辐射病因判断的病因概率（PC）计算参数和计算方法，并用于癌症的放射病因判断。我国于 1996 年制定了国家标准《放射性肿瘤判断标准及处理原则》（GB16386-1996），2002 年更名为《放射性肿瘤诊断标准》（GBZ 97-2002）。2007 年进行了修订，发布了《放射性肿瘤病因判断标准》（GBZ 97-2009）。考虑到该标准所根据的资料和计算参数过于陈旧，中国医学科学院放射医学研究所等单位对标准进行了修订。

主要修改内容

1. 更新了基础资料和计算模型，使标准反映当前科学的最新进展

（1）主要是引用原子弹爆炸幸存者 LSS 队列 1958～1998 年实体癌发病率和白血病 1950～2000 年死亡率数据，DS02 剂量体系。

（2）主要采用 BEIR VII Phase 2，2006 的危险估算模型，氡致肺癌模型采用 NIH 03-5387。

（3）更新了潜伏期校正因子（Tt）：采用 S 型函数的方法设定潜伏期校正因子。按各癌症的 S 型函数给出各年份的潜伏期校正因子。

（4）增加了剂量间的转换：采用 DDREF = 1. 5，用于由大剂量、高剂量率危险系数到小剂量、低剂量率危险系数的转换。

（5）更新了吸烟校正：参照 NIH 03-5387，对外照射致肺癌危险进行校正。

2. 尽可能使用中国的有代表性基础数据，减少转化产生的不确定度

用中国人肿瘤基线发病率按相加和相乘混合模型将日本人的超额相对危险（ERR/Gy）和超额绝对危险（EAR/Gy）转化为中国人的 ERR/Gy。

3. 简化计算程序，易于操作，不易出错

（1）只用超额相对危险计算。

（2）用中国人肿瘤别、性别别、受照年龄别、发病年龄别 ERR/Gy 列表，直接用于 PC 的计算，简化了计算过程。

（发布时间：2017-06-20）

【编者注】 职业性放射性肿瘤包括：胃癌、结肠癌、肺癌、白血病（除外慢性淋巴细胞白血病）、女性乳腺癌、食管癌、膀胱癌、肝癌、甲状腺癌和关节恶性肿瘤。

相关链接 2

《后装 γ 源近距离治疗放射防护要求》解读

国家卫生计生委法制司

后装 γ 源放射治疗是临床放射治疗的重要手段之一。放射源通过后装技术近距离接触肿瘤，在肿瘤局部形成高剂量破坏肿瘤细胞，而对正常组织损伤较小，因此在临床肿瘤放射治疗中得到广泛应用。由于涉及密封放射源的操作和近距离接触，工作人员、患者和公众都可能受到来自后装治疗放射源的辐射照射。为了解决后装放射治疗的放射防护问题，1996 年发布了国家标准《后装近距离治疗放射防护标准》（GB16364-1996），2002 年随着

《中华人民共和国职业病防治法》的颁布实施，该标准修订为国家职业卫生标准《后装近距离治疗卫生防护标准》（GBZ121-2002），该标准实施十余年来，为规范后装 γ 放射源治疗的放射防护发挥了积极作用。随着后装放射治疗技术的发展和放射源监管职能的改变，目前对于后装治疗放射源的选择有了新的要求，标准的修订必将对规范后装 γ 源治疗的放射防护，保障放射工作人员、公众和患者的辐射健康与安全起到积极的作用。

后装 γ 源放射治疗涉及放射源、治疗设备、建筑设施，涉及的人员包括放射工作人员、公众和患者，因此本标准从开展后装放射治疗的单位、治疗设备、后装治疗室及后装放射治疗操作工程中提出放射防护要求，目的是规范所涉及设备设施放射防护要求，保障三类人群的辐射健康与安全，与原标准相比，本修订标准在技术内容方面发生了如下变化：

（1）增加了对后装放射治疗单位的基本要求。

（2）在放射治疗机房防护要求中增加了迷路入口处设置固定式辐射检测仪，其目的是监控放射源脱落在患者体内带出放射治疗室的情况发生。

（3）删除了关于放射源从贮源器至施源器内预定位置传输时间的要求，主要因为现在后装放射治疗设备都是计算机程序控制，时间是根据传输导管长短而定，没有固定的时间参数。

（4）增加了后装 γ 源放射治疗室屏蔽体外周围剂量当量率的控制要求，是对于使用放射源治疗的建筑设施的防护要求而设立，便于对防护效果的监督和评价。

（5）增加了工作人员在工作过程中佩戴个人剂量计和个人剂量报警设备的要求，这是个人剂量监测的强制要求。由于使用放射源，可能出现放射源不能回到安全位置而给工作人员造成意外照射的情况，因此应佩戴具有报警功能的辐射报警仪，以避免受到事故性照射。

（6）删除了检测要求及方法。设备的放射防护性能及质量控制检测要求，放在后装治疗质量控制检测规范中要求。

（发布时间：2017-06-20）

相关链接 3

《粒籽源永久性植入治疗放射防护要求》解读

国家卫生计生委法制司

根据国际放射防护委员会（ICRP）98 号报告，近 15 年来，在世界范围内，采用永久性植入 ^{125}I 和 ^{103}Pb 粒籽源治疗前列腺癌的患者迅速增加，据估计，全世界每年有 5 万多病人采取这种方法治疗。开展粒籽源植入治疗面临诸多放射防护问题，例如：粒籽源植入过程中工作人员的放射防护；植入患者体内治疗过程中，患者的放射防护；植入患者体内住院期间，陪护者、探视者的放射防护；患者出院后，对家属、儿童、孕妇和公众的放射防护等问题，本标准对这些问题进行了规范。本标准代替 GBZ 178-2014《低能 γ 射线粒籽源植入治疗放射防护要求与质量控制检测规范》，与 GBZ 178-2014 相比，主要技术变化如下：

——修改了标准题目；

——删除了遗体处理内容；

（下转第 346 页）

国家卫生计生委办公厅
关于印发安宁疗护实践指南（试行）的通知

国卫办医发〔2017〕5号

各省、自治区、直辖市卫生计生委，新疆生产建设兵团卫生局：

为贯彻落实《国务院关于促进健康服务业发展的若干意见》（国发〔2013〕40号）和《关于推进医疗卫生与养老服务相结合指导意见的通知》（国办发〔2015〕84号），进一步推进安宁疗护发展，满足人民群众健康需求，我委组织制定了《安宁疗护实践指南（试行）》（可从国家卫生计生委网站下载）。现印发给你们，请参照执行。

国家卫生计生委办公厅

2017年1月25日

（发布时间：2017-02-09）

安宁疗护实践指南（试行）

安宁疗护实践以临终患者和家属为中心，以多学科协作模式进行，主要内容包括疼痛及其他症状控制，舒适照护，心理、精神及社会支持等。

一、症状控制

（一）疼痛

1. 评估和观察

评估患者疼痛的部位、性质、程度、发生及持续的时间，疼痛的诱发因素、伴随症状，既往史及患者的心理反应；根据患者的认知能力和疼痛评估的目的，选择合适的疼痛评估工具，对患者进行动态的连续评估并记录疼痛控制情况。

2. 治疗原则

（1）根据世界卫生组织癌痛三阶梯镇痛治疗指南，药物镇痛治疗五项基本原则如下。①口服给药；②按阶梯用药；③按时用药；④个体化给药；⑤注意具体细节。

（2）阿片类药物是急性重度癌痛及需要长期治疗的中、重度癌痛治疗的首选药物。长期使用时，首选口服给药，有明确指征时可选用透皮吸收途径给药，也可临时皮下注射给药，必要时患者自控镇痛泵给药。

（3）镇痛药物使用后，要注意预防药物的不良反应，及时调整药物剂量。结合病情给予必要的其他药物和或非药物治疗，确保临床安全及镇痛效果。同时要避免突然中断阿片类药物引发戒断综合征。

3. 护理要点

（1）根据疼痛的部位协助患者采取舒适的体位。

（2）给予患者安静、舒适环境。

（3）遵医嘱给予镇痛药，缓解疼痛症状时应当注意观察药物疗效和不良反应。

（4）有针对性地开展多种形式的疼痛教育，鼓励患者主动讲述疼痛，教会患者疼痛自评方法，告知患者及家属疼痛的原因或诱因及减轻和避免疼痛的其他方法，包括音乐疗法、注意力分散法、自我暗示法等放松技巧。

4. 注意事项

镇痛治疗是安宁疗护治疗的重要部分，患者应在医务人员指导下进行镇痛治疗，规律用药，不宜自行调整剂量和方案。

（二）呼吸困难

1. 评估和观察

（1）评估患者病史、发生时间、起病缓急、诱因、伴随症状、活动情况、心理反应和用药情况等。

（2）评估患者神志、面容与表情、口唇、指（趾）端皮肤颜色，呼吸的频率、节律、深浅度，体位、外周血氧饱和度、血压、心率、心律等。

2. 治疗原则

（1）寻找诱因的同时应努力控制症状，无明显低氧血症的终末期患者给氧也会有助于减轻呼吸困难。

（2）呼吸困难最佳的治疗措施为治疗原发疾病，保持气道通畅，保证机体氧气供应。

（3）但在不可能做到的情况下，阿片类药物是使用最为广泛的具有中枢活性的治疗此类呼吸困难的药物，应明确告知呼吸抑制、镇静的作用机制。

3. 护理要点

（1）提供安静、舒适、洁净、温湿度适宜的环境。

（2）每日摄入适度的热量，根据营养支持方式做好口腔和穿刺部位护理。

（3）保持呼吸道通畅，痰液不易咳出者采用辅助排痰法，协助患者有效排痰。

（4）根据病情取坐位或半卧位，改善通气，以患者自觉舒适为原则。

（5）根据病情的严重程度及患者实际情况选择合理的氧疗。

（6）指导患者进行正确、有效的呼吸肌功能训练。

（7）指导患者有计划地进行休息和活动。

4. 注意事项

（1）呼吸困难通常会引发患者及照护者的烦躁、焦虑、紧张，要注意安抚和鼓励。

（2）呼吸困难时口服给药方式可能会加重患者的症状或呛咳，可考虑其他途径的给药方式。

（三）咳嗽、咳痰

1. 评估和观察

（1）评估咳嗽的发生时间、诱因、性质、节律、与体位的关系、伴随症状、睡眠等。

（2）评估咳痰的难易程度，观察痰液的颜色、性质、量、气味和有无肉眼可见的异常物质等。

（3）必要时评估生命体征、意识状态、心理状态等，评估有无发绀。

2. 治疗原则

（1）寻找咳嗽的病因并进行治疗，如激素及支气管扩张剂治疗哮喘，利尿剂治疗心力衰竭，抗生素治疗感染，质子泵抑制剂及促动剂治疗胃食管反流，抗胆碱药物治疗唾液过多误吸，调整血管紧张素转化酶抑制剂等。

（2）在原发病不能控制的情况下，阿片类药物治疗有效，需告知呼吸抑制、恶心、呕吐、便秘等不良反应。

（3）对于局部刺激或肿瘤所致咳嗽患者，可予以雾化麻醉剂治疗。

（4）给予高热量、高蛋白营养支持方式，嘱患者多次少量饮水。

3. 护理要点

（1）提供整洁、舒适、温湿度适宜的环境，减少不良刺激。

（2）保持舒适体位，避免诱因，注意保暖。

（3）对于慢性咳嗽者，给予高蛋白、高维生素、足够热量的饮食，多次少量饮水。

（4）促进有效排痰，包括深呼吸和有效咳嗽、湿化和雾化疗法，如无禁忌，可予以胸部叩击与胸壁震荡、体位引流以及机械吸痰等。

（5）记录痰液的颜色、性质、量，正确留取痰标本并送检。

（6）指导患者掌握正确的咳嗽方法，正确配合雾化吸入。

4. 注意事项

（1）根据具体情况决定祛痰还是适度镇咳为主，避免因为剧咳引起体力过度消耗影响休息或气胸、咯血等并发症。

（2）教育患者及照护者呼吸运动训练、拍背及深咳。咯血、气胸、心脏病风险较高的患者应谨慎拍背、吸痰。

（四）咯血

1. 评估和观察

（1）评估患者咯血的颜色、性状及量，伴随症状，治疗情况，心理反应，既往史及个人史。

（2）评估患者生命体征、意识状态、面容与表情等。

（3）了解血常规、出凝血时间等检查结果。

2. 治疗原则

（1）安宁疗护原则以积极控制少量咯血，预防再次咯血。

（2）尽力缓解大咯血引发的呼吸困难和窒息症状，避免刻意延长生命的抢救措施，如输血、气管插管，介入、手术等治疗措施。

3. 护理要点

（1）大咯血患者绝对卧床，取患侧卧位，出血部位不明患者取平卧位，头偏向一侧。

（2）及时清理患者口鼻腔血液，安慰患者。

（3）吸氧。

（4）观察、记录咯血量和性状。

（5）床旁备好吸引器等。

（6）保持排便通畅，避免用力。

4. 注意事项

（1）避免用力拍背、频繁吸痰，注意言语及动作安抚，必要时使用镇静类药物。

（2）对有咯血风险的患者应加强预防性宣教及沟通，使其有一定的思想准备。

（3）咯血期间避免口服药物，可予以其他用药方式。

（五）恶心、呕吐

1. 评估和观察

（1）评估患者恶心与呕吐发生的时间、频率、原因或诱因，呕吐的特点及呕吐物的颜色、性质、量、气味，伴随的症状等。

（2）评估患者生命体征、神志、营养状况，有无脱水表现，腹部体征。

（3）了解患者呕吐物或细菌培养等检查结果。

（4）注意有无水电解质紊乱、酸碱平衡失调。

2. 治疗原则

寻找引发症状的诱因及病因，如消化、代谢、中枢神经系统疾病、药物不良反应等，有针对性的治疗。

3. 护理要点

（1）出现前驱症状时协助患者取坐位或侧卧位，预防误吸、呕血。

（2）清理呕吐物，更换清洁床单。

（3）必要时监测生命体征。

（4）记录每日出入量、尿比重、体重及电解质平衡情况等。

（5）剧烈呕吐时暂禁饮食，遵医嘱补充水分和电解质。

4. 注意事项

适度的言语或非言语安抚，协助清理呕吐物及患者肢体活动，尽早纠正诱因及使用对症处理药物，预防误吸、消化道出血、心脏事件等。

（六）呕血、便血

1. 评估和观察

（1）评估患者呕血、便血的原因、诱因、出血的颜色、量、性状及伴随症状，治疗情况，心理反应，既往史及个人史。

（2）评估患者生命体征、精神和意识状态、周围循环状况、腹部体征等。

（3）了解患者血常规、凝血功能、便潜血等检查结果。

2. 治疗原则

（1）寻找可能的诱因或病因，酌情停止可疑药物、肠内营养，避免误吸、窒息。

（2）避免大量出血时输血及有创抢救措施。

（3）可予以适度镇静处理。

3. 护理要点

（1）卧床，呕血患者床头抬高 10°～15°或头偏向一侧。

（2）及时清理呕吐物，做好口腔护理。

（3）监测患者神志及生命体征变化，记录出入量。

（4）判断有无再次出血的症状与体征，注意安抚。

4. 注意事项

（1）呕血、便血期间绝对禁止饮食，注意向患者及家属解释及安抚，使其有一定的思想准备和心理预期。

（2）避免胃镜、血管造影等有创性检查。

（七）腹胀

1. 评估和观察

（1）评估患者腹胀的程度、持续时间，伴随症状，腹胀的原因，排便、排气情况，治疗情况，心理反应，既往史及个人史。

（2）了解患者相关检查结果。

2. 治疗原则

（1）寻找可能的诱因及可实施的干预措施如调整肠内营养种类、温度、可疑药物。

（2）必要时调整营养支持方式，予以胃肠减压、通便及灌肠处理。

3. 护理要点

（1）根据病情协助患者采取舒适体位或行腹部按摩、肛管排气、补充电解质等方法减轻腹胀。

（2）遵医嘱给予相应治疗措施，观察疗效和不良反应。

（3）合理饮食，适当活动。

（4）做好相关检查的准备工作。

4. 注意事项

非药物治疗如热敷、针灸、适度按摩，指导患者、家属及照护者观察反馈。

（八）水肿

1. 评估和观察

（1）评估水肿的部位、时间、范围、程度、发展速度，与饮食、体位及活动的关系，患者的心理状态，伴随症状，治疗情况，既往史及个人史。

（2）观察生命体征、体重、颈静脉充盈程度，有无胸腔积液、腹水征，患者的营养状况、皮肤血供、张力变化等。

（3）了解相关检查结果。

2. 治疗原则

（1）针对诱因及病因，调整药物及液体入量。

（2）避免安宁疗护的终末期肾病患者进行肾替代治疗及相关操作。

3. 护理要点

（1）轻度水肿患者限制活动，严重水肿患者取适宜体位卧床休息。

（2）监测体重和病情变化，必要时记录每日液体出入量。

（3）限制钠盐和水分的摄入，根据病情摄入适当蛋白质。

（4）遵医嘱使用利尿药或其他药物，观察药物疗效及不良反应。

（5）预防水肿部位出现压疮，保持皮肤完整性。

4. 注意事项

（1）对患者、照护者进行饮食、活动指导。

（2）准确记录入量、尿量。

（3）注意皮肤护理。

（九）发热

1. 评估和观察

（1）评估患者发热的时间、程度及诱因、伴随症状等。

（2）评估患者意识状态、生命体征的变化。

（3）了解患者相关检查结果。

2. 治疗原则

控制原发疾病，以物理降温为主，谨慎使用退热药物，注意补充水分、热量及保持电解质平衡。

3. 护理要点

（1）监测体温变化，观察热型。

（2）卧床休息。

（3）高热患者给予物理降温或遵医嘱药物降温。

（4）降温过程中出汗时及时擦干皮肤，随时更换衣物，保持皮肤和床单清洁、干燥；注意降温后的反应，避免虚脱。

（5）降温处理 30 分钟后复测体温。

（6）做好口腔、皮肤护理。

4. 注意事项

（1）低热情况以擦浴等物理降温方式为主，中高热情况下适度使用退热药物，注意皮肤失水及电解质紊乱的纠正。

（2）高热或超高热可考虑冰帽、冰毯和（或）冬眠疗法。

（十）厌食/恶病质

1. 评估和观察

（1）评估患者进食、牙齿、口腔黏膜情况。

（2）评估患者有无贫血、低蛋白血症、消化、内分泌系统等疾病表现。

（3）评估患者皮肤完整性。

（4）评估有无影响患者进食的药物及环境因素。

2. 治疗原则

（1）根据具体病情及患者、家属意见选择喂养或营养支持方式，如经口、鼻饲、胃空肠造瘘管饲或静脉营养。

（2）可给予改善食欲的药物治疗。

（3）患口腔疾病且可干预的患者可考虑治疗口腔疾病。

3. 操作要点

（1）每天或每餐提供不同的食物，增加食欲，在进餐时减少任何可能导致情绪紧张的因素。

（2）少量多餐，在患者需要时提供食物，将食物放在患者易拿到的位置。

（3）提供患者喜爱的食物，提供一些不需太过咀嚼的食物。

（4）遵医嘱予以营养支持。

4. 注意事项

（1）注意照顾患者的情绪，循序渐进。

（2）充分与照护者及家属沟通，取得信任和配合。

（3）必要时考虑肠外营养逐步向肠内营养，经口进食过渡。注意食物的搭配与口感。

（十一）口干

1. 评估和观察

（1）评估患者口腔黏膜完整性及润滑情况，有无口腔烧灼感。

（2）评估患者有无咀嚼、吞咽困难或疼痛以及有无味觉改变。

（3）评估有无引起患者口干的药物及治疗因素。

2. 治疗原则

（1）调整居住环境。

（2）口腔局部治疗。

（3）药物改善症状。

3. 护理要点

（1）饮食方面鼓励患者少量多次饮水。

（2）增加病房中空气的湿度。

（3）口腔护理。

（4）必要时常规使用漱口剂。

4. 注意事项

避免粗暴的口腔护理操作，强行剥脱血痂、表面覆膜、警惕润滑液误吸情况。

（十二）睡眠/觉醒障碍（失眠）

1. 评估和观察

（1）评估患者性别、年龄、既往失眠史。

（2）评估患者失眠发生的药物及环境因素。

（3）评估患者有无不良的睡眠卫生习惯及生活方式。

（4）有无谵妄、抑郁或焦虑状态等精神障碍。

2. 治疗原则

了解患者睡眠节律，可能的诱因和病因，必要时行睡眠监测，行为心理治疗，避免使用非处方催眠药物。

3. 护理要点

（1）改善睡眠环境，减少夜间强光及噪声刺激。

（2）对于躯体症状如疼痛、呼吸困难等引发的失眠应积极控制症状。

（3）采取促进患者睡眠的措施，如增加日间活动、听音乐、按摩双手或足部。

（4）定期进行失眠症防治的健康教育。

4. 注意事项

（1）注意观察、评估和沟通环节，贯穿治疗整个过程。如睡眠质量、睡眠时间改善，不必强行纠正已有的睡眠规律。

（2）警惕意识障碍发生，及早发现。

（3）在使用处方类镇静催眠药物时应告知并注意预防跌倒、低血压等副作用。

（十三）谵妄

1. 评估和观察

（1）评估患者意识水平、注意力、思维、认知、记忆、精神行为、情感和觉醒规律的改变。

（2）评估患者谵妄发生的药物及环境因素。

2. 治疗原则

（1）寻找病因并改变可能的危险因素至关重要，如感觉损害、药物等，监测并处理尿潴留、便秘、跌倒外伤等并发症。

（2）使用合适的约束，充分向患者家属告知病情。

（3）必要时小剂量使用苯二氮䓬类或氟哌啶醇类镇静药物。

3. 护理要点

（1）保持环境安静，避免刺激。尽可能提供单独的房间，降低说话的声音，降低照明，应用夜视灯，使用日历和熟悉的物品，较少的改变房间摆设，以免引起不必要的注意力转移。

（2）安抚患者，对患者的诉说作出反应，帮助患者适应环境，减少恐惧。

4. 注意事项

（1）在诱因病因无法去除的情况下，应与家属及照护者沟通谵妄发作的反复性和持续性，争取理解、配合，保护患者避免外伤。

（2）约束保护的基础上可予以药物干预。

二、舒适照护

（一）病室环境管理

1. 评估和观察

（1）评估病室环境的空间、光线、温度、湿度、卫生。

（2）评估病室的安全保障设施。

2. 操作要点

（1）室内温度、湿度适宜。

（2）保持空气清新、光线适宜。

（3）病室物体表面清洁，地面不湿滑，安全标识醒目。

（4）保持病室安静。

3. 指导要点

（1）告知患者及家属遵守病室管理制度。

（2）指导患者了解防跌倒、防坠床、防烫伤等安全措施。

4. 注意事项

（1）病室布局合理，温馨。

（2）通风时注意保暖。

（3）工作人员应做到说话语气温和、走路轻、操作轻、关门轻。

（二）床单位管理

1. 评估和观察

（1）评估患者病情、意识状态、合作程度、自理程度、皮肤情况等。

（2）评估床单位安全、方便、整洁程度。

2. 卧床患者更换被单操作要点

（1）与患者沟通，取得配合。

（2）移开床旁桌、椅。

（3）将枕头及患者移向对侧，使患者侧卧。

（4）松开近侧各层床单，将其上卷于中线处塞于患者身下，清扫整理近侧床褥；依次铺近侧各层床单。

（5）将患者及枕头移至近侧，患者侧卧。

（6）松开对侧各层床单，将其内卷后取出，同法清扫和铺单。

（7）患者平卧，更换清洁被套及枕套。

（8）移回床旁桌、椅。

（9）根据病情协助患者取舒适体位。

（10）处理用物。

3. 指导要点

（1）告知患者床单位管理的目的及配合方法。

（2）指导患者及家属正确使用床单位辅助设施。

4. 注意事项

（1）评估操作难易程度，运用人体力学原理，防止职业损伤。

（2）操作过程中观察患者生命体征、病情变化、皮肤情况，注意保暖，保护患者隐私。

（3）操作中合理使用床档保护患者，避免坠床。

（4）使用橡胶单或防水布时，避免其直接接触患者皮肤。

（三）口腔护理

1. 评估和观察

（1）评估患者的病情、意识、配合程度。

（2）观察口唇、口腔黏膜、牙龈、舌苔有无异常；口腔有无异味；牙齿有无松动，有无活动性义齿。

2. 操作要点

（1）核对患者，向患者解释口腔护理的目的、配合要点及注意事项，准备用物。

（2）选择口腔护理液，必要时遵医嘱选择药物。

（3）协助患者取舒适恰当的体位。

（4）颌下垫治疗巾，放置弯盘。

（5）擦洗牙齿表面、颊部、舌面、舌下及硬腭部，遵医嘱处理口腔黏膜异常。

（6）操作前后认真清点棉球，温水漱口。

（7）协助患者取舒适体位，处理用物。

3. 指导要点

（1）告知患者口腔护理的目的和配合方法。

（2）指导患者正确的漱口方法。

4. 注意事项

（1）操作时避免弯钳触及牙龈或口腔黏膜。

（2）昏迷或意识模糊的患者棉球不能过湿，操作中注意夹紧棉球，防止遗留在口腔内，禁止漱口。

（3）有活动性义齿的患者协助清洗义齿。

（4）使用开口器时从磨牙处放入。

（四）肠内营养的护理

1. 评估和观察

（1）评估患者病情、意识状态、营养状况、合作程度。

（2）评估管饲通路情况、输注方式，有无误吸风险。

2. 操作要点

（1）核对患者，准备营养液，温度以接近正常体温为宜。

（2）病情允许，协助患者取半卧位，避免搬动患者或可能引起误吸的操作。

（3）输注前，检查并确认喂养管位置，抽吸并估计胃内残留量，如有异常及时报告。

（4）输注前、后用约30毫升温水冲洗喂养管。

（5）输注速度均匀，根据医嘱调整速度。

（6）输注完毕包裹、固定喂养管。

（7）观察并记录输注量以及输注中、输注后的反应。

3. 指导要点

（1）携带喂养管出院的患者，告知患者及家属妥善固定喂养管，输注营养液或特殊用药前后，应用温开水冲洗喂养管。

（2）告知患者喂养管应定期更换。

4. 注意事项

（1）营养液现配现用，粉剂应搅拌均匀，配制后的营养液密闭放置在冰箱冷藏，24小时内用完，避免反复加热。

（2）长期留置鼻胃管或鼻肠管者，每天用油膏涂拭鼻腔黏膜，轻轻转动鼻胃管或鼻肠管，每日进行口腔护理，定期（或按照说明书）更换喂养管，对胃造口、空肠造口者，保持造口周围皮肤干燥、清洁，定期更换。

（3）特殊用药前后用约30毫升温水冲洗喂养管，药片或药丸经研碎、溶解后注入喂养管。

（4）避免空气输注入胃，引起胀气。

（5）注意放置恰当的管路标识。

（五）肠外营养的护理

1. 评估和观察要点

（1）评估患者病情、意识、合作程度、营养状况。

（2）评估输液通路情况、穿刺点及其周围皮肤状况。

2. 操作要点

（1）核对患者，准备营养液。

（2）输注时建议使用输液泵，在规定时间内匀速输完。

（3）固定管道，避免过度牵拉。

（4）巡视、观察患者输注过程中的反应。

（5）记录营养液使用的时间、量、滴速及输注过程中的反应。

3. 指导要点

（1）告知患者及照护者输注过程中如有不适及时通知护士。

（2）告知患者翻身、活动时保护管路及穿刺点局部清洁干燥的方法。

4. 注意事项

（1）营养液配制后若暂时不输注，密闭冰箱冷藏，输注前室温下复温后再输，保存时间不超过 24 小时。

（2）等渗或稍高渗溶液可经周围静脉输入，高渗溶液应从中心静脉输入，明确标识。

（3）如果选择中心静脉导管输注，参照静脉导管的维护（PICC/CVC）。

（4）不宜从营养液输入的静脉管路输血、采血。

（六）静脉导管的维护（PICC/CVC）

1. 评估和观察要点

（1）评估患者静脉导管的固定情况，导管是否通畅。

（2）评估穿刺点局部及周围皮肤情况；查看敷料更换时间、置管时间。

（3）PICC 维护时应每日测量记录双侧上臂臂围并与置管前对照。

2. 操作要点

（1）暴露穿刺部位，由导管远心端向近心端除去无菌透明敷料。

（2）打开换药包，戴无菌手套，消毒穿刺点及周围皮肤，消毒时应以穿刺点为中心擦拭至少 2 遍，消毒面积应大于敷料面积。

（3）使用无菌透明敷料无张力粘贴固定导管；敷料外应注明的置管及更换日期、时间和操作者签名。

（4）冲、封管遵循 A-C-L 原则：A 导管功能评估；C 冲管；L 封管。每次输液前抽回血，确定导管在静脉内，给药前后生理盐水脉冲式冲管，保持导管的通畅。输液完毕使用生理盐水或肝素盐水正压封管，封管液量应 2 倍于导管+附加装置容积。

（5）输液接头至少每 7 天更换 1 次，如接头内有血液残留、完整性受损或取下后，应立即更换。

3. 指导要点

（1）告知患者及照护者保持穿刺部位的清洁干燥，如敷料有卷曲、松动或敷料下有汗液、渗血及时通知护士。

（2）告知患者妥善保护体外导管部分。

4．注意事项

（1）静脉导管的维护应由经过培训的医护人员进行。

（2）出现液体流速不畅，使用10毫升及以上注射器抽吸回血，不可强行推注液体。

（3）无菌透明敷料应至少每7天更换1次，如穿刺部位出现渗血、渗液等导致的敷料潮湿、卷曲、松脱或破损时应立即更换。

（4）经输液接头进行输液或给药前，应使用消毒剂用力擦拭接头至少15秒。

（5）注意观察中心静脉导管体外长度的变化，防止导管脱出。

（七）留置导尿管的护理

1．评估和观察要点

（1）评估患者年龄、意识状态、心理状况、自理能力、合作程度及耐受力。

（2）评估尿道口及会阴部皮肤黏膜状况。

2．操作要点

（1）固定引流管及尿袋，尿袋的位置低于膀胱，尿管应有标识并注明置管日期。

（2）保持引流通畅，避免导管受压、扭曲、牵拉、堵塞等。

（3）保持尿道口清洁，女性患者每日消毒擦拭外阴及尿道口，男性患者消毒擦拭尿道口、龟头及包皮，每天1~2次。排便后及时清洗肛门及会阴部皮肤。

（4）及时倾倒尿液，观察尿液的颜色、性状、量等并记录，遵医嘱送检。

（5）定期更换引流装置、更换尿管。

（6）拔管前采用间歇式夹闭引流管方式。

（7）拔管后注意观察小便自解情况。

3．指导要点

（1）告知患者及家属留置导尿管的目的、护理方法及配合注意事项。

（2）告知患者防止尿管受压、脱出的注意事项。

（3）告知患者离床活动时的注意事项。

4．注意事项

（1）注意患者的主诉并观察尿液情况，发现尿液混浊、沉淀、有结晶时，应及时处理。

（2）避免频繁更换集尿袋，以免破坏其密闭性。

（八）会阴护理

1．评估和观察

（1）了解患者的病情、意识、配合程度，有无失禁及留置导尿管。

（2）评估病室温度及遮蔽程度。

（3）评估患者会阴清洁程度，会阴皮肤黏膜情况，会阴部有无伤口，阴道流血、流液情况。

2．操作要点

（1）向患者解释会阴护理的目的和配合要点，准备用物。

（2）协助患者取仰卧位，屈膝，两腿略外展。

（3）臀下垫防水单。

（4）用棉球由内向外、自上而下外擦洗会阴，先清洁尿道口周围，后清洁肛门。

（5）留置尿管者，由尿道口处向远端依次用消毒棉球擦洗。

（6）擦洗完后擦干皮肤，皮肤黏膜有红肿、破溃或分泌物异常时需及时给予特殊处理。

（7）协助患者恢复舒适体位并穿好衣裤，整理床单位，处理用物。

3. 指导要点

（1）告知患者会阴护理的目的及配合方法。

（2）告知女性患者观察阴道分泌物的性状和有无异味等。

4. 注意事项

（1）水温适宜。

（2）女性患者月经期宜采用会阴冲洗。

（3）为患者保暖，保护隐私。

（4）避免牵拉引流管、尿管。

（九）协助沐浴和床上擦浴

1. 评估和观察

（1）评估患者的病情、自理能力、沐浴习惯及合作程度。

（2）评估病室或浴室环境。

（3）评估患者皮肤状况。

2. 操作要点

（1）协助沐浴：

1）向患者解释沐浴的目的及注意事项，取得配合。

2）调节室温和水温。

3）必要时护理人员护送进入浴室，协助穿脱衣裤。

4）观察并记录患者在沐浴中及沐浴后病情变化及沐浴时间。

（2）床上擦浴：

1）向患者解释床上擦浴的目的及配合要点。

2）调节室温和水温。

3）保护患者隐私，给予遮蔽。

4）由上至下，由前到后顺序擦洗。

5）协助患者更换清洁衣服。

6）整理床单位，整理用物。

3. 指导要点

（1）协助沐浴时，指导患者及照护者使用浴室的呼叫器。

（2）告知患者及照护者沐浴时不应用湿手接触电源开关，不要反锁浴室门。

（3）告知患者及照护者沐浴时预防意外跌倒和晕厥的方法。

4. 注意事项

（1）浴室内应配备防跌倒设施（防滑垫、浴凳、扶手等）。

（2）床上擦浴时随时观察病情，注意与患者沟通。

（3）床上擦浴时注意保暖，保护隐私。

（4）保护伤口和管路，避免浸湿、污染及伤口受压、管路打折扭曲。

（十）床上洗头

1. 评估和观察

（1）评估患者病情、配合程度、头发卫生情况及头皮状况。

（2）评估操作环境。

（3）观察患者在操作中、操作后有无病情变化。

2. 操作要点

（1）调节适宜的室温、水温。

（2）协助患者取舒适、方便的体位。

（3）患者颈下垫毛巾，放置马蹄形防水布垫或洗头设施，开始清洗。

（4）洗发后用温水冲洗。

（5）擦干面部及头发。

（6）协助患者取舒适卧位，整理床单位，处理用物。

3. 指导要点

（1）告知患者床上洗头目的和配合要点。

（2）告知患者操作中如有不适及时通知护士。

4. 注意事项

（1）为患者保暖，观察患者病情变化，有异常情况应及时处理。

（2）操作中保持患者体位舒适，保护伤口及各种管路，防止水流入耳、眼。

（3）应用洗头车时，按使用说明书或指导手册操作。

（十一）协助进食和饮水

1. 评估和观察

（1）评估患者病情、意识状态、自理能力、合作程度。

（2）评估患者饮食类型、吞咽功能、咀嚼能力、口腔疾患、营养状况、进食情况。

（3）了解有无餐前、餐中用药，有无特殊治疗或检查。

2. 操作要点

（1）协助患者洗手，对视力障碍、行动不便的患者，协助将食物、餐具等置于容易取放的位置，必要时协助进餐。

（2）注意食物温度、软硬度。

（3）进餐完毕，协助患者漱口，整理用物及床单位。

（4）观察进食中和进食后的反应，做好记录。

（5）需要记录出入量的患者，记录进食和饮水时间、种类、食物含水量和饮水量等。

3. 指导要点

根据患者的疾病特点，对患者或照护者进行饮食指导。

4. 注意事项

（1）特殊饮食的患者，应制订相应的食谱。

（2）与患者及照护者沟通，给予饮食指导。

（3）患者进食和饮水延迟时，做好交接班。

（十二）排尿异常的护理

1. 评估和观察

（1）评估患者病情、意识、自理能力、合作程度，了解患者治疗及用药情况。

（2）了解患者饮水习惯、饮水量，评估排尿次数、量、伴随症状，观察尿液的性状、颜色、透明度等。

（3）评估膀胱充盈度、有无腹痛、腹胀及会阴部皮肤情况；了解患者有无尿管、尿路造口等。

（4）了解尿常规、血电解质检验结果等。

2. 操作要点

（1）尿量异常的护理：

1）记录24小时出入液量和尿比重，监测酸碱平衡和电解质变化，监测体重变化。

2）根据尿量异常的情况监测相关并发症的发生。

（2）尿失禁的护理：

1）保持床单清洁、平整、干燥。

2）及时清洁会阴部皮肤，保持清洁干爽，必要时涂皮肤保护膜。

3）根据病情采取相应的保护措施，可采用纸尿裤、尿套、尿垫、集尿器或留置尿管。

（3）尿潴留的护理：

1）诱导排尿，如调整体位、听流水声、温水冲洗会阴部、按摩或热敷耻骨上区等，保护隐私。

2）留置导尿管定时开放，定期更换。

3. 指导要点

（1）告知患者尿管夹闭训练及盆底肌训练的意义和方法。

（2）指导患者养成定时排尿的习惯。

4. 注意事项

（1）留置尿管期间，注意尿道口清洁。

（2）尿失禁时注意局部皮肤的护理。

（十三）排便异常的护理

1. 评估和观察

（1）评估患者心脑血管、消化系统病情。

（2）了解患者排便习惯、次数、量，粪便的颜色、性状，有无排便费力、便意不尽等。

（3）了解患者饮食习惯、治疗和检查、用药情况。

2. 操作要点

（1）便秘的护理：

1）指导患者增加纤维食物摄入，适当增加饮水量。

2）指导患者按摩腹部，鼓励适当运动。

3）指导患者每天训练定时排便。

4）指导照护者正确使用通便药物，必要时灌肠处理。

（2）腹泻的护理：

1）观察记录生命体征、出入量等。

2）保持会阴部及肛周皮肤清洁干燥，评估肛周皮肤有无破溃、湿疹等，必要时涂皮肤保护剂。

3）合理饮食，协助患者餐前、便前、便后洗手。

4）记录排便的次数和粪便性状，必要时留取标本送检。

（3）大便失禁的护理：

1）评估大便失禁的原因，观察并记录粪便的性状、排便次数。

2）必要时观察记录生命体征、出入量等。

3）做好会阴及肛周皮肤护理，评估肛周皮肤有无破溃、湿疹等，必要时涂皮肤保护剂。

4）遵医嘱指导患者及照护者合理膳食。

5）指导患者根据病情和以往排便习惯，定时排便，进行肛门括约肌及盆底肌肉收缩训练。

3. 指导要点

（1）指导患者合理膳食。

（2）指导患者养成定时排便的习惯，适当运动。

4. 注意事项

（1）大便失禁、腹泻患者，应注意观察并护理肛周皮肤情况。

（2）腹泻者注意观察有无脱水、电解质紊乱的表现。

（十四）卧位护理

1. 评估和观察

（1）评估患者病情、意识状态、自理能力、合作程度。

（2）了解诊断、治疗和护理要求，选择体位。

（3）评估自主活动能力、卧位习惯。

2. 操作要点

（1）平卧位：

1）垫薄枕，头偏向一侧。

2）昏迷患者注意观察神志变化，谵妄患者应预防发生坠床，必要时使用约束带。

3）做好呕吐患者的护理，防止窒息，保持舒适。

4）注意观察皮肤、压疮。

（2）半坐卧位：

1）仰卧，床头支架或靠背架抬高30°～60°，下肢屈曲。

2）放平时，先放平下肢，后放床头。注意观察皮肤、压疮。

（3）端坐卧位：

1）坐起，床上放一跨床小桌，桌上放软枕，患者伏桌休息；必要时可使用软枕、靠背架等支持物辅助坐姿。

2）防止坠床，必要时加床挡，做好背部保暖。注意观察皮肤、压疮。

3. 指导要点

（1）协助并指导患者按要求采用不同体位，掌握更换体位时保护各种管路的方法。

（2）告知患者调整体位的意义和方法，注意适时调整和更换体位，如局部感觉不适，应及时通知医务人员。

4. 注意事项

（1）注意各种体位承重处的皮肤情况，预防压疮。

（2）注意各种体位的舒适度，及时调整。

（3）注意各种体位的安全，必要时使用床挡或约束带。

（十五）体位转换

1. 评估和观察

（1）评估病情、意识状态、皮肤情况，活动耐力及配合程度。

（2）评估患者体位是否舒适。

（3）翻身或体位改变后，检查各导管是否扭曲、受压、牵拉。

2. 操作要点

（1）协助患者翻身：

1）检查并确认病床处于固定状态。

2）妥善安置各种管路，翻身后检查管路是否通畅。

3）轴线翻身时，保持整个脊椎平直，翻身角度不可超过60°，有颈椎损伤时，勿扭曲或旋转患者的头部、保护颈部。

4）记录翻身时间。

（2）协助患者体位转换：

1）卧位到坐位的转换，长期卧床患者注意循序渐进，先半坐卧位，再延长时间逐步改为坐位。

2）协助患者从床尾移向床头时，根据患者病情放平床头，将枕头横立于床头，向床头移动患者。

3. 指导要点

（1）告知患者及照护者体位转换的目的、过程及配合方法。

（2）告知患者及照护者体位转换时和转换后的注意事项。

4. 注意事项

（1）注意各种体位转换间的患者安全，保护管路。

（2）注意体位转换后患者的舒适；观察病情、生命体征的变化，记录体位调整时间。

（3）协助患者体位转换时，不可拖拉。

（4）注意各种体位受压处的皮肤情况，做好预防压疮的护理。

（十六）轮椅与平车使用

1. 评估和观察

（1）评估患者生命体征、病情变化、意识状态、活动耐力及合作程度。

（2）评估自理能力、治疗以及各种管路情况等。

2. 操作要点

（1）轮椅：

1）患者与轮椅间的移动：①使用前，检查轮椅性能，从床上向轮椅移动时，在床尾处备轮椅，轮椅应放在患者健侧，固定轮椅。护士协助患者下床、转身，坐入轮椅后，放好足踏板；②从轮椅向床上移动时，推轮椅至床尾，轮椅朝向床头，并固定轮椅。护士协助患者站起、转身、坐至床边，选择正确卧位；③从轮椅向座便器移动时，轮椅斜放，使患者的健侧靠近座便器，固定轮椅。协助患者足部离开足踏板，健侧手按到轮椅的扶手，护士协助其站立、转身，坐在座便器上；④从座便器上转移到轮椅上时，按从轮椅向座便器移动的程序反向进行。

2）轮椅的使用：①患者坐不稳或轮椅下斜坡时，用束腰带保护患者；②下坡时，倒转轮椅，使轮椅缓慢下行，患者头及背部应向后靠；③如有下肢水肿、溃疡或关节疼痛，可将足踏板抬起，并垫软枕。

（2）平车：

1）患者与平车间的移动：①能在床上配合移动者采用挪动法；儿童或体重较轻者可采用 1 人搬运法；不能自行活动或体重较重者采用 2~3 人搬运法；病情危重或颈、胸、腰椎骨折患者采用 4 人以上搬运法；②使用前，检查平车性能，清洁平车；③借助搬运器具进行搬运；④挪动时，将平车推至与床平行，并紧靠床边，固定平车，将盖被平铺于平车上，协助患者移动到平车上，注意安全和保暖；⑤搬运时，应先将平车推至床尾，使平车头端与床尾成钝角，固定平车，1 人或以上人员将患者搬运至平车上，注意安全和保暖；⑥拉起护栏。

2）平车的使用：①头部置于平车的大轮端；②推车时小轮在前，车速适宜，拉起护栏，护士站于患者头侧，上下坡时应使患者头部在高处一端；③在运送过程中保证输液和引流的通畅，特殊引流管可先行夹闭，防止牵拉脱出。

3. 指导要点

（1）告知患者在使用轮椅或平车时的安全要点以及配合方法。

（2）告知患者感觉不适时，及时通知医务人员。

4. 注意事项

（1）使用前应先检查轮椅和平车，保证完好无损方可使用；轮椅、平车放置位置合理，移动前应先固定。

（2）轮椅、平车使用中注意观察病情变化，确保安全。

（3）保护患者安全、舒适，注意保暖。

（4）遵循节力原则，速度适宜。

（5）搬运过程中，妥善安置各种管路和监护设备，避免牵拉。

三、心理支持和人文关怀

心理支持的目的是恰当应用沟通技巧与患者建立信任关系，引导患者面对和接受疾病状况，帮助患者应对情绪反应，鼓励患者和家属参与，尊重患者的意愿做出决策，让其保持乐观顺应的态度度过生命终期，从而舒适、安详、有尊严离世。

（一）心理社会评估

1. 评估和观察

评估患者的病情、意识情况，理解能力和表达能力。

2. 操作要点

（1）收集患者的一般资料。包括年龄、性别、民族、文化程度、信仰、婚姻状况、职业环境、生活习惯、嗜好等。

（2）收集患者的主观资料。包括患者的认知能力、情绪状况及行为能力，社会支持系统及其利用；对疾病的主观理解和态度以及应对能力。

（3）收集患者的客观资料。通过体检评估患者生理状况，患者的睡眠、饮食方面有无改变等。

（4）记录有关资料。

3. 注意事项

（1）与患者交谈时确立明确的目标，获取有效信息。

（2）沟通时多采用开放式提问，鼓励患者主动叙述，交谈后简单小结，核对或再确认交谈的主要信息。

（3）交谈时与患者保持适度的目光接触，注意倾听。

（4）保护患者的隐私权与知情权。

（5）用通俗易懂的语言解释与疾病相关的专业名词。

（二）医患沟通

1. 评估和观察

（1）患者的意识状态和沟通能力。

（2）患者和家属对沟通的心理需求程度。

2. 操作要点

（1）倾听并注视对方眼睛，身体微微前倾，适当给予语言回应，必要时可重复患者语言。

（2）适时使用共情技术，尽量理解患者情绪和感受，并用语言和行为表达对患者情感的理解和愿意帮助患者。

（3）陪伴时，对患者运用耐心、鼓励性和指导性的话语，适时使用治疗性抚触。

3. 注意事项

（1）言语沟通时，语速缓慢清晰，用词简单易理解，信息告知清晰简短，注意交流时机得当。

（2）非言语沟通时，表情亲切、态度诚恳。

（三）帮助患者应对情绪反应

1. 评估和观察

（1）评估患者的心理状况和情绪反应。

（2）应用恰当的评估工具筛查和评估患者的焦虑、抑郁程度及有无自杀倾向。

2. 操作要点

（1）鼓励患者充分表达感受。

（2）恰当应用沟通技巧表达对患者的理解和关怀（如倾听、沉默、触摸等）。

（3）鼓励家属陪伴，促进家属和患者的有效沟通。

（4）指导患者使用放松技术减轻焦虑，如深呼吸、放松训练、听音乐等。

（5）帮助患者寻找团体和社会的支持。

（6）指导患者制定现实可及的目标和实现目标的计划。

（7）如患者出现愤怒情绪，帮助查找引起愤怒的原因，给予有针对性的个体化辅导。

（8）如患者有明显抑郁状态，请心理咨询或治疗师进行专业干预。

（9）如患者出现自杀倾向，应及早发现，做好防范，预防意外发生。

3. 注意事项

（1）提供安宁、隐私的环境，减少外界对情绪的影响。

（2）尊重患者的权利，维护其尊严。

（3）正确识别患者的焦虑、抑郁、恐惧和愤怒的情绪，帮助其有效应对。

（四）尊重患者权利

1. 评估和观察

（1）评估患者是否由于种族、文化和信仰的差异而存在特殊的习俗。

（2）评估患者知情权和隐私权是否得到尊重。

2. 操作要点

（1）对入院患者进行入院须知的宣教。

（2）为患者提供医疗护理信息，包括治疗护理计划，允许患者及其家属参与医疗护理决策、医疗护理过程。

（3）尊重患者的价值观与信仰。

（4）诊疗过程中保护患者隐私。

3. 注意事项

（1）尊重患者的权利和意愿。

（2）在诊疗护理过程中能平等地对待患者。

（五）社会支持系统

1. 评估和观察

（1）观察患者在医院的适应情况。

（2）评估患者的人际关系状况，家属的支持情况。

2. 操作要点

（1）对患者家属进行教育，让家属了解治疗过程，参与其中部分心理护理。

（2）鼓励患者亲朋好友多陪在患者身边，予以鼓励。

3. 注意事项

（1）根据患者疾病的不同阶段选择不同的社会支持方式。

（2）指导患者要积极地寻求社会支持，充分发挥社会支持的作用。

（六）死亡教育

1. 评估和观察

（1）评估患者对死亡的态度。

（2）评估患者的性别、年龄、受教育程度、疾病状况、应对能力、家庭关系等影响死亡态度的个体和社会因素。

2. 操作要点

（1）尊重患者的知情权利，引导患者面对和接受当前疾病状况。

（2）帮助患者获得有关死亡、濒死相关知识，引导患者正确认识死亡。

（3）评估患者对死亡的顾虑和担忧，给予针对性的解答和辅导。

（4）引导患者回顾人生，肯定生命的意义。

（5）鼓励患者制定现实可及的目标，并协助其完成心愿。

（6）鼓励家属陪伴和坦诚沟通，适时表达关怀和爱。

（7）允许家属陪伴，与亲人告别。

3. 注意事项

（1）建立相互信任的治疗性关系是进行死亡教育的前提。

（2）坦诚沟通关于死亡的话题，不敷衍不回避。

（3）患者对死亡的态度受到多种因素影响，应尊重。

（七）哀伤辅导

1. 评估和观察

（1）观察家属的悲伤情绪反应及表现。

（2）评估患者家属心理状态及意识情况，理解能力和表达能力和支持系统。

2. 操作要点

（1）提供安静、隐私的环境。

（2）在尸体料理过程中，尊重逝者和家属的习俗，允许家属参与，满足家属的需求。

（3）陪伴、倾听，鼓励家属充分表达悲伤情绪。

（4）采用适合的悼念仪式让家属接受现实，与逝者真正告别。

（5）鼓励家属参与社会活动，顺利度过悲伤期，开始新的生活。

（6）采用电话、信件、网络等形式提供居丧期随访支持，表达对居丧者的慰问和关怀。

（7）充分发挥志愿者或社会支持系统在居丧期随访和支持中的作用。

3. 注意事项

（1）悲伤具有个体化的特征，其表现因人而异，医护人员应能够识别正常的悲伤反应。

（2）重视对特殊人群如丧亲父母和儿童居丧者的支持。

关于发布《老年人不良风险评估》等9项推荐性卫生行业标准的通告

国卫通〔2017〕10号

现发布《老年人不良风险评估》等9项推荐性卫生行业标准，其编号和名称如下：

WS/T 552—2017 老年人营养不良风险评估；

WS/T 553—2017 人群维生素A缺乏筛查方法；

WS/T 554—2017 学生餐营养指南；

WS/T 555—2017 肿瘤患者主观整体营养评估；

WS/T 556—2017 老年人膳食指导；

WS/T 557—2017 慢性肾脏病患者膳食指导；

WS/T 558—2017 脑卒中患者膳食指导；

WS/T 559—2017 恶性肿瘤患者膳食指导；

WS/T 560—2017 高尿酸血症与痛风患者膳食指导。

上述标准自2018年2月1日起施行。

特此通告。

国家卫生计生委

2017年8月1日

（发布时间：2017-08-16）

（上接第414页）

国内技术力量雄厚，国产CAR-T上市可期

细胞免疫治疗在国际上的研究如火如荼，中国也把握住时代机遇，跻身CAR-T临床研究项目上与美国并列的第一梯队。CliicalTrials. gov网站显示，截至2017年12月25日，在中国登记开展的CAR-T临床研究项目已达到78项，在数量上已超过欧洲，仅次于美国，涉及淋巴细胞白血病、非霍奇金淋巴瘤等血液肿瘤，以及包括乳腺癌在内的多种实体肿瘤。随着资本投入、技术更新、人才交流加速，以及具体监管政策出台，CAR-T产业正在国内飞速发展。

目前，美国已获批的2个CAR-T产品治疗价格极其昂贵，未来我国本土企业有望通过技术改良和创新，结合本土化生产，提供价格更加合理、医保基金和患者可承担的产品。12月11日，南京传奇提交的CAR-T疗法中国临床申请（CXSL1700201）正式获得CDE承办受理，成为CDE受理的首个CAR-T临床申请。预计随着技术指导原则的出台，接下来将有更多的企业陆续申报临床。指导原则中还提及，为积极响应国家的创新政策，符合条件的非注册临床试验数据可被接受，将进一步加速产品上市进程。

（来源：长城证券股份有限公司 2017-12-27）

肿瘤患者主观整体营养评估

Subjective nutrition assessment for cancer patients

中华人民共和国卫生行业标准

WS/T 555—2017

2017-08-01 发布　2018-02-01 实施

中华人民共和国国家卫生和计划生育委员会 发布

前言

本标准按照 GB/T 1.1-2009 给出的规则起草。

本标准起草单位：中国抗癌协会、航空总医院、河北省人民医院、吉林大学第一医院、上海交通大学瑞金医院、黑龙江省肿瘤医院、昆明医科大学第一医院、四川大学华西医院、中山大学第一医院、厦门大学第一医院、天津市第三医院、中国医学科学院肿瘤医院、北京协和医院、天津市肿瘤医院、中南大学湘雅医院、广西医科大学肿瘤医院。

本标准主要起草人：石汉平、张晓伟、李薇、曹伟新、王晔、陈公琰、王昆华、伍晓汀、胡雯、石英英、罗琪、齐玉梅、吴健雄、丛明华、于康、巴一、陈子华、林源。

1 范围

本标准规定了对肿瘤患者进行营养评估的方法、范围、内容和结果判定等。

本标准适用于对已经确诊的尚未治疗和已经进行过治疗的恶性肿瘤患者进行营养评估，以确定其营养状况。

2 术语和定义

下列术语和定义适用于本文件。

2.1　营养评估　nutrition assessment

由受过培训的专业人员，采用营养评估工具，对患者的营养状况以及与营养相关的机体功能等进行全面检查和评价。

2.2　患者主观整体营养评估 patient-generated subjective nutrition assessment，PG-SGA

全面地收集主观资料（或信息），对患者营养状况进行评估。

2.3　营养不良　malnutrition

由能量、蛋白质及其他营养素不足或过剩造成的组织、形体和功能改变及相应的临床表现。

3 评估对象和方法

3.1　评估对象

评估对象应符合下列条件，即：年龄 18 岁以上的成年人，病理确诊为恶性肿瘤，神志清楚，无交流障碍，愿意接受评估，非濒临死亡。

3.2 评估时间

门诊的适用对象在其就诊时进行营养评估，住院的适用对象在其入院后 48h 内进行营养评估。家居肿瘤患者每 3 个月到门诊接受一次营养评估，住院肿瘤患者在一个治疗疗程结束后再次进行营养评估或每 2 周进行一次营养评估。

3.3 实施人员

受过培训的临床医师、临床营养师和护师。培训内容包括评估的程序、方法、内容、标准、结果判定及处理。实施人员应该有在他人（有评估经验者）指导下完成至少 10 例患者的评估经历，才能独立进行营养评估。

3.4 评估对象的告知

评估前应向评估对象简要介绍评估目的、内容及其必要性。如果营养评估是常规的诊治行为，则无需获得患者的知情同意。如果营养评估的目的是用于科学研究，则应获得患者的知情同意，并需要得到医院伦理委员会的批准。

4 评估内容及结果判断

4.1 评估内容

PG-SGA 由患者自我评估及医务人员评估两部分组成，具体内容包括体重、进食情况、症状、活动和身体功能、合并疾病、应激、体格检查 7 个方面，前 4 个方面由患者自我评估，后 3 个方面由医务人员评估。

肿瘤患者主观整体营养评估记录表见附录 A。

4.2 评分标准

见附录 B。

4.3 结果判定

根据 PG-SGA 得分，将肿瘤患者的营养状况分为四类，见表 1。

表 1 PG-SGA 分级评估结果判断

得 分	评判结果
0 分~1 分	营养良好
2 分~3 分	可疑或轻度营养不良
4 分~8 分	中度营养不良
≥9 分	重度营养不良

4.4 营养干预

0 分~1 分：此时不需要干预措施，治疗期间保持常规随诊及评估。

2 分~3 分：由营养师、护师或医生进行患者或患者家庭教育，并可根据患者存在的症状和实验室检查的结果，进行药物干预。

4 分~8 分：由营养师进行干预，并可根据症状的严重程度，与医生、药师及护师联合进行营养干预。

≥9 分：急需进行症状改善和（或）同时进行营养干预。

附录 A（规范性附录）

肿瘤患者主观整体营养评估记录表

A. 1　肿瘤患者主观整体营养评估记录表

采用 PG-SGA 对肿瘤患者进行营养评估时要实时记录，记录表见表 A. 1。

表 A. 1　肿瘤患者主观整体营养评估记录表

1 体重

1 个月内体重下降率	评 分	6 个月内体重下降率
≥10%	4	≥20%
5%～9. 9%	3	10%～19. 9%
3%～4. 9%	2	6%～9. 9%
2%～2. 9%	1	2%～5. 9%
0～1. 9%	0	0%～1. 9%
2 周内体重无变化	0	
2 周内体重下降	1	

第 1 项计分：

2 进食情况

在过去的 1 个月里，我的进食情况与平时情况相比：

□ 无变化（0）

□ 大于平常（0）　　□ 小于平常（1）

我目前进食：

□ 正常饮食（0）　　□ 正常饮食，但比正常情况少（1）

□ 进食少量固体食物（2）　　□ 只能进食流质食物（3）

□ 只能口服营养制剂（3）　　□ 几乎吃不下食物（4）

□ 只能依赖管饲或静脉营养（0）

第 2 项计分：

3 症状

近 2 周来，我有以下的问题，影响我的饮食：

□ 没有饮食问题（0）

□ 恶心（1）　　□ 口干（1）

□ 便秘（1）　　□ 食物没有味道（1）

□ 食物气味不好（1）　　□ 吃一会儿就饱了（1）

□ 其他（如抑郁、经济问题、牙齿问题）（1）

□ 口腔溃疡（2）　　□ 吞咽困难（2）

□ 腹泻（3）　　□ 呕吐（3）

□ 疼痛（部位）（3）　　□ 没有食欲，不想吃饭（3）

第 3 项计分：

4 活动和身体功能

在过去的一个月，我的活动：

□ 正常，无限制（0）

□ 与平常相比稍差，但尚能正常活动（1）

□ 多数时候不想起床活动，但卧床或坐着时间不超过 12h（2）

□ 活动很少，一天多数时间卧床或坐着（3）

□ 几乎卧床不起，很少下床（3）

第 4 项计分：

第 1~4 项计分（A 评分）：

5 合并疾病

疾 病	评 分
肿瘤	1
艾滋病	1
呼吸或心脏疾病恶液质	1
存在开放性伤口或肠瘘或压疮	1
创伤	1
年 龄	**评 分**
超过 65 岁	1

第 5 项计分（B 评分）：

6 应激

应 激	无（0）	轻（1 分）	中（2 分）	重（3 分）
发热	无	37.2~38.3℃	38.3~38.8℃	>38.8℃
发热持续时间	无	<72h	72h	>72h
是否用激素（泼尼松）	无	低剂量（<10mg/d 泼尼松或相当剂量的其他激素）	中剂量（10~30mg/d 泼尼松或相当剂量的其他激素）	大剂量（>30mg/d 泼尼松或相当剂量的其他激素）

第 6 项计分（C 评分）：

7 体格检查

项 目	0 分	1 分	2 分	3 分
肌肉状况				
颞部（颞肌）				
锁骨部位（胸部三角肌）				
肩部（三角肌）				
肩胛部（背阔肌、斜方肌、三角肌）				
手背骨间肌				
大腿（四头肌）				
小腿（腓肠肌）				
总体肌肉丢失评分				

第 7 项计分（D 评分）：

总分=A+B+C+D ____________________

附录 B（规范性附录）

评分标准

B. 1 患者自评表（A 评分）

B. 1. 1 体重评分

体重评分见表 B. 1。

表 B. 1　患者自评表

目前我的体重约为　　kg
目前我的身高约为　　cm
1 个月前我的体重约为　　kg
6 个月前我的体重约为　　kg
最近两周内我的体重
无改变（0）
增加（0）
下降（1）

操作说明：

患者目前体重为实测体重。任何原因使患者不能自行测量体重时，可抱起患者一起测量，再测量并减去抱起人的体重。

1 个月前的体重和 6 个月前的体重患者可能记不清，此时，可采取在目前体重的基础上逐渐加量询问或逐渐减量询问，根据患者本人选定的近似值填写体重。例如，患者目前体重为 50kg，可以询问患者 1 个月前大约有 51kg、52kg、53kg、54kg、55kg，或 49kg、48kg、47kg、46kg、45kg，然后根据患者本人选定的数字，作为 1 个月前的体重。

体重下降百分率是指下降体重占原体重的百分比。例如患者 1 个月前体重 50kg，目前体重 46kg，1 个月内下降 4kg，则下降百分比为（50~46）/50=8%。

表 1 以 1 个月的体重变化情况评分，没有 1 个月体重变化资料时，则以 6 个月体重变化情况评分。2 周内体重下降需另记 1 分，无下降为 0 分。两者相加为体重总分。

无法准确了解具体体重时，可根据患者体重下降程度：无/轻/中/重/极重，自我评分为 0/1/2/3/4 分。

B. 1. 2 患者自评表各项计分方法

表 1 第 1 项计分方法：本项为累计计分。

表 1 第 2 项计分方法：本项为多选，但是计分不做累加，以最高分选项为本项计分。

表 1 第 3 项计分方法：本项症状为近 2 周内经常出现的症状，偶尔一次出现的症状不能作为选择，本项为多选，累计计分。如没有食欲、不想吃，记 3 分；恶心，记 1 分；呕吐，记 3 分；口腔溃疡，记 2 分；腹泻，记 3 分；该项最后得分为 3+1+3+2+3=12 分

表 1 第 4 项计分方法：本项为单选，取最符合的一项作为本项计分。

B. 2 医务人员评估表

B. 2. 1 合并疾病（B 评分）

合并疾病（B 评分），见表 B. 2。

表 B.2　合并疾病（B 评分）

合并疾病及其与营养需求的关系
相关诊断（详细说明）：
肿瘤分期：Ⅰ Ⅱ Ⅲ Ⅳ
其他
年龄

操作说明：

按表 1 第 5 项做单项或多项选择，累计计分。如果患者存在表 1 第 5 项中没有列举出来的疾病，不予记分。B 评分中的“其他”指分期不确定或不同分期体系。

B.2.2 应激（C 评分）

应激（C 评分），见表 B.3。

表 B.3　应激（C 评分）

目前体温________℃；

如果为发热，发热持续时间________h；

是否用糖皮质激素 □ 是 药名________最大总剂量/天（mg/d）________□ 否

操作说明：

患者体温为评估当时实测体温。这里的“发热”定义为本次调查时刻的体温升高，而不是病历体温单记录的体温升高。如果调查时体温升高，需了解此刻前 3 天的体温及激素使用情况。如果调查时刻体温不升高，即记录为无发热。

发热持续时间为本次发热已经持续的时间。

激素使用是指因为本次发热而使用的激素，如果连续多日使用不同剂量的激素，取其平均值作为激素剂量。其他原因如结缔组织病使用的激素，不作评估。

C 评分（见表 1 第 6 项）为累计评分。如患者体温 37.5℃，记 1 分；持续发热已经 4 天，记 3 分；每天使用 20mg 泼尼松，记 2 分。总记分为 6 分。

B.2.3 体格检查（D 评分）

体格检查包括肌肉的 7 个方面。检查顺序是从上到下，从头到脚。先看颞肌，再往下到锁骨部位（胸部三角肌）、肩部（三角肌）、肩胛部（背阔肌、斜方肌、三角肌），再检查手背骨间肌肉（尤其是虎口处）；最后依次检查大腿（四头肌）、小腿（腓肠肌）。见表 B.4。

表 B.4　体格检查

项目	**得 分**
肌肉	

操作说明：

按多数部位情况确定患者肌肉得分，如多数部位肌肉为轻度丢失，则肌肉情况的最终得分即为轻度，记 1 分；如多数部位肌肉为中度丢失，则肌肉情况的最终得分为 2 分。

B. 3 体格检查评分标准

B. 3. 1 肌肉情况评估

肌肉情况评估见表 B. 5。

表 B. 5　肌肉情况评估

部 位	检查要旨	0 分	1 分	2 分	3 分
颞部（颞肌）	直接观察，让患者头转向一边	看不到明显的凹陷	轻度凹陷	凹陷	显著凹陷
锁骨部位（胸部三角肌）	看锁骨是否凸出及其程度	青年男性看不到锁骨，女性及成年男性、看到但不凸出	部分凸出	凸出	明显凸出
肩部（三角肌）	看肩部是否凸出，形状，手下垂	圆形	肩峰轻度凸出	介于二者之间	肩锁关节方形，骨骼凸出
骨间肌	观察手背，拇指和食指对捏，观察虎口处是否凹陷	拇指和食指对捏时肌肉凸出，女性可平坦	平坦	平坦和凹陷	明显凹陷
肩胛骨（背阔肌、斜方肌、三角肌）	患者双手前推，看肩胛骨是否凸出	肩胛骨不凸出，肩胛骨内测不凹陷	肩胛骨轻度凸出，肋、肩胛、肩、脊柱间轻度凹陷	肩胛骨凸出，肋、肩胛、肩、脊柱间凹陷	肩胛骨明显凸出，肋、肩胛、肩、脊柱间显著凹陷
大腿（股四头肌）		圆润，张力明显	轻度消瘦，肌肉较弱	介于二者之间	大腿明显消瘦，几乎无肌张力
小腿（腓肠肌）		肌肉发达	消瘦，有肌肉轮廓	消瘦，肌肉轮廓模糊	消瘦，无肌肉轮廓，肌肉松弛无力

肌肉消耗得分：

恶性肿瘤患者膳食指导

Dietary guide for cancer patients

中华人民共和国卫生行业标准

WS/T 559—2017

2017-08-01 发布 2018-02-01 实施

中华人民共和国国家卫生和计划生育委员会 发布

前言

本标准参照 GB/T 1.1—2009 给出的规则起草。

本标准起草单位：中国医学科学院肿瘤医院、苏州大学附属第一医院、中国人民解放军总医院、浙江大学医学院附属第二医院、中国疾病预防控制中心营养与健康所、中山大学肿瘤防治中心。

本标准主要起草人：孙燕、袁芃、陶敏、周莉、薛长勇、张片红、黄建、杨晓光、张兵、石汉平、潘宏铭、叶文锋、徐瑞华、丛明华。

1 范围

本标准规定了成人恶性肿瘤患者膳食指导原则、能量和营养素推荐摄入量、食物选择。

本标准适用于对在抗肿瘤治疗期和康复期的恶性肿瘤患者（尤指携瘤患者）进行膳食指导。

2 术语和定义

下列术语和定义适用于本文件

2.1 恶性肿瘤 malignant neoplasms

恶性细胞不受控制地进行性增长和扩散，浸润和破坏周围正常组织，可以经血管、淋巴管和体腔扩散转移到身体其他部位的疾病。

3 恶性肿瘤患者膳食指导原则

3.1 合理膳食，适当运动。

3.2 保持适宜的、相对稳定的体重。

3.3 食物的选择应多样化。

3.4 适当多摄入富含蛋白质的食物。

3.5 多吃蔬菜、水果和其他植物性食物。

3.6 多吃富含矿物质和维生素的食物。

3.7 限制精制糖摄入。

3.8 肿瘤患者抗肿瘤治疗期和康复期膳食摄入不足，在经膳食指导仍不能满足目标需要量时，建议给予肠内、肠外营养支持治疗。

4 恶性肿瘤患者能量和营养素推荐摄入量

4.1 能量

一般按照 20kcal/(kg·d) ~25kcal/(kg·d)（非肥胖患者的实际体重）来估算卧床患者的能量，30 kcal/(kg·d) ~35kcal/(kg·d)（非肥胖患者的实际体重）来估算能下床活动患者的能量，再根据患者的年龄、应激状况等调整为个体化能量值。

4.2 蛋白质

一般可按 1kcal/(kg·d) ~1.2g/(kg·d)（非肥胖患者的实际体重）给予，严重营养消耗者可按 1.2kcal/(kg·d) ~2g/(kg·d)（非肥胖患者的实际体重）给予。

4.3 脂肪

脂肪供能占总能量 35%~50%。推荐适当增加富含 n-3 及 n-9 脂肪酸食物。

4.4 碳水化合物

碳水化合物供能占总能量 35%~50%。

4.5 水

水（饮水和食物中所含水）一般按 30ml/(kg·d) ~40ml/(kg·d) 给予，使每日尿量维持在 1000ml~2000ml。有心、肺、肾等脏器功能障碍的病人特别注意防止液体过多。

4.6 矿物质及维生素

参考同龄、同性别正常人的矿物质及维生素每日推荐摄入量给予。在没有缺乏的情况下，不建议额外补充。

5 恶性肿瘤患者的食物选择

5.1 谷类和薯类

保持每天适量的谷类食物摄入，成年人每天摄入 200g~400g 为宜。在胃肠道功能正常的情况下，注意粗细搭配。

5.2 动物性食物

适当多吃鱼、禽肉、蛋类，减少红肉摄入。对于放化疗胃肠道损伤患者，推荐制作软烂细碎的动物性食品。

5.3 豆类及豆制品

每日适量食用大豆及豆制品。推荐每日摄入约 50g 等量大豆，其他豆制品按水分含量折算。

5.4 蔬菜和水果

推荐蔬菜摄入量 300g~500g，建议各种颜色蔬菜、叶类蔬菜。水果摄入量 200g~300g。

5.5 油脂

使用多种植物油作为烹调油，每天在 25g~40g。

6 其他

6.1 避免酒精摄入。

6.2 限制烧烤（火烧、炭烧）/腌制和煎炸的动物性食物。

6.3 肿瘤患者出现明确的矿物质及维生素等营养素缺乏时，在寻求医学治疗的同时，可考虑膳食强化而补充部分营养素，常见富含这些营养素的食物详见附录 A~附录 E。

附录 A（资料性附录）

常见富含铁的食物

常见富含铁的食物见表 A.1。

表 A.1 常见富含铁的食物 （单位为 mg/100g 可食部）

名 称	含 量	名 称	含 量
沙蓬子［沙米］	57.1	奶疙瘩［奶酪干，干酸奶］	18.7
珠茶	40.4	羊血	18.3
蛏子	33.6	藕粉	17.9
南瓜粉	27.8	腐竹	16.5
鸡血	25	糜子米（炒米）	14.3
豆腐干（小香干）	23.3	山羊肉（冻）	13.7
鸭肝	23.1	鸡肝	12
芝麻（黑）	22.7	樱桃（野，白刺）	11.4
猪肝	22.6	马铃薯粉	10.7
猪肝	22.6	鸡蛋黄粉	10.6
鲍鱼（杂色鲍）	22.6	猪腰子	4.6
桂花藕粉	20.8	驴肉（瘦）	4.3
酸酪蛋	20.6	牛肉（肥瘦）	3.3
胡麻子	19.7	羊肉（肥瘦）	2.3
口蘑（白蘑）	19.4	鸡蛋	2
扁豆	19.2	猪肉	1.6

注：以上数据来自《中国食物成分表 2012 修订版》。

附录 B（资料性附录）

常见富含维生素 C 的食物

常见富含维生素 C 的食物见表 B.1。

表 B.1 常见富含维生素 C 的食物 （单位为 mg/100g 可食部）

名 称	含 量	名 称	含 量
刺梨［茨梨、木子梨］	2585	藕［莲藕］	44
酸枣	900	木瓜（番木瓜）	43

续　表

名称	含量	名称	含量
柿叶茶	866	荔枝	41
枣（鲜）	243	毛核桃	40
黑醋栗［黑加仑］	181	油菜	36
野苋菜［假苋菜］	153	蒜苗	35
辣椒（红、小）	144	橙	33
蜜枣（无核）	104	菠菜［赤根菜］	32
芥蓝［甘蓝菜、盖蓝菜］	76	大白菜	31
中华猕猴桃［毛叶猕猴桃］	62	芥菜［雪里红、雪菜］	31
苦瓜	56	柑橘	28
红果［山里红、大山楂］	53	马铃薯［土豆、洋芋］	27
西兰花	51	花茶	26
香菜［芫荽］	48	栗子（鲜）	24
草莓［洋莓、凤阳草莓］	47	猪肝	20
水萝卜［脆萝卜］	45	鸭肝	18
芦笋（石刁柏、龙须菜）	45	玉米	16

注：以上数据来自《中国食物成分表 2012 修订版》。

附录 C（资料性附录）

常见富含维生素 E 的食物

常见富含维生素 E 的食物见表 C.1。

表 C.1　常见富含维生素 E 的食物　　（单位为 mg/100g 可食部）

名称	含量	名称	含量
鹅蛋黄	95.7	牛肉松	18.24
葵瓜子仁	79.09	花生仁（生）	18.09
芝麻（黑）	50.4	鸡肉松	14.58
核桃（鲜）	41.17	鸡蛋黄粉	14.43
葵花子（生）	34.53	油饼	13.72
松子（生）	34.48	泥蚶［血蚶、珠蚶］	13.23
黄豆粉	33.69	赤贝	13.22
羊肝	29.93	花茶	12.73
腐竹	27.84	鸭蛋黄	12.72
素鸡丝卷	27.72	扇贝（鲜）	11.85
豆腐卷	27.63	桑葚	9.87

续 表

名 称	含 量	名 称	含 量
南瓜粉	26.61	口蘑（白蘑）	8.57
榛子（炒）	25.2	木耳（水发）	7.51
小麦胚粉	23.2	红果［山里红、大山楂］	7.32
红螺	20.7	腊羊肉	7.26
杏仁	18.53	腊肉（生）	6.23

注：以上数据来自《中国食物成分表 2012 修订版》。

附录 D（资料性附录）

常见富含 β-胡萝卜素的食物

常见富含 β-胡萝卜素的食物见表 D.1。

表 D.1 常见富含 β-胡萝卜素的食物　　（单位为 mg/100g 可食部）

名 称	含 量	名 称	含 量
西兰花［绿菜花］	7210	海棠果［楸子］	710
野苋菜［假苋菜］	7150	油菜	620
胡萝卜（红）	4130	番茄［西红柿］	550
芹菜叶	2930	荷兰豆	480
菠菜［赤根菜］	2920	黄豆粉	380
小叶橘	2460	海带（浸）［江白菜，昆布］	310
生菜（叶用莴苣）	1790	蚕豆（去皮）	300
小白菜	1680	豌豆	250
蜜橘	1660	水萝卜［脆萝卜］	250
韭菜	1410	豇豆	250
辣椒（红、小）	1390	甘薯（白心）（红皮山芋）	220
香菜［芫荽］	1160	黄豆	220
羊肚菌［干狼肚］	1070	四季豆［菜豆］	210
哈密瓜	920	豆角	200
芒果［抹猛果，望果］	897	栗子（鲜）［板栗］	190
南瓜［倭瓜、番瓜］	890	扁豆［月亮菜］	150
柑橘	890	小米	100
小葱	840	玉米（黄、干）	100
青豆［青大豆］	790	杏仁（炒）	100
甘薯（红心）（山芋、红薯）	750		

注：以上数据来自《中国食物成分表 2012 修订版》。

附录 E（资料性附录）

常见富含硒的食物

常见富含硒的食物见表 E. 1。

表 E. 1 常见富含硒的食物 （单位为 mg/100g 可食部）

名 称	含 量	名 称	含 量
猪肾［腰子］	156. 77	豆腐干（小香干）	23. 6
牛肾	70. 25	西瓜子（炒）	23. 44
小麦胚粉	65. 2	鹅	17. 68
羊肾	58. 9	牛乳粉（多维奶粉）	16. 8
鸭肝	57. 27	杏仁	15. 65
松花蛋（鸡蛋）	44. 32	奶疙瘩［奶酪干，干酸奶］	14. 68
鸡蛋粉（全蛋粉）	39. 1	鸭	12. 25
鸡肝	38. 55	奶片	12. 1
腰果	34	猪肉	11. 97
羊肉（肥瘦）	32. 2	鸡	11. 75
扁豆	32	牛肉	6. 45
鸡蛋黄粉	27. 7	桑葚	5. 65
鹅蛋	27. 24	金针菜（黄花菜）	4. 22
南瓜子（炒）（白瓜子）	27. 03	菠萝蜜	4. 17
鸡蛋黄	27. 01	海带［江白菜］	3. 54
鹅蛋黄	26	香菇（香蕈、冬菇）	2. 58
松花蛋（鸭蛋）［皮蛋］	25. 24	人参果	1. 86

注：以上数据来自《中国食物成分表 2012 修订版》。

❖ 肿瘤诊疗规范与指南 ❖

国家卫生计生委办公厅关于印发造血干细胞移植技术管理规范（2017年版）等15个“限制临床应用”医疗技术管理规范和质量控制指标的通知

国卫办医发〔2017〕7号

各省、自治区、直辖市卫生计生委，新疆生产建设兵团卫生局：

为进一步加强医疗技术临床应用事中事后监管，做好“限制临床应用”医疗技术的临床应用管理工作，规范临床行为，保障医疗质量和医疗安全，我委组织制（修）订了《造血干细胞移植技术管理规范（2017年版）》等15个“限制临床应用”的医疗技术管理规范，并制定了相应技术的质量控制指标（可从国家卫生计生委网站下载）。现印发给你们，请遵照执行。

附 件

1. 造血干细胞移植技术管理规范（2017版）
2. 造血干细胞移植技术临床应用质量控制指标（2017版）
3. 同种胰岛移植技术管理规范（2017版）
4. 同种胰岛移植技术临床应用质量控制指标（2017版）
5. 同种异体运动系统结构性组织移植技术管理规范（2017版）
6. 同种异体运动系统结构性组织移植技术临床应用质量控制指标（2017版）
7. 同种异体角膜移植技术管理规范（2017版）
8. 同种异体角膜移植技术临床应用质量控制指标（2017版）
9. 同种异体皮肤移植技术管理规范（2017版）
10. 同种异体皮肤移植技术临床应用质量控制指标（2017版）
11. 性别重置技术管理规范（2017版）
12. 性别重置技术临床应用质量控制指标（2017版）
13. 质子和重离子加速器放射治疗技术管理规范（2017版）
14. 质子和重离子加速器放射治疗技术临床应用质量控制指标（2017版）
15. 放射性粒子植入治疗技术管理规范（2017版）
16. 放射性粒子植入治疗技术临床应用质量控制指标（2017版）
17. 肿瘤深部热疗和全身热疗技术管理规范（2017版）
18. 肿瘤深部热疗和全身热疗技术临床应用质量控制指标（2017版）
19. 肿瘤消融治疗技术管理规范（2017版）
20. 肿瘤消融治疗技术临床应用质量控制指标（2017版）

21. 心室辅助技术管理规范（2017 版）
22. 心室辅助技术临床应用质量控制指标（2017 版）
23. 人工智能辅助诊断技术管理规范（2017 版）
24. 人工智能辅助诊断技术临床应用质量控制指标（2017 版）
25. 人工智能辅助治疗技术管理规范（2017 版）
26. 人工智能辅助治疗技术临床应用质量控制指标（2017 版）
27. 颅颌面畸形颅面外科矫治技术管理规范（2017 版）
28. 颅颌面畸形颅面外科矫治技术临床应用质量控制指标（2017 版）
29. 口腔颌面部肿瘤颅颌联合根治技术管理规范（2017 版）
30. 口腔颌面部肿瘤颅颌联合根治技术临床应用质量控制指标（2017 版）

国家卫生计生委办公厅

2017 年 2 月 14 日

相关链接

《造血干细胞移植技术管理规范（2017 年版）等 15 个“限制临床应用”医疗技术管理规范和质量控制指标》解读

一、背景情况

医疗技术作为医疗服务要素之一，与医疗质量和医疗安全直接相关。2009 年，我委以规范性文件形式印发《医疗技术临床应用管理办法》（卫医政发〔2009〕18 号），对医疗技术临床应用实行分类、分级管理，明确将医疗技术分为三类，对第二类、第三类医疗技术实施准入管理。同时，印发了相关第三类医疗技术管理规范，加强第三类医疗技术临床应用管理。

2015 年 5 月，国务院印发了《关于取消非行政许可审批事项的决定》（国发〔2015〕27 号），取消了第三类医疗技术临床应用准入审批项目。为贯彻落实国务院行政审批制度改革要求，我委印发了《关于取消第三类医疗技术临床应用准入审批有关工作的通知》（国卫医发〔2015〕71 号，以下简称《通知》），按照“简政放权、放管结合、优化服务”的原则和“公开、透明、可监督”的方针，取消第三类医疗技术临床应用准入审批，拟建立“负面清单”管理制度等 6 个制度和 1 个信息化平台，加强医疗技术临床应用管理，强化事中事后监管。《通知》同时明确了医疗技术负面清单分为“禁止类技术”和“限制类技术”，提出了限制类技术分类原则和 15 个限制类技术项目。原第三类医疗技术管理规范已不适应当前医疗技术管理要求，需要配套更新。

二、制修订过程

为保障医疗技术临床应用管理政策尽快落地，实现政策调整后的平稳过渡，我委启动限制类技术管理规范制修订工作。组织骨科、心外、胸外、血液、肿瘤、移植、口腔等 10 余专业相关院士，中华医学会相关分会主任委员、副主任委员等 140 余位权威专家参会，认真研究起草了 15 个限制类技术管理规范，同时起草了 15 个限制类技术医疗质量管理指标。在征求了全国 31 个省（区、市）和新疆生产建设兵团卫生计生行政部门、国家中医药管理局、军委后勤保障部卫生局以及中华医学会、中华口腔医学会意见的基础上，对文件进行完善，最终形成了《造血干细胞移植技术管理规范（2017 年版）等 15 个“限制临床应用”医疗技术管理规范和质量控制指标》。

三、主要内容

《造血干细胞移植技术管理规范（2017 年版）等 15 个“限制临床应用”医疗技术管理规范和质量控制指标》明确了医疗机构及其医师开展造血干细胞移植技术等 15 个“限制临床应用”医疗技术应当满足的基本条件：包括对医疗机构的基本要求、对人员的基本要求、对技术管理的基本要和培训管理要求。同时，明确了造血干细胞移植技术等 15 个“限制临床应用”医疗技术的医疗质量控制指标。拟开展限制临床应用医疗技术的医疗机构应当具备上述条件方可开展，并按照要求参加医疗技术的质量控制工作。

（发布时间：2017-02-17）

国家卫生计生委办公厅关于印发原发性肝癌诊疗规范（2017 年版）的通知

各省、自治区、直辖市卫生计生委，新疆生产建设兵团卫生局：

为落实《中国癌症防治三年行动计划（2015～2017 年）》和《中国防治慢性病中长期规划（2017～2025 年）》，进一步提高原发性肝癌诊疗规范化水平，保障医疗质量与安全，我们委托中华医学会组织对 2011 年印发的《原发性肝癌诊疗规范》进行了修订，现印发给你们（可以在国家卫生计生委网站医政医管栏目下载），请遵照执行。

国家卫生计生委办公厅

2017 年 6 月 2 日

（发布时间：2017-06-26）

原发性肝癌诊疗规范（2017 年版）

一、概述

原发性肝癌是目前我国第四位的常见恶性肿瘤及第三位的肿瘤致死病因，严重威胁我国人民的生命和健康[1,2]。原发性肝癌主要包括肝细胞癌（Hepatocellular Carcinoma，HCC）、肝内胆管癌（Intrahepatic Cholangiocarcinoma，ICC）和 HCC-ICC 混合型三种不同病理类型，三者在发病机制、生物学行为、组织学形态、治疗方法以及预后等方面差异较大，其中肝细胞癌占 85%～90%以上，因此本规范中的“肝癌”指肝细胞癌。

二、筛查和诊断

（一）高危人群的监测筛查

对肝癌高危人群的筛查，有助于早期发现、早期诊断、早期治疗，是提高肝癌疗效的关键。在我国，肝癌的高危人群主要包括：具有乙型肝炎病毒（Hepatitis B virus，HBV）和（或）丙型肝炎病毒（Hepatitis C virus，HCV）感染、长期酗酒、非酒精脂肪性肝炎、食用被黄曲霉毒素污染食物、各种原因引起的肝硬化、以及有肝癌家族史等的人群，尤其是年龄40岁以上的男性风险更大。血清甲胎蛋白（Alpha-fetoprotein，AFP）和肝脏超声检查是早期筛查的主要手段，建议高危人群每隔6个月进行至少一次检查[3]。

（二）肝癌的影像学检查

各种影像学检查手段各有特点，应该强调综合应用、优势互补、全面评估。

1. *超声检查*（Ultrasonography，US）

腹部超声检查因操作简便、灵活直观、无创便携等特点，是临床上最常用的肝脏影像学检查方法。常规超声筛查可以早期、敏感地检出肝内可疑占位性病变，准确鉴别是囊性或实质性占位，并观察肝内或腹部有无其他相关转移灶。彩色多普勒血流成像不仅可以观察病灶内血供，也可明确病灶与肝内重要血管的毗邻关系，为临床治疗方法的选择及手术方案的制订提供重要信息。实时超声造影技术可以揭示肝肿瘤的血流动力学改变，帮助鉴别和诊断不同性质的肝肿瘤，凭借实时显像和多切面显像的灵活特性，在评价肝肿瘤的微血管灌注和引导介入治疗方面具有优势。

2. *X线计算机断层成像*（Computed Tomography，CT）

常规采用平扫+增强扫描方式（常用碘对比剂），其检出和诊断小肝癌能力总体略逊于磁共振成像。目前除常见应用于肝癌临床诊断及分期外，更多应用于肝癌局部治疗的疗效评价，特别对经肝动脉化疗栓塞（Transarterial chemoembolization，TACE）后碘油沉积观察有优势。同时，借助CT的三维肝体积和肿瘤体积测量、肺和骨等其他脏器转移评价，临床应用广泛。

3. *磁共振成像*（Magnetic Resonance Imaging，MRI）

常规采用平扫+增强扫描方式（常用对比剂Gd-DTPA），因其具有无辐射影响，组织分辨率高，可以多方位、多序列参数成像，并具有形态结合功能（包括弥散加权成像、灌注加权成像和波谱分析）综合成像技术能力，成为临床肝癌检出、诊断和疗效评价的常用影像技术。若结合肝细胞特异性对比剂（Gd-EOB-DTPA）使用，可提高≤1.0cm肝癌的检出率和对肝癌诊断及鉴别诊断的准确性[4-9]。

在MRI或CT增强扫描动脉期（主要在动脉晚期），肝癌呈不均匀明显强化，偶可呈均匀明显强化，尤其是≤5.0cm的肝癌，门脉期和（或）实质平衡期扫描肿瘤强化明显减弱或降低，这种“快进快出”的增强方式是肝癌诊断的特点[10,11]。

肝癌MRI和CT诊断，尚需结合其他征象（如假包膜等），尤其是MRI其他序列上相关征象进行综合判断，方能提高肝癌诊断准确性。

4. *数字减影血管造影*（Digital Subtraction Angiography，DSA）

DSA是一种侵入性创伤性检查，多主张采用经选择性或超选择性肝动脉进行DSA检查，该技术更多用于肝癌局部治疗或急性肝癌破裂出血治疗等。肝癌在 DSA 的主要表现是肿瘤血管和肿瘤染色，还可以明确显示肝肿瘤数目、大小及其血供情况。DSA 能够为血管解剖变异和重要血管解剖关系，以及门静脉浸润提供正确客观的信息，对于判断手术切除的可能性和彻底性，以及决定合理的治疗方案有重要价值。

5. 核医学影像检查

（1）正电子发射计算机断层成像（Positron Emission Tomography/CT，PET/CT）：氟-18-脱氧葡萄糖（^{18}F-FDG）PET/CT 全身显像的优势在于：

①对肿瘤进行分期，通过一次检查能够全面评价淋巴结转移及远处器官的转移[12,13]（证据等级 1）；

②再分期，因 PET 功能影像不受解剖结构的影响，可准确显示解剖结构发生变化后或解剖结构复杂部位的复发转移灶[14,15]（证据等级 2）；

③疗效评价，对于抑制肿瘤活性的靶向药物，疗效评价更加敏感、准确[16,17]（证据等级 2）；

④指导放疗生物靶区的勾画、穿刺活检部位[14,15]（证据等级 2）；

⑤评价肿瘤的恶性程度和预后[18-20]（证据等级 2）。

碳-11 标记的乙酸盐（^{11}C-acetate）或胆碱（^{11}C-choline）PET 显像可提高对高分化肝癌诊断的灵敏度，与^{18}F-FDG PET/CT 显像具有互补作用[21,22]。

（2）发射单光子计算机断层扫描仪（SPECT/CT）：SPECT/CT 已逐渐替代 SPECT 成为核医学单光子显像的主流设备，选择全身平面显像所发现的病灶，再进行局部 SPECT/CT 融合影像检查，可同时获得病灶部位的 SPECT 和诊断 CT 图像，诊断准确性得以显著提高[23]。

6. 肝穿刺活检

具有典型肝癌影像学特征的占位性病变，符合肝癌的临床诊断标准的患者，通常不需要以诊断为目的肝穿刺活检[24]。对于缺乏典型肝癌影像学特征的占位性病变，肝穿刺活检可获得病理诊断，对于确立肝癌的诊断、指导治疗、判断预后非常重要。

肝穿刺活检需要在超声或 CT 引导下进行，可采用 18G 或 16G 肝穿刺空芯针活检获得组织学诊断，也可用细针穿刺获得细胞学诊断。肝穿刺活检主要的风险是出血或针道种植。因此，术前应检查血小板和凝血功能，对于有严重出血倾向或严重心肺、脑、肾疾患和全身衰竭的患者，应避免肝穿刺活检。为了避免肿瘤结节破裂和针道种植，在选择穿刺路径需要经过正常的肝组织，避免直接穿刺肝表面的结节。推荐在肿瘤和肿瘤旁肝组织分别穿刺 1 条组织，以便客观对照提高诊断准确性。肝穿刺的病理诊断存在一定的假阴性率，阴性结果不能完全排除肝癌的可能。

（三）肝癌的血清学分子标志物

血清甲胎蛋白（Alpha-fetoprotein，AFP）是当前诊断肝癌常用而又重要的方法。诊断标准：AFP≥400μg/L，排除慢性或活动性肝炎、肝硬化、睾丸或卵巢胚胎源性肿瘤以及怀孕等。AFP 低度升高者，应作动态观察，并与肝功能变化对比分析，有助于诊断。约 30% 的肝癌患者 AFP 水平正常，检测甲胎蛋白异质体，有助于提高诊断率[25]。其他常用的肝癌诊断分子标志物：包括 α-L-岩藻苷酶、异常凝血酶原等。

（四）肝癌的病理学诊断

1. 肝癌病理学诊断标准

肝脏占位病灶或肝外转移灶活检或手术切除组织标本，经病理组织学和（或）细胞学检查诊断为肝癌。病理诊断须与临床证据相结合，全面了解患者的HBV/HCV感染史、肿瘤标志物，以及影像学检查等信息。

2. 肝癌病理诊断规范

肝癌病理诊断规范由标本处理、标本取材、病理检查和病理报告等部分组成。

（1）标本处理要点：

①手术医生应在病理申请单上标注送检标本的部位、种类和数量，对手术切缘和重要病变可用染料染色或缝线加以标记；

②尽可能将肿瘤标本在离体30 min以内完整送达病理科切开固定；

③10%中性福尔马林溶液固定12~24小时。

（2）标本取材要点：肝癌周边区域是肿瘤生物学行为的代表性区域[26]。为此，应采用“7点”基线取材法（图1），在肿瘤的12点、3点、6点和9点位置上于癌与癌旁肝组织交界处取材按1∶1取材；在肿瘤内部至少取材1块；对距肿瘤边缘≤1cm（近癌旁）和>1cm（远癌旁）范围内的肝组织分别取材1块。鉴于多结节性肝癌具有单中心和多中心两种起源方式，在不能除外由肝内转移引起的卫星结节的情况下，单个肿瘤最大直径≤3cm的肝癌，应全部取材检查。实际取材的部位和数量还须根据肿瘤的直径和数量等情况考虑[27]（证据等级2）。

（3）病理描述要点：

1）大体标本描述[28]：重点描述肿瘤的大小、数量、颜色、质地、与血管和胆管的关系、包膜状况、周围肝组织病变、肝硬化类型、肿瘤至切缘的距离，以及切缘受累情况等。

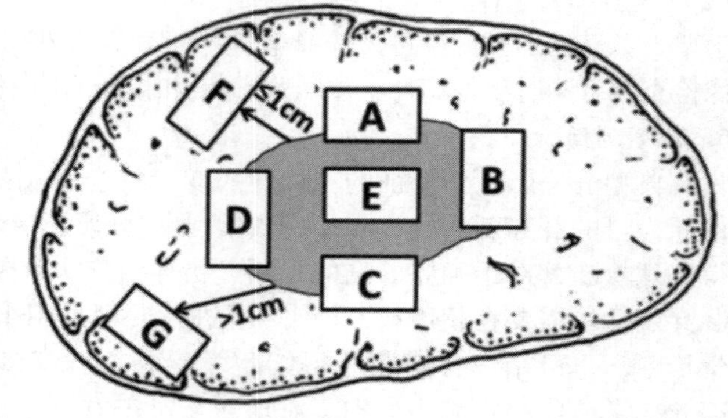

图1　肝肿瘤标本基线取材部位示意图

2）显微镜下描述[28]：肝癌的诊断参照WHO2010版（参见附录二），重点描述以下内容：

①肝癌的分化程度：可采用国际上常用的Edmondson-Steiner四级（Ⅰ~Ⅳ）分级法（参见附录三）；

②肝癌的组织学类型：常见有细梁型、粗梁型、假腺管型和团片型等；

③肝癌的特殊细胞类型：如透明细胞型、富脂型、梭形细胞型和未分化型等；

④肿瘤坏死（如肝动脉化疗栓塞治疗后）、淋巴细胞浸润及间质纤维化的范围和程度；

⑤肝癌生长方式：包括癌周浸润、包膜侵犯或突破、微血管侵犯和卫星结节等；

⑥慢性肝病评估：肝癌常伴随不同程度的慢性病毒性肝炎或肝硬化，推荐采用较为简便的Scheuer评分系统和中国慢性病毒性肝炎组织学分级和分期标准[29-31]。

⑦微血管侵犯（Microvascular invasion，MVI）是指在显微镜下于内皮细胞衬覆的脉管腔内见到癌细胞巢团，以门静脉分支为主（含包膜内血管）[32]（证据等级1）；

⑧病理分级方法：M0：未发现 MVI；M1（低危组）：≤5 个 MVI，且发生于近癌旁肝组织；M2（高危组）：>5 个 MVI，或 MVI 发生于远癌旁肝组织[33]。

MVI 是评估肝癌复发风险和选择治疗方案的重要参考依据，应作为常规病理检查指标[34-36]（证据等级 2）。

3）免疫组织化学检查：常用的肝细胞性标志物有 Hep Par-1、GPC-3、CD10、Arg-1 和 GS 等；常用的胆管细胞标志物有 CK7、CK19 和 MUC-1 等。需要合理组合使用免疫组织化学标志物，对 HCC 与 ICC，以及原发性肝癌与转移性肝癌进行鉴别诊断[28,33]。

4）特殊类型肝癌：

①混合型肝癌：在同一个肿瘤结节内同时存在 HCC 和 ICC 两种组织学成分；

②双表型肝癌：HCC 同时表达胆管癌蛋白标志物；

③纤维板层型肝癌：癌细胞富含嗜酸性颗粒状胞质，癌组织被平行排列的板层状胶原纤维组织分隔成巢状[28,33]。

3. 肝癌病理诊断报告

由大体标本描述、显微镜下描述、免疫组织化学检查结果、典型病理照片及病理诊断名称等部分组成。此外，还可附有与肝癌克隆起源、药物靶点检测、生物学行为评估，以及预后判断等相关的分子病理学检查结果，提供临床参考。

（五）肝癌的临床诊断标准及路线图

乙型或丙型肝炎以及肝硬化是肝癌的高危因素，对于肝脏占位性病变的诊断和鉴别诊断有重要的价值。近年来，非酒精性脂肪性肝炎（NASH）与肝癌的关系越来越引起重视。——

AFP 在缺乏敏感的影像学方法情况下曾用于肝癌的临床诊断，如果 AFP ≥400μg/L，在排除妊娠、慢性或活动性肝病，以及生殖腺胚胎源性肿瘤情况下，则高度提示肝癌。

结合肝癌发生的高危因素、影像学特征以及血清学分子标志物，依据路线图的步骤对肝癌做出临床诊断（参见附录四）。

1. 有乙型肝炎或丙型肝炎，或者有任何原因引起肝硬化者，至少每隔 6 个月进行一次超声及 AFP 检测，发现肝内直径≤2cm 结节，动态增强 MRI、动态增强 CT、超声造影及普美显动态增强 MRI 四项检查中至少有两项显示有动脉期病灶明显强化、门脉或延迟期强化下降的“快进快出”的肝癌典型特征，则可做出肝癌的临床诊断；对于发现肝内直径>2cm 的结节，则上述四种影像学检查中只要有一项有典型的肝癌特征，即可临床诊断为肝癌。

2. 有乙型肝炎或丙型肝炎，或者有任何原因引起肝硬化者，随访发现肝内直径≤2cm 结节，若上述四种影像学检查中无或只有一项检查有典型的肝癌特征，可进行肝穿刺活检或每 2~3 个月密切的影像学随访以确立诊断；对于发现肝内直径>2cm 的结节，上述四种影像学检查无典型的肝癌特征，则需进行肝穿刺活检以确立诊断。

3. 有乙型肝炎或丙型肝炎，或者有任何原因引起肝硬化者，如 AFP 升高，特别是持续增高，应该进行上述四种影像学检查以确立肝癌的诊断，如未发现肝内结节，在排除妊娠、活动性肝病、生殖胚胎源性肿瘤以上消化道癌的前提下，应该密切随访 AFP 水平，以及每隔 2~3 个月一次的影像学复查。

三、分期

肝癌的分期对于预后的评估、合理治疗方案的选择至关重要。影响肝癌患者预后的因素很多，包括肿瘤因素、患者一般情况及肝功能情况，据此国外有多种的分期方案，如：BCLC、TNM、JSH、APASL等分期。依据中国的具体国情及实践积累，推荐下述肝癌的分期方案，包括：Ⅰa期、Ⅰb期、Ⅱa期、Ⅱb期、Ⅲa期、Ⅲb期、Ⅳ期，具体分期方案参见附录五。

四、治疗

肝癌治疗领域的特点是多种方法、多个学科共存，而以治疗手段的分科诊疗体制与实现有序规范的肝癌治疗之间存在一定的矛盾。因此肝癌诊疗须重视多学科诊疗团队的模式，从而避免单科治疗的局限性，为患者提供一站式医疗服务、促进学科交流，并促进建立在多学科共识基础上的治疗原则和指南。合理治疗方法的选择需要有高级别循证依据支持，但也需要同时考虑地区和经济水平差异。

（一）肝切除术

肝癌的外科治疗是肝癌患者获得长期生存最重要的手段，主要包括肝切除术和肝移植术。

1. 肝切除术的基本原则

（1）彻底性：完整切除肿瘤，使切缘无残留肿瘤；

（2）安全性：保留有足够功能肝组织（具有良好血供以及良好的血液和胆汁回流）以术后肝功能代偿，降低手术死亡率及手术并发症。

2. 术前肝功能储备的评估

在术前应对患者的全身情况及肝功能储备进行全面评价：常采用美国东部肿瘤协作组提出的功能状态评分（ECOG PS）来评估患者的全身情况；采用Child-Pugh评分、吲哚氰绿（ICG）清除试验[37]或瞬时弹性成像测定肝的硬度[37-40]评价肝功能储备情况；如预期保留肝组织体积较小，则采用CT和（或）MRI测定剩余肝的体积，并计算剩余肝体积占标准化肝体积的百分比[38]。一般认为Child-Pugh A级、ICG15<20%~30%是实施手术切除的必要条件；余肝体积须占标准肝体积的40%以上（肝硬化患者），或30%以上（无肝硬化患者）也是实施手术切除的必要条件。

3. 肝癌切除的适应证

（1）肝储备功能良好的Ⅰa期、Ⅰb期和Ⅱa期肝癌是手术切除的首选适应证，尽管有以往研究显示对于直径≤3cm的肝癌，切除和射频消融疗效无差异[41]（证据等级1），但最近的研究显示，外科切除的远期疗效更好[42-44]（证据等级1）。

（2）在部分Ⅱb期和Ⅲa期肝癌患者中，手术切除有可能获得比其他治疗方式更好的效果[45,46]（证据等级1），但需更为谨慎的术前评估。对于多发性肝癌，相关研究显示，在满足手术安全性的条件下，肿瘤数目≤3枚的多发性肝癌患者可能从手术获益[45,47]（证据等级1）；若肿瘤数目>3枚，即使已手术切除，在多数情况下其疗效也并不优于TACE等非手术治疗。

（3）对于其他Ⅱb期和Ⅲa期肝癌，如有以下情况也可考虑手术切除，如肿瘤数目>3枚，但肿瘤局限在同一段或同侧半肝者，或可同时行术中射频消融处理切除范围外的病灶；合并门静脉主干或分支癌栓者，若肿瘤局限于半肝，且预期术中癌栓可完整切除或取净，可考虑手术切除肿瘤并经门静脉取栓，术后再结合 TACE、门静脉化疗或其他全身治疗措施；如合并胆管癌栓且伴有梗阻性黄疸，肝内病灶亦可切除的患者；伴有肝门部淋巴结转移者，切除肿瘤的同时行淋巴结清扫或术后外放射治疗；周围脏器受侵犯，但可一并切除者。

此外，对于术中探查不适宜切除的肝癌，可考虑术中肝动脉结扎（已少用，有时用于肝癌破裂出血时的手术止血）和（或）肝动脉、门静脉插管化疗、或术中其他的局部治疗措施等。

4. 肝癌根治性切除标准

（1）术中判断标准：

①肝静脉、门静脉、胆管以及下腔静脉未见肉眼癌栓；

②无邻近脏器侵犯，无肝门淋巴结或远处转移；

③肝脏切缘距肿瘤边界>1cm；如切缘<1cm，但切除肝断面组织学检查无肿瘤细胞残留，即切缘阴性。

（2）术后判断标准：

①术后 2 个月行超声、CT、MRI（必须有其中两项）检查未发现肿瘤病灶；

②如术前 AFP 升高，则要求术后 2 个月 AFP 定量测定，其水平在正常范围（极个别患者 AFP 降至正常的时间超过 2 个月）。

5. 手术切除技术

常用的肝切除主要包括入肝和出肝血流控制技术、肝离断技术以及止血技术。手术技术方面，有经验的医师可开展腹腔镜或机器人辅助微创肝切除术。微创手术具有创伤小和术后恢复快等优点[48]（证据等级 2），但其长期疗效仍需要与传统的开腹手术进行前瞻性的多中心随机对照研究。经腹腔镜行肝癌切除的指征：

①病变位于 Couinaud Ⅱ、Ⅲ、Ⅳb、Ⅴ、Ⅵ段；

②病变大小以不影响第一和第二肝门的解剖为准，一般不超过 10cm；

③有丰富经验的医师可逐步开展腹腔镜半肝切除、肝 3 叶切除和 Couinaud Ⅰ、Ⅶ、Ⅷ段肝切除。

切除范围较大导致余肝体积过少或顾忌余肝的功能，是阻碍根治性切除的主要原因。为了提高肝癌的可切除性，可采用如下方法：

（1）术前 TACE 可使部分患者的肿瘤缩小后再切除[49,50]；

（2）经门静脉栓塞（Portal vein thrombosis，PVE）或门静脉结扎（Portal vein ligation，PVL）主瘤所在半肝，使余肝代偿性增大后再切除[51]。临床报告其并发症不多，因需 4~6 周时间等待对侧肝组织体积增大，为减少等待期间肿瘤进展的风险，可考虑与 TACE 联合[52]。

（3）联合肝分隔和门静脉结扎的二步肝切除术（Associating liver partition and portal vein ligation for staged hepatectomy，ALPPS）是近年发展的新技术[53]，适合于预期残余肝体积占标准肝体积不足 30%~40%的患者，经过Ⅰ期的肝分隔或离断和患侧门静脉分支结扎后，健侧剩余肝体积（future liver reserve，FLR）一般在 1~2 周后增生 30%~70%以上，FLR 占标准肝体积至少 30%以上，可接受安全的Ⅱ期切除。术前评估非常重要，需要考虑肝硬化的程度、患者年龄、短期承受两次手术的能力和肿瘤快速进展的风险[54]；此外可借助腹腔镜技术或消融技术等降低二次手术的创伤[55]。ALPPS 的禁忌证：

①存在不可切除的肝外转移灶；

②严重的门静脉高压症；

③全身麻醉高风险患者以及一般状况较差不能耐受大手术的患者；

④Ⅰ期手术后 FLR 中有肉眼可见肝癌结节。

ALPPS 应用可在短期内提高肝癌的切除率，但同时也存在高并发症发生率及死亡率，应谨慎、合理地选择手术对象。

（4）对于开腹后探查发现肝硬化较重、肿瘤位置深在、多结节的肿瘤，术中消融可降低手术风险。

解剖性切除与非解剖性切除均为常用的手术技术。对于巨大肿瘤，可采用不游离肝周韧带的前径路肝切除法[56]。对于多发性肿瘤，可采用手术切除结合术中消融（如术中射频等）方式治疗，切除肝边缘肿瘤，消融深部肿瘤。对于门静脉癌栓者，行门静脉取栓术时应暂时阻断健侧门静脉血流，防止癌栓播散[57]。对于肝静脉癌栓或腔静脉癌栓者，可行全肝血流阻断，尽可能整块去除癌栓[58]。合并右心房癌栓者，可开胸切开右心房取出癌栓，同时切除肝肿瘤。合并腔静脉或右心房癌栓时手术风险较大，应慎重选择。对于肝癌伴胆管癌栓者，在去除癌栓的同时，若肿瘤已部分侵犯胆管壁，则应同时切除受累胆管并重建胆道，以降低局部复发率[59]。

6. 术前治疗

对于不可切除肝癌，肝动脉结扎插管、TACE、外放射等治疗可能导致肿瘤降期从而使部分患者获得手术切除的机会，降期后切除的肝癌患者可能获得较好的长期生存效果[49]。对于可切除肝癌，术前 TACE 并不能改善患者生存[60,61]（证据等级 2）。

7. 术后治疗（转移复发的防治）

肝癌手术切除后 5 年肿瘤复发转移率高达 40%～70%，这与术前可能已存在微小播散灶或多中心发生有关，故所有患者术后需要接受密切随访。一旦发现肿瘤复发，根据肿瘤复发的特征，可以选择再次手术切除、局部消融、TACE、放疗或系统治疗等，延长患者生存期。对于高危复发者，有临床研究证实术后 TACE 治疗有一定的效果，能发现并控制术后肝内微小残癌[62]（证据等级 4），但该结论需要进一步证实。此外，对于伴有门静脉癌栓患者术后经门静脉置管化疗联合肝动脉化疗栓塞，也可延长患者生存[63]。尽管有临床随机研究提示，干扰素 α 可减少复发延长生存[64-66]（证据等级 1），但仍存争议[67]，目前仅推荐应用于合并慢性乙型肝炎背景的肝癌术后患者。有报道发现，肝癌 miR-26a 表达与干扰素 α 辅助治疗的疗效相关[68]，该结果也需要进一步多中心随机对照证实。亦有大会报道，国内多中心随机平行对照研究结果表明，中药槐耳颗粒对肝癌根治性切除术后的患者有一定的预防复发转移作用。

（二）肝移植术

1. 肝癌肝移植适应证

肝移植是肝癌根治性治疗手段之一，尤其适用于有失代偿肝硬化背景、不适合切除的小肝癌患者。合适的适应证是提高肝癌肝移植疗效、保证宝贵的供肝资源得到公平合理应用的关键。

关于肝移植适应证，国际上主要采用米兰（Milan）标准，美国加州大学旧金山分校（UCSF）标准等。国内尚无统一标准，已有多家单位和学者陆续提出了不同的标准，包括杭州标准[71]、上海复旦标准[72]、华西标准[73]和三亚共识[74]等。各家标准对于无大血管侵犯、淋巴结转移及肝外转移的要求都比较一致，但是对于肿瘤的大小和数目的要求不尽相同。上述国内标准均不同程度地扩大了肝癌肝移植的适用范围，可使更多的肝癌患者因肝移植手术受益，并未明显降低术后总体生存率和无瘤生存率。但仍需多中心协作研究以支持和证明，从而获得高级别的循证医学证据。经专家组充分讨论，现阶段本规范推荐采用UCSF 标准。

2. 肝癌肝移植术后复发的预防

肝癌肝移植术后的肿瘤复发明显减低了移植后生存率。其危险因素包括肿瘤分期、血管侵犯、AFP 水平、免疫抑制剂累积用药剂量等。减少移植后早期钙调磷酸酶抑制剂的用量可能降低肿瘤复发率[75]（证据等级 2）。肝癌肝移植采用 mTOR 抑制剂的免疫抑制方案亦可能预防肿瘤复发，提高生存率[76,77]（证据等级 2），但尚需多中心随机临床研究的进一步证实。

（三）局部消融治疗

尽管外科手术是肝癌的首选治疗方法，但因肝癌患者大多合并有肝硬化，或者在确诊时大部分患者已达中晚期，能获得手术切除机会的患者仅 20%~30%。近年来广泛应用的局部消融治疗，具有创伤小、疗效确切的特点，使一些不耐受手术切除的肝癌患者亦可获得根治的机会。

局部消融治疗是借助医学影像技术的引导对肿瘤靶向定位，局部采用物理或化学的方法直接杀灭肿瘤组织的一类治疗手段。主要包括射频消融（Radiofrequency ablation，RFA）、微波消融（Microwave ablation，MWA）、冷冻治疗、高功率超声聚焦消融（High power focused ultrasound ablation，HIFU）和无水乙醇注射治疗（Percutaneous ethanol injection，PEI）等。局部消融最常用超声引导，具有方便、实时、高效的特点。CT 及 MRI 结合多模态影像系统可用于观察超声无法探及的病灶。CT 及 MRI 引导技术还可应用于肺、肾上腺、骨等转移灶的消融等。

消融的路径有经皮、腹腔镜、开腹三种方式。大多数的小肝癌可以经皮穿刺消融，具有经济、方便、微创的特点。位于肝包膜下的肝癌，特别是突出肝包膜外的肝癌，经皮穿刺消融风险较大，或者影像学引导困难的肝癌，可考虑经开腹消融和经腹腔镜消融的方法。

局部消融治疗适用于单个肿瘤直径≤5cm；或肿瘤结节不超过 3 个、最大肿瘤直径≤3cm；无血管、胆管和邻近器官侵犯以及远处转移[78-80]（证据等级 1），肝功能分级为 Child-Pugh A 或 B 级的肝癌患者，可获得根治性的治疗效果。对于不能手术切除的直径 3~7cm 的单发肿瘤或多发肿瘤，可联合 TACE[81,82]（证据等级 1）。

1. 常见消融手段包括

（1）RFA：是肝癌微创治疗的最具代表性消融方式，其优点是操作方便，住院时间短，疗效确切，花费相对较低，特别适用于高龄患者。对于直径≤3cm 的肝癌患者，RFA 的无瘤生存率略逊于手术切除[43,78]（证据等级 1）。与 PEI 相比，RFA 具有根治率高、所需治疗次数少和远期生存率高的显著优势。RFA 治疗的精髓是对肿瘤整体灭活，并尽量减少正常肝组织损伤，其前提是对肿瘤浸润范围和卫星灶的确认。因此，十分强调治疗前精确的影像学检查。超声造影技术有助于确认肿瘤的实际大小和形态，界定肿瘤浸润范围，检出微小肝癌和卫星灶，为制订消融方案灭活肿瘤提供可靠的参考依据。

（2）MWA：是我国常用的热消融方法，在局部疗效、并发症发生率以及远期生存方面与 RFA 相比都无显著差异。其特点是消融效率高，避免 RFA 所存在的“热沉效应”。现在的 MWA 技术也能一次性灭活肿瘤，血供丰富的肿瘤，可先凝固阻断肿瘤主要滋养血管，再灭活肿瘤，可以提高疗效。建立温度监控系统可以调控有效热场范围，保证凝固效果。随机对照研究显示，两者之间无论是在局部疗效和并发症方面，还是生存率方面都无统计学差异[85]（证据等级 1），MWA 和 RFA，这两种消融方式的选择可根据肿瘤的大小、位置，选择更适宜的消融方式[83]（证据等级 3）。

（3）PEI：适用于直径≤3cm 以内肝癌的治疗，局部复发率高于 RFA，但 PEI 对直径≤2cm 的肝癌消融效果确切，远期疗效类似于 RFA。PEI 的优点是安全，特别适用于癌灶贴近肝门、胆囊及胃肠道组织，而热消融治疗（RFA 和 MWA）可能容易造成损伤的情况下。

2. 基本技术要求需要注意以下方面

（1）操作医师必须经过严格培训和足够的实践积累，治疗前应该全面而充分地评估患者的全身状况，肝功能状态，肿瘤的大小、位置、数目等。要注意肿瘤与邻近器官的关系，制订合理的穿刺路径及消融范围，在保证安全的前提下，达到足够的安全范围。

（2）根据肿瘤的大小、位置，强调选择适合的影像引导技术（超声或 CT）和消融手段（RFA、MWA 或 PEI）。

（3）肿瘤距肝门部肝总管、左右肝管的距离应至少为 5mm。不推荐对>5cm 的病灶单纯施行消融治疗。对于多个病灶或更大的肿瘤，根据患者肝功能状况，采取治疗前 TACE+消融联合治疗，效果优于单纯的消融治疗。

（4）消融范围应力求包括 5mm 的癌旁组织，以获得“安全边缘”，彻底杀灭肿瘤。对于边界不清晰、形状不规则的浸润型癌或转移癌灶，在邻近肝组织及结构条件许可的情况下，建议适当扩大消融范围。

3. 对于直径≤5cm 的肝癌治疗选择

数项临床前瞻性随机对照和系统回顾性分析显示，手术切除宜首选[42-44,78]（证据等级 1）。在临床实践中，应该根据患者的一般状况和肝功能，肿瘤的大小、数目、位置决定，以及从事消融治疗的医师的技术和经验，全面考虑后选择合适的初始治疗手段。通常认为，如果患者能够耐受肝切除术，以及肝癌位置表浅或位于肝的边缘，应首选手术切除。局部消融可作为手术切除之外的另一种治疗选择。对于 2~3 个癌灶位于不同区域、或者位居肝的深部或中央型≤5cm 的肝癌，局部消融可以达到手术切除疗效，获得微创下根治性消融。

4. 肝癌消融治疗后应重视的评估和随访

评估局部疗效的规范方法是在消融后 1 个月左右，复查肝动态增强 CT 或 MRI，或者超声造影，以评价消融效果。消融效果可分为：

（1）完全消融（Complete response，CR）：经动态增强 CT 或 MRI 扫描，或者超声造影随访，肿瘤所在区域为低密度（超声表现为高回声），动脉期未见强化。

（2）不完全消融（In-complete response，ICR）：经动态增强 CT 或 MRI 扫描，或者超声造影随访，肿瘤病灶内局部动脉期有强化，提示有肿瘤残留。

对治疗后有肿瘤残留者，可以进行再次消融治疗；若 2 次消融后仍有肿瘤残留，视为消融治疗失败，应放弃消融疗法，改用其他疗法。完全消融后应定期随访复查，通常情况下每隔 2~3 个月复查肿瘤标志物、彩超、MRI 或 CT，以便及时发现可能的局部复发病灶和肝内新发病灶，利用经皮消融微创安全和简便易于反复施行的优点，有效地控制肿瘤进展。

（四）TACE 治疗

TACE 治疗在国内亦称介入疗法、介入治疗（Interventional treatment），目前被公认为肝癌非手术治疗的最常用方法之一[84-89]（证据等级 1）。

1. 基本原则

（1）要求在数字减影血管造影机下进行。

（2）必须严格掌握临床适应证。

（3）必须强调超选择插管至肿瘤的供养血管内治疗。

（4）必须强调保护患者的肝功能。

（5）必须强调治疗的规范化和个体化。

（6）如经过 4~5 次 TACE 治疗后，肿瘤仍继续进展，应考虑换用或联合其他治疗方法，如外科手术、局部消融和系统治疗以及放疗等。

2. 适应证

（1）Ⅱb 期、Ⅲa 期和Ⅲb 期的部分患者，肝功能分级 Child-PughA 或 B 级，ECOG 评分 0~2。

（2）可以手术切除，但由于其他原因（如高龄、严重肝硬化等）不能或不愿接受手术的Ⅰb 期和Ⅱa 期患者。

（3）多发结节型肝癌。

（4）门静脉主干未完全阻塞，或虽完全阻塞但肝动脉与门静脉间代偿性侧支血管形成。

（5）肝肿瘤破裂出血或肝动脉-门脉静分流造成门静脉高压出血。

（6）控制局部疼痛、出血以及栓堵动静脉瘘。

（7）肝癌切除术后，DSA 造影可以早期发现残癌或复发灶，并给予介入治疗。

3. 禁忌证

（1）肝功能严重障碍（Child-Pugh C 级），包括黄疸、肝性脑病、难治性腹水或肝肾综合征。

（2）凝血功能严重减退，且无法纠正。

（3）门静脉主干完全被癌栓栓塞，且侧支血管形成少。

（4）合并活动性肝炎或严重感染且不能同时治疗者。

（5）肿瘤远处广泛转移，估计生存期<3 个月者。

（6）恶液质或多器官功能衰竭者。

（7）肿瘤占全肝比例≥70%癌灶（如果肝功能基本正常，可考虑采用少量碘油乳剂分次栓塞)。

(8) 外周血白细胞和血小板显著减少：白细胞<3.0×10⁹/L(非绝对禁忌，如脾功能亢进者，与化疗性白细胞减少有所不同)，血小板<50×10⁹/L。

(9) 肾功能障碍：肌酐>20mg/L或肌酐清除率<30ml/min。

4. 操作程序要点和分类[90] (证据等级3)

(1) 肝动脉造影，通常采用Seldinger方法，经皮穿刺股动脉插管，导管置于腹腔干或肝总动脉行DSA造影，造影图像采集应包括动脉期、实质期及静脉期；应做肠系膜上动脉造影、注意寻找侧枝供血。仔细分析造影表现，明确肿瘤的部位、大小、数目以及供血动脉。

(2) 根据肝动脉插管化疗、栓塞操作的不同，通常分为：

①肝动脉灌注化疗：经肿瘤供血动脉灌注化疗，常用化疗药物有蒽环类、铂类等。

②肝动脉栓塞：单纯用栓塞剂堵塞肝肿瘤的供血动脉。

③肝动脉化疗栓塞：把化疗药物与栓塞剂混合在一起，经肿瘤的供血动脉支注入。

TACE治疗最常用的栓塞剂是碘油乳剂、标准化明胶海绵颗粒，还有药物洗脱微球。先灌注一部分化疗药物，一般灌注时间不应<20min。然后将另一部分化疗药物与碘油混合成乳剂进行栓塞。碘油用量一般为5～20ml，不超过30ml。在透视监视下依据肿瘤区碘油沉积是否浓密、瘤周是否已出现门静脉小分支影为界限。在碘油乳剂栓塞后加用颗粒性栓塞剂(如标准化明胶海绵颗粒、微球、聚乙烯醇颗粒等)。提倡使用超液化乙碘油与化疗药物充分混合成乳剂，尽量避免栓塞剂反流栓塞正常肝组织或进入非靶器官。栓塞时应尽量栓塞肿瘤的所有供养血管，以尽量使肿瘤去血管化。

5. TACE术后常见不良反应

栓塞后综合征是TACE治疗的最常见不良反应，主要表现为发热、疼痛、恶心和呕吐等。发热、疼痛的发生原因是肝动脉被栓塞后引起局部组织缺血、坏死，而恶心、呕吐主要与化疗药物有关。此外，还有穿刺部位出血、白细胞下降、一过性肝功能异常、肾功能损害以及排尿困难等其他常见不良反应。介入治疗术后的不良反应会持续5～7天，经对症治疗后大多数患者可以完全恢复。

6. 疗效评价

根据实体瘤mRECIST评价标准以及EASL评价标准评估肝癌疗效，长期疗效指标为患者总生存时间(Overall survival，OS)；短期疗效评价指标为肿瘤的影像学应答和手术至疾病进展时间(Time to progress，TTP)。

7. 影响TACE远期疗效的主要因素包括[84]

(1) 肝硬化程度、肝功能状态；

(2) 血清AFP水平；

(3) 肿瘤的容积和负荷量；

(4) 肿瘤包膜是否完整；

(5) 门静脉有无癌栓；

(6) 肿瘤血供情况；

(7) 肿瘤的病理分型。

8. 随访及 TACE 间隔期间治疗

一般建议第一次 TACE 治疗后 3~6 周时复查 CT 和/或 MRI、肿瘤相关标志物、肝肾功能和血常规检查等；若影像学检查显示肝中的瘤灶内的碘油沉积浓密、瘤组织坏死并且无增大和无新病灶，暂时不做 TACE 治疗。至于后续 TACE 治疗的频率应依随访结果而定，主要包括患者对上一次治疗的反应、肝功能和体能状况的变化。随访时间可间隔 1~3 个月或更长时间，依据 CT 和（或）MRI 动态增强扫描评价肝肿瘤的存活情况，以决定是否需要再次进行 TACE 治疗。目前主张综合 TACE 治疗，即 TACE 联合其他治疗方法，目的是控制肿瘤、提高患者生活质量和让患者带瘤长期生存。

9. TACE 治疗时注意点

（1）提倡用微导管超选择性插管。插入肿瘤的供血动脉支，精准地注入碘油乳剂和颗粒性栓塞剂，提高疗效和保护肝功能。

（2）可使用门静脉内支架置放术和碘-125 粒子条或碘-125 粒子门静脉支架置放术，有效处理门静脉主干癌栓[91]（证据等级 2）。

（3）TACE 联合消融治疗：目前有两种 TACE 联合热消融治疗方式。

①序贯消融：先行 TACE 治疗，术后 1~4 周内加用射频或微波消融。

②同步消融：在 TACE 治疗时，同时给予射频或微波消融，可以明显提高临床疗效，并减轻肝功能损伤[92]（证据等级 2）。

（4）颗粒性栓塞剂的应用：包括标准化明胶海绵颗粒、聚乙烯醇颗粒、微球、药物洗脱微球等。常规 TACE 常使用标准化明胶海绵微粒与碘油联合。药物性洗脱微球（Drug-eluting beads，DEB）是一种新的栓塞剂，可携带化疗药物。文献报道 DEB 在肿瘤客观有效率及总获益率方面具有优势。但是，近期文献报道结果显示，两种方法治疗肝癌的疗效无显著性差异。

（5）重视局部加局部治疗和局部联合全身治疗[84]：

①TACE 联合消融（RFA、MWA 等）治疗[91]（证据等级 2）。

②TACE 联合放射治疗[91]（证据等级 2）：主要指门静脉主干癌栓、下腔静脉癌栓和局限性大肝癌介入治疗后的治疗。

③TACE 联合Ⅱ期外科手术切除：大肝癌或巨块型肝癌在 TACE 治疗后缩小并获得手术机会时，推荐外科手术切除[91]（证据等级 3）。

④TACE 联合全身治疗：包括联合分子靶向药物三氧化二砷、放射免疫靶向药物、基因治疗、免疫治疗及全身化疗等。

（五）放射治疗

放射治疗（简称放疗）分为外放疗和内放疗。外放疗是利用放疗设备产生的射线（光子或粒子）从体外对肿瘤照射。内放疗是利用放射性核素，经机体管道或通过针道植入肿瘤内。

1. 外放射治疗

（1）适应证：对伴有门静脉/下腔静脉癌栓或肝外转移的Ⅲa 期、Ⅲb 期肝癌患者，多属于姑息性放疗，有一部分患者肿瘤缩小或降期，可获得手术切除机会[93-95]（证据等级 3）。肝外转移包括淋巴结转移、肺转移、骨转移、肾上腺转移、脑转移、腹膜和胸腔内膜转移等，也可用于等待肝癌肝移植前的治疗。对肝外转移的患者，外放疗可减轻疼痛、梗阻或出血等症状，使肿瘤发展减缓，从而延长生存期[96-98]（证据等级 3）。中央型肝癌切缘距肿瘤≤1cm 的窄切缘术后可以辅助放疗[99]（证据等级 3）。

（2）照射靶区：大体肿瘤体积（Gross Tumor Volume，GTV）在增强 CT 中定义，必要时也需要参考 MRI 影像。肝癌出现淋巴引流区转移较少见，因此，临床靶体积（Clinical Target Volume，CTV）不包括淋巴引流区。对于已经出现淋巴结转移的患者，必须包括其下一站的淋巴引流区，作为 CTV。其余情况（如局限于肝内、癌栓、肾上腺、肺转移等）的 CTV 为影像学可见的病灶外扩 2~4 mm[100]。肿瘤移动度可以通过透视评估，但 4D 模拟 CT 技术更为准确。在常规放疗技术情况下，计划靶体积（Planning Target Volume，PTV）一般在 CTV 基础上外放 5~15mm。

肝内靶区的勾划必须有动脉相、静脉相互相参考；MRI 对肝内病灶较清楚，PET/CT 可以了解肝外病灶情况，靶区的确定尽量多种影像学资料互相参考。肝癌放疗野设计的一个重要原则是充分利用正常肝组织所具有的强大再生能力，在设计放射野时，尤其是大肝癌，最好能保留一部分正常肝组织不受照射，从而使部分正常肝组织能得到再生。

（3）照射剂量和正常组织耐受剂量：立体定向放疗时，肝功能为 Child-Pugh A 级，正常肝体积超过 700ml，<15Gy×3 次；正常肝>800ml，<18Gy×3 次是安全剂量；一般推荐放疗剂量≥30~60Gy/3~6 次[101]。对姑息性放疗的肝癌患者，肿瘤的放疗剂量基本上取决于全肝和（或）周围胃肠道的耐受量，大部分的报道以 40~70Gy 常规分割剂量。

正常组织耐受剂量：肝功能为 Child-Pugh A 者，常规分割放疗时，全肝的耐受量为 28~30Gy[102]，或非常规低分割放疗（每次分割剂量 4~8Gy）全肝的耐受量为 23Gy[103]。肝功能为 Child-Pugh B 者，肝对射线的耐受量明显下降。由于亚洲 HCC 患者常伴有肝硬化和脾功能亢进，导致胃肠道淤血和凝血功能差，胃肠道的放射耐受剂量低于 RTOG 推荐的剂量[104]。

（4）放疗技术：建议应用三维适形放疗（3-D Conformal radiotherapy，CRT）、调强放疗（Intensity modulated radiation therapy，IMRT）、图像引导放疗（Image guided radiation therapy，IGRT）或立体定向放疗（Stereotactic body radiation therapy，SBRT）。图像引导下的调强放射治疗技术优于三维适形放疗[105]，螺旋断层放疗设备作为图像引导下的调强放疗，适合多发病灶的肝癌患者。肝癌的立体定向放射治疗必须满足以下条件：有四维 CT 的影像设备引导或肿瘤追踪系统，非常精确的患者体位固定，放射治疗前的个体化图像校正，放射治疗设备能聚焦到肿瘤，以及肿瘤之外的射线梯度下降快。目前缺乏较高级别的临床资料支持质子放疗在肝癌患者的生存率优于光子。

呼吸运动是导致肝肿瘤在放疗过程中运动和形变的主要原因。目前可采取多种技术以减少呼吸运动带来的影响，如门控技术、实时追踪技术和呼吸控制技术，根据四维 CT 确定内靶区（Internal target volume，ITV）等。腹部加压简单易行，减少肝的呼吸动度，压腹部位在剑突与脐连线上半部，可最大程度减小肝的呼吸动度[106]。

2. *内放射治疗*

放射性粒子植入是局部治疗肝癌的一种有效方法，包括 ^{90}Y 微球疗法[107]、^{131}I 单克隆抗体[108]、放射性碘化油[109]、^{125}I 粒子植入等，放射性粒子可持续产生低能 X 射线、γ 射线或 β 射线，在肿瘤组织内或在受肿瘤侵犯的管腔（门静脉、下腔静脉或胆道）内植入放射性粒子后，通过持续低剂量辐射，最大程度杀伤肿瘤细胞。粒子植入技术包括组织间植入、门静脉植入、下腔静脉植入和胆道内植入，分别治疗肝内病灶、门静脉癌栓、下腔静脉癌栓和胆管内癌或癌栓。

（六）全身治疗

对于没有禁忌证的晚期肝癌患者，全身治疗可以减轻肿瘤负荷，改善肿瘤相关症状，提高生活质量，延长生存时间。

1. 抗肿瘤治疗及其疗效评价

（1）分子靶向药物：迄今为止，索拉非尼仍然是唯一获得批准治疗晚期肝癌的分子靶向药物。两项大型国际多中心Ⅲ期临床试验均充分证明了索拉非尼对于不同国家地区、不同肝病背景的晚期肝癌都具有一定的生存获益[110]（证据等级1）。常规推荐用法为400mg，po，bid，应用时需注意对肝功能的影响。最常见的不良反应为腹泻、体重下降、手足综合征、皮疹、心肌缺血和高血压等（证据等级1），一般发生在治疗开始后的2~6周内，可用于肝功能Child A、B级的患者（证据等级1）。而相对于肝功能Child B级，ChildA级的患者生存获益更明显[111]。

（2）系统化疗：传统的细胞毒性药物，包括多柔比星（阿霉素）、表柔比星（表阿霉素）、氟尿嘧啶、顺铂和丝裂霉素等，在肝癌中的单药或传统联合用药有效率均不高，且毒副作用大，可重复性差。一个主要原因为化疗药物不但会激活乙型肝炎病毒复制，还会损害患者的肝功能，加重肝炎肝硬化，导致化疗无法带来生存效益。

根据EACH研究后期随访的数据，含奥沙利铂的FOLFOX4方案在整体反应率、疾病控制率、无进展生存期、总生存期方面，均优于传统化疗药物多柔比星（阿霉素），且耐受性和安全性较好[112]（证据等级2）。因此，奥沙利铂在我国被批准用于治疗不适合手术切除或局部治疗的局部晚期和转移性肝癌。

化疗适应证主要为：

①合并有肝外转移的晚期患者；

②虽为局部病变，但不适合手术治疗和TACE者，如肝弥漫性病变或肝血管变异；

③合并门静脉主干或下腔静脉瘤栓者；

④多次TACE后肝血管阻塞和（或）TACE治疗后复发的患者。

化疗禁忌证为：

①ECOG PS评分>2，Child-Pugh评分>7分；

②白细胞计数<3.0×10^9/L或中性粒细胞计数<1.5×10^9/L，血小板计数<60×10^9/L，血红蛋白<90g/L；

③肝、肾功能明显异常，氨基转移酶（AST或ALT）>5倍正常值和（或）胆红素显著升高>2倍正常值，血清白蛋白<28g/L，肌酐（Cr）≥正常值上限，肌酐清除率（CCr）<50ml/min；

④具有感染发热、出血倾向、中~大量腹腔积液和肝性脑病。

其他药物：三氧化二砷治疗中晚期原发性肝癌具有一定的姑息治疗作用[113]（证据等级3）。在临床应用时，应注意监测肝肾毒性。

（3）免疫治疗：肝癌免疫治疗主要包括免疫调节剂（干扰素α、胸腺肽α1（胸腺法新）等）[65,114]、免疫检查点阻断剂（CTLA-4 阻断剂、PD-1/PD-L1 阻断剂等）、肿瘤疫苗（树突细胞疫苗等）、细胞免疫治疗（细胞因子诱导的杀伤细胞，即 CIK）[113,115]。这些治疗手段均有一定的抗肿瘤作用，但尚待大规模的临床研究加以验证。

（4）中医药：中医中药治疗能够改善症状，提高机体的抵抗力，减轻放、化疗不良反应，提高生活质量。除了采用传统的辨证论治、服用汤剂之外，我国药监部门业已批准了若干种现代中药制剂如槐耳颗粒、康莱特、华蟾素、榄香烯、肝复乐等用于治疗肝癌[116,117]，具有一定的疗效，患者的依从性、安全性和耐受性均较好（证据等级 4）。但是，这些药物尚缺乏高级别的循证医学证据加以充分支持。

（5）全身治疗的疗效评估：对于化疗患者，仍然采用 Recist 1.1 标准，可同时参考血清学肿瘤标志物（AFP）以及肿瘤坏死程度的变化，一般在治疗期间每 6~8 周进行影像学评估，同时通过动态观察患者的症状、体征、治疗相关不良反应进行综合评估。鉴于索拉非尼、TACE 治疗很少能改变肿瘤大小，故建议采用以肿瘤血管生成和密度改变为基础的疗效评估标准（mRecist 标准）[118,119]。对于免疫治疗的评价，可参照 irRC（immune-related response criteria）标准[120,121]。

2. *抗病毒治疗及其他保肝治疗*

合并有乙型肝炎病毒感染且复制活跃的肝癌患者，口服核苷（酸）类似物抗病毒治疗非常重要。宜选择强效低耐药的药物如恩替卡韦、替比夫定或替诺福韦脂等。TACE 治疗可能引起乙型肝炎病毒复制活跃，目前推荐在治疗前即开始应用抗病毒药物。抗病毒治疗还可以降低术后复发率[69,70]（证据等级 1）。因此，抗病毒治疗应贯穿肝癌治疗的全过程。

肝癌患者在自然病程中或治疗过程中可能会伴随肝功能异常，因此应及时适当的应用保肝药物，如异甘草酸镁注射液（甘草酸二铵肠溶胶囊）、复方甘草酸苷、还原型谷胱甘肽、多磷脂酰胆碱等；抗炎治疗药物如广谱水解酶抑制剂乌司他丁等；利胆类药物如腺苷蛋氨酸、熊去氧胆酸等。这些药物可以保护肝功能、提高治疗安全性、降低并发症、改善生活质量。

3. *对症支持治疗*

适度的康复运动可以增强机体的免疫功能。另外，应加强对症支持治疗，包括在晚期肝癌患者中的积极镇痛、纠正贫血、纠正低白蛋白血症、加强营养支持，控制合并糖尿病患者的血糖，处理腹水、黄疸、肝性脑病、消化道出血等伴随症状。

对于晚期肝癌患者，应理解患者及家属的心态，采取积极的措施调整其相应的状态，把消极心理转化为积极心理，通过舒缓疗护让其享有安全感、舒适感而减少抑郁与焦虑。

五、附录

附录一：证据等级（牛津循证医学中心 2011 版）

（临床）问题	步骤 1（等级 1*）	步骤 2（等级 2*）	步骤 3（等级 3*）	步骤 4（等级 4*）	步骤 5（等级 5*）
这个疾病有多普遍？（患病率）	当地的，当前的随机样本调查（或普查）	与当地情况相匹配调查的系统综述**	当地的，非随机样本调查**	病例系列**	N/A

续 表

(临床)问题	步骤 1(等级 1*)	步骤 2(等级 2*)	步骤 3(等级 3*)	步骤 4(等级 4*)	步骤 5(等级 5*)
诊断或监测试验是否准确(诊断)	一致地应用了参考标准和盲法的横断面研究的系统综述	一致地应用了参考标准和盲法的横断面研究	非连续病例研究,或研究未能一致地应用参考标准**	病例对照研究,或应用了差的或非独立的参考标准**	基于机制的推理
若不加这个治疗会发生什么?(预后)	起始队列研究的系统综述	起始队列研究	队列研究或随机研究的对照组**	病例系列或病例对照研究,或低质量预后队列研究**	N/A
这个治疗有用吗?(治疗效益)	随机试验或单病例随机对照试验的系统综述	随机试验或具有巨大效果的观察性研究	非随机对照队列/随访研究**	病例系列,病例对照研究,或历史对照研究**	基于机制的推理
这个治疗常见的伤害是什么(治疗伤害)	随机试验的系统综述,巢式病例对照研究的系统综述,针对你所提临床问题病人的 n-of-1 试验,具有巨大效果的观察性研究	单个随机试验或(特殊地)具有巨大效果的观察性研究	非随机对照队列/随访研究(上市后监测)提供,足够数量来排除常见的伤害(对长期伤害需要足够长的随访时间)**	病例系列,病例对照研究,或历史对照研究**	基于机制的推理
这个治疗少见的伤害是什么?(治疗伤害)	随机试验或 N-of-1 试验的系统综述	随机试验或(特殊地)具有巨大效果的观察性研究			
这个试验(早期发现)值得吗?(筛查)	随机研究的系统综述	随机试验	非随机对照队列/随访研究**	病例系列,病例对照研究,或历史对照研究**	基于机制的推理

* 根据研究质量,精确度,间接性,各个研究间不一致,或绝对效应值小,证据等级会被调低;若效应值很大,等级会被上调

* * 系统综述普遍地优于单个研究

附录二:原发性肝癌及相关病变的诊断名词(参照 2010 版 WHO)

肝细胞癌癌前病变

大细胞改变;小细胞改变;低度异型增生结节;高度异型增生结节;

异型增生灶;肝细胞腺瘤 *

肝细胞癌特殊亚型

硬化型;淋巴上皮瘤样型;富脂型;肉瘤样型;未分化型肝细胞癌,纤维板层型

肝内胆管癌癌前病变

胆管上皮内瘤变(低级别和高级别 BilIN);胆管内乳头状肿瘤;胆管黏液性囊性肿瘤

肝内胆管癌

腺癌;肉瘤样癌

混合型肝细胞癌-胆管癌

双表型肝细胞癌

肝母细胞瘤

癌肉瘤

* WHO 将肝细胞腺瘤分为 HNF1α 失活型、β-catenin 活化型、炎症型和未分类型等 4 种亚型，其中瘤体较大且伴 β-catenin 活化型肝细胞腺瘤的恶变风险可能会明显增加。

附录三：原发性肝癌的组织学分级

肝细胞癌 Edmondson-Steiner 分级：

Ⅰ级：分化良好，核/质比接近正常，瘤细胞体积小，排列成细梁状。

Ⅱ级：细胞体积和核/质比较Ⅰ级增大，核染色加深，有异型性改变，胞质呈嗜酸性颗粒状，可有假腺样结构。

Ⅲ级：分化较差，细胞体积和核/质比较Ⅱ级增大，细胞异型性明显，核染色深，核分裂多见。

Ⅳ级：分化最差，胞质少，核深染，细胞形状极不规则，黏附性差，排列松散，无梁状结构。

附录四：肝癌诊断路线图

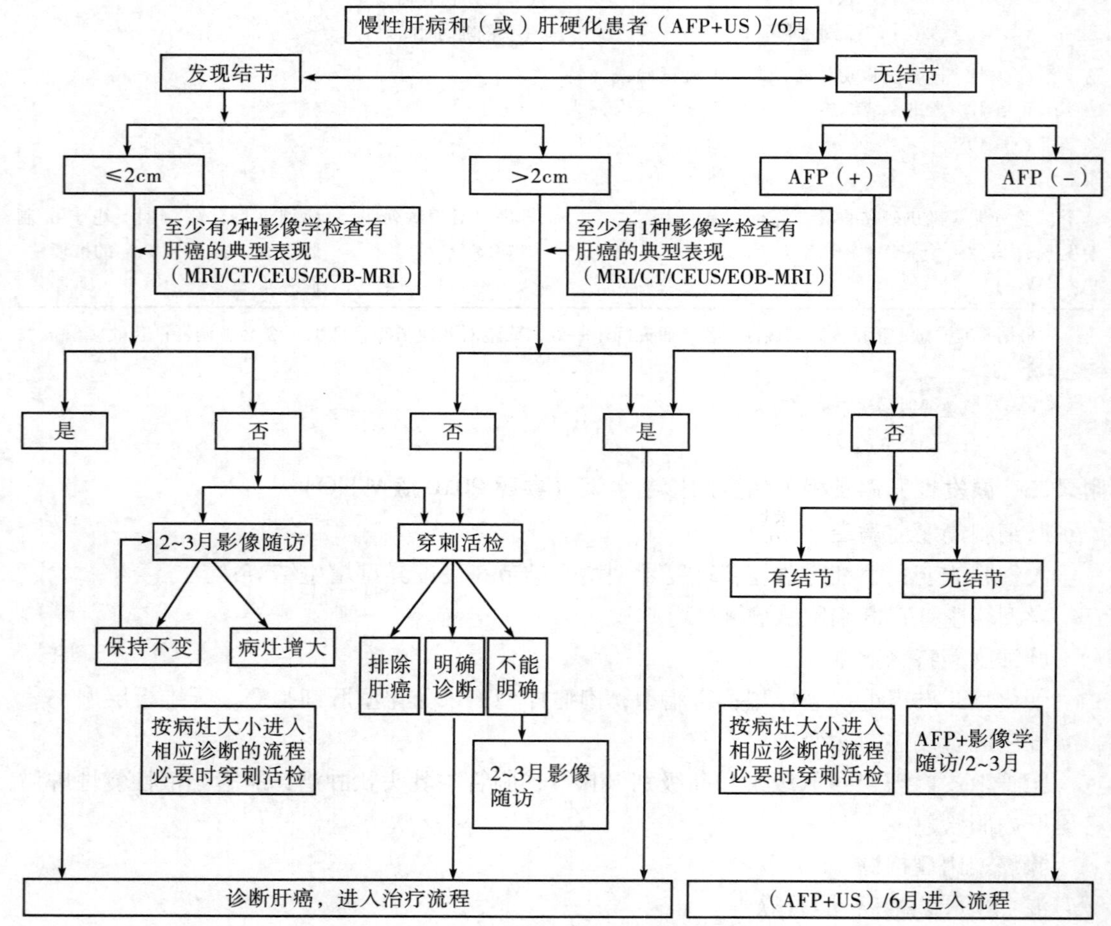

典型表现：指增强动脉期（主要动脉晚期）病灶明显强化，门脉或延迟期强化下降，呈“快进快出”强化方式。

不典型表现：缺乏动脉期病灶强化或者门脉和延迟期强化没有下降或不明显，甚至强化稍有增加等。

动态 MRI：指磁共振动态增强扫描。

动态增强 CT：指动态增强三期或四期扫描。

CEUS：指使用超声对比剂实时观察正常组织和病变组织的血流灌注情况。

EOB-MRI：指 Gd-EOB-DTPA 增强磁共振扫描。

AFP（+）：超过血清 AFP 检测正常值。

附录五：肝癌临床分期及治疗路线图

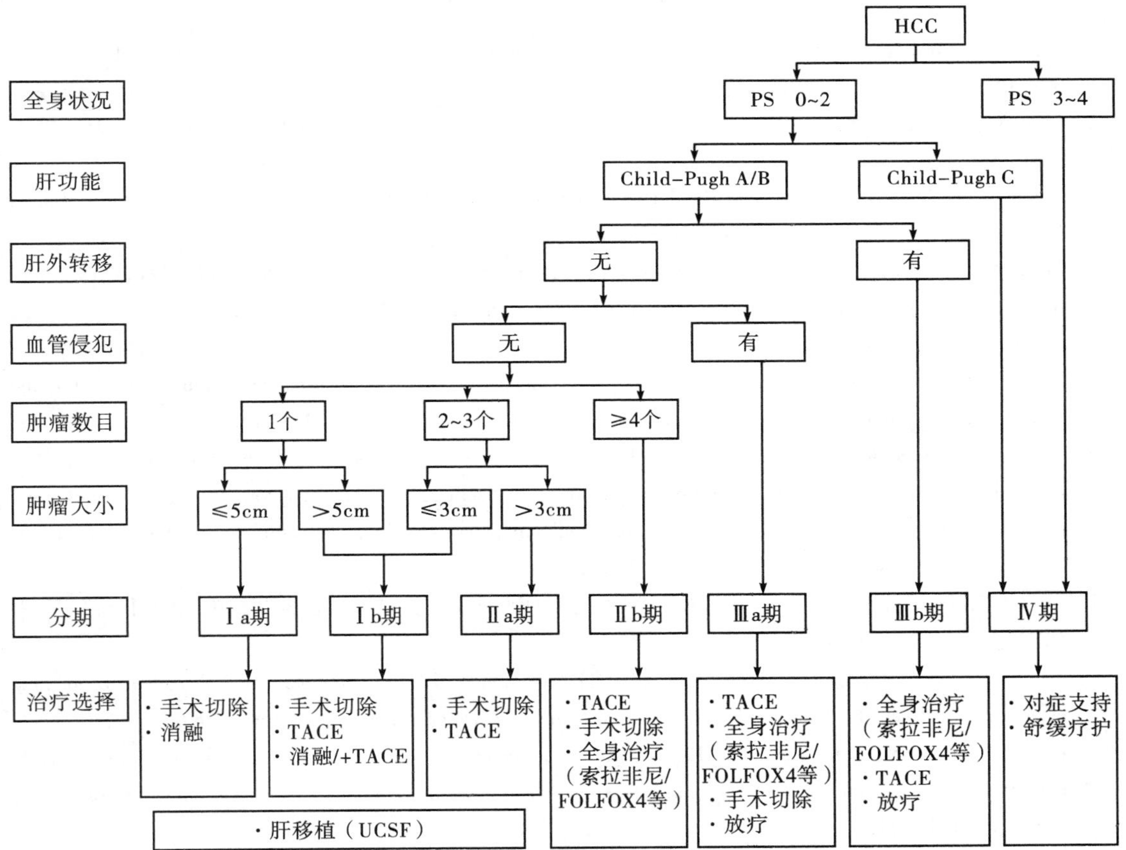

附录六：《原发性肝癌诊疗规范（2017 年版）》编写专家委员会

名誉主任委员：吴孟超　汤钊猷　刘允怡　陈孝平　王学浩　孙　燕　郑树森

主任委员：樊　嘉

副主任委员：秦叔逵　沈　锋　李　强　董家鸿　周　俭　王伟林　蔡建强　滕皋军

外科学组组长：周　俭；**副组长**：杨甲梅　别　平　刘连新　文天夫

介入治疗学组组长：王建华；**副组长：**韩国宏　王茂强　刘瑞宝　陆骊工
内科及局部治疗组组长：秦叔逵；**副组长：**任正刚　陈敏山　曾昭冲　梁　萍
影像学组组长：曾蒙苏；**副组长：**梁长虹　陈　敏　严福华　王文平
病理学组组长：丛文铭；**副组长：**纪　元
委员（按姓氏拼音排序）：
成文武　戴朝六　荚卫东　李亚明　李晔雄　梁　军　刘天舒　吕国悦　毛一雷
任伟新　石洪成　孙惠川　王文涛　王晓颖　邢宝才　徐建明　杨建勇　杨业发
叶胜龙　尹震宇　张博恒　张水军　周伟平　朱继业
秘书长：孙惠川　王　征
秘　书：刘　嵘　史颖弘　肖永胜　代　智

参考文献

[1] Torre LA，Bray F，Siegel RL，et al. Global cancer statistics，2012. CA Cancer J Clin，2015，65：87-108.

[2] Chen W，Zheng R，Baade PD，et al. Cancer statistics in China，2015. CA Cancer J Clin，2016，66：115-132.

[3] Zhang BH，Yang BH，Tang ZY. Randomized controlled trial of screening for hepatocellular carcinoma. J Cancer Res Clin Oncol，2004，130：417-422.

[4] Zeng MS，Ye HY，Guo L，et al. Gd-EOB-DTPA-enhanced magnetic resonance imaging for focal liver lesions in Chinese patients：a multicenter，open-label，phase Ⅲ study. Hepatobiliary Pancreat Dis Int，2013，12：607-616.

[5] Lee YJ，Lee JM，Lee JS，et al. Hepatocellular carcinoma：diagnostic performance of multidetector CT and MR imaging-a systematic review and meta-analysis. Radiology，2015，275：97-109.

[6] Ichikawa T，Saito K，Yoshioka N，et al. Detection and characterization of focal liver lesions：a Japanese phase Ⅲ，multicenter comparison between gadoxetic acid disodium-enhanced magnetic resonance imaging and contrast-enhanced computed tomography predominantly in patients with hepatocellular carcinoma and chronic liver disease. Invest Radiol，2010，45：133-141.

[7] 丁莺，陈财忠，饶圣祥，等. Gd+-EOB-DTPA 与 Gd+-DTPA 增强磁共振检查肝细胞癌的对照研究. 中华普通外科杂志，2013，28（9）：682-685.

[8] Yoo SH，Choi JY，Jang JW，et al. Gd-EOB-DTPA-enhanced MRI is better than MDCT in decision making of curative treatment for hepatocellular carcinoma. Ann Surg Oncol，2013，20：2893-2900.

[9] Chen CZ，Rao SX，Ding Y，et al. Hepatocellular carcinoma 20 mm or smaller in cirrhosis patients：early magnetic resonance enhancement by gadoxetic acid compared with gadopentetate dimeglumine. Hepatol Int，2014，8：104-111.

[10] Chen BB，Murakami T，Shih TT，et al. Novel imaging diagnosis for hepatocellular carcinoma：consensus from the 5th Asia-Pacific Primary Liver Cancer Expert Meeting（APPLE 2014）. Liver Cancer，2015，4：215-227.

[11] Merkle EM，Zech CJ，Bartolozzi C，et al. Consensus report from the 7th International Forum for Liver Magnetic Resonance Imaging. Eur Radiol，2016，26：674-682.

[12] Park JW，Kim JH，Kim SK，et al. A prospective evaluation of 18F-FDG and 11C-acetate PET/CT for detection of primary and metastatic hepatocellular carcinoma. J Nucl Med，2008，49：1912-1921.

[13] Lin CY, Chen JH, Liang JA, et al. 18F-FDG PET or PET/CT for detecting extrahepatic metastases or recurrent hepatocellular carcinoma: a systematic review and meta-analysis. Eur J Radiol, 2012, 81: 2417-2422.

[14] Boellaard R, Delgado-Bolton R, Oyen WJ, et al. FDG PET/CT: EANM procedure guidelines for tumour imaging: version 2.0. Eur J Nucl Med Mol Imaging, 2015, 42: 328-354.

[15] Boellaard R, O'Doherty MJ, Weber WA, et al. FDG PET and PET/CT: EANM procedure guidelines for tumour PET imaging: version 1.0. Eur J Nucl Med Mol Imaging, 2010, 37: 181-200.

[16] Wahl RL, Jacene H, Kasamon Y, et al. From RECIST to PERCIST: Evolving Considerations for PET response criteria in solid tumors. J Nucl Med, 2009, 50 Suppl 1: 122S-150S.

[17] Chalian H, Tore HG, Horowitz JM, et al. Radiologic assessment of response to therapy: comparison of RECIST Versions 1.1 and 1.0. Radiographics, 2011, 31: 2093-2105.

[18] Ferda J, Ferdova E, Baxa J, et al. The role of 18F-FDG accumulation and arterial enhancement as biomarkers in the assessment of typing, grading and staging of hepatocellular carcinoma using 18F-FDG-PET/CT with integrated dual-phase CT angiography. Anticancer Res, 2015, 35: 2241-2246.

[19] Lee JW, Oh JK, Chung YA, et al. Prognostic Significance of 18F-FDG Uptake in Hepatocellular Carcinoma Treated with Transarterial Chemoembolization or Concurrent Chemoradiotherapy: A Multicenter Retrospective Cohort Study. J Nucl Med, 2016, 57: 509-516.

[20] Hyun SH, Eo JS, Lee JW, et al. Prognostic value of 18F-fluorodeoxyglucose positron emission tomography/computed tomography in patients with Barcelona Clinic Liver Cancer stages 0 and A hepatocellular carcinomas: a multicenter retrospective cohort study. Eur J Nucl Med Mol Imaging, 2016.

[21] Bertagna F, Bertoli M, Bosio G, et al. Diagnostic role of radiolabelled choline PET or PET/CT in hepatocellular carcinoma: a systematic review and meta-analysis. Hepatol Int, 2014, 8: 493-500.

[22] Cheung TT, Ho CL, Lo CM, et al. 11C-acetate and 18F-FDG PET/CT for clinical staging and selection of patients with hepatocellular carcinoma for liver transplantation on the basis of Milan criteria: surgeon's perspective. J Nucl Med, 2013, 54: 192-200.

[23] Zhang Y, Shi H, Li B, et al. The added value of SPECT/spiral CT in patients with equivocal bony metastasis from hepatocellular carcinoma. Nuklearmedizin, 2015, 54: 255-261.

[24] Forner A, Vilana R, Ayuso C, et al. Diagnosis of hepatic nodules 20 mm or smaller in cirrhosis: Prospective validation of the noninvasive diagnostic criteria for hepatocellular carcinoma. Hepatology, 2008, 47: 97-104.

[25] 陈孝平. 肝恶性肿瘤. In: 陈孝平. 外科学. 2 版. 北京: 人民卫生出版社, 2010, 620.

[26] Westra WH, Hruban RH, Phelps TH, et al. Surgical Pathology Dissection: An Illustrated Guide. New York: Springer, 2003.

[27] Nara S, Shimada K, Sakamoto Y, et al. Prognostic impact of marginal resection for patients with solitary hepatocellular carcinoma: evidence from 570 hepatectomies. Surgery, 2012, 151: 526-536.

[28] 丛文铭. 肝细胞性恶性肿瘤. In: 丛文铭. 肝胆肿瘤外科病理学. 北京: 人民卫生出版社, 2015, 276-320.

[29] Scheuer PJ. Classification of chronic viral hepatitis: a need for reassessment. J Hepatol, 1991, 13: 372-374.

[30] 中华医学会传染病与寄生虫病学分会、肝病学分会联合修订. 病毒性肝炎防治方案. 中华传染病杂志, 2001, 19 (1): 56-62.

[31] Guidelines for the Prevention, Care and Treatment of Persons with Chronic Hepatitis B Infection.

Geneva, 2015.

[32] Rodriguez-Peralvarez M, Luong TV, Andreana L, et al. A systematic review of microvascular invasion in hepatocellular carcinoma: diagnostic and prognostic variability. Ann Surg Oncol, 2013, 20 : 325-339.

[33] 中国抗癌协会肝癌专业委员会，中华医学会肝病学分会肝癌学组，中国抗癌协会病理专业委员会，等. 原发性肝癌规范化病理诊断指南（2015 年版）. 中华肝胆外科杂志，2015，21（3）：145-151.

[34] Eguchi S, Takatsuki M, Hidaka M, et al. Predictor for histological microvascular invasion of hepatocellular carcinoma: a lesson from 229 consecutive cases of curative liver resection. World J Surg, 2010, 34 : 1034-1038.

[35] Fujita N, Aishima S, Iguchi T, et al. Histologic classification of microscopic portal venous invasion to predict prognosis in hepatocellular carcinoma. Hum Pathol, 2011, 42 : 1531-1538.

[36] Iguchi T, Shirabe K, Aishima S, et al. New Pathologic Stratification of Microvascular Invasion in Hepatocellular Carcinoma: Predicting Prognosis After Living-donor Liver Transplantation. Transplantation, 2015, 99 : 1236-1242.

[37] Imamura H, Seyama Y, Kokudo N, et al. One thousand fifty-six hepatectomies without mortality in 8 years. Arch Surg, 2003, 138 : 1198-1206; discussion 206.

[38] Kubota K, Makuuchi M, Kusaka K, et al. Measurement of liver volume and hepatic functional reserve as a guide to decision-making in resectional surgery for hepatic tumors. Hepatology, 1997, 26 : 1176-1181.

[39] Bruix J, Castells A, Bosch J, et al. Surgical resection of hepatocellular carcinoma in cirrhotic patients: prognostic value of preoperative portal pressure. Gastroenterology, 1996, 111 : 1018-1022.

[40] Cescon M, Colecchia A, Cucchetti A, et al. Value of transient elastography measured with FibroScan in predicting the outcome of hepatic resection for hepatocellular carcinoma. Ann Surg, 2012, 256 : 706-712; discussion 12-13.

[41] Chen MS, Li JQ, Zheng Y, et al. A prospective randomized trial comparing percutaneous local ablative therapy and partial hepatectomy for small hepatocellular carcinoma. Ann Surg, 2006, 243 : 321-328.

[42] Liu PH, Hsu CY, Hsia CY, et al. Surgical Resection Versus Radiofrequency Ablation for Single Hepatocellular Carcinoma </=2 cm in a Propensity Score Model. Ann Surg, 2016, 263 : 538-545.

[43] Feng K, Yan J, Li X, et al. A randomized controlled trial of radiofrequency ablation and surgical resection in the treatment of small hepatocellular carcinoma. J Hepatol, 2012, 57 : 794-802.

[44] Xu Q, Kobayashi S, Ye X, et al. Comparison of hepatic resection and radiofrequency ablation for small hepatocellular carcinoma: a meta-analysis of 16, 103 patients. Sci Rep, 2014, 4 : 7252.

[45] Yin L, Li H, Li AJ, et al. Partial hepatectomy vs. transcatheter arterial chemoembolization for resectable multiple hepatocellular carcinoma beyond Milan Criteria: a RCT. J Hepatol, 2014, 61 : 82-88.

[46] Torzilli G, Belghiti J, Kokudo N, et al. A snapshot of the effective indications and results of surgery for hepatocellular carcinoma in tertiary referral centers: is it adherent to the EASL/AASLD recommendations?: an observational study of the HCC East-West study group. Ann Surg, 2013, 257 : 929-937.

[47] Ishizawa T, Hasegawa K, Aoki T, et al. Neither multiple tumors nor portal hypertension are surgical contraindications for hepatocellular carcinoma. Gastroenterology, 2008, 134 : 1908-1916.

[48] Jiang HT, Cao JY. Impact of laparoscopic versus open hepatectomy on perioperative clinical outcomes of patients with primary hepatic carcinoma. Chin Med Sci J, 2015, 30 : 80-83.

[49] Tang ZY, Uy YQ, Zhou XD, et al. Cytoreduction and sequential resection for surgically verified unresectable hepatocellular carcinoma: evaluation with analysis of 72 patients. World J Surg, 1995, 19 : 784-789.

[50] Tang ZY, Yu YQ, Zhou XD, et al. Treatment of unresectable primary liver cancer: with reference to cy-

toreduction and sequential resection. World J Surg, 1995, 19 : 47-52.

[51] Wakabayashi H, Okada S, Maeba T, et al. Effect of preoperative portal vein embolization on major hepatectomy for advanced-stage hepatocellular carcinomas in injured livers: a preliminary report. Surg Today, 1997, 27 : 403-410.

[52] Ogata S, Belghiti J, Farges O, et al. Sequential arterial and portal vein embolizations before right hepatectomy in patients with cirrhosis and hepatocellular carcinoma. Br J Surg, 2006, 93 : 1091-1098.

[53] 周俭，王征，孙健，等. 联合肝脏离断和门静脉结扎的二步肝切除术. 中华消化外科杂志，2013，12 (7) : 485-489.

[54] D'Haese JG, Neumann J, Weniger M, et al. Should ALPPS be Used for Liver Resection in Intermediate-Stage HCC? Ann Surg Oncol, 2016, 23 : 1335-1343.

[55] Hong de F, Zhang YB, Peng SY, et al. Percutaneous Microwave Ablation Liver Partition and Portal Vein Embolization for Rapid Liver Regeneration: A Minimally Invasive First Step of ALPPS for Hepatocellular Carcinoma. Ann Surg, 2016, 264: e1-2.

[56] Liu CL, Fan ST, Lo CM, et al. Anterior approach for major right hepatic resection for large hepatocellular carcinoma. Ann Surg, 2000, 232 : 25-31.

[57] Zhang ZM, Lai EC, Zhang C, et al. The strategies for treating primary hepatocellular carcinoma with portal vein tumor thrombus. Int J Surg, 2015, 20 : 8-16.

[58] Fu SY, Lau WY, Li AJ, et al. Liver resection under total vascular exclusion with or without preceding Pringle manoeuvre. Br J Surg, 2010, 97 : 50-55.

[59] Satoh S, Ikai I, Honda G, et al. Clinicopathologic evaluation of hepatocellular carcinoma with bile duct thrombi. Surgery, 2000, 128 : 779-783.

[60] Shi HY, Wang SN, Wang SC, et al. Preoperative transarterial chemoembolization and resection for hepatocellular carcinoma: a nationwide Taiwan database analysis of long-term outcome predictors. J Surg Oncol, 2014, 109 : 487-493.

[61] Zhou WP, Lai EC, Li AJ, et al. A prospective, randomized, controlled trial of preoperative transarterial chemoembolization for resectable large hepatocellular carcinoma. Ann Surg, 2009, 249 : 195-202.

[62] Ren ZG, Lin ZY, Xia JL, et al. Postoperative adjuvant arterial chemoembolization improves survival of hepatocellular carcinoma patients with risk factors for residual tumor: a retrospective control study. World J Gastroenterol, 2004, 10 : 2791-2794.

[63] Fan J, Zhou J, Wu ZQ, et al. Efficacy of different treatment strategies for hepatocellular carcinoma with portal vein tumor thrombosis. World J Gastroenterol, 2005, 11 : 1215-1219.

[64] Lo CM, Liu CL, Chan SC, et al. A randomized, controlled trial of postoperative adjuvant interferon therapy after resection of hepatocellular carcinoma. Ann Surg, 2007, 245 : 831-842.

[65] Sun HC, Tang ZY, Wang L, et al. Postoperative interferon alpha treatment postponed recurrence and improved overall survival in patients after curative resection of HBV-related hepatocellular carcinoma: a randomized clinical trial. J Cancer Res Clin Oncol, 2006, 132 : 458-465.

[66] Nishiguchi S, Tamori A, Kubo S. Effect of long-term postoperative interferon therapy on intrahepatic recurrence and survival rate after resection of hepatitis C virus-related hepatocellular carcinoma. Intervirology, 2005, 48 : 71-75.

[67] Mazzaferro V, Romito R, Schiavo M, et al. Prevention of hepatocellular carcinoma recurrence with alpha-interferon after liver resection in HCV cirrhosis. Hepatology, 2006, 44 : 1543-1554.

[68] Ji J, Shi J, Budhu A, et al. MicroRNA expression, survival, and response to interferon in liver cancer. N

Engl J Med, 2009, 361 : 1437-1447.

[69] Yin J, Li N, Han Y, et al. Effect of antiviral treatment with nucleotide/nucleoside analogs on postoperative prognosis of hepatitis B virus-related hepatocellular carcinoma: a two-stage longitudinal clinical study. J Clin Oncol, 2013, 31 : 3647-3655.

[70] Huang G, Lau WY, Wang ZG, et al. Antiviral therapy improves postoperative survival in patients with hepatocellular carcinoma: a randomized controlled trial. Ann Surg, 2015, 261 : 56-66.

[71] Zheng SS, Xu X, Wu J, et al. Liver transplantation for hepatocellular carcinoma: Hangzhou experiences. Transplantation, 2008, 85 : 1726-1732.

[72] Fan J, Yang GS, Fu ZR, et al. Liver transplantation outcomes in 1, 078 hepatocellular carcinoma patients: a multi-center experience in Shanghai, China. J Cancer Res Clin Oncol, 2009, 135 : 1403-1412.

[73] Li J, Yan LN, Yang J, et al. Indicators of prognosis after liver transplantation in Chinese hepatocellular carcinoma patients. World J Gastroenterol, 2009, 15 : 4170-4176.

[74] 邵卓，杨广顺，杨宁，等. 三亚共识在原发性肝癌肝移植治疗中的运用. 中国实用外科杂志，2008，28（6）：466-469.

[75] Rodriguez-Peralvarez M, Tsochatzis E, Naveas MC, et al. Reduced exposure to calcineurin inhibitors early after liver transplantation prevents recurrence of hepatocellular carcinoma. J Hepatol, 2013, 59 : 1193-1199.

[76] Liang W, Wang D, Ling X, et al. Sirolimus-based immunosuppression in liver transplantation for hepatocellular carcinoma: a meta-analysis. Liver Transpl, 2012, 18 : 62-69.

[77] Zhou J, Wang Z, Wu ZQ, et al. Sirolimus-based immunosuppression therapy in liver transplantation for patients with hepatocellular carcinoma exceeding the Milan criteria. Transplant Proc, 2008, 40 : 3548-3553.

[78] Hasegawa K, Aoki T, Ishizawa T, et al. Comparison of the therapeutic outcomes between surgical resection and percutaneous ablation for small hepatocellular carcinoma. Ann Surg Oncol, 2014, 21 Suppl 3: S348-355.

[79] Li L, Zhang J, Liu X, et al. Clinical outcomes of radiofrequency ablation and surgical resection for small hepatocellular carcinoma: a meta-analysis. J Gastroenterol Hepatol, 2012, 27 : 51-58.

[80] Huang J, Yan L, Cheng Z, et al. A randomized trial comparing radiofrequency ablation and surgical resection for HCC conforming to the Milan criteria. Ann Surg, 2010, 252 : 903-912.

[81] Peng ZW, Zhang YJ, Chen MS, et al. Radiofrequency ablation with or without transcatheter arterial chemoembolization in the treatment of hepatocellular carcinoma: a prospective randomized trial. J Clin Oncol, 2013, 31 : 426-432.

[82] Morimoto M, Numata K, Kondou M, et al. Midterm outcomes in patients with intermediate-sized hepatocellular carcinoma: a randomized controlled trial for determining the efficacy of radiofrequency ablation combined with transcatheter arterial chemoembolization. Cancer, 2010, 116 : 5452-5460.

[83] Di Vece F, Tombesi P, Ermili F, et al. Coagulation areas produced by cool-tip radiofrequency ablation and microwave ablation using a device to decrease back-heating effects: a prospective pilot study. Cardiovasc Intervent Radiol, 2014, 37 : 723-729.

[84] Lencioni R, de Baere T, Soulen MC, et al. Lipiodol transarterial chemoembolization for hepatocellular carcinoma: A systematic review of efficacy and safety data. Hepatology, 2016, 64 : 106-116.

[85] Pelletier G, Ducreux M, Gay F, et al. Treatment of unresectable hepatocellular carcinoma with lipiodol chemoembolization: a multicenter randomized trial. Groupe CHC. J Hepatol, 1998, 29 : 129-134.

[86] Lo CM, Ngan H, Tso WK, et al. Randomized controlled trial of transarterial lipiodol chemoembolization for unresectable hepatocellular carcinoma. Hepatology, 2002, 35：1164-1171.

[87] Llovet JM, Real MI, Montana X, et al. Arterial embolisation or chemoembolisation versus symptomatic treatment in patients with unresectable hepatocellular carcinoma: a randomised controlled trial. Lancet, 2002, 359：1734-1739.

[88] Camma C, Schepis F, Orlando A, et al. Transarterial chemoembolization for unresectable hepatocellular carcinoma: meta-analysis of randomized controlled trials. Radiology, 2002, 224：47-54.

[89] Llovet JM, Bruix J. Systematic review of randomized trials for unresectable hepatocellular carcinoma: Chemoembolization improves survival. Hepatology, 2003, 37：429-442.

[90] 中华医学会放射学分会介入学组协作组. 原发性肝细胞癌经导管肝动脉化疗性栓塞治疗技术操作规范专家共识. 中华放射学杂志，2011，45（10）：908-912.

[91] Yang M, Fang Z, Yan Z, et al. Transarterial chemoembolisation (TACE) combined with endovascular implantation of an iodine-125 seed strand for the treatment of hepatocellular carcinoma with portal vein tumour thrombosis versus TACE alone: a two-arm, randomised clinical trial. J Cancer Res Clin Oncol, 2014, 140：211-219.

[92] Si ZM, Wang GZ, Qian S, et al. Combination Therapies in the Management of Large (>/=5cm) Hepatocellular Carcinoma: Microwave Ablation Immediately Followed by Transarterial Chemoembolization. J Vasc Interv Radiol, 2016.

[93] Zeng ZC, Tang ZY, Fan J, et al. A comparison of chemoembolization combination with and without radiotherapy for unresectable hepatocellular carcinoma. Cancer J, 2004, 10：307-316.

[94] Meng MB, Cui YL, Lu Y, et al. Transcatheter arterial chemoembolization in combination with radiotherapy for unresectable hepatocellular carcinoma: a systematic review and meta-analysis. Radiother Oncol, 2009, 92：184-194.

[95] Zeng ZC, Fan J, Tang ZY, et al. A comparison of treatment combinations with and without radiotherapy for hepatocellular carcinoma with portal vein and/or inferior vena cava tumor thrombus. Int J Radiat Oncol Biol Phys, 2005, 61：432-443.

[96] Zeng ZC, Tang ZY, Fan J, et al. Consideration of role of radiotherapy for lymph node metastases in patients with HCC: retrospective analysis for prognostic factors from 125 patients. Int J Radiat Oncol Biol Phys, 2005, 63：1067-1076.

[97] Zhou LY, Zeng ZC, Fan J, et al. Radiotherapy treatment of adrenal gland metastases from hepatocellular carcinoma: clinical features and prognostic factors. Bmc Cancer, 2014, 14：878-887.

[98] He J, Zeng ZC, Tang ZY, et al. Clinical features and prognostic factors in patients with bone metastases from hepatocellular carcinoma receiving external beam radiotherapy. Cancer, 2009, 115：2710-2720.

[99] Wang WH, Wang Z, Wu JX, et al. Survival benefit with IMRT following narrow-margin hepatectomy in patients with hepatocellular carcinoma close to major vessels. Liver Int, 2015, 35：2603-2610.

[100] Wang MH, Ji Y, Zeng ZC, et al. Impact factors for microinvasion in patients with hepatocellular carcinoma: possible application to the definition of clinical tumor volume. Int J Radiat Oncol Biol Phys, 2010, 76：467-476.

[101] 曾昭冲. 肝细胞癌的立体定向放射治疗. 中华肿瘤杂志，2015，37（9）：650-653.

[102] Dawson LA, Normolle D, Balter JM, et al. Analysis of radiation-induced liver disease using the Lyman NTCP model. Int J Radiat Oncol Biol Phys, 2002, 53：810-821.

[103] Liang SX, Zhu XD, Xu ZY, et al. Radiation-induced liver disease in three-dimensional conformal

radiation therapy for primary liver carcinoma: the risk factors and hepatic radiation tolerance. Int J Radiat Oncol Biol Phys, 2006, 65 : 426-434.

[104] Chon YE, Seong J, Kim BK, et al. Gastroduodenal complications after concurrent chemoradiation therapy in patients with hepatocellular carcinoma: endoscopic findings and risk factors. Int J Radiat Oncol Biol Phys, 2011, 81 : 1343-1351.

[105] Hou JZ, Zeng ZC, Wang BL, et al. High dose radiotherapy with image-guided hypo-IMRT for hepatocellular carcinoma with portal vein and/or inferior vena cava tumor thrombi is more feasible and efficacious than conventional 3D-CRT. Jpn J Clin Oncol, 2016, 46 : 357-362.

[106] Hu Y, Zhou YK, Chen YX, et al. 4D-CT scans reveal reduced magnitude of respiratory liver motion achieved by different abdominal compression plate positions in patients with intrahepatic tumors undergoing helical tomotherapy. Med Phys, 2016, 43 : 4335.

[107] Lau WY, Teoh YL, Win KM, et al. Current role of selective internal radiation with yttrium-90 in liver tumors. Future Oncol, 2016, 12 : 1193-1204.

[108] Xu J, Shen ZY, Chen XG, et al. A randomized controlled trial of Licartin for preventing hepatoma recurrence after liver transplantation. Hepatology, 2007, 45 : 269-276.

[109] Raoul JL, Guyader D, Bretagne JF, et al. Randomized controlled trial for hepatocellular carcinoma with portal vein thrombosis: intra-arterial iodine-131-iodized oil versus medical support. J Nucl Med, 1994, 35 : 1782-1787.

[110] Llovet JM, Ricci S, Mazzaferro V, et al. Sorafenib in advanced hepatocellular carcinoma. N Engl J Med, 2008, 359 : 378-390.

[111] Pressiani T, Boni C, Rimassa L, et al. Sorafenib in patients with Child-Pugh class A and B advanced hepatocellular carcinoma: a prospective feasibility analysis. Ann Oncol, 2013, 24 : 406-411.

[112] Qin S, Bai Y, Lim HY, et al. Randomized, multicenter, open-label study of oxaliplatin plus fluorouracil/leucovorin versus doxorubicin as palliative chemotherapy in patients with advanced hepatocellular carcinoma from Asia. J Clin Oncol, 2013, 31 : 3501-3508.

[113] Lee JH, Lee JH, Lim YS, et al. Adjuvant immunotherapy with autologous cytokine-induced killer cells for hepatocellular carcinoma. Gastroenterology, 2015, 148 : 1383-1391 e6.

[114] 程树群，吴孟超，陈汉，等. 胸腺肽 α1 对原发性肝癌术后复发的影响. 中华肝胆外科杂志，2004，10 (9) : 592-593.

[115] Xu L, Wang J, Kim Y, et al. A randomized controlled trial on patients with or without adjuvant autologous cytokine-induced killer cells after curative resection for hepatocellular carcinoma. Oncoimmunology, 2016, 5: e1083671.

[116] 高继良. 肝复乐方剂治疗晚期原发性肝癌的前瞻性、随机对照临床研究. 中国中药杂志，2014，39 (12) : 2367-2369.

[117] 阎涛，毕新宇，方仪，等. 槐耳颗粒对原发性肝癌病人术后长期生存的影响. 中华肝胆外科杂志，2012，18 (2) : 99-102.

[118] Zeeneldin AA, Eid SM, Darweesh AD, et al. Tamoxifen compared to best supportive care in advanced hepatocelluar carcinoma: a retrospective matched-cohort study. J Egypt Natl Canc Inst, 2014, 26 : 1-7.

[119] Sato Y, Watanabe H, Sone M, et al. Tumor response evaluation criteria for HCC (hepatocellular carcinoma) treated using TACE (transcatheter arterial chemoembolization): RECIST (response evaluation criteria in solid tumors) version 1. 1 and mRECIST (modified RECIST): JIVROSG-0602. Ups J Med Sci, 2013, 118 : 16-22.

[120] Wolchok JD, Hoos A, O'Day S, et al. Guidelines for the evaluation of immune therapy activity in solid tumors: immune-related response criteria. Clin Cancer Res, 2009, 15：7412-7420.
[121] 任秀宝，于津浦. 肿瘤免疫治疗疗效评价的新标准. 中国肿瘤生物治疗杂志，2011，18：351-354.

食药监发布细胞治疗研究与评价指导原则，进一步规范产品研发

2017年12月22日下午，国家食药监总局发布《细胞治疗产品研究与评价技术指导原则（试行）》（以下简称“指导原则”），以对这一此前因“魏则西事件”而备受争议的治疗研究领域进行规范。

参与了上述指导原则定稿工作的中国研究型医院学会生物治疗学专业委员会主任委员、解放军总医院生命科学院分子免疫学研究室主任韩为东向澎湃新闻透露，为了尽快推动细胞药物落地，此次指南由毒理、药理、临床等多方面专家共同起草，综合考量，确定细胞治疗产品按药品申报监管，但不排斥申报前，按照新技术进行临床研究。

细胞治疗这个生僻的医学术语，在2015年经“魏则西事件”进入公众视野，此前免疫细胞治疗已经处于事实上的广泛临床应用状态。

2013年底，一项由中国医药生物技术协会会同所属生物技术临床应用专业委员会发起的调研显示，北京、上海、辽宁等12个省（市）有150家医疗机构进行免疫细胞治疗临床应用。其中最常用的是CIK技术，150家医院均有开展，其次是DC-CIK技术，有88家医院开展。2013年，这些医院用免疫细胞治疗方法至少进行了54094例治疗。

中国医药生物技术协会会同所属生物技术临床应用专业委员会随后连续多年呼吁尽快完善免疫细胞治疗的监管。

此次食药监总局发布的“指导原则”主要适用于按照药品进行研发与注册申报的人体来源，旨在进一步规范细胞治疗产品的研发，提高其安全性、有效性和质量可控性水平。

“指导原则”明确规定，细胞治疗产品中的细胞来源、获取和操作过程应当符合伦理。生产者应建立“知情与保密”管理体系，一方面让供者充分了解细胞的用途和使用情况，另一方面让供者的个人信息得到充分的保护。

此外，指导原则还要求细胞治疗产品的生产者应建立产品可追溯的管理体系，以确保产品从供者到受者全过程的可追溯性，需列出供者—产品—受者链，或自体产品—受者链，需规范和监控生产操作过程，严格防控不同供者样品（或不同批次样品）的混淆。

细胞治疗产品临床试验的受试者权益保护在“指导原则”中也得以体现。根据规定，受试者的选择需要考虑多方面的因素，选择宗旨是能使研究受试者的预期风险与潜在获益经过慎重评估，同时能实现研究的科学目的。此外，选择患者作为受试者时，应充分考虑患者疾病的严重程度和疾病的不同阶段以及现有治疗手段，如果不能获得有效的治疗，特别是不可治愈性疾病重度致残和危及生命时，患者接受细胞治疗临床研究是合理的。同时应确定并减小受试者可能承担的风险。相关临床试验对受试者可能带来的风险和获益应在知情同意书中给予充分表述。

按照食药监总局的说法，这份指导原则，主要是针对当前细胞治疗产品研究迅猛发展和日趋激烈的态势，为更好地给相关科研机构和企业创造细胞产品研发环境并提供技术支持。

（澎湃新闻记者 王文秋，来源：澎湃新闻［www.thepaper.cn］2017-12-22）

相关报道

发布《细胞治疗产品研究与评价技术指导原则》点评：监管步入正轨，细胞治疗产业渐入佳境

技术指导原则内容科学合理，鼓励我国细胞治疗产业发展壮大

细胞治疗包括干细胞治疗和免疫细胞治疗，是基于基因编辑技术发展起来的、有别于传统药物治疗的新的治疗思路与方法。细胞治疗因流程非常复杂，产品差异大、性质复杂多变、研究进展快、技术更新迅速，所以风险评估和控制极为重要。2017 年 10 月，CFDA 组织对《药品注册管理办法》进行修订，起草了《药品注册管理办法（修订稿）》，规定细胞治疗类产品可以按治疗用生物制品相应类别要求进行申报。2016 年 12 月 16 日，药审中心（CDE）发布《细胞制品研究与评价技术指导原则》（征求意见稿），计划将细胞制品按药品评审原则进行处理。

时隔一年，试行版指导原则发布，提出了细胞治疗产品从早期研发到生产、从药学研究、非临床研究，到临床研究阶段应遵循的一般原则和基本要求，初步规范了细胞治疗产品的研究、开发与评价方法，未来仍将逐步完善、细化与修订。我们认为，指导原则框架和内容科学合理，符合细胞治疗产品作为药品研发的规律，将鼓励研发机构的细胞治疗产品申报，进一步推动我国细胞治疗药品产业的发展和壮大。

国际上 CAR-T 细胞疗法进展快速，市场空间巨大

基于细胞治疗的风险，美国 FDA 委任生物制品评价与研究中心（CBER）对其进行严格监管，采用基于风险的分层模式，确保细胞产品的安全性和有效性。目前国际上以 CAR-T 为代表的免疫细胞治疗在治疗恶性肿瘤方向进展较快。经过基因修饰后的 CAR-T 细胞可以特异性地识别肿瘤相关抗原，使效应 T 细胞的靶向性、杀伤活性和持久性较常规应用的免疫细胞大幅提高，未来也可克服肿瘤局部免疫抑制微环境，从而打破宿主免疫耐受状态，杀灭实体肿瘤细胞。

2017 年 8 月 30 日，诺华制药的 CAR-T 细胞疗法 Kymriah（Tisagelecleucel）正式获得 FDA 批准上市，用于治疗 25 岁以下的复发难治型 B 细胞急性淋巴细胞白血病儿童和年轻成年患者，是 FDA 批准的首款 CAR-T 疗法。2017 年 10 月 18 日，Kite Pharma 的 CAR-T 疗法 Yescarta（axicabtagee ciloleucel）获得 FDA 批准上市，用于治疗罹患特定类型的大 B 细胞淋巴瘤成人患者。Yescarta 是 FDA 批准的第 2 款 CAR-T 疗法，也是第一款针对非霍奇金淋巴瘤的 CAR-T 疗法，其上市标志着 CAR-T 疗法的又一座里程碑，彰显了 CAR-T 细胞疗法的巨大潜力。

除了诺华和 Kite，国际上还有多家生物技术公司和大型制药公司致力于 CAR-T 研发，包括 Juo、Bluebird、Cellectis 等。CAR-T 细胞治疗全球市场规模预计在 2028 年将达到 85 亿美元，未来全球市场规模预计在 350 亿~1000 亿美元之间，年复合增长率达到 14%。

（下转第 371 页）

❖ 肿瘤科研新动态 ❖

基础医学院尹玉新团队发现抗癌基因 PTEN 家族新成员 PTENβ

北京大学基础医学院系统生物医学研究所尹玉新教授课题组最近取得研究突破，首次鉴定出抗癌基因 PTEN 家族的新亚型蛋白 PTENβ。PTENβ 定位于核仁，参与调控 rDNA 转录和核糖体生成，从而抑制肿瘤细胞生长。该研究成果于 2017 年 3 月 23 日在线发表于《Nature Communications》，论文题目为“PTENβis an alternatively translated isoform of PTEN that regulates rDNA transcription”。北京大学系统生物医学研究所优博培育计划梁会博士与基础医学院陈西博士为该论文的共同第一作者。

PTEN 是最强大的抗癌基因之一，在多数人类肿瘤中 PTEN 基因突变率超过 50%，突变种类达 2700 种。PTEN 缺失或低表达的小鼠在多个组织发生肿瘤，表明 PTEN 在肿瘤发生过程中发挥非常重要的作用。PTEN 蛋白为脂质和蛋白质双重磷酸酶，传统认为 PTEN 磷酸酶在细胞浆通过拮抗 PI3K/AKT 通路影响肿瘤细胞增殖和生长。2007 年，尹玉新团队在《Cell》首次报道 PTEN 可以入核以维持染色体结构和功能的完整性，失去 PTEN 会导致染色体分裂异常和紊乱，从而导致肿瘤发生。

PTEN 基因除了具有重要的抗癌作用，还广泛的参与胚胎发育、细胞迁移、物质代谢、神经元活动、干细胞分化等生物学过程，然而，其功能多样性的基础仍不明了。2014 年，尹玉新课题组首次在《Cell Metabolism》报道了真核生物新的蛋白编码机制，即真核细胞可以选用非 AUG 作为启动子编码蛋白，因此单一基因序列可以启动不同编码子编码合成多个异构蛋白。他们由此发现 PTEN 基因可利用新型启动子 CUG 编码合成新亚型 PTENα 蛋白，进一步证实其定位于线粒体、参与调控细胞能量代谢过程。该工作首次阐明了真核生物可以通过不同密码子翻译起始合成不同蛋白质亚型，从而大大增加了潜在蛋白质家族的数量和构成，揭示了基因多功能的分子机制和生物多样性的基础。

他们最新研究发现，PTEN 基因可利用新机制编码另一重要亚型蛋白，并将其命名为 PTENβ。PTEN 家族 PTEN、PTENα 及 PTENβ 由相同 mRNA 上的不同翻译起始点翻译而成。PTENβ 蛋白由 PTEN mRNA 5’UTR 内 AUU 密码子起始翻译，较 PTEN N 端延伸 146 个氨基酸，其表达依赖于翻译起始点 AUU 下游形成发卡结构的回文序列的调节。研究显示，由 N 端 6 个连续的精氨酸组成的核仁定位信号使 PTENβ 蛋白特异性的定位于核仁，与核仁素 nucleolin 结合并调节其磷酸化水平，进而调控 rDNA 转录和核糖体生成，抑制细胞增殖。

PTEN 家族新亚型蛋白 PTENβ 的鉴定揭示了 PTEN 功能多样性的基础，并为 PTEN 基因调控核糖体生成过程提供了直接证据，为肿瘤研究开创新的局面。

尹玉新教授的研究得到国家重大科学研究计划（973）、国家自然科学基金重点项目、北京市自然科学基金重大项目和北大-清华生命科学联合中心的支持。

PTEN 家族亚型蛋白合成示意图（见书后彩图第 729 页）

PTEN 家族亚型蛋白生物功能示意图（见书后彩图第 729 页）

相关链接：http://www.nature.com/articles/ncomms14771

（北京大学基础医学院）

（来源：北京大学医学部新闻网，发布日期：2017-03-24）

基础医学院张宏权教授团队在基质生物学领域取得系列重要研究进展

2017 年 4 月 13 日，基础医学院人体解剖与组织胚胎学系张宏权教授课题组在国际权威细胞生物学期刊《The Journal of Cell Biology》发表论文，首次阐明整合素激活调控蛋白 Kindlin-2 的降解机制，并发现 E3 泛素连接酶 Smurf1 通过对 Kindlin-2 在细胞特定部位的降解而对受体整合素的激活起到负向调控作用这一新功能。论文题目为“Smurf1 inhibits integrin activation by controlling Kindlin-2 ubiquitination and degradation”。课题组魏潇凡讲师和博士研究生王翔为论文共同第一作者，张宏权教授为责任作者。该研究得到军事医学科学院张令强研究员课题组协助。

整合素（Integrins）是一类介导细胞外基质与细胞内微环境物理连接和信息连接的跨膜受体，控制着细胞的黏附、运动、迁移、增殖和凋亡等基本细胞生物学功能，与胚胎正常发育及一系列包括肿瘤在内的重大疾病发生、发展密切相关。整合素的激活是生命活动必不可少的，是细胞中最为关键的信号通路。目前已发现的能直接控制整合素激活的蛋白共有两类：包括 Talin 与 Kindlins。

张宏权教授课题组近年来在基质生物学（Matrix Biology）领域取得系列重要研究突破，系统阐述了整合素激活调控蛋白 Kindlin-2 在发育、肿瘤和器官纤维化中的重要作用及在抗肿瘤和治疗肾纤维化中的重要应用前景。迄今发表了 23 篇有关 Kindlin-2 的系列 SCI 论文，获选 2016 年北京市“十二五”重大科技成果。

本次发表长达 17 页的论文揭示出重要的 E3 泛素连接酶 Smurf1 可以通过促进 Kindlin-2 蛋白泛素化和蛋白酶体降解调控整合素的激活，从而影响一系列整合素介导的细胞生物学功能。利用基因敲除鼠和临床患者标本，课题组在体内证实了 Smurf1 对 Kindlin-2 的降解作用。该工作拓展和深化了整合素激活的调节机制，并通过揭示 Smurf1 的新功能提出 Smurf1 在发育及肿瘤中发挥作用的可能机制是通过调控 Kindlin-2 的蛋白量及整合素的激活。更为重要的是，解析 Kindlin-2 蛋白稳定性调控的机制将有助于开发相关药物，干预肿瘤及肾纤维化的发生和进展。

另外，该工作对前期《自然细胞生物学》杂志（Huang，et al，NCB，2009）的一项报道提出质疑和挑战。通过大量研究数据，课题组提出 NCB 所报道的“Smurf1 介导整合素激活蛋白 Talin 头部降解”的结论是错误的，指出 Smurf1 在各种试验过的细胞系中以及动物体内均不能介导 Talin 头部及全长分子的降解。这一结论得到 JCB 杂志资深编辑和论文审稿人的认同，论文同时获得高度评价。

该工作得到了国家自然科学基金重点和面上项目、科技部“973”计划项目及北京市自然科学基金重大项目的资助。

Smurf1 通过泛素化介导 Kindlin-2 降解抑制整合素激活的分子机制（见书后彩图第 730 页）

论文链接：http://jcb.rupress.org/content/early/2017/04/12/jcb.201609073

（北京大学基础医学院）

（来源：北京大学医学部新闻网，发布日期：2017-04-17）

罗建沅团队发现蛋白质去琥珀酰化酶 SIRT5 在丝氨酸代谢中的重要作用

2017 年 11 月 28 日，北京大学基础医学院罗建沅教授课题组在《Cancer Research》在线发表题为“SHMT2 desuccinylation by SIRT5 drives cancer cell proliferation”的研究论文，首次报道了 SIRTUIN 家族成员 SIRT5 蛋白通过对线粒体丝氨酸羟甲基转移酶（SHMT2）的去琥珀酰化修饰调控癌细胞内丝氨酸代谢以及一碳循环，为阐释癌细胞如何进行丝氨酸的过度利用以维持自身迅速增殖提供了重要线索。罗建沅教授为该文通信作者，其直博研究生杨鑫为第一作者。

SHMT2 是一种磷酸吡哆醛（PLP）结合蛋白，它催化丝氨酸与四氢叶酸反应产生 5，10-亚甲基四氢叶酸和甘氨酸，为嘧啶的从头合成提供重要原料。最近的研究表明，丝氨酸分解代谢能驱动一碳循环进行，一碳循环的多种中间产物能够在核苷酸生物合成、维持细胞内氧化还原稳态以及癌细胞生长中起重要作用。而 SHMT2 作为关键蛋白质能够调节丝氨酸分解代谢和一碳循环，敲低 SHMT2 表现出明显的对癌细胞生长和侵袭抑制。

SIRT5 属于 SIRTUIN 家族，是一种 NAD 依赖的赖氨酸去乙酰化酶，并同时具有去琥珀酰化酶、去丙二酰化酶和去戊二酰化酶的活性，能调节多种细胞代谢途径，包括氨相关代谢、脂肪酸氧化和糖酵解等。但是 SIRT5 在非必需氨基酸代谢中的功能仍然不明确。

本研究中，课题组纯化出 SIRT5 相关的蛋白质复合体，并用质谱鉴定出大量的 SIRT5 底物，总结出多条未知的与 SIRT5 相关的代谢通路（如糖基化、代谢物转运等）。进一步的研究发现，SIRT5 在丝氨酸分解代谢中起到不可替代的调控作用。本研究通过生物化学实验确定了 SHMT2 作为 SIRT5 去琥珀酰化底物，SHMT2 第 280 位的赖氨酸被鉴定出是主要的琥珀酰化位点。SHMT2 在低琥珀酰化修饰情况下，其生物学催化活性明显升高。在丝氨酸甘氨酸饥饿情况下，SIRT5 与 SHMT2 直接作用，使其 280 位赖氨酸去琥珀酰化，从而促进 SHMT2 有催化活性的四聚体产生，而上调其酶活性。SHMT2 失活的单点突变 K280E 细胞系表现出丝氨酸代谢阻断以及甘氨酸积累的特性，不仅损害癌细胞中氧化还原稳态，也能直接抑制癌细胞在细胞模型或小鼠模型中的生长（见书后彩图第 730 页）。

综上所述，SIRT5 通过控制 SHMT2 的琥珀酰化修饰调节癌细胞增殖，不仅加深了对于线粒体 SIRTUIN 蛋白功能的了解，也为探索癌症治疗提供了新的思路，为开发新药提供了新的靶点。该研究项目得到国家自然科学基金、国家重点基础研究发展计划（973 计划）的支持。

论文链接：http://cancerres. aacrjournals. org/content/early/2017/11/23/0008-5472. CAN-17-1912.article-info

（北京大学基础医学院）

（来源：北京大学医学部新闻网，发布日期：2017-11-29）

基础医学院王嘉东团队在 DNA 损伤修复领域取得系列研究进展

2017 年 11 月 29 日，北京大学基础医学院青年研究员王嘉东团队在《Nucleic Acid Research》杂志发表研究论文，阐明了 CBP/HDAC2 共同调控 53BP1 酰基化修饰，并决定了放射损伤修复途径的选择。论文题目为“Acetylation of 53BP1 dictates the DNA double strand break repair pathway”，通信作者为王嘉东，其八年制博士研究生郭翔为第一作者。

本研究基于该团队 2014 年发表在《Gene Dev》的论文，当时首次报道 53BP1 下游蛋白 PTIP 和核酸酶 Artemis 共同调控放射损伤修复途径的选择。他们进一步研究发现，53BP1 翻译后修饰对放射损伤修复途径起到决定性调控作用。53BP1 与 BRCA1 竞争性结合 DNA 双链断裂位点，是决定放射损伤敏感性和修复途径选择的关键因子。该研究阐明了 CBP/HDAC2 共同调控 53BP1-Tudor 结构域的 K1626/1628 位点的酰基化修饰，调节非同源末端修复和同源重组修复的活性，从而决定了 DNA 双链断裂修复途径的选择（见书后彩图第 731 页）。

对放射损伤修复通路选择的关注和研究源于目前临床对 PARP 抑制剂（PARPi）治疗 BRCA 突变肿瘤的应用和研究。目前，一些公司的 PARP 抑制剂被美国 FDA 批准上市，其可大幅延长 BRCA 变异患者无进展生存期，然而临床治疗上仍然存在一些 PARPi 的抗药性。该研究也发现 HDAC1/2 特异性抑制剂 FK228 可以极大的增加 53BP1-UDR 的酰基化，并促使 BRCA1 缺陷的肿瘤细胞对 PARPi 产生抗药性，提示该抑制剂临床试验应考虑其对修复途径选择的影响。

此外，酰基化修饰对 DNA 损伤修复途径的调节不仅体现在放射损伤修复途径，该团队 2017 年还在《Cell Reports》发表了博士研究生赵美美为第一作者的论文，报道了酰基化修饰调控 UV 射线所导致的 DNA 损伤。该论文揭示了 DNA 损伤修复应答的核心分子 RPA1 对 DNA 损伤修复通路选择的影响，相关工作进一步完善了 DNA 损伤修复网络。值得一提的是，每年《Cell Reports》只为 6 篇 Article 配备述评，本研究是其中之一。

王嘉东研究员是基础医学院近年引进的“青年千人计划”人才，以北京大学医学部为第一单位或通信单位先后在《Gene Dev》《Cell Reports》《Eur J Cancer》《Nucleic Acid Research》等国际著名学术期刊发表一系列论文。在放、化疗导致DNA损伤机制及对癌症影响等领域取得系列研究进展，对指导新药研发及现有药物放、化疗敏感性选择具有重要意义。这些研究得到国家青年千人计划、国家重点研发计划、国家自然科学基金等资助。

（北京大学基础医学院）

（来源：北京大学医学部新闻网，发布日期：2017-12-04）

清华薛定教授团队新突破，有望缓解癌症放疗不良反应

一支主要由华人组成的团队为这些患者带来了好消息——他们不但阐明了放疗不良反应产生的机制，而且还找到了一种引起放疗不良反应的关键蛋白质。通过抑制这种蛋白质，我们有望彻底消除放疗的主要不良反应。这项重磅研究日前在线发表在顶尖学术期刊《自然》上。

近年来，癌症免疫疗法、CAR-T疗法等创新抗癌手段的问世，让人们看到了攻克这种顽疾的希望。但是，很少有人意识到，在全球的癌症患者中，依然有超过半数需要接受放疗。众所周知，这是一种不良反应极大的疗法。

放疗是癌症治疗的洪荒时代不得已而为之的疗法。由于对癌症机制的认识不足，医生们只能使用高剂量的辐射，来杀死癌症的组织和细胞。

然而，这些受到辐射的细胞会向全身释放大量信号，影响到那些没有接受辐射的健康细胞，并引起一系列诸如脱发以及疲劳的问题。这一类型的不良反应也被称为“辐射诱发的旁观者效应”（radiation-induced bystander effect，或RIBE）。

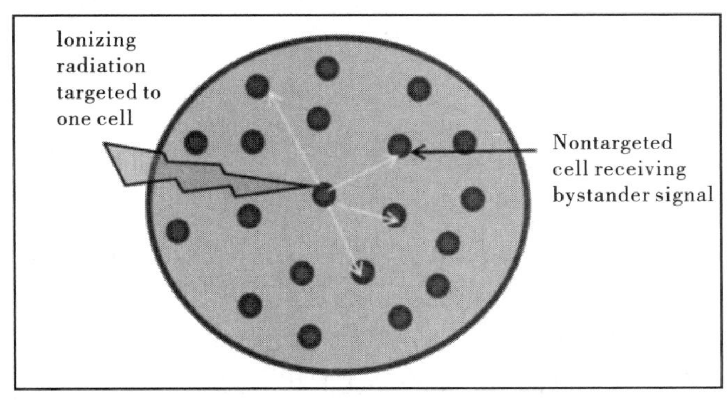

未受辐射的细胞也会受到放疗的影响，这种现象叫做“辐射诱发的旁观者效应”

（图片来源：《Journal of Cancer Research and Therapeutics》）

这样一种普遍存在、后果严重的不良反应，困扰了科学家们许多年。人们知道它对癌

症患者的健康至关重要，但就是弄不清背后的机制。人们甚至不知道这种不良反应究竟是由什么分子所引起的。

中国“千人计划”专家、清华大学生命学院的薛定教授决定挑战这个难题，他同时也是科罗拉多大学波德分校（University of Colorado Boulder）的教授。利用经典动物模型秀丽线虫（Caenorhabditis elegans），研究团队想要找到这一效应背后的关键。

由于线虫与人类的复杂程度有着明显差异，研究人员率先评估了线虫里是否也存在同样的 RIBE 效应。在一项实验中，他们用紫外光照射线虫，模拟放疗带来的辐射。后续观察发现，线虫的胚胎致死率显著上升，证实放疗本身产生了效果。

随后，研究人员将这些线虫从培养基中移走，并在同一批培养基里加入了新的线虫。有趣的现象发生了：尽管这些新的线虫从未接受过辐射，它们的胚胎致死率却出现了显著上升。这就好像人体内放疗的不良反应一样——有些健康细胞明明没有接受辐射，但也受到了影响。

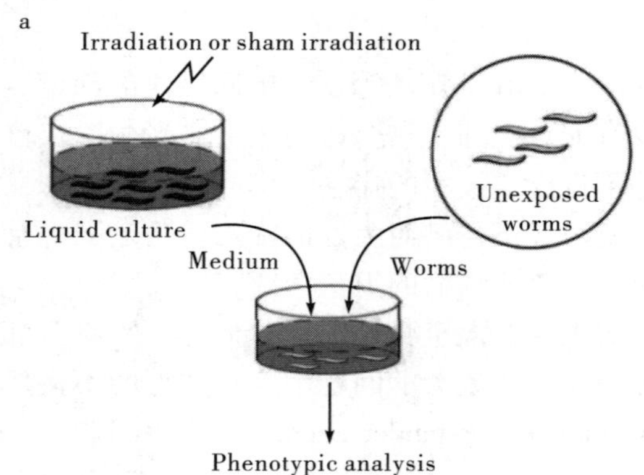

通过精妙设计，研究人员确认了线虫内也有 RIBE 效应

（图片来源：《自然》）

这个设计精妙的实验表明，线虫体内同样存在“辐射诱发的旁观者效应”。因此，研究人员可以放心对它进行研究，了解放疗不良反应背后的机制。

接下来，薛定教授的团队想要知道是什么诱发了这一效应。在细胞里，DNA、RNA 和蛋白质是三种最为重要的生命大分子，也最有可能与 RIBE 效应相关。于是，科学家们分别在线虫培养基里加上了 DNA 酶、RNA 酶和蛋白酶，然后重复了先前的实验。

实验结果表明，在有 DNA 酶和 RNA 酶存在的培养基中，这一放疗的主要不良反应依旧存在——没有经受辐射的线虫，一旦生活在接受辐射的线虫曾生活过的环境中，胚胎致死率就会显著上升。然而，带有蛋白酶的培养基却不会导致这个情况。这个结果有力地证明，某种蛋白质导致了 RIBE 效应。

可是，培养基里的蛋白质那么多，要怎么去找呢？

科学家们决定来个穷举法。他们利用质谱的方法，寻找培养基中与对照组不同的蛋白

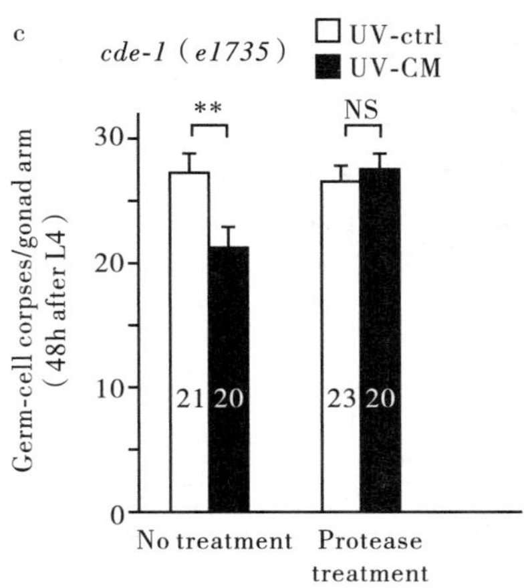

蛋白酶抑制剂让线虫体内的 RIBE 效应消失了

（图片来源：《自然》）

质。随后，针对找到的 19 种蛋白质，他们又挨个设计了 RNA 干扰的手段对这些蛋白质进行抑制。在这 19 种蛋白质里，只有一种叫做 CPR-4 的蛋白质与 RIBE 效应相关。当它被抑制后，线虫的 RIBE 效应神奇般地消失了。

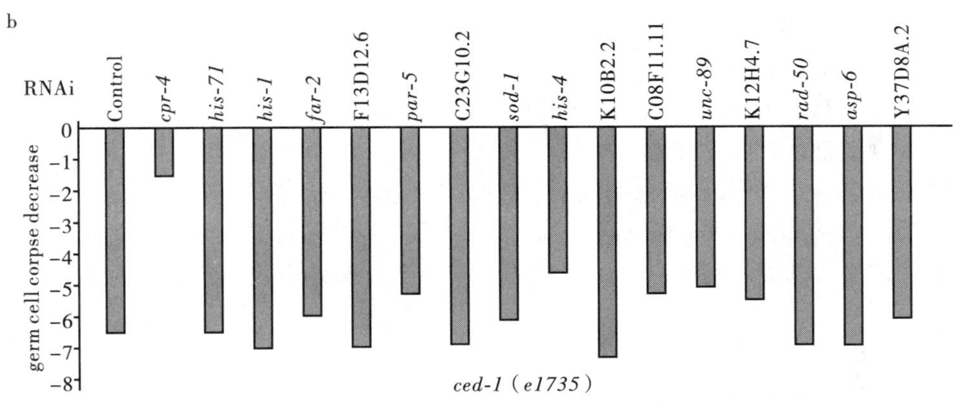

只有 CPR-4 蛋白与 RIBE 效应相关

（图片来源：《自然》）

随后，科学家们又确认，CPR-4 蛋白的确会在线虫受到辐射后，被分泌到培养基中。这和之前的实验结果一致。

这个神秘的蛋白质与人类的 cathepsin B 蛋白很接近，它是一种蛋白酶，能影响其他蛋白质的功能。随后，研究人员又摸清了 CPR-4 蛋白的上下游调控通路。研究显示，CPR-4 的表达受 p53/CEP-1 影响，而 CPR-4 又通过直接或间接的方式，影响了 DAF-2（一种胰岛素/类胰岛素生长因子受体）。至此，线虫体内的"辐射诱发的旁观者效应"得到了机制上的阐明，并为我们带来了多个有望设计新药的靶点。

薛定教授希望这项研究能改善患者的治疗。"这是首个鉴定动物体内'辐射诱发的旁观者效应'背后因子和机制的完整研究。我们对这些结果感到非常兴奋，并希望这些发现能为患者们带来广泛应用，"薛定教授说："抑制 RIBE 效应能起到'一箭双雕'的效果。我们既能让放疗对正常细胞的伤害降到最低，也能加强放疗对肿瘤细胞的杀伤能力。"

参考资料

[1] Cysteine protease cathepsin B mediates radiation-induced bystander effects
[2] CU Boulder discovery could lead to better results for patients undergoing radiation

（原标题：Nature 重磅：清华薛定教授团队新突破，有望缓解癌症放疗副作用）

（作者：郭剑非 来源：生物探索 发布时间：2017-07-27）

卢冠达团队肿瘤免疫治疗研究新发现

麻省理工合成生物学大牛卢冠达教授的新研究发现，有望为肿瘤免疫治疗带来新转机。（Cell. 2017 年 10 月 18 日在线版）

借助合成生物学思想，研究者设计了一个可以通过病毒进入肿瘤细胞内部，并识别肿瘤细胞的"基因电路"。这个基因电路很特殊，在那些只在肿瘤细胞内控制基因表达的转录因子刺激下，迅速开启，产生大量免疫信号因子，激活免疫系统，招募免疫细胞杀敌。提示这一基因电路，不仅能专门识别肿瘤细胞，在识别肿瘤细胞之后还会叫醒机体免疫系统，喊来免疫细胞杀灭肿瘤细胞。

所谓基因电路并非真的电路，是一组按一定逻辑编辑的基因，分为开关（启动子）和灯泡（工作元件，circuit component）。这些工作元件一般来说是一些编码蛋白质的基因。当达到某些条件，基因电路的启动子被激活，调控工作元件表达，实现研究者想要的生物功能。

时下大热的免疫检查点抑制剂和 CAR-T 免疫治疗都只对某些肿瘤患者有效，研究者旨在揭掉肿瘤细胞逃避免疫系统的伪装。在理想条件下，免疫治疗若能识别只表达在癌细胞表面的细胞表面抗原，可避免误伤正常细胞，这种抗原很难找。肿瘤会利用一些特殊位点（如 PD-1）来抑制免疫反应，使自己可以逍遥法外。

临床上常使用具有免疫调节作用的因子，如细胞因子、趋化因子和免疫检查点抑制剂，增强免疫系统功能，但这又带来了新的问题——免疫系统功能增强了，但也对一些新位点产生作用，连健康组织一并干掉，导致严重的不良反应。抓住肿瘤细胞并在其身上产生免疫调节因子，这些问题就迎刃而解了，而基因电路就可以实现这一目的。

肿瘤细胞增殖水平高，基因表达水平远超过正常细胞，研究者利用这一点，将转录因子作为标志物，设计了能识别它们的启动子，寻找肿瘤细胞转录因子要比寻找肿瘤细胞表面抗原容易的多。研究者在基因电路上安装了两个启动子，两个启动子都认为是肿瘤，基因电路才运作。这种基因电路对健康细胞没什么影响，对肿瘤细胞却是杀伤力器，一旦发现肿瘤细胞基因电路运作，就会产生许多免疫因子，激活免疫系统，杀灭肿瘤。

基因电路产生的因子包括表面T细胞结合子（STE），STE是一种细胞表面抗原，是癌细胞的特异性识别位点；趋化因子21（CCL21）可促进T细胞在癌细胞位点聚集；白介素12（IL12）可增强T细胞活性和功能；PD-1抗体能降低癌细胞对免疫系统的抑制。四种细胞因子作用于免疫反应不同环节，精准识别肿瘤细胞后，刺激免疫系统精准攻击，不影响健康组织，对肿瘤细胞杀灭效果非常好。

卢冠达团队这一基因电路与此前的基因电路相比的优秀之处在于，利用转录因子对癌细胞进行识别，更加精准、应用更加广泛；首次将基因电路用在增强免疫反应上。在卵巢癌模型小鼠实验中，基因电路取得了非常好的效果，与对照组小鼠相比，实验组小鼠体内的癌细胞几乎全被杀灭，而正常细胞毫发未伤。

同时，这种基因电路采用了模块化的设计，可以根据实际需求替换关键元件。意味着不光能随时“更新换代”，换个识别标志就能用来治疗其他肿瘤甚至免疫疾病。实验中用的基因电路载体是慢病毒，只有15%的肿瘤细胞有正常工作的基因电路，未来研究者会尝试其他载体如溶瘤病毒，提高转化效率。这简直是要上天的节奏。

（编译　唐　嫣）

（来源：《全球肿瘤快讯》2017年10月 总第195期）

东大“90后”科研团队发明“滴血验癌”检测仪

不久前举行的第三届中国“互联网+”大学生创新创业大赛上，东南大学生物科学与医学工程学院博士常宁，已率领一支十多人的科研团队MxHealth突破癌症早期检测难关，设计出一款自动化癌症早期精准检测仪，利用国内第一、世界领先的光子晶体微球技术，该技术通过一滴血可完成12项癌症筛检，摘得大赛“银奖”。

常宁博士指出，传统的癌症检测采用单一指标，针对的是某种癌症的一种标志物，这种标志物浓度的高低会受用户的心情、饮食、所处环境等因素影响，从而影响检测结果。MxHealth团队的自动化检测仪采用多指标联合进行检测，通过多种肿瘤的标志物大数据关系建立和分析，大大降低了假阳性率和假阴性率，提高了检测的准确性。

光子晶体微球检测的原理是：利用不同排列方式的光子晶体组成不同颜色的微球，并连接相应的肿瘤抗体，再将它们嵌在芯片的网格上；当血液流过时，血液中的肿瘤标志物就会被相应的抗体捕获；随后和荧光标记的第二抗体结合，形成了一种“三明治”结构，通过图像分析和数据处理能获取癌症检测结果。在一个微小的芯片上，存在着很多不同的“三明治”，用于检测不同的肿瘤标志物，大大提高了早期癌症筛查的精确度。据悉，这项检测系统对单份标定血样进行单一指标检测的误差在±2%以内。临床实验表明，使用该套检测系统，消化系统、妇科肿瘤的检出率由原来单指标检测的30%～80%，提高到了

75%~90%。

目前，MxHealth 团队已经成功升级制造出集血液样品的处理、反应、洗涤、检测、图像处理、数据分析、和屏幕显示等功能为一体的一款家用打印机大小的自动化检测仪器。且自动化检测仪的准确度和重复性均与国际标准科研精度的 ECLIA 检测结果等同，只需 50 微升血液，一键式完成对 12 种常见癌症标志物的检测，包括肝癌、肺癌、胰腺癌、前列腺癌等。整个检测过程仅需 5~10 分钟，费用不到 100 元。不过，这项癌症早期检测仪器预计正式投入市场还需 2~3 年甚至更长时间。

研究者表示，由于这项癌症早期检测仪器属于三类医疗器械，必须向国家食品药品监督管理总局（CFDA）提出申请，在经过审批后才能进入市场推广。预计正式投入市场还需要 2~3 年甚至更久。不过研究者希望随着癌症早期筛查的技术越来越成熟，做一次癌症早期检测可以像查血常规、血压血糖一样方便快捷。

（编撰　王　毅）

（来源：《全球肿瘤快讯》2017 年 10 月 总第 195 期）

吴一龙教授牵头 ADJUVANT 研究发表于《柳叶刀·肿瘤》杂志

由吴一龙教授牵头全国 27 家中心参与、历时 8 年的大样本Ⅲ期随机临床研究 ADJUVANT 研究（CTONG1104）正式发表在《柳叶刀·肿瘤》杂志（影响因子 33.9），该研究首次证实完全切除的 EGFR 突变阳性Ⅱ~ⅢA 期（N_1/N_2）肺癌患者术后接受 EGFR TKI 辅助治疗的 2 年无病生存（DFS）有显著获益，该研究开创了非小细胞肺癌 EGFR TKI 辅助治疗的先河，吉非替尼有望成为早期非小细胞肺癌患者术后辅助治疗的重要选择。（Lancet Oncol. 2017 年 11 月 21 日在线版）

EGFR TKI 过去几十年在晚期非小细胞肺癌治疗中取得很大成功，可手术切除 NSCLC 患者中 EGFR TKI 辅助治疗的疗效和优势人群也一直在探索，不过因为对疗效预测指标认识局限和研究设计（纳入Ⅰ期患者未排除 EGFR 突变阴性患者）的问题，多数研究未得到阳性结果。

2013 年公布的全球多中心Ⅲ期随机临床研究 BR.19 研究，入组 503 例ⅠB~ⅢA 期 NSCLC 患者，吉非替尼或安慰剂辅助治疗 2 年，中位随访 4.7 年，两组无病生存（DFS）和总生存无显著差异。RADIANT 研究显示，厄洛替尼辅助治疗 2 年也未带来显著 DFS 获益。亚组分析显示，厄洛替尼组 DFS 有获益趋势（46.4 个月 *vs* 28.5 个月），但差异无显著性。这两项研究均未根据 EGFR 突变状态筛选患者，纳入了从辅助治疗获益有限的ⅠB 期患者。

尽管多项研究失败，但对于 EGFR TKI 辅助治疗的探索仍在进行。2016 年，复旦大学附属肿瘤医院陈海泉教授发表了一项 EGFR TKI 辅助治疗的荟萃分析研究，对 2012~2015 年 4 项研究的分析显示，EGFR 突变阳性 NSCLC 患者接受 EGFR TKI 辅助治疗有显著 DFS

获益，疾病复发和死亡风险降低 52%，远处转移风险也显著降低（OR = 0.71，95%CI：0.56~0.92），为 EGFR TKI 辅助治疗提供了证据支持。

ADJUVANT 研究在患者选择上，剔除了辅助化疗获益不明确的ⅠB 期患者，仅纳入接受 R0 切除的 EGFR 突变阳性的Ⅱ~ⅢA 期 NSCLC 患者，随机分为吉非替尼组或指南推荐标准方案长春瑞滨+顺铂 4 周期。

2011 年 9 月 19 日~2014 年 4 月 24 日，共 483 例患者入组，至数据截止时，吉非替尼组和化疗组中位治疗时间分别为 21.9 个月和 4 周期。中位随访 36.5 个月，两组中位 DFS 分别为 28.7 个月和 18.0 个月（HR = 0.60，P = 0.005），3 年 DFS 率吉非替尼组有显著优势（34.0% *vs* 27.0%，P = 0.013），亚组分析显示，吉非替尼组淋巴结状态与 DFS 有显著相关性。

吉非替尼组≥3 级不良反应发生率显著低于化疗组（12.3% *vs* 48.3%，P<0.001），生活质量显著优于化疗组，吉非替尼治疗依从性较好，约 70%的患者接受吉非替尼治疗超过 1.5 年。

研究结果提示，ADJUVANT 研究达到主要研究终点，吉非替尼辅助治疗疗效显著优于化疗，不良反应与既往研究一致，未出现间质性肺病，提示吉非替尼 2 年辅助治疗是安全合理的，吉非替尼或可成为Ⅱ~ⅢA 期 EGFR 突变阳性 NSCLC 患者辅助治疗选择，为早期肺癌患者术后辅助治疗带来了新的希望。

一项今年 9 月份在与癌共舞、癌度、Haalthy、觅健 4 个平台开展的患者调查问卷显示，719 份有效问卷，在回答“基于对自己疾病和现有治疗方案了解，术后会如何选择辅助治疗方案”时，42.72%的患者选择靶向药物，其中 17.05%的患者因为“最新研究显示，靶向药物延缓复发 28.7 个月，较化疗多出 10.7 个月”，31.82%的患者选择“副作用更小”，39.77%的患者以上两个原因皆有，另 11.36%的患者因为不愿接受化疗。这些调查结果彰显了 TKI 药物辅助治疗的临床需求。

不过目前，DFS 作为 OS 的替代终点的依据来自辅助化疗研究，是否靶向治疗研究也同样适用不甚明确。该研究次要终点 OS 会受到后续治疗交叉到吉非替尼治疗的干扰。EGFR TKI 较化疗的优势体现在：可延长无复发生存 10 个月以上，安全性好。辅助治疗时间 2 年，用至 2 年后要停止用药，若疾病复发，有研究发现，再次用药可获得一线用药相似的 ORR 和 PFS。从生存曲线看，2 年后吉非替尼组生存是优于化疗组的，吉非替尼组生存曲线一直在化疗组之上。

（编译　冯　如　李　刚）

（来源：《全球肿瘤快讯》2017 年 11 月 总第 197 期）

肺内磨玻璃样结节可转移首次被证实
——人民医院王俊团队与生命科学院白凡课题组研究成果在《Thorax》上发表

2017 年 10 月 23 日，北京大学人民医院胸外科王俊教授团队与北京大学生命科学学院生物动态光学成像中心白凡课题组合作在呼吸系统著名期刊《Thorax》上在线发表了题为“Early Metastasis detected in patients with multifocal pulmonary ground-glass opacities（GGOs）”的研究成果，该研究首次通过二代测序技术从基因突变层面证实：即使肺内纯磨玻璃样病变也可以发生转移。

越来越多的肺磨玻璃样病变被发现

肺癌是全世界发病率与死亡率最高的恶性肿瘤。近年来，随着低剂量 CT 筛查项目的开展，越来越多的肺内小结节被早期发现，其中也大大提高了肺磨玻璃样病变（ground glass opacity，GGO）的发现率。

王俊教授解读道：在胸部 CT，GGO 通常表现为密度轻度增高的云雾状淡薄影/圆形结节，样子如同磨砂玻璃，所以称磨玻璃病变。它可以是弥漫性的散在生长，也可以仅聚集在局部，看起来像个小结节，临床上我们更多关注这种局限性的 GGO。GGO 不一定是肺癌，肺部炎症、出血、炎症后纤维化都可以造成。但较局限的类圆形 GGO，有相当比例为早期肺癌，如果 GGO 中出现空泡、胸膜凹陷征或明显实性成分（荷包蛋：中间厚外周薄）时，就要引起高度重视了。表现为 GGO 的早期肺癌多数情况下呈惰性，发展缓慢，但也可进一步发展为浸润性肺癌。

肺内多发磨玻璃样病变同样具备转移能力

既往研究表明：肺内多发 GGO 都是多发的早期肺癌，与转移无关。根据 Fleischner 放射学会及国际肺癌研究学会的共识：GGO 通常为癌前病变［包括：不典型腺瘤样增生（AAH）、原位腺癌（AIS）］或者早期微浸润性腺癌（MIA），处于肺癌发生的早期阶段，不具备转移能力。肺内多发的 GGO 样病变能否转移成为大家关注的焦点问题。

该研究团队通过全外显子测序发现，肺内多发 GGO 的同时存在多源发（原发）和转移两种情况。在这项研究工作中，研究团队分别对来自同一患者肺内的多个 GGO 病灶进行全外显子测序，绘制了肺内 GGO 的突变频谱，同时探究了不同 GGO 病灶之间的演化关系。研究发现，与美国 TCGA（肿瘤基因组图谱）发表的肺腺癌测序的结果相比，肺内 GGO 样病变的突变负荷明显小于晚期肺腺癌，每个 GGO 病灶的平均突变数量仅为 25 个（9～54 个），更进一步证实了 GGO 为肺癌的早期病变。

研究团队还发现，在 1 例患者双肺切除的共 8 个 GGO 病灶中，其中距离较近的左肺上叶 2 个病灶，除常见的 EGFR 基因突变一致外，还共享其他基因上 26 个突变，而且这 26 个突变基因均为肺癌中较为少见的基因。这样的发现不能完全用多源发肺癌来解释，因此研究团队断定这两处 GGO 病变系肺内转移所致。另一位患者右肺上叶同时存在 6 个 GGO 病灶也发现了相同的现象。为了排除区域癌变导致上述研究结果的可能，研究团队同时对两个转移病灶间的正常肺组织进行了二代测序，在正常肺组织中，并未发现任何基因突变。

以上发现证实了多发 GGO 患者中，同时存在多源发肺癌和肺内转移的情况，而且原发灶和转移灶均为 GGO 病变。这一发现挑战了目前 Fleischner 放射学会及国际肺癌研究学会的共识，对 GGO 的研究有重要意义。

磨玻璃样病变经气腔播散实现肺内转移

该研究团队同样发现，GGO 样病灶在病理学判读时，均考虑为早期癌变，因为肿瘤多为贴壁生长型，内部看不到血管及淋巴管内癌栓，不存在胸膜侵犯等情况，因此排除了淋巴及血行转移的可能。GGO 肺内转移途径成为研究团队关注的问题。

近年来，一些研究团队提出了一种肿瘤转移方式可能是肺癌特有的，即经气腔播散（spread through air spaces，STAS）。2015 年，肺癌新分型的倡导者、美国纪念斯隆-凯特琳癌症中心 Travis 教授团队对该现象做了系统性描述与定义。STAS 在近一半的腺癌患者和约 1/3 的鳞状细胞癌患者中存在，是较为普遍的一种现象，是肺癌预后不良的独立预后因素。基于以上研究结果，2015 WHO 肺癌新分型正式承认 STAS 作为肺癌播散的新方式。本研究结果显示，肺部 GGO 病变或许也可以以 STAS 形式进行肺内播散，对 STAS 概念提供了新的支持。

北京大学人民医院胸外科王俊教授和北京大学生命科学学院生物动态光学成像中心白凡研究员为该论文的共同通信作者。北京大学生物动态光学成像中心博士后李若岩和博士研究生薛瑞栋、北京大学人民医院胸外科李晓和杨帆等完成了该项目的主要工作。该项研究得到了国家重点研发计划、“863”计划、国家自然科学基金委以及北京市科委、青年千人计划科研经费的支持。

（北京大学人民医院胸外科 李　晓）

（来源：北京大学医学部新闻网，发布日期：2017-11-15）

曾木圣课题组与白凡课题组有关食管癌早期病变与食管癌演化特征研究在《Nature Communications》发表

2017 年 9 月 12 日，中山大学肿瘤防治中心曾木圣课题组与北京大学生物动态光学成像中心白凡课题组合作在《Nature Communications》上在线发表了题为“Genomic comparison of esophageal squamous cell carcinoma and its precursor lesions by multi-region whole-exome sequencing”的研究成果，该研究揭示了食管鳞状上皮细胞癌的癌前病变的基因组特征及其与肿瘤的演化发展关系。

中国食管癌以鳞状上皮细胞癌（简称食管鳞癌）为主，每年全世界近 1/2 的食管鳞癌病例来源于中国。食管鳞癌的发生、发展被认为是多步骤过程，其中食管鳞状上皮非典型增生被认为是食管鳞癌的癌前病变，显著增加食管鳞癌的发生风险。然而目前对于食管鳞癌的非典型增生病变组织的研究十分有限，其基因组特征不明确，并且与食管鳞癌之间具体的克隆演化关系更是知之甚少。

研究团队通过对来自同一患者内的多个位置的非典型增生与浸润癌样本进行全外显子测序，绘制了食管鳞状上皮非典型增生的突变图谱，同时探究了非典型增生与浸润癌的克隆演化关系。另外，该研究也对取样时非癌患者的非典型增生样本进行了全外显子测序，确定出了食管鳞癌发生恶性转化起始的分子事件。

该研究发现，来自同一患者的食管鳞状上皮的非典型增生与食管鳞癌所含突变数目相当，而来自非癌患者的非典型增生样本突变较少。多数食管鳞癌相关的高频驱动变异事件在食管鳞癌癌前病变阶段就已经广泛存在，其中最高频的突变发生在 TP53 基因上（食管癌患者 95.6%的非典型增生与 97.8%的浸润癌含有 TP53 突变）。尽管所含突变数目相当，非典型增生与浸润癌在患者内部均呈现“分枝进化（branched evolution）”模式，样本之间存在较大的异质性。并且浸润癌与非典型增生之间的异质性远高于浸润癌与浸润癌之间，显示出非典型增生和肿瘤样本不同的进化方向。此外，非典型增生样本之间的异质性同样大于浸润癌与浸润癌之间，并且非典型增生含有更多的亚克隆突变，提示非典型增生处于多个亚克隆共存的阶段，这种更为复杂的克隆结构为病变在早期发展阶段应对外界环境压力提供了更多的选择。

与食管腺癌（欧美国家高发的食管癌亚型）相比，食管鳞癌在癌前病变阶段就具有与癌相似的基因拷贝数变异事件，而来自于非癌患者中的非典型增生组织的拷贝数变异事件显著较少，提示非癌患者的非典型增生组织在基因组层面上依然处于病变早期阶段。所有拷贝数变异事件中，3 号染色体长臂的扩增发生在病变最早期阶段。另外，与轻度非典型增生相比，浸润癌具有较多的“基因组加倍”事件，也提示了在食管癌的恶性转化过程中，细胞的基因组不稳定性逐渐增强。

发生在抑癌基因上的“二次打击（two-hit）”，是肿瘤发生的重要驱动事件。本研究发现，TP53 的突变发生在食管癌病变的起始阶段。当检测 TP53 的突变与杂合性缺失（loss of heterozygosity）的情况时，来自非癌患者的非典型增生样本只出现 TP53 的一个等位基因的失活；相反，来自食管癌患者的浸润癌以及非典型增生样本则绝大多数都发生了 TP53 基因上的“二次打击”事件。该结果揭示了 TP53 基因的杂合性缺失或突变都可能是促使食管鳞癌发生的起始事件，但其进一步的恶性转化则需要该基因的完全失活。

该项工作利用基因测序手段，首次描绘了食管鳞癌的癌前病变组织的基因组特征，同时研究了其与食管鳞癌的克隆演化关系，发现了在食管鳞癌发生发展过程中起到重要作用的驱动事件，为食管鳞癌的早期诊断与临床治疗带来了新的思路。

北京大学生命科学院生物动态光学成像中心白凡研究员和中山大学肿瘤防治中心曾木圣教授为该论文的共同通信作者，林东昕院士对本研究提供了重要指导。北京大学生物动态光学成像中心博士生陈西茜和中山大学肿瘤防治中心钟茜副教授等完成了该项目的主要工作。该项研究得到了国家重点研发计划、863 计划、国家自然科学基金委，以及北京市科委、青年千人计划科研经费的支持。

论文链接：http://www.nature.com/articles/s41467-017-00650-0

（来源：中山大学肿瘤防治中心官网 2017-09-14）

柯杨教授团队建立我国首个适用于大规模人群筛查的食管癌风险预测模型

近日，北京大学肿瘤医院柯杨教授团队在《Clinical Gastroenterology and Hepatology》杂

志以受邀快速通道形式发表了题为“A Model To Identify Individuals at High Risk for Esophageal Squamous Cell Carcinoma and Precancerous Lesions in Regions of High Prevalence in China”的研究论文，报道了我国首个适用于大规模人群筛查的食管癌风险预测模型，为我国食管癌人群防控的精准化提供了重要的风险预测与分级工具。课题组助理研究员刘萌飞和2012级直博研究生刘震为该论文的共同第一作者，柯杨教授与何忠虎副研究员为共同通信作者。

食管癌是我国特色高发肿瘤，全球近一半新发病例发生在我国。由于临床发现的食管癌病例多为中、晚期，预后差，给大众健康尤其是高发区患者家庭及社区造成了沉重负担。学界普遍认为，以碘染内镜为主要手段的早诊早治是食管癌防控的重要手段。然而，肿瘤的人群筛检是一项体量极大的系统工程，经济成本高且过度筛检带来的附带损害不容忽视。因此，“精准化”，也即有效识别大众人群中的高危群体并开展有针对性的筛检及筛检后的规范化管理，是肿瘤乃至慢病防控工作发展的重要方向。

2012年，北京大学肿瘤医院柯杨教授课题组在国家卫生行业公益性科研专项基金、国家自然科学基金、北京市自然科学基金、北京市科委基金的资助下，与河南省安阳市政府、滑县政府、安阳市肿瘤医院、滑县人民医院及当地各级卫生行政管理部门合作，以食管癌高发区河南省滑县的668个自然村为研究现场，启动了“评价内镜筛检食管癌效果及卫生经济学价的人群随机对照试验”（Clinicaltrials：NCT 01688908）。以该大型人群随机对照试验中“筛检组”1.5万例内镜筛查工作为基础，该课题组联合流行病学调查数据与内镜筛检病理结果，构建了我国首个经济实用、具有良好预测能力且经过人群验证的食管癌发病风险预测模型。年龄、食管癌家族史、致癌物环境暴露、不良饮食习惯、上消化道早期症状等为入选的预测变量。将模型预测结果回代至实际人群筛检工作可知，在灵敏度100%（完全不漏诊）的前提下，使用预测模型可节约多达21%的内镜筛检量；如灵敏度放宽至80%，则可避免超过50%的内镜筛检，而食管恶性病变检出率可获明显提升。

柯杨教授团队长期扎根癌症高发区，利用多年基层工作积累的宝贵人群样本，构建了我国第一个科学有效、经济实用的食管癌发病风险分级工具，并证实在实际人群筛检中使用该模型将使该项工作更经济、有效。同时，该研究还免费提供界面友好的“食管癌发病风险计算器”下载。大众人群及临床医师可轻松实现食管癌发病风险的自测自评与风险分级与管理。若将该预测模型与我国目前正在开展的大规模食管癌早诊早治项目相结合，可在几乎不增加成本投入的情况下大量节约宝贵的卫生资源，明确提高筛检绩效，因此具有重要的公共卫生及临床意义。同时，此项研究也为该课题组“食管癌精准化防控体系构建”系列研究打下了坚实基础。

相关链接：http://www.sciencedirect.com/science/article/pii/S1542356517303166

（北京大学肿瘤医院）

（来源：北京大学医学部新闻网，发布日期：2017-08-17）

锌转运体SLC39A6遗传变异影响食管癌预后的作用及机制研究取得重要进展

食管癌患者的预后（生存时间）存在巨大个体的差异，临床上常用性别、年龄、肿瘤分期、淋巴结有无转移等指标进行预后预测，但这些指标仍然不能完全解释个体预后差异。预后判断困难是目前无法进行精准治疗的重要障碍。因此，揭示影响疗效和预后的分子标志物是提高疗效和患者生存率、实现精准治疗的基础。中国医学科学院肿瘤医院林东昕教授领衔的研究团队利用全基因组关联研究方法，通过全基因组关联分析发现SLC39A6基因的遗传变异与食管癌患者生存相关，存在这一基因变异的食管癌患者，在临床治疗中可能需要进一步的强化治疗。该基因也可能成为食管癌潜在的治疗靶点。相关研究论文于2013年9月由国际权威学术期刊《Nature Genetics》发表。林东昕教授研究组在国家973课题和国家自然科学基金项目及中国医学科学院医学与健康科技创新工程项目资助下，继续研究SLC39A6遗传变异影响食管癌预后的作用及机制研究取得重要进展，发现SLC39A6在食管癌组织中表达升高，导致胞内锌离子累积，从而激活PI3K/Akt和MAPK/ERK信号转导通路，促进细胞增殖、侵袭和转移。SLC39A6在食管癌发展过程中起重要作用。

研究组通过网络数据库发现，SLC39A6在食管癌中表达升高，并且其高表达与患者的预后不良相关。同时体外实验表明，敲降SLC39A6会显著抑制食管癌细胞的侵袭和迁移能力。动物转移模型结果也提示，敲降SLC39A6降低食管癌细胞淋巴转移能力和肺转移能力。SLC39A6能够调控胞内锌离子稳态，锌离子能够通过活化PI3K/Akt和MAPK/ERK信号转导通路，激活下游靶基因进而促进食管鳞癌细胞的迁移和侵袭。在食管鳞癌细胞系和组织的实验结果均表明SLC39A6与MMP1、MMP3和SLUG的表达呈正相关，由于这些基因是PI3K/Akt和MAPK/ERK下游信号转导通路靶基因，并且与细胞的恶性表型如增殖、迁移和转移等密切相关，SLC39A6通过调控胞内锌离子浓度，使得下游信号转导通路活化，导致与细胞恶性表型的相关基因异常表达。上述研究结果从生物学功能和作用机制上进一步证明SLC39A6基因在食管癌发展中起重要作用，可作为食管癌治疗靶点。

程欣欣博士为第一作者，林东昕教授、吴晨教授和谭文教授为并列通信作者的相关研究文章，2017年2月13日在线发表在《Gastroenterology》，影响因子18.187分。

该文章链接http://www.sciencedirect.com/science/article/pii/S0016508517301555

（作者：病因及癌变研究室 谭文，稿源：中国医学科学院肿瘤医院网站）

TERRA研究正式发表于J Clin Oncol杂志

近年来，随着精准医学的发展，转移性结直肠癌患者（mCRC）的生存率有所提高。

但一、二线标准治疗失败的 mCRC 患者缺乏有效的治疗手段。日前，美国《临床肿瘤学杂志》发表了由李进教授作为通信作者，徐瑞华、沈琳、徐建明、潘宏铭等多位教授领衔的 TERRA 研究，该研究证实，新型口服曲氟尿苷和 tipiracil（1∶0.5）的复合制剂 TAS-102 较安慰剂显著延长亚洲标准治疗失败 mCRC 患者的生存期。（J Clin Oncol，2017：JCO2017743245.）

全球 CRC 死亡率居第 4 位，在亚洲 CRC 发病率不断增加。目前，mCRC 标准治疗是以氟尿嘧啶、伊立替康和奥沙利铂等化疗药物联合贝伐单抗、西妥昔单抗、雷莫芦单抗、阿帕西普、帕尼单抗或瑞戈非尼等分子靶向药物。尽管瑞戈非尼在有些国家已上市，但二线治疗失败后 mCRC 治疗选择仍十分有限。

TAS-102 为曲氟尿苷和 tipiracil 的新型口服复合制剂，胸苷激酶 1 磷酸化曲氟尿苷，作为 DNA 合成底物干扰 DNA 功能，Tipiracil 作用是抑制胸苷磷酸化酶维持曲氟尿苷血浆浓度。TAS-10 首先在日本开展了随机、安慰剂对照Ⅱ期研究，结果显示，TAS-102 显著延长 mCRC 患者的总生存期（OS）。

后续的 RECOURSE 研究验证了上述研究结果。基于 RECOURSE 研究结果，TAS-102 已在美国、欧洲和日本获批上市，并得到相关指南推荐。本次发表的 TERRA 研究为中国（包括台湾地区）和韩国 30 家临床中心参与的区域性Ⅲ期临床研究。

该研究旨在探究既往接受/未接受生物制剂治疗的东亚 mCRC 患者中 TAS-102 治疗的有效性和安全性。既往接受过二线以上治疗、K-ras 状态已知的结直肠腺癌患者按 2∶1 的比例随机分入治疗组和对照组。治疗组接受 TAS-102 35mg/m^2 po bid，d1~5，d8~12，28 天 1 周期治疗，对照组接受等量安慰剂治疗。根据国籍、K-ras 状态进行分层，主要研究终点为 OS（ITT 人群）。

2013 年 12 月~2015 年 6 月研究入组 406 例患者。治疗组 271 例，安慰剂组 135 例。两组 K-ras 突变率均为 63%，治疗组、安慰剂组既往接受靶向治疗的比例分别为 45%和 51%，其中抗 VEGF 治疗（19% *vs* 20%）、抗 EGFR 治疗（17% *vs* 19%）、两药均有应用（9% *vs* 13%）。

截至 2016 年 2 月 16 日，ITT 人群共发生 316 例死亡。治疗组与安慰剂组相比，死亡风险明显下降（HR = 0.79，95%CI：0.62 ~ 0.99，P = 0.035）。中位 OS 分别为 7.8 个月和 7.1 个月。

无进展生存期（PFS）方面，治疗组和安慰剂组分别为 2 个月和 1.8 个月（HR = 0.43，P<0.001），中位至治疗失败时间（TTF）分别为 1.9 个月和 1.8 个月（HR = 0.46，P<0.001）。

安全性方面，治疗组和安慰剂组平均治疗周期分别为 3.5 和 2.2，平均治疗时间 14.93 个月和 8.76 个月。治疗组和对照组的不良反应（AEs）致停药发生率分别为 10%和 9.6%。TAS-102 组最常见 AEs 分别为小肠梗阻、呕吐、乏力。严重 AEs 的发生率分别为 23.2%和 23.7%，无治疗相关死亡事件发生。

TERRA 研究表明，对于既往标准治疗失败或不耐受的亚洲 mCRC 患者来说，无论是否接受生物制剂治疗，TAS-102 均可显著延长总生存期。安全性与既往报道类似。TERRA 研究证实在亚洲患者中，TAS-102 显著延长标准治疗失败 mCRC 患者的总生存，降低 21%的死亡风险，提示 TAS-102 可作为二线治疗失败或不耐受 mCRC 的三线治疗。

（编译　唐　琳）

（来源：《全球肿瘤快讯》2017 年 12 月 总第 198 期）

顾晋教授研究团队在研究 5-FU 治疗结直肠癌机制方面取得新突破

近期，顾晋教授带领的研究团队在《Cancer Letters》（IF：6. 375）上阐明了关于 5-FU 在结直肠癌治疗中的药物作用机制，这是一项全新的科研成果。

结直肠癌是最常见的消化道恶性肿瘤之一，以 5-FU 为基础的多药联合化疗方案在中晚期结直肠癌患者的治疗中具有不可替代的作用，然而其在结直肠癌化疗反应中的具体机制尚不明确。本文通过研究 5-FU 对组蛋白乙酰化修饰的影响，发现了新的抗肿瘤治疗靶点，并且揭示了 5-FU 在结直肠癌中一种全新的药物作用机制。

首先，研究发现 5-FU 可引起多种结直肠癌细胞系的组蛋白去乙酰化，这将导致肿瘤细胞染色质过度凝聚，进而通过溶酶体途径诱导组蛋白乙酰化酶 p300 和 CBP 发生降解。研究进一步发现，5-FU 诱导 p300/CBP 降解主要通过热休克同源蛋白 70kDa（hsc70）和溶酶体相关膜蛋白 2A（LAMP2A）介导的自噬来实现。通过在 262 例结直肠癌组织标本中检测 p300/CBP 的表达情况，发现与高表达 p300/CBP 的患者相比，低表达 p300/CBP 的患者对以 5-FU 为基础的化疗更耐药，其无病生存期更短，临床预后更差。因此该研究证明，p300/CBP 调控的组蛋白乙酰化修饰可能影响 5-FU 的耐药性，而 p300 和 CBP 有可能成为预测结直肠癌化疗效果的新标志物。

（北京大学首钢医院科研处　袁　平）

（来源：北京大学医学部新闻网，发布日期：2017-09-21）

我国肝癌早诊早治和预测复发转移重大技术有突破

中国科学院院士、复旦大学附属中山医院院长樊嘉教授和副院长周俭教授领衔的肝外科团队历经 9 年攻关，研制成功的有效实现肝癌早诊早治和准确预测肝癌复发转移的两项重大技术均已成功转化，其中“7 种微小核糖核酸肝癌检测试剂盒”正式获批上市。

该试剂盒可对肝癌高危人群进行筛查和治疗，实现早诊早治和疗效监测，可将肝癌早期检测的准确率提升至 80% 以上，并且实现肝癌治疗效果的动态监测，全国推广应用后，有望将我国的肝癌 5 年总生存率提升至 20%～30%，切实降低肝癌患者的死亡率。另一项技术“全自动循环肿瘤细胞分选检测系统”，能有效预防肝癌复发转移，预测诊治疗效。

两项技术均为拥有完全自主知识产权的全球“首例”，目前都已经实现签约转化，试剂盒已成功转化为普适于临床的体外诊断产品并生产上市。

樊嘉院士介绍，我国每年新诊断的肝癌约占全球的55%，约80%的肝癌患者首次诊断时已进入晚期，即便是接受根治性手术治疗，5年内仍有60%~70%的患者出现转移和复发，导致肝癌患者5年总体生存率仅为7%左右。80%的晚期肝癌患者5年生存率接近0，而早期肝癌经过根治性手术治疗后5年生存率可达60%以上，但临床上30%~40%的甲胎蛋白（AFP）阴性的患者很难通过常规手段发现肝内肿瘤，错过根治良机。由于肝癌起病隐匿，早期无特异性症状，高转移和复发特性是影响患者长期生存的主要原因之一。亟需早期诊断、有效监测肝癌疗效的新手段。

研究者在肝癌患者血浆中筛选了7个肝癌相关的微小核糖核酸组合而成的早期肝癌诊断分子标志物。在此基础上开发了检测试剂盒，仅需采集0.2ml血浆，即可准确诊断肝癌，其灵敏度和特异性均达80%以上。该试剂盒能以84%的灵敏度和88%的特异性诊断出甲胎蛋白阴性的肝癌患者。应用该试剂盒进行血液检测的同时配合影像学检查，可显著提高对包括<2cm小肝癌在内的各种临床分型肝癌的诊断效能，也可对包括良恶性在内的各种类型的肝内结节病灶提供可靠的鉴别诊断信息，显著降低漏诊率和误诊率。

该试剂盒填补了目前临床上尚无有效监测甲胎蛋白阴性肝癌疗效和肿瘤进展方法的空白。可以方便、有效地实时动态监测肝癌治疗效果，及时预警肿瘤复发和进展的发生，其性能超出AFP约35个百分点。

该试剂盒已完成多中心临床验证，并通过国家食药监总局的认证，2017年8月获得国家注册证和生产许可证。今年起将通过全国20个省多中心临床使用推广，成为临床医生的肝癌诊断、患者预后监测和疗效监测更为有效的工具。

术后高复发率是肝癌临床治疗的另一大难关。全球首台“全自动循环肿瘤细胞分选检测系统”原型机和检测试剂盒可有效监测肝癌切除术后复发预测的新指标——循环干细胞样肝癌细胞，为临床实现肝癌早诊早治、有效预测复发、疗效监测以及干细胞研究建立了良好平台。该系统衍生产品“ChimeraX-120™循环肿瘤细胞全自动样本处理和检测系统”正在作CFDA注册申报准备工作，相比已有的美国CellSearch™系统具有更高的自动化程度、更高的检测灵敏度、更多的CTC分选模式以及更好的CTC下游分析兼容性等优势。循环肿瘤细胞分选检测系统研发过程中产生的8项核心发明专利已以3000万人民币授权转让或许可给上海顿慧医疗科技发展有限公司。

（编撰　程新颖）

（来源：《全球肿瘤快讯》2018年1月 总第201期）

相关报道

全球首个肝癌诊断试剂盒在沪问世

科学网1月26日上海讯（记者黄辛 通讯员齐璐璐）今天，在复旦大学附属中山医院举行的“中山-顿慧诊疗新技术转化中心‘医-研-产’创新模式论坛”上传出消息：中科院院士、中山医院院长樊嘉教授，副院长周俭教授领衔团队，在肝癌诊治领域实现两项重大研发成果。团队研发的“7种微小核糖核酸肝癌检测试剂盒”，采集0.2ml血浆可提升肝癌早期诊断率；团队研制的“全自动循环肿瘤细胞分选检测系统”，可提升肝癌复发转移、诊治疗效预测效果。据悉，这两项成果均拥有完全自主知识产权，实现技术转让，或将有望开创肝癌诊治新篇章。

肝细胞癌（简称肝癌）是世界上最常见的恶性肿瘤之一，我国每年新诊断肝癌占全世界55%，死亡率在所有恶性肿瘤中位列第二位。现有数据统计显示：晚期肝癌5年生存率接近0，早期肝癌经根治性手术治疗后，5年生存率可达60%以上。可现实非常残酷：肝癌起病隐匿，早期无特异性症状，约80%患者首诊已进入晚期，失去根治性手术机会；即便实施根治性手术治疗，5年内仍有60%~70%患者出现转移复发；肝癌患者5年总体生存率仅为7%左右。

突破早期诊断大关，对肝癌诊治的提升有着非同寻常的意义。樊嘉领衔团队历经9年攻关，在患者血浆中筛选到由7个miRNA组成的早期肝癌诊断分子标志物（目前分子标志物模型已获中、日、韩专利）。试剂盒仅需采集0.2ml血浆，通过对其中7个肝癌相关微小核糖核酸检测结果的综合评估，可准确诊断肝癌，灵敏度和特异性均达80%以上。

樊嘉告诉记者，临床上有30%~40%的甲胎蛋白（AFP）阴性患者，很难通过常规手段发现肝内肿瘤。试剂盒突破了这一盲区，以84%的灵敏度、88%的特异性，可筛查出AFP阴性肝癌患者。应用试剂盒，进行血液检测同时配合影像学检查，还能显著提高对包括小于2cm小肝癌在内的各种临床分型肝癌诊断效能，以此降低漏诊率和误诊率。试剂盒实时动态监测肝癌治疗效果，及时预警肿瘤复发和进展的发生，性能超出传统甲胎蛋白检测约35%。至于便捷的采集方式，将在患者整个治疗随访过程中发挥重要作用，临床可通过多次血液检测及时反映治疗效果、预警肿瘤进展，减少患者对传统影像学检查的依赖。

据悉，应用试剂盒已完成多中心临床验证，并通过国家食药监总局的认证。2017年8月获得CFDA的三类器械注册证和生产许可证。今年起将通过全国20个省份多中心临床使用推广，成为临床医生肝癌诊断、患者预后疗效监测更有效的工具。

专家表示，随着该试剂盒的普及，我国肝癌患者5年总体生存率或可提升至20%~30%，切实降低死亡率。

肝癌患者之所以生存率低，复发率高是关键症结。近年来，众多国内外学者一致认为外周血中游离的循环肿瘤细胞（CTC）是肿瘤转移复发的“种子”，扮演极其重要的角色。樊嘉院士、周俭教授团队在国际上首次检测“外周血中干细胞样循环肝癌细胞”，发现循环干细胞样肝癌细胞可作为肝癌切除术后复发预测新指标。团队自主研发了多种CTC分选检测技术，同时成功研制了全球首台“全自动循环肿瘤细胞分选检测系统”原型机和检测试剂盒，相关核心技术已获3项发明专利，并申请发明专利5项。该系统可实现从全血标本→CTC的一站式全自动样本处理，包括血液离心、液体处理、CTC捕获、细胞染色等步骤；捕获CTC的灵敏度可达到90%以上，8小时可处理24个样本，捕获的CTC细胞还可用于下游的单细胞测序分析，揭示每一个CTC的基因突变和表达谱。这为临床实现肝癌早诊早治、有效预测复发、疗效监测以及干细胞研究建立了良好平台。

在当天的论坛上，复旦大学附属中山医院与上海顿慧医疗科技发展有限公司签署了《技术专利转让协议》和《技术专利许可协议》，以3000万元人民币将研发过程中产生的8项核心发明专利授权转让或许可。该系统衍生产品“ChimeraX-120TM循环肿瘤细胞全自动样本处理和检测系统”正在作 CFDA 注册申报准备工作。据悉，目前仅有美国 CellSearchTM 系统获得监管部门注册上市许可，是 CTC 检测的国际“金标准”。本系统与 CellSearchTM 系统相比，具有更高的自动化程度、更高的检测灵敏度、更多的 CTC 分选模式以及更好的 CTC 下游分析兼容性等优势。

樊嘉院士在论坛上介绍了打通“医-研-产”创新链和产业链实现“中山智造”的经验。据了解，中山医院通过与创新医疗企业上海顿慧医疗科技发展有限公司合作，成立中山-顿慧诊疗新技术转化中心，实现了从医院-转化平台研发-企业生产-实验室应用四点一线高度统一的协作模式，研发出了一系列具有自主知识产权的诊疗新技术。通过创立“医-研-产”新模式，打通医学创新、转化和产业化的关键环节，实现了创新链与产业链的无缝整合。这一新模式不仅将加快我国先进科研成果的临床转化，更能有效提升我国国产诊疗新技术核心竞争力至国际先进行列。“医-研-产”的中山创新模式，为将最先进的生物医学技术应用于疾病本质的研究，探索诊断和治疗新方法，并与企业合作将科研成果“落地”转化为可应用于临床、服务广大患者的医疗产品提供了有益经验。

中山大学肿瘤医院徐瑞华团队
破获肝癌“身份指纹”

2017 年 10 月 10 日上午，中山大学肿瘤防治中心召开肝癌早诊早治技术重大突破新闻发布会，徐瑞华领衔中美团队发现肝癌精准诊治新方法，破获肝癌血液“身份指纹”，研究成果在国际学术顶尖杂志《Nature Materials》(影响因子 39. 737) 上发表。

关于“癌王”

肝癌，被称为“癌中之王”，2015 年统计资料表明，全世界每年肝癌新发和死亡病例分别为 78. 3 万和 74. 6 万，其中我国肝癌新发和死亡病例分别高达 46. 6 万和 42. 2 万，均占全世界肝癌新发和死亡病例的 50%以上，造成的生命损失和公共卫生负担可谓触目惊心。

肝癌起病隐匿，患者一旦出现临床症状，病情往往已经处于中晚期而失去根治性治疗的机会，预后极其凶险；而早期获得诊断的患者经过有效治疗，5 年生存率可达到 50%以上。一直以来，医生们都在血液中寻找合适的肝癌早期诊断标志物，现有的肝癌标志物甲胎蛋白（AFP）虽然在部分患者血液中可检测到明显的升高（超过 20ng/ml），但是其敏感性只有 60%左右，这就意味着如果仅依赖 AFP 作为早期诊断的标志物，100 个肝癌患者中将有 40 个会漏诊。

肝癌“身份指纹”被破获

在临床上目睹太多中晚期肝癌患者家庭痛失亲人的悲剧，中山大学肿瘤防治中心主任、医院院长、消化道肿瘤专家徐瑞华教授锁定了研究目标：一定要攻克肝癌早诊的世界性难题，减少悲剧的发生。在经过无数个日夜艰苦的探求之后，2017 年 10 月，徐瑞华教授与美国加州大学圣地亚哥分校张康教授带领的中美科学家团队终于研究出通过检测少量血液中 ctDNA 特定位点甲基化水平，对肝癌进行早期诊断及疗效和预后预测的新方法。

徐瑞华教授与张康教授一同带领的中美科学家团队在历经艰辛、反复探求之后，终于破解了一项众多科学家一直想攻克的世界性难题——通过检测少量血液中循环肿瘤 DNA（ctDNA）特定位点甲基化水平，对肝癌进行早期诊断及疗效和预后预测的新方法。这种新方法与原来常规的甲胎蛋白检测相比，将肝癌的漏诊率降低一半以上，帮助医生发现更多的早期肝癌患者。

科学探索之路

ctDNA 相当于肿瘤细胞释放到血液中的身份指纹，由于其携带有与原发肿瘤相一致的甲基化改变，理论上可以利用 ctDNA 的甲基化谱对肿瘤进行诊断，这一被称为“液体活检”（Liquid Biopsy）的新技术已经成为当前肿瘤研究领域的热点之一。但是，ctDNA 在血液中的含量极微，每毫升血中仅有约 20ng，相当于一滴水的一亿分之一，并且混杂在更大量的正常游离 DNA 背景中，在这么微量的 ctDNA 中检测单个碱基的甲基化水平，其难度可想而知。

以徐瑞华教授为首的中国科学家和以张康教授为首的美国科学家团队密切协作，经过艰苦的探索，先后攻克了稳定提取微量 ctDNA、提高重亚硫酸盐转化效率、靶向甲基化 PCR 扩增及测序、海量数据的统计学分析处理等一个个技术壁垒，终于从 40 多万个候选位点中分别寻找到 10 个早期诊断和疗效相关以及 8 个预后相关的位点，就像是破获了肝癌的“身份指纹”，让即使是很早期的肝癌病灶也无所遁形。

可喜的是，这 10 个早期诊断位点的甲基化水平在总共 1098 例肝癌患者和 835 例健康人的研究人群中显示出高达 84.8%的诊断敏感性和 93.1%的特异性，还能准确的预测肿瘤的分期、疗效和复发。这意味着利用这一方法，肝癌患者的漏诊率将比 AFP 降低一半以上，早期肝癌患者及时确诊以后，将更有机会接受根治性治疗，其预后将得到极大的改善。而利用 8 个预后相关位点的甲基化水平则能准确的预测不同患者的生存和预后，有利于指导医生对不同的患者进行更为个体化的精准治疗，例如对预后不佳者避免给予过度的治疗，而对复发高危患者则给予更为积极的辅助治疗等。

新技术带来的飞跃与展望

这一新方法与传统的肝癌诊断技术相比具有明显的优越性，首先是简便快速，仅需抽取几毫升的血液即可完成检测，患者可避免活检创伤和放射性辐射；其次是诊断敏感性和特异性更高，误诊和漏诊率大大降低；再次可以实时监测肿瘤的疗效，并早于常规影像学检查数周乃至数月发现肿瘤的复发；最后是经济性，尤其是在大规模肝癌筛查中的应用，能够节约大量宝贵的医疗资源。

刊物介绍

《Nature Materials》是一本对论文要求近于苛刻的顶尖学术刊物，每年发表论文仅 170 篇左右，影响因子高达 39.737。所选择的审稿人也是相关研究领域的权威或著名学者，以严谨细致著称。在对本研究的评价中，其中一位审稿专家表示“这是少见的在如此大样本量的肝癌患者和正常人群中开展的 ctDNA 甲基化诊断和预后预测的研究，能够在如此微量的 ctDNA 中鉴别出与肝癌诊断和预后相关的甲基化位点本身就是一项令人惊讶的成就”，另一位审稿专家则认为“Dr Xu 等的研究令人印象深刻，整体设计严密，所采用的技术先进，统计学分析完善，结果十分令人鼓舞，”“肿瘤的液体活检技术将迎来一个全新的时代。”审稿专家最后总结道。

目前肝癌 ctDNA 甲基化诊断试剂盒的研发已经取得实质性的进展，10 月中旬将首先在中山大学肿瘤防治中心应用。这一成果的进一步转化推广将极大地提高肝癌早期诊断的准确率，并有利于开展更为个体化的精准治疗，对于提高肝癌患者的整体疗效具有重大意义，对于我国这样一个肝癌大国来说将具有十分广阔的临床应用前景和巨大的社会经济效益。可以预见的是，徐瑞华和张康教授领导的团队将继续研究 ctDNA 甲基化标志物在结直肠癌、胃癌、肺癌、乳腺癌等其他严重威胁人民健康的常见肿瘤中的应用，力求为这些肿瘤的筛查、诊断、疗效监测与预后预测提供新的有效手段，在造福更多肿瘤患者的同时，有望极大的提高中山大学肿瘤防治中心的学术影响力和国内外知名度，并将推动我国成为肿瘤液体活检这一尖端技术的国际领先者。

（中山大学肿瘤防治中心供稿）

（来源：《全球肿瘤快讯》2017 年 10 月 总第 193~194 期）

黄曲霉相关肝癌基因组研究领域取得重要进展

中国医学科学院肿瘤医院分子肿瘤学国家重点实验室研究团队在黄曲霉相关肝癌基因组研究领域取得重要进展。相关研究成果以“Genetic Features of Aflatoxin-associated Hepatocellular Carcinomas”（黄曲霉相关肝癌的基因组特征研究）为题，于 2017 年 3 月 29 日在《Gastroenterology》（影响因子 18.392）在线发表。

该研究从肿瘤基因组角度出发，从突变数、优势突变（C→A）、碱基位置、链特异性等维度总结了黄曲霉暴露相关肝癌的高精度突变频谱；报道了黄曲霉相关肝癌特有的基因突变谱，发现了 TP53、TERT、AXIN1、CTNNB1、ADGRB1 等高频突变基因。其中，高频 ADGRB1 突变系首次在肝癌中报道。通过分析相关肝癌组织标本的新生血管密度，发现 ADGRB1 突变的肝癌新生血管密度较 ADGRB1 野生型肝癌显著增加，提示 ADGRB1 突变可能与肿瘤新生血管生成相关。根据上述黄曲霉相关肝癌基因组特征，该研究分析了世界范围内 1072 例肝癌基因组数据，从中发现了一些隐匿性黄曲霉相关肝癌，其在不同地区的肝癌人群中的比例显著不同，与人群的遗传背景无关。与吸烟、饮酒等危险因素不同，普通人群通常在未察觉情况下食用黄曲霉污染的食物，通过病史询问等方式无法确定黄曲霉暴露与否，这为病因学的追溯提供了有效手段。该研究还发现，与非黄曲霉暴露所导致的肝癌相比，黄曲霉相关肝癌的突变负荷及由于基因突变而形成的肿瘤新抗原肽数目明显高于非黄曲霉暴露肝癌，此外，癌组织中的 PD-L1 表达水平显著增强。这些结果提示，黄曲霉相关肝癌很可能对 PD-L1/PD-1 免疫检查点的抗体治疗敏感。该研究建立了通过基因检测确定黄曲霉肝癌的方法，并为这类肝癌的治疗提供了潜在的治疗靶点和可能的治疗方案。

中国医学科学院肿瘤医院张伟龙博士、贺欢博士、藏梦雅博士、吴绮峰博士、赵宏主任医师和启东市人民医院（启东肝癌研究所）陆玲玲助研为并列第一作者，曲春枫教授、曾益新院士、焦宇辰教授为本文并列通信作者。中国医学科学院肿瘤医院以孙宗棠教授为代表的前辈从20世纪70年代即在启东肝癌高发区开展相关工作，进行了队列建立与随访、样本收集等大量开创性工作，为该研究打下了重要基础。

该研究在中国医学科学院肿瘤医院分子肿瘤学国家重点实验室完成，得到中国医学科学院肿瘤医院、国家973计划、重大传染病专项、国家自然基金委和医科院创新工程项目的支持。

（作者：免疫学研究室 张伟龙，稿源：中国医学科学院肿瘤医院网站）

LncRNA HULC通过激酶ERK调控YB-1蛋白的磷酸化从而促进肝癌发生

2017年3月22日，国际肝病学顶级学术杂志《肝病学》（Hepatology）在线发表了我院李丹副研究员为第一作者、詹启敏院士为通信作者完成的一项lncRNA促进肝癌发生的机制研究。

肝细胞癌（HCC）的发生是一个复杂和多步骤的过程，涉及表观遗传学和遗传学改变，最终导致肝细胞的恶性转化。尽管对于HCC背后的分子机制有了进一步的了解，并对治疗方法进行了改进，但是总生存时间仍然有限。因此，详细了解肝癌的分子机制因素是很有必要的。lncRNA HULC是第一个在肝癌中鉴定的lncRNA，但HULC在肝癌发生中的具体分子机制尚不清楚。该研究证实了HULC在肝癌组织中表达水平显著地高于邻近的非肿瘤组织，并且HULC的高表达与肿瘤的分级和患者总生存期显著相关；体外实验发现HULC能够促进肝癌细胞增殖、转移和侵袭能力，同时可抑制顺铂诱导的细胞凋亡。

LncRNAs通过与其相互作用的蛋白质而发挥生物学功能是其发挥功能极为重要的一个方面。该项研究通过RNA pull-down联合质谱鉴定技术，筛选出与HULC结合的YB-1蛋白，并通过进一步的体内、体外实验进行了验证。YB-1蛋白是一种多功能蛋白质，属于冷休克结构域（CSD）蛋白超家族成员，在进化上高度保守，能参与多种细胞功能，包括转录调控、mRNA剪接、转录调控、DNA修复和对细胞外信号的应激反应。该项研究表明，HULC可特异性地结合YB-1蛋白，并通过ERK激酶加速其磷酸化，这会导致YB-1从YB-1-mRNAs复合物的释放，并促进沉默mRNA的翻译，包括Cyclin D1、Cyclin E1、MMP3等。因此，HULC的高表达促进了肝癌细胞的恶性表型。

该项研究在国家自然基金委项目、国家973计划和国家科技支撑计划等项目的支持下，首次报道了lncRNA可以通过影响其结合蛋白磷酸化从而调控相应mRNA翻译的分子机制，对lncRNA复杂的生物学功能进行了深入探讨，对癌症发生过程中lncRNA角色的进一步阐明具有重要意义。

论文链接：http://onlinelibrary.wiley.com/doi/10.1002/hep.29010/epdf

（作者：分子肿瘤学国家重点实验室 李丹，稿源：中国医学科学院肿瘤医院网站）

张志谦课题组的胰腺癌治疗研究取得新进展

2017 年 12 月 21 日，国际顶级消化道期刊《Gastroenterology》（IF = 18.392）在线发表了由北京大学肿瘤医院张志谦课题组联合美国 M. D. 安德森癌症中心宋述梅、Jaffer A. Ajani 的最新研究文章“Galectin-3 Mediates Tumor Cell-Stroma Interactions by Activating Pancreatic Stellate Cells to Produce Cytokines via Integrin Signaling”。该研究成果报道了胰腺癌肿瘤细胞通过半乳糖凝集素 3 激活肿瘤微环境中的间质细胞（成纤维细胞）分泌炎症因子，从而影响胰腺癌肿瘤细胞的侵袭和转移。

半乳糖凝集素 3 作为转录调节因子参与多种肿瘤细胞的恶性生物学行为，同时它又具有炎症因子的作用，分泌于肿瘤细胞的外环境中而影响细胞外基质的功能。胰腺癌细胞的半乳糖凝集素 3 通过外分泌作用使得细胞外基质中的胶原和纤维连接蛋白发生聚集，激活了间质细胞（成纤维细胞）表面的整合素 b1，通过整合素连接激酶的磷酸化导致 KF-κB 信号通路的激活。半乳糖凝集素 3 能够造成间质细胞的这一系列变化，并使其分泌大量的白介素 6、白介素 8 等炎症因子于胰腺癌间质中。其中的白介素 8 尤为显著，并通过 CXCR1 受体回作用于肿瘤细胞，使得胰腺癌肿瘤细胞发生侵袭和转移。

研究人员发现上述作用的通路后，利用多种关键抑制剂，如半乳糖凝集素 3 的天然性抑制剂修饰性柑橘果胶、NF-κB 抑制剂 BAY-11、整合素 b1 的中和抗体、整合素连接酶抑制剂 Cpd22，能够有效阻止肿瘤的侵袭和转移，并且在胰腺原位接种的动物模型中得到很好的验证（见书后彩图第 731 页）。

这是该课题组继在《Cancer Cell》《Nature Communications》之后又一篇捷报，课题组成员赵威作为第一作者兼责任作者得到国家自然科学基金，国家“863”计划和国家重点研发计划的大力支持。

文章出处：Wei Zhao，Jaffer A. Ajani，Guha Sushovan，N. Ochi，Rosa Hwang，Margarete Hafley，Randy L. Johnson，Robert S. Bresalier，Craig D. Logsdon，Zhiqian Zhang，Shumei Song. Galectin-3 Mediates Tumor Cell-Stroma Interactions by Activating Pancreatic Stellate Cells to Produce Cytokines via Integrin Signaling. DOI：http://dx. doi. org/10. 1053/j. gastro. 2017. 12. 014. Publication stage：In Press Accepted ManuscriptPublished online：December 21，2017.

（作者：北京大学肿瘤医院科研处 于新颖，
来源：北京大学医学部新闻网 2018-01-16）

昆明动物所等在卵巢癌发病机制研究中取得新进展

近日，中国科学院昆明动物研究所肿瘤干细胞生物学学科组与四川大学合作，研究发现 HUWE1 通过泛素化降解 H1. 3 维持卵巢癌的发生、发展，揭示 HUWE1 功能调节极有可能是药物治疗的潜在靶标，为卵巢癌的发病机制和临床治疗提供了新的研究方向，该研究成果发表在《Cancer Research》上。

卵巢癌是造成女性死亡的第五大肿瘤。由于其发病位置的隐蔽性，以及缺乏有效的早期检测指标，导致卵巢癌致死率居于所有妇科肿瘤之首，对女性生命造成严重威胁。最新研究数据表明，恶性程度高的卵巢癌患者 5 年生存率甚至低于 30%。然而到目前为止，卵巢癌的发病机制尚未完全清楚，因此对卵巢癌发生和发展的分子机制进行更深入的研究极有必要。

泛素介导的蛋白质降解对于肿瘤的发生、发展至关重要，且 HECT E3 泛素连接酶越来越成为肿瘤治疗的靶点。HUWE1 是一种 3’末端含 HECT 结构域的 E3 泛素化连接酶，分子量为 482kDa。HUWE1 通过调节其底物的稳定性，控制着细胞内大量与肿瘤发生密切相关的生物学过程，例如 DNA 损伤修复、细胞增殖、凋亡、分化以及细胞内稳态等。目前关于 HUWE1 是抑癌基因还是原癌基因仍存在很大争议，这可能取决于肿瘤类型。据报道在约 70%的卵巢癌中 HUWE1 表达上调，但具体作用不明。

昆明动物所和四川大学研究人员发现，HUWE1 敲除抑制正常卵巢上皮细胞的恶性转化，但并不影响细胞存活和凋亡；此外在肿瘤形成后敲除 HUWE1，肿瘤生长受到明显抑制。在 HUWE1 功能缺失的细胞中，组蛋白 H1. 3 表达升高，同时 H19 表达受到抑制。在细胞中沉默 H19 可模拟 HUWE1 敲除出现的表型，若同时敲降组蛋白 H1. 3 能够在一定程度上援救 H19 的表达以及 HUWE1 敲除出现的表型。在人卵巢癌细胞中诱导敲降 HUWE1，能够重复在小鼠实验中得到的结论。在机制上，研究人员发现 HUWE1 可结合并且泛素化组蛋白 H1. 3，并导致 H1. 3 被蛋白酶体降解。这些结果证明了 HUWE1 是维持卵巢癌发生和发展必需的。

昆明动物所研究员赵旭东和四川大学教授邹方东为文章通信作者，昆明动物所、四川大学联培博士研究生杨东、昆明动物所博士研究生孙彬和广州市妇女儿童医疗中心张晓红为文章共同第一作者。该研究得到了中科院战略性先导科技专项、国家自然科学基金及云南省高层次人才项目的支持。

（作者：郭剑非，来源：生物探索 发布时间：2017-08-07）

优替德隆联合卡培他滨与卡培他滨单药用于蒽环类和紫杉类难治性转移性乳腺癌的对比研究

2017 年 2 月 10 日，国际著名肿瘤学期刊《Lancet Oncology》（IF：26.509）在线发表了我院张频教授为第一作者、徐兵河教授为通信作者牵头完成的一项前瞻性、多中心、开放标签、优效性Ⅲ期随机对照临床研究结果。2016 年 ASCO 会议曾特邀徐兵河教授就本研究结果在大会上做口头报告，《Lancet Oncology》将本研究作为此次会议的重要临床进展予以报道并特邀在该杂志发表，《Nature Reviews Clinical Oncology》（IF 18.786）对本研究给予高度评价并将在 Research Highlight 专栏发表。

中国原创新药优替德隆（Utidelone，UTD1）是一种基因工程埃坡霉素类似物，由徐兵河教授主持完成的Ⅰ、Ⅱ期临床研究结果已经显示其对乳腺癌令人鼓舞的治疗活性。在此基础上，徐教授牵头组织全国 26 家医院开展了该项Ⅲ期临床研究。该研究在既往使用蒽环类和紫杉类方案治疗失败的晚期乳腺癌患者中，对比了优替德隆联合卡培他滨和单用卡培他滨的疗效和安全性。结果显示，优替德隆+卡培他滨组的中位无进展生存期（PFS）、总生存期（OS）、客观缓解率和临床获益率均显著优于单药卡培他滨组，安全性方面，除了优替德隆+卡培他滨组的周围神经病变显著更多之外，其余无显著组间差异。这一研究结果表明，对既往经多程治疗后进展的乳腺癌患者，优替德隆联合卡培他滨方案疗效显著，为晚期乳腺癌患者提供了新的有效治疗方案，该方案能够明显延长患者的无进展生存期，并有改善总生存的明显趋势。

对此，法国贝桑松弗朗什孔泰大学让·明热斯医院的 Xavier Pivota 教授发表同期评述。他认为，研发新的治疗药物（比如具有新作用机制和非交叉毒性特征的优替德隆）很有必要，尤其是对于难治性患者。优替德隆+卡培他滨与卡培他滨单药相比的 PFS 令人鼓舞，期待最终的 OS 数据。

原文：Binghe Xu，Pin Zhang，Tao Sun，et al. Utidelone plus capecitabine versus capecitabine alone for heavily pretreated metastatic breast cancer refractory to anthracyclines and taxanes：a multicentre，open-label，superiority，phase 3，randomised controlled trial. Lancet Oncology. 2017 Feb 10.

（作者：内科 徐佳晨，稿源：中国医学科学院肿瘤医院网站）

徐兵河教授研究在 J Clin Oncol 杂志发表

2017 年 5 月 13 日，国际著名肿瘤学期刊《临床肿瘤学杂志》（J Clin Oncol，IF：

20.982）在线发表了中国医学科学院肿瘤医院马飞教授、李俏教授为共同第一作者、徐兵河教授为通信作者主导完成的一项Ⅰ期临床研究结果。该研究针对曲妥珠单抗治疗失败的晚期乳腺癌患者，探讨了抗肿瘤新药吡咯替尼治疗的安全性和抗肿瘤活性。

吡咯替尼是一种新型不可逆性人表皮生长因子受体（HER）酪氨酸激酶抑制剂（TKI），在动物实验中已经显示出其抗肿瘤活性优于拉帕替尼。在此基础上，徐兵河教授牵头开展了该项临床研究，旨在评估吡咯替尼在HER-2阳性转移性乳腺癌患者中的安全性、耐受性、药代动力学、抗肿瘤活性及疗效预测标志物。吡咯替尼给药方式为连续口服，每日一次，按80mg、160mg、240mg、320mg、400mg、480mg剂量递增。在第1天和第28天采血用于药代动力学分析；对血液中的循环肿瘤DNA（ctDNA）和肿瘤样本的基因组DNA采用二代测序方法进行了分析。

结果显示，在入组的38例患者中，剂量限制性毒性为3级腹泻，发生于接受480mg剂量的2例患者中，因此最大耐受剂量为400mg。最常见的吡咯替尼相关不良反应包括腹泻（44.7%）、恶心（13.2%）、口腔溃疡（13.2%）、乏力（10.5%）和白细胞减少（10.5%）。唯一的3级不良反应为腹泻。

药代动力学分析表明，吡咯替尼存在剂量依赖性。总有效率为50%，临床获益率（CR+PR+SD）为61.1%。中位无进展生存时间为35.4周。总有效率在曲妥珠单抗未治和经治的患者中分别为83.3%和33.3%。初步结果提示，ctDNA中PIK3CA和TP53突变较肿瘤组织中的这些突变更能预测吡咯替尼的疗效。

HER-2阳性的晚期乳腺癌患者的标准治疗是抗HER-2治疗，一线的治疗药物是曲妥珠单抗。曲妥珠单抗治疗一旦失败之后，会有其他药物的选择，例如酪氨酸激酶抑制剂（TKI）、帕妥珠单抗等。TKI是最早开发的可用于曲妥珠单抗治疗失败的晚期乳腺癌患者的药物，第一个这类药物是拉帕替尼。拉帕替尼在与卡培他滨药物联合治疗中，显示出较单药卡培他滨更好的疗效。但拉帕替尼疗效并非很好，且腹泻的不良反应明显。国内外的制药企业也致力于开发新的TKI类药物，包括国外的药物来那替尼和国内的药物吡咯替尼等。

作为酪氨酸激酶抑制剂，体外动物实验结果显示，吡咯替尼优于拉帕替尼。基于这些临床前结果，国家批准吡咯替尼由中国医学科学院肿瘤医院牵头对其开展临床研究。目前开展的临床Ⅰ期研究，主要目的是探索该药的耐受性和安全性，初步观察疗效，探索Ⅱ期试验的给药剂量。

原文：Fei Ma，Qiao Li，Shanshan Chen，et al. Phase I Study and Biomarker Analysis of Pyrotinib，a Novel Irreversible Pan-ErbB Receptor Tyrosine Kinase Inhibitor，in Patients With Human Epidermal Growth Factor Receptor 2-Positive Metastatic Breast Cancer. JClinOncol. 2017 May 12.

研究者说

徐兵河教授指出，该Ⅰ期临床研究结果显示，吡咯替尼耐受性较好，虽然存在腹泻，但均为3级腹泻，总体可控、可处理。疗效方面，在可评价疗效的36例患者中，吡咯替尼的有效率达50%。徐教授介绍，该研究中的很多患者都接受过多线化疗和其他靶向药物治疗，临床获益率达61.1%。中位无进展生存时间为35.4周。

该研究还进行了预测生物标志物的探索，比较了 ctDNA 和肿瘤组织 DNA 之间，哪一种更能预测治疗的敏感性和耐受性。经过研究发现，动态监测 ctDNA 较组织标本检测更能预测治疗的疗效和预后。研究显示，PI3K 和 TP53 无突变的患者，疗效优于有基因突变的患者。两组患者的中位无进展生存期分别为 60 个月和 15 个月。

该研究应该是中国范围内第一项被《J Clin Oncol》杂志发表的 I 期临床研究。该试验设计规范，符合国际 I 期研究的试验设计要求。提供了一个新的 TKI 类药物治疗选择，其疗效可能较其他 TKI 类药物更好，且有较好的安全性。如果药物在治疗疗效和作用机制都缺乏创新性，也不会被期刊接收。转化性研究结果显著，研究提示液体活检 ctDNA 能更好地预测靶向药物的疗效，并能提示预后。可能基于这些，同行评议的审稿专家一致通过本研究在《J Clin Oncol》杂志上发表。

（编译 王 磊）

（来源：《全球肿瘤快讯》2017 年 5 月 总第 184 期）

解云涛教授团队发表乳腺癌易感基因突变的高通量测序研究成果

近日，北京大学肿瘤医院解云涛教授领导的团队与北京贝瑞和康测序公司合作，通过艰苦的努力，完成了 8085 例连续的乳腺癌患者的肿瘤易感基因二代测序研究。相关研究论文“Germline Mutations in Cancer Susceptibility Genes in a Large Series of Unselected Breast Cancer Patients”于 2017 年 7 月 19 日在国际知名的临床肿瘤学期刊《Clinical Cancer Research》（IF=9.6）在线发表。肿瘤医院家族遗传性肿瘤中心孙洁博士和博士研究生孟桦为文章并列第一作者，解云涛教授是通信作者。

携带乳腺癌易感基因胚系突变的健康女性具有较高的乳腺癌发病风险；且携带突变的乳腺癌患者在临床表型及靶向药物的选择方面可能不同于无突变的患者。目前，乳腺癌易感基因的检测多局限在家族和早发性乳腺癌患者中，相关研究样本量小、缺乏对突变患者的临床表型及预后进行分析。因此，在连续未经选择的大样本乳腺癌患者中进行多个肿瘤易感基因突变及其相关临床表型的研究极为迫切。

高通量测序为大样本患者的多基因快速测序、筛选致病突变提供了有效的技术平台。在国家自然科学基金、国家“973”计划和国家科技支撑计划的支持下，解云涛教授领导的团队收集了 8085 例连续的、未经家族史和发病年龄选择的乳腺癌患者，使用自主设计的 62 基因 panel 检测胚系突变，对 62 个基因中的 46 个肿瘤易感基因突变数据进行分析。发现在 8085 例乳腺癌患者中，9.2%的患者携带肿瘤易感基因的致病突变，其中 5.3%携带 BRCA1/2 突变，2.9%携带除 BRCA1/2 外其他乳腺癌易感基因的突变，1.0%携带其他肿瘤易感基因突变。该结果显示，将近 1/10 的乳腺癌患者携带有肿瘤易感基因的致病突变，其中 BRCA1/2 基因在非选择性的连续的乳腺癌患者中的致病突变频率超过 5%。这一发现颠覆了以往认为易感基因只在家族性、早发性乳腺癌患者中突变频率高而在整体乳腺癌患者中突变率低的认知。中国每年新增约 27.9 万乳腺癌患者，因此大约有 2.6 万患者携带易感基因致病性突变。本研究进一步表明携带突变的患者具有与一般乳腺癌患者不同的临床表型，例如，携带 BRCA1 突变的乳腺癌患者较无突变患者的预后更差，具有更恶性的表型。新近的研究表明，BRCA1/2 或其他一些易感基因突变的乳腺癌患者对靶向药物 PARP 抑制剂敏感，携带突变的进展期乳腺癌患者从该靶向治疗中受益。因此本研究提示，在乳腺癌患者中进行多个肿瘤易感基因检测的必要性，且有助于家族遗传性乳腺癌易感基因的检测和治疗规范的建立。

近十多年来，解云涛教授的团队一直致力于乳腺癌易感基因研究，发表相关研究论文近 20 篇。近 2~3 年来，先后报道 5931 例乳腺癌患者 BRCA1/2 基因胚系突变的检测，存在中国人群的突变谱和热点突变；BRCA1 突变患者对蒽环的新辅助化疗更敏感；携带 BRCA1 或 BRCA2 突变的中国女性到 70 岁时乳腺癌的累积发病风险分别为 37.9% 和 36.5%；发现了一个新的乳腺癌易感基因 RECQL。相关论文先后发表在《Annals of oncology》《Plos Genetics》等国际肿瘤主流期刊上。

文章链接：http://clincancerres.aacrjournals.org/content/early/2017/07/19/1078-0432.CCR-16-3227

（北京大学肿瘤医院乳腺中心实验室 张娟）

（来源：北京大学医学部新闻网，发布日期：2017-09-11）

郭军教授团队黑色素瘤研究 2017 年度取得系列进展

亚洲黑色素瘤由于在亚型上与西方黑色素瘤存在较大差异，缺乏对亚洲黑色素瘤亚型的深入研究，导致亚洲黑色素瘤患者的总体生存率显著低于西方国家。北京大学肿瘤医院郭军教授领导的团队针对亚洲黑色素瘤亚型进行了系统研究，取得多项进展，2017 年已经以第一完成人发表论文 4 篇，IF 合计 42.948；以第二完成人完成 1 篇，IF = 12.784；参与完成 1 篇，IF = 40.557。

郭军教授团队开展了迄今最大队列的黄种人黑色素瘤驱动基因变异分析，回顾性分析了 2793 例黑色素瘤样本中 MAPK 和 TERT 通路关键基因突变情况及其临床意义，证实 KIT 和 N-RAS 基因突变是重要的黑色素瘤预后因素，为亚洲黑色素瘤靶向治疗规范的确立提供了依据。研究结果于 2017 年发表在《Clinical Cancer Research》（2017 Jul 18. CCR-17-0980，IF = 9.619）。

郭军团队完善了“MAPK 通路为靶点的晚期黑色素瘤个体化治疗模式”。团队前期证实了伊马替尼治疗 KIT 突变的晚期黑色素瘤的有效性，研究成果被美国《NCCN 黑色素瘤诊治指南》和《头颈部诊治指南》2014 版采纳。2010 年，郭军教授担任国际多中心随机开放性Ⅲ期临床研究的两位 PI 之一（另一位为美国学者），与 11 个国家 29 个中心合作开展了尼洛替尼对照化疗治疗 KIT 突变的晚期黑色素瘤患者研究，证实了尼洛替尼对于 KIT 突变患者的有效性，相关成果于 2017 年发表在《Annals of Oncology》［2017 Jun 1，28（6）：1380-1387，IF=11.855］。

肢端型黑色素瘤是黄种人黑色素瘤最常见的病理亚型，郭军团队首次报道 80%的肢端型黑色素瘤存在 CDK4 通路拷贝数变异，进而在体外和 PDX 模型中证实了 CDK4 通路抑制剂对携带特定 CDK4 通路拷贝数变异的肢端型黑色素瘤细胞增殖的抑制作用，该项研究 2016 年入选 ASCO 黑色素瘤专场的 Poster Discussion（全球每年仅有 12 项研究入选）。美国德克萨斯大学 Michael A. Davies 教授给予了高度肯定，他认为，CDK 通路可能是亚洲肢端型黑色素瘤的一个潜在治疗靶点，是转化医学研究的又一重大发现，肢端型黑色素瘤患者有可能真正进入个体化靶向治疗的时代。研究结果于 2017 年 8 月在线发表在《Clinical Cancer Research》（2017 Aug 22. CCR-17-0070，IF=9.619）。

郭军团队前瞻设计、回顾性分析了来自于国内多个黑色素瘤中心的 706 例黏膜型黑色素瘤患者，比较分析了不同原发部位患者的分期、转移模式、CKIT/BRAF 突变状态和总生存时间。该研究为全球首次比较不同原发部位黏膜黑色素瘤分期、转移模式的最大队列研究，研究结果于 2017 年发表在《Annals of Oncology》［2017 Apr 1，8（4）：868-873，IF=11.855］，为未来黏膜型黑色素瘤的临床研究设计和分期建立奠定了基础。

郭军教授作为第二完成人，参与证实了 Mnk1/2 可能是 KIT 突变的黑色素瘤另一个潜在治疗靶点，研究成果于 2017 年 8 月被《Journal of Clinical Investigation》（IF=12.784）接收。此外，郭军教授还参与证实了 RAS 通路在 BRAF 突变的黑色素瘤细胞获得性耐药中的驱动作用，研究结果已被《Nature》（IF=40.137）接收。

通过上述研究，郭军教授领导的团队创建了黑色素瘤临床与转化医学研究的国内外合作平台，使中国黑色素瘤研究赢得了国内外同行的广泛认可。

（北京大学肿瘤医院 科研处）

（来源：北京大学医学部新闻网，发布日期：2017-09-21）

北大医院泌尿外科研究成果斩获《BJU International》杂志 2017 年中国年度最佳论文奖项

近日，北大医院泌尿外科周利群教授、张凯主任医师、李学松主任医师团队在上尿路尿路上皮癌领域的研究成果“Impact of ureteroscopy before radical nephroureterectomy for upper tract urothelial carcinomas on oncological outcomes：a meta-analysis”成功入选《BJU International》杂志 2017 年中国年度最佳研究论文。

《BJU International》杂志成立于 1929 年，是英国泌尿外科协会、澳大利亚/新西兰泌尿外科协会及香港泌尿外科协会的官方期刊。《BJU International》杂志在泌尿外科的各个领域具有较高的声望及影响力。本次评选由来自国际、国内的知名专家担任评委，具备一定的国际公认力及影响力。

上尿路尿路上皮癌是一种较为少见的泌尿系恶性肿瘤，多数患者在确诊时肿瘤分期较高。针对其侵袭性较高的特点，多数患者需行肾输尿管全长根治性切除术，然而对于肿瘤分期较低的患者可选择保留肾的多种术式。术前尿细胞学检查、膀胱镜检和泌尿系 CT 均可对肿瘤的诊断及分期提供证据。输尿管镜可直接观察上尿路肿瘤的形态，并进行活检，为肿瘤的分期提供准确的证据，具有较高的检测率。但是，输尿管镜检查存在导致肿瘤种植扩散的风险。在此背景下，本篇研究关注于输尿管镜检查对上尿路尿路上皮癌预后的影响。文章系统回顾了之前所发表的输尿管镜检对上尿路尿路上皮癌预后影响的相关文章，筛选出 8 篇文献进行荟萃分析，该分析包括来自不同国家地区的 3975 例患者，其中 1070 例患者在肾输尿管切除术前接受过输尿管镜检查。分析结果显示，术前输尿管镜检对于肿瘤特异生存率、总生存率、无复发生存率以及无转移生存率没有影响，但术前输尿管镜检患者术后出现膀胱内复发的风险是未行输尿管镜检患者的 1.51 倍，此外研究中除去既往曾患有膀胱肿瘤的患者后的分析结果也显示，输尿管镜检后膀胱内复发风险增至 1.81 倍。即使对于曾行膀胱袖状切的患者，术前输尿管镜检患者膀胱内复发风险也是未行输尿管镜患者的 1.61 倍。

北大医院泌尿外科周利群教授、张凯主任医师、李学松教授团队对上尿路尿路上皮癌的诊断及治疗方式进行了长期的研究，希望能为每位患者提供个体化的治疗方案，并真正从治疗中获益。本篇论文的第一作者是泌尿外科研究生郭润碛、洪鹏，该文章成功入选《BJU International》2017 年中国年度最佳论文，既是对泌尿外科团队长期工作的认可，也是对青年医师的鼓励。北大医院泌尿外科团队始终保持着医者的初心，本着“厚德尚道”的精神，不断创新，希望通过共同的努力提高中国泌尿外科领域的整体诊疗水平，并在世界泌尿外科领域不断发出来自中国的声音。

（北京大学第一医院）

（来源：北京大学医学部新闻网，发布日期：2017-12-15）

我国肿瘤登记工作取得重大进展

日前，第 39 届国际肿瘤登记年会正式公布《五大洲癌症发病》（CI5）的最新收录结果。中国有 36 个肿瘤登记点的发病资料被收录，创历史最高纪录，比上一卷的 14 个增加了 22 个。世界卫生组织国际癌症研究机构（IARC）癌症监测部门负责人、CI5 总负责人 Freddie Bray 教授对中国做出的贡献给予高度评价。

据了解，被 CI5 收录的 36 个登记点分布在我国的 15 个省（区、市），5 年覆盖人口 1.58 亿人年，在全球癌症监测中占有举足轻重的地位。

《五大洲癌症发病》是全球权威的肿瘤流行病学真实统计资料汇编。CI5 第 1 卷出版于 1966 年，旨在获取证据，比较不同地区癌症分布情况。CI5 确立了诸多肿瘤登记数据收集、审核、评价、统计以及标准化的规则，其中大多数沿用至今。从 1976 年开始，相关工作由世界卫生组织国际癌症研究机构（IARC）和国际肿瘤登记协会（IACR）联合承担，每 5

年在全球范围内收集 1 次时间跨度为 5 年的癌症发病数据。

全国肿瘤登记中心副主任陈万青教授介绍，我国数据首次被 CI5 收录始于第 4 卷，当时中国大陆地区仅上海市的数据被收录，另外一个是香港。之后的第 6 卷和第 7 卷分别增加了天津市和江苏省启东市。直到第 10 卷（2003 年~2007 年发病资料），我国被收录的登记点数量是 14 个（包括香港和澳门），大陆地区 12 个。在 CI5 的半个世纪历程中，我国肿瘤登记工作进展缓慢，登记点少，质量欠佳，未得到国际肿瘤流行病学领域的重视和认可。

2002 年，我国成立了全国肿瘤登记中心，主要负责收集、储存、整理、统计和分析癌情资料，对登记数据进行质量监督。2017 年，全国提交肿瘤登记数据的登记处已达 449 个，覆盖大陆全部省份，登记覆盖人口约占全国人口的 25.27%。

（编撰　姜　勇）

（来源：《全球肿瘤快讯》2017 年 10 月 总第 195 期）

研究提示，每日适量饮茶，可预防癌症发生

目前已有流行病学和实验室研究表明，饮茶与舌癌发病存在关联，但目前国内外有关饮茶与牙龈癌关系的研究还鲜见报道。

福建产茶区域广，种类多样，具有历史悠久的茶文化，福建人历来就有饮茶的习惯。为此，医脉通整理发表在《肿瘤防治研究》杂志上的“饮茶与牙龈癌发病关系的病例对照研究”一文，通过在福建地区开展病例对照研究，以探讨饮茶与牙龈癌发病的关系，为进一步预防和控制牙龈癌提供科学依据。

主要研究

研究者采用病例对照的研究方法，病例组为 2010 年 12 月~2016 年 3 月经病理确诊的牙龈癌新发病例 121 例，同期经性别、年龄成组匹配，选取医院体检人群及社区健康人群 363 例作对照。

应用非条件 Logistic 回归模型计算饮茶及其相关变量与牙龈癌发病风险的调整比值比（OR）及其 95%置信区间（CI）并进行相乘交互作用分析。

主要结果

饮茶可降低牙龈癌的发病风险（OR=0.51，95%CI：0.29~0.90）；

进一步分析发现随着每日饮茶量的增加、饮茶年限的延长，牙龈癌的发病风险也随之降低（均 Ptrend<0.05）；

此外，饮茶年龄≥25 岁、饮茶浓度适中、饮温茶，以及饮绿茶和乌龙茶也可降低牙龈癌的发病风险。

分层分析结果发现，与吸烟者相比，在非吸烟者中饮茶的保护作用更加显著（OR=0.40，95%CI：0.17~0.96），在非饮酒和饮酒者中饮茶的保护作用差异则没有统计学意义。

交互作用结果并未发现吸烟与饮茶，饮酒与饮茶之间存在相乘交互作用。

小结

茶是人们普遍喜爱的饮料之一，由于其富含多种抗癌成分而引起人们广泛的关注。本研究结果表明，饮茶为福建地区牙龈癌的保护因素，其调整后 OR 值为 0.51（95%CI：0.29～0.90），该结果与此前福建地区饮茶对女性及非吸烟非饮酒人群口腔癌的研究结果相一致。

目前关于饮茶抑癌的机制，国内外学者均有研究。江穗等的研究表明茶叶中所含有的 EGCG（即表没食子儿茶素没食子酸酯）可通过诱导人口腔上皮癌 KB 细胞的 G1 期阻滞，以抑制癌细胞增殖。Fujiki 等研究发现茶叶中的多种抗氧化成分如多酚类、黄酮类通过修复细胞损伤来降低患癌风险。

进一步研究发现，每日饮茶量、饮茶年限与牙龈癌发病风险之间呈剂量反应关系。Radoï 等研究也发现每日饮茶量>2 杯、饮茶年限>20 年，对口腔癌保护作用更明显。Ide 等研究也发现每日饮茶超过 5 杯者相比每日饮茶低于 4 杯者，其患口腔癌的风险更低。

此外，本次研究结果还显示，饮茶浓度适中与牙龈癌的患病呈负相关关系，这与 Chen 等研究结果一致。目前有细胞实验表明随着茶多酚浓度增加（25、50、100μg/ml），人颊鳞状细胞 BcaCD885 的增殖抑制率呈逐步上升趋势，当浓度为 100μg/ml 时抑制率可达到 72.3%，但浓度达到一定程度后，抑癌效果趋于稳定，例如同类研究利用 400μg/ml 的绿茶提取物浓度处理细胞时，其抑癌效果并未再随之增加，此外，也有流行病学研究发现饮用浓茶和对口腔鳞状细胞癌的保护作用之间无相关性。因此，适度的饮茶浓度可能在牙龈癌的预防方面起到更大的作用。

本研究结果还发现饮用温茶可降低牙龈癌的发病风险，但并未发现饮烫茶与牙龈癌发病之间存在关联。然而目前关于食管癌方面的流行病学研究显示饮烫茶与食管癌的发生呈正相关，当茶水温度为 70℃～79℃时，食管癌的发病风险可增加 2 倍左右，当茶水温度达到 80℃及以上时，食管癌的发病风险则增加至 8 倍。进一步的实验性研究表明，长期的过高热可刺激内源性活性氮物质的产生，造成上皮黏膜的反复损伤，刺激炎性因子反应的发生，从而增加癌症的发生风险。另一方面，长期的热刺激也可损伤机体的上皮黏膜屏障，从而增加致癌物的暴露机会。因此，避免饮烫茶有助于牙龈癌的预防。

本研究的局限性：

（1）本研究在分析饮茶与牙龈癌关系时，除了调整一般人口学特征外，在膳食因素中仅考虑了蔬菜和水果。因此在后续的研究中，可加入其余的膳食因素进行调整，以更准确地反映饮茶与牙龈癌的关联。

（2）本文采用病例对照的研究方法，回忆偏倚可能对结果产生一定的影响，但饮茶是人们日常生活中的长期习惯，因此产生的回忆偏倚较小。此外，本研究的样本量相对较小，所得的研究结果仍需进一步扩大样本量加以验证。

综上所述，饮茶是福建地区牙龈癌的保护因素，而且随着每日饮茶量、饮茶年限的增加，牙龈癌的发病风险也随之降低。因此，适量饮茶将有助于预防牙龈癌的发生，但研究结果仍需进一步扩大样本量加以验证。

参考文献：刘凤琼，鄢灵君，陈法，等. 饮茶与牙龈癌发病关系的病例对照研究. 肿瘤防治研究，2017，44（2）：138-141.

（作者：张晓娟 来源：医脉通）

❖ 国际肿瘤大会上的中国声音 ❖

吴一龙教授在 ASCO 年会上的三项大会报告

2017 年 ASCO 年会上，广东省人民医院吴一龙教授有三项研究入选大会口头报告，分别是：AURA3 研究，即 T790M 阳性伴有脑转移的晚期 NSCLC 患者对奥西替尼（Osimertinib）治疗反应的Ⅲ期结果（摘要号 9005）；ARCHER1050 研究：对于晚期 EGFR 突变阳性 NSCLC，Dacomitinib 与吉非替尼疗效比较的Ⅲ期结果（摘要号 LBA9007）；ADJUVANT（CTONG1104）研究：吉非替尼对比长春瑞滨联合顺铂作为术后辅助治疗Ⅱ~ⅢA 期（N1~N2）伴 EGFR 敏感突变 NSCLC 患者的Ⅲ期结果（摘要号 8500）。

AURA3 研究

AURA3 研究初步结果曾在 2016 年世界肺癌大会（WCLC）上公布，随后在《新英格兰医学杂志》（N Engl J Med）上发表。该研究在全球首次头对头比较了 T790M 抑制剂与含铂双药化疗治疗 EGFR 突变 NSCLC 一线 EGFR-TKI 失败后 T790M 耐药突变者的疗效，取得了阳性结果，改变了肺癌临床实践，奠定了奥希替尼作为这类患者标准治疗的地位。2017 年 ASCO 年会上将进一步公布奥西替尼在伴有脑转移患者人群中的详细数据。

ARCHER1050 研究

ARCHER 1050 研究入组既往未接受过局部晚期或转移性 NSCLC 全身性治疗［既往接受过新辅助/辅助化疗和（或）联合化疗/放射性治疗，但完成全身性治疗和 NSCLC 复发之间的无瘤生存期不少于 12 个月］的ⅢB/Ⅳ期或复发性非小细胞肺腺癌患者，头对头比较了一代靶向药物吉非替尼和二代靶向药物 Dacomitinib 的疗效差异。

既往对第一代与第二代靶向药物的比较，均未发现显著差异。但 ARCHER 1050 研究取得了阳性结果，或将引发临床对一代、二代、三代 TKI 的全新思考，该研究结果对临床实践有非常重要的指导意义，其可优化治疗策略的制订与选择，协助临床医生将不同代的靶向药物，结合患者具体情况，以最合理的方式为患者提供最佳治疗。

ADJUVANT 研究

针对可切除的Ⅱ~ⅢA 期非小细胞肺癌（NSCLC）患者，ADJUVANT 研究结果将引起肺癌专家重新思考辅助治疗的应用问题。目前，通常采用的标准治疗为顺铂为基础的化疗方案，ADJUVANT 研究显示，对 EGFR 突变的肺癌患者，术后使用吉非替尼辅助治疗会更好。

香港中文大学莫树锦教授评论表示，对于携带 EGFR 阳性突变的早期肺癌患者，当前的标准并不推荐术后给予 EGFR TKI 辅助治疗，但是 CTONG 1104 研究让我们重新思考了目前治疗模式的适宜性。换言之，患者可能既避免了辅助化疗的毒性作用，获得了较长的无病生存期。

该项Ⅲ期研究随机分配 222 例携带 EGFR 突变的肺癌患者术后分别接受吉非替尼（250mg/d）治疗 2 年，或接受顺铂/长春瑞滨为基础的标准化疗（q21，共 4 个周期）。中位随访 36.5 个月。吉非替尼组和标准化疗组患者的无复发生存期分别为 28.7 个月和 18 个月（HR=0.60，P=0.005），严重不良反应事件（≥3 级）发生率分别为 12.3%和 48.3%（P<0.001）。

吴一龙教授介绍，近期有两项关于辅助靶向治疗的研究并没有得出生存获益的结果，其阴性结果的可能原因为：（1）这些研究纳入的是Ⅰ～Ⅲ期患者；（2）这些较早开展的临床试验仅关注了患者是否存在 EGFR 的过表达或过度激活，而没有关注 EGFR 突变的问题。而 CTONG 1104 研究入组的患者均被确证存在激活的 EGFR 突变，这可解释为何其他靶向研究仅获得了阴性结果而该研究获得了阳性结果。

ADJUVANT 研究述评

本届 ASCO 的主席、美国 Dana-Farber 癌症研究所的 Bruce E. Johnson 表示，该研究以清晰的证据提示，精准医学不仅适用于晚期癌症患者，还可被用于分期稍早的癌症患者。根据 ASCO 的推测，世界范围内约有 14 万（约占 30%）携带 EGFR 突变的肺癌患者将从靶向 EGFR 的辅助治疗中获益，并可降低复发风险。

ASCO 首席医学官 Richard Schilsky 认为，随着这项研究数据的公布，许多医生可能将于术后尝试检测 EGFR 突变的情况。不过，该研究所推荐的检测并非美国现行的标准医疗内容，目前除非癌症复发或存在远处转移否则不予基因检测。即便其他研究重复了其结果，治疗费用及治疗时间的问题仍需权衡。

莫树锦教授表示，目前的总生存数据尚不成熟，样本量较小也是本研究的局限性之一。但该研究与正在进行的 IMPACT（WJOG6410L）研究类似，因此是时候讨论辅助 EGFT TIK 替代化疗的这个议题了。

Schilsky 表示，就 12 周的化疗对比 2 年的吉非替尼治疗而言，让部分患者坚持连续治疗 2 年本身就是一个巨大的承诺。此外，吉非替尼的费用远超 12 周期化疗的费用。一旦生存数据成熟后，医生和患者将就许多问题进行深层次的讨论，例如：生存获益的限度几何？化疗 12 周，或口服毒性较少（并非没有毒副作用）的吉非替尼 2 年的负担几何？治疗选择的财政负担对患者而言将是什么？

（编译　李　刚）

（来源：《全球肿瘤快讯》2017 年 5 月 总第 185 期）

［ASCO 2017］吴一龙 韩宝惠教授专访：非小细胞肺癌新进展

2017 年 6 月 2 日～6 日，一年一度的美国临床肿瘤学会（American Society of Clinical Oncology，ASCO）年会在芝加哥召开。CSCO 理事长、广东省人民医院吴一龙教授作为主要研究者在肺癌—非小细胞局部/小细胞/其他胸部肿瘤口头报告专场上对 8500 研究进行了报道，上海交通大学附属胸科医院韩宝惠教授也带来了 ALTER-0303 研究结果。会后，医脉通有幸采访到吴一龙教授和韩宝惠教授。

ADJUVANT 研究

医脉通：吴教授，您好。在肺癌—非小细胞局部/小细胞/其他胸部肿瘤口头报告专场上，您对 ADJUVANT 研究（abstract 8500）进行了汇报，请问该研究的初衷是什么？试验是如何设计的？研究结果的亮点有哪些？

吴一龙教授：早期非小细胞肺癌（NSCLC）患者以手术治疗为主，术后辅助化疗是Ⅱ或Ⅲ期患者的标准治疗，这个临床实践已经延续了很多年，现在也仍在采用。

多项研究已经证实，术后辅助化疗可以给患者带来获益，不论是单个大规模临床试验还是 Meta 分析的结果均提示，辅助化疗给患者带来的生存获益在5%左右。

这样看来，辅助化疗的临床获益并不令人满意，所以我们一直在探讨能否找到一个更好的、开展辅助治疗的药物选择。

自从 EGFR 突变被发现，EGFR TKI 药物研发的成功，我们可以对 EGFR 突变的非小细胞肺癌患者进行靶向治疗。并且，研究已证实 EGFR TKI 可以给进展期 NSCLC 带来获益，使他们的生存从过去 8~10 个月延长到 12 个月。

于是，我们就产生了一个科学的假说：EGFR 突变的 NSCLC 患者辅助治疗中，应用 EGFR TKI 治疗取代化疗药物，是否给患者带来获益呢？因而就有了 ADJUVANT 研究（ABSTRACT 8500）的产生。

对于 8500 的研究设计，与以往研究如 BR19 和 RADIANT 试验的设计有所不同。主要体现在以下几个方面：

（1）我们对入组患者的分期进行了精选。我们排除了Ⅰb 期的 NSCLC 患者。

因为Ⅰb 期患者接受单纯手术治疗后，中位 OS 已经能达到很高水平，如果将这类低危人群纳入临床试验，很可能得到的是阴性结果。

并且，在Ⅱ期患者中，我们仅纳入了淋巴转移患者，因为对于Ⅱ期患者来说，淋巴结转移是高危因素之一。

（2）我们仅纳入了 EGFR 激活突变的患者，因为这类患者更有可能从 EGFR TKI 辅助治疗中获益。

（3）该研究采用的是靶向药物与化疗的头对头比较。在过去的临床试验中，很多人认为标准辅助治疗方案是化疗，而化疗加联合靶向治疗与化疗的比较是传统的设计。

而在 ADJUVANT 研究上，我们的目的是非常明确的——通过有 EGFR 突变的患者群应用 EGFR-TKI 取代化疗，从而达到为病人减少治疗相关毒性的目的。

8500 的研究结果已经在 ASCO 新闻发布会上公布，吉非替尼的中位 DFS 是 28.7 个月，而传统化疗只有 18 个月，这 10 个月是非常巨大的改变。

即使吉非替尼组和化疗组的 OS 相当，该研究也支持应用 TKI 作为辅助治疗方案。现在结果表明，靶向治疗够减缓复发 10 个月，而且毒性非常小，患者生活质量就会提高。

从这个结果出发，靶向治疗在特定患者群中取代辅助化疗是完全可行的。所以值得注意的是，该研究入组患者仅限于 EGFR 激活突变的，淋巴结转移的Ⅱ/ⅢA 期 NSCLC 患者，不能把范围无限扩大到所有肺癌患者术后都做靶向治疗。

ALTER 0303 研究

医脉通：韩教授，您好。您开展的 ALTER 0303 研究——安罗替尼Ⅲ期临床试验，结果也非常优异，您能介绍一下该研究的结果吗？

韩宝惠教授：ALTER 0303 研究是一项 31 家中心参与的，针对一种口服的新型小分子多靶点 TKI 安罗替尼，在既往接受过一线、二线治疗失败的 NSCLC 患者中的随机、双盲、安慰剂对照试验。

这项研究在Ⅱ期研究基础上，将总生存期（OS）作为主要终点，次要终点包括安全性和 PFS。

研究的入组对象是 EGFR 野生型或 ALK 驱动基因阳性的一线、二线治疗后进展的ⅢB/Ⅳ期 NSCLC 患者。

如果患者为驱动基因阳性，既往必须接受过相对驱动基因的靶向药物治疗；如果患者为 EGFR 野生型，既往必须接受过一线含铂方案化疗。

最终经过独立数据委员会评估，该研究提早了 2~3 个月，在入组 439 例患者的时候即停止入组。之所以停止入组是因为数据分析已经达到了 OS 终点。在 2016 年 12 月，ALTER 0303 研究进入后期分析。

最终试验揭盲时发现，安罗替尼治疗组 OS 是 9.63 个月，安慰剂对照组 OS 是 6.3 个月，提高了 3.33 个月，死亡风险降低了 0.32。

PFS 的数据达到了更好的结果，安慰剂组为 1.4 个月，治疗组为 5.5 个月，提高了 3.9 个月，HR=0.25。

安全性的数据也非常好，≥3 级不良事件为 32%，主要是高血压。经过减量，从每天服用 12mg 减到 10mg，高血压可以达到完全可控。

没有出现重大的非预期不良反应，也没有出现致死性的药物相关不良反应。

从药代动力学上，安罗替尼要比索拉非尼、舒尼替尼、阿帕替尼和呋喹替尼都要低，意味着安罗替尼在很低浓度时就能达到有效且安全的效果。

所以，ALTER 0303 研究证实安罗替尼在ⅢB/Ⅳ期 NSCLC 的三线治疗中疗效非常好，而且安全性也比较高。

LBA9008

医脉通：吴教授、韩教授，关于 LBA9008 这项比较 alectinib 和克唑替尼头对头研究结果，您们如何看待？

吴教授：Alectinib 临床研究是建立在日本临床研究 J-ALEX 的基础上进行的验证性试验。J-ALEX 表明，进展期 NSCLC 患者一线应用爱乐替尼 PFS 达到 25 个月。

ALEX 研究是一项国际性临床研究参照了 J-ALEX 研究的设计，但是有一点非常不同，那就是应用剂量。ALEX 研究（LBA9008）采用的剂量是 600mg，而日本的 J-ALEX 研究用的是 300mg，这两项研究都是阳性结果。

这项结果对临床实践改变是很大的。研发一个新药物，是序贯应用还是直接应用取决于其疗效的结果。如果序贯，应达到 1+1>2 的效果。如果直接取代，alectinib 的 PFS 应该超过既往的一线+二线治疗。

从目前研究来看，日本的研究已经超过 25 个月，之前的克唑替尼是 10~11 个月，而二线色瑞替尼也在 10 个月左右。而如今 alectinib 达到 25 个月，这就表明，alectinib 完全可以取代克唑替尼作为 ALK+的一线治疗使用。

另外一个问题就是安全性，已发表的研究显示，相比克唑替尼，alectinib 毒性也非常要小。

韩教授：第一代 ALK 抑制剂是克唑替尼，第二代是色瑞替尼，alectinib 是第三代。在 LAB9008 研究中，alectinib 的 PFS 达到 20 个月以上，超过了第一代克唑替尼。将来，alectinib 大有取代第一代克唑替尼的趋势。而且安全性数据也比克唑替尼有优势。这样看来，新药研发的进步非常快，我们期待更好、更安全的药物来造福病人，一代超过一代。

Alectinib 与脑转移

医脉通：肺癌脑转移患者预后差，其治疗已成为临床关注热点，alectinib 是否可能进一线用于脑转移？

吴教授：相比于克唑替尼，无论是从 PFS 还是从脑转移治疗来讲，Alectinib 的效果非常好。将来在临床上一线应用，还需进一步验证性试验进行证明。根据现在的研究结果，其疗效和安全性毫无疑问，但对于国内市场来说，最关键的问题是药物价格，这是非常重要的问题。

免疫治疗的应用

医脉通：在今年的肺癌高峰论坛上，应用免疫治疗是否根据生物标记物选择的问题被专家们热议。根据现有更新的研究结果，是否该问题有了初步的答案？

吴教授：根据现在公布的结果，道理已经初步明确了。免疫治疗根据生物标志物来选择收益人群还是非常重要的，尤其对于单药免疫治疗来说。

从联合治疗的角度来说，如果 PD-L1 表达<50%，可以完全行化疗；而 PD-L1 表达>50%，则可以应用免疫治疗联合化疗。但是目前免疫治疗联合化疗还需要大量证据，因为免疫和化疗联合的毒副作用远大于单纯免疫治疗。

所以从治疗毒性角度来讲，PD-L1 过表达时尽量应用单药免疫治疗。

韩教授：关于免疫治疗的趋势还是要选择的，不加选择的时代已经过去。

PD-L1 表达，肿瘤突变负荷（TMB）、neoantigens（新抗原）——由肿瘤突变引起的抗原表达能够激活体细胞的一类抗原，这些都是属于免疫治疗对象。

如果没有这些抗原，患者会对免疫治疗毫无反应。所以，未来会有两个目标：

（1）选准免疫治疗的获益人群，这一定是 PD-L1 高表达，肿瘤突变负荷高表达，而且携带新抗原的一类人群。

（2）筛选对免疫治疗完全没有应答的人群，这部分人群要纳入选择对象，他们不能给予免疫治疗。

（作者：郭剑非 来源：医脉通）

［ASCO2017 发布会推荐］吴一龙教授研究，靶向治疗延缓中期肺癌复发

2017 美国肿瘤学会年会（ASCO）将于当地时间 6 月 2 日于芝加哥举行，当地时间 5 月 17 日中午 12 点，ASCO 在亚历山大总部召开了会前新闻发布会，公布了 LBA 研究发布及报告的日程。

ASCO 主席 Hayes 教授和侯任主席 Johnson 教授共同介绍、推荐了 6 个研究，其中吴一龙教授的研究（Abstract 8500）位列其中。这项Ⅲ期临床试验将靶向治疗与标准化疗进行比较，靶向药物吉非替尼在预防肺癌术后复发上更有效。

主要研究

手术后，222 例被证实肿瘤中存在 EGFR 突变的患者被随机分配接受吉非替尼或化疗（长春瑞滨+顺铂）。患者每天接受吉非替尼，维持 2 年，或者标准治疗方案，4 个周期。根据作者介绍，因为患者对化疗不能长时间耐受，所以化疗方案时间较短。所有患者疾病接受随访约 3 年。

主要结果

对于接受吉非替尼患者来说，中位复发时间（无疾病生存期）为 28.7 个月，而接受化疗的患者为 18 个月。在试验期间，有 76 例患者死亡（所有参与者的 34.2%）；吉非替尼组 41 例，化疗组 35 例。

在治疗不良反应方面，接受吉非替尼治疗的患者（12%）出现不良反应的人数少于化疗患者（48%）。吉非替尼组最常见的严重不良反应是肝酶升高，而化疗组会出现较为严重影响生活质量的表现，包括恶心、呕吐、血细胞计数低和贫血。

评论

ASCO 主席 Bruce E. Johnson：“这项研究确定了可以从靶向治疗获益的一个肺癌患者子集，且治疗的不良反应远少于化疗。这样有明确的证据显示，精准医学不仅可以在晚期癌症患者中应用，早期癌症也适用。”

首席作者吴一龙教授指出，辅助吉非替尼可能是Ⅱ～ⅢA 期 EGFR 突变肺癌患者的一个重要选择，在较早期肺癌患者中可考虑常规 EGFR 检测。我们打算随访这些患者直至可以充分衡量总生存期和无进展生存期。

癌症患者复发率高，Ⅱ～ⅢA 期 NSCLC 患者的 5 存活率仅为 40%。所有确诊为 NSCLC 的患者中约 25%满足手术移除肿瘤的条件。在该组中，约 30%的患者存在 EGFR 突变，可能会从 EGFR 靶向治疗获益，降低复发机会。

吴一龙教授还提到，两项近期辅助治疗的靶向治疗试验显示 NSCLC 并未从中获益，部分是因为这些试验的设计中包含Ⅰ、Ⅱ和Ⅲ期疾病。早期试验仅观察患者是否为 EGFR 过表达或过度活跃，而不关注 EGFR 是否突变。我们这项试验招募的患者是已确认的 EGFR 突变，因此这应该能解释为何其他试验不能证明患者从靶向治疗获益，而我们的试验可以。

吉非替尼通过 EGFR 阻断信号传导，仅在 EGFR 突变和过度活跃的患者中有效。美国 FDA 在 2013 年初步批准吉非替尼作为晚期 NSCLC 患者的三线治疗，但是现在被批准作为 EGFR 突变晚期 NSCLC 患者的初始治疗。

研究人员下一步计划从手术移除肺部肿瘤组织储存库中开展一项全面的生物标志物分析，以寻找吉非替尼反应或者耐药的其他潜在生物标志物。吴教授讲道，后续还会计划对治疗结局开展更全面的分析。

（作者：张晓娟 来源：医脉通）

Dacomitinib 或为 EGFR 阳性肺癌患者的新选择

中国香港中文大学莫树锦教授报告的一项Ⅲ期研究显示，治疗新发的、EGFR 阳性的晚期非小细胞肺癌（NSCLC）患者时，第二代 EGFR 抑制剂 Dacomitinib 较吉非替尼可将癌症增殖的中位时间延缓 5.5 个月以上。（摘要号 LBA9007）

全球每年新发的 EGFR 阳性的 NSCLC 患者约 14 万例，EGFR-TKI 是此类患者的标准治疗选择。“靶向治疗取代化疗的地位还没过几年，我们又开始挑战 EGFR 阳性肺癌的治疗模式了。”莫教授表示，“这项研究显示 Dacomitinib 对此类患者可能更有效，但当做出治疗选择时，患者还是应该清楚潜在不良反应。”就其化学性质而言，Dacomitinib 阻断 EGFR 的效果要强于第一代抑制剂（例如吉非替尼和厄洛替尼），因此有能力更长时间地抑制肿瘤增殖。但另一方面，这种特性也导致其对正常组织中 EGFR 的抑制作用更强，因此可能导致更多的不良反应，如皮疹、痤疮及腹泻。

研究详情

该项代号为 ARCHER 1050 的Ⅲ期研究为首项在Ⅲ期研究中头对头比较两种 EGFR-TKI 的研究，将 452 例来自亚洲和欧洲的、新发的、ⅢB～Ⅳ期 EGFR 阳性患者随机给予 Dacomitinib（45mg po qd）或吉非替尼（250mg po qd）。两组中，64%的患者不吸烟，59%的患者存在 19 号外显子缺失，41%的患者 21 号外显子存在 L858R 突变。

结果显示，Dacomitinib 组和吉非替尼组患者的中位无进展生存期分别为 14.7 个月和 9.2 个月，中位缓解持续时间分别为 14.8 个月和 8.3 个月，总缓解率分别为 74.9%和 71.6%（$P<0.3883$）。总生存期的数据尚需更长的随访期以进一步评估。

Dacomitinib 组最常见的严重不良反应（3 级）为痤疮（14%）和腹泻（8%）。由于不良反应，Dacomitinib 组有 87 例（38.3%）患者将 45mg 的用药剂量下调至 30mg，63 例（27.8%）患者还需要进一步将剂量下调至 15mg。吉非替尼组最常见的严重不良反应（3 级）为肝转氨酶水平异常（8%）。

研究评述

“Dacomitinib 是更有潜力的第二代 EGFR 抑制剂，同时也增加了皮肤和胃肠道不良反应的发生率，这与阿法替尼的情况如出一辙。即便如此，本研究中 Dacomitinib 所展示出的抗癌活性也允许医生考虑在 EGFR 阳性患者中使用该药。”莫教授表示，“另一种第二代 EGFR 抑制剂阿法替尼已获 FDA 批准初治 EGFR 阳性的 NSCLC 患者。但 Dacomitinib 尚未获批治疗任何指征。”

ASCO 专家 John Heymach 表示：“自 EGFR 靶向治疗被引入肺癌治疗领域至今已将近 15 年，此类药物已使成千上万的患者延长了生存期。二代药物虽然更有效，但也会导致更多的不良反应，所以医患双方均应权衡风险和获益的问题。”

（**编者注：**本文来自 2017 年第 53 届美国临床肿瘤学会年会上的报告）

（编译　张海峰）

（来源：《全球肿瘤快讯》2017 年 6 月 总第 186 期）

呋喹替尼三线治疗转移性结直肠癌 OS 显著获益

同济大学附属东方医院的李进教授报告的一项Ⅲ期验证性试验结果显示，与安慰剂相比，呋喹替尼三线治疗转移性结直肠癌（mCRC）获得有显著统计学意义和临床意义的总生存期（OS）。呋喹替尼耐受性和安全性良好。（摘要号 3508）

在中国，三线治疗 mCRC 的选择仍然很有限。一项Ⅱ期研究发现，与安慰剂相比，口服激酶抑制剂呋喹替尼可选择性地靶向血管内皮生长因子，可显著改善 mCRC 患者的无进展生存期（PFS）。基于这些研究结果，一项Ⅲ期研究 FRESCO 得以开展，以证实呋喹替尼三线治疗 mCRC 的有效性和安全性。

FRESCO 研究是一项随机、双盲、安慰剂对照的多中心研究。该研究入组了中国 28 个中心的至少两线系统化疗失败的 mCRC 患者。根据之前的抗 VEGF 疗法和 K-ras 状态将患者分层，并按照 2∶1 的比例随机分配接受呋喹替尼或安慰剂组治疗。主要研究终点为意向治疗人群的 OS。

2014 年 12 月 12 日~2016 年 5 月 13 日，416 例患者随机入组接受治疗。与安慰剂组相比，呋喹替尼显著改善了 OS（HR = 0. 65，95%CI：0. 51 ~ 0. 83；P<0. 001）。呋喹替尼组和安慰剂组患者的中位 OS 分别为 9. 3 个月（95%CI：8. 18 ~ 10. 45 个月）和 6. 57 个月（95%CI：5. 88~8. 11 个月）。呋喹替尼组的所有次要研究终点，如 PFS、客观缓解率和疾病控制率均获得显著的统计学意义。最常见的呋喹替尼治疗相关的 3 级及以上的不良事件有高血压（21. 6%），手脚皮肤反应（10. 8%），蛋白尿（3. 2%）和腹泻（3. 2%）。

（**编者注：**本文来自 2017 年第 53 届美国临床肿瘤学会年会上的报告）

（编译　何晓静）

（来源：《全球肿瘤快讯》2017 年 6 月 总第 186 期）

乐伐替尼或为晚期不可切除肝癌一线治疗新选择

中国台湾学者郑安理报告：在不可切除的肝细胞癌患者中，一线使用乐伐替尼相较索拉非尼在无进展生存期（PFS）、至疾病进展时间（TTP）和客观缓解率（ORR）方面均取得了临床意义上的改善，且安全性一致。基于该研究，乐伐替尼治疗不可切除肝细胞癌患者具有潜在优势，乐伐替尼将是晚期肝细胞癌患者一线治疗的新选择。（摘要号 4001）

索拉非尼是目前唯一批准的治疗不可切除肝细胞癌的药物，因此这类患者仍需新的药物选择。乐伐替尼可抑制血管内皮生长因子受体 1~3、成纤维细胞生长因子受体 1~4、血小板源性生长因子受体 α、KIT 和 RET，在一项入组不可切除的肝细胞癌的Ⅱ期研究中显示出活性。

这是一项随机、开放标签的非劣效性Ⅲ期临床研究，共纳入 954 例不可手术切除的肝细胞癌患者（≥1 个可测量病灶，巴塞罗纳肝癌分期系统评估为 B/C 期，Child-Pugh 分级为 A 级，ECOG PS≤1，均未接受过系统治疗），将患者随机分配为乐伐替尼组（478 例；体重≥60kg 者给予 12mg，qd；体重<60kg 者给予 8mg，qd）和索拉非尼组（476 例；400mg，bid）。主要研究终点为总生存期（OS），次要研究终点为改良的 RECIST 评估的 PFS、TTP 和 ORR。

该研究达到预期结果，乐伐替尼组和索拉非尼组患者的中位 OS 分别为 13.6 个月（95%CI：12.1~14.9 个月）和 12.3 个月（95%CI：10.4~13.9 个月），OS 延长 1.3 个月（HR=0.92，95%CI：0.79~1.06），提示乐伐替尼有延长肝细胞癌患者 OS 的趋势。

次要终点方面：乐伐替尼组和索拉非尼组患者的中位 PFS 分别为 7.4 个月（95%CI：6.9~8.8 个月）和 3.7 个月（95%CI：3.6~4.6 个月），乐伐替尼组 PFS 显著延长 3.7 个月（HR=0.66，95%CI：0.57~0.77；$P<0.00001$）；ORR 结果更加惊人，乐伐替尼组为 24.1%，索拉非尼组为 9.2%（$P<0.001$）。乐伐替尼组和索拉非尼组患者的 TTP 分别为 8.9 个月和 3.7 个月（HR=0.63，95%CI：0.53~0.73；$P<0.00001$）。

乐伐替尼组与索拉非尼组的需紧急处置的不良事件相似。乐伐替尼组最常见的为高血压（42%）、腹泻（39%）、食欲减退（34%）、体重下降（31%）和乏力（30%）。乐伐替尼组与索拉非尼组的中位治疗持续时间分别为 5.7 个月和 3.7 个月。由于不良事件而中断治疗的患者在两组中分别占 13%和 9%。两组中分别有 33%和 39%的患者接受了二线治疗。

（**编者注**：本文来自 2017 年第 53 届美国临床肿瘤学会年会上的报告）

（编译　何晓静）

（来源：《全球肿瘤快讯》2017 年 6 月 总第 186 期）

难治性多发性骨髓瘤，CAR-T 细胞疗法有效

中国西安交通大学第二附属医院 Frank（Xiaohu）Fan 报告的一项Ⅰ期试验的结果显示，使用靶向 B 细胞成熟蛋白（BCMA）的嵌合抗原受体 T 细胞（CAR-T）疗法后，35 例多发性骨髓瘤患者中有 33 例（94%）获得了临床缓解，且大多数患者只有轻微的不良反应。(摘要号 LBA3001)

“尽管有最新进展显示化疗已经延长了多发性骨髓瘤的预期寿命，但该病仍是不治之症。”主要研究者赵万红表示，“虽然这种新型免疫治疗有可能治愈多发性骨髓瘤，但这仍需对患者进行更长期的随访予以证明。”

研究详情

在过去几年开展的、急性淋巴细胞白血病（ALL）和部分淋巴瘤类型的初步试验中，靶向 B 细胞生物标志物 CD19 的 CAR-T 细胞疗法已被证实非常有效，但靶向其他类型标志物的 CAR-T 细胞疗法少见成功案例。

该研究纳入了复发或难治性多发性骨髓瘤患者 35 例，患者每天接受 3 次 CAR-T 细胞注射并持续一周以上。治疗有效的首要体征出现在首次注射 CAR-T 细胞后 10 天内。总体而言，客观缓解率为 100%。在接受 CAR-T 细胞注射后 2 个月内，33 例（94%）患者出现明显的临床缓解（完全缓解或非常好的部分缓解）。

截至报告时，19 例患者的随访时间超过 4 个月，符合国际骨髓瘤工作组（IMWG）全面评估疗效的预设时间。19 例患者中，14 例获得严格意义上的完全缓解（sCR），1 例获得部分缓解，4 例获得非常好的部分缓解（VgPR）。

VgPR 患者中仅 1 例疾病进展，这例患者的髓外病灶在 CT 证实消失 3 个月后再次出现。而 sCR 的患者中未见复发。5 例随访时间超过 1 年（12~14 个月）的患者均为 sCR 患者，并且无微小残留病。

细胞因子释放综合征（CRS）的发生率为 85%，但为短暂性出现。大多数患者的症状轻微且可控。CRS 与发热，低血压，呼吸困难，多器官功能问题等有关。仅 2 例患者发生严重的 CRS（3 级），但经 Tocilizumab 治疗后恢复。未见神经系统不良反应事件。

研究评述

赵万红教授计划自中国 4 家参研医院招募 100 例患者，2018 年早期将在美国开展类似的临床试验，以便探索 BCMA CAR-T 细胞疗法在新发多发性骨髓瘤患者中的获益情况。

ASCO 专家 Michael S. Sabel 表示：“虽然这仅为一项早期研究，但数据已有明显的迹象表明 CAR-T 细胞疗法可使多发性骨髓瘤缓解。该研究获得了如此高的缓解率实属罕见。这为免疫疗法和精准医学研究的成功给出了实证。希望未来的研究能立足这种成功也在其他肿瘤中也获得成功。”

（**编者注：**本文来自 2017 年第 53 届美国临床肿瘤学会年会上的报告）

（编译　刘　伟）

（来源：《全球肿瘤快讯》2017 年 6 月 总第 186 期）

第 14 届国际淋巴瘤大会
——中国专家齐登台

2017 年 6 月 14 日~17 日，第 14 届国际淋巴瘤大会（ICML）在风光旖旎的瑞士卢加诺（Lugano）隆重举行。目前国际淋巴瘤大会已成为全球淋巴瘤领域最具影响力的盛会，3500 多名来自世界各地的淋巴瘤领域专家参加了这次学术盛会。有 128 位中国医生参会，其中，中国专家共有 5 篇研究受邀在大会和分会上进行口头报告交流。特别是由中国抗淋巴瘤联盟（UCLI）和 ICML 共同举办的 UCLI-ICML 联合论坛，极大地提高了中国在世界淋巴瘤领域的学术地位。来自中山大学肿瘤防治中心的 3 位淋巴瘤专家在大会上分享来我中心的 NK/T 细胞淋巴瘤基础与临床的研究成果报告。

在 NK/T 细胞淋巴瘤中国专场会议上，黄慧强教授除介绍 P-Gemox 化疗方案（门冬酰胺酶+吉西他滨+奥沙利铂）与 AspMetDex（门冬酰胺酶+甲氨蝶呤+地塞米松化疗方案）的Ⅲ期临床研究数据更新外，还介绍了国内Ⅰ类新药组蛋白去乙酰化酶抑制剂西达本胺治疗复发难治性 NK/T 细胞淋巴瘤的Ⅰ期临床研究初步结果，其显著疗效受到了来自欧美及东亚与会专家的瞩目。

在 T 细胞淋巴瘤会场上，李志铭教授以“吉西他滨+门冬酰胺酶+地塞米松+甲氨蝶呤方案治疗初治 NK/T 细胞淋巴瘤患者的Ⅱ期临床研究”为题作了精彩的口头报告，首次报道了该方案治疗初治 NK/T 患者的疗效与安全性，该方案显著延长了早期 NK/T 细胞淋巴瘤 3 年无进展生存期和总生存期。

本次大会是中国淋巴瘤联盟与国际淋巴瘤大会的第一次亲切“握手”，是首次在国际顶尖学术论坛上举行“NK/T 细胞淋巴瘤中国专场”。本次论坛邀请到美国 ASCO 主席 J. Vose 教授和欧洲淋巴瘤主席 F. Cavalli 教授主持会议。我国的马军教授、石远凯教授、朱军教授、赵维莅教授和宋玉琴教授等分别担任主持人和演讲嘉宾，朱军教授、石远凯教授、鲁先平教授、姜文奇教授担任点评专家，在大会上分享来自中国 NK/T 细胞淋巴瘤的经验。同时，韩国、新加坡、法国和德国等国的淋巴瘤主席也在会上进行了交流。

本次中国淋巴瘤联盟与国际淋巴瘤大会的首次合作让全世界进一步了解中国在 NK/T 细胞淋巴瘤方面的突出贡献和可喜成果，体现了中国淋巴瘤学界在世界淋巴瘤诊治地位日益提高，同时也大力推动了我国专家与国际同行进一步的交流合作。

（原标题：第 14 届国际淋巴瘤大会 我中心三位专家齐登台）

（来源：中山大学肿瘤防治中心官网 2017-06-27）

❖ 抗肿瘤新药 ❖

国内药企 PD-1 申报情况、开发进度、临床试验信息汇总

从 3 月底开始，国内的 PD-1/PD-L1 们轮番躁动，信达、君实、恒瑞、百济神州的各种Ⅱ期、Ⅲ期研究蜂拥上马，让人眼花缭乱，与国外激战正酣的 PD-1/PD-L1 市场遥相呼应。今天就给大家盘点一下国内药企 PD-1/PD-L1 的申报情况、开发进度及临床试验信息。截至 4 月 21 日，国内注册申报的 PD-1/PD-L1 单抗药物共 13 个，其中包括 9 个 PD-1 单抗，4 个 PD-L1 单抗。

从整体开发进度上看，恒瑞医药 SHR-1210 最为领先，已推进至Ⅲ期阶段，君实、信达、百济神州均处于Ⅱ期阶段，其他厂家则处于Ⅰ期或申报临床的阶段。PD-1/PD-L1 是一类适应证很广的肿瘤免疫治疗药物，每家企业优先选择开发的适应证不尽相同，在研发投入上也不尽相同。

表　国内已注册申报的 PD-1/PD-L1 及开发进度

公司	药品名称	靶点	阶段
恒瑞医药	camrelizumab（SHR-1210）	PD-1	Ⅲ期
君实生物	JS001	PD-1	Ⅱ期
百济神州	BGB-A317 注射液	PD-1	Ⅱ期
信达生物	IBI308	PD-1	Ⅱ期
嘉和生物	杰诺单抗注射液	PD-1	Ⅰ期
誉衡药业；药明康德	GLS-010 注射液（全人源抗 PD-1 单克隆抗体）	PD-1	批准临床
康方生物；翰中生物；翰思生物	重组人源化抗 PD-1 单克隆抗体注射液	PD-1	申请临床
百奥泰生物	重组人源化抗 PD-1 单克隆抗体注射液	PD-1	申请临床
康宁杰瑞；思路迪	KN035（重组人源化 PD-L1 单域抗体 Fc 融合蛋白注射液）	PD-L1	Ⅰ期
基石药业；拓石药业	重组抗 PD-L1 全人单克隆抗体注射液	PD-L1	申请临床
恒瑞医药	SHR-1316 注射液	PD-L1	申请临床
科伦药业	KL-A167 注射液	PD-L1	申请临床

（稿源：医药魔方）

（来源：《全球肿瘤快讯》2017 年 4 月 总第 183 期）

国内 PD-1 临床试验这么多，专家都不够用了

PD-1/PD-L1 究竟有多火？从国内的注册申报和临床试验开展情况就可见一斑。截至 2017 年 6 月 20 日，国内获批开展 PD-1/PD-L1 类药物临床试验的企业有 11 家，正在等待审批的 6 家，在研的就不计其数了……

国内公开登记的 PD-1/PD-L1 临床试验已有 59 项，这还没算上研究者发起的未登记的临床试验。于是有了这么一句玩笑话——“国内这么多 PD-1 产品陆续开展临床试验，不光病人不够用，连研究者都不够用了……”

最近几年，PD-1/PD-L1 单抗药物的热度持续升高，国内企业也不甘人后、奋起直追。在刚刚结束的 2017 年 ASCO 年会上，君实、恒瑞和百济神州 3 家国内企业分别公布了各自 PD-1 单抗治疗黑色素瘤的试验数据（百济神州严格意义上讲不是国内数据，而是在澳大利亚开展的）。

目前获准在中国开展 PD-1/PD-L1 单抗药物临床试验的企业共计 11 家，包括 7 家国内药企，4 家外资药企。本文从速度、数量、适应证、研究中心的角度对各家公司的临床试验开展情况进行比较分析。

一、临床推进速度

2015 年，人们纷纷围观恒瑞和君实的抗 PD-1 单抗申报临床资料谁先到省局、谁先到总局、谁先拿到临床批件，两年过去了，临床推进速度又如何？

表 1 各公司 PD-1/PD-L1 单抗的国内临床推进速度

公司/药品	首次批准临床时间	首次伦理审查时间	从批准临床到伦理审查/天	第 1 例受试者入组时间	从批准临床到第 1 例受试者入组/天
君实 JS001	2016/1/1	2016/2/23	53	2016/3/7	66
恒瑞 SHR-120	2016/2/4	2016/3/7	32	2016/4/6	62
百济神州 BGB-A317	2016/9/3	2016/10/11	38	2016/12/28	116
信达 IBI308	2016/9/4	2016/9/9	5	2016/10/24	50
嘉和生物杰诺单抗	2016/12/8	未登记			
思路迪/康宁杰瑞 KN035	2017/1/11	2017/1/9	−2	未登记	
誉衡/药明康德 GLS-010	2017/3/15	2017/4/11	27	未登记	
BMS nivolumab	2015/7/27	2015/12/14	140	2016/1/7	164
MSD pembrolizumab	2016/2/18	2016/25	36	2016/8/1	165
AZ durvalumab	2016/8/8	2016/9/29	52	2016/12/1	115
罗氏 atezolizumab	2016/9/27	2016/1/20	−251	2016/7/1	−88

注：KN035 为单域抗体，为方便比较分析，本文也归为单抗。批准临床时间数据来源于医药魔方数据库，临床试验数据来源于国家药物临床试验登记与信息公示平台。

从表1可以发现一个有趣的现象，国内企业正好两两一起在相近的时间拿到临床批件：君实和恒瑞分别在2016年1月和2月；信达和百济神州都在2016年9月，并只相差1天；嘉和生物和思路迪/康宁杰瑞分别在2016年12月和2017年1月。

从拿到临床批件到首次伦理审查时间（不是获得伦理批件时间）来看，最神奇的是罗氏，竟然在拿到临床批件前251天就获得首次伦理审查的机会，思路迪/康宁杰瑞提前了1天，这说明目前国内的伦理委员会并不一定非要有临床批件才能进行伦理审核。信达是在拿到临床批件后5天开始伦理审查，其他大部分企业也在1~2个月内进行了首次伦理审核。这也意味着方案，甚至整个临床研发策略早就完成，而不像以前等拿到临床批件再开始撰写方案，做完Ⅰ期再想Ⅱ期怎么做。当然PD-1/PD-L1单抗在国外的研究都很透彻，哪些瘤种敏感也早就了解，有利于临床研发策略的制定。

方案的定稿以及整个伦理资料的准备时间体现企业医学团队和运营团队的实力。而从获取临床批件到第一例受试者入组时间间隔更多的提示了各企业供应研究药品的能力，因为在这些试验中不存在招募受试者的困难，研究药品一到医院就可以启动、就可以入组患者。

二、临床试验数量

截至2017年6月20日，君实和恒瑞都开展了11项试验，但恒瑞已有3项进入了Ⅲ期，适应证分别是既往经过治疗的晚期肝细胞癌（Ⅱ期/Ⅲ期）、一线治疗失败的食管癌以及联合培美曲塞和卡铂一线治疗EGFR/ALK基因野生型非鳞癌非小细胞肺癌；信达和百济神州都有4项试验正在开展，但信达已经有1项进入Ⅲ期，适应证为一线含铂化疗失败的鳞状非小细胞肺癌；誉衡/药明康德和思路迪/康宁杰瑞都只有1项Ⅰ期正在开展。

表2　各公司PD-1/PD-L1药物的国内临床试验数量

靶点	药物	试验数量	Ⅰ期	Ⅱ期	Ⅲ期
PD-1	君实 JS001	11	9	2*	0
	恒瑞 SHR-120	11	4	4	3**
	百济神州 BGB-A317	4	1	3	0
	信达 IBI308	4	1	2	1
	誉衡/药明康德 GLS-010	1	1	0	0
	BMS nivolumab	6	1	0	5
	MSD pembrolizumab	8	2	0	6
PD-L1	AZ durvalumab	6	1	1	4
	罗氏 atezolizumab	7	1	0	6
	思路迪/康宁杰瑞 KN036	1	1	0	0
合计		59	22	12	25

*：有一项是Ⅰb/Ⅱ期；**：有一项是Ⅱ/Ⅲ期

大家都知道，Ⅰ期临床是安全耐受性和药代动力学试验，当然还有其他一系列研究；Ⅱ期是剂量、瘤种探索性研究；Ⅲ期则是确证性研究。但现在临床研究对试验分期越来越模糊，虽然在方案中会写上分期，但往往分为早期研究和确证研究，也许有些企业完成Ⅰ期就直接Ⅲ期，或者完成Ⅱ期就直接申报生产以达到中国第一个 PD-1 药物获批，只要在这些研究中完成监管部门需要我们回答的安全性、有效性等问题即可。现在良好的和 CDE 沟通机制也为这些企业进入Ⅲ期确证性研究提供了信心。

百济神州的Ⅰ期研究就是一个样本量达到 300 例的多中心大型试验，而信达的Ⅰ期研究样本也达到了 104 例，并且在这个Ⅰ期试验中又分Ⅰa 和Ⅰb，Ⅰa 期招募标准治疗失败的局部晚期、复发或转移性实体瘤患者，Ⅰb 期又分为 4 个队列，队列 A 的适应证是黑色素瘤，队列 B 的适应证是食管鳞状细胞癌、胃腺癌（包括胃食管结合部腺癌）、肝细胞癌和其他消化系统晚期恶性肿瘤患者，队列 C 的适应证是一线治疗失败的非小细胞肺癌，队列 D 的适应证是初治的非小细胞肺癌。

三、适应证的选择

曾有专家对国内的 PD1 点评道：适应证无法差异化了，疗效无肿瘤特异；国内高发瘤种需要考虑失败风险；罕见适应证竞争少，可能争取加速审批机会；“大”适应证市场广阔，竞争多；药企多采取全面布局，重点跟进，但早上市是王道。

表 3 各公司 PD-1/PD-L1 药物在国内开发的适应证

靶点	公司	适应证
PD-1	君实 JS001	三阴乳腺癌；晚期胃腺癌；食管鳞癌、鼻咽癌和头颈部鳞癌（Ⅰb/Ⅱ期）；膀胱尿路上皮癌；晚期神经内分泌肿瘤；肾癌；黑色素瘤
	恒瑞 SHR-120	非小细胞肺癌；食管鳞癌；晚期肝细胞癌；复发或难治性经典型霍奇金淋巴瘤；鼻咽癌；黑色素瘤
	百济神州 BGB-A317	晚期或转移性膀胱尿路上皮癌；食管癌、胃癌或食管胃结合部癌；复发或难治性经典型霍奇金淋巴瘤
	信达 IBI308	黑色素瘤；食管鳞状细胞癌、胃腺癌、肝细胞癌和其他消化系统晚期恶性肿瘤患者；初治或一线治疗失败的非小细胞肺癌；复发或难治性经典型霍奇金淋巴瘤；鳞状非小细胞肺癌
	誉衡/药明康德 GLS-010	晚期实体瘤
	BMS nivolumab	非小细胞肺癌；胃癌或胃食管交界处癌；晚期肝细胞癌；小细胞癌
	MSD pembrolizumab	非小细胞肺癌；食管鳞癌；晚期肝细胞癌；胃腺癌；鳞状非小细胞肺癌；黑色素瘤
PD-L1	AZ durvalumab	非小细胞肺癌；尿路上皮癌；晚期肝细胞癌
	罗氏 atezolizumab	非小细胞肺癌；膀胱癌；小细胞癌
	思路迪/康宁杰瑞 KN035	晚期实体瘤

从表 3 可以看出，肺癌是“大”适应证，有 5 家企业将非小细胞肺癌作为适应证，以

往极少有企业涉及的鳞状非小细胞肺癌和小细胞肺癌也都分别有 2 家开展了相关试验，但国内企业没有涉及小细胞肺癌；晚期肝细胞癌也有 4 家企业涉及，但国内企业只有恒瑞开展；食管鳞癌、胃腺癌、泌尿系统肿瘤分别有 4 家国内外企业开展；复发或难治性经典型霍奇金淋巴瘤只有 3 家国内企业开展；黑色素瘤有 3 家企业开展。

三阴性乳腺癌是君实的开发重心，已经开展了 3 个Ⅰ期试验：单药治疗、联合放疗和联合吉西他滨。恒瑞则在非小细胞肺癌上投入重兵，开展了 2 个Ⅱ期试验（联合阿帕替尼治疗一线化疗失败和和二线单药）和 1 个Ⅲ期试验（联合培美曲塞和卡铂一线治疗）。

四、研究中心

曾经有句玩笑话：这么多 PD-1 产品陆续开展临床试验，中国的患者不够用了，研究者也不够用了。虽然是玩笑话，但反映出好的研究者是稀缺的和受追捧的。

表 4 各公司 PD-1/PD-L1 药物的国内临床试验负责人

医院名称	PI	试验数量	BMS	MSD	恒瑞	百济神州	君实	信达	誉衡/药明康德	AZ	罗氏	思路迪/康宁杰瑞
北京大学肿瘤医院（16）	郭军	7		1	1		4	1				
	沈琳	6	1	1			1		1	1	1	
	朱军	2			1	1						
	方健	1									1	
广东省人民医院（8）	吴一龙	8	2	1	1	1		1		1	1	
复旦大学肿瘤医院（6）	叶定伟	4				1	1			1	2	
	郭小毛	1					1					
	胡夕春	1										
中山大学肿瘤医院（6）	张力	4	1	1	2							
	徐瑞华	2					2					
307 医院（6）	徐建明	5			1	1		2				1
	江泽飞	1					1					
八一医院（6）	秦叔逵	6	1	2	2					1		
吉林省肿瘤医院（4）	程颖	4	1	1						1	1	
中国医学科学院肿瘤医院（5）	徐兵河	1			1							
	石远凯	3					1	2				
	黄镜	1			1							
上海市肺科医院（3）	周彩存	3		1	2							
上海市胸科医院（2）	陆舜	2								1	1	
合计		62	6	8	12	4	11	6	1	6	7	1

从数量上看，北京大学肿瘤医院以牵头 17 个项目独占鳌头；广东省人民医院吴一龙则以 8 个项目位居个人第一；所有的肝癌项目都是八一医院秦叔逵牵头；所有黑色素瘤项目都是北京大学肿瘤医院郭军牵头；复旦大学肿瘤医院叶定伟牵头了最多的泌尿系统肿瘤项目（有 2 个项目是郭军牵头）；北京大学肿瘤医院朱军则牵头了 2 个淋巴瘤项目（一共 3 个）；北京大学肿瘤医院沈琳牵头了最多的消化道肿瘤（肝癌除外）；肺癌项目则有最多的 PI：吴一龙、程颖、周彩存、陆舜、石远凯和方建；君实的 3 个三阴乳腺癌试验则由 3 个 PI 分别牵头：郭小毛（放疗）、胡夕春和江泽飞。

2015 年 BMS 第一个 PD-1 单抗试验在中国开展，中国肿瘤患者欢呼雀跃、想方设法要参加这一“神药”试验，到今天有 59 项相关试验在中国开展，中国肿瘤患者有了幸福的烦恼，会挑试验了。但我们更希望尽快有 PD-1 单抗能在中国上市，特别是国内企业的。

（转载自医药魔方数据）

（来源：《全球肿瘤快讯》2017 年 6 月 总第 187 期）

瑞戈非尼（拜万戈）中国肝癌适应证获批

2017 年 12 月 12 日，德国制药巨头拜耳（Bayer）靶向抗肿瘤药瑞戈非尼（拜万戈©）作为重磅创新药物，仅历经 7 个多月即获 CFDA 正式批准用于既往接受过索拉非尼治疗的肝细胞癌患者，这是 10 年来在华首个获批准的肝癌治疗新药。

瑞戈非尼在Ⅲ期临床试验 RESORCE 研究中显示卓越疗效，成为继索拉非尼上市 10 年后唯一获批的肝癌新药，为中国肝癌患者带来了福音。索拉非尼序贯瑞戈非尼可使肝癌患者生存时间突破 26 个月，这是划时代的重大突破。

国家肝癌专家组组长、中国临床肿瘤学会肝癌专委会主委、解放军南京八一医院全军肿瘤中心秦叔逵教授指出，分子靶向药物索拉非尼一线治疗可以明显延长中晚期肝癌患者的生存期，成为标准治疗；可是用药后部分患者还会发生疾病进展，亟需二线治疗药物。瑞戈非尼作为更新换代的新药，在欧美已获得肝癌二线治疗适应证，此次在中国 CFDA 通过快速优先获批，可以解决该类患者人群未被满足的治疗需求，可喜可贺，值得在临床上推广应用。这也是中国肝癌治疗向全程管理新时代迈进的一个里程碑事件。

世界卫生组织发布的《世界癌症报告 2015》数据显示，2015 年，全球肝癌新发 85.4 万例，死亡 81 万例；其中中国新发 46.6 万例，死亡 42.2 万例。中国的肝癌患者占全球 54%，是全球肝癌发病率最高和死亡人数最多的国家。多数肝癌患者具有基础肝病，起病隐匿，早期症状不明显或不典型，早诊比较困难，确诊时往往已丧失手术时机，介入和消融等局部治疗有效，但常发生转移/进展，因此，对于中晚期肝癌，全身治疗必不可少。索拉非尼是此前唯一证实可带来生存获益并在全球获批的治疗不可切除肝细胞癌的全身治疗药物。索拉非尼耐药患者的治疗没有好的选择。

既往 10 年，数个肝癌新药的Ⅲ期临床试验均以失败告终。包括一线治疗（舒尼替尼、布立尼布、利尼伐尼或厄洛替尼）和二线治疗（如布立尼布、依维莫司或雷莫芦单抗），都以阴性结果告终。瑞戈非尼是一种口服的多激酶抑制剂，可阻断参与以下过程的多个蛋白激酶：肿瘤血管生成（VEGFR1、2、3，TIE2），肿瘤形成（KIT、RET、RAF-1、BRAF），转移（VEGFR3、PDGFR、FGFR）和肿瘤免疫（CSF1R）。目前，瑞戈非尼已获美国 FDA、欧盟 EMA 和中国 CFDA 批准，用于转移性结直肠癌和胃肠道间质肿瘤的治疗。2017 年 5 月，瑞戈非尼获 CFDA 批准其用于治疗转移性结直肠癌（mCRC）和胃肠道间质瘤（GIST）。

RESORCE 研究奠定瑞戈非尼肝癌治疗地位

RESORCE 研究是国际多中心、随机、对照Ⅲ期临床研究，入组 573 例病灶无法切除、且在索拉非尼治疗期间出现疾病进展的肝癌患者，在我国入组 156 例。患者按 2∶1 比例随机分为瑞戈非尼组（160mg qd）或对照组（最佳支持治疗），治疗周期为 28 天。主要研究终点为总生存（OS），次要终点包括至疾病进展时间（TTP）、无进展生存期（PFS）、客观缓解率和疾病控制率。

结果显示，试验组中位总生存期为 10. 6 个月，而对照组为 7. 8 个月（HR = 0. 62），意味着试验期内，患者死亡风险降低 38%。试验组和对照组中位无进展生存期分别为 3. 1 个月和 1. 5 个月，至疾病进展时间分别为 3. 2 个月和 1. 5 个月，疾病控制率分别为 65. 2%和 36. 1%，总体缓解率分别为 10. 6%和 4. 1%。最常见的不良事件（≥3 级或以上）有高血压、手足皮肤反应、乏力和腹泻，与已有研究数据一致。

RESORCE 研究结果表明，瑞戈非尼用于索拉非尼治疗失败的晚期肝癌患者疗效卓著，安全性较高，患者耐受性好。RESORCE 研究是十年以来，肝癌治疗领域的重大突破，为索拉非尼治疗失败肝细胞癌患者带来了希望。

研究者对索拉非尼、瑞戈非尼用于肝癌的治疗顺序进行了探索性分析。分析显示，瑞戈非尼组患者从既往索拉非尼治疗开始的中位 OS 为 26. 0 个月，对照组为 19. 2 个月，在亚洲和非亚洲亚组中，这种差异相似；瑞戈非尼序贯索拉非尼治疗的 OS 获益与既往治疗中索拉非尼的末次剂量不相关；按不同的索拉非尼末次剂量（800mg *vs* <800 mg）分析时，瑞戈非尼表现出的安全性相似。提示索拉非尼序贯瑞戈非尼治疗可给肝癌患者带来更显著的生存获益。

在肝癌治疗领域，任何单一的治疗手段都有局限性，2017 版《肝细胞癌诊断与治疗规范》提出综合治疗已成为趋势，即在患者接受了手术和介入治疗的同时，结合靶向治疗方式进行系统治疗。面对严峻的肝癌治疗形势，我国肝癌领域临床医生十年来一直期待着新型靶向药物的出现，能进一步延长肝癌患者的生存期。新的分子靶向药物瑞戈非尼在肝癌治疗领域的获批，是中国肝癌领域进入全程管理新时代的里程碑事件。

（编撰　王　曦）

（来源：《全球肿瘤快讯》2017 年 12 月 总第 198 期）

FDA 批准砒霜联合维甲酸一线治疗白血病

2018 年 1 月 15 日，美国 FDA 批准 Trisenox（三氧化二砷，arsenic rioxide）注射液联合

维甲酸一线治疗存在 t（15；17）易位或 PML/RARα 基因表达的新确诊低危成人急性早幼粒细胞白血病（APL）。（自 FDA 网站）

此前，FDA 基于已公布的临床数据及 Teva 公司三氧化二砷全球安全数据库的回顾数据，授予了 Trisenox 优先审评资格。Trisenox 同样的适应证在 2016 年 11 月获得欧盟 EMA 批准。

Ⅲ期临床研究数据显示，中位随访 50 个月，初治低危或中危 APL 患者接受 Trisenox 联合维甲酸治疗的总生存率达到 99%，且几乎没有复发。

APL 是急性髓性白血病（AML）的一种特殊类型，可导致无法控制的出血，若不治疗，患者可能在几小时或几天内死亡，被 FAB 协作组定为急性髓细胞白血病 M3 型，该亚型约占全部 AML 患者的 5%，在美国每年新确诊人数约 1500 例，在欧洲每年确诊 1500~2000 例。

三氧化二砷，俗称“砒霜”。哈尔滨医科大学附属第一医院张亭栋教授是砒霜治疗白血病奠基人。陈竺院士团队应用全反式维甲酸和三氧化二砷对急性早幼粒细胞白血病进行了联合靶向治疗，使得这一疾病的 5 年无病生存率跃升至 90% 以上，达到治愈标准。

美国国家综合癌症网络（NCCN）指南公布了三氧化砷（As_2O_3）注射液的重要安全信息，警告了分化综合征和心脏传导异常等严重不良反应。APL 患者采用三氧化砷治疗期间症状可能包括发热、呼吸困难、急性呼吸衰竭、肺部浸润、胸腔积液或心包积液、体重增加或外周水肿、低血压及肾、肝或多器官功能障碍。

（编译　王　岚）

（来源：《全球肿瘤快讯》2018 年 1 月 总第 200 期）

❖ 热点与争鸣 ❖

咸鱼致癌，都是亚硝胺惹的祸

张立峰

2017年10月30日，国家食品药品监督管理总局官网发布了经过中国食品药品检定研究院安全评价研究所初步整理的世界卫生组织国际癌症研究机构（WHO/IARC）10月27日公布的致癌物清单。其中“中国式咸鱼”名列1类致癌物，引起了网络上新一轮的热议。这是继2015年10月将“加工肉制品”列为1类致癌物、“红肉”列为2A类“非常可能的致癌物”之后，再一次引发公众的广泛关注。

其实，这在世界上并非“最新消息”，中国式咸鱼（Salted fish，Chinese-style）早在2012年就已经被IARC确定为1类致癌物了。

一

世界卫生组织下属的国际癌症研究机构（IARC）成立于1965年。该组织的专家自1972年开始对外源化学物质或其他因素的致癌危险性进行评价，根据流行病学、动物实验资料综合分析，然后发布权威资料，并且每年都会及时更新致癌物的信息。目前IARC将致癌因素分为了4类、5级：

1类：共116种。为人类致癌因素，包括对人类肯定的致癌物或接触环境。明确了对人体有致癌作用。

2A类：共71种。为人类可疑致癌因素，其对人类致癌性的证据有限，但对实验动物致癌性证据充分。

2B类：共286种。为人类可能致癌因素，其对人类致癌性证据有限，且对实验动物致癌性证据并不充分；或对人类致癌性证据不足，但对实验动物致癌性的证据充分。

3类：共499种。为当前证据尚不能确定对人类致癌性进行分类的因素，其对人类的致癌性证据不确切，且实验动物致癌证据也不确切。

4类：仅1种。对人类很可能不是致癌因素，不太可能导致人类和实验动物癌症的物质。

在1类致癌物中，人们日常生活中常见的有：黄曲霉毒素、苯并芘、吸烟（包括吸二手烟）、酒精饮料中的乙醇、槟榔、含马兜铃酸的植物、雌激素-孕激素（组合）口服避孕药、甲醛、乙醛、氯乙烯、三氯乙烯、多氯联苯、砷和无机砷化合物、镉、苯、甲醇、氡、煤焦油、放射性核素、X射线、γ辐射、家庭燃烧的煤（室内排放）、室外空气污染（颗粒物）、幽门螺杆菌（感染）、乙型肝炎病毒（慢性感染）、丙型肝炎病毒（慢性感染）、人乳头瘤病毒（感染）等。

二

咸鱼是以盐腌渍后，晒干的鱼。人类吃咸鱼有着悠久的历史，在古代因为没有低温保鲜技术，鱼很容易腐烂。因此世界各地沿海的渔民都以此方法保存鱼。在中国古代，咸鱼被称作“鲍鱼”（并非现在价格昂贵的海产品鲍鱼），并将卖咸鱼的店铺叫做“鲍鱼之肆”，进入其中，久而不闻其臭。司马迁著《史记·秦始皇本纪》记载：“会暑，上辒车臭，乃诏从官令车载一石鲍鱼，已乱其臭。”说的是公元前256年七月，秦始皇在出巡的途中驾崩，丞相李斯和宦官赵高秘不发丧。时值盛夏，尸体很快腐烂发臭，他们便将许多鲍鱼装在车上，以掩盖尸臭。这里所用的鲍鱼，应该就是咸鱼。说明在那时候之前，人们就已经在食用咸鱼了，而且得到它很容易。

在中国的华南及沿海地区，咸鱼不失为广大民众餐桌上的一道美味。但是，咸鱼在经过高浓度盐腌制的过程中会产生大量的亚硝基化合物，如二甲基亚硝酸盐，这种物质进入人体后，在胃内的酸性环境中会转化成致癌物质二甲基亚硝胺。大量的体外实验和流行病学调查均已证实，亚硝胺类是一种公认的致癌性很强的化学物质，与鼻咽癌、食管癌、胃癌发病有较高的相关性。而且年龄越小，食用的量越大、频率越高，患这三种癌症的概率也就越高。

咸鱼本“无辜”，亚硝胺类物质才是咸鱼致癌的“罪魁祸首”！

三

鼻咽癌的发病率在中国华南地区远远高于世界平均水平，尤其在广东的一些地区，甚至高达50/10万，因而在国际上又被称为“广东癌”，成为唯一的以地名命名的癌症。

1986年，发表了一项针对香港青年进行的“病例-对照”研究，把鼻咽癌的“发病原因”瞄准了咸鱼。通过分析调查所取得的数据，病例和对照之间最显著的差别是儿童时期食用咸鱼的情况。如果儿童时期吃咸鱼比较多，成年后得鼻咽癌的比例就大大增加。这项研究做出的结论是“香港青年中的鼻咽癌患者有90%以上是吃咸鱼，尤其是儿童时吃咸鱼导致的”。

除此之外，还有其他的几项“病例-对照”研究，也都支持咸鱼增高鼻咽癌风险的结论。而在小鼠实验中，也直接观察到了吃咸鱼组的鼻咽癌发生率更高。

癌症是由多种因素导致的，包括内因和外因等。确定癌症的诱因并不是一件容易的事情。一般而言，对于癌症高发群体，首先会考虑基因（遗传）因素。有研究调查了移民到北美的华南后裔的鼻咽癌发生率，发现比他们的先辈明显下降。这说明鼻咽癌高发的遗传因素可能不是关键，生活方式才是主要原因——这些移民后裔改变了祖辈的生活方式，也就避免了鼻咽癌的诱因。

四

凡事都要讲究一个“度”，虽然咸鱼已属于1类致癌物质，“明确对人体有致癌作用”，指的是有确凿的证据，显示该物质能增加人的癌症风险。但是，这并不是说吃了就会得癌，这还得和它的致癌能力——吃多少会得癌有关。所以人们不必过度担忧，不要听说咸鱼含有致癌物质，就不敢吃咸鱼了，毕竟各种咸鱼还是相当美味的。有营养专家表示，只要科学合理地食用，咸鱼仍然能成为我们餐桌上的美食。专家建议，婴幼儿、儿童不要吃，成年人需要控制总量，不要天天吃，1 个月吃两三次影响不大。有食管癌、鼻咽癌病史的人建议不要吃咸鱼。

所以，喝过几次酒、吸几次烟、吃过几次咸鱼并不意味你就会患上癌症。但是，长时间、大量饮酒、吸烟、吃腌制食品，患癌风险则会显著提高。

五

如何才能既品尝了咸鱼的美味，又能将致癌的风险降到较低呢？如果你特别爱吃腌制的鱼，也可以采取一些方法，减少它对身体的危害。

首先，在烹饪咸鱼前，将其用水焯过或蒸制后，沥去汤汁，再进行烹制，可以除去其中的一大部分亚硝酸盐。

在吃咸鱼的同时，还可以多吃一些富含膳食纤维的蔬菜。膳食纤维可以促进排便，从而减少人体对咸鱼中亚硝酸盐的吸收。

此外，咸鱼爱好者平时可以多吃些猕猴桃、柑橘类，以及各种水果汁等，这些食品含有丰富的维生素 C，它是很好的亚硝酸盐还原剂，能将其还原成无致癌性的硝酸盐。

同时，也要提醒大家，与咸鱼类似的高盐腌渍食物，如咸菜、腊肉、火腿、香肠、咸蛋等，同样含有亚硝酸盐类物质，大家在食用时也要注意控制摄入量。

（原载《抗癌之窗》2017 年 12 月刊）

一个由吗啡引发的医疗纠纷

《医师报》记者　陈　惠　张艳萍　张　雨
见习记者　任　艺　张　璐　窦　洁

日前，本报记者接待了一位特殊的读者——北京市一家大型三甲医院肿瘤科的张医生。这家医院肿瘤科以为临床患者提供姑息治疗而闻名，许多晚期癌症患者在这里得到了最适合他们的临终治疗，得以安宁离世。在张医生所在科室，他以对患者一向耐心负责而深受患者和同事们的信任。

然而，就是在这样一家医院，就是在张医生身上正经历着一起令他难以平静的医疗纠纷。

患者的一位家属以张医生在患者临终前使用吗啡过量“导致严重呼吸困难，最终因呼吸衰竭”死亡为由，将他告上法庭。

10 天的悉心诊治换来的竟然是一纸心寒诉状，尽管很同情患者，也很理解家属的丧母之痛，但张医生仍然感到十分寒心。他自认对患者的治疗“符合医学诊疗常规，措施积极，告之充分，不存在过错。晚期癌症患者死亡全因病情危重的自然转归，与医生的诊疗不应存在因果关系。”

更令张医生感到难以理解的是，司法鉴定竟然也以医方“对患者死亡负有责任”而出具了鉴定结果。“真的觉得很无助”张医生说，吗啡是用于止痛的基础药物，但这次事件给他的心理带来极大的阴影，他甚至“不敢”再使用吗啡为癌症患者止痛。

判决如果成立吗啡使用将倒退 N 多年

中国抗癌协会副秘书长、陆军总医院肿瘤科刘端祺教授听闻此事，感到非常不解。他告诉本报记者：“如果判决成立，定会影响我国整个医生群体今后吗啡在缓解癌症患者疼痛方面的使用，也必然影响我国对重症呼吸困难患者的救治，医生将因此案产生的消极结果而对吗啡的使用采取消极态度，我国对吗啡的使用从观念到用药的选择将倒退许多年，并使政府已经提到日程的重症患者的安宁疗护工作遇到本不应出现的障碍。”

刘端祺强调：“不分青红皂白地妖魔化吗啡，片面强调吗啡负面作用的时代已经结束了，应该大力宣传吗啡在医学上有广泛的应用价值，让医患双方从吗啡及所有阿片类药物的正确应用中获益。”

《医师报》副社长黄向东、常务副社长兼执行总编张艳萍同时提到，为了解事件详情，普及吗啡的规范化应用知识，本报特主办了此次“晚期肿瘤患者吗啡使用的临床和法律问题”专家研讨会，邀请疼痛界、肿瘤界学者对此进行讨论，希望借此案例讨论应如何看待吗啡，晚期肿瘤患者如何使用吗啡，如何在民众中普及吗啡使用知识等问题。

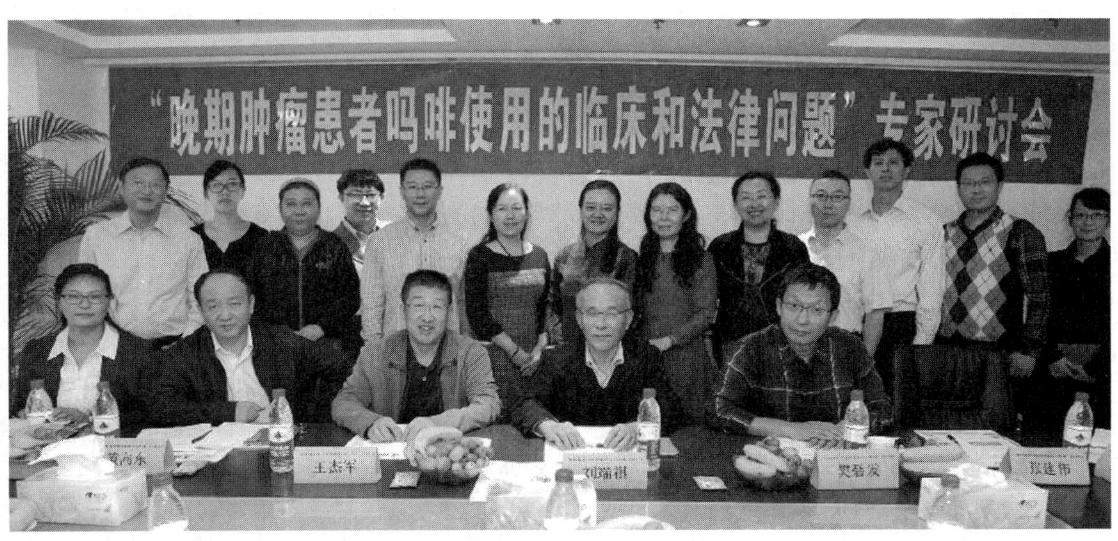

参与讨论的专家表示，他们无意代替司法去判定医患双方的是非对错，但必须对吗啡在临床，尤其是晚期癌症患者中使用时应注意哪些问题，从医学角度表明态度；对此判例如果生效，将对行业产生怎样的影响，从医师的角度表明对改革我国医疗纠纷司法职能的态度。

案例回放

患者张××，女，67 岁。于 2015 年 2 月 6 日出现上腹部疼痛不适，2 月 11 日在社区医院查胃镜取活检诊断为胃印戒细胞瘤。

3 月 9 日在北京某三甲医院外科行胃癌根治术，术后病理显示：胃溃疡型低分化腺癌，癌组织侵及胃壁全层，脉管内可见癌栓；小弯侧、大弯侧、幽门下、贲门右淋巴结可见癌转移（21/30）

术后 1 月余，患者因胸闷、喘憋等症状于 4 月 30 日于呼吸科就诊，查 X 线胸片提示，肺部感染及胸腔积液，抗感染治疗效果不佳。

于 5 月 4 日收住该医院肿瘤科后予抗炎、平喘、化痰、胸穿抽液、营养支持等缓和姑息对症治疗，症状无明显缓解。考虑肺部间质性系由癌性淋巴管炎引起，短暂试用替吉奥口服化疗，因恶心、呕吐停药。

5 月 12 日，患者出现左上肢静脉血栓及急性冠脉综合征，请血管外科及心内科会诊，予强心、利尿、扩血管、抗凝等治疗，患者胸闷、气短症状稍减轻，生命体征尚平稳。

张医生向患者家属交待病情：患者为胃癌晚期，全身多发转移，合并间质性肺炎、急性心肌梗死、深静脉血栓，病情危急，随时可能出现呼吸、循环衰竭死亡，家属表示理解，要求次日出院。

不料，翌晨患者心率突增至 200 次/分，心电图示快速房颤，立即毛花苷丙（西地兰）0. 2mg 壶入，10 : 50 左右心律转为窦性，心率约 140 次/分，血压平稳。但呼吸困难仍明显，呈端坐呼吸，双肺可闻及湿啰音及喘鸣音，呼吸浅快，约 40 次/分，予持续低流量吸氧治疗无效，10 : 57 予盐酸吗啡注射液 10mg 壶入，症状缓解。13：00 护士查房，患者平卧位入睡，呼吸、心率、血压均平稳。再次向家属交待病情，家属对不良预后充分知情，要求尽量减少患者痛苦。

5 月 14 日凌晨 3：00，患者呼吸困难症状加重，予盐酸吗啡注射液 10mg 皮下注射，症状再次缓解。

14 日日间，患者喘憋明显，烦躁不安，心率 150 次/分，血氧饱和度低（70%），予持续低流量吸氧，毛花苷丙、呋塞米壶入，硝酸异山梨酯（消心痛）口含，14：05、15 : 42 两次予盐酸吗啡注射液 10mg 皮下注射，症状无缓解。

22 : 35 患者出现意识丧失、心率下降、呼吸减慢，予尼可刹米 357mg、洛贝林 2mg 壶入，症状无改善，予心三联、呼吸兴奋剂治疗无效，22 : 42 患者呼吸、心搏停止，心电图呈直线，临床死亡。

死亡原因考虑为胃癌晚期，伴间质性肺炎、急性心肌梗死，呼吸、循环衰竭。

争论焦点

患方认为：患者没有疼痛，医方使用吗啡是错误的，导致了患者呼吸衰竭死亡。另外，医方错误使用替吉奥，消极治疗急性冠脉综合征，医疗行为存在过错，与患者死亡存在因果关系。要求赔偿各项损失 10 余万元。

医方认为：对患者的诊疗符合规范，措施积极，告知充分，不存在过错。患者死亡系病情危重所致，与诊疗不存在因果关系。

医疗鉴定结果

患者为“胃低分化腺癌（T3N3M0，ⅢB 期）术后，吻合口复发，腹腔种植转移，恶性胸腔积液，合并间质性肺炎、急性心肌梗死、左上肢深静脉血栓”，医方“予心电监护、抗血小板、抗凝、调脂、强心、利尿剂、激素、替吉奥等药物治疗，因服用替吉奥出现恶心、呕吐而停止化疗，以上诊治过程医方无过错”。但“在被鉴定人明显缺氧和没有给予呼吸机辅助通气的情况下，应用吗啡，医方用药不够慎重，可能会对病情的发展产生不利影响，医方存过错”；“与被鉴定人的损害后果有轻微因果关系”。“ 吗啡能抑制大脑呼吸中枢的活动，使呼吸减慢，甚至导致呼吸中枢麻痹，呼吸停止而死亡，急性左心衰晚期并出现呼吸衰竭者属于忌用范畴”。

讨论嘉宾

刘端祺　中国抗癌协会副秘书长、陆军总医院专家组
王杰军　中国癌症康复与姑息治疗起居室委员会主任委员、上海长征医院肿瘤科
樊碧发　中国医师协会疼痛科医师分会会长、中日医院疼痛科
宁晓红　北京协和医院老年医学科
方　红　北京大学第一医院肿瘤化疗科
陈　钒　北京大学肿瘤医院中西医结合科暨老年肿瘤科
陈小燕　北京市顺义区医院肿瘤内科
褚　倩　华中科技大学同济医学院附属同济医院肿瘤科
刘　波　山东省肿瘤医院肿瘤内科
刘　勇　东南大学医学院附属徐州医院/徐州市中心医院肿瘤内科

吗啡是缓解呼吸困难的有效药物

王杰军：本例患者开始使用吗啡曾经取得了疗效，后来应用又间隔了足够长的时间，应用的还是常规剂量，怎么会抑制呼吸成为死亡原因呢？

在此案中，患者血氧饱和度在吗啡在前后分别为 88% 和 92%，去世前为 70%，说明患者并未到呼吸衰竭程度，并未出现明显呼吸抑制。这么危重的患者，随时可能死亡，造成死亡的原因也可以有很多，为什么要怪罪吗啡呢。看来，要洗刷吗啡污名的工作还要继续做下去。

刘端祺：权威的《美国 NCCN 关于成年人癌症疼痛治疗指南》和《美国 NCCN 关于癌症患者姑息治疗指南》中，自 20 世纪 90 年代即明确规定，针对癌症晚期患者的呼吸困难可以应用吗啡治疗，对急性进展的呼吸困难还需要考虑吗啡的剂量和滴定速度；国内外对此早已达成共识。另外，急性心肌梗死、心源性哮喘也是吗啡使用的适应证，被写入教科书已达数十年。

褚倩：由于目前在中国还没有关于晚期肿瘤患者呼吸困难的治疗指南或专家共识，只能参考现有的国际权威的 NCCN 姑息治疗指南和国际临终关怀与姑息治疗学会（IAHPC）制定的基本用药目录。在 NCCN 指南和 IAHPC 基本用药目录中，吗啡都是治疗呼吸困难的推荐用药，特别值得一提的是，在 IAHPC 颁布的 33 种基本药物中，呼吸困难的唯一指定药物即是吗啡。这个患者使用吗啡是有依据的。

刘勇：很遗憾，目前对吗啡在呼吸领域的研究并不像在疼痛领域那么透彻，但实践证明，它的确是缓解呼吸困难的有效药物。最新版的 WHO 国际临终关怀与姑息治疗学会各种共识和指南都反复确认，大量临床经验证明使用，吗啡治疗疼痛是有效且安全的，并且鼓励使用。

刘波：在我复习的 20 多份文献中，40 余家姑息治疗中心，18 家非治疗中心，1700 余例吗啡治疗呼吸困难的临床案例（不只是癌症，还包括慢性阻塞性肺疾病、肺癌等相关疾病，以及对老年患者呼吸困难的治疗），均证明呼吸困难时吗啡时是安全有效的。有关吗啡对呼吸困难的治疗的法律滞后需要各位医生和专家的推动，不仅使患者获益，也保护医生。

给医生合法保障 让医生安心使用吗啡

王杰军：事实上，无论是医生还是患者，都对阿片类药物包括吗啡认识不足。今年 9 月，中国抗癌协会康复与姑息治疗专业委员会发布了《全国百家医院癌痛合理用药情况调研》，该调研在全国 17 个省（区、市）175 家医院开展。调研发现，仍有 50%中度癌症患者使用的仅是非强阿片类药物。影响阿片类药物使用的主要因素包括患者的顾虑，以及医生“重治癌，轻治痛”的错误观念。

褚倩：使用吗啡治疗晚期肿瘤患者的呼吸困难在医疗原则中是正确的，但需要更多的渠道教育医生，通过微信、视频等远程授课的方式，使没有条件参会的基层医生、偏远地区医生随时听课。使基层医生敢于在现行法规的保障下安全地使用吗啡。

宁晓红：在医院层面，应该向医生开展吗啡临床应用的相关培训，使医生有能力和权利去帮助患者。吗啡的使用应该是每个临床医生最基本的技能。很遗憾如今的医生仍然缺少有关麻醉处方权方面的培训。对于实施缓和医疗的医生来说，吗啡是帮助生命有限的患者平安度过生命最后阶段最有利的武器。应该给予医生权利，保证医生安全、有信心地使用吗啡。

陈小燕：有关吗啡使用的教育应该伴随在整个医疗行为中，从对医学生的本科教育到医生毕业后的继续教育，都就涉及肿瘤、姑息治疗的学习。

樊碧发：日本众议院成立了“慢性疼痛对策立法议员联盟”，召开立法听证会，专门就如何控制慢性疼痛的问题进行立法讨论。我应邀作了主旨发言，介绍了我国疼痛医学的情况。日方表示，在建立疼痛独立学科，以及多学科合作机制方面，中国超过了日本，日本应向中国学习。首相夫人参会，20 多名国会代表参加讨论，从政府角度表达了对控制慢性疼痛的支持。

由此我感到，慢性疼痛需要立法，无论是发达国家还是发展中国家，对慢性疼痛的关注都远远不够，不应只是专家、学者、社会工作者在推动，而要将推动落实到行动，则需要科技部、教育部、卫生部、财政部等共同努力。

刘端祺：呼吁各位医生不要光学习专业技术，还要积极参与有关民生的政策制订。我曾经向一位人大代表建议，希望他提一个让全民可以实现止痛药物基本免费的提案，可以先从最值得关注的癌痛患者做起。尽管目前还很难迅速实现需求这个理想，但总要有人首先提出来，最终一定会实现的。

（来源：《医师报》475 期）

相关报道

因三针吗啡，肿瘤医生被推上被告席

《健康时报》记者 徐婷婷

近日，美国电影《血战钢锯岭》感动了无数中国观众，主人公在救治处于极端痛苦的伤员时总是推注一针“吗啡”。

几乎同一时间，一位患者家属以“给临终患者使用过量吗啡”，把陆军总医院（原北京军区总医院）肿瘤科告上法庭，这是北京的三甲医院因姑息治疗面临的第一个医疗纠纷案件。

根据经济学人智库发布的全球《2015年度死亡质量指数》报告，中国死亡质量排名倒数第九。而世界卫生组织也公布一个重要事实：对吗啡和用于姑息治疗的其他基本管控药物的规定过严，令人无法获得适当的缓解疼痛和姑息治疗的服务。

司法鉴定的结果，考虑病人是肿瘤晚期患者，司法鉴定机构认为院方只承担轻微责任。然而，有关给临终患者使用吗啡是否“存在用药过错”的讨论，依然让医生们忐忑不安、难以接受。

知名的姑息治疗中心，被告了

“我坚持要把这个官司打下去，因为这关系到我国姑息治疗和临终关怀将如何发展。”

72岁的陆军总医院肿瘤科主任医师、全军肿瘤内科诊断治疗中心原主任刘端祺是我国推动姑息治疗的领衔专家，他所在的陆军总医院肿瘤科，因可以给晚期肿瘤患者提供姑息治疗而被广泛知晓，许多患者在这里得到安宁舒适的疗护，走完最后的日子。

然而，最近刘端祺所在的肿瘤科却遇到了麻烦。家属一纸诉状将曾经精心治疗和照料患者的医院告上法庭，理由是给临终患者使用“过量吗啡”，“一个由吗啡引发的医疗纠纷”在国内医学界引起广泛讨论。

根据世界卫生组织定义，姑息治疗（palliative care）是对治愈性治疗不反应的患者，完全的、主动的治疗和护理。通过控制疼痛以及患者有关症状，为患者赢得最好的生活质量。姑息治疗，可缓解90%以上的晚期癌症患者身体、社会心理和精神问题。而吗啡，则是为肿瘤晚期患者缓解疼痛和呼吸困难的常用药物。然而，陆军总医院肿瘤科却遇到了麻烦。家属一纸诉状将曾经精心治疗和照料患者的医院告上法庭，理由是给临终患者使用“过量吗啡”，“一个由吗啡引发的医疗纠纷”在国内医学界引起广泛讨论。

2016年12月12日，《健康时报》记者得到一条公开审理信息：12月15日，北京市某法院将对陆军总医院过量使用吗啡医疗纠纷案进行公开审理，并申请鉴定专家接受质询。

这场官司的焦点集中在对一次晚期癌症患者出现呼吸困难时该不该使用吗啡的争议。2015年2月，詹女士（化名）被诊断为胃癌晚期，因癌细胞已经出现多发转移，即便已在陆军总医院接受了手术、抗感染治疗等办法，也没有出现很好的效果。

为了尽量减轻患者临终前的痛苦，2015年5月4日，詹女士被收住该院肿瘤科，进行抗炎、平喘、营养支持等缓和姑息治疗。当时的詹女士病情危重，随时可能出现呼吸、循环衰竭而死亡。医生向患者家属交代了实情，詹女士的家属都表示了理解。

可就在准备次日出院时，意外情况发生了，詹女士突然心率增至200次/分钟，使用常规治疗办法，已经无法抑制患者的呼吸困难。

“眼看患者喘不过气，承受着难以想象的痛苦，生命正在迅速衰竭，医生又怎能置之不理？”

主治医生做出了给患者减轻痛苦的决定，选择给詹女士注入吗啡，3 次注射共 30mg 剂量，令人意外的是，就是这个“大胆”的决定，惹来一场长达 1 年的官司。

2015 年 5 月 14 日晚 22：42，詹女士呼吸减慢，停止了心跳。患者儿子刘东（化名）坚持认为，就是因为临终前“过量的吗啡”，让其更早承受了丧母之痛。2015 年 10 月 26 日，刘东向法院提起诉讼，向医院索赔 10 万余元（后追加为 24 万余元）。

“我始终没办法理解，对临终患者长达 3 个月的治疗，换来的竟然是这样一张冰冷的诉状。”包括詹女士的主治医生在内的陆军总医院医生们都坚持认为：晚期癌症患者的死亡，是因病情危重的自然转归，给患者使用的姑息治疗，也是肿瘤晚期患者治疗中常用办法。

国际通用的姑息治疗指南，在中国“失效”了

刘东的诉状，让抢救医生寒心，司法鉴定机构的鉴定结果，一句“存在用药过错”，也让被告医生难以理解：书上有相关记载，国际上的指南也写了，怎么就不能用了呢？

事实上，国际上已将吗啡作为临终患者姑息治疗中治疗呼吸困难和疼痛的首选药物。国际癌症诊疗权威机构——美国国立癌症综合网络（NCCN）近十年来连续不断出台并更新《关于癌症晚期患者的姑息治疗临床指南》，这份指南已在美国、欧盟、日本、中国台湾地区等 28 个国家或地区达成了共识。

NCCN 指南明确提出，对于预期生存时间短，只有数天至数周的恶性肿瘤晚期临终患者，出现呼吸困难，治疗重点是提高患者舒适感，可使用吗啡等阿片类药物进行治疗，对急性进展的呼吸困难还需考虑增加吗啡剂量和滴定速度。

在世界卫生组织与国际临终关怀与姑息治疗学会（IAHPC）的姑息治疗基本药物目录中，均把吗啡列为治疗疼痛和呼吸困难的基本药物。

然而，国内由于尚没有出台姑息治疗的指南，吗啡用于治疗呼吸困难也不在吗啡的中文使用说明书当中，这也意味着，一旦出现类似的医疗纠纷，给临终患者使用吗啡进行姑息治疗的医生，将失去法律的“保护”。

“请问这份姑息治疗指南是从哪里出的？在中国共识了吗？药品使用说明书有写明适应证吗？”

面对司法鉴定机构的连续发问，手中拿着一份英文版和中文翻译版的国际指南，给临终患者提供治疗的医生显得格外被动。

司法鉴定机构坚持认为，吗啡的使用需要严格按照说明书，在药品说明书中，吗啡的适应证主要是镇痛、心肌梗死、心源性哮喘、麻醉和手术前的给药。而用于治疗呼吸困难并没有在说明书中得到体现。

对此，2016 年 11 月，中国抗癌协会癌症康复与姑息治疗专业委员会专门召开了“晚期肿瘤患者吗啡使用的临床和法律问题”专家研讨会。

会上，同济医院胸部肿瘤科副主任、中国抗癌协会癌症康复与姑息治疗专业委员会委员褚倩表示，80%~95%的恶性肿瘤晚期临终患者可使用吗啡缓解呼吸困难症状，从而减少死前痛苦，通过这样的方式做到“活有质量，死有尊严”。

通行多年的吗啡说明书，该改了

“如今的法庭上，讨论的还是十几年前的问题，真是叫人觉得痛惜。”

站在被告席上，刘端祺教授连声发出感慨：十几年来，几乎每天都在用吗啡给临终的患者做姑息治疗，缓解患者的呼吸困难，对于减轻临终患者的痛苦发挥了不可替代的作用。如果判决成立了，那是在说，十几年来，我们都治错了？这没有反映患者的真正需求，没有反映国际上最新的理念。

《2015年度死亡质量指数》报告对80个国家的死亡质量进行评估，中国之所以排名倒数第九位，很大的原因，就是吗啡的使用过于保守，患者大多在痛苦中离去。

中国癌症康复与姑息治疗专业委员会主任委员、上海长征医院肿瘤科主任王杰军指出，无论是医生还是患者，对于吗啡等阿片类药物的认识都存在严重不足。

2016年9月，中国抗癌协会癌症康复与姑息治疗专业委员会发布《全国百家医院癌痛合理用药情况调研》，通过在全国17个省份175家医院开展的调研发现，因为患者的顾虑以及医生“重治癌、轻治痛”的理念，仍有50%的患者使用非阿片类药物。

最新版吗啡（盐酸吗啡注射液）使用说明书是在2007年通过核准，并于2011年修订，其中没有吗啡用于治疗癌症晚期呼吸困难的阐述。然而，目前用吗啡来治疗癌症晚期的呼吸困难，在临床上已非常普遍。刘端祺认为，说明书用法已存在滞后。

中国工程院院士孙燕主编的《临床肿瘤学高级教程》中指出：吗啡等阿片类药物不仅可改善患者的主观感受，还能降低机体对于低氧和高碳酸血症的敏感性，使得呼吸的频率和组织器官的耗氧量下降，是治疗癌症患者呼吸困难的最常用药物。其中还特别说明：一些医生担心阿片类药物会造成呼吸抑制，从而导致死亡，但是系统性回顾性研究发现，及早给予阿片类药物治疗呼吸困难，可减少患者的心理和生理负担，有益于延长生存。

《西部医学》期刊也曾发表了“晚期癌症难治性呼吸困难的姑息处理”一文，文中指出，约1/3的晚期癌症患者伴有不能常规控制的呼吸困难，因而生存质量差。针对不可逆转或难以逆转因素的呼吸困难，合理应用以吗啡为主的阿片类药物可使其改善60%。

“国内20多份权威文献，40家姑息治疗中心，18家非治疗中心，1700余例案例，均证明呼吸困难使用吗啡治疗是有效的”，山东省肿瘤医院内科副主任医师刘波透露，吗啡在临床上用于包括慢性阻塞性肺疾病、肺癌、老年患者的呼吸困难等治疗已经得到证实，有关吗啡治疗的法律滞后需要得到推动，不仅能够保护医生，也能够使得患者受益。

中国抗癌协会肿瘤姑息与康复治疗委员会北京分会常委、北京协和医院老年科宁晓红也建议，对于实施缓和医疗的医生来说，吗啡是帮助生命有限的患者平安度过生命最后阶段的最有力的武器，应该给予医生权利，保障医生安全、有信心的使用吗啡。

尽管如此多的文献和资料，已经证明了吗啡在姑息治疗的必要和有效，可就是因为没有具有法律效力的一部中国指南，法庭上认的，仍然只能是久未更新的药品说明书。

保障医生和患者，需要双方的充分告知和理解

“这是吗啡，需要一支吗？”

“当然！要么就给我吗啡，要么直接给我一枪。”

在《血战钢锯岭》中，即便是在战场上的战地医生，也都是在得到受伤的患者本人肯定的答案时，才会将吗啡注入患者的体内。

中国医学科学院人文学院院长翟晓梅曾撰文指出，临床医生往往关注的是医疗行为使得患者获益，不注重为自己的医疗行为辩护，但其实，对于肿瘤晚期的临终患者及其家属而言，做姑息治疗更需要讲清楚这样做的原因和需要承担的风险。

就在案件发生不久，又有一个类似的案例：一位乳腺癌晚期的患者，已经出现了骨转移、双肺弥漫转移。也存在呼吸困难，表情痛苦，在医生的反复沟通下，家属只希望亲人走的时候不要备受折磨，同意使用吗啡等药物，后来，只要患者醒来出现喘憋，就给他使用吗啡缓解症状。尽管患者还是离开了人世，家属也对医生的治疗表示了理解。

王杰军表示，绝大部分中国癌症晚期患者是希望治愈的，如何告知降低患者及其家属的期望值，告诉他们来医院的作用不是治愈，而是改善症状为主，使用吗啡是为了缓解症状，也要告知不良后果，并签署知情同意意见。

翟晓梅透露，医生的职责不仅是抢救患者生命，还应该是缓解患者痛苦，临终患者呼吸困难痛苦万分，医生首先想到的是使患者更舒适地走向生命终点，痛苦的拖延可能比不治疗使得生命延长了一点，但患者的死亡结局不可避免。

针对国内缓和姑息治疗现状，多位专家建议，希望更多的患者能够留下生前的遗嘱，让医生能够安心的为患者进行缓和姑息治疗，同样希望家属不要让患者毫无尊严的在痛苦中离去。

生老病死，人生四维。“有时去治愈，常常去帮助，总是去安慰。”美国医生特鲁多的这句名言其实也是医疗日常。不过，此前有数据显示，我国仅有不到1%的人能享受到姑息治疗服务，且集中于上海、北京等大城市。

若死亡无法规避，那么相较于加重痛苦的无效治疗，平静而温暖的姑息治疗，也该到正名之时了。

（来源：北京生前预嘱推广协会网站）

后续报道

吗啡医疗纷争案赢了 将掀吗啡使用新篇章

《医师报》记者　陈　惠　张艳萍

“由吗啡引发的医疗纠纷”事件，一审判决赢了！《医师报》记者从北京市东城区人民法院了解到，目前十日上诉期已过，原告并未上诉，这意味着一审判决结果成为最终审判结果。

5月17日，法院判决：某司法鉴定所的法医临床鉴定意见不予采信，驳回原告要求陆军总医院承担相应赔偿责任的全部诉讼请求。

在伤医事件频发的当下，这场胜利又何尝不是一剂“治疗医生心痛的吗啡”，并将让更多患者受益于吗啡的使用。

事件回放

2016年，患者家属以使用吗啡过量“导致严重呼吸困难，最终因呼吸衰竭”死亡为由，将陆军总医院告上法庭。随后，司法鉴定医方“应用吗啡不够慎重”，存在过错。10天的悉心诊治换来的竟是一纸诉状，令人寒心的同时也产生畏惧。当事医生自认诊疗符合规范，措施积极，不存在过失。

某司法鉴定所出具法医临床学鉴定意见书，在患者危重情况下“医院超剂量、多次对患者使用吗啡注射液，导致患者死亡”。

该鉴定结果引发肿瘤界热议，当事医生与医院认为当时使用吗啡是正确的治疗措施、程序规范，也对患者家属进行了充分告知。患者死亡的结果是病情本身所致，并不是由于使用吗啡引起。医院和医生不麻木，选择将自己的案例拿出来，为了行业为了患者呼吁，并希望由《医师报》组织一场研讨。

媒体行动

2016年10月20日，由《医师报》社主办的“晚期肿瘤患者吗啡使用的临床和法律问题”专家研讨会举行。中国抗癌协会副秘书长刘端祺教授、时任中国抗癌协会癌症康复与姑息治疗专业委员会主任委员王杰军教授、中国医师协会疼痛科医师分会会长樊碧发教授等全国十余位业内顶级专家共同参与研讨。

首期报道刊发后，业界对吗啡的临床应用产生了热烈反响，分别从医学、人文和法律角度阐述自己的观点，《医师报》连续7期近10个版面报道，形成专业指导性意见。

持续研讨，形成多方面意见！在研讨会的基础上，这一事件更是获得国内多家主流社会媒体的关注，形成大篇幅报道，放大了声音和影响。

法院判决

北京市东城区人民法院民事判决书（节选）

（2016）东民初字第1404号

为查清案件事实，法院组织北京市多家三甲医院药学专家、肿瘤专家、北京市司法鉴定机构法医组成专家小组，专门就本案进行了专家论证。针对鉴定机构认定的过错，法院根据查明的事实认为：

首先，病人具有使用吗啡的指征。就本例来看，病人系癌症晚期患者，其已出现呼吸困难、烦躁不安等症状，其主诉憋、喘的情况系其心功能衰竭，而吗啡不仅有镇痛作用，同时还有镇静作用，对心衰病人使用吗啡可减少其心脏负荷。

其次，在使用吗啡时无需辅助呼吸机支持。呼吸机的使用有相关的操作指南，临床上吗啡的使用与辅助呼吸机支持并无关联性。另外，综合考虑本例患者的身体情况亦不宜使用呼吸机。

再次，病人不存在使用吗啡的禁忌。病人出现的“甲床紫绀”并非吗啡药品说明书中提到的“呼吸抑制已显示紫绀”，本例中病人属于心功能衰竭导致甲床紫绀。

最后，在对病人使用吗啡的过程中用法、用量亦无不妥。病人第一次用药后并无不良反应，而随后的两次用药均为皮下注射，病人亦未出现不良反应。病人出现意识丧失、心律下降、呼吸减慢直至死亡，已经是距离其最后一次使用吗啡5个多小时之后出现的情况，该情况与吗啡的使用并无因果关系。

法院判决：

××司法鉴定所【2016】临床医鉴字第××号法医临床学鉴定意见书，缺乏相关依据，故本院对该鉴定意见不予采信。驳回原告要求陆军总医院承担相应赔偿责任的全部诉讼请求。

对话

“这是十分令人欣慰的消息。”在法院宣布一审判决结果后，《医师报》记者在第一时间采访了中国抗癌协会副秘书长、陆军总医院肿瘤科原主任刘端祺教授。

（一）判决结果——普通案子不“普通”

1. 鉴定法院“不予采信”

记者：看起来，该案件中，法院是在“不予采信”某司法鉴定所《法医临床学鉴定意见书》的基础上“驳回原告要求”的。

刘端祺：这也是本案的不同寻常之处。虽然鉴定机构《临床学鉴定意见书》在法律程序上属于“证据”的一种，但不能作为法院最终裁决的依据。过往的绝大多数医疗案件，法院都会直接采纳“意见书”或依法承认的相应权威医学鉴定的意见，以此为依据做出判决。对鉴定书的意见“不予采信”的情况少而又少。

记者：法官毕竟不是医学专家，该不该采纳鉴定意见，到底由什么决定？

刘端祺：肯定要由法庭多方面获取的证据决定。许多朋友对我们这个“官司”的结局都不看好：患者已经死亡，又是晚期癌症、心肌梗死，还涉及“敏感药物”吗啡的多次使用，甚至连鉴定意见也认为我们对患者死亡负有责任，给人的第一感觉是“听起来你们不占理”，所以有的同道劝我们：“这是有理都讲不清的案子，太牵涉精力，干脆赔些钱算了。”《人民日报》的一篇题为“人死医院赔，不能成惯例”的评论就描述了这类现状：“法院在审理此类案件时，通常会倾向于同情患者，即便医院没有任何过错，也要给予一定的人道主义救助，这似乎已经成为惯例。”在这个案子中，法院查明事实后，广泛听取各方面专家的意见，认定了使用吗啡的措施在当时的情况下是必要的、恰当的，并不是导致患者死亡的原因，所以最后决定不采信鉴定意见。

2. 判例事关缓和姑息治疗与吗啡的正确使用

记者：在医疗鉴定不利的情况下，你们作为被告方为什么还要坚持把这件事进行下去呢？

刘端祺：表面上看，这似乎是一个追寻晚期癌症患者死因责任的“普通案子”，但它的判决结果将影响到我国缓和姑息关怀工作如何与目前国际社会的主流观念接轨，以及我国安宁疗护事业未来的发展方向。因此，“普通案子”里有不普通的大道理，对推动我国未来安宁疗护工作的开展，对今后医院发生的死亡案例的分析判断以及吗啡的正确使用，都有非常重要的意义。

前一段时间我到外地出差，同行们都非常关心此案，成了一个必谈的话题，得知判决结果后大家都说：“一颗悬着的心终于放下了。”在我科进修过的甘肃省武威市人民医院肿瘤内科李成彪主任多次来电话，非常关心案子的进展，说：“这关系到我们今后用药的决心和患者的切身利益。”这反映了基层医生、边远地区患者的心声。其实，以吗啡为代表的阿片类药物是在姑息治疗和安宁疗护领域中非常重要的、有效的、减轻患者辞世前痛苦的药物，世界各地应用非常普遍，使用相当安全，不能妖魔化。

记者：这个案子的判决结果真是影响深远，具有见微知著、改变观念的意义。

刘端祺：是的。近20余年来，国际上对临终关怀及安宁疗护、姑息舒缓治疗重要性的认识有了显著提高，对在姑息治疗中吗啡的使用也有了非常成熟的经验。世界卫生组织提出，每一个走到生命尽头的人都有权得到高质量的临终关怀，并把吗啡等阿片类药物列为癌症止痛和安宁疗护的首选或必备药物。

（二）超说明书用药

1. 有较高级别证据支持吗啡“超说明书用药”

记者：这里说的止痛药物指的就是吗啡?

刘端祺：止痛药物的种类很多，对晚期重症疼痛患者而言，最重要的就是以吗啡为代表的一系列各种剂型的阿片类药物。这类药物除了止痛外，一般还具有三个应用指证，即：缓解呼吸困难、咳嗽和腹泻；有学者认为吗啡还具有不同程度的发挥舒缓紧张情绪并改善舒适度、减少体能消耗等作用。因为本例患者同时有心力衰竭、端坐呼吸和十分严重的濒死感，使用吗啡的理由就更加充分而明确：减轻患者死亡前的痛苦。

记者：我在庭审时听到原告指出：吗啡有抑制呼吸的严重副作用，在患者病情十分危重的情况下，医方还使用吗啡，明显是“超说明书用药”，属严重的用药错误，有可能加速患者死亡。

刘端祺：在吗啡注射剂的说明书中，有“可抑制呼吸”的表述。在治疗这个患者的呼吸困难时，应用吗啡确实是“超说明书用药”。

2. 超说明书使用吗啡是为患者最大利益

记者：药物说明书是具有法律价值的用药依据，既然如此，法院完全可以认为被告违反了说明书的规定用药，应该承担相应的法律责任。

刘端祺：药物说明书是对药物进行全面说明的重要指导性文字资料，有一定的法律效力，一般情况下医生应该严格遵守说明书的规定使用药物。但是，事情远非这么简单。医学不仅是装在瓶子里的药，医生也不是只会照方抓药的机器人。结合患者身体、心理以及医生的实践经验等诸多方面的情况，“超说明书用药”是国内外临床上普遍存在的现象。美国食品和药品管理局（FDA）明确指出，“不强制性要求医生必须完全遵守官方批准的药品说明书的用法。”世界上有十多个科技比较发达的国家，或是以国家立法、或是以医药学等学术组织“指南”或“共识”的形式对“超说明书用药”问题做出了规定。

虽然我国在这方面还有待于立法，但鉴于患者的迫切需要，中国药学会于2015年4月公布了《中国药学会超说明书用药专家共识》，提出：“超说明书用药必须有充分的文献报道、循证医学研究结果等证据支持”，并将具体证据分为5个等级，以体现不同的推荐强度。这个由权威专业学会颁布的《专家共识》实际上为我国医生“超说明书用药”开了绿灯。从根本上讲，“超说明书用药”还是为了患者的最大利益，使患者能够享受人类文明的最新成果，得到体现当代医学发展的最新的、最适当治疗，对药物说明书一出台就必然存在的滞后性也是一种弥补。反过来想一下：如果医生严格按照说明书的适应证规定不给这个痛苦的端坐呼吸的患者吗啡进行救治，她的结局就是老百姓常说的“活活憋死”。以最普通的药物阿司匹林为例，200年来临床上开发了它的许多新用途，比说明书规定的适应证多了不少，有的超出了我们的想象。

3. 吗啡使用获国家卫计委权威说明

记者：但是吗啡毕竟不是阿司匹林。关于吗啡的“超说明书用药”在我国有先例吗？

刘端祺：吗啡可选择用于晚期患者的呼吸困难，已经在国外及我国港、澳、台地区实践了近30年，大陆学者也积累了十余年的经验，对此早已形成共识。四川大学华西第四医院李金祥教授所负责的姑息医学中心，为缓解晚期癌症患者的疼痛、呼吸困难和咳嗽等痛苦症状，应用的吗啡总量每年高达6000克以上，有时为缓解患者的难治性呼吸困难，甚至会将吗啡的用量上调滴定至>100mg/24h，经微泵连续静脉输注，并且与咪达唑仑联合使用，这样做有效地缓解了患者生命末期的痛苦。

实践证明，使用吗啡，只要具有明确的指征、合适的方案、恰当的剂量，安全性便能够得以保障。

应该说，本案吗啡的“超说明书用药”是有推荐强度较高级别证据支持的。今年2月，国家卫计委颁布的《安宁疗护实践指南（试行）》中明确指出“阿片类药物是使用最为广泛的具有中枢活性的治疗此类（即晚期患者）呼吸困难的药物。”这是首次以国家卫计委的名义做出的权威说明。

（三）姑息治疗——缓和姑息治疗中使用吗啡顺理成章

1. 很多患者因未使用吗啡不得不在痛苦中煎熬

记者：《安宁疗护实践指南（试行）》对这个案子的判决发挥了作用？

刘端祺：本案发生在《安宁疗护实践指南（试行）》颁布之前，按我国法律，还不能用于这个案件的判决。但是，《安宁疗护实践指南（试行）》适应了世界大趋势，它的颁布给安宁疗护、姑息治疗以及所有想要帮助重病病患减轻痛苦的医生护士们吃了一颗“定心丸”。我国的人口占全球的20%，但吗啡的使用量还不足全球的5%，可以想见，有相当多在痛苦中煎熬的应该使用吗啡的患者，还没有得到足够的药物，这是我们医务人员乃至整个社会的失职。颁布这样的《指南》有利于改变这种局面。

记者：缓和姑息治疗的指导思想就是减轻晚期患者的痛苦，而不是单纯追求延长患者充满痛苦的生命，吗啡类阿片类药物的适当应用有助于达到这一目的，这样理解对吗？

刘端祺：对。在缓和姑息关怀临床实践中，我们所面对的往往是一个“痛不欲生，死又死不了，活又活不成”的特殊的群体；“拯救生命”或者说“对抗死亡”已经不是一个现实可取的临床治疗原则，医疗的目的此时已经转换为：帮助患者“将痛苦减到最低，最大化地维护他们辞世前的尊严”，让他们在告别人世时不痛苦、少痛苦；使他们亲人的心灵得到最大的慰藉，做到“生死两相安”。所以，在这种情况下使用吗啡或其他阿片类药物给患者解除痛苦是顺理成章的最佳选择。正如诺贝尔和平奖获得者、德国医师史怀哲所说：“使患者在死前享有片刻的安宁将是医生神圣而崭新的使命。”这是作为医生最起码的人性思考，不管你是哪个科的医生。

世界卫生组织关于姑息治疗的期许是：“肯定生命的价值，将死亡视为一个自然的过程；不刻意加速、也不延缓死亡的到来”，这一理念已经得到了我国医学界和民众越来越多的理解和支持。对临终患者“不惜一切代价抢救”，对晚期肿瘤患者“生命不息，抗癌不止”的做法，已经成为昨日黄花。

至于平素身体健康，因某些偶然因素（如外伤、感染等）导致生命垂危的患者，有时也会使用到吗啡等阿片类药物进行抢救，同样不应有过分的担心。这时使用吗啡的主要目的是全力抢救生命，力争把人救活，而不是临终关怀，这不在我们今天讨论的话题之内。

2. 期待药物使用“矛盾心结”不影响吗啡正常使用

记者：说实在的，我对吗啡还是有种天然的担心。就现有的知识而言，阿片类药物对临终患者确实是安全的吗，会不会给患者的生存带来负面影响？

刘端祺：这是一个医患双方都不能回避的现实问题。吗啡对缓解临终患者的呼吸困难有确切疗效的同时，还可能引起呼吸抑制。这是可以预见，可以通过加强临床观察、及时调整给药途径、频率和剂量，从而尽量减少，但没有办法完全克服的不良后果。理想的药物最好既能缓解呼吸困难，又肯定不会抑制呼吸，可惜，目前还没有这种药物。其实，不只是吗啡，这种医患双方都会出现的“矛盾心结”，在使用各种药物时都会出现的。

这种动机良好，结局未必能被所有人接受的需要社会给予宽容理解的现象，在人类生活中并不少见，在医疗领域俯拾皆是，我国老百姓将其非常精辟地总结为“甘蔗没有两头甜”“是药三分毒”。国内外的伦理学家和哲学家将处理这种社会现象的原则视为“公理”，并概括为“双重效应原则”，还被写进了宗教教义和一些伦理学教科书。近年，我国也有学者开始关注这个医学中的“软科学”问题，有的单位还将其列为重点研究课题。

记者：看起来，缓和姑息治疗、临终关怀、安宁疗护工作的概念有别于许多传统理念，有些看法几乎是全新的，在这一理念下的临床实践和用药肯定会与平时不同，包括吗啡的使用。现在，回过头来看司法鉴定的内容就感到似乎脱离了这个理念。

刘端祺：鉴定认为“在被鉴定人明显缺氧和没有给予呼吸机辅助通气的情况下，应用吗啡，医方用药不够慎重，可能会对病情的发展产生不利影响，医方存在过错”，显然脱离临床一线实践，也不符合现代缓和姑息治疗的理念，透露出来的是对吗啡的传统的恐惧和戒备心理。试想，如果一用吗啡就有呼吸机在旁“侍候”，随时准备“辅助通气”，医院将出现何种景象。事实上，针对本案这样的晚期癌症患者采取呼吸机侵入性临床干预对改善患者病情是徒劳的，仅能增加患者临终前的痛苦，应被视为禁忌。

（四）鉴定

1. 鉴定人员不专业，吗啡被妖魔化

记者：通过这个案例，您对我国医疗纠纷司法鉴定制度有什么看法？

刘端祺：目前，我国对医疗事故及纠纷鉴定的启动程序有三种，一是医患双方共同委托鉴定；二是卫生行政部门组织鉴定（一般由医学会组织专家鉴定）；三是法院指定鉴定（专业医疗鉴定机构）。这些鉴定方式各有利弊，各地采用的情况也有所不同。本案根据原告要求，采用了第三种方式。

记者：这种由法院指定专业医疗鉴定机构不是可以更加客观公正吗？

刘端祺：我们不怀疑参加鉴定人员客观公正的初衷，他们的工作是认真努力的。但在本案中，我的最大感受是参加鉴定的人员对这个领域知识的不专业。他们不是相关的学科专家，不了解姑息治疗、安宁疗护的概念，内心对吗啡有一种传统的成见，把一剂必备良药妖魔化了。因此，鉴定意见不正确，应该给予纠正，否则后患无穷。

事实上，我很怀疑目前这种“专业医疗鉴定机构”存在的必要性。我国各地现有的不同层级的医药、护理学会（协会）完全可以承担起医疗鉴定的管理任务，这些专业组织对业内专家情况最为了解，最有发言权。实际上，不存在可以参加一切鉴定的全能医学专家。正如奥运会的体操比赛，不可能成立一个由泛泛的“体育人士”组成的专门的“体操评分机构”来给运动员打分，因为这项工作只有体操行业内的专业人士才能胜任。

2. 倡导“卫生行政部门组织鉴定”重返舞台

记者：我记得卫生行政部门组织鉴定（一般由医学会组织专家鉴定）曾被普遍采用，为什么近些年减少了？

刘端祺：社会上曾经对卫生行政部门的鉴定诟病较多，有“既当运动员又当裁判员”之说。其实，毕竟在医疗鉴定中作弊难度很大，代价也高，我个人参加过多次这种鉴定，没有发现作弊者。我个人认为，还是由卫生行政部门进行鉴定较为靠谱，没必要一竿子打翻一船人。防止出现弊端的办法有很多，一旦有人行为不端，可立即淘汰；还可以邀请部分医疗行业外的人员监督参与。

医学发展十分迅猛，各个学科都有其精妙之处，有时是与非的判断不是那么分明，而纠纷往往就出现在这种“不分明”的地带，需要非常专业的人士厘清是非，稍一疏忽就可能出现导向性错误，或做出一些不得要领、似是而非的判断，使原被告都不满意，给法院也出了难题，从根本上讲，对医学发展不利。所以，我认为，有缺点的专业鉴定总比不专业的鉴定要可靠，卫生行政部门组织鉴定仍然应该是医疗鉴定的主要方式，不应因噎废食被边缘化。

记者：我读过有的学者论述“双重效应原则”方面的文章，但是医生们对此关注的似乎不太多。本案适用这个原则吗？

刘端祺：尽管未必每个案例都出现所谓“未可预见的伤害”，从广义来看，无论医生从业，还是患者就医，都是在这个原则前提下的社会行为。中国医学科学院人文学院院长翟晓梅曾就本案在媒体发文，指出：医生在医疗实践中应该了解并学会使用“双重效应原则”，并使用这一原则保护自己。整个社会也要承认与面对这种“动机良好，结局未必都能很好”无解的难题，医患双方都不能硬性求解，包括拿到法官目前企图追究责任。“如若勉强求解，受伤害最重的不是医生，也不是患者及其家属，而是整个医学的发展和社会的文明进步。”我认为这是很有见地的论述。事实上，本案患者是吗啡治疗呼吸困难的受益者，在她前两次注射吗啡后，呼吸困难迅速消失，可以平卧睡眠，明显减轻了她去世前的痛苦。患者并无吗啡过量的表现，因此没有证据证明，也没有理论支持吗啡让原告“提前经受了丧母之痛”。

记者：看来，在医疗服务过程中，医患双方沟通，共同承认并实践“双重效应原则”很重要。

刘端祺：是啊，沟通非常重要。我们遇到过这样的例子：老爷爷肺癌晚期，呼吸十分困难，生不如死。服侍在侧的儿女同意我们使用吗啡缓解呼吸困难，但是这家的老太太尽管瘫痪在床，不能前往医院探视，却仍是说一不二的一家之主，来电话坚决拒绝使用吗啡，说那是“毒品”，结果患者子女只好眼睁睁地看着父亲在痛苦中挣扎。他的主管医生很机灵，给老奶奶发了一段老爷子大口喘气，对空气渴求而无果的视频。老奶奶见状，非常心疼，马上表态“听你们的，不管出什么事，只要别让他这么受罪就行。”这是充分利用现代通信工具进行医患沟通的成功例子。我们这个案子之所以上法庭，与没有和患者的所有家属都做好沟通也有关系，否则与我们沟通不够的个别家属也不会状告我们，这是我们在案件中最值得反思之处。

记者：不是所有家属都参加诉讼?

刘端祺：不是，实际上只有一个亲属提起诉讼，别的亲属都不参加，这也是大多数家属对我们理解的表现。如果医患双方沟通良好，患者和家属信任医生，患者往往获益较多，痛苦较少。应当承认，医患沟通的主导方一般在医生和护士。在家庭意见不一致时，医方主导统一整个家庭的意见非常重要。医生护士同情的态度、良好的语言表达能力和多方的协调能力是一种基本功，否则，怎么让人家信任你。

（五）医疗纠纷调解——改写“一上法庭就赔钱、一死人就输理”

记者：看起来这次官司打赢，你们也有不少感悟，对今后姑息治疗的理念推广一定会有不少推动作用。

刘端祺：我不太愿意用“打赢”这个词。我们和患者是与疾病进行斗争的同一个战壕的战友，没必要去“打”。但是，既然已经上法庭了，往大里说，我们只是希望通过法律手段厘清是非，以利于全国姑息缓和治疗事业的发展；往小里说，我们是想以这种法律形式给以吗啡为代表的阿片类药物说句公道话，让同行们可以合理大胆地使用吗啡，为患者，特别是不久于世的晚期患者解除最后的痛苦，有尊严地离世。

记者：为了推翻司法鉴定结论，或者让法官不采纳鉴定结论，您们是否与法官进行过沟通，或者进行了其他“公关”工作?

刘端祺：“公关”是有的，我们是“在家里公关”。医师协会就是我们的家，我们回到医师协会这个家，在医师协会咨询相关法律问题，寻求法律支持；《医师报》是我们医师自己的报纸，我们想就此事发声，希望大家关注这件事。医师协会满足了我们的请求，贵报更是以专门的版面连续报道了此事，引起业内同行的关注，使我们获得了信心。

法官非常敬业，对这个案子慎之又慎，对控辩双方以及医疗鉴定的意见反复斟酌，庭审时问的问题都非常到位，可以看出之前做了大量功课。法院判决前专门召开了专家论证会，进一步了解专业问题，征询专家意见，明辨了是非。

总之，法院在公平公正的同时，真正做到了“深刻把握、主动顺应科技发展新趋势”，“积极主动拥抱现代科技，促进政法工作与现代科技深度融合”。我必须说，法院的同志们通过对这个案件的处理，表达了国家在法律层面对我国姑息缓和治疗以及临终关怀安宁疗护事业的支持，做出了不可替代的贡献。我们感谢法官，感谢法院。通过这件事，我感到医务界应该对我国的司法工作有信心，那种医院“一上法庭就赔钱、一死人就输理”的不正常局面应该可以结束了。毕竟整个社会在尊重生命规律，尊重死亡，要求尊严方面的认知，都比过往一二十年有了明显提升。

记者：看起来，您们在这起官司中虽然费了不少精力，但也确有收获。

刘端祺：我还是主张少麻烦法院，因为太牵涉双方精力，影响医院正常工作，增加社会运转成本。以我的经验，大多问题医患双方好好沟通一下，谈谈就可以解决了，没必要动辄到法庭上一见高低。

专家视点

■一个判决的深远影响

我国现在没有太多有关阿片类药物使用的类似案例的判决，让我想起了在法学界有种说法，叫“有律按律，无律按例”，即一类问题的第一个判决将对今后影响深远。

所有的司法都来源于实践，我们正是在为良好的立法提供良好的素材。慢性疼痛的对策是困扰全球的问题，无论是发达国家还是发展中国家，都需要立法，慢性疼痛是人权，不能只喊口号，要落实到行动上。

——中国医师协会疼痛科医师分会会长樊碧发

■吗啡使用基本知识仍待普及

晚期肿瘤患者到医院的目标和预期非常不合理。在欧美国家，非小细胞肺癌患者到医院后，只有60%希望把病治好，而绝大部分中国晚期癌症患者是希望治愈。如何通过告知，降低患者期望值非常重要。此外，洗刷吗啡污名的工作还要继续做下去，要在医生群体里普及基本知识。

——中国抗癌协会癌症康复与姑息治疗专业委员会前任主任委员王杰军

■本案掀开吗啡使用新篇章

阿片类与镇静药物的联合应用将患者的痛苦减到最低，最大化地维护患者的尊严。

吗啡是最具有代表性的强阿片类药物，在医学领域的应用已有两百多年的历史，是缓解患者痛苦的基本药物。因此，如何规范化使用吗啡是医学界乃至社会都特别关注的问题，本案的胜利告诉大家，在治疗晚期肿瘤患者上，吗啡并不可怕，吗啡功不可没，本案的胜利将掀开吗啡使用新篇章。

——四川大学华西第四医院姑息医学中心主任李金祥

■司法鉴定亟待规范

吗啡在临终患者的使用方面应该符合专家共识或指南。本案中，法院及时组织了专家论证，弥补了这个缺失。

目前司法鉴定成员良莠不齐，收费过高，难有公平可言。即使有临床专家参与，讨论也并不充分。据了解国务院法制办公室正在起草《医疗纠纷预防与处理办法》，将对司法鉴定进行规范。

医患双方发生纠纷时，建议患者第一时间可寻求人民调解委员会等第三方机构，在自愿平等协商原则下进行调解，解决矛盾，进而取得信任、促进和谐。

——北京市医疗纠纷调解委员会刘方

（原标题：【振奋：吗啡医疗纷争案赢了】将掀吗啡使用新篇章——媒体搭台，专家引领，行业声援，将让更多患者受益）（来源：《医师报》510 期）

相关链接

这起医疗纠纷案终于洗脱吗啡污名，还医生清白

陆军总医院肿瘤科　刘端祺　张建伟

【编者按】 安宁疗护的目的是使病笃难愈无可救治的患者，在现代医学理念的指导下

得到尽可能周到的综合医疗护理，死亡时“身无痛苦，人有尊严；心无牵挂，灵有归宿”，即所谓“优逝”。

去年，陆军总医院肿瘤科因“吗啡使用纠纷”被患方告上法院，此案自发生以来一直受到业界的强烈关注。前不久，该案件出现了转机，最终以医方胜诉获得解决。那么，该案件为何最终柳暗花明？触碰了医务界的哪些痛点？判决对于医务界乃至整个社会有哪些现实意义？希望陆军总医院肿瘤科专家刘端祺教授等人所做的详尽分析能带给读者更多深入理性的思考。

案件体现了司法系统对我国安宁疗护事业的支持，有利于“优逝”理念的推广

这一判决罕见地推翻了医疗鉴定的结论，表面上看，这似乎只是一个追寻晚期癌症患者死因责任的“普通案件”，但对医务界而言，其判决结果直接影响到我国安宁疗护事业未来的发展方向，其意义并不“普通”。

我国长期重视优生优育，但对“优逝”鲜有提及。然而，每一个理想的生命过程，都应该是“优生、优育、优逝”的过程。安宁疗护是“为患有不可治愈疾病的患者在临终前提供减轻痛苦的医疗护理服务”，目的是使病笃难愈无可救治的患者，在现代医学理念的指导下得到尽可能周到的综合医疗护理，死亡时“身无痛苦，人有尊严；心无牵挂，灵有归宿”，即所谓“优逝”。

去年 4 月，全国政协双周协商座谈会以安宁疗护为题，对不可治愈患者临终前的医疗护理服务展开讨论，强调“安宁疗护关乎患者的生命质量，关乎医学的价值取向和社会的文明进步，是一个重要的民生问题”，极好地诠释了“优逝”的社会意义。多少年来，中国老百姓对死亡的期许就是希望在生命的尽头有一个“好死”，将“不得好死”视为恶毒的诅咒，而安宁疗护恰恰反映了老百姓的这一诉求。

与大家熟知的姑息缓和治疗或舒缓治疗的概念相比，安宁疗护涵盖的范围要窄一些，只限于生命最后阶段（一般为 3~6 个月）临终前的医疗护理服务，目的是帮助病笃患者实现对优逝的期许。显然，安宁疗护既不同于以战胜疾病为目的的治愈性治疗；也不是停止治疗，让患者无可奈何地消极等待死亡；更不允许对患者主动实施所谓的“安乐死”。

这一判决的一个重要意义在于，体现了国家在司法层面对我国姑息缓和治疗及安宁疗护事业的支持，对优逝理念的推广和普及发挥了不可小觑的作用。

判决洗脱了吗啡的污名，也使从事安宁疗护的医护人员感受到了司法的公平

今年以来，安宁疗护已频频见诸官方文件和各大媒体，安宁疗护工作的开展有了国家部委规章的支持，一线医护人员也因此有了开展安宁疗护的行为和技术规范。正是在这一大环境下，去年发生在陆军总医院肿瘤科的“吗啡纠纷案”开始出现转机，以医方胜诉而告终。一审判决出来后，悬在业内同行们“心里的石头落了地”，也使从事安宁疗护的医护人员乃至整个医学界都从中感受到了司法公平的力量。

在这起医疗纠纷中，原告认为医方对呼吸困难的患者“超说明书”使用了可能引起呼吸抑制的药物——吗啡，使其“过早地经历了丧母之痛”，属于“严重违规”。司法鉴定的结论也认为，医方“使用吗啡不够慎重”，要“对患者的死亡负轻微责任”。

此案发生于 2015 年，当时，对晚期呼吸困难患者允许使用阿片类药物的《安宁疗护实践指南（试行）》（2017 年 2 月 9 日发布并开始实行）还没有出台，因此不能作为证据对医方做出有效支持。原告得知司法鉴定结果后，将索赔金额从 10 万元提高到 24 万元。按以往医疗案件审判的惯例，如果判决主要依照司法鉴定，医方将“负轻微责任”，需要做出一定的赔偿。可以想见，一旦出现这个结局，我国刚刚兴起的安宁疗护事业将遭受重大挫折，损失绝非金钱所能衡量。

幸运的是，处理这起案件的法官们非常敬业，对控辩双方以及医疗司法鉴定的意见反复斟酌，慎之又慎。法官们认真学习并接受了姑息缓和治疗和安宁疗护的理念，专门召开了专家论证会，进一步征询意见，力求“深刻把握、主动顺应科技发展新趋势”“促进政法工作与现代科技深度融合”。判决书中针对“吗啡致死”的指控，以现代医学对吗啡广泛使用的实践成果为依据，对医方使用吗啡的理由和用药过程进行了专业且严谨的分析，指出：“病人具有使用吗啡的指征”“不存在使用吗啡的禁忌”“用法、用量亦无不妥”，强调吗啡的使用与患者的死亡无关。

这一判决不仅洗脱了吗啡的污名、还医生以清白，也有利于原告打开心结消除疑虑，给逝者以理性的交代。

安宁疗护在伦理、法理等方面还有诸多“坎儿”，需要深刻的观念转变和细致的医患沟通

吗啡案的判决也使医务界坚定了对我国司法工作的信心。至少，让大家看到一种希望：以前那种医院“一上法庭就赔钱，一死人就输理”的不正常局面有望得到扭转了。

事后，也有医疗界的同行认为，本案虽然突显了司法的力量，但“此案难以复制”“是在北京司法环境中的偶然”。还有的网友写道“在我们这个小地方可打不起这种官司。我绝不敢给快死的患者用吗啡，我祈祷那些在痛苦中逝去的患者理解医生的苦衷。”是的，在我国还不能就姑息缓和治疗及安宁疗护工作迅速立法的当今，本案对如何充分利用现有的法律、法规、规定，形成有利于安宁疗护工作的良好的司法环境，只是提供了一个值得探讨的样本。安宁疗护要想获得法律的“保驾护航”，还有很多工作要做。

任何新生事物的推广都需要一个过程。安宁疗护涉及生命和多重复杂症状评估后的医学干预，在伦理、医理、药理、法理诸多方面都会触碰许多以往很少遇到的“坎儿”，需要深刻的观念转变和细致的医患沟通，以及弥补诸多法律上的困惑和空白，才能获得司法的长期稳定支持。要坚持“优逝”理念，摒弃对临终患者劳民伤财“不惜一切代价”的抢救，以及对晚期肿瘤患者“生命不息，抗癌不止”乃至“死马当活马医”的过度治疗。对笃信“好死不如赖活着”的普罗大众，应该着力宣传这一移风易俗的理念，建立新的“优逝”观，为安宁疗护的立法工作打下深厚的群众基础，从而实现世界卫生组织所提倡的“肯定生命的价值，将死亡视为一个自然的过程；不刻意加速也不延缓死亡的到来”。

在安宁疗护的临床实践中，医生所面对的是一个个长期身患痼疾、在生死线上痛苦挣扎的特殊个体。此时，拯救或延长生命已经不是一个可取的医疗原则，及时转换到“最大限度地减轻痛苦，最大化地维护人格尊严”才是明智的选择。正如诺贝尔和平奖获得者、德国医师史怀哲所说：“使患者在死前享有片刻的安宁将是医生神圣而崭新的使命。”这是医生的天职，也是医生应该具有的人文情怀。

国内外的实践证明，对出现疼痛、呼吸困难等症状的终末期肿瘤患者合理使用吗啡等阿片类药物，以及其他措施帮助患者解除痛苦，往往十分有效。在本案中，患者有使用吗啡的强烈指征，是使用吗啡治疗的实际受益者。否则，患者将会在万般痛苦挣扎后加速死亡。

至于患方所起诉的对于吗啡的“超说明书用药”情况，事实是，几乎所有权威性的国际医学组织都倡导和认同对晚期癌患者应用吗啡，以发挥其镇痛、镇静与改善呼吸困难的作用。合理适当地应用吗啡既不会导致呼吸抑制，也不会缩短患者的生存期，更不会加速患者的死亡。对以吗啡为代表的阿片类药物安全性的过分担心是不必要的，将吗啡妖魔化更是不应该的。

中国药学会于2015年4月公布了《中国药学会超说明书用药专家共识》，提出“超说明书用药必须有充分的文献报道、循证医学研究结果等证据支持”，并将具体证据分为5个不同的推荐强度。这个专家共识实际上为我国医生“超说明书用药”开了绿灯。从根本上讲，医生“超说明书用药”还是为了患者的最大利益——使患者能够及时得到最适宜的治疗。而这也是对药物说明书一出台就存在滞后性的一种弥补。重症患者出现呼吸困难可使用吗啡，这已有国内外大量的实践证据。我国目前需要的是尽快修改说明书，而不是让正确的有利于患者的临床实践倒退，让患者受罪。不分青红皂白地反对医生超说明书用药，是对医生权力的阉割，弱化了医生对患者负责的职业精神。

（原载：《健康报》2017-09-02，来源：搜狐>健康）

关于死亡，这可能是一篇颠覆你认知的文章

作者：循礼门两位老兵

中国各大城市在陆续发布幸福指数。但这些发布忽略了“死亡质量”也是幸福指数的核心指标。

经济学人智库对全球80个国家和地区进行调查后，发布了《2015年度死亡质量指数》报告：英国位居全球第一，中国大陆排名第71。

“科技发展到今天，医生面对最大的问题不是患者如何活下去，而是如何死掉。”不得“好死”——这可能是现在最被我们忽略的幸福难题。

一

1999年，巴金先生病重入院。一番抢救后，终于保住生命。但鼻子里从此插上了胃管。“进食通过胃管，一天分6次打入胃里。”胃管至少两个月就得换一次，“长长的管子从鼻子里直通到胃，每次换管子时他都被呛得满脸通红。”长期插管，嘴合不拢，巴金下巴脱了臼。“只好把气管切开，用呼吸机维持呼吸。”

巴金想放弃这种生不如死的治疗，可是他没有了选择的权利，因为家属和领导都不同意。

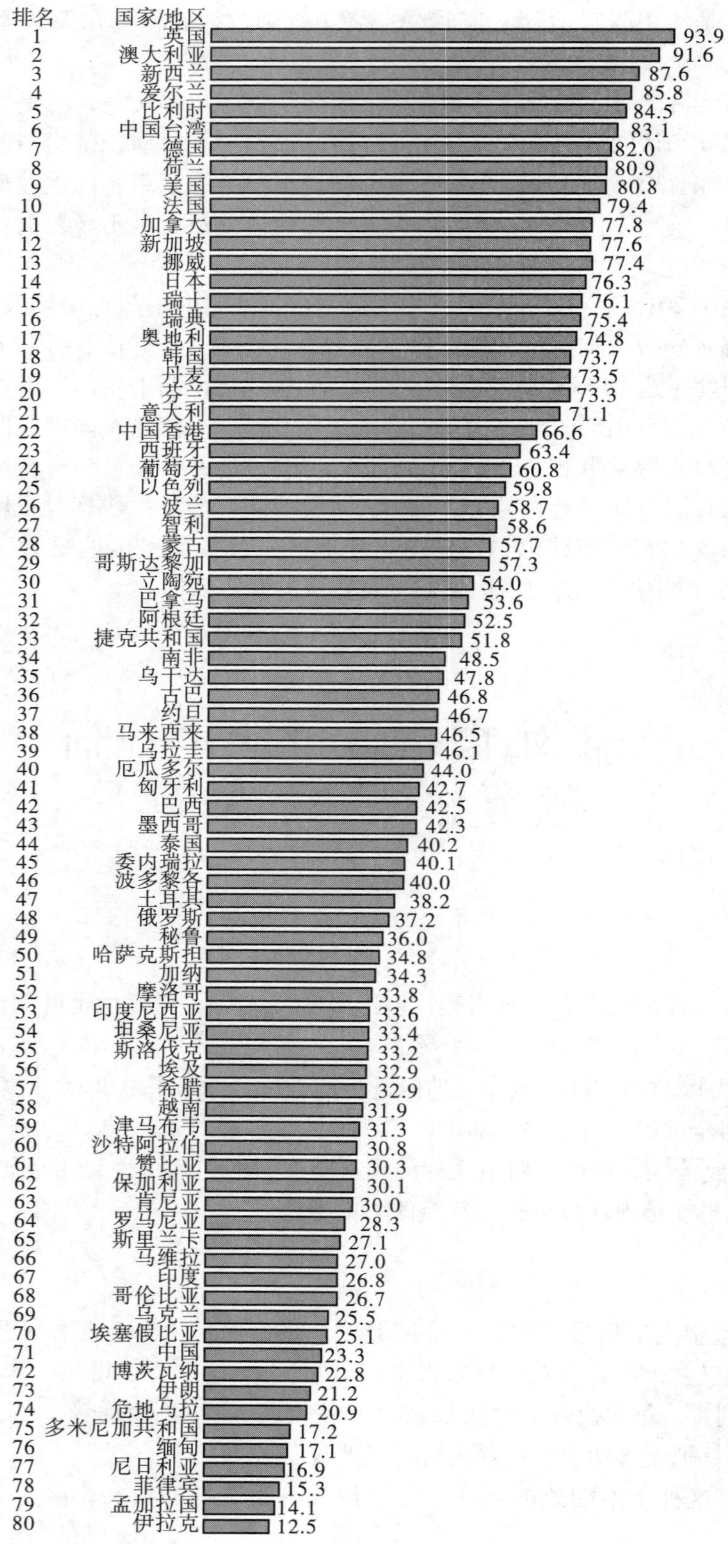
排名 国家/地区
1 英国 93.9
2 澳大利亚 91.6
3 新西兰 87.6
4 爱尔兰 85.8
5 比利时 84.5
6 中国台湾 83.1
7 德国 82.0
8 荷兰 80.9
9 美国 80.8
10 法国 79.4
11 加拿大 77.8
12 新加坡 77.6
13 挪威 77.4
14 日本 76.3
15 瑞士 76.1
16 瑞典 75.4
17 奥地利 74.8
18 韩国 73.7
19 丹麦 73.5
20 芬兰 73.3
21 意大利 71.1
22 中国香港 66.6
23 西班牙 63.4
24 葡萄牙 60.8
25 以色列 59.8
26 波兰 58.7
27 智利 58.6
28 蒙古 57.7
29 哥斯达黎加 57.3
30 立陶宛 54.0
31 巴拿马 53.6
32 阿根廷 52.5
33 捷克共和国 51.8
34 南非 48.5
35 乌干达 47.8
36 古巴 46.8
37 约旦 46.7
38 马来西亚 46.5
39 乌拉圭 46.1
40 厄瓜多尔 44.0
41 匈牙利 42.7
42 巴西 42.5
43 墨西哥 42.3
44 泰国 40.2
45 委内瑞拉 40.1
46 波多黎各 40.0
47 土耳其 38.2
48 俄罗斯 37.2
49 秘鲁 36.0
50 哈萨克斯坦 34.8
51 加纳 34.3
52 摩洛哥 33.8
53 印度尼西亚 33.6
54 坦桑尼亚 33.4
55 斯洛伐克 33.2
56 埃及 32.9
57 希腊 32.9
58 越南 31.9
59 津巴布韦 31.3
60 沙特阿拉伯 30.8
61 赞比亚 30.3
62 保加利亚 30.1
63 肯尼亚 30.0
64 罗马尼亚 28.3
65 斯里兰卡 27.1
66 马拉维 27.0
67 印度 26.8
68 哥伦比亚 26.7
69 乌克兰 25.5
70 埃塞俄比亚 25.1
71 中国 23.3
72 博茨瓦纳 22.8
73 伊朗 21.2
74 危地马拉 20.9
75 多米尼加共和国 17.2
76 缅甸 17.1
77 尼日利亚 16.9
78 菲律宾 15.3
79 孟加拉国 14.1
80 伊拉克 12.5

“每一个爱他的人都希望他活下去。”哪怕是昏迷着，哪怕是靠呼吸机，但只要机器上显示还有心跳就好。

就这样，巴金在病床上煎熬了整整 6 年。他说：“长寿是对我的折磨。”

二

“不要再开刀了，开一个，死一个。”原上海瑞金医院院长、中国抗癌协会常务理事朱正纲，2015 年起，开始四处去“拦刀”。他在不同学术场合央求医生们说，“不要轻易给晚期胃癌患者开刀。”现在中晚期胃癌患者一到医院，首选就是开刀，然后再进行化疗放疗。

“就是先把大山（肿瘤主体）搬掉，再用化疗放疗把周围小土块清理掉。”这种治疗观念已深植于全国大小医院，“其实开刀不但没用，还会起反作用。晚期肿瘤扩散广，转移灶往往开不干净，结果在手术打击之下，肿瘤自带的免疫系统受到刺激，导致它们启动更强烈的反扑，所以晚期胃癌患者在术后几乎都活不过一年。”而现在欧美发达国家很多都采用“转化治疗”，“对晚期肿瘤患者一般不采取切除手术，而是尽量把病灶控制好，让其缩小或慢扩散。因为动手术不但会让患者死得更快，而且其余下日子都将在病床上度过，几乎没有任何生活质量可言。”

所以，朱正纲现在更愿称自己是“肿瘤医生”，外科医生关注的是这次开刀漂不漂亮，肿瘤医生则关注患者到底活得好不好，“这有本质的区别。”

三

美国是癌症治疗水平最高的国家，当美国医生自己面对癌症侵袭时，他们又是如何面对和选择的呢？

2011 年，美国南加州大学副教授穆尤睿发表了一篇轰动美国的文章——“医生选择如何离开人间？和我们普通人不一样，但那才是我们应该选择的方式”。

“几年前，我的导师查理，经手术探查证实患了胰腺癌。负责给他做手术的医生是美国顶级专家，但查理却丝毫不为之所动。他第二天就出院了，再没迈进医院一步。他用最少的药物和治疗来控制病情，然后将精力放在了享受最后的时光上，余下的日子过得非常快乐。”

穆尤睿发现，其实不只是查理，很多美国医生遭遇绝症后都作出了这样的选择，“医生们不遗余力地挽救患者的生命，可是当医生自己身患绝症时，他们选择的不是最昂贵的药和最先进的手术，而是选择了最少的治疗。”他们在人生最后关头，集体选择了生活品质！

“在奄奄一息的患者身上，被东开一刀，西开一刀，身上插满各种各样的管子后，被挂在维持生命的机器上……这是连惩罚恐怖分子时都不会采取的手段。我已经记不清有多少医生同事跟我说过：如果有一天我也变成这样，请你杀了我。”

一个人失去意识后被送进急诊室，通常情况下家属会变得无所适从。当医生询问“是否采取抢救措施”时，家属们往往会立马说：“是。”

于是患者的噩梦开始了。为了避免这种噩梦的发生，很多美国医生重病后会在脖上挂一个“不要抢救”的小牌，以提示自己在奄奄一息时不要被抢救，有的医生甚至把这句话纹在了身上。

“这样‘被活着’，除了痛苦，毫无意义。”

四

罗点点发起成立“临终不插管”俱乐部时，完全没想到它会变成自己后半生的事业。

罗点点是开国大将罗瑞卿的女儿，有一次，她和一群医生朋友聚会时，谈起人生最后的路，大家一致认为：“要死得漂亮点儿，不那么难堪；不希望在ICU，赤条条的，插满管子，像台吞币机器一样，每天吞下几千元，最后‘工业化’地死去。”十几个老人便发起成立了“临终不插管”俱乐部。

随后不久，罗点点在网上看到一份名为“五个愿望”的英文文件。

“我要或不要什么医疗服务。”

“我希望使用或不使用支持生命医疗系统。”

“我希望别人怎么对待我。”

“我想让我的家人朋友知道什么。”

“我希望让谁帮助我。”

这是一份叫作“生前预嘱”的美国法律文件，它允许人们在健康清醒时刻通过简单问答，自主决定自己临终时的所有事务，诸如要不要心脏复苏、要不要插气管等等。

罗点点开始意识到：“把死亡的权利还给本人，是一件意义重大的事！”

于是她携手陈毅元帅的儿子陈小鲁，创办了中国首个提倡“尊严死”的公益网站——选择与尊严。

“所谓尊严死，就是指在治疗无望的情况下，放弃人工维持生命的手段，让患者自然有尊严地离开人世，最大限度地减轻病人的痛苦。”

陈小鲁一直后悔没有帮父亲有尊严地离开。陈老帅病重到最后，已基本没有知觉。气管切开没法说话，全身插满了管子，就是靠呼吸机、打强心针来维持生命。

“父亲心跳停止时，电击让他从床上弹起来，非常痛苦。”

陈小鲁问：“能不能不抢救了？”

医生说：“你说了算吗？你们敢吗？”

当时，陈小鲁沉默了，他不敢作这个决定。“这成了我一辈子最后悔的事情。”

开国上将张爱萍的夫人李又兰，了解罗点点和陈小鲁倡导的“尊严死”后，欣然填写了生前预嘱，申明放弃临终抢救：“今后如当我病情危及生命时，千万不要用生命支持疗法抢救，如插各种管子及心肺功能启动等，必要时可给予安眠、止痛，让我安详、自然、无痛苦走完人生的旅程。”

2012年，李又兰病重入院，家属和医生谨遵其生前预嘱，没有进行过度地创伤性抢救，李又兰昏迷半日后飘然仙逝，身体完好而又神色安宁，家人伤痛之余也颇感欣慰。

“李又兰阿姨是被生前预嘱帮到的第一人。”罗点点很感动。

五

经济学人发布的《2015年度死亡质量指数》：英国位居全球第一，中国大陆排名第71。

何谓死亡质量？就是指病患的最后生活质量。

英国为什么会这么高呢？当面对不可逆转、药石无效的绝症时，英国医生一般建议和采取的是缓和治疗。

何谓缓和治疗？“就是当一个人身患绝症，任何治疗都无法阻止这一过程时，便采取缓和疗法来减缓病痛症状，提升患者的心理和精神状态，让生命的最后一程走得完满有尊严。”

缓和医疗有三条核心原则：

1. 承认死亡是一种正常过程；

2. 既不加速也不延后死亡；

3. 提供解除临终痛苦和不适的办法。

英国建立了不少缓和医疗机构或病房，当患者所罹患的疾病已经无法治愈时，缓和医疗的人性化照顾被视为理所当然的基本人权。

这时，医生除了“提供解除临终痛苦和不适症状的办法”外，还会向患者家属提出多项建议和要求：

1. 要多抽时间陪患者度过最后时刻。

2. 要让患者说出希望在什么地方离世。

3. 听患者谈人生，记录他们的音容笑貌。

4. 协助患者弥补人生的种种遗憾。

5. 帮他们回顾人生，肯定他们过去的成就。

肝癌晚期老太太维多利亚问：“我可以去旅游吗？”医生亨利回答：“当然可以啊！”于是维多利亚便去了向往已久的地方。

六

中国的死亡质量为什么这么低呢？一是治疗不足：“生病了缺钱就医，只有苦苦等死。”二是过度治疗：直到生命最后一刻仍在接受创伤性治疗。尤其是后者，最让人遭罪。

北京军区总医院原肿瘤科主任刘端祺，从医40年至少经手了2000例死亡病例。

“钱不要紧，你一定要把人救回来。”

“哪怕有1%的希望，您也要用100%的努力。”

每天，他都会遭遇这样的请求。他点着头，但心里却在感叹：“这样的抢救其实有什么意义呢！”

在那些癌症患者的最后时刻，刘端祺经常听到各种抱怨：“我只有初中文化，现在才琢磨过来，原来这说明书上的有效率不是治愈率。为治病卖了房，现在还是住原来的房子，可房主不是我了，每月都给人家交房租……”

还有患者说：“就像电视剧，每一集演完，都告诉我们，不要走开，下一集更精彩。但直到最后一集我们才知道，尽管主角很想活，但还是死了。”

患者不但受尽了罪，还花了很多冤枉钱。数据显示，中国人一生75%的医疗费用，花在了最后的无效治疗上。

有时，刘端祺会直接对癌症晚期患者说：“买张船票去全球旅行吧。”结果患者家属投诉他。

没多久，患者卖了房来住院了。

又没多久，病床换上新床单，人离世了。

整个医院，刘端祺最不愿去的就是ICU，尽管那里陈设着最先进的设备。“在那里，我分不清‘那是人，还是实验动物’。”花那么多钱、受那么多罪，难道就是为了插满管子死在ICU病房吗?

七

穆尤睿做梦都没想到，自己的文章会在美国造成如此大的影响。这篇文章让许多美国人开始反思：“我该选择怎样的死亡方式?”

美国人约翰逊看完这篇文章后，立即给守在岳母病床前的太太打电话：“现在才知道，对于临终者，最大的人道是避免不适当的过度治疗。不要再抢救了，让老人家安静离开吧!”太太最终同意了这个建议。第二天，老人安详地离开了人间。

这件事，也让约翰逊自己深受启发：“我先把自己对待死亡的态度写下来。将来若是神智清楚，就算这是座右铭；如果神智不清了，就把这个算作遗嘱。”于是，约翰逊写下了三条“生前预嘱”：

1. 如果遇上绝症，生活品质远远高于延长生命。我更愿意用有限的日子，多陪陪亲人，多回忆往事，把想做但一直没做的事尽量做一些。

2. 遇到天灾人祸，而医生回天乏术时，不要再进行无谓的抢救。

3. 没有生病时，珍惜健康，珍惜亲情，多陪陪父母、妻子和孩子。

随后，约翰逊拨通电话，向穆尤睿征求意见。

穆尤睿回答：“这是最好的死亡处方。”当我们无可避免地走向死亡时，是像约翰逊一样追求死亡质量，还是用机器来维持毫无质量的植物状态?

英国人大多选择了前者，中国人大多选择了后者。

八

这是上海“丽莎大夫”讲述的一件普通事，之所以说普通，是因为这样的事每天都在各大医院发生——一位80岁老人，因为脑出血入院。

家属说：“不论如何，一定要让他活着!”

4个钟头的全力抢救后，他活了下来。不过气管被切开，喉部被打了个洞，那里有一根粗长的管子连向呼吸机。偶尔，他清醒过来，痛苦地睁开眼。

这时候，他的家属就会格外激动，拉着我的手说：“谢谢你们拯救了他。”

家人轮流昼夜陪护他，目不转睛地盯着监护仪上的数字，每看到一点变化，就会立即跑来找我。

后来，他肿了起来，头部像是吹大的气球，更糟糕的是，他的气道出血不止，这使他需要更加频繁地清理气道。

每次抽吸时，护士用一根长管伸进他的鼻腔。只见血块和血性分泌物被吸出来。这个过程很痛苦，只见他皱着眉，拼命地想躲开伸进去的管子。

每当这时，他孙女总低着头，不敢去看。可每天反复地清理，却还能抽吸出很多。

我问家属："拖下去还是放弃？"

而他们，仍表示要坚持到底。孙女说："他死了，我就没有爷爷了。"

治疗越来越无奈，他清醒的时间更短了。而仅剩的清醒时间，也被抽吸、扎针无情地占据。

他的死期将至，我心里如白纸黑字般明晰。便对他孙女说："你在床头放点薰衣草吧。"

她连声说："好。我们不懂，听你的。"

第二天查房，只觉芳香扑鼻。他的枕边，躺着一大束薰衣草。

他静静地躺着，神情柔和了许多。

十天后，他死了。他死的时候，肤色变成了半透明，针眼、插管遍布全身。面部水肿，已经不见原来模样。

我问自己：如果他能表达，他愿意要这十天吗？

这十天里，他没有享受任何生命的权力，生命的意义何在？让一个人这样多活十天，就证明我们很爱很爱他吗？我们的爱，就这样肤浅吗？

九

2005 年，80 出头的学者齐邦媛，离开老屋住进了"养生村"，在那里完成了记述家族历史的《巨流河》。

《巨流河》出版后好评如潮，获得多个奖项。但时光无法阻止老去的齐邦媛，她感觉"疲惫已淹至胸口"。

一天，作家简媜去看望齐邦媛。两个人的对话，渐渐谈到死亡。

"我希望我死去时，是个读书人的样子。"最后一刻仍然书卷在手，最后一刻仍有"腹有诗书气自华"的优雅，最后一刻眉宇间仍然保持一片清朗洁净，以"读书人的样子"死去，这是齐邦媛对自己的期许。

你呢？如果你是绝症患者，当死亡不可避免地来临时，你期待以什么样的方式告别人世？

如果你是绝症患者家属，你期待家人以什么样的方式告别人世？

不久前，浙江大学医学院博士陈作兵，得知父亲身患恶性肿瘤晚期后，没有选择让父亲在医院进行放疗、化疗，而是决定让父亲安享最后的人生——和亲友告别，回到出生、长大的地方，和做豆腐的、种地的乡亲聊天。

他度过了最后一个幸福的春节，吃了最后一次团圆饭，7 菜 1 汤。他给孩子们包的红包从 50 元变成了 200 元，还拍了一张又一张笑得像老菊花的全家福。

最后，父亲带着安详的微笑走了。

父亲走了，陈作兵手机却被打爆了，"很多人指责和谩骂我不孝。"

面对谩骂、质疑，陈作兵说："如果时光重来，我还会这么做。"

尼采说："不尊重死亡的人，不懂得敬畏生命。"

我们，至今还没学会如何"谢幕"！

（文章来源：拾遗摘编 2017-01-06）

实探北京大学首钢医院安宁疗护中心：选择有尊严的死亡

医学不是万能的，对于癌症，更是如此。美国医生特鲁多的名言——有时去治愈，常常去帮助，总是去安慰，反映了医学在死亡来临之际所展现出的人文关怀。

作家巴金最后6年的时光都是在医院中度过的，最后只能靠喂食管和呼吸机维持生命。周围的人对他说，每一个爱他的人都希望他活，巴金不得不强打精神表示，再痛苦也要配合治疗。但巨大的痛苦使巴金多次提到安乐死，还不止一次地说“我是为你们而活”“长寿是对我的折磨”。

北京大学首钢医院院长顾晋告诉《中国经济周刊》记者，作为一名肿瘤科医生，他见过太多的生死离别，他时常考虑的问题是应该尊重生命，认真反思我们的医学——强调高科技、比拼高技术，医院正在向“大而全”的方向发展，规模逐渐扩大，医院有了楼顶停机坪、“达芬奇”机器人。“我们花了那么多的时间精力‘竭尽全力抢救’‘不惜一切代价去救治’，对于有些晚期癌症病人、脑死亡的病人，我们真的少有时间去考虑‘适度的治疗’‘合理的治疗’‘有限的治疗’和‘心理治疗’。”

在推动“尊严死”的过程中，顾晋一手建立了国内首个三级甲等医院中的安宁疗护中心——北京大学首钢医院安宁疗护中心。

“尊重科学和尊重生命不总是一致的，有时候‘放弃’也是医学，带着尊重让病人有尊严地离开，也是医学的关怀，医学也应该是温暖的，适时放手也是爱。”顾晋说。

何为安宁疗护？

安宁疗护的开创者是英国人桑德丝。1947年她照顾一位年轻的癌症病人大卫·塔斯马，两人建立起深厚的友谊。由于当时医生对癌症病人的疼痛束手无策，桑德丝想到，能否为减轻癌症病人的疼痛做点什么？能否给他们更好的照顾？于是她决定为癌症病人建立一个比较像家而非医院的地方。

安宁疗护，也称姑息治疗，其理念是通过由医生、护士、志愿者、心理治疗师等人员组成的团队，为患者及其家庭提供帮助，在减少患者身体上疼痛的同时，更关注患者的内心感受，让患者有尊严地走完人生最后一段旅程。死者了无牵挂，生者还得坚强地继续自己的人生，所以在安宁疗护病房里得到慰藉的还有病人的家属。

在北京大学首钢医院安宁疗护中心里，所有的癌症晚期病人住在被精心设计过的，有着家一样氛围的病房中。他们当中年龄最小的13岁，最大的93岁。他们来自天南海北，在这个现代医学的“世外桃源”里远离嘈杂。

安宁疗护中心的谈心室中有水吧，供患者们会客。祷告室中有基督像和佛像供不同信仰的病患纾解心中的郁结。SPA室中有专门为病患打造的放松空间。就连病人床头用于负压吸引、供氧等的治疗设备都被一幅画精心挡住，需要时才会被推开。

病房外的阳台上铺有一条人工绿色草坪，草坪上还安置了藤编桌椅，阳光好的时候病人和家属会在这里一起喝茶聊天，这一幕让人有一种恍若不在病房的感觉。

顾晋在他的随笔集《无影灯下的故事》里写到他始终记得一个晚期癌症病人在饱受疾病折磨后，曾拉着他的手说，“大夫，我现在是‘生不如死，度日如年’。”

正因为癌症是人类的医学难题，所以如何抚慰人心的安宁疗护显得尤为重要。

不要让生命最后几个月用尽一生的积蓄

罗点点是开国大将罗瑞卿的女儿，曾经从医多年。2006 年，罗点点与一批志愿者创建了探讨死亡问题的公益网站“选择与尊严”，并推出了中国首个民间“生前预嘱”文本。“生前预嘱”是人们在健康或意识清楚时签署的，说明在不可治愈的疾病末期或临终时如何选择医疗护理形式的指示文件。

罗点点希望每个人的人生最后的路要漂亮点儿，不那么难堪。她不希望在 ICU 病房中，身边没有一个亲人，“赤条条的，插满管子”，像台吞币机器一样，每天吞下几千元，最后“工业化”地死去。

全国老龄工作委员会办公室发布的数据显示，截至 2016 年年底，我国 60 岁以上人口已达 2. 3 亿，占总人口的 16. 7%；65 岁以上人口达 1. 5 亿，占总人口的 10. 8%。我国人口老龄化呈现出的规模大、速度快、高峰持续时间长等特点，对经济社会发展具有全方位和极其深刻的影响，并直接对养老、医疗保险制度的可持续发展带来重大挑战，必须及早应对、综合应对、科学应对。

顾晋表示，目前我国只有门诊或住院等疾病诊疗过程产生的费用才能纳入医保报销，“我们医疗保障体系关注的重点就是治病，疾病的早期预防和晚期安宁疗护几乎得不到任何医保支持。我国这种医疗保障的模式和导向与发达国家存在一定差距。”

顾晋说，生命的最后几个月用尽一生积蓄，在我国的老年患者中并不少见，究其原因就是晚期患者的安宁疗护在我国没有受到足够的重视。

93 岁的王国庆（化名）患病前是一位大学教师，记者在北京大学首钢医院安宁疗护中心见到他的时候他正在床上安静地休息，平静的面容中丝毫察觉不到肿瘤晚期病患的痛苦和焦虑。王国庆告诉《中国经济周刊》记者，对于生死他已经看开，自己已经快 94 岁，之所以来到安宁疗护中心是因为儿子的一片孝心，想让他得到最好的照料。

13 岁的女孩王梦依（化名）是安宁疗护中心里最小的病人，她将在这里走完人生的最后一程。王梦依睡着的时候，她的妈妈会独自坐在玻璃病房门外阳台的藤椅上看着梦中的女儿，如果可以让她在梦中没有痛苦地离开，也许是最好的安排。

发达国家和地区如何提升死亡质量?

国人避讳谈死亡，但死亡却是每个人都要面临的终点，随着生活水平的提高，如何死得有质量也成为人们关注的问题。。

2010 年，经济学人智库发布了死亡质量指数报告，对 40 个国家和地区的临终关怀情况、可负担程度等进行了排名。2015 年，经济学人智库再次发布死亡质量指数报告，将涵盖的国家和地区从 40 个增加到 80 个，排名以五大类指标为依据：姑息治疗与医疗环境、人力资源、医疗护理的可负担程度、护理质量，以及公众参与水平。

报告显示，英国人拥有最高的死亡质量，排名第一，而且发达国家和地区往往排名较高。澳大利亚和新西兰分别排在第二位和第三位，日本排在第 14 位，中国仅排名第 71 位。

英国的高排位有赖于英国全面的国家政策，姑息治疗与英国国民医疗保健制度的广泛结合，以及英国强大的临终关怀行动。

日本是亚洲第一个开展缓和医疗的国家，这与其社会高度老龄化有关。日本施行全社会强制医疗保险，并规定原已参加各类保险的个人在年满 65 岁或 70 岁时，自动进入保障更加全面的“老人计划”。其重要特征为由专家评估老人生活能力（自理、半自理、需要护理）后，分成不同的 5 个级别享受相应的照顾，其中包括对失能老人的长期照顾和缓和医疗。

更为关键的是，在日本国民心中，临终放弃过度抢救，平静坦然地告别人世已成共识。虽然没有专门立法，但负责医疗卫生和社会保障的主要部门厚生劳动省通过发布《临床医生指引》，规范和指导缓和医疗的临床实践。有报告显示，99%以上的疾病末期病人顺理成章地进入缓和医疗。

中国安宁疗护尚待政策支持

与这些安宁疗护发展比较好的国家相比，中国的安宁疗护还处于起步阶段。2017 年 1 月 25 日，国家卫计委发布了《安宁疗护中心基本标准（试行）》和《安宁疗护中心管理规范（试行）》，从科室设置、人员、设备等方面对安宁疗护中心进行了规范。

从 2008 年当选全国人大代表开始，顾晋就在为医疗领域的改革积极建言献策。今年的全国两会，他提交的议案中就包括一份调整医保资源配置的议案，提出我国与国民健康相关的各种资源投入，过多地集中于疾病诊疗阶段，而对健康两端的疾病预防和老年护理的投入明显不足。

顾晋介绍，学习发达国家和地区医疗机构的经验，北京首钢医院已经建立起规范的安宁疗护病房，正致力于将慢性病诊治、护理等医疗资源向基层下沉，不过，“这些都需要调整医保付费方式等政策环境的协同支持”。顾晋说，“目前的医保不管预防，现在人的寿命增长了，拿大肠癌举例，高发期是 60 岁到 80 岁，以前的人可能活不到 60 岁，但是‘长寿快死’才是最好的方式。”

“我们的预防做得还是太少了，比如加强肠癌筛查及干预，如果能有更多患者尽早切除肠道息肉，就意味着更多患者免除了以后发生癌变的可能，不仅避免了个人痛苦，只花几百元就节约了后期大量的医疗费用。”顾晋说。

顾晋表示，在目前的医保政策下，肠癌初筛的高危人群并没有接受进一步检查的动力，且因为对晚期病人的照顾基本属于空白，对于这类病人的安宁疗护基本上挣不到钱，大多数医院也是选择了放弃的态度，因此践行“尊严死”不仅需要医保制度的调整，也需要医院自身从实践出发探索。

美国一家缓和医疗机构进门处写着这样一句话：“请支持我们，因为您总有一天需要我。”

（来源：《中国经济周刊》）

白血病患儿国产廉价救命药出现“断货”，李克强批示：特事特办！

李克强总理近日对媒体报道“白血病患儿遭遇廉价国产药短缺，进口药一瓶超千元”作出批示，要求有关部门“切实加大国产廉价药生产供应保障力度”。

“白血病患儿缺药将使这些家庭雪上加霜，要将心比心，高度重视所反映问题，抓紧采取有效措施，特事特办，切实加大国产廉价药生产供应保障力度，切实缓解患儿家庭的‘用药之痛’。”总理在批示中说。

此前，有媒体连篇报道称，“巯嘌呤片”这一治疗儿童急性淋巴细胞白血病的必备药，在全国多地形成“药荒”，一些地方甚至连续5个月出现断货。全国6家有资质药企有3家停产多年，尚有3家在近两年停产或暂时停产。

媒体报道，由于药物奇缺，国产巯嘌呤片以前仅40元一瓶，如今被炒到148元还很难买到。有关微信群、百度贴吧内白血病患儿家长求购“救命药”的信息屡见不鲜。还有一些家长无奈选择境外代购，但进口药价高达1400元一瓶，且真伪和疗效均无法保证。

白血病患儿“救命药”因何出现短缺？业内人士解释称，该药定价低廉，药企普遍反映没有利润空间，加之上游原料供应紧张，导致药企生产积极性不高。尽管有些省份已协调药品生产企业、药品经营企业应急调拨，保障巯嘌呤片的正常供应，但“缺药”仍是不少白血病患儿家庭迫在眉睫的难题。

媒体报道引发舆论广泛关注。李克强总理批示要求有关部门要“将心比心”“特事特办”。他特别强调，有关部门要将“落实情况专项报告”。

（来源：中国政府网 2017-11-20）

相关链接

白血病患儿急需的廉价国产药为何“停产”？

国产巯嘌呤片是许多白血病患儿需要吃的药。

这种在医生口中价廉物美的药物，在药企看来“市场总体容量小、生产成本高、产品中标价格低、没有原料药”因而停产。

经过连日调查，澎湃新闻（www.thepaper.cn）记者获悉，国内仅6家药企有资质生产巯嘌呤片，其中3家已停产多年，另外3家则在近两年内停产或暂时停产。

可喜的是，在国家卫计委等部门出台相关文件后，有药企表示已通知厂方恢复生产巯嘌呤片，预计2017年11月底会在广州当地药房上市。

医生：国产药物美价廉

巯嘌呤药物短缺，让医生担忧。

这种药物贯穿于儿童急性淋巴细胞白血病（ALL）患儿的整个治疗过程。如果在维持期治疗内停止服用这一药物，将大大影响患儿的长期生存效果，是ALL患儿的“救命药”。

然而，不少白血病患儿家长发现，国产巯嘌呤片很难买到。

“有患儿家长跟我们反映过，原价 40 多元一瓶的巯嘌呤，今年有些地方卖的价格涨到了 140 元，有些家长甚至说 170 元一瓶都买不到。”上海交通大学医学院附属新华医院小儿血液肿瘤科主任袁晓军说。

澎湃新闻记者连日调查发现，在上海新华医院，巯嘌呤药物已经断货 5 个月左右，预计目前受到影响的患儿近百名。而同样的断货情况也发生在其他 3 家儿科类专科医院，如复旦大学附属儿科医院、上海市儿童医院、上海儿童医学中心。在药物短缺的情况下，一些医院只能先保证住院患儿的临床治疗，对于出院后的患儿用药难以保障。澎湃新闻记者还走访了上海部分药店，工作人员也纷纷表示“没有巯嘌呤”。

与买不到药的情况相比，袁晓军更担心一些家长异地买药，甚至网站购药带来的一些风险。

她表示，因参与巯嘌呤类药物代谢的关键酶——硫嘌呤甲基转移酶（TPMT）——的活性具有很大的个体差异，不同患者服用巯嘌呤片后产生的骨髓抑制作用差异极大，部分患儿的血象抑制会很严重，因此，服药期间需要在专科医生的指导下用药。医生会根据患儿外周血白细胞数和中性粒细胞来调整巯嘌呤片的剂量，患儿在服用药物期间要定期做血常规、肝肾功能等检查，便于医生判断药物对症治疗的效果和风险。

“曾有家长怕买不到药物，一次性在外地的药房购买了 35 瓶，这种情况下，服用药物的风险很大，而且巯嘌呤这类药物容易潮解，需要避光保存，对存储要求也很高。”袁晓军说。

她表示，很多家长或许不了解，以为进口药物的效果会超过国产药物，其实国产巯嘌呤片物美价廉，具有很好的临床抗肿瘤效果。

“国产巯嘌呤英文简写为 6-MP，在体内可直接发挥抗肿瘤活性，而进口嘌呤片的成分通常为硫鸟嘌呤（英文简写为 6-TG），6-TG 必须在肝内经过代谢，转化为巯嘌呤，继而发挥治疗作用。因此两者并不能算同一种药物，尽管 6-MP 可能会引起肝损伤，但可以通过临床剂量的调整而减少肝损伤，而 6-TG 价格很高，同时也可能出现身体不耐受的情况。”她说。

对这一药物的短缺，袁晓军很无奈，“医生没有资质也没有能力去提供短缺药物，患者在外面的药房买药，医生根本无法保证药物疗效的可靠性和安全性。”

她告诉澎湃新闻记者，从临床上来看，巯嘌呤片临床使用量不大，每年这类白血病患儿发病的数量也不固定，故而也无法预估药物的使用量。同时，这一药物价格低廉，也不排除会影响厂家生产的积极性。

药企：定价低等原因致停产

2017 年 5 月，农工党中央“白血病治疗短缺药物供应保障”座谈会在上海召开，网名为“地瓜爸爸”的一名白血病患儿父亲代表诸多家长参加了座谈会。

他告诉澎湃新闻记者，自己反映了诸多患儿家长遭遇的问题，如假药、不同规格药物的疗效，以及海淘或境外代购药物带来的一系列用药指导缺失等问题。

另一方面，他从座谈会上了解到了缺药的原因，一是药物定价低廉，药企普遍反映基本没利润；二是上游问题，原料药企业不多，因经济原因或者药物标准认证等问题，暂停提供原料。

澎湃新闻记者在国家食品药品监督管理总局网站上查阅到，通过国药批准文号允许生产巯嘌呤片的药企有6家，其中，浙江奥托康制药集团股份有限公司、广州白云山光华制药股份有限公司和浙江海正药业股份有限公司已经停产多年，上海上药信谊药厂有限公司从2016年开始停产，陕西兴邦药业有限公司和浙江浙北药业有限公司暂时停产。

至于厂家停产的原因，理由多数与药价、原料药供应有关。

浙江浙北药业有限公司方面告诉澎湃新闻记者，2016年全年停产巯嘌呤，主要是应销售公司要求，需要等市场上的囤货消耗光后再恢复生产。该公司生产的巯嘌呤当前主要批发给广东、安徽等地药房，与医院并无直接挂钩，目前市面上由该公司生产的最后一批药物是2015年7月生产的，有效期为2018年6月。

此外，浙江海正药业股份有限公司在2017年8月中旬发给澎湃新闻的回复函中表示，该公司于2000年前生产过巯嘌呤片，因原料药供应短缺和产品价格低等原因现已没有生产。谈到目前巯嘌呤片供不应求的现状，公司回复称“这可能与市场总体容量小、生产成本高、产品中标价格低，以及部分制剂企业没有原料药合法来源等有关”。

关于上述企业谈到的原料药供应短缺问题，澎湃新闻通过查阅国家食品药品监督管理总局网站发现，当前通过国药批准文号允许生产巯嘌呤原料药的药厂有3家，分别是陕西兴邦药业有限公司、浙江诚意药业有限公司和常州亚邦制药有限公司。

陕西兴邦药业有限公司一名工作人员告诉记者：“我们已经停产巯嘌呤半年了，因为生产该药的必需的原材料进不到货，目前正在向陕西省食药监局申请自己生产原料药。”

常州亚邦制药有限公司相关负责人也在回复记者时称“已经没有再生产巯嘌呤原料药”，其他问题不便多说。如今，浙江诚意药业有限公司是唯一一家仍在生产巯嘌呤原料药的企业，但主要对国外销售，国内基数不大。

有关部门：已出台相关政策

为了保障巯嘌呤的供应，部分省份采取了措施。例如，山东省卫计委于7月12日发布短缺药品监测预警，其中17种供应告急的药品中就有巯嘌呤片，药品在当地已无库存。7月18日，山东省卫计委再次发布通告，宣称通过协调药品生产企业、药品经营企业应急调拨等方式，巯嘌呤可正常供应。

然而，依靠个别省份的协调仍然无法保障所有缺药患儿的用药问题。澎湃新闻记者上网搜索“巯嘌呤片”，关于询问在哪里可买到该药品的帖子近年来层出不穷。

一名业内人士告诉澎湃新闻记者，药物保障不是一个政府部门就可以做好的事情，举例来说，药物的储备、医院临床药物应用、药房的药物供应等都由经信委、卫计委、药监、商务委等多部门管理。

不止是巯嘌呤片，近些年来不少廉价药品已经退出市场。上述人士认为，要解决短缺药物的解决需要从全国层面出发，协调各个部门，从政府审批等更高层次去解决这个问题。

2017年6月27日，国家卫生计生委联合国家发展改革委、食品药品监管总局等8部门发布《关于改革完善短缺药品供应保障机制的实施意见》（以下简称《实施意见》）。

（下转第516页）

❖ 大事记、工作总结 ❖

中国癌症基金会 2017 年大事记

1. 1 月 11 日，我会荣获《人民日报》“2017 健康人 · 中国梦” 健康促进积极贡献奖。

2. 2 月 18 日，中国癌症基金会在北京密云召开七届三次理事会，全体理事和监事出席了会议。会议审议并通过了 2016 年工作报告和财务报告。

3. 3 月 8 日，主办第十二届 “为了姐妹们的健康与幸福” 大型三八公益活动，由四川省肿瘤医院、湖南省妇幼保健院、深圳市妇幼保健院等全国 51 个城市 73 所医院承办。

4. 3 月 18 日，由中国癌症基金会主办、中国医学科学院肿瘤医院承办的第七届肺癌个体化治疗大会在北京国家会议中心召开。

5. 3 月 25 日 ~26 日，由中国癌症基金会主办、中国肿瘤防治联盟（UCOM）筹委会承办的“中国肿瘤防治 2017 年学术年会”在广州凤凰城酒店召开，来自全国及各省（自治区、直辖市）的肿瘤防治各专业委员会主委及相关专家齐聚羊城，共同探讨中国肿瘤防治的互联网及大数据时代新模式。

6. 4 月 15 日，中国癌症基金会和中国医学科学院肿瘤医院共同举办第 19 届肿瘤防治宣传周大型活动。

7. 4 月 17 日，国家卫计委医改专项癌症早诊早治项目技术督导工作。

8. 4 月 21 日，第十五次全国子宫颈癌协作组工作会议暨中国子宫颈癌防治研究进展学术研讨会在北京召开。(彩图见专版)

9. 4 月 23 日，第十二届抗癌京剧票友演唱会在北京长安大剧院举办。

10. 4 月 21 日，举办农村肝癌早诊早治技术培训班。

11. 4 月 25 日，经国家卫计委直属机关党委批准，中国共产党中国癌症基金会党支部正式成立，赵平理事长担任党支部书记。

12. 5 月 20 日，第一届中国淋巴瘤个体化治疗大会在北京召开。

13. 5 月 20 日，主办第一届乳腺癌外科规范化诊疗高峰论坛。

14. 6 月 7 日，中国癌症基金会组织支部党员及相关工作人员在江西省于都县开展健康扶贫活动。

15. 6 月 24 日，结直肠癌多学科诊疗学习班在北京举办。

16. 6 月 28 日，在北京人卫酒店举行项目启动仪式，中国癌症基金会积极参与国家健康扶贫战略，开展了针对贫困癌症家庭大学生助学项目“囊萤计划”，项目第一期将对中央民族大学 15 位学生进行资助。

17. 6 月 28 日，参与主办中国国际胸外科大会暨第五届国家癌症中心年会。

18. 7 月 6 日，第十一届中国肿瘤内科大会和第六届中国肿瘤医师大会在北京国家会议中心召开。(彩图见专版)

19. 8 月 26 日，召开七届四次理事会。

20. 8月29日，“囊萤计划”安徽临泉贫困癌症家庭大学生助学项目启动。

21. 9月10日，主办抗癌江西行京赣恶性肿瘤MDT讨论会。

22. 9月16日，第十九届北京希望马拉松义跑活动在京举行。

23. 9月16日，第八届中国肺癌南北高峰论坛暨首届华夏医学肺癌防治高峰论坛在京召开。

24. 10月14日，协办第三届西湖对弈癌症早期筛查与防治跨界高峰论坛。

25. 10月23日，启动中国-东盟地区肿瘤预防与控制人才培训项目

26. 10月28日，姚晓曦副理事长兼秘书长、高翠巧副秘书长带队赴河北省廊坊大北尹村革命老区开展义诊活动。

27. 11月7日，举办农村癌症早诊早治项目培训班。

28. 12月15日，赴台湾省访问台湾癌症基金会及部分医院。

公益培训项目：

2017年全年“万名医生肿瘤学公益培训项目”在全国完成了31次公益培训。覆盖全国16个省、2个直辖市、114个地市级、686个县、2884家医院，学员8845名（其中少数民族559人）。

患者援助项目：

（1）索坦（苹果酸舒尼替尼）、英立达（阿昔替尼）患者援助项目2017年批准入组2137名，发放药品118 160瓶（盒），折合人民币10.66亿元。

（2）赫赛汀（曲妥珠单抗）患者援助项目2017年批准入组25 268人，发放药品185 438支，折合人民币26.5亿元。

（3）瑞复美（来那度胺）患者援助项目2017年批准入组900人，发放药品5898盒，折合人民币2.71亿元。

（4）赛可瑞（克唑替尼）患者援助项目2017年入组2957人次，发放药品27 258盒，折合人民币10.2亿元。

（5）万珂（注射用硼替佐米）患者援助项目2017年入组4622人次，发放药品74 682盒，折合人民币3.3亿元。

（以上图片见卷首彩页）

全国肿瘤防治研究办公室2017年度工作总结

2017年，全国肿瘤防治研究办公室在国家卫生计生委的领导下，在中国医学科学院肿瘤医院/肿瘤研究所的大力支持和全体员工的努力下，各项工作顺利平稳开展，取得了一定的成绩。现将主要工作情况总结如下：

一、医改重大专项

（一）肿瘤登记工作

1. 2017年肿瘤登记项目点建设情况

自2008年12月财政部、卫生部将肿瘤随访登记项目纳入卫生部“医改重大项目”以来，到2014年底，我国肿瘤登记处总数达308个，覆盖全国所有31个省（自治区、直辖市）和新疆生产建设兵团。登记覆盖人口3.0亿左右，登记覆盖人口约占全国人口的16%。2017年国家财政没有新增拨款，自2014年以来，国家级登记处仍保持在308个，但全国肿瘤登记中心收集到的提交2014年肿瘤登记数据的登记处已经达到449个，覆盖人口3.46亿人，全国登记地区覆盖人口占2014年全国年末人口数的25.27%。

2. 完成2016年全国肿瘤登记项目数据收集、撰写工作报告

自《肿瘤登记管理办法》颁布后，工作进展数据上报成为常规工作要求。全国肿瘤防治办公室/全国肿瘤登记中心要求每年1月31日上报上一年度数据，因此，2017年1月31日前要求上报2016年度的数据。截至2017年2月28日，按项目要求应上报数据的登记处为308个，实际上报登记处共计479个，全部31个省份的登记处均完整上报发病、死亡和人口资料，包括山东、安徽、江苏、河南淮河流域早诊早治项目点29个，和其他省级肿瘤登记项目点。其中地级以上城市178个、县和县级市301个。上报2016年数据的479个登记处覆盖人口3.75亿人，其中男性1.90亿人，女性1.85亿人；地级以上城市登记点覆盖人口1.87亿人，县和县级市登记点覆盖人口1.88亿人。报告新发病例792 429例，其中男性438 408人，女性354 021人，粗发病率211.11/10万，中标率141.77/10万；报告死亡病例456 010例，其中男性291 949人，女性164 061人，粗死亡率121.48/10万，中标率75.63/10万。

3.《五大洲癌症发病率》第11卷上报与收录

我国共有102个肿瘤登记处（包括香港），向世界卫生组织国际癌症研究机构（International Agency for Research on Cancer，IARC）/国际癌症登记协会（IACR）提交《五大洲癌症发病率（CI5）》第11卷数据。2017年上半年，IARC/IACR陆续将审核结果反馈，针对CI5编委反馈意见，全国肿瘤登记中心帮助部分登记处回复相关问题，并邀请IARC/IACR专家Freddie Bray教授现场考察了北京、林州、洛阳、武汉、麻城等肿瘤登记处。

IARC在荷兰乌得勒支市召开的国际肿瘤登记年会上宣布了《五大洲癌症发病》（Cancer Incidence in Five Continents，CI5）第11卷初步结果，其中收录了来自全球65个国家343个肿瘤登记点2008~2012年的癌症发病资料，中国有36个（包括香港）肿瘤登记点的发病资料被收录，创历史最高纪录，比上一卷的14个增加了22个，这无疑是最对中国肿瘤登记工作莫大的鼓舞和认可。被收录的36个登记点分布在我国的15个省（自治区、直辖市），5年覆盖人口1.8亿，在全球癌症监测中占有举足轻重的地位。

4. 完善肿瘤登记网报系统

为健全我国肿瘤登记信息系统，掌握我国恶性肿瘤的流行状况与疾病负担，建立统一的国家级肿瘤数据库，提高数据的有效利用率。全国肿瘤登记中心与国家卫生计生委科学技术研究所合作，共同开发了“肿瘤登记网报系统”，目前已经上线。

5. 协助地方开展肿瘤登记培训工作

2017年上半年，全国肿瘤登记中心派出专家，赴内蒙、新疆、河南、重庆、山西、湖北、广东等地，协助地方完成肿瘤登记工作人员培训，就肿瘤登记管理办法、随访方案、数据上报要求与审核流程、随访及生存分析方法和肿瘤登记编码与实践进行了讲解。

6. 成立中国癌症基金会全国肿瘤登记专业协作组

2017 年初，全国肿瘤登记中心提出申请成立“中国癌症基金会全国肿瘤登记专业协作组”，并于 2017 年 4 月 25 日召开的中国癌症基金会秘书组会上批准成立。并初步组织筹建工作。

7. 编辑撰写《2017 年中国肿瘤登记年报》

2017 年 8 月底，全部完成了登记处数据的整理、汇总与分析工作。全国 449 个肿瘤登记地区提交了 2014 年肿瘤登记资料，其中 304 个登记地区为国家肿瘤随访登记项目点、26 个为淮河流域癌症早诊早治项目点、119 个为其他项目点。登记地区分布在全国 31 个省（自治区、直辖市）和新疆生产建设兵团，其中地级以上城市 159 个、县和县级市 290 个。江苏省上报资料登记地区数量最多为 36 个，其次为河南省 34 个、山东省和陕西省各 30 个。

提交数据的 449 个肿瘤登记地区 2014 年覆盖人口 345 711 646 人，其中城市地区为 163 366 737人，占全部覆盖人口的 47. 26%；农村地区为 182 344 909 人，占 52. 74%。全国肿瘤登记地区覆盖人口占 2014 年全国年末人口数的 25. 27%。2014 年报告癌症新发病例数合计 925 472 例，其中城市地区占 52. 84%，农村地区占 47. 16%。共计报告癌症死亡病例541 931例，其中城市地区占 50. 07%，农村地区占 49. 93%。

全国肿瘤登记中心专家组和《中国肿瘤登记年报》编委会对 449 个登记地区提交的 2014 年登记资料进行了审核，根据病理学诊断比例（MV%）、只有死亡医学证明书比例（DCO%）、死亡/发病比（M/I）、发病率和死亡率水平、逐年变化趋势等指标进行综合评价，共有 339 个肿瘤登记地区的数据被收录 2014 年中国肿瘤年报，覆盖中国大陆全部 31 个省份。目前已经正在进行校对排版，争取尽早出版发行。

8. 编写《中国恶性肿瘤发病与死亡 2008～2012》

全国肿瘤登记中心共收集到 2008～2012 年（至少连续 3 年）登记资料的登记处共有 165 个登记处，全国肿瘤登记中心及专家经过认真审核，最终选取了 141 个登记处数据，覆盖登记人口 6. 29 亿人年，共报告新发病例 1 782 105 例，死亡 1 123 466 例。目前已经完成数据分析，正在撰写报告中，争取尽早出版。

9. 组织中国肿瘤随访登记专家研讨会和 2017 年中国肿瘤登记年报编委会

组织专家在北京召开研讨会，讨论肿瘤登记数据利用、高精度肿瘤登记数据收集与分析方法，以及《中国肿瘤登记年报》《中国肿瘤发病与死亡 2008～2012》、以及科技部项目《中国癌症地图》编制等相关问题。就数据审核、选点以及相关编写工作，数据质控指标、癌症疾病负担等内容进行讨论。

10. 举办全国肿瘤登记师资培训

由国家卫生计生委疾病预防控制局举办、国家癌症中心/全国肿瘤登记中心承办的 2017 年全国肿瘤登记培训班，于 2017 年 7 月 6 日～7 日在广州举办。来自全国 31 个省（自治区、直辖市）和新疆生产建设兵团的省级肿瘤登记中心、部分肿瘤登记处和有关专家和相关人员共计 117 人参加会议，以及来自广东省本地代表 51 人参加培训。由国家卫计委疾控局慢病处段琳主持。全国肿瘤登记中心副主任陈万青教授对肿瘤登记培训的目的和意义做了总结性介绍，国家卫计委疾控局慢病处吴良有处长对肿瘤登记工作近 10 年的飞速发展表示赞赏，对肿瘤登记工作所取得成绩表示了肯定，并感谢全国肿瘤登记中心在我国肿瘤登记工作中所做出的杰出贡献。并对肿瘤登记工作提出了要求。陈万青教授围绕2017年肿瘤登记工作进展以及《中国癌症地图》编制进展进行了汇报，全国肿瘤登记中心张思维副教授汇报了2017年中国肿瘤登记年报数据审核情况及初步结果。广东、上海、河南、陕西4个省市和仙居、衡东、江门、西平、铜陵、无锡等6个登记处对当地肿瘤登记工作情况进行了大会交流，并由与会专家进行了点评。中山医大曹素梅教授、柳青教授、AME创始人兼CEO汪道远做了专题讲座，北京市肿瘤登记处王宁主任和磁县肿瘤登记处宋国慧所长分别就城市地区和农村地区肿瘤登记随访方法和经验做了报告。河南省肿瘤医院孙喜斌教授讲授了“生存分析方法”，全国肿瘤登记中心郑荣寿老师对生存分析方法进行了演示。最后，由陈万青教授进行了会议总结。

11. 举办全国肿瘤登记数据审核培训

国家癌症中心/全国肿瘤登记中心于2017年8月8日在北京举办全国肿瘤随访登记数据审核技术培训班，来自全国31个省（自治区、直辖市）和新疆生产建设兵团的省级肿瘤登记中心、部分肿瘤登记处和有关专家和相关人员共计70余人参加会议。全国肿瘤登记中心副主任陈万青教授主持并讲话，表达本次会议的目的、意义及今后肿瘤登记工作的重点，强调肿瘤登记是肿瘤防控的基础，可以为肿瘤防控提供科学的数据。培训班围绕肿瘤随访登记工作数据上报情况、质量控制流程和数据审核注意事项进行讲课，并按省分小组进行数据互审，小组数据审核结果进行汇报讨论。主要就目前数据审核的指标、逻辑关系，年报纳入排除标准进行讨论，并对数据审核软件进行操作演示和分享。

12. 构建人群为基础的高精度肿瘤监测体系

建立一套针对我国主要恶性肿瘤的人群高精度肿瘤登记标准，构建以人群为基础的高精度肿瘤监测体系。依托国家肿瘤登记项目，对肺癌、胃癌、食管癌、结直肠癌、女性乳腺癌和卵巢癌患者进行多中心横断面调查，随访观察病例生存状况并开展相关队列研究。通过国家癌症登记数据库与相关资料，揭示中国主要癌症肺癌、胃癌、食管癌、结直肠癌、肝癌、女性乳腺癌和卵巢癌等的流行病学特征，构建高精度肿瘤监测体系，为防控决策提供科学依据。

（二）淮河流域癌症早诊早治项目工作

2016年度项目工作中，淮河流域地区参与健康因素调查和高危因素评估人数合计27.64万人，对高危人群合计完成临床筛查人数56 356人，任务完成率为105.54%，其中参与肝癌筛查人数为25 201万人、食管癌筛查人数为19 118人、胃癌筛查人数为12 037人。检出原位癌及癌症病例合计为426例，其中早期癌人数299例，已治疗人数400例，合计人群检出率为0.76%，早诊率为70.19%，治疗率为93.90%。所有筛查癌种中，胃癌的筛查检出率最高，肝癌的早诊率最高。江苏省和山东省的检出率最高，分别为0.89%和0.79%。项目过程中，我们还对阳性病例人群进行及时跟踪随访，对癌前病变重点人群进行二次复查，完成随访/复查3913人次。同时对227例家庭贫困患者通过方式进行了资金补助，合计拨付补助经费21万元。

自2007年开展淮河流域地区重点癌症早诊早治项目，经过10年的时间，随着项目点不断增加，积累了大量数据，为今后的研究提供了基础信息。为更好地系统评价食管癌、胃癌、肝癌筛查效果，进一步改进和完善现行的筛查方案是推进癌症预防的有效手段。2017 年 6 月 1 日，项目办公室在北京召开“淮河流域癌症早诊早治效果评价技术方案”专家研讨会，对“评价方案”进行讨论，为下一步工作打下基础。

淮河流域癌症早诊早治项目在江苏、安徽、山东、河南四省开展的早诊早治筛查工作已满 10 年，项目覆盖人口 2705 万，初筛覆盖人口 531.45 万人，对其中 187.89 万余人进行了流行病学调查（主要包括个人基本信息、吸烟和饮酒情况、饮食习惯、心理和情绪、既往史、恶性肿瘤家族史及简单的健康体检等内容）及相关健康知识问卷调查。通过对流行病学调查问卷的分析及相关初筛，共发现癌症高危人群 575 122 人，其中食管癌、胃癌、肝癌高危人数分别为 134 783、226 729 和 213 610 人。十年间，完成食管癌、胃癌、肝癌临床筛查 379 652 人，查出癌症患者 2502 人，总检出率为 0.66%。其中食管癌阳性病例 1111 例，检出率为 0.88%；胃癌阳性病例 584 例，检出率为 0.60%；肝癌阳性病例 807 例，检出率为 0.52%。确诊早期癌病例 1787 人，早诊率为 71.42%。其中食管癌早期病例 845 例，早诊率为 76.06%；胃癌早期病例 378 例，早诊率为 64.73%；肝癌早期病例 564 例，早诊率为 69.89%。癌症患者治疗人数 2219 人，治疗率为 88.69%。其中食管癌患者治疗 963 人，治疗率为 86.68%；胃癌患者治疗 530 人，治疗率为 90.75%；肝癌患者治疗 726 人，治疗率为 89.96%。同时，通过项目工作的扩展，加强对高危人群及癌症患者治疗后的随访，提高了当地群众对癌症预防、治疗的认识，保证了癌症登记数据质量。

淮河流域癌症早诊早治项目自 2007 年开展以来，已成为慢病防治的重要“抓手”之一，不仅带动了淮河流域癌症综合防治，同时与其他慢病防治相结合，成为了建设慢病综合防控示范区的重要组成部分。

二、主要科研项目进展

（一）公益性行业科研专项

2017 年度，公益性行业科研专项“上消化道癌筛查的前瞻性评价研究”项目取得了阶段性工作进展和成果。

在上消化道癌高发区河南林州市、河北磁县和甘肃武威，非高发区江苏射阳、河南罗山、哈尔滨、长沙市完成全部基线调查任务，并于 2017 年 10 月完成对所有基线调查数据的整理与质量控制工作，形成最终的基线数据库。经质控，研究合计收集有效研究对象 152 011 人，入组的村/社区数 345 个。26 984 人接受幽门螺杆菌感染检测，整体阳性率为 45.85%。39 928 例筛查对象进行了内镜前血液四项检查，39 179 例筛查对象接受内镜检查，对 28 119 人进行了病理活检，内镜取活检人数百分比为 71.77%。合计检出阳性病例（原位癌和癌）582 例，其中早期病例 483 例。阳性检出率为 1.49%，早诊率 82.99%。我们于 2017 年 3 月、9 月、11 月在湖南长沙、河南林州召开了 2017 年度项目进展报告会和专家研讨会。并制定了 2017 年度项目执行方案。目前各项目点按计划执行现场随访和复查工作任务。

（二）科技基础性工作专项——编制《中国癌症地图集》

经过反复校验和调整，癌症地图项目已经完成了我国 4 个时期，总计 408 幅区县级癌症地图的绘制工作，围绕癌症地图制图建立了一整套地理信息数据库和新型的空间分析方法体系。在研究结果的基础上，初步建立了我国在线交互式癌症地图系统，可供癌症分布数据共享和数据的空间查询；完成了《中国癌症地图集，2018》书籍的设计和初步排版工作，预计将于年底完成我国 2014 年度 2885 个区县（包括港、澳、台地区）100 幅癌症地图的校样工作，为顺利出版我国首部癌症发病地图集奠定了基础。

（三）十三五国家重点研发计划《人群为基础的高精度肿瘤监测体系构件》

完成人群为基础高精度肿瘤监测项目点选定，确定 20 个肿瘤登记处名单。确定了研究病例纳入和排除标准完成 EPIDATA 和 EXCEL 录入系统开发。确定通过人工摘抄病例和电子病例系统相结合的方式来收集病例信息。确定了六大癌症（肺癌、胃癌、食管癌、女性乳腺癌，结直肠癌、卵巢癌）的详细问卷内容。设定课题专家组成员，建立了我国六大主要癌症的人群高精度肿瘤监测标准。20 个肿瘤登记处目前已经完成 2016 年度 3 万多相关病例信息的基线采集，2017 年度的新发癌症病例正在采集。高精度信息采集正在进行中。首次建立了我国六大主要癌症的高精度肿瘤监测标准，并在 20 个肿瘤登记处初步进行实践，为后续在全国范围内全面开展人群高精度肿瘤监测提供前期工作基础。

（四）国家重点研发计划《肝癌高危人群社区队列研究》

执行国家重点研发计划《肝癌高危人群社区队列研究》课题。在淮河流域地区 7 个项目点实施现场工作。课题将采用统一的标准和规范，在淮河流域地区建立 1.4 万例乙肝表面抗原阳性人群筛查队列，对肝癌/肝病前瞻性队列成员进行长期主动随访，建立可共享的生物标本库。组织举办“肝癌高危人群社区队列研究 ”启动及技术培训会。完成乙肝表面抗原阳性人群大型队列研究暨淮河流域肝癌早诊早治项 2017 年度技术方案。

（五）大气重污染成因与治理公关项目

2017 年，获得大气重污染成因与治理公关项目经费资助。陈万青在专题“京津冀及周边地区大气污染对人群的健康影响研究”中负责第四项课题内容：大气污染导致肺癌等主要癌症的归因风险及疾病负担研究。课题将系统评估大气污染暴露对肺癌及主要癌症的负担影响及归因风险；大气污染不同组分对肺癌病理类型归因风险；不同程度污染对主要癌症的超额死亡影响；大气污染所致癌症的经济负担；预测 2030 年癌症负担变化情况。

（六）在研项目汇总情况

1. 大气重污染成因与治理公关项目。
2. 国家重点研发计划“大气污染成因与控制技术研究”重点专项。
3. 国家重点研发计划重大慢性非传染性疾病防控研究。
4. 国家自然科学基金面上项目 1 项。
5. 国家自然科学基金青年项目 2 项。
6. 协和青年基金 2 项。
7. 科技基础性工作专项。
8. 公益性行业科研专项。
9. 中央级公益性科研院所基本科研业务费项目 2 项。
10. 北京市优秀人才培养资助项目基金 1 项。
11. 中国医学科学院医学与健康科技创新工程项目 1 项。

2017 年，全国肿瘤防治研究办公室主持进行的科研课题合计为 14 项，其中国家级课题8项、其他级别课题6项。2017年度新获得国家级科研项目3项。2016年新获得科研项目包括：大气重污染成因与治理公关项目，国家重点研发计划“大气污染成因与控制技术研究”重点专项课题1项，协和青年基金1项。各在研科研项目名称及主持人分别为：

（1）“大气污染导致肺癌等主要癌症的归因风险及疾病负担研究”—陈万青。

（2）国家重点研发计划“大气污染成因与控制技术研究”重点专项“大气污染物对成人癌症慢性健康效应的暴露-反应关系研究”—邹小农。

（3）公益性行业科研专项：“上消化道癌筛查的前瞻性评价研究”—陈万青。

（4）“《中国癌症地图集》编制”—陈万青。

（5）“血浆长链非编码RNA与早期胃癌及癌前病变的关系”—曾红梅。

（6）“中国省级肺癌发病死亡的时空间模型估计”—郑荣寿。

（7）“人群为基础的食管中重度不典型增生病变进展的前瞻性队列研究”—郑荣寿。

（8）“中国人口老龄化对癌症流行趋势及负担影响的研究”—郑荣寿。

（9）“人口老龄化对京津冀地区癌症流行趋势及负担影响的研究”—郑荣寿。

（10）“人群为基础的高精度肿瘤监测体系构建”—曾红梅。

（11）大气细颗粒物长期暴露对我国胰腺癌发生及死亡影响的时空分析—曾红梅（与中国医学科学院基础医学研究所合作课题）。

（12）“人群为基础的胃癌及癌前病变血浆长链非编码RNA标志物研究”—曾红梅。

（13）叶酸、半胱氨酸代谢通路中重要记性小分子血清学水平与食管癌发病风险的队列研究“—王少明。

（14）食管癌风险预测模型的构建与评价及关键统计学方法研究—陈茹。

三、文章发表情况

本科室利用自身工作优势，今年进一步加强对我国肿瘤登记数据的分析和利用，提高工作人员的业务水平和科研能力。截至2017年11月，本科室合计发表论文30篇，其中SCI论文15篇，合计影响因子60.58分。具体文章如下：

[1] Islami F, Chen WQ, Yu XQ, Lortet-Tieulent J, Zheng R, Flanders WD, Xia C, Thun MJ, Gapstur SM, Ezzati M, Jemal A. Cancer deaths and cases attributable to lifestyle factors and infections in China, 2013. Ann Oncol, 2017, 28 (10): 2567-2574.

[2] Chen WQ, Zheng R, Zhang S, Zeng H, Zuo T, Xia C, Yang Z, He J. Cancer incidence and mortality in China in 2013: an analysis based on urbanization level. Chin J Cancer Res, 2017, 29 (1): 1-10.

[3] Chen WQ, Zheng R, Zhang S, Zeng H, Xia C, Zuo T, Yang Z, Zou X, He J. Cancer incidence and mortality in China, 2013. Cancer Lett, 2017, 401: 63-71.

[4] Zheng R, Zeng H, Zhang S, Chen WQ. Estimates of cancer incidence and mortality in China, 2013. Chin J Cancer, 2017, 36 (1): 66.

[5] Xia C, Yu XQ, Zheng R, Zhang S, Zeng H, Wang J, Liao Y, Zou X, Zuo T, Yang Z, Chen WQ. Spatial and temporal patterns of nasopharyngeal carcinoma mortality in China, 1973~2005. Cancer Lett, 2017, 401: 33-38.

[6] Guo Y, Zeng H, Zheng R, Li S, Pereira G, Liu Q, Chen WQ, Huxley R. The burden of lung cancer mortality attributable to fine particles in China. Sci Total Environ, 2017, 579: 1460-1466.

[7] Chen WQ, Zeng H, Chen R, Xia R, Yang Z, Xia C, Zheng R, Wei W, Zhuang G, Yu X, He J. Eval-

uating efficacy of screening for upper gastrointestinal cancer in China: a study protocol for a randomized controlled trial. Chin J Cancer Res, 2017, 29 (4): 294-302.

[8] Yang Z, Zheng R, Zhang S, Zeng H, Xia C, Li H, Wang L, Wang Y, Chen WQ. Comparison of cancer incidence and mortality in three GDP per capita levels in China, 2013. Chin J Cancer Res, 2017, 29 (5): 385-394.

[9] Cai M, Dai S, Chen WQ, Xia C, Lu L, Dai S, Qi J, Wang M, Wang M, Zhou L, Lei F, Zuo T, Zeng H, Zhao X. Environmental factors, seven GWAS-identified susceptibility loci, and risk of gastric cancer and its precursors in a Chinese population. Cancer Med, 2017, 6 (3): 708-720.

[10] Zuo TT, Zheng RS, Zeng HM, Zhang SW, Chen WQ. Female breast cancer incidence and mortality in China, 2013. Thorac Cancer, 2017, 8 (3): 214-218.

[11] Zou XN. Epidemic trend, screening, and early detection and treatment of cancer in Chinese population. Cancer Biol Med, 2017, 14 (1): 50-59.

[12] Zhao J, Zuo T, Zheng R, Zhang S, Zeng H, Xia C, Yang Z, Chen WQ. Epidemiology and trend analysis on malignant mesothelioma in China. Chin J Cancer Res, 2017, 29 (4): 361-368.

[13] Chen YH, Zou XN, Zheng TZ, Zhou Q, Qiu H, Chen YL, He M, Du J, Lei HK, Zhao P. High Spicy Food Intake and Risk of Cancer: A Meta-analysis of Case-control Studies. Chin Med J (Engl), 2017, 130 (18): 2241-2250.

[14] Chen R, Zheng Y, Zhuo L, Wang S. Association between MGMT Promoter Methylation and Risk of Breast and Gynecologic Cancers: A Systematic Review and Meta-Analysis. Sci Rep, 2017, 7 (1): 12783.

[15] Chen R, Zheng Y, Zhuo L, Wang S. The association between miR-423 rs6505162 polymorphism and cancer susceptibility: a systematic review and meta-analysis. Oncotarget, 2017, 8 (25): 40204-40213.

[16] 左婷婷，郑荣寿，曾红梅，张思维，陈万青. 中国胃癌流行病学现状. 中国肿瘤临床，2017，44 (1)：52-58.

[17] 左婷婷，曾红梅，郑荣寿，杨雷，李慧超，刘硕，夏昌发，陈万青. 北京妇女绝经状态与不同分子亚型对乳腺癌患者生存的影响. 中华预防医学杂志，2017，51 (5)：409-414.

[18] 邹小农，贾漫漫，王鑫，支修益. 中国肺癌和烟草流行及控烟现状. 中国肺癌杂志，2017，20 (8)：505-510.

[19] 张思维，杨之洵，郑荣寿，曾红梅，陈万青，赫捷. 2013 年中国胃癌发病与死亡分析. 中华肿瘤杂志，2017，39 (7)：547-552.

[20] 陈茹，卓琳，潘昱廷，蔡婷，曹宇，王胜锋. 基于文献计量学的喜炎平注射液上市后研究现状分析. 药物流行病学杂志，2017，(3)：213-218.

[21] 伊丽，赵腾，李琰琰，陈万青，赵德利. 2000~2013 年山东省肥城市上消化道癌发病、死亡及早诊早治效果分析. 中华预防医学杂志，2017，51 (5)：403-408.

[22] 龙东波，贾漫漫，杨军，陈元立，常鹄，单新，付凤环，邹小农. 北京市控烟条例知晓情况调查分析. 中国肿瘤，2017，26 (5)：361-365.

[23] 贾漫漫，李纪宾，林华，邹小农，赵平. 吸烟对男性肺癌患者组织学分型的影响及其趋势分析. 中国肺癌杂志，2017，20 (8)：516-521.

[24] 贾漫漫，陈元立，郑荣寿，代珍，刘伯齐，邹小农，赵平. 家庭二手烟暴露与城市女性结直肠癌的相关研究. 中国肿瘤，2017，26 (5)：355-360.

[25] 贺宇彤，李道娟，梁迪，靳晶，温登瑰，陈万青，赫捷. 2013 年中国食管癌发病和死亡估计. 中华肿瘤杂志，2017，39 (4)：315-320.

[26] 何美，赵平，李必波，邱惠，邹小农，杜佳，雷海科，陈玉恒，李小升. 2011~2015 年重庆某院恶

性肿瘤住院患者疾病构成特征分析. 中国肿瘤，2017，26（2）：101-105.
[27] 韩仁强，武鸣，罗鹏飞，俞浩，郑荣寿，周金意. 2013年江苏恶性肿瘤发病和死亡情况分析. 中华预防医学杂志，2017，51（8）：703-710.
[28] 陈万青，左婷婷. 中国上消化道癌防控初显成效. 中华预防医学杂志，2017，51（5）：378-380.
[29] 陈万青，郑荣寿，张思维，曾红梅，邹小农，赫捷. 2013年中国老年人群恶性肿瘤发病和死亡分析. 中华肿瘤杂志，2017，39（1）：60-66.
[30] 陈万青，郑荣寿，张思维，曾红梅，邹小农，赫捷. 2013年中国恶性肿瘤发病和死亡分析. 中国肿瘤，2017，25（1）：1-8.

四、教学

1. 2017年，我办共培养5名硕士研究生。

2. 陈万青参与协和医学院肿瘤流行病学与预防课程；并参与协和医学院肿瘤流行病学与临床试验方法课程2017年教学任务。

3. 受邀全国各省肿瘤培训，陈万青、张思维、邹小农、郑荣寿、曾红梅多次参与授课。

五、会议及交流合作

1. 组织举办国际胃癌大会“肿瘤登记”分会场，陈万青任分会场主席。

2. 组织国际肿瘤防控学术大会暨国家癌症中心肿瘤防控研讨会“肿瘤登记及大数据应用”分会场，陈万青任分会场主席。

3. 参加国际、国内多次国际学术会议并作主题报告，如国际肿瘤登记协会年会、国际肿瘤防控学术大会暨国家癌症中心肿瘤防控研讨会、2017全国肿瘤流行病学和肿瘤病因学西安学术会议等。

4. 6月，世界卫生组织癌症监测部负责人 Freddie Bray 博士来访，与全国肿瘤登记中心人员和部分专家赴河南林州、洛阳，湖北武汉、麻城肿瘤登记处，与当地肿瘤登记人员进行交流。

六、控烟工作

1. 1月，参加中华预防医学会分支机构工作会议，代表肿瘤预防与控制专业委员会接受学会授予的“2016年优秀委员会”荣誉证书。

2. 3月、4月和8月，为中国疾控中心癌症预防干预能力专业人员培训学员，为中华护理学院全国护理培训学员和本院护士授课。

3. 4月，参加本院“肿瘤防治周”的宣传工作，负责控烟组宣传活动，包括设计制作和展出20块控烟宣传展板，设计制作和发放《吸烟的健康危害》宣传册；联合中国控制吸烟协会、中国疾病预防控制中心控烟办公室和中日友好医院的专家，现场控烟咨询265人次，免费测量CO含量223人次；培训20名志愿者进行“控烟与肿瘤预防知识”的调查，回收问卷400余份。发表论文1篇。

4. 9月，参加举办第8届中国肺癌南北高峰论坛，主办控烟专题会。

5. 10月，参加中国-东盟地区肿瘤预防与控制人才培训项目，为培训学员授课。

6. 4~10月，参加中国戒烟联盟戒烟“医者先行”项目，用标准化问卷与工会合作对本院职工进行吸烟调查，收集1500余份调查表；与保健室合作给30余名有戒烟愿望的吸烟者免费提供戒烟药。

7. 1~10月，巡查院内禁烟区，累计巡查448场次，整理巡查结果交院早会公布；接受并配合朝阳区卫生监督所处理对我院数次控烟举报的调查。

8. 1~10月，参加庆祝中华预防医学会30周年系列活动筹备工作，筹备主办肿瘤预防与控制专业委员会学术年会（11月19日）。

七、社会公益

参加4月“肿瘤防治周”活动，制作展板，戒烟咨询，健康警示上烟包活动并参加志愿者活动。

参加“希望马拉松义跑”活动。

八、科普宣传

邹小农：健康界、搜狐健康、肿瘤医学论坛、《中国人口报》、中国日报网、健康时报网。

陈万青：搜狐健康、大河网、CCTV 2次、医学界、健康界、丁香园、《医师报》等采访。

九、学术任职

陈万青：

国家大气污染防治攻关联合中心研究室首席专家；

中华预防医学会慢病预防与控制分会常委、肿瘤组副组长；

中国医师协会肿瘤防治规范化培训工作委员会副主任委员；

中国医师协会肿瘤分会肿瘤远程医疗联盟副主委；

中华预防医学会健康风险评估与控制专业委员会委员；

中华预防医学会肿瘤预防与控制专业委员会委员副秘书长；

中华预防医学会健康传播分会常委；

中华预防医学会健康保险专业委员会委员；

中国控制吸烟协会肺癌防治控烟专业委员会副主任委员；

中国抗癌协会肿瘤流行病学专业委员会常委；

中国健康促进基金会乳腺癌防治专项基金专家委员会专家；

北京乳腺病防治学会转化医学专业委员会常委；

亚洲肿瘤登记联盟常委；

北京乳腺病协会国际医疗专委会副主委；

中国卫生信息学会健康医疗大数据肿瘤专业委员会委员；

中国研究型医院学会肿瘤放射生物与多模态诊疗专业委员会委员；

中国抗衰老促进会专家委员会执行委员；

北京肿瘤学会理事；

中国医院协会疾病与健康管理分会委员；

《中国肿瘤》杂志副主编、编辑部主任；

《Journal of Epidemiology》《Chinese Journal of Cancer Research》《APJCP》东亚区；《现代肿瘤医学》副主编；

《中国肺癌杂志》《实用肿瘤学》《肿瘤学》《肿瘤防治研究》《中华预防医学杂志》《Thoracic Cancer》《the Journal of Thoracic Disease》《Chinese Journal of Cancer》《Journal of Tumor》《Annals of Translational Medicine》《中华乳腺病杂志（电子版）》《全球健康杂志（英文）》等杂志编委。

邹小农：

癌症基金会控烟与肺癌防治工作部副主任，中国控制吸烟协会理事。

曾红梅：

“Annals of Translational Medicine”杂志肿瘤流行病学专栏编辑；

AME 出版集团学委会委员；

北京乳腺病防治学会健康管理专业委员会常务委员。

中国临床肿瘤学会（CSCO）2017 年大事记

CSCO 在 2017 年度更加强调公益性和国际性，根据“团结、协作、务实”的根本宗旨”，秉承“学术、公益、奉献”的理念，开展了一系列形式丰富的学术活动，在国内外肿瘤领域产生了一定程度的影响力。

一、以国际视角推动中国临床肿瘤学术创新

（一）第二十届学术年会

2017 年 9 月 26 日～30 日，第二十届全国临床肿瘤学大会暨 2017 年 CSCO 学术年会（CSCO 2017）在美丽多彩的海滨城市厦门召开。2 万余名来自全国各地的肿瘤领域临床医生、研究者，180 余家企业、媒体代表，以及 700 余名海内外讲者，齐聚 CSCO 2017 这一中国临床肿瘤学领域规模最大的年度盛会。

2017 年具有特殊的历史意义。从 1997 年，中国临床肿瘤学会的前身——中国抗癌协会临床肿瘤学协作专业委员会正式成立并举办第一届年会至今，CSCO 已经走过了 20 年的历程。在党和政府有关部门的关心支持下，广大 CSCO 会员团结一致，艰苦奋斗，积极开展一系列、多种多样的学术活动和公益项目，提高多学科规范化综合诊疗和研究水平，为众多的肿瘤病患解决了疾苦，加强国内、外的交流合作，更为中国的肿瘤学界赢得了荣誉。

CSCO 2017 的主题是“传承创新，携手同行”。CSCO 秘书长李进表示，在学会成立 20 周年之际选择这一会议主题，是 CSCO 宗旨的充分体现——希望学会成员传承老一辈医学专家的优良传统，不断取得新的成绩，团结一心，共同进步，“这也是老中青三代 CSCO 专

家对未来的期望”。作为20周年庆典活动的重要环节，本次年会的全体大会上，学会向吴孟超院士、孙燕院士、廖美琳教授、管忠震教授四位老专家颁发了“终身成就奖”。在过去的几十年中，这几位老专家为中国临床肿瘤学事业的发展做出了卓越的贡献。在CSCO成立之后，他们支持、爱护、培养中国临床肿瘤学的梯队力量，亲临会场，传授技艺，给学会提出很多创造性建议；他们身体力行，学术引领，极大地促进了学会的发展。过去20年间，CSCO的每一点进步，都是和他们的奉献分不开的。

作为一直引领中国临床肿瘤学发展的学术团体，CSCO每年的年会都是特点鲜明，既突出科学前沿的引导性，又着眼临床实践的实用性，因而成为本领域最受关注的年度学术盛会。此次年会举办专题会议71场。专题会议围绕一年来国内外的学术研究热点，针对临床肿瘤医生的需求，分癌种设置，力求全面、准确地反映临床肿瘤学领域的新观念、新知识和新技术；以期达到推动肿瘤多学科、规范化综合治疗进程和学科发展的目标。延续往年传统，此届年会举办了8场全英语交流的国际专场（International Session），分别与ASCO、ESMO、IASLC、AACR、STO、JSMO、KACO、SITC、CAHON等知名学术组织合作，邀请国际知名专家学者与国内专家同场讨论，分别关注消化系统肿瘤、乳腺癌、肺癌等癌种，以及免疫治疗、靶向治疗及免疫微环境研究、肿瘤大数据等最新治疗方法及理念。其中，与STO合作举办“大数据时代”学术专场，同时公布今年最新的临床试验数据。此外，CSCO青年专家委员会联合《柳叶刀·肿瘤学》（Lancet Oncology）、《中国医学论坛报》共同举办“Lancet Onco-CSCO-CMT中国研究精选报告专场”，集中展示高水准的中国研究，并力求帮助研究成果与国际期刊接轨。《Lancet Oncology》主编和副主编参加了会议。今年的主席专场（President Symposium）关注“临床研究：从设计到发表”，研究者、学会领导者、出版界和企业界代表受邀发言，共同讨论。

（二）Best of ASCO会议

本年度Best of ASCO会议于2017年7月6日~8日在上海召开。会议沿袭历年惯例，全版引进ASCO年会的精华论文摘要和幻灯片，由CSCO和ASCO联合主办，北京市希思科临床肿瘤学研究基金会协办。

2017年ASCO年会的主题是“与你一起变革癌症治疗”，本次会议的学术委员会紧密围绕这一主题，依据国内肿瘤的发病情况，解读了由ASCO精选出的年会中最新、最具影响的学术论文35篇，特邀国内顶尖专家针对4个癌种在2017年ASCO年会后诊治标准的变化进行了深入分析，共邀请40余位国内外知名学者进行了精彩报告，内容涉及肺癌、胃癌、肝癌、肠癌、乳腺癌、泌尿系肿瘤、头颈部肿瘤、血液肿瘤、妇科肿瘤等领域。报告讲座在个性化与互动性良好的环境中，与临床医师分享最新科研成果、交流临床实践经验、启发特色诊疗思路。

本次会议共吸引正式代表1800余人参加，共有13家企业参展，并召开了8场卫星会。虽然会议前期全国多地遭遇大到暴雨，很多航班长时间延误甚至取消，但来自五湖四海的肿瘤学者热情不减，仍积极到场参加，会场自始至终座无虚席，台上台下积极互动，学术观点犀利交锋，会场掌声此起彼伏。

（三）CSCO指南发布

2017年4月22日，中国临床肿瘤学会（CSCO）指南发布会在广州隆重召开，本次指南发布会共有肺癌、结直肠癌、乳腺癌、胃癌、恶性黑色素瘤五大领域的诊疗指南于与大家见面。其中肺癌诊疗指南为2017版更新，其余均是在CSCO指南总体框架下的2017 V1版正式发布。此外，大会还介绍了2016年中国临床肿瘤学年度研究进展，重磅不断、鼓舞人心。时任CSCO理事长、广东省人民医院副院长吴一龙教授表示，CSCO诊疗指南制定的三个“兼顾”方针，即兼顾地区发展不平衡，兼顾药物和治疗措施的可及性，兼顾肿瘤治疗的价值。我国幅员辽阔，各地区医疗资源分配差异大，因此适合中国国情的诊疗指南必须接地气，能够将基本医疗策略下沉到县级医院。另一方面，指南也要跟上国际规范，吸取已有的高级别证据，酌情推荐可及性差的药物和治疗措施。通过“基本策略”和“可选策略”两大主要推荐，形成了CSCO指南的鲜明特色。

（四）专家讲学活动

2017年，CSCO讲学团先后在石家庄、西安、泉州、南宁、开封、长春、烟台、呼和浩特、哈尔滨、昆明、温州、合肥、长沙等地与各地承办医院共同举办了十余场继续教育讲学会议。

（五）CSCO系列专题学术研讨会

2017年CSCO系列专题学术研讨会于12月2日在南昌收官。根据计划，CSCO办公室先后在武汉、洛阳、成都、长沙、秦皇岛、临沂、北京、六安、沈阳、上海、乌鲁木齐、贵阳、南昌、青岛、苏州和南昌举办了关于肺癌、乳腺癌、胃癌、肠癌、肉瘤多个专题的学术研讨会，参与研讨会的知名专家和青年委员讲者超过100人次；1860余名高年资医生参加了学习和交流。

（六）组织CSCO青年医师团赴新加坡参加ESMO亚洲大会

全球第二大临床肿瘤学术组织欧洲肿瘤内科学会（ESMO）于2017年11月17日~19日在新加坡举办第三届ESMO亚洲会议（ESMO ASIA 2017）。作为CSCO官方友好合作学会，ESMO此次更为CSCO的广大会员设立了旅行基金（Travel Grants），以资助优秀的青年医师赴新加坡参加此次会议。25位CSCO推荐的青年医师获得了每人500美元的交通补助，免除会议注册费，并由CSCO安排在新加坡两晚住宿。CSCO办公室派出2名工作人员前往与会，通过展示CSCO文化、CSCO学术成果推广CSCO理念，增加CSCO的国际影响力。

二、中国临床肿瘤学科学基金

2017年年会共收到论文1800余篇，经大会学术委员会认真评选，共评出一等奖1名、二等奖2名、三等奖7名。CSCO以中国临床肿瘤学科学基金进行了奖励。

三、公益活动

为响应国家“健康中国2030”的号召，加强基层和边远地区、县级医院的建设和人才培养，2017年，CSCO携手北京市希思科临床肿瘤学研究基金会共同主办“资助贫困边远地区中青年医师参加第20届全国临床肿瘤学大会”公益项目，该项目旨在改善我国医疗资源分布不平衡，基层医院诊疗能力有限的现状。7月18日~8月18日收到来自全国18个省份的74份参会申请报名。通过资格审查，最终遴选出47位中青年医师获得捐助。最终有 41 位受助医生前往厦门参加了为期 5 天的第 20 届全国临床肿瘤学大会暨 2017 年 CSCO 学术年会，项目组为获助医师提供往返交通费、食宿费以及会议注册费，让贫困边远地区的中青年医师有机会与国际著名肿瘤领域专家交流互动、开拓视野，鼓励其不断提升自己的临床科研水平，为边远地区的肿瘤患者带去福音。大会期间，受助医生与基金会理事会成员热烈座谈，将他们的需求和困惑提出；会后医生们在总结报告中一方面畅谈了参会的收获与感受，另一方面对未来基金会的活动也提出了意见和建议，受助医生均表示，很享受这场学术饕餮盛宴，并希望 CSCO 的专家团队为基层学术研究及临床实践提供更多的培训和指导。

四、中国临床肿瘤学会第二届全国会员代表大会

2017 年 9 月 28 日，中国临床肿瘤学会（CSCO）第二届全国会员代表大会在厦门隆重召开，第一届理事会荣誉主席管忠震教授、理事长吴一龙教授，副理事长马军教授、秦叔逵教授、赫捷院士、程颖教授、王绿化教授、梁军教授、徐瑞华教授，以及秘书长李进教授在主席台就座。来自全国各级医院、肿瘤中心、肿瘤研究所的 300 余名会员代表出席会议。王绿化教授主持会议。

会议通过了吴一龙教授的“第一届中国临床肿瘤学会理事会工作报告”。他从学会的组织工作、学术工作、继续教育和会员发展等四方面对任期内工作进行了系统的梳理和总结。会议通过了马军教授的“第一届中国临床肿瘤学会财务报告”。在王绿化教授对换届选举办法进行详细说明后，全体代表以无记名投票方式选出了中国临床肿瘤学会第二届理事会成员。

李进教授当选为 CSCO 第二届理事会理事长，马军教授、秦叔逵教授、赫捷院士、程颖教授、王绿化教授、梁军教授和徐瑞华教授担任副理事长。

（上接第 501 页）

针对廉价药短缺这一现状，《实施意见》提出了完善短缺药品监测预警和清单管理制度、建立短缺药品供应保障分级联动应对机制以及实行短缺药品供应保障分类精准施策三项重点任务措施。同年 8 月，《短缺药品和原料药经营者价格行为指南（征求意见稿）》正式公布。

谈及国家卫计委等 8 部门发布的《实施意见》，浙江海正药业有限公司方面向澎湃新闻记者表示，这对部分廉价药短缺有一定的改善作用，但对于部分多年停产的品种，企业恢复生产尚需一个过程。而浙江浙北药业有限公司当前也通知厂方恢复生产巯嘌呤片，预计 2017 年 11 月底会在广州当地药房上市。

至于巯嘌呤原料药的生产，陕西省食药监局 11 月 13 日向澎湃新闻记者回复，目前陕西兴邦药业有限公司巯嘌呤原料药在 GMP 认证过程中遇到技术问题，需要向国家食药监局审批并经过技术专家论证，一旦国家审批通过，陕西省食药监局将积极协调相关工作。

（来源：澎湃新闻 2017 年 11 月 16 日）

❖ 中国临床肿瘤学会成立 20 周年专辑 ❖

中国临床肿瘤学会成立 20 周年，国家卫生计生委领导亲临祝贺

9 月 26 日~30 日，中国临床肿瘤学会（CSCO）在厦门国际会议中心举办第二十届全国临床肿瘤学大会暨 2017 年 CSCO 学术年会，同时庆祝学会成立 20 周年和进行换届工作。

长期以来，党和政府高度关注和重视恶性肿瘤的防治与研究，采取了许多的重要措施；特别是现在已经把“健康中国”上升为国策，而有效地防治肿瘤是关系到国计民生的重大问题。

国家卫生计生委马晓伟副主任亲赴厦门，代表国家卫生计生委和中华医学会参加第二十届全国临床肿瘤学大会，祝贺 CSCO 成立 20 周年，并且为“中国临床肿瘤学终身成就奖”获得者吴孟超、孙燕、廖美琳和管忠震教授颁奖。正是体现落实“健康中国”的宏伟战略，把人民健康作为发展目标，鼓励和加强肿瘤防治工作。

1997 年 4 月 30 日，CSCO 在北京饭店宣告成立，殷大奎副部长专门发去贺信，彭玉副部长代表国家卫生部亲临祝贺，并且代表卫生部党组发表了重要讲话，对 CSCO 提出了殷切的希望：“团结，协作，务实”，致力于推动中国临床肿瘤学事业进步，为学会的发展指明了方向，也坚定了所有会员的信心，由此成为了 CSCO 学会的宗旨。此后，国家卫生部/卫生计生委、民政部、食品药品监督管理总局和科技部领导，一直非常关注 CSCO 的发展，给予了大力的支持，国家卫生部/卫生计生委领导曾经多次参加 CSCO 大会，指导学会工作和学术发展。

20 年来，时代的车轮推动着国家的进步，也带动了 CSCO 的发展壮大。在党和政府有关部门的关心支持下，吴孟超、孙燕、廖美琳、管忠震、储大同、马军、秦叔逵、吴一龙、李进教授等一大批 CSCO 专家学者，老、中、青三代精诚合作，共同奋斗，经风雨、见世面，从无到有，从弱到强，到如今已拥有个人会员 14000 人，团体会员 149 家，成为全球第二、中国最大，独特特色和非常活跃的临床肿瘤学专业学术组织。广大 CSCO 会员团结一致，艰苦奋斗，积极开展了一系列、多种多样的学术活动和公益项目，提高多学科规范化综合诊疗和研究水平，为众多的肿瘤患者解决了疾苦，加强国内、外的交流合作，影响广泛而巨大，成为一个全球肿瘤学界不可被忽视的力量，更为中国赢得了荣誉。

20 年，在人类历史的长河中，似乎弹指一挥间，可是“一万年太久，只争朝夕”。回顾既往，广大 CSCO 会员怀揣着远大的理想，组织开展一系列的学术交流，协作研究、科普宣传和公益活动，精耕不辍、成绩斐然，产生了广泛而巨大的积极影响。展望未来，CSCO 将积极响应党和政府建设“健康中国”和“科技强国”伟大号召，成为政府有关部门的好帮手，认真学习和借鉴国际、国内先进学会的经验，要继承和发扬中华民族的优良传统，通过多种形式引导广大会员提高个人素质、精神文明和职业道德，加强修养，加强自律，做高尚的人，做高尚的医师；面向临床，面向未来，面向世界，进一步推动肿瘤学

基础和临床诊疗知识的学习、交流、传播和应用，特别是要强调多学科合作的重要性，提倡肿瘤的规范化诊断治疗和研究。继往开来、发扬光大、改革创新，CSCO 必将进一步为中国及全球临床肿瘤学事业做出更多、更大的贡献。

中国医学科学院院长曹雪涛院士、北京大学医学部主任詹启敏院士、国家癌症中心主任赫捷院士等领导出席 CSCO 大会，并作精彩报告；20 多个国家、地区的肿瘤学会派员专程前来祝贺。

（作者：良医汇肿瘤资讯，来源：肿瘤资讯）

光辉 20 载，传承与创新并举
——2017 年 CSCO 学术年会盛大开幕

秋兰飘香，硕果累累。2017 年 9 月 27 日 8：00，第二十届全国临床肿瘤学大会暨 2017 年 CSCO 学术年会（CSCO 2017）在厦门国际会展中心隆重开幕。本届大会的主题为“传承创新，携手同行”，秉承 CSCO 的根本宗旨，进一步促进国际、国内临床肿瘤学领域的学术交流和科技合作，鼓励支持临床研究和创新，提倡多学科规范化综合治疗基础上的精准肿瘤学，积极推动学科大发展。

历经 20 年终成学术“航母”

首先，大会理事长吴一龙教授发表致辞。CSCO 2017 是一个特殊的历史时刻。从 1997 年举办第一届年会至今，CSCO 已经走过了 20 年的历程。20 年时代的演进，见证了东方大国的崛起，也成就中国临床肿瘤学会的成长壮大，今日的 CSCO 已经从一个名不见经传的团体，成为拥有 1 万多名会员的学术“航母”。今年的 CSCO 年会将留下鲜明的“历史印记”。

吴一龙教授还表示，今年年会的学术设置特色鲜明，强调先进知识的更新与规范化治疗推广并举。国际专场不仅涉及当下“时髦”热点，还将有主席专场，特别关注如何把一个临床中产生的想法转化为科学假设，付诸研究实践，总结成文字，并最终在期刊发表。另外在继续教育专场中，将聚焦于今年 CSCO 推出的极具中国特色的 5 部指南。

最后，吴一龙教授表示，通过全体代表、团体会员的共同努力和精诚合作，本届大会一定会取得圆满成功，必将是一场高层次、高水平和高质量的国际肿瘤学盛会！

国家卫生计生委和中华医学会贺信

马晓伟副主任代表国家卫生和计划生育委员会、中华医学会特此致函，向 CSCO 表示热烈的祝贺！向广大学会成员和参加会议的所有代表致以亲切的慰问和崇高的敬意！他希望 CSCO 成员在新一届理事会的领导下继往开来，不断提升专业技术水平，努力解决肿瘤患者的疾苦和保障人民群众的健康生活。国家卫生计生委和中华医学会也将一如既往地积极鼓励、支持和关爱 CSCO。

颁奖仪式

随后大会举行了颁奖仪式，给学会做出杰出贡献的专家和外国专家以及优秀论文颁发特殊奖项，对他们的肯定和承认是学会的生命力所在。

“中国临床肿瘤学终身成就奖”颁奖

悬壶济世，医者仁心。马晓伟副主任、吴一龙理事长、秦叔逵副理事长向4位医学大家：吴孟超院士、孙燕院士、廖美琳教授和管忠震教授颁发了“中国临床肿瘤学终身成就奖”。他们是国际、国内著名的肿瘤专家，悬壶济世，医者仁心，始终战斗在临床第一线，用高尚的医德和精湛的医学技术，行医四方，救死扶伤，实行革命人道主义，诊治过成千上万的肿瘤患者，积极改善他们的生存质量，挽救和延长了他们的生命；敬佑生命，和蔼可亲，处处体现大爱无疆的精神，时刻充满着尊重和同情。妙手回春，在减轻病痛的同时，还抚慰着人心。

“荣誉外籍顾问奖”颁奖

今天的主席台上还有两位特别的受邀专家——Charles M. Balch 博士和 Martin J. Murphy 博士。他们是国际肿瘤学界著名的大师，也是闻名的社会活动家，为全球临床肿瘤学事业的发展进步做出了巨大的贡献。

他们热爱中国和 CSCO，多次来到和积极参加 CSCO 的学术活动，为中国临床肿瘤学界与国际临床肿瘤学界的交流好合作架桥铺路。大会为了感谢他们的贡献，颁予“荣誉外籍顾问奖”。

2017 年 CSCO 年度成就奖颁奖

孙燕院士、廖美琳教授、管忠震教授分别为中国香港中文大学威尔斯亲王医院莫树锦教授和广东省肺癌研究所、广东省人民医院吴一龙教授颁发了 2017 CSCO 年度成就奖。两位教授携手 15 年，在非小细胞肺癌治疗领域取得了一个又一个的重大突破，确立了中国研究者在肺癌驱动基因研究这一领域的国际领先地位。

2017 年度中国临床肿瘤学科学基金优秀论文奖

最后，大会颁发了 2017 年度中国临床肿瘤学科学基金优秀论文奖和 2017 年“CSCO-丽珠”中医药临床肿瘤学基金优秀论文奖。本届年会共收到论文 1800 余篇，经大会学术委员会认真评选共评出一等奖 1 名、二等奖 2 名、三等奖 7 名。其中，解放军第八一医院秦叔逵教授团队的关于深度剖析 FRESCO 研究获得了一等奖，上海胸科医院韩宝惠教授和广东省人民医院周清教授合作的关于安罗替尼和 Dacomitinib 的研究获得了二等奖。徐瑞华教授、梁军教授、程颖教授为获奖者颁奖。

（作者：徐月，来源：医脉通）（稿源：CSCO 网站）

谱写乐章
——2017 年 CSCO 学术年会开幕

2017 年 9 月 27 日，第二十届全国临床肿瘤学大会暨 2017 年 CSCO 学术年会（CSCO

2017）在美丽多彩的海滨城市厦门召开，全国各地的3万多名肿瘤领域临床医生、研究者，以及700余名海内外讲者、190余家医药企业和媒体的代表齐聚一堂，参与这场中国临床肿瘤学领域规模最大、水平最高的学术盛会。

大会在秘书长李进教授的庄严宣布中拉开帷幕，全场掌声热烈，传达着会议阵容的宏大。李进教授说："回首过去20年，我国临床肿瘤学者不仅有了自己的学术组织，有了互相学习、交流的平台，更是在这20年中，挥洒汗水、不懈努力，谱写出辉煌胜利的乐章。"国家卫生计生委副主任马晓伟，CSCO荣誉理事长孙燕院士、廖美琳教授、管忠震教授，CSCO理事长吴一龙教授，CSCO副理事长秦叔逵教授、马军教授、赫捷院士、徐瑞华教授、程颖教授、梁军教授、王绿化教授，CSCO指导委员会莫树锦（Tony Mok）教授，美国FDA生物制品评价和研究中心（CBER）肿瘤学首席、美国FDA癌症卓越中心（OCE）副主任刘克博士，ASCO前任CEO、美国M. D. 安德森癌症中心Charles Balch教授，美国肿瘤转化研究学会创始人、美国Hipple癌症中心Martin Murphy教授等重要嘉宾在主席台就坐，让20周年的庆典更加隆重庄严。

致辞

CSCO理事长吴一龙教授开幕致辞

CSCO 2017，是一个特殊的历史时刻。从1997年，中国临床肿瘤学会的前身——中国抗癌协会临床肿瘤学协作专业委员会正式成立并举办第一届年会至今，CSCO已经走过了20年的历程。20年，也许只是历史沧海中的一粟，但对于一个个体、一个学会，它也是不短的一段岁月——20年时代的演进，见证了东方大国的崛起，也成就中国临床肿瘤学会的成长壮大，今日的CSCO已经从一个名不见经传的团体，成为拥有1万多名会员的学术"航母"。我们站在这个历史的节点，回顾走过的路，反思今日的工作，展望未来的方向。我们相信，通过全体代表、团体会员的共同努力和精诚合作，本届大会一定会取得圆满成功，必将是一场高层次、高水平和高质量的国际肿瘤学盛会。我祝愿所有的CSCO 2017参会者，参会顺利，满载而归！

国家卫生计生委副主任马晓伟致辞

党中央、国务院特别关注国民健康，也将实现全民健康长寿视为承诺。立足我国卫生现状，我们既要应对发展中国家常见的传染性疾病危害，又需要处理发达国家常见的慢性非传染性疾病。改革开放30多年，我国的卫生事业取得了长足进步，我国的医务工作者通过他们的工作，建立起我国的医疗事业，在建设中改革，在改革中发展，在发展中提高。正是一代代医务工作者的努力，缔造了我们的医疗事业、临床肿瘤学事业的品质，发展蓬勃，成就光荣，精神伟大。我们正迎接着事业的转换期，展望未来，我们一定要做好医学事业的传承，接好了班，我国的肿瘤学事业发展脚步一定会越来越快。

受FDA主席委派的刘克博士发言

对比2008年第一次参加CSCO，20周年CSCO发生了很大的进步：

（1）临床试验方面取得突破性进展：在国际多中心研究中成长为中流砥柱。

（2）在继续教育、专家梯队形成方面成果令人瞩目：每年的Best of ASCO、Best of ESMO的召开，第一时间传递前沿进展，培养年轻学者成长，壮大专家队伍。

（3）国际交流成效卓著：与 ASCO、CSCO、AACR 等国际学术组织积极开展合作，同时对于海外华人发起的学术组织 USCACA、CAHON 等给予了无私的支持与帮助。

展望未来，刘克博士相信："CSCO 一定会壮大、自立、开放、合作、交流，立足中国，放眼世界，越来越好！"

颁奖

终身成就奖

吴孟超院士、孙燕院士、廖美琳教授和管忠震教授获得终身成就奖，他们是我国临床肿瘤学的光辉旗帜和开拓者，是国际、国内著名的肿瘤专家，悬壶济世，医者仁心，始终战斗在临床第一线，他们指导发起了 CSCO，学术引领，身体力行、甘于奉献，使得 CSCO 满载了我国临床肿瘤学工作者的希望和梦想，从无到有、从弱到强、壮大发展，现已成为全球肿瘤学领域第二大专业学术组织，为提高我国肿瘤临床诊治和研究水平，推动全球肿瘤防治事业的进步做出了重大的贡献，获此殊荣，名至实归！

孙燕院士在获奖感言中表示：非常高兴能获得这个奖项。CSCO 的成立，是天时、地利、人和。回顾走过的 20 年，CSCO 是改革开放的硕果，而最大的成就，就是为我国临床肿瘤学领域培养了专业队伍，一代代年轻人不断成长，延续了传统，使得领域持续发展。今年，CSCO 组委会专门邀请了 47 名边疆地区的年轻肿瘤学者参会，这体现了 CSCO 人才培养的责任感，值得称道。正如今年的大会主题"传承创新，携手同行"，希望年轻一代临床肿瘤学者，能扬帆起航，为全球的临床肿瘤学事业并作出更大贡献。

廖美琳教授在获奖感言中表示：CSCO 从成立到发展，就像一个美梦。虽然发展路上也出现过崎岖小路、风风雨雨，但通过互相理解，求同存异，携手进步，最终将 CSCO 发展到在国内和国际都站稳了脚跟。展望未来，我坚信 CSCO 会越办越好，勇往直前。

管忠震教授在获奖感言中表示：过去已过去，目前癌症仍是国民健康的威胁，我们的希望在现在，在未来。希望年轻一辈能在未来的工作中，做出更大贡献。

外籍顾问颁奖

Charles Balch 博士和 Martin Murphy 博士获得外籍顾问颁奖，他们是国际肿瘤学界著名的大师，也是闻名的社会活动家，为全球临床肿瘤学事业的发展进步做出了巨大的贡献。他们热爱中国和 CSCO，多次来到和积极参加 CSCO 的学术活动，为中国临床肿瘤学界与国际临床肿瘤学界的交流好合作架桥铺路。

Charles Balch 博士获奖感言：能获此殊荣非常荣幸。我仍记得当年储大同教授第一次在 ASCO 上向我们介绍 CSCO，CSCO 所秉持的价值观及其鲜明的特色充满了吸引力。2002 年，在我担任 ASCO CEO 期间，我们与 CSCO 首次组成联合专场进行学术报告，从此开展了亲密无间的合作。CSCO 历经 20 年发展，成长为中国最顶尖的临床肿瘤学会，也称为全球举足轻重的临床肿瘤学学术组织。

Martin Murphy 博士获奖感言：忆起与中国和 CSCO 的结缘，Murphy 博士用爱尔兰的一首名歌比喻——"这世上有'good ship'，有'wood ship'，但最好的'ship'一定是 friendship。"回顾与 CSCO 学者们的亲密友谊和合作后，Murphy 博士用一首诗作为结尾"昨天如梦（yesterday is a dream），明日如幻（tomorrow is a vision），只有把握今天（but today is to well lived），才能收获梦想实现的快乐（dream of happiness）和充满希望的良辰美景（vision of hope）。”

年度成就奖

中国香港中文大学威尔斯亲王医院莫树锦（Tony Mok）教授和广东省肺癌研究所、广东省人民医院吴一龙教授获得年度成就奖，他们携手 15 年，在非小细胞肺癌（NSCLC）的 EGFR 通路上不断探索，共同建立了 EGFR 突变肺癌一线治疗模式。之后马不停蹄，又投身于克服 EGFR 抑制剂的耐药研究上。他们联合全球 126 个研究机构，用 13 个月时间，筛选了 1036 位患者，入组了 419 例 T790M 阳性的晚期 NSCLC 患者，完成了 NSCLC 治疗史上又一个里程碑事件。2016 年 12 月，他们的工作在世界肺癌大会的主席论坛演讲公布，同步发表于《新英格兰医学杂志》；他们建立了 EGFR 治疗失败后 T790M 阳性患者全新的治疗模式，成为 NCCN 向全球推荐、CSCO 向全国推荐的治疗指南；大幅度延长了 EGFR 阳性肺癌患者的长期生存，中位无进展生存时间至少超过 24 个月；改变了 CFDA 的新药审批模式，创造了 CFDA 新时代新药审批的速度，诠释了临床肿瘤学精准治疗的精确含义，成为精准治疗临床试验的范式；确立了中国研究者在肺癌驱动基因研究这一领域的国际领先地位。

*吴一龙教授代表 Tony Mok 教授发表获奖感言：*感谢 Tony Mok 教授 15 年来亲密无间的合作。感谢团队里所有成员的付出，毕竟如今的临床研究不依靠团队是寸步难行的，正是团队里的分工协作，辛勤付出，才取得了令世界瞩目的研究成绩。同时，吴教授也感谢研究中患者和家属的付出。

（来源：医视频）

传承创新　乘梦起航：
热烈祝贺李进教授当选新一届 CSCO 理事长

2017 年 9 月 26 日～29 日，第二十届全国临床肿瘤学大会暨 2017 年 CSCO 学术年会（CSCO 2017）在厦门国际会展中心圆满召开。28 日晚，CSCO 换届选举会议举行：吴一龙理事长进行第一届中国临床肿瘤学会工作报告、马军副理事长进行第一届中国临床肿瘤学会财务报告、王绿化副理事长对换届说明和选举办法进行说明，通过严格的投票、计票、监票程序，最终宣布李进教授当选为 CSCO 第二届理事长！李进教授在新一届理事会理事长致辞中表示，中国的肿瘤学事业任重道远，愿与各位同道努力奋进，不忘初心，砥砺前行，为发展中国肿瘤学事业不懈努力！

本届 CSCO 已圆满落幕，与会学者满载而归，我们共同期待 2018 年 CSCO 的再次相聚！相信在李进教授的带领下，未来 CSCO 将取得更辉煌的成就！

（来源：CSCO 网站）

气势如虹：CSCO最新发布5篇临床指南

CSCO指南初衷是兼顾地区发展不平衡，减少与国际滞后性，兼顾肿瘤的治疗价值。

——CSCO理事长吴一龙教授

2017年4月21日~22日，一年一度的中国临床肿瘤学会（CSCO）指南发布盛会在广州长隆召开。22日上午，“CSCO指南发布和《中国临床肿瘤学进展》发行”新闻发布会开始，李进教授主持本次发布会，吴一龙教授、秦叔逵教授、马军教授、徐瑞华教授、梁军教授、江泽飞教授和郭军教授出席了本次会议。

首先，李进教授代表CSCO办公室对出席本次新闻发布会的各位专家进行了介绍，并向前来参会的各位理事会成员和媒体表示热烈欢迎。李进教授指出，近些年来，中国的医学特别是临床肿瘤学发展特别非常迅速。为适应肿瘤学的快速发展，满足肿瘤诊治的临床需求，CSCO推出了各大癌种的诊疗指南。

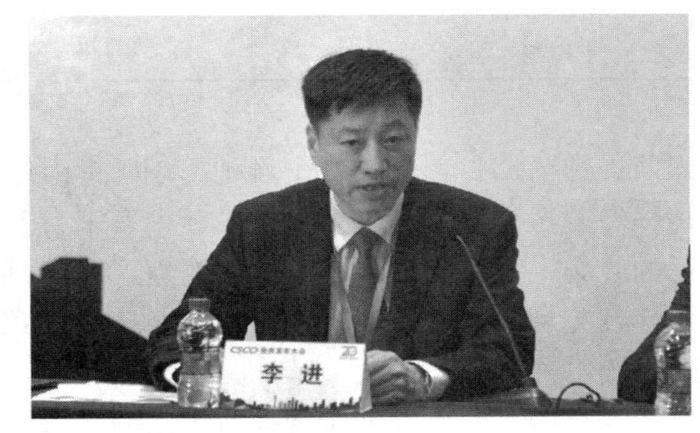

关于CSCO指南的制订流程、相关规范和未来发展方向，吴一龙教授作了具体介绍。吴教授指出，今天是恶性临床肿瘤诊疗指南和年度临床肿瘤学进展一起发布，两者关系密切。本次发布的5个指南（肺癌、结直肠癌、乳腺癌、胃癌、黑色素瘤）中，原发性肺癌公布修订的是2017年第2版，乳腺癌、结直肠癌、黑色素瘤和胃癌是首次发布，即2017年的第1版。

CSCO指南与现有指南的主要区别体现在三个方面：兼顾地区发展不平衡、兼顾药物和治疗措施的可及性和兼顾肿瘤治疗价值。这三个核心思想如何体现？CSCO指南非常有特色地将每一种治疗措施分成两部分：基本策略和可选策略。基本策略和可选策略无优劣之分，共性是都来自高级别证据，即通过临床随机对照研究得出的结论，且证据基本在2类以上。差异在于可及性不同：基本策略是指县级及县级以上医院都能做到，肿瘤治疗价值相对稳定，可及性好的普适性诊治措施；可选策略是指在国际或国内已有高级别证据，但可及性差或效价比超出国人承受能力的药物或治疗措施。

具体而言：

（1）兼顾地区发展不平衡，中国的医疗资源存在东西部和城乡之间的巨大差异，根据国家医改“大病不出县”的基本思路，CSCO指南基本面落到县级医院水平。

（2）中国癌症治疗的平均费用为9739美元，超过了中国家庭的平均年收入8607美元；国际上已有RCT结果的很多药物和治疗措施在中国尚不可及；中国的医疗保健体系属于低水平覆盖；CFDA 批准的药物适应证与国际相比有独特性；因此，CSCO 指南考虑到了这些现实情况分为了可选策略和基本策略，体现了兼顾药物和治疗措施的可及性。

（3）兼顾肿瘤治疗价值，近两年国际上越来越重视肿瘤治疗的价值，并相继发展出评价肿瘤治疗价值的框架体系，其核心为病人获得健康收益与费用的相对关系，即效能，作为肿瘤治疗价值的核心。CSCO 指南的可持续性同样基于此价值体系。

基于上述考虑，CSCO 完成了今天要发布的 5 份指南（下图为 CSCO 证据级别）。

CSCO 证据级别

1A 类证据	基于高水平证据（严谨的 Meta 分析或 RCT 结果），专家组有统一共识
1B 类证据	基于高水平证据（严谨的 Meta 分析或 RCT 结果），专家组小有争议
2A 类证据	基于低水平证据，专家组有统一认识
	基于低水平证据，专家组无统一认识，但争议不大
3 类证据	专家组存在较大争议

如何遴选证据？首先，各个病种 CSCO 指南编写委员会由本瘤种各专业的资深专家组成，每一专业至少有 3 名专家参加，其中有来自基层的专家代表；各专业的专家负责本专业证据的收集，尤其注意收集来自东亚地区尤其是中国的临床研究结果；证据的收集需保证中立性及无利益冲突，不受任何人和企业的干预。为确保证据收集的规范性，建议采用表格形式收集证据。

证据提交后，全体专家对各专业提出的证据，根据可及性和肿瘤治疗价值进行讨论评分，并确定其证据级别和分类（基本策略或可选策略）。证据收集完成后进入指南制订流程，共经过三次指南讨论：第一次指南讨论会形成指南初稿，并广泛征求 CSCO 理事和相关专家的意见；第二次指南讨论会对反馈意见进行综合分析，并决定取舍；最后是每年指南大会的闭门会议，一是对指南进行定稿和通过指南的宣讲幻灯片内容，二是决定新年度指南的修订事宜。

最后，吴教授指出，开展指南撰写工作前有一个铺垫，即撰写中国临床肿瘤学年度研究进展。该进展的特色是以数据说话，以证据立足，以对临床实践影响为标准。通过整理临床进展来完成数据收集，这些数据可提供给指南指导委员会，并构成今天 CSCO 指南的基础。

媒体提问

媒体提问环节中，吴一龙教授对医脉通提出的"很高兴中国有了符合国情的 CSCO 指南，但该指南如何传递给广大临床医生"的问题进行了解答。吴教授解释说，在所有瘤种的 CSCO 指南公布后，CSCO 会组织专家团走向基层宣讲；其次，CSCO 官网也提供指南下载途径；此外，CSCO 指南采用口袋书样式，方便医生携带阅读。

我国是肝癌大国，秦叔逵教授也对大家关心的肝癌指南给出了回应。秦教授提到，因为肝癌的治疗涉及外科偏多，地区诊疗有差异，有些地方仍有待最终敲定，但 CSCO 肝癌指南基本完成，近期将发布。

（作者：张晓娟　来源：医脉通）

相关报道

二十载耕耘，春华秋实
——2017版CSCO指南发布及解读大会报道

2017年，恰逢中国临床肿瘤学会（CSCO）成立20周年，秉承“团结协作务实”的根本宗旨，CSCO从学术活动、继续教育、科技合作到学术交流，各项成绩硕果累累。在此基础上，顺应学术研究与临床实践的时代发展需求，CSCO组织各肿瘤领域的专家，参考国外指南和最新研究结果并结合多年临床经验，编写了CSCO系列指南。

4月22日，在美丽的广州长隆，首批CSCO系列指南，包括《CSCO原发肺癌诊疗指南更新2017. V1》《CSCO结直肠癌诊疗指南》《CSCO胃癌诊疗指南》《CSCO乳腺癌诊疗指南》和《CSCO黑色素瘤诊疗指南》与全国肿瘤学研究者见面，各项指南的编委会成员，也针对指南的重要内容进行了详细解读。

与此同时，由北京大学第一图书馆、科睿唯安北京大学第一医院图书馆、科睿唯安（Clarivate Analytics，原汤森路透知识产权与科技事业部）和《中国医学论坛报》提供系统数据检索，CSCO青年委员会成员和我国各肿瘤领域的资深专家共同参与完成的《中国临床肿瘤学年度研究进展2016》，也在本次会议上与全国学者见面。

在此，《中国医学论坛报》向读者介绍CSCO指南解读会的精彩瞬间！

适应临床需求，适时推出CSCO指南

CSCO秘书长、同济大学附属上海东方医院李进教授在主持CSCO指南新闻发布会时说道：“众所周知，中国临床肿瘤学发展迅速，为适应临床需求，CSCO组织各领域专家，推出了适应我国国情的临床诊疗指南”。

CSCO理事长、广东省人民医院吴一龙教授，向媒体重点介绍了CSCO指南的三大特点。吴教授说：“CSCO指南具有重要的三大特点，①兼顾到我国地区间发展的不平衡；②兼顾到我国药物使用和治疗措施与国际学界之间的滞后差距；③兼顾到临床研究的统计学意义及其临床实用价值。”而本次指南的撰写特点，即各部分内容分为“基本策略”和“可选策略”，则是对这些特点的最好诠释。吴教授介绍道：“基本策略和可选策略，并不是‘好坏’之分，它们的共性是必须来自临床随机对照研究得出的高级别循证医学证据，而区别在于基本策略是面向县级以上医院，是最基本的要求，必须考虑高证据级别和可及性。可选策略是对不同地区不同级别医疗单位的补充选择。”同时，吴教授还对证据级别制定和证据的遴选进行了介绍。对于《中国临床肿瘤学年度研究进展2016》，吴教授用“以数据说话、以证据立足、以对临床实践影响为标准”描述了其特点。

北京希思科基金会理事长、解放军南京八一医院秦叔逵教授，CSCO副理事长、中山大学肿瘤防治中心徐瑞华教授和哈尔滨血液病肿瘤研究所马军教授，CSCO副秘书长、解放军307医院江泽飞教授和北京大学肿瘤医院郭军教授，出席了新闻发布会，并就指南相关问题答记者问。

《CSCO原发肺癌诊疗指南更新》解读

吴一龙教授主持了《CSCO原发肺癌诊疗指南更新2017. V1》的解读专场。CSCO副理事长、吉林省肿瘤医院程颖教授就指南中更新的“分子分型”“综合治疗”部分进行了介绍。

在分子分型中，将可选策略 ROS1 融合基因检测方法明确为定量 RT-PCR，证据等级由（2A 类）更改为（1B 类）证据。在非小细胞肺癌（NSCLC）的综合治疗中，将中国医学科学院肿瘤医院王绿化团队开展的“依托泊苷联合顺铂对比紫杉醇联合顺铂同步放疗治疗不能手术Ⅲ期 NSCLC 的随机对照Ⅲ期研究”加入不能手术Ⅲ期 NSCLC 同步放化疗的参考文献中；将阿法替尼作为Ⅳ期表皮生长因子受体（EGFR）突变患者一线治疗基本策略的 1 类推荐；在 EGFR 突变患者一线治疗的讨论内容中增加 CONVINCE 研究文献；在耐药后的基本策略中增加检测 EGFR T790M 突变状态，并对 T790M 突变阳性患者推荐奥西替尼治疗；在驱动基因阳性 NSCLC 治疗的“靶向新药在美国及欧盟获批适应证”中增加 Alectinib 被 EMA 批准肺癌适应证；将阿法替尼作为用于含铂化疗期间或化疗后疾病进展的局部晚期或转移性鳞状 NSCLC 患者二线治疗可选策略的 1B 类证据；在更广泛期小细胞肺癌（SCLC）的 PCI 讨论内容中增加日本Ⅲ期研究结果和参考文献，并建议对于广泛期 SCLC 的 PCI 治疗应慎重选择；在 SCLC 的讨论中加入 nivolumab±ipilimumab 治疗复发 SCLC 的内容和参考文献。

《CSCO 结直肠癌诊疗指南》解读

本指南撰写组组长李进教授和浙江大学医学院附属第二医院张苏展教授主持了本专场的解读。

中山大学肿瘤防治中心陈功教授、高远红教授，复旦大学附属肿瘤医院盛伟琪教授、李心翔教授，中国医学科学院肿瘤医院周爱萍教授，浙江大学医学院附属第二医院袁瑛教授分别就“总体介绍和影像学诊断原则”“局部进展期直肠癌的术前治疗”“病理诊断原则”“无转移结肠癌的治疗及Ⅰ期直肠癌的手术治疗”“复发/转移性结直肠癌的治疗”“筛查及遗传咨询”和“随访”等各部分内容进行了介绍。

在陈功教授介绍中，我们了解到，结直肠癌的指南，共 19 位专家，历时 12 个月，五易其稿，撰写了 5 个章节共计 2. 4 万字，参考了 160 篇参考文献。

《CSCO 乳腺癌诊疗指南》解读

江泽飞教授作为乳腺癌指南的编写组组长，主持了专场的解读。在对江教授的采访中，针对本指南，他说道：“这是我国首部由中国权威肿瘤学术组织 CSCO 发布的兼顾标准、先进性和中国实际情况、切实可行的乳腺癌诊疗指南。”“相信《指南》的推出将进一步促进乳腺癌诊疗的规范化，改善医疗差距，提高我国乳腺癌诊疗水平，为中国乳腺癌患者带来更多获益，同时为分级诊疗制度的实施和建设健康中国 2030 贡献一臂之力。”

北京大学人民医院王殊教授、江苏省人民医院殷咏梅教授和广东省人民医院廖宁教授分别针对“乳腺癌的术后辅助治疗”“晚期乳腺癌的治疗”和“乳腺癌的术前新辅助治疗”进行了详细的介绍。

《CSCO 原发性胃癌诊疗指南》解读

本指南编写组组长徐瑞华教授和副组长、中山大学附属肿瘤防治中心周志伟教授，共同主持了本场解读。

徐教授在介绍中讲道：“胃癌指南的撰写，经过了各位专家的种种努力，经历多次修改，在定稿环节中也得到了全国同道的指导和支持。在此，我代表指南编写组的所有成员，向在指南编写过程中做出贡献的人员表示衷心的感谢，正是你们的付出，才有了这样一部接地气的有关胃癌的诊疗指南。”徐教授同时说道：“国际上目前胃癌的指南，距离我国的临床实践都有一定的差距，很多不适合我国患者的实际诊疗。因此《CSCO 原发性胃癌诊疗指南》对我国的临床实践具有很大的意义。”在对徐瑞华教授的采访中，徐教授介绍道：“指南的编写，除了参考国外的研究结果，还有很大部分是基于我国临床一线的数据，我们将国内的临床经验、临床研究数据融入到指南中，比如胃癌靶向治疗的阿帕替尼用于胃癌三线治疗，依据就是中国人自己的数据。”

中山大学肿瘤防治中心周志伟教授、李元方教授、张玉晶教授和王风华教授，分别就“内容介绍”“诊断及外科治疗”“局部晚期胃癌综合治疗”和“转移性胃癌的内科治疗”进行了详细的解读。

《CSCO 黑色素瘤的诊疗指南》解读

北京大学肿瘤医院郭军教授和北京大学国际医院梁教授，主持了本场指南的解读。本报记者就黑色素瘤指南的发布，采访了指南编写组组长郭军教授。

郭教授在采访中介绍：“黑色素瘤的发病率较低，在以往，并没有对黑色素瘤诊治进行相关的梳理，可以说患者的治疗是非常的不规范，我们希望通过这本指南的发布，使中国的黑色素瘤诊治得到良好的规范。”“在指南的制订过程中，我们得到了孙燕院士和秦叔逵教授的大力支持，CSCO 专家委员会在 2007 年就推出了黑色素瘤的诊疗指南，而这一次的更新，我们更加注重了实用性，即如何能使基层医生，在拿到该指南之后，能够更好地对临床上的患者进行规范的诊治。”

在本次解读会上，云南省肿瘤医院宋鑫教授、北京积水潭医院牛晓辉教授、中山大学肿瘤防治中心张晓实教授和北京大学肿瘤医院斯璐教授，分别就“术后辅助治疗”“手术治疗”“免疫治疗”和“靶向治疗”部分进行了解读。

2016 年中国临床肿瘤学进展报告

秦叔逵教授和程颖教授，主持了《中国临床肿瘤学年度研究进展 2016》的解读。广东省人民医院钟文昭教授、中山大学肿瘤防治中心丁培荣教授、复旦大学附属肿瘤医院王碧云教授和斯璐教授，针对肺癌、结直肠癌、乳腺癌和其他肿瘤的进展，进行了回顾。这本报告的特色可概括为：以数据说话、以证据立足、以对临床实践影响为标准。

（作者：贾春实　来源：中国医学论坛报今日肿瘤）

CSCO 乳腺癌诊疗指南（2017. V1）重磅颁布

2017 年 4 月 7 日，中国临床肿瘤学会（CSCO）乳腺癌专家委员会成立，CSCO 乳腺癌诊疗指南（2017. V1）》（以下简称《指南》）正式颁布，这是 CSCO 推出的又一部重磅指南。并举行了隆重的新闻发布会。CSCO 乳腺癌专家委员会（简称 CSCO BC 专委会）主任委员江泽飞教授，副主任委员宋尔卫教授、吴炅教授、王翔教授、张清媛教授、殷咏梅教授，以及 CSCO BC 专委会常委及委员出席了新闻发布会。

新华社、《健康报》《中国医学论坛报》《生命时报》《医师报》、医脉通等近 30 家国内纸媒及门户网站参加了《指南》的新闻发布会并进行了现场提问。

发布会由江苏省人民医院殷咏梅教授主持，她首先介绍了我国乳腺癌的流行病学趋势。2015 年，中国新发乳腺癌病例数估算为 27. 2 万，同年有 7. 1 万患者死于乳腺癌。

发布会上，以江泽飞教授为代表的《指南》写作小组成员，包括殷咏梅教授、山东省肿瘤医院王永胜教授、中山大学孙逸仙医院宋尔卫教授、复旦大学附属肿瘤医院吴炅教授、中国医学科学院肿瘤医院王翔教授和河北省肿瘤医院耿翠芝教授，分别回答了各家媒体对于《指南》内容的相关问题。

CSCO 乳腺癌诊疗指南：做符合中国国情的指南

乳腺癌是世界上女性发病率最高的恶性肿瘤，不仅严重威胁患者的生命健康，同时给社会和家庭带来沉重的负担。但是我国幅员辽阔，不同地区经济、医疗水平和医保政策存在很大差异，因而在推进建设健康中国，促进分级诊疗的过程中，需要一部切实符合中国国情的乳腺癌诊疗指南，以更好指导和促进乳腺癌治疗的规范化。

为提高中国乳腺癌规范化诊疗水平，使更多患者获益，为我国相关临床医师提供实用性强、可读性高、便于理解和方便应用的临床指导，在 CSCO 乳腺癌专家委员会主任委员江泽飞教授的带领下，《CSCO 乳腺癌诊疗指南》写作小组共 13 位专家基于中国乳腺癌诊疗现状与患者需求，结合循证医学证据与多年临床诊疗经验，从 2016 年 4 月至今历时 1 年，经过多轮讨论与修改，编写了这部《指南》。

CSCO BC 十五年历程：学习、吸收、创新、提高

制定一部符合我国国情的乳腺癌诊疗指南，来自国内外最新的专业数据，中国真实的实践经验和专业学会的学术合作平台缺一不可。回首“CSCO BC”学术平台发展十五年历程，“学习、吸收、创新、提高”的宗旨贯穿始终。

从前五年对国际数据的解读吸收及病例讨论，到第二个五年中参与临床研究设计和国际指南的解读。近五年国际中有了更多中国的学术声音，在今年会议上，CSCO BC 学术专场汇报了来自中国研究团队合作的项目及成果。

“精准基因检测专场”中汇报了国内多家单位联合的循环肿瘤细胞（CTC）的项目及成果，助力国内乳腺癌精准医学和液体活检领域发展。

“大数据专场”中收集了我国多个省市超过 1 万例乳腺癌病例数据，并以 HER-2 阳性乳腺癌早期可治愈的治疗模式为蓝本，首次反映了在我国经济发展、医疗水平和医保政策覆盖不同的地区乳腺癌临床诊治的大规模真实数据。

“BRCA 专场”则是在“关爱女性、公益中国”的女性肿瘤预防基金项目基础上，全国 39 家乳腺疾病中心收集了近 2000 位乳腺癌高危人群基因突变谱，形成乳腺癌 BRCA1/2 基因数据库，以期未来中国 BRCA1/2 基因突变相关乳腺癌风险模型，使预防乳腺肿瘤真正达到精准的维度。

这些学术专场的数据来自于我国大江南北，来自于不同的乳腺治疗中心和科研团队，但正是这样的学术平台让学者们汇聚到了一起，站在学术舞台上代表科研项目团队分享学术成绩和工作成果。

CSCO BC“十五年坚持，筑梦前行”，在这样的坚持下，积累的是我国自己的临床实践数据，积淀的更是在这样的平台上各个学术团队贡献力量、分享成果、合作共赢的态度。

中国临床肿瘤学会（CSCO）成为国家一级学会以来，按照CSCO总体工作安排逐步组建专家委员会，加强行业内合作学术平台的建立。今天，我们迎来了CSCO BC专委会的成立，秉承CSCO 20周年所倡导的精神“传承创新、携手同行”，CSCO BC一方面将继续通过进行大数据、精准医学方面的科研项目和临床项目合作，使中国在乳腺癌诊疗领域追赶国际前沿水平。

另一方面，将加强行业内兄弟学会交流、沟通与合作，通过促进多学科诊疗、区域内学科合作与交流的多种形式，与同道们携手同行，为解决中国乳腺疾病的临床问题，贡献力量。未来也将由CSCOBC专委会组织展开一系列《指南》巡讲及解读活动，促进本指南在全国范围内的学习。

《指南》主要内容

《指南》分为诊断及检查、术前新辅助治疗、术后辅助治疗、解救治疗、治疗管理，以及附表等六部分内容。

诊断部分从乳腺癌确诊检查、病理诊断和分子分型三个方面提供基本策略，每项诊断均考虑到诊断手段的可及性和中国标准化普及情况，为乳腺癌精准医学合理应用奠定坚实基础。新辅助治疗、辅助治疗和解救治疗部分以分子分型为基础，为不同分子分型的患者提供相应的治疗策略；

在此基础上，根据分期和危险因素不同对患者进行分层，对于不同的患者推荐相应治疗策略。由于乳腺癌患者病程长，全程管理对于患者治疗的依从性和生活质量非常重要，因此治疗管理章节为化疗、内分泌治疗和抗HER-2治疗的不良反应管理提供了相应策略。

所有推荐策略均有相应CSCO证据级别，来源于循证医学证据并结合中国专家的共识推荐，保证指南的严谨性、代表性和实用性。

《指南》特色

《指南》遵循CSCO指南的编写原则，基于国内外医疗前沿进展，考虑中国治疗现状和治疗的可及性。每部分内容开始即首先阐明针对不同类别患者的基本策略和可选策略，基本策略是最基本的诊疗要求，具有高证据级别，并在我国为可及性好的普适性诊治措施。

可选策略是高级选择，是国际或国内已有高级别证据，但可及性差或效价比超出国人承受能力的药物或治疗措施，作为对不同地区、不同级别医疗单位的补充或替代选择。

另外，对于一些国外已批准上市、但我国尚不可及的药物，也在指南的注释文字中列出作为临床医生参考。这样分层级选择的治疗策略，充分考虑了医疗机构和患者需求的个体化差异，提高了指南在全国范围内推行的实用性。

《指南》具有良好的可读性，其主要及重要内容以表格的形式呈现，内容尽量简洁明了，并标注证据级别。对于表格中内容的支持数据及具体证据，在表格后以文字的形式进行详细的注释，便于读者进行相应查询，增强对表格内观点的理解。

同时，为扩充知识内容，指南中涵盖了参考文献，如果希望能够探究详细的研究内容，也可通过参考文献进行深层次的阅读。

《指南》具有使用便捷性，以口袋书的形式出版，临床医师在使用的时候，可直接翻阅所需要解决问题的章节，基本策略、可选策略以及指导细则清晰明了，对选定的不同治疗方案，在文中也有详细的用法用量可供参考，真正做到了使用便捷。

《指南》为我国首部由中国权威肿瘤学术组织 CSCO 发布的兼顾标准、先进性和中国实际情况、切实可行的乳腺癌诊疗指南。与此同时，《乳腺癌分类治疗江泽飞 2016 观点》一书也出版问世。

这一专著从对证据系统性回顾出发，结合多年来在乳腺癌治疗工作中的临床实践经验，针对《指南》中的部分观点和医生普遍关心的话题，以问答或观点阐述的形式，介绍了乳腺癌分类治疗和个体化治疗。

相信《指南》的推出将进一步促进乳腺癌诊疗的规范化，改善医疗差距，提高我国乳腺癌诊疗水平，为中国乳腺癌患者带来更多获益，同时为分级诊疗制度的实施和建设“健康中国 2030”贡献一臂之力。

（作者：郭剑非 来源：CSCO BC）

【CSCO 2017】吴一龙教授：EGFR 通路治疗尚需解决两大问题

2017 年 9 月 29 日，第二十届全国临床肿瘤学大会暨 2017 年 CSCO 学术年会（CSCO 2017）期间，医脉通肿瘤科有幸邀请到了广东省人民医院吴一龙教授针对临床研究设计思路、NGS 领域未来发展方向、EGFR TKIs 治疗顺序及未来的探索方向三大问题进行了采访，以下是详细内容：

医脉通：您牵头的临床研究在国际上占有举足轻重的地位，请问在设计临床研究方面，您有何经验供大家分享？

吴一龙教授：大家知道，临床试验的实施分为三大阶段：第一阶段是 idea 的产生；第二阶段是临床试验执行过程的质量控制；第三阶段是对数据深入的分析。

如果成功完成这三大阶段，一个临床试验就会取得成功。而我认为，这三大因素中最关键的一环即为 idea 的产生。

中国临床研究的发展历程中，经历了一段学习、追随的过程。在此过程中，我国研究者发起的很多临床研究往往都是重复、跟随国外类似的研究，本土企业自己发起的临床研究也不例外。

多次重复国外的试验，体现出了我国临床试验创新性的不足。我们迫切需要的是自己将需要解决的问题提炼出来加以解决。

在这里，有两个例子可以给大家分享，证明 idea 的重要性。

第一，NSCLC 的 EGFR-TKIs 辅助治疗：当时我们在设计 ADJUVANT 研究时，探索 EGFR-TKIs 在 EGFR 突变 NSCLC 患者辅助治疗中地位的必要性，是全球的共识。

但是，我们与欧美的专家在细节上存在分歧：欧美专家认为，在辅助治疗中，应先行标准方案治疗后序贯 EGFR-TKIs 治疗。而我们认为，当前的标准治疗方案效果很差，探究是否 EGFR-TKIs 能够代替标准方案，具有更大的临床意义。

这就是临床实践idea的不同，由于“idea”的不同，我们和西方国家开展了不同思路的试验设计。

结果欧美的EGFR突变NSCLC患者辅助化疗的临床研究，到今天为止仍未成功，但是应用我们的idea进行的临床研究却成功了，这个例子足以看出idea和细节的重要性。

第二个例子是最近我国新研发的一种三代EGFR-TKIs，适应证为EGFR T790M突变的NSCLC患者：开展该药物的临床研究时，我们面临着两大挑战。

第一，在我们设计临床试验之初，面临“大军压境”的窘境。Osimeritinib（AZD9291）已经开始开展Ⅲ期临床研究，而我们才刚刚起步，如何成功追赶，是当时摆在我们面前的重要问题。

第二，由于很多EGFR-TKIs在治疗过程中应用标准剂量时都会有较大的毒性，被迫进行剂量调整或停药，所以Ⅰ/Ⅱ期研究开展不易。

在设计试验时，我们结合了临床实践的经验，对试验设计做出了调整。通过非常巧妙的设计后，我们既避免了剂量选择上的犹豫不决的问题，也在加速了试验进程，实现成功追赶。

所以，整个临床最重要的是idea，而idea必须是来自丰富的临床试验的经验和非常敏锐的思维。只有具备这两点，才能设计出好的临床研究。

医脉通：二代基因测序（NGS）在肺癌领域的现状如何？其进一步推广面临哪些困难和挑战？

吴一龙教授：现在NGS领域发展较为“火热”。截至目前，中国已有400多家基因检测公司，而一年前时这个数字还是270家。

CFDA代表、医学专家代表、企业代表在28日的会上就如何监管NGS行业做了深入讨论：

第一，从政府层面上看，约束NGS领域的法律、法规是比较滞后，监管也尚且不足；第二，从医生角度出发，由于科技的发展和诊疗需求的提高，临床医生又急需应用NGS检测；第三，一些NGS检测企业的研究数据证实，其确实能够为临床医生提供帮助。

因此目前，政府、医生、企业这三方出现了严重的不一致性，存在着较大的“Gap”，这是我们未来亟待解决的问题。而在问题解决之前，我认为无论是企业还是医生，大家都应提高自觉性。

首先，企业提供的服务质量必须过关。我希望每家NGS领域的公司产品的质量可以经得起考验；

其次，我们医生也滥用NGS检测，应该把NGS有目的的在少数患者中应用。只有行业的自律性提高，才能将这个行业做的更好。

医脉通：您能否对EGFR-TKIs的治疗顺序做出简要总结？

吴一龙教授：拿到饭堂吃饭来做比方：当饭堂只有一个菜时，我们没的选。食堂里有20个菜，怎么选呢？这就是一个问题。EGFR-TKIs走过的历程也和去饭堂吃饭类似。

十几年前，我们只有吉非替尼（易瑞沙），根本谈不上选择。而今天，我们有四个一代EGFR TKIs，可能很快会有两个二代的TKIs，还有一个三代TKIs。再过一年，可能有两个三代TKIs。面对这么多选择，我们如何应用呢？

在学术界目前有两派观点：第一派认为，我们应该先应用最好的药物，也就是直接应用三代 TKIs，因为耐药后并不是所有患者都有机会接受三代 TKIs 治疗。

第二派认为，需要考虑到 TKIs 耐药的因素，应选择一个一代或二代 TKIs 进行治疗，虽然其 PFS 不如三代 TKIs 那么好，但是耐药后序贯三代 TKIs 使用。

从目前结果来看，这两派观点互相都不能说服对方，可能只有等到 OS 数据成熟才能下结论。

而由于目前已有回顾性分析表明，有序的应用已经让患者的中位 OS 达到 3~4 年。另一项法国的回顾性研究表明，序贯治疗的中位 OS 高达 7 年，所以我个人倾向于合理地、有序地序贯应用。

而在 EGFR 通路治疗方面，我们尚需解决两大问题：

第一，局部晚期 EGFR 突变的 NSCLC 患者中，EGFR-TKIs 的地位如何。EGFR-TKIs 在 EGFR 突变 NSCLC 的辅助治疗、晚期治疗、脑转移治疗均已有了很好地证据支持。刚好缺少 EGFR-TKIs 在目前应用同步放化疗治疗的，局部晚期患者中的应用依据，这尚待进一步探索和研究。

第二，我们要解决一代、二代、三代 TKIs 的耐药模式是否有差异、耐药模式的不同是否可以引发进一步的探索等问题，这远比现有 EGFR-TKIs 治疗排序重要得多。

（作者：姜　翠 来源：医脉通）

【CSCO 2017】肝癌论坛现场直击：规范与前沿并举

2017 年 9 月 27 日~30 日，第 20 届全国临床肿瘤学大会暨 2017 年中国临床肿瘤学会（CSCO）年会于厦门召开。《中国医学论坛报》与 CSCO 组委会合作，将会中最新、最热、最有价值的资讯发布于每天的“CSCO 每日新闻”。欢迎各位关注！

肝癌论坛立足规范，重视进展

原发性肝癌（以下简称肝癌）是全球常见的恶性肿瘤，在中国尤其高发，在发病原因、分子生物学行为、流行病学特征、临床表现与分期以及治疗上，我国与欧美国家差距明显，也因此影响其预后（欧美国家不可手术、不可局部治疗的肝癌患者生存期约 9 个月，而我国仅为 3~4 个月），所以需要引起大家的高度关注。在 9 月 29 日上午的肝癌论坛中，与会专家针对中国肝癌的诊治特色进行了充分讨论。

强调规范

中国的肝癌有很多区别于欧美国家的特点，特别是中国肝癌的基础肝病背景（肝炎、肝硬化、肝功能障碍和有关并发症等），所以领域专家更加强调结合国情进行规范化治疗。2017 年 6 月 25 日，2017 版《原发性肝癌诊疗规范》公布，在本次论坛上樊嘉教授详细解读了规范要点，这也是论坛的重头戏之一，因为规范制定只是万里长征的第一步，学术推广和解读并应用到临床实践才是最重要的。

综述学术发展动态

近年来，肝癌的治疗方面取得了一些很好的进步，在本次论坛的专题及讨论环节，得以充分体现：

（1）对基础肝病要全程管理。

（2）系统化疗如新型的含奥沙利铂为主的化疗方案发挥良好的效果。

（3）以索拉非尼为代表的分子靶向药物取得长足的进步，特别是近年来瑞戈非尼、乐伐替尼研究的相继成功，打破了十年来继索拉非尼之后一个又一个分子靶向药物失败的僵局。

（4）免疫治疗方兴未艾，以免疫检查点抑制剂PD-1单抗为代表的单药或联合治疗肝癌有关研究，如火如荼，取得了可喜的成绩。

中外学者各抒己见

中国人口占全球的1/5，而肝癌发病率和死亡率均超过全球的一半以上，中国专家有丰富的诊疗和研究经验。本次论坛上我国学者分享了诊断、治疗研究方面的报告，同时邀请了日、韩等国专家，报告他们的结果。希望中外专家的联手，能助力肝癌诊治水平的提高，肝癌研究获得更快、更好的进步。

多方携手，助推创新药物研发

在接受《CSCO每日新闻》采访时，CSCO副理事长、肝癌专家委员会主任委员秦叔逵教授特别谈及了中国肿瘤创新药物的研发。

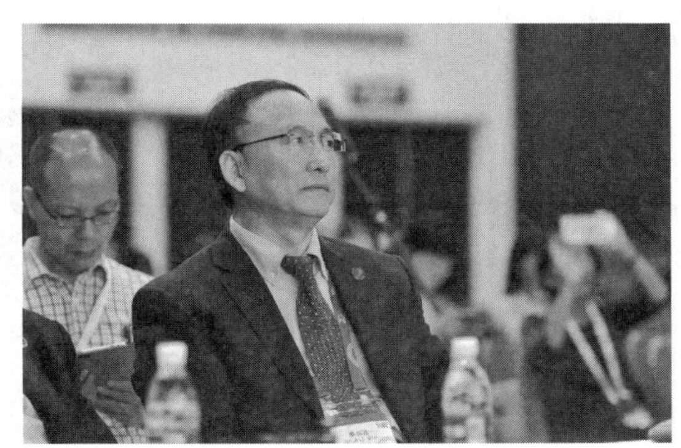

秦叔逵教授在肝癌论坛

改革开放以后，特别是近几年来，党和国家高度重视医药卫生事业的发展、重视人民的疾苦和健康，我国医药企业也有了大的发展，过去主要做仿制药，近年来走上仿创结合甚至以创新为主的道路，这与国家食品药品监督管理总局（CFDA）、国家卫生计生委和国家科技部的大力推动和政策扶持是分不开的，同时各地政府也做了很多的工作。“对此，我们临床医生也感到非常欣慰，一方面，我们积极投入到有关新药的临床研究过程中，提高了自身水平；另一方面，有一部分药物因为我们与基础研究专家、制药公司甚至CRO公司等的团队合作，而最终上市并为肿瘤患者造福。我国民族制药企业的药物多数都‘价廉物美’——疗效肯定而价钱相对便宜，对于肿瘤患者有很好的帮助。我们由衷地为我国民族制药企业的发展而欢呼，也愿意为创新药物的研发而贡献力量。”秦教授表示。

解放军八一医院全军肿瘤中心团队大致回顾了多年来参与的临床研究，截至2017年6月底，共参加了231项国际研究（60%）和国内研究（40%）。“在这个过程中，我们深刻地体会到，民族制药企业在不断地进步，创新水平在不断提高，从完全仿制到仿中有创，再到完全创新；我们也衷心地感谢老一辈专家给予的无私帮助和指导，感谢其他兄弟单位在合作中分享的经验，感谢与制药企业和 CRO 公司的良好沟通，最终合作完成了一系列很好的药物，如阿帕替尼、呋喹替尼等。”秦教授说：“我们在参加创新药研发的过程中学习、提高，未来将进一步加强这方面研究，为中国民族制药企业的发展、为创新药发展、为患者获得更多新药而不断努力，不断进步。”

（采访 贾春实，撰写 黄蕾蕾，来源《中国医学论坛报》）

【CSCO 2017】活得长才是硬道理，仑伐替尼在中国肝癌患者中疗效显著

【导读】 2017 年 9 月 29 日，在第二十届全国临床肿瘤学大会暨 2017 年 CSCO 学术年会上，解放军八一医院全军肿瘤中心秦叔逵教授首次介绍了仑伐替尼（Lenvatinib）对比索拉非尼一线治疗不可切除的肝细胞癌Ⅲ期临床试验（REFLECT 研究）——中国患者的亚组分析结果。

在中国大陆、台湾、香港患者亚群中，仑伐替尼的总生存（OS）达到了非劣效性的统计标准，且 OS 显著延长 4.8 个月（15.0 个月 *vs* 10.2 个月，HR = 0.73，P = 0.0262）。同时，在无进展生存（PFS）、疾病进展时间（TTP）和客观缓解率（ORR）三个次要研究终点方面均有临床意义的显著改善。与全球总人群相比，仑伐替尼对中国患者的疗效更显著。

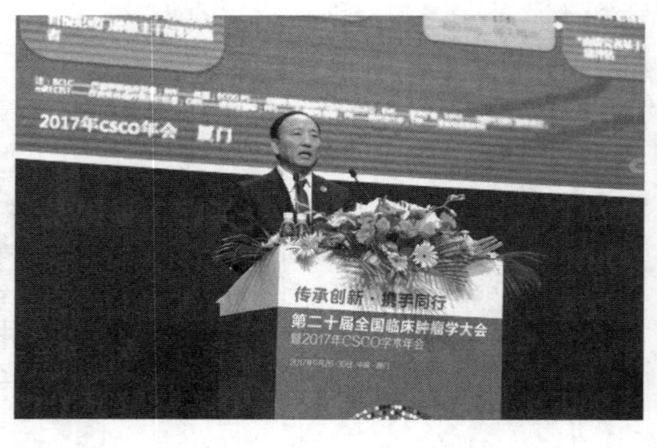

肝细胞癌（HCC）是全球癌症死亡的第二大病因，每年可导致近 745 000 例患者死亡[1]。据中国肿瘤登记中心最新数据显示，我国原发性肝癌的发病率已居常见恶性肿瘤的第 4 位，死亡率居第 3 位[2]，其中 HCC 占 85%~90%以上，且多数患者就诊时已失去手术切除时机。此外，乙型肝炎病毒（HBV）慢性持续感染是我国 HCC 最重要的危险因素，BRIDGE 研究显示，中国 HCC 患者中有 77%存在 HBV 感染[3]，同时我国 HBV 携带者人群基数庞大，更促进了 HCC 的高发。

曾经，对不可切除的晚期肝细胞癌患者标准的一线治疗选择仅有索拉非尼，但其对患者总生存期（OS）的改善易受肝炎病毒感染的影响，并不能改善 HBV（+）/HCV（-）患者的 OS[4]。而过去 10 年间，针对舒尼替尼、布立尼布、Linifanib、厄洛替尼联合索拉非尼，索拉非尼联合多柔比星对比索拉非尼的 5 项全球Ⅲ期临床试验，均未能证实以上方案对 OS 的影响不劣于或优于索拉非尼[5-9]。

仑伐替尼（Lenvatinib）是卫材株式会社（简称卫材）自主研发的多靶点受体酪氨酸激酶抑制剂（VEGF受体-1，2，3；FGF受体-1，2，3，4；PDGFRα；RET和KIT），已于2015年获美国食品和药品管理局（FDA）和欧洲药品管理局（EMA）批准用于侵袭性、局部晚期或转移性分化型甲状腺癌的治疗，并于2016年FDA和EMA相继批准仑伐替尼联合依维莫司治疗晚期肾细胞癌。在2017年ASCO年会上，公布了REFLECT研究结果，仑伐替尼组总生存期非劣效于索拉非尼（13.6个月 *vs* 12.3个月，风险比（HR）为0.92，95%置信区间［CI］=0.79~1.06），达到研究的主要终点。

REFLECT研究是一项全球多中心、开放标签、随机、非劣效Ⅲ期临床试验，在954例不可切除肝细胞癌患者中对比仑伐替尼和肝细胞癌标准治疗药物索拉非尼一线治疗肝细胞癌的有效性和安全性，非劣效性的临界值为1.08。入组患者以1∶1的比例随机分配接受仑伐替尼（12mg或8mg［根据体重］，qd，$n=478$）或索拉非尼（400mg，bid，$n=476$）治疗，直至疾病进展或发生不可耐受毒性。主要研究终点为OS，次要研究终点为PFS、TTP、ORR等。

REFLECT研究中，中国（含大陆、台湾省、香港特区）患者共入组288例，入组人数居所有国家或区域的首位。且与全球研究的总人群相比，中国入组患者平均年龄较低，并纳入了较多合并乙型肝炎病毒（HBV）的患者（中国患者占83%，全球研究占53%）。

针对中国患者的亚组分析结果显示，仑伐替尼与索拉非尼相比，在主要研究终点，即中位总生存（OS）方面达到非劣效性的统计标准，且OS显著延长4.8个月（15.0个月 *vs* 10.2个月，HR=0.73，95% CI：0.55~0.96，$P=0.0262$）。且与全球总人群相比，仑伐替尼在中国大陆、台湾、香港患者亚群中具有更加显著的疗效。

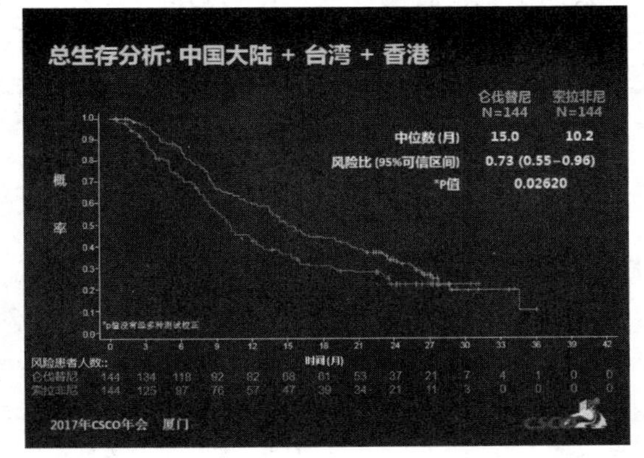

同时，对于合并HBV感染的患者，仑伐替尼相对于索拉非尼显示出明显的生存获益（中位OS：14.9个月 *vs* 9.9个月，HR=0.72，95%CI：0.53~0.97）。

此外，仑伐替尼在中位无进展生存期（PFS）（9.2个月 *vs* 3.6个月，HR=0.55，95% CI：0.42~0.72，$P<0.00001$），中位疾病进展时间（11.0个月 *vs* 3.7个月，HR=0.53，95%CI：0.40~0.71，$P<0.00001$）和客观缓解率（21.5% *vs* 8.3%，$P=0.00137$）三个次要研究终点方面显著优于索拉非尼。

在安全性方面，中国亚组与总人群在仑伐替尼和索拉非尼两组间均无明显差异。但仑伐替尼组中位治疗时间长于索拉非尼组（8.3个月 *vs* 3.6个月），提示中国患者对仑伐替尼具有较好的耐受性。仑伐替尼组最常见的不良反应为高血压、腹泻、食欲下降、体重减轻和乏力。索拉非尼组最常见的不良反应为手足综合征、腹泻、高血压、食欲下降及乏力。

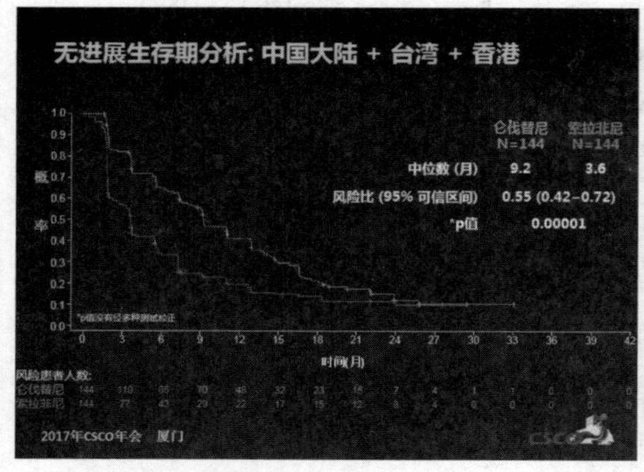

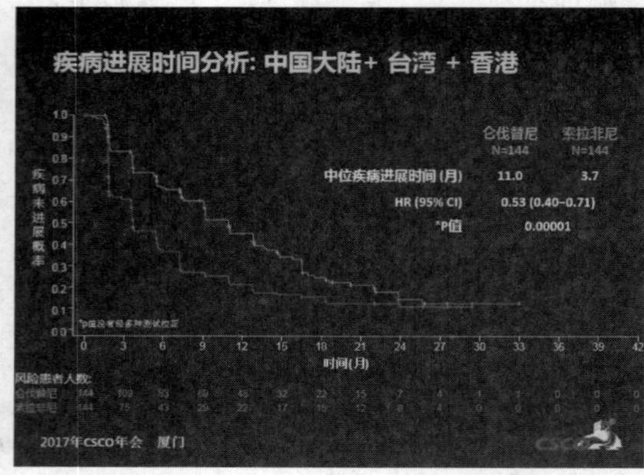

小结

REFLECT 研究证实，仑伐替尼一线治疗不可切除的肝细胞癌的总生存期非劣效于索拉非尼，达到了研究的主要终点。同时在无进展生存期、疾病进展时间、客观缓解率方面均取得了具有统计学意义与临床意义的显著改善。同时对于中国大陆、台湾、香港患者亚群，观察到了更显著的疗效，特别是对于 HBV 相关肝癌患者，仑伐替尼的总生存期显著优于索拉非尼且安全可控。REFLECT 研究及其中国患者的亚组分析结果表明，仑伐替尼将是全球特别是中国大陆、台湾和香港不可切除肝细胞癌患者可选择的一线治疗的新型靶向药物。

参 考 文 献

[1] Ferlay J, Soerjomataram I, Dikshit R, et al. Cancer incidence and mortality worldwide: sources, methods and major patterns in GLOBOCAN 2012. Int J Cancer, 2015, 136: E359-386.

[2] Chen WQ, Zheng RX, Baade PD, et al. Cancer statistics in China, 2015. CA Cancer J Clin, 2016, 66: 115-132.

[3] Park JW, Chen M, Colombo M, et al. Global patterns of hepatocellular carcinoma management from diagnosis to death: the BRIDGE study. Liver Int, 2015, 35 (9): 2155-2166.

[4] Jackson R, Psarelli EE, Berhane S, et al. Impact of viral status on survival in patients receiving sorafenib for advanced hepatocellular cancer: A Meta-analysis of randomized phase Ⅲ Trials. J Clin Oncol, 2017, 35 (6): 622-628.

[5] Cheng AL, Kang YK, Lin DY, et al. Sunitinib versus sorafenib in advanced hepatocellular cancer: results of a randomized phase Ⅲ trial. J Clin Oncol, 2013, 31 (32): 4067-4075.

[6] Johnson PJ, Qin S, Park JW, et al. Brivanib versus sorafenib as first-line therapy in patients with unresectable, advanced hepatocellular carcinoma: results from the randomized phase Ⅲ BRISK-FL study. J Clin Oncol, 2013, 31 (28): 3517-3524.

[7] Cainap C, Qin S, Huang W-T, et al. Linifanib versus sorafenib in patients with advanced hepatocellular carcinoma: results of a randomized phase Ⅲ trial. J Clin Oncol, 2015, 33 (2): 172-179.

[8] Zhu AX, Rosmorduc O, Evans TR, et al. SEARCH: A phase Ⅲ, randomized, double blind, placebo-

controlled trial of sorafenib plus erlotinib in patients with advanced hepatocellular carcinoma. J Clin Oncol, 2015, 33 (6): 559-566.

[9] Abou-Alfa GK, Niedzwieski D, Knox JJ, et al. Phase Ⅲ randomized study of sorafenib plus doxorubicin versus sorafenib in patients with advanced hepatocellular carcinoma (HCC): CALGB 80802 (Alliance). J Clin Oncol, 2016, 34 suppl 4S: abstract 192.

(作者：姜翠 来源：医脉通)

【CSCO 2017】秦叔逵教授：深度剖析FRESCO研究

——呋喹替尼治疗晚期结直肠癌的Ⅲ期研究

2017年9月27日，第二十届全国临床肿瘤学大会暨2017年CSCO学术年会（CSCO 2017）在厦门国际会展中心隆重开幕。中国人民解放军八一医院秦叔逵教授报告了一项随机、双盲、安慰剂对照、国内多中心的呋喹替尼治疗晚期结直肠癌的Ⅲ期研究的详细数据。此研究也荣获2017年度中国临床肿瘤学科学基金优秀论文奖一等奖。

秦教授提到，呋喹替尼是一种高选择性地强效VEGFR抑制剂，推荐剂量下的高暴露量可以达到靶点抑制的全覆盖。

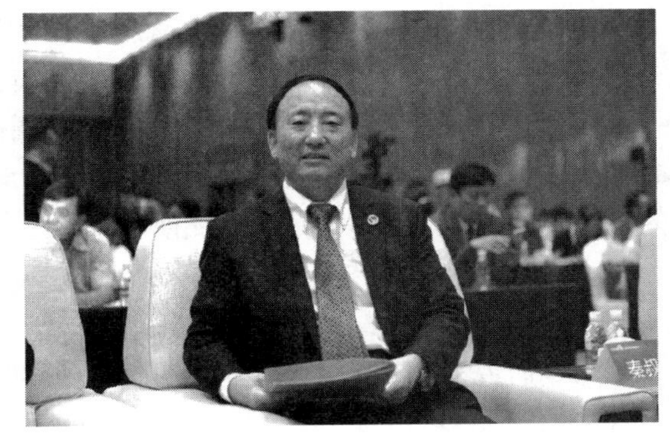

晚期结肠癌是全球常见高发的恶性肿瘤，每年新发的患者约为136万，病死近70万，是全人类面临的一项巨大挑战。在中国，每年新发病例为37.6万，并且持续增长，约有50%的病例最终可以发展成为转移性或晚期结直肠癌（mCRC）。

秦教授说，在晚期结直肠癌治疗过程中，化疗仍然是治疗的基石。以5-FU类、OXA、CPT-11位基础的两药联合方案，为mCRC的一、二线标准化疗；虽然贝伐单抗、西妥昔单抗为NCCN所推荐，但在中国的临床应用率还不高，仅为10%~30%，这与经济的原因有很大关系。瑞戈非尼于2014年获美国FDA批准，2017年3月被CFDA批准上市，还没有广泛的应用。

在二线标准治疗失败后，mCRC有效治疗非常有限，而部分患者体质较好，生存愿望强烈，临床上存在巨大需求。

FRESCO研究设计

FRESCO研究的设计是：对2线或以上标准化疗失败的转移性结直肠癌患者进入筛选，

筛选人数519例，随机人数416例，以2∶1随机入组：呋喹替尼+BSC，5mg qd，服用3周停1周（4周为一疗程），*n*=278；安慰剂+BSC，*n*=138。治疗直至疾病进展、毒性不能耐受或撤回知情同意。这是一项随机、双盲、安慰剂对照、全国多中心的Ⅲ期临床研究，随机分层因素包括既往抗VEGF使用情况，以及患者K-ras基因状态。入组期：2014年12月~2016年5月，数据截止日期为2017年1月17日。

FRESCO研究主要终点是总生存期（OS）

80%的检验效能，以检测实验组相对于对照组OS风险比（HR）为0.70（相当于mOS从6.3个月延长到9个月），双侧显著性水平为0.05，计划样本量400例。关键的次要终点为无疾病进展生存期（PFS）、客观有效率（ORR）、疾病控制率（DCR）、安全性（NCI CTC 4.03）。

主要的入组标准：

（1）年龄18~75岁；经病理组织学和（或）细胞学确诊的mCRC（Ⅳ期），所有其他组织学类型都排除在外。

（2）患者既往至少接受过二线标准化疗并且失败，该标准方案中必须包含5-FU类、OXA、CPT-11。

（3）既往允许接受VEGF或抗EGFR靶向治疗，但是需排除使用过VEGFR抑制剂者。

（4）ECOG PS 0~1，预计生存期≥3个月。

（5）基线有可测量的病灶（RECIST v1.1）。

（6）适当的器官功能（骨髓功能、肝肾功能等重要脏器）。

（7）患者充分了解本项研究，并且自愿签署知情同意书。

基线肿瘤特征

原发灶部位包括结肠、直肠、结-直肠、回盲部；原发病灶的位置：左半、右半、既左既右或不详；K-ras基因状态：野生型或突变型；转移脏器：单个或多发；肝转移：有或无，这些基线的肿瘤特征两组都是均分可比，特别是既往有30%的患者既往使用抗VEGF抑制剂（主要是贝伐单抗），既往使用抗EGFR抑制剂有15%左右，既往两个都用过的占60%，还有40%的患者没有使用过靶向治疗；既往使用过化疗方案（2~3线）的患者占70%左右。

FRESCO结果

FRESCO研究完全达到了试验预设的所有研究终点：

◆总生存期（OS）：9.30个月 *vs* 6.57个月（HR=0.65，*P*<0.001）；

◆无进展生存期（PFS）：3.71个月 *vs* 1.84个月（HR=0.65，*P*<0.001）；

◆肿瘤客观反应率（ORR）：4.7% *vs* 0（*P*=0.012）；

◆疾病控制率（DCR）：62.2% *vs* 12.3%（*P*<0.001）。

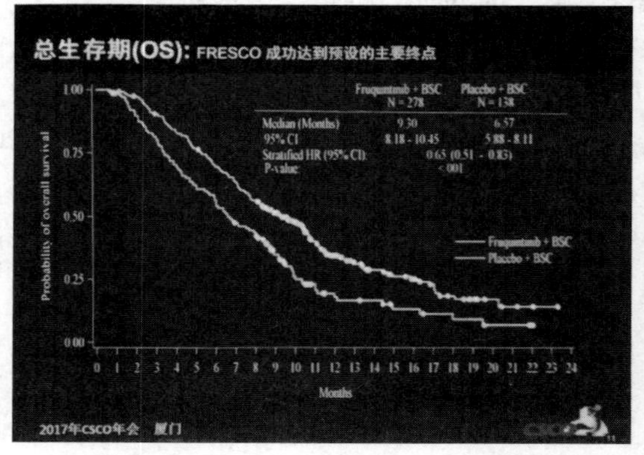

●预设的所有亚组分析均提示，

OS 和 PFS 皆倾向于呋喹替尼组获益。

●既往无论是否接受过抗 VEGF 或抗 EGFR 治疗，呋喹替尼组均能显著获益。

●既往没有接受过抗 VEGF 的人群中，呋喹替尼的 mOS 可延长至 10.4 个月；既往没有接受过抗 VEGF 的人群，呋喹替尼的死亡风险降低 32%。

●K-ras 野生型的人群中，呋喹替尼的 mOS 可延长至 10.7 个月，较安慰剂组延长近 5 个月；K-ras 突变的人群中，呋喹替尼的死亡风险降低 25%。

既往靶向治疗对于疗效的影响

		呋喹替尼 (n=278)	安慰剂 (n=138)	HR(95%CI)
既往接受靶向治疗，%	从未接受过靶向治疗	60	60	NA
	接受过抗VEGF或抗EGFR治疗	40	40	NA
mOS，月	从未接受过靶向治疗	10.4	6.9	0.63(0.46,0.86)
	接受过抗VEGF或抗EGFR	7.7	6.0	0.63(0.43,0.90)
mPFS，月	从未接受过靶向治疗	3.8	1.8	0.28(0.21,0.37)
	接受过抗VEGF或抗EGFR	3.7	1.8	0.24(0.16,0.37)

*既往靶向治疗亚组人群中，无论是否使用抗VEGF或抗EGFR，呋喹替尼组OS和PFS均能显著获益。

2017年CSCO年会　厦门

安全特征比较好：

常见的 3 级或以上的药物相关 AE 均为靶点相关，如高血压、手足综合征和蛋白尿，且临床可控；3~4 级肝功能异常的发生比例，两组接近。

结论

1. 呋喹替尼三线治疗晚期结直肠癌：显著延长 mOS 近 3 个月；显著延长 mPFS 近 2 个月，并且显著提高 ORR 和 DCR.

2. 对于 OS 和 PFS 的主要分析和不同亚组分析均表明：呋喹替尼三线治疗晚期结直肠癌的疗效是稳健的和一致的.

3. 呋喹替尼的安全性良好，不良反应可控，未见严重的非预期安全信号.

4. 呋喹替尼将可能成为晚期结直肠癌三线治疗的标准治疗之一。

（作者：姜　翠 来源：医脉通）

CSCO 临床肿瘤规范化诊治学习班在哈尔滨举办

2017 年 8 月 11 日~13 日，由中国临床肿瘤学会（CSCO）主办，哈尔滨血液病肿瘤研究所、哈尔滨医科大学附属肿瘤医院共同承办，江苏恒瑞医药独家协办的 CSCO 临床肿瘤规范化诊治学习班，在黑龙江省哈尔滨市隆重举行。CSCO 副理事长马军教授、CSCO 副理事长程颖教授、哈尔滨医科大学肿瘤附属医院白玉贤教授和恒瑞医药股份有限公司郑浩经理分别代表各方致辞。

由程颖、韩宝惠、沈峰、郭晔、夏廷毅、袁芃、斯璐、袁瑛和王慧娟教授组成的 CSCO 专家团，分别就“CSCO 原发性肺癌诊疗指南解读”“非小细胞肺癌 EGFR 敏感突变的联合治疗”“大数据时代肝癌的临床研究和治疗”“晚期鼻咽癌的内科治疗进展”“不同期别非小细胞肺癌精准放疗进展”“CSCO 乳腺癌诊疗指南解读”“皮肤黑色素瘤规范化诊治”“转移性结直肠癌的分类与全程管理”“非小细胞肺癌 EGFR-TKI 类药物耐药后的治疗选择的诊治规范化治疗”等专题，与来自黑龙江、吉林和辽宁的 200 多位同道进行了深入交流，专家们从不同的角度详细解读规范化诊疗原则以及目前诊疗中出现的难点、疑点、今后可探索研究的方向和探寻的思路。丰富的学术内容和热烈的讨论氛围让现场高潮迭起，最后，哈尔滨医科大学附属肿瘤医院白玉贤教授对学习班做了总结发言。

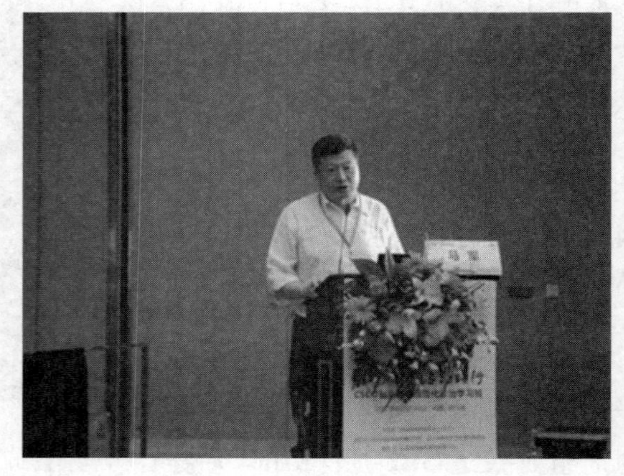

马军教授

由于天气原因，专家们抵达的航班几经延误，最晚一位专家落地已经是凌晨时分，即使这样，第二天他们仍然为大家奉献了一场又一场精彩报告，这种敬业、奉献的精神值得钦佩和弘扬。

（来源：CSCO 网站）

2017 年 CSCO“临床肿瘤规范化诊治学习班”在长沙收官

10 月 27 日 ~29 日，2017 年 CSCO“临床肿瘤规范化诊治学习班”在长沙隆重举行。本次学习班由 CSCO 主办，湖南省肿瘤医院和中南大学湘雅二医院联合承办，江苏恒瑞医药股份有限公司独家协办。CSCO 理事陈建华教授和胡春宏教授作为共同主席主持了学习班，湖南省肿瘤医院王静副院长、湘雅二医院袁运长副院长、CSCO 专家团刘基巍教授、恒瑞医药股份有限公司彭湃经理分别致辞。

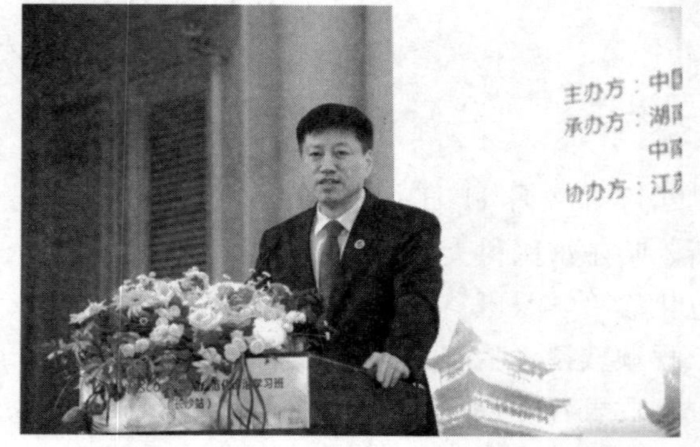

CSCO 专家团李进、刘基巍、吴令英、周彩存、姜文奇、陈功、陆劲

松、张小田、孙新臣、梁军和刘跃平教授，围绕常见恶性肿瘤的规范化治疗和最新进展，为湖南肿瘤工作者奉上一道学术饕餮大餐，内容既包含操作性强、“接地气”的诊疗规范化解读，也涉及临床研究前沿、“高大上”的免疫治疗。此次学习班受到湖南省的专家和同道的热烈欢迎，湖南省级医院、地市级医院、县级医院、民营医院等各级医院均有代表参加。开始预计参会人员 300 人，报名过程中人数不断攀升，报到的时候达到了 600 人。会场的座位一加再加，会议进行的时候，仍有许多学员站在会场后听课。整个学习班从开幕式到结束，会场都是爆满，这种情况在历次学习班中都是少见的。参会医生都认为本次学习班受益匪浅：省级大型医院的医生认为，能足不出省聆听到这么多大牌讲者讲课，而且内容不仅有规范指南，还加入了很多最新进展和解读，对大家启发很大；基层医生认为专家团的讲课让他们很好地梳理了常见肿瘤的规范化诊治，了解了学科发展方向，解决了很多平时积累的临床问题。

至此，2017 年 CSCO“临床肿瘤学新进展学习班”（系列）圆满收官。根据继教部本年度工作计划，先后在石家庄、西安、漳州、南宁、开封、长春、烟台、包头、哈尔滨、昆明、温州、合肥和长沙举办了 CSCO 临床肿瘤学新进展学习班，4730 余名医务工作者参加了学习和交流。CSCO 专家团 140 人次参加了学习班讲学，他们不辞辛劳飞赴祖国的东西南北，给各地临床肿瘤学工作者尤其是中西部地区的基层医生，带去了肿瘤规范化诊治的理念和宝贵的经验，受到了热烈欢迎。值得一提的是，今年有多站学习班采取了与当地地方学会联合举办的形式，将 CSCO 的拳头继教项目和优势资源与当地的学术活动有机地结合起来，既发挥了 CSCO 的专家优势和学术影响力，节省了各方资源，同时减少了医生的负担，这在学会众多、活动太多、专家和医生分身无术的境况下，联合办会效果效果明显。

2017 年 CSCO 系列学习班得到了河北临床肿瘤学会、河北医科大学第四医院、陕西省抗癌协会、第四军医大学附属唐都医院、福建省抗癌协会、广西医学会肿瘤化疗学分会、广西抗癌协会化疗专业委员会、广西医科大第一附属医院、河南省抗癌协会化疗专业委员、河南省肿瘤医院、吉林省抗癌协会、吉林省肿瘤医院、CSCO 小细胞专家委员会、山东省抗癌协会姑息治疗分会、内蒙古自治区医学会肿瘤内科专业委员会、包头市医学会肿瘤专科分会、包头市中心医院、哈尔滨血液病肿瘤研究所、黑龙江省肿瘤医院、云南省抗癌协会临床肿瘤协作专业委员会、昆明医科大学第二附属医院、云南省肿瘤医院、温州市医学会、温州医科大学附属第一医院、安徽省立医院、中南大学湘雅二医院、湖南省肿瘤医院的大力协助；江苏恒瑞医药、济民可信、阿斯利康和赛诺菲等多家 CSCO 团体会员单位积极参与并支持了系列学习班，其中江苏恒瑞独家支持协办了 11 站。谨此对各方的关心和支持表示衷心的感谢和崇高的敬意！

（来源：CSCO 网站）

百家争鸣，不变初心
——热烈祝贺第五届 CSCO 中原肺癌论坛圆满召开

在河南省肿瘤医院的大力支持、河南省肺癌诊疗中心马智勇教授团队的精心策划、社会各界专家学者的鼎力相助下，中原地区肺癌领域的顶级学术盛会——第五届 CSCO 中原肺癌论坛于 2017 年 5 月 13 日在郑州成功举办。论坛大牌讲者和青年专家云集，交相辉映，大放异彩，给河南省肺癌领域注入了一股夏日的清泉，肺癌诊疗思路得到了又一次实质性的提高。

此次论坛邀请到了国内顶级的肺癌专家亲临授课，其中包括：广东省人民医院/广东省医学科学院副院长、中国临床肿瘤学会（CSCO）理事长吴一龙教授，上海交通大学附属胸科医院肿瘤中心主任、CSCO 副秘书长陆舜教授，上海市肺科医院肿瘤科主任、同济大学医学院肿瘤研究所所长周彩存教授，中国医学科学院肿瘤医院内科副主任王洁教授，上海胸科医院放疗科主任傅小龙教授，广东省人民医院肿瘤中心主任、CSCO 副秘书长周清教授。此外，还邀请了来自河南省各地（市）以及北京、河北、山东、山西、陕西、湖南、湖北、四川和云南等省（市）的肿瘤专业骨干代表，对肺癌治疗领域的发展和变革，各抒己见。

回望过去的一年，吴一龙教授如数家珍地点评了一年来肺癌领域的大事件。在早期肺癌方面，提到了辅助化疗比新辅助化疗更具有生存优势，以及基因靶向治疗作为肺癌术后辅助治疗的可能性；在 ALK 阳性非小细胞肺癌方面，二代 ALK 抑制剂 Ceritinib 和 Alectinib 一线应用较 Crizotinib 有更好的生存期获益，有望在未来取代 Crizotinib 的临床地位；在脑转移方面，Ctong1201 研究再次挑战了放疗作为脑转移标准治疗的规则；在免疫治疗方面，对于传统认为免疫治疗不敏感的患者中，免疫治疗联合化疗也取得了 13 个月的 PFS，也随之改写了一线治疗的规则。

ECOG4599 研究中，抗血管生成药物联合化疗的应用，使晚期非小细胞肺癌化疗后中位总生存首次超过了 1 年。周彩存教授从抗血管生成的微环境机制，到抗血管生成药物联合治疗在临床取得的疗效进行了系统的梳理分析，并提出了抗血管生成治疗联合基因靶向治疗的可行性和潜在优势。在Ⅱ期临床研究中，贝伐单抗联合厄洛替尼的 PFS 已经达到了 16 个月，突破了 EGFR-TKI 一线治疗的 PFS 仅 10 个月左右的魔咒。

免疫治疗和基因靶向治疗作为肺癌的新生力量，一面世就攻城掠地，很快拿下了肺癌治疗的大半壁江山。传统的细胞毒药物治疗是否还能坚守岗位？陆舜教授提出，在精准医学背景下，化疗一样不能或缺。以化疗为基础的联合治疗，如化疗联合靶向治疗、免疫治疗等，均取得了超越性的疗效。除此之外，细胞毒化疗药物的另一个发展方向为“抗体耦联药物”，如 2014 ESMO 大会报道的抗体耦联药物 Vintafolide 联合化疗明显改善了患者的 PFS 和 OS；2016 ASCO 报道的抗体耦联药物 IMMU-132 单药应用于三线以后的非小细胞肺癌患者，仍然取得了10.5个月的总生存。

靶向治疗曾经彻底改变了我们对于晚期肿瘤治疗的认知和理念，也曾被我们高高地推举到了晚期肺癌治疗的金字塔顶端，但是，始终无法逃避的还是靶向药物的耐药问题。王洁教授就分子靶向治疗的耐药机制和应对策略进行了深刻剖析，并提出基于分子耐药而进行干预的策略，较出现临床症状或影像学改变更能使患者的总体生存获益；二代测序及液体活检技术的成熟将更有利于发现更多的少见驱动基因类型，发掘肿瘤异质性、耐药突变的发生，进行更为针对性的治疗及药物研发。

Ⅲ期非小细胞肺癌的治疗，一直是肺癌治疗中争议最多的一个部分，手术、化疗、放疗都是这部分患者的主要治疗方法，但Ⅲ期非小细胞肺癌的长期生存状况依旧不乐观。目前，也有很多研究者尝试了一些新的治疗方法及药物。傅小龙教授从临床实践出发，客观分析了靶向治疗及免疫治疗在Ⅲ期非小细胞肺癌治疗中的地位，提出了在治疗Ⅲ期非小细胞肺癌中，靶向治疗及免疫治疗作为辅助治疗尚未有成熟的数据支持，目前的治疗手段仍是以手术、化疗、放疗为主。至于预防性脑部放疗，傅小龙教授指出其有效的降低了脑转移的发生率，但并不能改善患者生存，临床中应个体化对待。他还对目前的临床指南进行了详细的解读。

免疫治疗（免疫检查点抑制剂）是肺癌治疗中的一颗新星，也是目前最有望治愈肺癌的新方法。周清教授就目前的免疫治疗药物及治疗现状进行了完善的总结，她提到了Nivolumab单抗治疗晚期非小细胞肺癌的长期随访结果——5年生存率达到了16%，这预示着在不久的将来，肺癌的治疗可能面临翻天覆地的变化。同时，她也提到了免疫治疗中亟待解决的问题，如寻找能够预测免疫治疗疗效的生物标志物、选择更精准的治疗人群、扩大免疫治疗的使用方法如联合、维持等等，从而扩大免疫治疗的受益人群。

在专家面对面环节中，针对目前肺癌诊治领域的热点与难点问题，如“精准医学”对“传统治疗”的冲击和驱动基因阳性患者的全程管理等问题进行了深入细致的探讨。

此次论坛的另一个亮点是增设了青年专家专场。青年专场由CSCO青委会核心成员和省内中青年骨干共同参与，针对目前的NGS技术、抗血管生成治疗和脑转移的治疗等领域进行了专题讲座和讨论，不但提升了省内外中青年专家的学术水平，还加深了各地中青年领域的交流与合作。

除了传统的治疗手段，基因靶向治疗、免疫治疗、抗血管生成治疗已经逐渐成为肺癌治疗新的主力军，新的治疗模式催生了新的检测技术。由此，肺癌的诊治越来越走向百家争鸣的局面，但是，不管走多快、走多远，我们的初心始终未变，那就是为了癌症患者更好地存活、更长地存活。这也是本论坛最终意义之所在。

（来源：CSCO网站）

CSCO“结直肠癌肝转移多学科治疗”专题学术研讨会在安徽六安成功举办

2017 年 7 月 1 日 ~2 日，CSCO“结直肠癌肝转移多学科治疗”专题学术研讨会在安徽省六安市成功举办。本次会议由中国临床肿瘤学会（CSCO）主办，安徽省医师协会肿瘤化疗学医师分会承办，南京正大天晴制药有限公司协办。

会议由安徽省医师协会肿瘤化疗学医师分会主任委员、安徽医科大学第一附属医院孙国平教授主持，CSCO 理事徐建明教授代表 CSCO 专家团致辞。来自安徽医科大学第一附属医院、安徽省立医院、安徽省肿瘤医院和皖南医学院第一附属医院等 20 多家医院的 150 多位医生参加了全程研讨。3 位青年专家吴涛教授、邱红教授和王崑教授分别做了引导性发言和病例分享。北京大学第一医院吴涛教授以“不可切除肝转移结直肠癌的原发灶外科治疗决策”为题，引发大家对于原发灶何时需要切、何时应继续观察展开讨论。华中科技大学附属同济医院邱红教授的发言题目是“肠癌肝转移化疗方案的选择”，在详尽介绍可手术切除肝转移围手术期、潜在可切除肝转移和不可切除肝转移化疗方案选择后，以一例 78 岁的老年患者治疗过程为例，给大家呈现了“stop and go”治疗手段的实例，引导大家对“如何既充分保障患者的生活质量又兼顾疗效地合理使用化疗药物”进行思考。北京大学肿瘤医院王崑教授则介绍了“初始可切除肠癌肝转移治疗策略”，重点讨论的热点话题是新辅助化疗的意义以及局部治疗手段和切除顺序的选择，并辅以病例使大家对策略的选择更为印象深刻。

研讨会学习氛围浓厚，与会同仁讨论热烈，发言踊跃。三位导师——军事医学科学院附属医院的徐建明教授、浙江大学附属第二医院的张苏展教授和北京大学肿瘤医院的郝纯毅教授，对专题报告和病例进行了精彩点评，从多学科角度诠释了结直肠肝转移规范化治疗的原则，带领大家对规范化诊疗更深入、更理性的思考。此次学术研讨会的成功举办，将有利于 MDT 在当地的普及和推广，有利于促进临床科室在恶性肿瘤诊治方面的协作，必将造福更多患者。

（来源：CSCO 网站）

中国临床肿瘤学会（CSCO）胃癌专家委员会正式成立

2017 年 9 月 2 日，由 CSCO 胃癌专家委员会和广东省抗癌协会胃癌专业委员会主办、中山大学附属肿瘤医院和广东省人民医院联合承办、赛诺菲中国提供支持的中国临床肿瘤学会（CSCO）胃癌专家委员会成立大会暨首届 CSCO 胃癌高峰论坛在广州举办。CSCO 胃癌专家委员会首任主任委员徐瑞华教授、CSCO秘书长李进教授、CSCO胃癌专委会副主任委员周志伟教授及国内胃癌领域权威专家共同参会。作为CSCO首个针对胃癌领域的专家委员会，专委会的成立将帮助胃癌患者得到更多临床获益，促进中国胃癌诊治水平的整体发展。

搭建科学有效专业交流平台，为胃癌诊疗规范化提供专业指导

胃癌是最常见的恶性肿瘤之一，中国胃癌每年新发现病例约68万例，占全球发病总数的一半左右，死亡例数约占世界50%。中国大部分胃癌患者确诊时，病情已经进入中晚期；患者存活超过5年的机会低于30%；因此，提升患者5年生存率是中国胃癌研究和临床治疗的关键目标。“这部分患者手术切除率低，且术后复发的晚期案例在临床上十分常见，他们迫切需要更为有效的药物和治疗方案来延长生命。”CSCO秘书长李进教授表示：“作为胃癌非手术综合治疗的主要措施，肿瘤内科化学治疗具有确定的疗效，能够帮助患者缓解症状、改善生活质量。”

近10年来，晚期胃癌的治疗模式策略不断变化，但化疗仍被认为是晚期胃癌治疗的基石。CSCO胃癌专委会副主任委员周志伟教授强调：“随着化疗技术的不断提升，临床医生可根据患者的身体情况及预期的获益风险比制定个体化方案，更可通过定期随访和全方位护理帮助患者顺利完成治疗。这其中，规范化的诊疗流程和化疗治疗方案就成为核心要素。”

CSCO胃癌专家委员会首任主任委员徐瑞华教授介绍道：“CSCO胃癌专家委员会的成立，在专业学术组织建设层面，为我国胃癌领域的专业医生建立了一个科学有效的交流平台，以推动国内胃癌治疗规范化发展、有效提升国内专家对于胃癌的诊疗水平。”首批成员由40家医院的50位专家组成，专家委员会的发起和成立，是为了通过加强多学科合作，促进国际交流，广泛开展相关临床研究，累积循证医学证据，用以提升临床中国胃癌诊疗效果、推动胃癌临床诊治水平发展，为我国胃癌患者提供更加广泛的获益。不仅如此，在专家委员会框架下，未来将通过实施多个覆盖国内及国际患者的临床研究，获取一手循证数据，支持药物更为安全、合理的应用。

集合优势资源，开辟胃癌治疗发展新空间

以“协作创新、引领未来”为主题的首届CSCO胃癌高峰论坛，重点介绍胃癌诊疗领域的新理念、新技术、新方法和新成果；内容囊括了近期胃癌领域发展，如腹腔镜手术、机器人手术、术中导航淋巴结清扫、快速康复、转化治疗、精准医学等。作为胃癌领域最为高端的学术论坛，大会邀请到了国内权威胃癌专家以及来自日本、韩国等地的知名专家进行专题演讲，博众家之所长、集群英之荟萃，对目前胃癌研究的最新方向和热点问题进行深刻的解析。

第八届广东省胃癌学术研讨会暨第十届进展期胃癌规范化治疗学习班也于同期举行，就胃癌行业发展及跨学科交流现状进行深入交流，共同探讨未来发展趋势以及在多学科协作模式下的综合治疗发展前景。

（来源：CSCO网站）

中国临床肿瘤学会妇科肿瘤专家委员会成立

2017 年 8 月 25 日 ~26 日，中国临床肿瘤学会（CSCO）妇科肿瘤专家委员会成立大会暨妇科肿瘤学术高峰论坛在北京召开。本次会议由中国临床肿瘤学会主办，国家癌症中心/中国医学科学院肿瘤医院承办。CSCO 妇科肿瘤专家委员会（以下简称“CSCO 妇瘤专委会”）正式宣布成立，并选举产生首届主任委员及副主任委员。中国医学科学院肿瘤医院妇瘤科吴令英教授当选为首届主任委员。

CSCO 副理事长赫捷院士到会并发表致辞，对 CSCO 妇瘤专委会的成立表示热烈祝贺，并希望通过 CSCO 专委会的成立，为广大妇科肿瘤专业医生搭建更高更广阔的学术交流平台，加强与各专业领域的协作交流，进一步提高我国妇科肿瘤专业的国际国内影响力，推动我国妇科肿瘤事业的发展。随后，CSCO 办公室李琳女士宣读了 CSCO 二级分支机构妇瘤专委会成立决议，并主持了机构主任委员和副主任委员的选举工作。大会经过投票选举，吴令英教授任学会主任委员，广西医科大学肿瘤医院李力教授、湖南省肿瘤医院王静教授、复旦大学附属肿瘤医院吴小华教授、云南省肿瘤医院杨宏英教授和重庆市肿瘤医院周琦教授任副主任委员。随后，吴令英主任委员对 CSCO 妇瘤专委会的成立及发展做了全面介绍，并与委员会一起讨论制订了下一步的工作计划。

CSCO 妇瘤专委会的成立是多年来 CSCO 妇科肿瘤专业领域大量工作的积淀，得到了 CSCO 领导的大力支持。妇瘤专委会由一批热心推动妇科肿瘤学科发展、且具有学术造诣高和热心公益事业的肿瘤专家组成，他们来自妇产科、妇瘤科、病理科和肿瘤内科多个学科。在 CSCO 的组织框架及领导下，秉承 CSCO 一贯宗旨，做到学术第一，服务第一，奉献第一，积极促进本专业的多学科规范化诊断治疗和临床协作研究。组织协调遵照 GCP 规范的妇科肿瘤临床多中心、多学科、多层次的协作研究，促进临床肿瘤学研究，促进医药科研成果的转化，推广先进的诊断与治疗技术。开展继续教育、培训专业防治妇科肿瘤人才。与国内外相关学术团体和妇科肿瘤防治组织机构建立密切联系，积极开展国际、国内学术交流，促进国际科技合作，促进国内外的友好往来。

成立大会后紧接着进行了精彩的妇科肿瘤学术高峰论坛，来自各专业的专家就妇科肿瘤各专业领域的诊治新进展进行了专题汇报，一展风采。中国医学科学院肿瘤医院吴令英教授、湖南省肿瘤医院王静教授、辽宁省肿瘤医院王丹波教授、中国医学科学院肿瘤医院李宁副教授就卵巢癌诊治相关的新进展“靶向治疗进展”“子宫内膜异位症相关的卵巢癌起源探讨”和“遗传性妇科肿瘤的诊治”进行了专题汇报。在第二天的子宫内膜癌 MDT 讨论专题环节，广西省医科大学肿瘤医院李力教授、云南省肿瘤医院杨宏英教授、中国医学科学院肿瘤医院黄曼妮教授、张功逸副教授和北京协和医院曹冬焱教授分别汇报了子宫内膜癌的手术进展及争议、激素治疗、放射治疗和保留生育功能的新进展，中国医学科学院肿瘤医院病理科宋艳副教授和吉林大学第一医院肿瘤中心内科刘子玲教授分别介绍了子宫内膜癌的病理形态特点分类新进展和化学治疗进展；在病例分享环节，就疑难病例的诊治进行了深入的交流和热烈的讨论。

CSCO 妇科肿瘤专委会的成立为广大妇科肿瘤专业医生搭建了自由、平等的交流平台，将培养更多的专业人才，进一步提升全国妇瘤科专家的凝聚力、推动妇科肿瘤事业的发展、造福中国女性的健康。

（来源：CSCO 网站）

立足中国，解码未来
——中国临床肿瘤学会免疫治疗专家委员会在沪成立

近年来，随着肿瘤学与免疫学的不断发展与深入，肿瘤免疫治疗已经成为抗肿瘤领域最前沿的癌症治疗手段。2017 年 4 月 8 日，由中国临床肿瘤学会（CSCO）主办，济南军区总医院承办的首届全国肿瘤免疫治疗高峰论坛在上海顺利举行。

同时，为了进一步推动肿瘤免疫治疗在我国的发展，促进中国免疫治疗的规范化与标准化，本次高峰论坛期间，CSCO 宣布成立免疫治疗专家委员会。

CSCO 秘书长李进教授，代表 CSCO 祝贺免疫治疗专家委员会的成立。李教授表示，这是一个伟大的时刻，在与癌症的抗争中，我们正在打响“三大战役”（化疗、靶向、免疫治疗）。如果免疫治疗能保持如今的势头，持续取得突破性进展，那么在抗击癌症的战斗中，我们也就有了胜利的希望。

近年来，免疫治疗方兴未艾，开启了一个全新的治疗时代，因此，我们在 CSCO 20 周年庆之际，成立了第 20 个 CSCO 二级学会——免疫治疗专家委员会，希望能以此，共同学习免疫治疗，将科研上的先进结果转化为临床上的切实获益，帮助患者战胜肿瘤。

CSCO 从成立伊始发展到现在，得到了吴孟超院士、孙燕院士、廖美琳教授和管忠震教授教授的无私支持与帮助，如今已成长为国际第二大临床肿瘤学会，吸引了逾万名会员。如今免疫治疗专家委员会的成立，对于学会具有重要意义，希望免疫治疗委员会能逐渐发展成为学会的中坚力量，为抗击癌症做出贡献。

中国医学科学院院长、中国工程院院士曹雪涛，山东省肿瘤医院院长、中国工程院院士于金明，解放军八一医院副院长、CSCO 副理事长秦叔逵教授，以及济南军区总医院副院长、济南军区肿瘤研究所所长王宝成教授等国内多位免疫学与肿瘤学领域的专家学者参加了此次高峰论坛。

论坛内容精彩纷呈，多位专家学者共同就免疫治疗的前言趋势、研究现状及应用前景做了精彩的报告和热烈的讨论。

免疫治疗开启 2.0 时代

恶性肿瘤是目前全世界的主要死亡原因之一。《2014 年全球癌症报告》显示，全球癌症新发和死亡病例呈持续上升之势，新增病例有近一半出现在亚洲，其中大部分在中国。

而当前传统的肿瘤治疗手段如手术、放疗和化疗等，已无法满足患者日益增长的对更高疗效的需求，临床亟需创新的治疗方式。免疫治疗比如免疫检查点抑制剂、CAR-T 细胞疗法、肿瘤疫苗等，作为一种创新的癌症治疗方式已显示出了巨大的优势和发展潜力，得到了研究者和学界的广泛关注。

实际上，免疫学迄今已有百余年历史，早在 18 世纪，科学家就提出了利用患者自身免疫系统对抗肿瘤的设想。2011 年美国《自然》杂志发表“免疫治疗时代已经到来”的署名文章。

自 2011 年抗 CTLA-4 抑制剂 ipilimumab 和 2013 年 PD-1 免疫检查点抑制剂 Nivolumab 获批后，免疫治疗真正为临床医生与患者带来了抗癌新希望，也颠覆了人们对肿瘤内科治疗的认识。近期，肿瘤免疫治疗再次问鼎美国临床肿瘤学会（ASCO）“临床肿瘤年度进展”，预示着免疫治疗 2. 0 时代来临。

中国工程院院士曹雪涛指出：“长期以来，认识肿瘤的发生、发展机制，寻找抗肿瘤治疗方法一直是科学家面临的巨大挑战。随着科研人员对肿瘤免疫学理论与免疫治疗新原理、新方法探索的深入，免疫治疗已展示出令人振奋的临床试验结果，显著提高患者生存质量，未来，免疫治疗 2. 0 有望实现生命科学领域的下一个飞跃。”

中国免疫治疗—— 开启规范化与标准化的新篇章

相较于传统治疗手段而言，肿瘤免疫治疗作为一种新兴治疗方式，仍存在较为严重的认知缺陷，亟待有效提升科学认知水平。“增进对免疫治疗的科学认知，指导并推进免疫治疗相关研究的开展，对于提升整体治疗水平意义重大，”秦叔逵教授指出，“今年是 CSCO 成立 20 周年，20 年中 CSCO 一直致力于开展临床肿瘤学教育，提高医务人员的诊治能力和学术水平，并通过制定共识和指南等促进诊疗规范化和标准化，以推动中国抗肿瘤事业的发展。”

秦叔逵教授表示，“此次成立免疫治疗专家委员会的初衷在于，引进学习国外前沿的肿瘤免疫治疗经验，促进学术交流；同时，基于我国国情，促进免疫治疗的规范性和标准化，加速我国肿瘤学科发展和提高诊治水平。

免疫治疗专家委员会首任主任委员王宝成教授指出，免疫治疗专家委员会作为 CSCO 成立的第 20 个分支机构，未来将在三大方面推进具体工作。

一是学术交流与创新。未来将进一步加强与国际学术组织的交流，促进相关领域的学术发展。同时，开展肿瘤免疫治疗宣传教育，推动相关研究在我国的应用与发展，力争促进创新研究成果向临床治疗转化；

二是制订规范，起草、建立符合我国国情和疾病特点的肿瘤免疫治疗临床诊疗专家共识及指南；

三是学科规范化建设，规范各种免疫治疗方式，并形成免疫治疗临床规范化基地，同时积极开展人才培养与交流，对专业人员进行系统化、规范化的培训。

立足中国，通力合作，打造中国免疫治疗新处方

随着“健康中国”上升为国家战略，政府、学界和企业界多方正不遗余力推动创新研发和临床研究。目前癌症防治已成为我国重要的公共卫生问题，为满足中国患者的临床亟需，近日，国家食品药品监督管理总局起草了《关于调整进口药品注册管理有关事项的决定（征求意见稿）》，促进创新药物加速进入中国。

秦叔逵教授强调：“当前我国免疫治疗研究水平正在不断提升，但整体水平相较于发达国家仍存在一定差距。随着国家政策环境的不断优化，学界在积极推进学术交流与临床实践方面也不断提升。

我们希望通过学企协作，加速创新药物在中国的研发与应用，早日将免疫治疗创新药物引入中国，共同将中国免疫治疗推上新高度。”

目前，包括百时美施贵宝、默沙东、罗氏等在内的众多药企正积极开展临床研究，致力于加速将国际前沿治疗手段引入中国。

论坛召开期间，在百时美施贵宝举行的卫星会上，百时美施贵宝中国开发部负责人阮卡博士表示，“和全球其他国家相比，中国癌症患者在一些特定肿瘤上经常存在不同的治疗需求，百时美施贵宝在药物开发过程中将充分考虑中国患者的临床亟需，与各方紧密合作，尽快地将创新药物带人中国。”相信在不久的将来，中国患者将及早获益于肿瘤免疫治疗。

（作者：郭剑非 来源：医脉通）

李进教授被推举为亚洲临床肿瘤学联盟主席

第五届亚洲临床肿瘤学联盟（Federation of Asian Clinical Oncology，FACO）国际会议于2017年11月10日在韩国首尔成功举办。中国临床肿瘤学会（CSCO）理事长李进教授和CSCO副秘书长陈功教授、CSCO办公室国际部屠薇、马小喆，以及CSCO推荐的演讲专家王坤教授，参加了当日下午召开的FACO商务会谈。会议期间，李进教授被委员会推举为新一届FACO主席，陈功教授为FACO副秘书长。李进教授指出，作为CSCO理事长就是为所有CSCO会员服务的；同样，作为FACO的主席，也会尽全力为FACO会员服务，为亚洲的肿瘤事业做奉献，并提出愿意支持与促进三国在临床试验方面的合作与协调，在座的FACO高层领导和特邀专家、教授均对此声明表示赞赏。

FACO组织是在日本专家Nishiyama教授与中国专家秦叔逵教授共同倡导下于2012年成立的，由中、日、韩三国临床肿瘤学会（CSCO/JSCO/KACO）组成，其宗旨为推动亚洲地区的临床协作研究和学术推广。每年一次的FACO国际会议分别由CSCO、JSCO和KACO轮流举办，以促进国际间的交流和学习，还启动了多项跨国多中心临床试验。

本次商务会谈会议上，FACO高层领导各抒己见，分别对FACO未来发展的各项举措进行了深入探讨，并对正在进行的国际多中心临床研究进行了总结，审查新提出的国际多中心临床研究方案。会议期间，李进教授与KACO主席Young Hyuck Im教授和JSCO主席Yuko Kitagawa教授进行了友好的会面与交流，互相了解各自学会的情况，并商讨了今后FACO的发展计划。会议还确定，将促进与中、日、韩三国以外的专家交流，并鼓励更多亚洲国家的肿瘤领域专家参与FACO临床研究项目。

❖ 肿瘤会议纪要、信息 ❖

中国癌症基金会七届三次理事会在京举行

2017 年 2 月 18 日，中国癌症基金会七届三次理事会在北京召开。会议由赵平理事长主持，审议并通过了“2016 年工作总结及 2017 年工作计划”，审议并通过了“2016 年经费收支决算及 2017 年经费收支预算”，审议并通过了《中国癌症基金会章程》（修改草案)》。

会议宣读了北京中证天通会计师事务所出具的“中国癌症基金会 2016 年度审计报告”及监事会意见，宣读了国家卫计委直属机关党委“关于同意成立中共中国癌症基金会支部的批复”。

各位理事在讨论发言中充分肯定了基金会 2016 年的工作，并就基金会的 2017 年工作和发展提出了建议。

赵平理事长回顾了基金会发展的历程，同时指出，基金会将继续以募集资金为工作核心，支持癌症患者救助和癌症研究；对于慈善资金的使用坚持以扶贫济困为原则，多做“雪中送炭”的项目；基金会将继续加强人才建设，优化结构，形成梯队，建立有创意、有能力的人才队伍；继续积极响应党和政府的号召和要求，将基金会的发展纳入国家社会发展的大局中，发挥我们的优势，贡献我们的力量。

本次会议得到了北京康辰药业股份有限公司的大力支持。

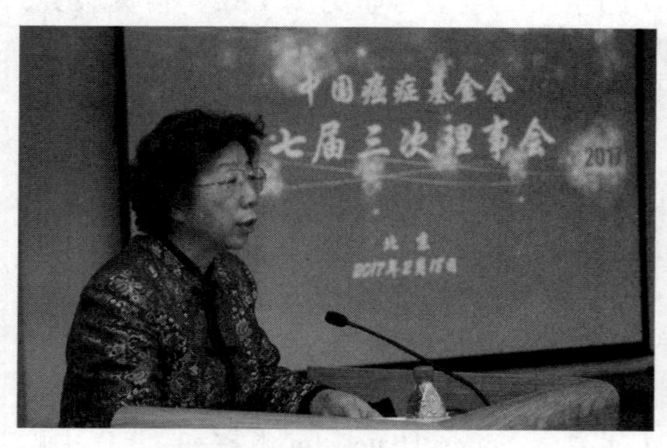

姚晓曦副理事长兼秘书长做工作报告

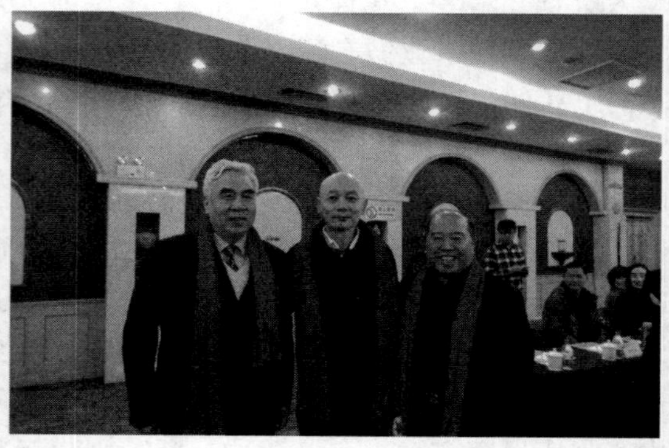

赵平理事长、周纯武副秘书长与葛优理事亲切合影

（来源：中国癌症基金会网站）

中国癌症基金会七届四次理事会在成都召开

2017年8月26日，中国癌症基金会七届四次理事会在成都召开。会议由赵平理事长主持，由副理事长兼秘书长姚晓曦同志作“2017年上半年工作总结及下半年工作计划”汇报，由副秘书长兼规划财务部部长张金萍同志作“2017年1~6月财务状况总结及下半年预算”汇报，全体理事对报告进行了积极热烈的讨论后并审议通过。

姚晓曦副理事长兼秘书长指出，基金会将继续坚持公益性宗旨，不忘初心，砥砺奋进，同时要在改革中求机遇，求发展，继续推进我国癌症防治事业的发展进步！

（来源：中国癌症基金会网站）

第八届中国肺癌南北高峰论坛暨华夏医学肺癌防治论坛成功举办

由中国癌症基金会、中华预防医学会、中国控制吸烟协会、中国抗癌协会、北京医学奖励基金会、中国医疗保健国际交流促进会、中国农工民主党医疗卫生委员会、中国胸外科肺癌联盟、中国医学科学院肿瘤医院、首都医科大学宣武医院主办；中国控制吸烟协会肺癌防治专业委员会、中国抗癌协会肺癌专业委员会、中国医疗保健国际交流促进会胸外科分会、中国医疗保健国际交流促进会肺癌预防与控制分会、中华预防医学会肿瘤预防与控制专业委员会、北京医学会胸外科分会肺癌学组、中华医学会胸心血管外科学会肺癌学组、首都医科大学胸外科学系、首都医科大学肿瘤学系协办；中国癌症基金会控烟与肺癌防治工作部、首都医科大学宣武医院胸外科、首都医科大学肺癌诊疗中心、北京大学肿瘤医院胸部肿瘤中心、北京和睦家医院肺癌诊疗中心承办的“第八届中国肺癌南北高峰论坛暨首届华夏医学肺癌防治高峰论坛、2017年全国肺癌诊疗新技术新进展学习班”，于2017年9月15日~18日在北京全国政协礼堂、北京民族饭店举行。

会议邀请中国医学科学院肿瘤医院、北京大学肿瘤医院、北京胸科医院、首都医科大学同仁医院、北京中日友好医院、北京宣武医院、上海肺科医院、第四军医大学唐都医院、中山大学肿瘤医院等单位的肺癌防治领域著名专家进行专题演讲，旨在推广和普及肺癌预防和诊疗领域的新理念和技术新进展。交流内容主要包括中国控烟策略与肺癌防治，中国肺癌筛查数据解析，早期肺癌外科手术关键技术，液体活检在肺癌早诊中的应用前景，机器人手术的现状及前景，watson人工智能医疗决策，以及肺癌分子分型和基于基因检测指导下的精准个体化治疗和肺癌诊疗MDT。

2017年9月16日上午，高峰论坛开幕式在全国政协礼堂举行。原卫生部副部长彭玉、国家卫生计生委宣传司司长毛群安、首都医科大学校长尚永丰、北京市医院管理局局长于鲁明、中国癌症基金会理事长赵平、中国医师协会会长张雁灵、中国医学科学院肿瘤医院GCP主任席孙燕院士、国家癌症中心主任/中国医学科学院肿瘤医院院长赫捷院士、首都医科大学宣武医院院长赵国光、北京大学肿瘤医院党委书记朱军、中国控烟协会会长胡大一、中国医师协会常务副会长杨民、中华预防医学会副会长王宇、中国农工民主党中央参政议政部副部长王素芳、美国国立癌症研究所全球健康中心中国办公室主任柏马博士、中国控制吸烟协会顾问许桂华教授等领导、嘉宾出席论坛开幕式并为本届大会成功的举办致辞，指出近年来中国肺癌的发病率及死亡率不断的增长给中国造成沉重的负担，强调肺癌防治的重要性，希望各学科专家共同努力，积极推进我国肺癌防治事业的快速发展，并祝愿大会圆满成功。开幕式由本届论坛主席、首都医科大学肺癌诊疗中心主任、中国控制吸烟协会副会长、中国胸外科肺癌联盟主席支修益教授，国家癌症中心副主任/中国医学科学院肿瘤医院副院长石远凯，北京大学肿瘤医院党委副书记、中国控制吸烟协会肺癌防治专业委员会副主任委员杨跃教授，中国抗癌协会肺癌专业委员会主任委员、中国控制吸烟协会肺癌防治专业委员会副主任委员、天津医科大学肿瘤医院副院长王长利教授共同主持。

开幕式后，大会进行了主会场专题报告。中国医学科学院肿瘤医院、中国抗癌协会名誉理事长程书钧院士进行了题为“肺癌精准医学新思维”的报告，分享了对肺癌发生发展过程的思考，并提出利用精准手段，运用新思维提高肺癌的疗效；赵平教授对肺癌一级预防进行了阐述；四川大学华西医院肺癌中心主任周清华教授对中国肺癌筛查数据进行了解析；赫捷院士对“中国肺癌外科治疗进展”进行了介绍；吉林省肿瘤医院院长程颖教授对“中国小细胞肺癌治疗新策略”进行了介绍；石远凯教授、王长利教授、支修益教授和罗氏诊断全球首席医学官Dr. ralph SSchimmer分别以“中国非小细胞肺癌靶向治疗新进展”“非小细胞肺癌术后辅助治疗研究新进展”“液体活检在肺癌早诊中的应用前景”和“Biomaker Usage in Lung Cancer”为题做了报告。

首届华夏医学肺癌防治高峰论坛、中国医促会肺癌预防与控制分会学术年会、中国控烟协会肺癌防治专业委员会学术年会于9月16日下午在全国政协礼堂举行。中国癌症基金会副理事长姚晓曦、中华预防医学会副秘书长张伶俐、中国医疗保健国际交流促进会副秘书长谭家庚、中国控烟协会常务副会长高玉莲出席活动开幕式并致辞。开幕式由中国癌症基金会副秘书长乔友林、中国医促会肺癌预防与控制分会秘书长张毅共同主持。

会上，中国疾控中心控烟办公室杨杰教授对国内外无烟环境立法进展进行了介绍，上海市肺科医院肿瘤科主任周彩存教授对精准医学与肺癌防治进展进行了分享，中国医学科学院肿瘤医院冯勤付教授对早期非小细胞肺癌的精准放疗进行了解析，深圳市慢病防治中心熊静帆教授对深圳市控烟立法与执法工作进行了介绍。随后第二单元，中国疾控中心流行病学室李旭东教授对全球肺癌流行与危险因素控制进行了介绍，上海交通大学附属胸科医院陆舜教授就免疫检测点在晚期非小细胞肺癌治疗中的应用进行了阐述，北京市控制吸烟协会会长张建枢主任作了“无烟北京助力健康中国”的报告，中国医学科学院肿瘤医院控烟办公室主任邹小农教授作了题为“控烟条例和烟草危害知晓调查分析”的报告，中国医学科学院基础医学研究所万霞副教授对云南宣威肺癌危险因素研究进行了介绍。

（来源：健康网）

相关报道

第八届中国肺癌南北高峰论坛暨

首届华夏医学肺癌防治高峰论坛取得圆满成功

金秋九月，群贤毕至，2017 年 9 月 16 日，第八届中国肺癌南北高峰论坛暨首届华夏医学肺癌防治高峰论坛在北京全国政协礼堂隆重开幕，2017 年中国胸外科肺癌联盟学术年会、肺癌精准诊疗暨 MDT 论坛，以及中国控烟协会肺癌防治专业委员会学术年会同期举行。

中国肺癌南北高峰论坛已历经七届，是我国控烟与肺癌防治领域的高端品牌学术论坛，本次高峰论坛围绕“推动控烟立法、重视肺癌防治、规范临床诊疗”的主题，在控烟与肺癌防治、肺癌早诊早治、肺癌规范化诊疗、腔镜与微创技术、精准诊疗技术和基于基因检测指导下的肺癌个体化诊疗等领域进行深度探讨与交流，旨在推动我国控烟与肺癌防治事业和肺癌规范化诊疗的进步与发展。

开幕式之后，第八届中国南北肺癌高峰论坛暨首届华夏医学肺癌防治高峰论坛进入学术阶段。

中国癌症基金会理事长赵平教授做了“肺癌的一级预防”的专题报告，报告中介绍了肺癌的流行病学以及中国肺癌死亡率和发病率近 10 年的变化，赵教授表示肺癌是可以预防的，通过早诊早治可以提高肺癌的治愈率。

中国临床肿瘤学会副理事长、吉林省肿瘤医院院长程颖教授分享了“中国小细胞肺癌诊疗新策略”，介绍了我国小细胞肺癌的流行病学、发病现状，介绍了吸烟与小细胞肺癌的关系和我国的控烟形势，以及 CSCO 小细胞肺癌诊治指南，详细解读了局限期、复发耐药小细胞肺癌的治疗策略。

《中国肺癌杂志》总编辑、四川大学华西医院肺癌中心主任周清华教授报告了“中国肺癌筛查数据解析”，包括我国肺癌流行情况、肺癌筛查项目以及我国肺癌筛查研究的探索和展望。

中国抗癌协会肺癌专业委员会主任委员、中国控制吸烟协会肺癌防治专业委员会副主任委员、天津肿瘤医院副院长王长利教授分享了“中国非小细胞肺癌术后辅助治疗新进展”，详细分析了术后辅助治疗的相关临床研究，解读了非小细胞肺癌辅助化疗、辅助靶向治疗。

中国医学科学院肿瘤医院副院长石远凯教授作了题为《中国非小细胞肺癌靶向治疗进展》的报告，分享了埃克替尼在二线/三线治疗晚期非小细胞肺癌、一线治疗 EGFR 基因敏感突变患者和晚期肺癌患者中的应用，并介绍了奥希替尼治疗 T790M 突变患者的进展和 EGFR-TKI 的发展历程。

中国控制吸烟协会副会长、中国胸外科肺癌联盟主席、首都医科大学肺癌诊疗中心主任、宣武医院胸外科主任支修益教授介绍了“液体活检在肺癌早诊中的应用前景”，他首先介绍了我国肺癌流行病情况，指出吸烟和“六化”导致中国肺癌高发，全社会应该关注室外大气污染、室内空气污染包括烟草烟雾、厨房油烟和房屋装修装饰材料导致的室内空气污染，以及值得重视的心理污染。倡导通过低剂量螺旋 CT 筛查和液体活检技术相结合，利用多学科联合，提高肺癌的早诊水平。

下午，中国肺癌南北高峰论坛分为三个会场继续进行，分别是中国胸外科肺癌联盟 2017 年学术年会暨中国胸外科主任肺癌高端论坛，肺癌精准诊疗暨 MDT 论坛，首届华夏医学肺癌防治高峰论坛暨中国控烟协会肺癌防治专业委员会学术年会和中国医促会肺癌预防与控制分会学术年会。

中国胸外科肺癌联盟2017年学术年会在全国政协礼堂主会场进行，中国胸外科肺癌联盟主席支修益教授、中国医师协会胸外科分会会长张逊教授、中国医促会胸外科分会主任委员刘德若教授、中华医学会胸心血管外科学分会肺癌学组组长姜格宁教授和中国胸外科肺癌联盟各大地区分联盟主席在开幕式上致辞，纷纷表示中国胸外科肺癌联盟搭建了一个很好的学术交流与项目合作的平台，希望全国各地区胸外科学科带头人在联盟学术年会期间加强交流，共同推动我国胸外科事业和肺癌防治事业的进步与发展。

广东省胸部疾病学会理事长、广州医科大学附属第一医院院长兼胸外科主任何建行教授分享了“Tubeless 胸腔镜手术与快速康复”，他说随着微创技术的进步，微创手术已经日趋完美，如何促进多学科协作，通过术前、术中以及术后措施加快康复，使患者获益是未来研究的方向。

上海市医学会胸外科分会主任委员、上海肺科医院胸外科主任姜格宁教授分享了“中国肺癌外科诊疗质控规范”，他表示我们在很多肺癌外科诊疗方面达成了共识，包括肺癌外科专家共识、肺部小结节胸外科专家共识等，但是缺乏有效的质控检查、评估体系。姜教授以上海市肺癌外科质控标准为基础，详细解读了肺癌外科诊疗质控规范。

中国医师协会医学机器人医师分会副会长、上海市胸科医院肺部肿瘤中心胸外科主任罗清泉教授分享了机器人胸外科手术的现状及前景，包括我国机器人胸外科手术情况、上海胸科医院胸外科手术经验和相关手术视频。

中国胸外科肺癌联盟南方胸外科肺癌联盟主席、中山大学肿瘤医院胸外科主任张兰军教授分享了“液体活检及计算机辅助诊断在肺癌早筛早诊中的应用”，早诊是改善肺癌预后的关键，筛查可以提高早诊率，LDCT 是肺癌筛查的主要手段，但也存在局限性，辅助其他诊断方法可以提高肺癌早诊率，如液体活检等。

福建省胸外科肺癌联盟主席、福建医科大学附属协和医院副院长陈椿教授分享了“精准肺段切除实践”，包括解剖性肺段切除背景、发展历程、单孔胸腔镜精准肺段切除概念和关键技术，并分享了相关手术视频演示。

复旦大学附属中山医院胸外科主任葛棣教授分享了“早期肺癌外科手术关键技术”，介绍了肺叶切除术的特点、关键步骤，肺段切除术的特点、原则和技巧。

京津冀胸外科肺癌联盟主席、北京大学肿瘤医院胸部肿瘤中心主任杨跃教授报告了“非小细胞肺癌围手术期 TKI 治疗”，分别分享了非小细胞肺癌新辅助化疗的荟萃分析、新辅助治疗在指南中的地位以及研究进展，并对相关非小细胞肺癌围手术期病例进行了分析。

复旦大学附属中山医院徐松涛教授分享了“非小细胞肺癌术后辅助治疗研究新进展”，介绍了 EGFR-TKI 辅助治疗目前正在进行的研究以及肺癌辅助靶向治疗研究的特点。

中国医促会 ERAS 分会副主任委员、中国医促会胸外科分会副主任委员、首都医科大学宣武医院胸外科主任支修益教授介绍了肺癌围术期气道管理的重要性，加速康复外科在国内外发展迅速，专家共识相继出台，让患者受益。围术期气道管理是 ERAS 的重要组成部分，重视围术期气道管理特别是患者术后气道不适症状管理。

中国医师协会胸外科分会副会长、《中国胸心血管外科临床杂志》总编辑、四川大学华西医院胸外科主任刘伦旭教授分享了“液体活检在肺癌诊疗中的应用价值”，液体活检技术是2015年十大突破技术，ctDNA活检能早期提示患者体内肿瘤的发生、微小病灶的残留，可以早期提示患者的术后复发。

浙江大学附属第一医院胸外科主任胡坚教授分享了“肺癌TKI耐药患者的组织活检”，表示T790M突变是造成EGFR-TKIs治疗的获得性耐药最常见的原因，二次活检非常重要，优先进行组织活检，当组织标本无法获取时，血液样本作为补充。

山东省省立医院东院胸外科主任彭忠民教授报告了“胸外科肺癌EGFR-TKI全程管理”，包括TKI在一线的地位、在术后辅助应用以及三代和一代的对比。

河南省胸外科肺癌联盟主席、河南省肿瘤医院副院长李印教授解读了“中国胸外科肺小结节专家共识解析”，包括肺小结节评估策略、非手术活检方法、肺小结节外科治疗等。他表示肺癌发病率和死亡率均居癌症之首，肺癌的筛查可提高早诊率，改善肺癌生存，降低肺癌死亡率。

本次中国肺癌南北高峰论坛和肺癌系列论坛汇集了国内控烟与肺癌防治领域的顶级专家和中青年专家，分享了在控烟与肺癌防治工作中的成果与经验；参会代表反响热烈，收获满满，会议圆满成功，推动了我国控烟与肺癌防治事业的发展。

（转自医邻网肿瘤评论）

第十二届国际胃癌大会顺利召开
——弥合差距，共克胃癌

2017年4月20日，第12届国际胃癌大会（IGCC）正式召开。

胃癌是严重威胁我国及全球人民健康的恶性肿瘤，据统计数据显示，我国胃癌每年新发病例约为68万例，占了全球发病的一半左右，且大部分患者诊断时已为进展期胃癌。

近年来我国学者在胃癌研究及临床治疗中，从胃癌的筛查和早期治疗，到进展期胃癌的规范化治疗，再到晚期胃癌的合理姑息治疗，都取得了长足的进步。值得关注的是，我国的研究团队不断参与甚至主导国际性的临床研究，并取得一系列的成果，为全球胃癌防治的进步做出了突出的贡献。

此次IGCC登陆中国，吸引了致力于胃癌防治工作各国学者的积极参与。希望通过参会学者的分享，能促进我国胃癌防治“更上一层楼”；也希望通过会议加强社会各界（政府、学会、临床工作者、研究人员以及患者等）对胃癌防治工作的重视，各方携手、群策群力，实现我国胃癌的有效预防，早诊早治，提高临床治疗效果，改善患者生活质量，最终能降低胃癌的发病率和死亡率，延长患者生存，将学术成果转化为老百姓切实的获益。

本次大会共收到1200篇研究摘要投稿，设置了30余个专题，邀请了340余位国内外胃癌防治各领域知名专家进行学术报告和研讨，共有来自全球40个国家的3000余名学者参会。

一、大会主题及主要内容

本届大会主题为“弥合差距，共克胃癌”，意在架起一座学术交流与分享的桥梁。

世界卫生组织（WHO）及国家癌症中心的统计数据都提示，不同地区由于存在经济发展不均衡，不同生活水平、收入水平、受教育情况的居民，对胃癌的认识及其治疗效果都会有所不同；而且，不同地区的医疗水平也会有所不同。希望通过大会的交流，能为在不同地区推行胃癌的规范化治疗贡献力量，并通过来自全球的专家学者分享的成果经验，拉近我国与胃癌治疗水平较高的日本、韩国及西方之间的距离。

大会主席、北京大学肿瘤医院院长季加孚教授介绍："大会从胃癌患者数据的采集登记及流行病学统计、危险因素的发现及干预、胃癌相关的转化医学及精准医学研究、胃癌的早诊、疗效判定、手术方式的选择、辅助与新辅助治疗、围手术期护理、患者康复教育等各个方面展开讨论，希望这样全方位的覆盖及精细化的设置，能更好地帮助参会人员'弥合学术、认知、临床实践上的差距'。"

二、大会亮点与特色

本次大会秘书长、北京大学肿瘤医院武爱文教授介绍：虽然 IGCC 大会每届在不同国家举行，但一直保持传统的大会组成。此次大会，遵循传统，设置了 3 个大会报告（Plenary Session）环节。作为大会的"重头戏"，这 3 个环节一方面关注可能对临床实践产生变革性影响的最新科研成果；另一方面，也将对最新的胃癌临床分期及指南进行介绍，推进胃癌治疗的临床规范化；同时，在回顾胃癌外科发展进程中，会着重强调外科领域的技术创新；而可能为胃癌临床治疗带来新思路的免疫治疗、靶向治疗等精准医学也将在 Plenary Session 中占据一定的篇幅。

另外，大会在继承 IGCC 传统的同时，也充分体现了我们的"中国特色"。首先，本次大会全面关注了胃癌的预防、筛查、发病登记、幽门螺杆菌感染、内镜早期诊断、手术、化疗及新兴的免疫靶向治疗，晚期心理支持及中医疗法等胃癌防治全过程的各个环节，将为与会者提供一幅胃癌防治的"全景图"。在预防方面，通过流行病学资料，倡导多种手段联合以实现"关口前移"；治疗方面，从医护人员在临床中所关心的问题入手，以解决临床问题为出发点，将进行热点问题的探讨和争鸣，手术技巧的切磋与分享；而姑息治疗、缓和医疗也在大会设置中得到了较多的关注，将会融合我国传统中医药治疗进行介绍与讨论。

其次，大会在"全景图"的基础上，也进行了精细的设计和安排。考虑到参会的大部分为肿瘤科医生及外科医生，针对内镜医生关注的胃癌早期诊断、内镜下的切除等话题，外科医生关注的不同手术方式（腹腔镜手术、机器人手术等）、淋巴结清扫、手术质量控制、重建方式、生活质量的评价等话题，内科医师关注的辅助与新辅助化疗、免疫靶向治疗及其他新兴疗法等话题，大会均将有所覆盖。值得注意的是，本次大会中将分享和介绍我国原创药物所取得的令人鼓舞的数据，鼓励和支持国产原研药物"崭露头角"，甚至走向国际。

另外，大会尤其强调将心理治疗融入到胃癌患者的综合治疗中，无论是早期治疗，还是晚期姑息过程中，心理治疗都不能"缺席"。同时，考虑到不少学者继承我国中医药的传统，将中医融入胃癌患者的综合治疗中，以循证医学的方式研究中医，提供临床数据，大会也将针对此进行分享与讨论。

IGCC 的召开，通过为胃癌领域不同学科、不同经济水平和不同肿瘤防治策略下不同地区之间的交流提供一个高质量的学术平台，希望能帮助参会各方互相借鉴，改善临床患者的治疗效果，促进科研发展，为全球胃癌治疗的进步贡献力量。

三、盛会落幕，“胃”来可期

4 月 23 日，为期 4 天的 IGCC 在阳光明媚的北京圆满落下帷幕。来自全球 26 个国家的近 200 名本领域专家学者对最前沿、最热点的进展和理念进行报告和研讨，每一位与会者皆满载而归。

Takeshi Sano 教授主持闭幕式。Takeshi Sano 教授和 Han-Kwang Yang 教授在闭幕式对国际胃癌学会（IGCA）近两年学术工作进行了回顾、总结。随后，颁发了本次大会的最佳口头汇报、最佳壁报、最佳手术视频及青年学者奖。闭幕式上还宣布 2021 年第 14 届 IGCC 将于美国休斯敦举办。

在闭幕式上，Bruno Zilberstein 教授与季加孚教授进行了 IGCA 主席的交接。随着 IGCA 现任主席季加孚教授将会旗交给 F. Lordick 教授，第 12 届 IGCC 画上了圆满的句号。盛会落幕，“胃”来可期——IGCC 2017 圆满结束，2019 布拉格再聚！

（肿瘤医院 刘晨 叶译楚）

（来源：北京大学医学部新闻网，发布日期：2017-04-26）

相关报道

第 12 届国际胃癌大会在京盛大召开

由国际胃癌学会（IGCA）主办，中国抗癌协会（CACA）、中国抗癌协会胃癌专业委员会（CGCA）、北京大学肿瘤医院共同承办的第 12 届国际胃癌大会（IGCC 2017）于国家会议中心盛大召开。IGCC 是针对胃癌这一专科疾病的全球最高级别多学科专业学术会议，今年首次在中国举办，由中国抗癌协会胃癌专业委员会主任委员、北京大学肿瘤医院季加孚院长担任大会主席。

开幕式上季加孚教授致开幕辞，中国肿瘤内科治疗专业奠基人、中国医学科学院肿瘤医院国家新药（抗肿瘤）临床研究中心主任孙燕院士，国际胃癌学会（IGCA）主席 Bruno Zilberstein 教授，中国抗癌协会理事长郝希山院士，第四军医大学西京消化病医院院长樊代明院士，北京大学校长林建华教授，北京大学医学部主任詹启敏院士，IGCA 秘书长、IGCC 2017 联合主席 Takeshi Sano 教授等分别致辞。

大会为期 3 天，会议规模庞大，全球 48 个国家 3800 余名胃癌领域学者参会，大会收到 1200 篇摘要投稿，约 400 个口头报告和视频演示，“弥合差距，共克胃癌”是本届大会的主题，大会不仅向全世界展示了我国胃癌领域的诊疗水平和研究的进步和成果，以及国内学者主办国际性学术会议的能力，同时给来自世界各地的专家学者带来了深深的感动和震撼。

大会闭幕式上，前任国际胃癌学会主席 Bruno Zilberstein 教授与季加孚教授进行了 IGCA 主席的交接，季加孚教授接任新一届 IGCA 主席。

IGCA 秘书长 Takeshi Sano 教授表示，在听到季加孚教授在开幕式上的致辞时，他已经确信选择中国作为本届 IGCC 的举办方是一个很大的成功。他对中国医生和年轻研究人员充满期待。目前很多中国的临床试验不再是回顾性研究，而是前瞻性的研究，许多临床试验正在进行，这给他留下了非常深刻的印象。他认为本次 IGCC 会议会对中国胃癌诊疗历史产生很大影响。

韩国 Han-Kwang Yang 教授谈到，自从北京被选为 IGCC 举办方以来，季加孚教授等中国的负责人为此做出大量工作，因此才有了此次会议的成功。本次 IGCC 会议不仅有来自中国的参与者，也吸引了世界各地专业人士参会。在参加这两天的会议时，Han-Kwang Yang 教授非常兴奋，认为这是伟大的历史时刻，并为选择北京作为主办地感到荣幸。

（来源：《全球肿瘤快讯》2017 年 4 月 总第 183 期）

第六届首都国际癌症论坛举行

2017 年 11 月 10 日，由首都医科大学、中国抗癌协会主办，首都医科大学附属北京世纪坛医院、首都医科大学肿瘤医学院、首都医科大学肿瘤学系共同承办，《中国肿瘤临床》编辑部协办的第六届首都国际癌症论坛在北京成功举办。论坛由首都医科大学校长尚永丰院士、中国工程院副院长樊代明院士任主席，首都医科大学附属北京世纪坛医院院长徐建立、党委书记李天佐任执行主席。论坛由首都医科大学附属北京世纪坛医院副院长张能维主持。本届论坛的主题是：肿瘤整体化、个体化和多学科联合诊疗。

首都国际癌症论坛是我国肿瘤学界的高水平、品牌学术论坛，代表中国肿瘤学最新发展前沿和最新进展。有来自美国、澳大利亚、意大利、日本、韩国等国家和地区的国内外知名专家、学者 800 余人参会，大家围绕肿瘤整体治疗及肿瘤学各个领域进行前沿、深入的探讨与交流。

尚永丰院士在致辞中指出，首都国际癌症论坛经过五届的举办，已经逐步成为了代表首都乃至全国肿瘤学最新发展前沿和最新进展学术交流平台；成为了展示首都医科大学学术水平，促进与外部交流，扩大学校、附属北京世纪坛医院以及其他各附属医院的影响力，提升整体学术地位的平台。随着肿瘤发病率的逐年升高，首都北京作为医疗中心承载了诊治全国肿瘤患者的重大任务。由于发展较晚，首医在肿瘤防治的临床和研究方面与中科院、北京大学尚存在一些差距，在未来的发展中要加强交流学习，借鉴他们的成功发展经验，将首都医科大学肿瘤学科做大做强。

樊代明院士在致辞中指出，在肿瘤发病率不断攀升的今天，“单打独斗”式的诊疗方式已逐渐无法适应时代发展的需要。作为中国抗癌协会系列学术活动的首都国际癌症论坛今年将“肿瘤整体化、个体化和多学科联合诊疗”作为主题强调了整合在肿瘤防治中的意义，符合当前的发展趋势。抗癌协会在今后的工作中也将把重点放在整合资源和提高学术水平上，每年通过各学科分支、各省市分会的报送，筛选出优秀的课题进行集中研讨，并且把发展中青年学术力量放在重要位置上。

徐建立院长在致词中说，从 1915 年成立京汉铁路医院至今，首都医科大学附属北京世纪坛医院历经 102 年的峥嵘历史，进入 21 世纪，医院确立了以肿瘤诊疗为特色的“强专科、大综合、多学科共同发展”的学院型品牌医院的发展目标，目前，医院是首都医科大学肿瘤医学院、首都医科大学肿瘤学系所在的实体单位，连续承办六届首都国际癌症论坛，围绕肿瘤防治工作，引进大量高水准肿瘤学科人才，并逐渐形成合理的发展梯队；建立了五大平台：北京市肿瘤治疗性疫苗重点实验室、肿瘤免疫治疗研究中心、北京市中西医结合肿瘤研究所、肿瘤药物一期临床实验室和中心实验室；形成了肿瘤早期筛查、早期诊断、手术治疗、化疗联合免疫治疗、介入治疗、中西医结合治疗等诊疗特色。他希望今年的首都国际癌症论坛能为国内外肿瘤学者提供更广阔的学术交流平台，从而促进肿瘤学科发展。

上午的院士论坛，尚永丰院士作了题为“Epigenetic mechanisms of breast carcinogenesis”的学术演讲、美国杜克大学肿瘤应用治疗中心主任 H. Kim lyerly 作了题为“Real world evidence incancer care：therapeutic and adverse efferts of new cancer immunotherapies”的学术演讲、樊代明院士作了题为“医学的系统论和整合观”的学术演讲、赫捷院士作了题为“中国恶性肿瘤发病特点和趋势”的学术演讲。

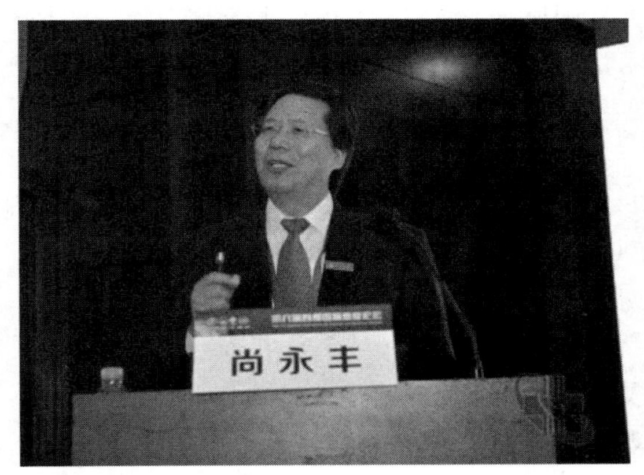

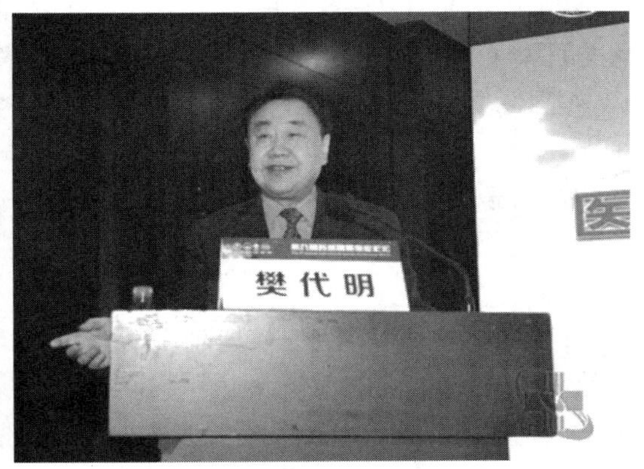

10 日下午、11 日全天共有 13 个肿瘤专题论坛进行学术交流；有肿瘤免疫治疗、抗肿瘤药物临床试验和新法规新政策解读、中西医结合多学科诊疗、淋巴瘤临床诊疗、肿瘤与淋巴循环障碍、肿瘤营养与康复、乳腺癌临床诊疗、妇科肿瘤临床诊疗、腹膜癌临床诊疗、神经肿瘤临床诊疗、消化道肿瘤临床诊疗、肺癌临床诊疗、肿瘤患者心理康复与护理。国内外肿瘤界知名专家学者就肿瘤的基础研究、转化研究、免疫治疗、外科新技术、临床试验、肿瘤患者的护理等进行学术演讲，介绍当前国内外肿瘤诊治的最前沿、最有价值的学术研究，肿瘤防治的新观念、新进展和新资讯。

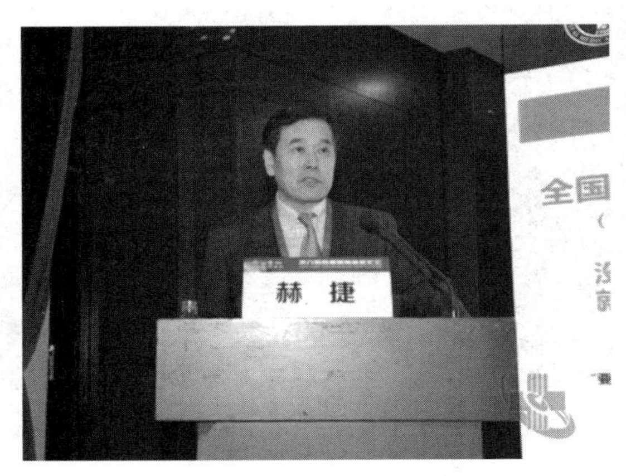

论坛结束后，中国抗癌协会还将评选中青年学者优秀学术论文，并于

大会闭幕式上进行表彰奖励。

首都国际癌症论坛于2009年首次成功召开，于2011年3月纳入中国抗癌协会常规会议，每两年举办一次。历经五届的成功举办，已成为我国肿瘤学界的高水平、品牌学术论坛，代表中国肿瘤学最新发展前沿和最新进展，已有近四千名来自中国、美国、英国、巴西、法国、日本等国家，以及中国台湾、中国香港地区的国内外知名专家、学者与会交流。论坛在业内和社会产生了重大的影响。

（来源：凤凰健康）

“2017北京癌症研究国际研讨会”成功举行

2017年5月4日~5日，“2017北京癌症研究国际研讨会”在北京大学医学部逸夫楼报告厅隆重召开。会议由北京大学基础医学院和北京大学系统生物医学研究所主办。北京大学基础医学院院长尹玉新教授及哈佛大学医学院Pier Paolo Pandolfi教授担任会议联合主席。

会议邀请到国内外在肿瘤分子生物学、遗传学和肿瘤免疫等领域享有盛誉的专家，介绍了相关领域的最新研究进展，超过30个单位近300多名科研人员和临床医生参加了会议交流。

北京大学医学部主任詹启敏院士、北京大学基础医学院院长尹玉新教授在开幕式上分别致辞。詹启敏院士首先欢迎并感谢各位专家学者来北医交流，他高度概括了肿瘤研究的现状、趋势和对策，特别期待利用组学大数据开展肿瘤精准医疗的发展前景。尹玉新院长介绍了基础医学院在肿瘤研究领域的优势特点及主办本次会议的背景。他指出，近年来环境污染加重，恶性肿瘤发病率不断上升，严重威胁人民健康。且恶性肿瘤病因极其复杂，发病机理不明，缺乏有效的诊治手段，仍是医学研究面临的巨大挑战。迫切需要加强交流合作，寻求肿瘤精准治疗和免疫治疗等新突破。

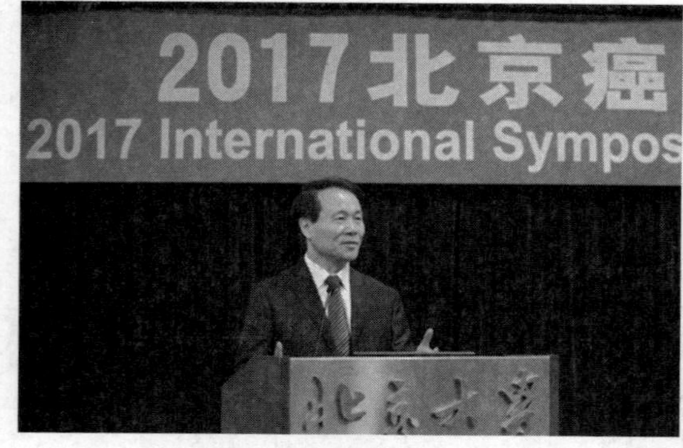

北京大学医学部主任詹启敏院士

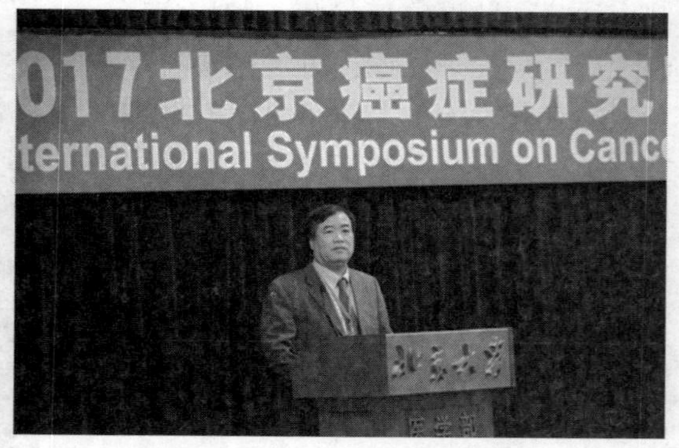

北京大学基础医学院院长尹玉新教授

会议学术报告由美国哥伦比亚大学顾伟教授、西奈山伊坎医学院 Ramon Parsons 教授分段主持。会议期间，肿瘤研究领域的国际知名学者美国哈佛大学医学院 Pier Paolo Pandolfi 教授、Gordon J. Freeman 教授、魏文毅教授、卢坤平教授，美国西奈山伊坎医学院 Ramon Parsons 教授、美国哥伦比亚大学顾伟教授、美国加州大学旧金山分校 Jayanta Debnath 教授、美国康奈尔大学医学院 Gregory F. Sonnenberg 教授、美国纪念斯隆-凯特琳癌症中心 Isabelle Rivierei 教授、北京大学医学部詹启敏院士、尹玉新教授和邓宏魁教授等围绕“抗癌基因进展”“肿瘤免疫治疗”“肿瘤靶向药物研发”“肿瘤干细胞”等癌症研究的前沿热点领域做了精彩报告，并与来自北京大学、清华大学、北京协和医学院、军事医学科学院、中国科学院、首都医科大学等相关专家学者进行了充分交流讨论。

最后由 Pier Paolo Pandolfi 教授致闭幕词，他充分肯定会议的内容丰富、重点突出、逻辑清晰、学术先进、意义深远，并衷心感谢会议主办方的精心组织和安排。

会议讨论热烈、会场座无虚席，并且布置了丰富多彩的壁报展示；安排了交流互动和合作洽谈；“医路达”等网络媒体还对会议进行了全程直播。多样化的会议形式提高了交流效果，扩大了交流范围。

本次会议得到北京市自然科学基金对外合作交流活动基金项目的资助，并获得 Nature 出版集团的合作支持。会议的成功举行对于加强我国癌症研究国际交流与合作，提高肿瘤研究和临床诊治水平，具有重要意义。

（基础医学院）

（来源：北京大学医学部新闻网，发布日期：2017-05-10）

第六届广州国际肿瘤学会议举行
——瞄准精准医学前沿，聚焦创新技术发展

2017 年 12 月 1 日~3 日，由广东省抗癌协会、美中抗癌协会（USCACA）、中山大学肿瘤防治中心和《癌症》杂志（CJC）联合主办的“第六届广州国际肿瘤学会议”在广州白云国际会议中心顺利举行。多名中外院士、国内外肿瘤领域的顶级专家，以及来自国内外近 1500 名学者共同出席并参与了本届国际肿瘤学学术盛会。

搭建国际交流平台，铸就高端学术品牌

大会开幕式由中山大学肿瘤防治中心副主任、医院副院长钱朝南教授主持，中国抗癌协会秘书长王瑛教授受邀出席本次大会。本届大会主席、中山大学肿瘤防治中心中心主任、医院院长徐瑞华教授，以及大会共同主席、美中抗癌协会会长 Qingyi Wei 教授，中山大学党委副书记余敏斌教授分别致辞。徐院长首先代表主办方对各位来宾和国内外专家学者表示欢迎与感谢。他表示，广州国际肿瘤学会议是中美抗癌协会携手举办的高端肿瘤学论坛，每次都吸引了国内外众多的肿瘤学精英前来进行学术交流和成果分享，成为目前我国肿瘤学临床、基础和转化研究的高层次、高水平和高质量的国际肿瘤学盛会。本次大会重量级讲者的覆盖范围和区域更广，关注多学科综合治疗模式，为来自不同地域的同病种

多学科专家创造深入交流探讨的机会。大会组委会衷心希望本次大会能够成为拓展国际视野、把握学科前沿、提升专业能力、激发研究热情、促进同道友谊的平台。

Qingyi Wei 教授代表美中抗癌协会致辞，他讲到，从第一届广州国际肿瘤学会议开始，大会就以立足学术发展前沿，促进国际交流及合作为宗旨，为肿瘤学的进步和发展做出贡献。本次大会的主办单位为国内外肿瘤学学者们搭建了非常好的交流平台，预祝会议圆满成功。

余敏斌副书记代表中山大学祝贺大会顺利举行，对参会的国内外同行嘉宾表示欢迎。他指出，近年来，我校医科发展迅速，通过树立“面向学术前沿、面向国家重大战略需求、面向国家和区域经济社会发展”的指导思想，深入推进“大团队、大平台、大项目”建设，不断提高学科建设和人才培养的整体水平。随着医学发展模式的转变，精准医疗时代的到来，通过举办高水平的国际学术会议，能达到彼此信息共享、技术互补、经验交流、深化合作、共同提高的良好效果和目的，为创新医学的发展提供更为广阔和多彩的舞台。

分享前沿进展成果，共促精准医学浪潮

本届会议继续围绕“关注学科发展前沿，加强国内外学术交流”的主题，通过院士专场、国际专场、专题报告等多种形式，为从事肿瘤学防治与研究工作的广大学者提供展示、学习和交流平台。大会邀请了多位院士及来自国内、欧美、东南亚等著名肿瘤中心的学科带头人、肿瘤学专家到场分享最新的研究成果，介绍前沿进展；同时，为响应国家“一带一路”倡议，加强国际医疗交流，本次大会还特别加强了与欧洲和新加坡肿瘤研究机构与学者的联系。应邀出席做主会场报告的专家包括国家分子医学转化科学中心陈志南院士，上海第九人民医院张志愿院士，山东省肿瘤医院于金明院士，中山大学肿瘤防治中心林东昕院士和徐瑞华教授，美国国家医学院院士、洛杉矶加州大学（UCLA）Cunyu Wang 教授，美中抗癌协会会长、杜克大学 Qingyi Wei 教授，美国 M. D. Anderson 癌症中心 Ronald A. DePinho 教授和 Paul J. Chiao 教授，美国 Fred Hutchinson 癌症研究中心 Robert N. Eisenman 教授，德国 University Hospital Essen 的 Dirk Schadendorf 教授、Martin Schuler 教授、Sven Brandau 教授、Ulf Dittmer 教授，以及新加坡国家癌症中心主任 Soo Khee Chee 教授等。主讲者分别从当前肿瘤精准医学研究角度出发，结合自身研究领域与方向，就个体化医学研究、人工智能革命、转化医学探索、肿瘤分子生物学发展以及液体活检应用前景等当前肿瘤领域最前沿学术成果进行分享，以帮助国内外学者更好地了解彼此之间的研究理念与成果。

聚焦创新治疗模式，注重研究成果转化

本届大会在分会场设计方面，按照大病种设立 16 个专场，聚焦肿瘤多学科综合诊疗模式的创新，为来自不同地域的同病种多学科专家创造深入交流探讨的机会，同时推广单病种多学科规范化诊疗，使之运用于更多的患者。在前沿讲题设计方面，瞄准肿瘤精准诊疗的方向，注重临床研究的成果转化，并专门设置了转化研究专场、新技术与肿瘤精准治疗专场等。来自不同领域专家与学者，通过在基础研究、成果转化、临床应用，以及外科手术演示等方面的经验分享、信息交流，相互促进了学术水平的提高，对推动各自研究领域学科发展产生十分积极的作用。此外，本次大会还首次设立了肿瘤直播采访间，通过借力新媒体宣传平台，设置了“名医话肿瘤”“院士面对面”等栏目，让更多的会场外观众和关注者，能够零距离与肿瘤领域的顶级专家学者进行实时的互动交流，分享与传播更多有关肿瘤防治理念、研究方向、治疗模式与新技术进展方面的信息与动态。

（稿源：广东省抗癌协会 2017-12-08，中国抗癌协会网站）

握指成拳，用专业规范临床
——首届全国肿瘤免疫治疗高峰论坛大会报道

2017 年 4 月 8 日，首届全国肿瘤免疫治疗高峰论坛暨免疫治疗专家委员会成立大会在上海召开。本次大会由中国临床肿瘤学会（CSCO）主办，济南军区总医院承办，《中国医学论坛报》提供媒体支持。大会围绕免疫治疗这一主题，分别设置了院士论坛、名家之声、规范解读和争议共鸣 4 个环节，介绍免疫治疗研究的最新进展、研究热点、发展趋势和临床规范，本报记者甄选其中的精彩内容，整理如下。

院士论坛：深入浅出话免疫

曹雪涛院士从以下 5 个方面对肿瘤免疫治疗热点与新进展进行了阐述：

（1）基于个体肿瘤基因组学的免疫治疗方案的设计与应用；

（2）基于肿瘤抗原的特异性肿瘤免疫治疗的设计与应用；

（3）基于疗效标志物的选择性肿瘤免疫治疗的设计与应用；

（4）基于逆转免疫抑制分子的肿瘤靶向性免疫治疗；

（5）基于阻断肿瘤转移关键细胞与重要分子的肿瘤免疫治疗。

在此基础上，曹院士分享了其团队近期在肿瘤免疫治疗方面的最新研究进展，即发现肿瘤外泌体 RNA，通过激活肺泡上皮 TLR3，招募中性粒细胞促进了肺转移前微环境形成；提示中性粒细胞可能促进了肿瘤的转移。

于金明院士以“放射免疫治疗新实践”为题进行报告。于院士首先回顾了免疫治疗联合放疗、靶向治疗联合放疗的相关研究，并指出，“当前存在替尼类扎堆和免疫类爆炸的同质化问题，少数人的治疗推荐不应作为临床指南或临床实践。”

在将手术较放疗对局部-区域-全身免疫影响进行比较后，于院士详细介绍了放射治疗的“远隔效应”，并分享其团队的最新研究成果。于院士总结，精准放疗基于物理精度、解剖影像、分子基因以及生物学行为，同时包含个体、精准、全程、整合四大要素。而精准医学，仅限于解决分子基因相关疾病，当病因未知或检测方法不精准时很难实现，且有时找到了靶点也可能无药可用。因此，于院士呼吁，在精准热潮中，我们需要冷静思考，不能“被精准”或“伪精准”。对于精准医学，于院士强调，其是方向与愿景，但尚未成为成熟的临床治疗。

名家之声：迎难而上，不断求索

秦叔逵教授针对“晚期肝细胞癌的免疫治疗及其研究进展”进行了报告。

秦教授指出，肝细胞癌（HCC）在我国发病率及死亡率高，发病特征为年龄较轻，乙型肝炎病毒（HBV）感染率高，巴塞罗那（BCLC）分期中、晚期占多数。在晚期 HCC 的多学科综合治疗中，系统治疗占据重要的地位。

近年来，免疫检查点抑制剂在多种肿瘤治疗中显示出优异疗效，也在多个瘤种中获批适应证。然而在 HCC 中，免疫治疗进展较为缓慢。这是由于，肝作为“免疫特惠器官”，具有特殊的免疫抑制细胞群，以避免自体免疫和慢性炎症带来的肝损伤，但发生 HCC 时，这一机制也可能导致肿瘤的免疫逃逸。另外，虽然 HCC 是具有免疫原性的肿瘤，但肿瘤可利用不同途径限制 T 细胞对肿瘤相关性抗原产生应答；因此，真正引发 T 细胞应答，产生肿瘤免疫消退的病例罕见。而 HBV 和（或）丙型肝炎病毒（HCV）感染，也可能导致免疫抑制。

另一方面，研究发现，HCC 组织中，程序性死亡受体配体-1（PD-L1）表达率约 74%，且表达高低与术后复发、长期生存均有关；因此，免疫检查点通路可以作为治疗 HCC 的重要策略，值得探索。

秦教授随后回顾了 checkmate459 等研究的结果，提示免疫检查点抑制剂（尤其是 nivolumab），在晚期 HCC 治疗中表现出良好的潜力，期待更多的Ⅲ期临床研究为这类药物的有效性及安全性提供更充分的数据。

秦教授指出，目前免疫相关性生物标志物亟需解决的问题主要包括临床执行问题、生物学问题及技术问题，均迫切需要加强研究。而在治疗方面，不同免疫疗法之间的联合或免疫联合其他治疗方式（系统化疗、放疗、分子靶向治疗等），是未来重要的临床选择，均有研究正在开展，结果值得期待。

李进教授针对结直肠癌（CRC）领域的免疫治疗进行报告。

李教授回顾了 keynote028 研究，指出 PD-L1 表达阳性的转移性结直肠癌（mCRC）患者并不能从程序性死亡受体 1（PD1）抑制剂 Pembrolizumab 治疗中获益，唯一达到部分缓解（PR）的 1 例患者为微卫星不稳定性（MSI-H）。

进一步的研究揭示，MSI-H 肠癌患者使用 PD1 单抗单药有效率可达约 60%，双药联合总体疗效更好。但 MSI 患者仅占晚期肠癌患者的 5%，剩下 95%的患者怎么办，这是临床所面临的问题。

李教授总结，CRC 免疫治疗所面临的挑战包括：

（1）免疫治疗中生物标志物的筛选/适应人群的选择；

（2）免疫治疗的疗效标志物及疗效评价体系的完善；

（3）免疫治疗使用时机的确定：一线、二线或维持；

（4）免疫药物之间如何联合、与其他治疗方式如何联合使用；

（5）可能的耐药机制。

规范解读与争议共鸣：从临床来，到临床去

叶定伟教授、张力教授、北京大学肿瘤医院斯璐教授，分别介绍了免疫治疗在泌尿系统肿瘤、肺癌、恶性黑色素瘤领域的科研进展及临床应用。

3 位讲者都强调，虽然在领域内，免疫治疗研究成果斩获颇丰，但在临床应用中，免疫治疗并非“神药”，临床在将其作为治疗手段时，一定要合理筛选患者，规范应用，并警惕治疗相关的毒性事件。

天津医科大学肿瘤医院任秀宝教授结合自身研究，展望了细胞免疫治疗的未来。

中国人民解放军总医院焦顺昌教授，介绍了免疫治疗的评价体系。其中，治疗后评价主要使用免疫治疗实体瘤治疗疗效评价标准（iRECIST）；治疗中主要通过早期疗效及毒性预测进行评价；治疗前评估则主要是筛选有效病例。

华中科技大学附属协和医院刘莉教授，介绍了免疫治疗相关的常见不良事件和（皮肤毒性、腹泻/结肠炎、肝脏毒性、肺炎、内分泌毒性等）和罕见不良事件[致死性心肌炎、静坐不能、肿瘤快速进展（HPD）等]。刘教授指出，免疫治疗相关不良事件主要的处理方式为预防、预见、诊断、治疗、监控五大支柱。

（来源：《中国医学论坛报》今日肿瘤）（自“健客网-新闻频道”下载）

2017 肿瘤精准医疗国际峰会
——走进“精准医疗 2.0 时代”

2017 年 4 月 15 日，由《NEJM 医学前沿》主办的“独具匠星，领驭全程——2017 领星肿瘤精准医疗国际峰会”在沪举行。北京大学医学部主任詹启敏院士、西雅图瑞典癌症研究所执行董事 Thomas Brown 博士、哈佛大学附属麻省总医院脑瘤中心执行董事 Tracy Batchelor 博士、耶鲁大学肿瘤免疫中心主任陈列平博士、解放军第 302 医院肝脏肿瘤诊疗与研究中心主任陆荫英教授等 200 多位海内外肿瘤临床专家，围绕“精准医疗 2.0 时代”肿瘤临床治疗的最新进展和新技术应用展开深入探讨。

詹启敏院士表示，目前，恶性肿瘤、心脑血管疾病、神经退行性疾病等重大疾病严重威胁着我国人民的健康。去年《“健康中国 2030”规划纲要》的发布为我国健康事业的发展提供了极好的历史机遇。推进健康中国的建设需要秉承科技创新的发展思路，也需要产、学、研、政等多方面力量的整合。这次肿瘤精准医疗国际峰会为我国精准医疗的发展提供了很好的平台，也为更好地集思广益、总结过去精准医学发展的成就，并形成新的思路和新的合力创造了有利条件，将有力推动中国乃至全球精准医学的发展。

来自中外专家还就精准医疗在肺癌、肝癌、肠癌及神经肿瘤领域的最新动态和未来发展进行了针对性的深入交流与研讨。

生物分析和大数据勾画肿瘤治疗未来蓝图

西雅图瑞典癌症研究所执行董事 Thomas Brown 博士详细介绍了西雅图瑞典癌症研究所所推动的“精准医疗项目”的进展和经验。他表示，西雅图瑞典癌症研究所从人口健康、预防、诊断、预后、治疗和生存等方面统筹设计精准医疗项目内容，结合基因测序技术、恪守伦理要求的执行机制以及随访和信息更新等严谨流程，建立包含患者癌症类型，分子检测结果，实验室、病理和影像学结果及个人病史等信息的数据库，使深入挖掘患者数据和科研成果，制定针对带有特定基因变异的肿瘤的最佳治疗方案成为可能。

根据规划，到 2018 年，西雅图瑞典癌症研究所将在其“精准医疗项目”中采用以全外显子组和转录组测序、蛋白质组学和免疫分析等为核心的应用。

以基因组学指导脑瘤的靶向治疗和临床试验

哈佛大学附属麻省总医院脑瘤中心执行董事、神经肿瘤部主任 Tracy Batchelor 博士围绕“脑瘤的靶向疗法”和与会专家分享了在精准医疗时代下，脑瘤基因变异对临床治疗和预后判断的重要性。

Batchelor 博士指出，在肺癌、乳腺癌和黑色素瘤等不同癌种中，都存在着典型的基因变异模式，美国 FDA 也已经批准了数十种靶向药和一批临床试验。在脑瘤中，EGFR、IDH1/2 和 AKT 等驱动基因变异的检测也影响着患者的实质性临床获益。他介绍了这些基因变异对脑瘤不同亚型临床分期和治疗策略的指导性作用。最后，Batchelor 博士就肿瘤脑转移的分子驱动类型进行了分析和案例分享，并介绍了美国脑转移相关临床试验的目的和初衷。

免疫治疗：以新视角为肿瘤临床治疗带来新希望

作为 PD-L1 的发现者，同时也是首个 PD-1/PD-L1 封闭抗体临床试验的发起人和主要参与者，耶鲁大学肿瘤免疫中心主任陈列平博士在题为“肿瘤的免疫治疗的原理”的报告中，详细回顾了肿瘤免疫治疗的发展历程，并以详实的案例说明，免疫治疗在为肿瘤患者带来临床获益方面正显示出越来越重要的作用。

陈博士表示，通过将抗体药作用于与肿瘤细胞直接接触的淋巴细胞周围区域，可直击免疫缺陷的微环境，对免疫缺陷的局部进行“矫正”，利用恢复正常的免疫功能与肿瘤相抗衡。因此，相比传统的放化疗等方法，大部分患者对免疫治疗的耐受性更强。同时，他还强调了肿瘤免疫治疗在临床应用上的具体问题以及未来有关肿瘤免疫逃逸机制的更多发现可能。

解放军第 302 医院肝脏肿瘤诊疗与研究中心主任陆荫英教授作为特邀嘉宾主持了当天下午举行的肝癌论坛并作了题为：“原发性肝癌的精准免疫治疗探索”的报告。会上，陆教授系统回顾了目前国际国内主流的免疫治疗的历史、方法和前沿进展，并详细介绍 CAR-T 细胞免疫疗法的特点与研究案例。目前陆教授已开展“瘤内注射 CAR-T 细胞治疗晚期肝脏肿瘤的临床应用”临床试验研究。

对于最前沿的免疫检查点抑制剂 PD-1/PD-L1，陆教授指出：采用免疫组织化学结合临床全外显子组测序可以覆盖多种免疫治疗指标，同时采用定制化的 ctDNA 监测，可以很好的对治疗后的疾病进展和复发进行监测，为及时作出治疗方案提供数据支持。

（发表者：陆荫英，来源：好大夫在线-智慧互联网医院-陆荫英大夫个人网站）

全国首届难治性肿瘤临床精准治疗大会在天津召开

人民网天津 6 月 26 日电（记者 朱虹） 6 月 23 日~24 日，“2017 年首届难治性肿瘤临床精准治疗大会暨首届天津市肿瘤临床精准治疗高级研修班”在天津召开，这是全国首次以“难治性肿瘤精准治疗”作为聚焦点展开深度研讨的大会。

本次会议由中国抗癌协会肿瘤精准治疗专业委员会、天津市医师协会临床精准医疗专业委员会主办，天津医科大学第二医院、天津肿瘤医院承办，来自全国各地的300多位肿瘤基础研究、临床精准治疗、生物信息学研究探索等相关领域的专家学者参加了会议。大会旨在提高人们对晚期难治性肿瘤精准治疗策略的认识，推动肿瘤精准诊疗的规范化进程，为今后制订难治性肿瘤精准诊疗规范奠定基础。

天津市医师协会临床精准医疗专业委员会副主任委员、天津医科大学第二医院肿瘤科王海涛教授担任本次大会执行主席。天津医科大学副校长王耀刚教授，中国抗癌协会秘书长王瑛教授，天津市医师协会秘书长华勇，南开大学医学院院长向荣教授，天津医科大学第二医院副院长、天津市泌尿外科研究所副所长牛远杰教授分别作精彩致辞。此次大会还邀请到天津市人民医院副院长兼肿瘤中心主任、中国抗癌协会淋巴瘤专业委员会主任委员王华庆教授，中华医学会泌尿外科分会常委、天津市泌尿外科研究所徐勇教授作大会主持。

随着肿瘤治疗策略的快速更新发展，肿瘤患者的生存获益得到不断地改善，但由于缺乏大规模临床试验数据的循证支持，临床中仍存在诸多难治性肿瘤患者，包括常见恶性肿瘤多线治疗进展后所处的难治状态、无指南推荐标准治疗方案的少见恶性肿瘤以及年老体弱、脑转移或有较严重合并症不适合标准治疗方案的肿瘤患者，面对这类难治肿瘤临床治疗策略的选择常常举步维艰，如何能及时找到有效的治疗方案已成为当前肿瘤临床实践中亟待突破的难点。

精准治疗是基于肿瘤发生、发展过程中存在的信号通路激活或及基因靶点突变等肿瘤生物学特征，为肿瘤提供个体化治疗策略，打破传统的“同病同治”固化诊疗模式，探索适宜的“异病同治”，有望突破难治性肿瘤的治疗瓶颈。

本次会议以晚期难治性肿瘤的精准治疗探索为主题，23位知名专家就精准医学在难治性肿瘤临床实践中面临的困难与挑战、基因测序结果解读，以及基于“异病同治”理念进行的精准治疗等前沿热点问题做了详细报告。复旦大学附属华山医院钦伦秀教授团队的贾户亮教授从肝癌精准分子诊断、影像诊断到精准靶向治疗做了报告；天津市医师协会临床精准医疗专业委员会主任委员、天津市肿瘤医院副院长郝继辉教授团队的任贺教授就精准医学时代，胰腺癌的精准治疗探索做了报告；天津市泌尿外科研究所所长、天津医科大学第二医院副院长牛远杰教授展示了精准医学时代前列腺癌的研究探索，有望为晚期难治性前列腺癌患者寻找一条新的治疗策略；河北医科大学第四医院姜达教授带来“肿瘤的精准治疗之路”的报告，重点阐述了精准医疗的大背景，特别指出精准医疗已经上升到国家战略层面，具有广阔的未来；北京大学肿瘤医院迟志宏教授分享了其课题组关于黑色素瘤的研究，并做了题为“黑色素瘤靶向与免疫治疗疗效预测”的报告；天津市肿瘤医院肺部肿瘤内科主任李凯教授就当今肿瘤治疗领域的热点——抗血管生成治疗，提出了自己独到的见解；天津市肿瘤医院病理科主任孟斌教授作了题为“分子病理诊断与精准医学”的报告，从病理学专家的角度深入探讨了精准医学的发展及前景；空军总医院肿瘤内科主任樊再雯教授、天津医科大学总医院肺部肿瘤外科主任陈军教授、天津市肿瘤医院肺部肿瘤科黄鼎智教授和生物治疗科张新伟教授等带来了少见靶点突变肿瘤、ALKoma肿瘤精准治疗探索及挑战的报告；大会执行主席王海涛教授作了题为“晚期难治性肿瘤精准治疗探索”的报告，就临床精准治疗的内涵和研究进展进行了深入系统的梳理与解读，并结合500余例晚期难治性肿瘤临床精准治疗实践，首次提出了基于证据级别的难治性肿瘤精准治疗决策的“中国标准”，这一重大创新成果得到与会专家的高度赞赏。

随后，天津医科大学第二医院分子肿瘤团队在常规多学科会诊（multidisciplinary team，MDT）的基础上，联合遗传咨询师、生物信息学专家、分子病理专家，以“分子肿瘤专家委员会（Molecular Tumor board，MTB）”模式分享了4个病例，展示了BRCAness、mTOR等驱动基因或通路缺陷的难治性肿瘤的精准治疗效果，与会专家围绕这些具体案例，就精准治疗临床实践中的重点难点问题展开激烈讨论，加深了对MTB模式的理解，这种诊疗模式也是本次大会在国际上首次聚焦展示的一大亮点，有望在今后肿瘤治疗的舞台上发挥作用。

（来源：人民网-天津频道）

第八届肿瘤精准放化疗规范暨2017年全球肿瘤放疗进展论坛在京举行

2017年10月13日~15日，由北京医学会放射肿瘤治疗学分会、北京抗癌协会肿瘤放疗专业委员会、北京医师协会放射治疗专科医师（技师）分会、北京大学医学部放射肿瘤学系、北京大学肿瘤医院联合主办的“第八届肿瘤精准放化疗规范暨2017全球肿瘤放疗进展论坛”在北京大学肿瘤医院学术报告厅如期举行，来自全国各地的300余位专家学者参加了本次研讨会。北京大学肿瘤医院院长季加孚教授、山东省肿瘤医院院长于金明院士、中华医学会肿瘤放射治疗学分会主任委员王绿化教授等应邀在大会致词并发表主题演讲。北京大学肿瘤医院放疗科主任王维虎教授担任本次大会主席。

本次学术论坛举办时间仍选在美国放疗年会（ASTRO）落幕不久，大会继续秉承“来一次北肿，晓全年进展”的办会宗旨，其内容主要强调肿瘤精准放化疗规范，并传递2017年全球范围内肿瘤放疗领域相关的最新进展。本次论坛有两大亮点：一是参会的专家多、内容新，会议邀请了美国内布拉斯加州立大学医学院林琦教授，中华医学会肿瘤放射治疗学分会候任主任委员、北京医学会放疗分会主任委员王俊杰教授等65位国内外知名肿瘤专家，全面评述了2017年度美国放疗年会、美国肿瘤年会、欧洲放疗年会、世界肺癌大会等有关肿瘤精准放疗和综合治疗最新进展；二是新增了中青年放疗医师胃癌靶区勾画比赛，并邀请国内外放疗专家共同探讨胃癌靶区勾画共识。

参加本次论坛的有来自全国各地的300余位肿瘤放疗专家，大家齐聚一堂，共同探讨了肿瘤放疗领域的规范化治疗和相关前沿问题，内容包含放疗临床、放射物理、放射生物、放疗与免疫治疗、放疗基础研究以及放疗护理等各个方面。

青年医师胃癌靶区勾画比赛是本次论坛的最大亮点。参赛选手由全国知名肿瘤专科医院选派。根据比赛规则，选手们先独立在瓦里安治疗计划系统中勾画同一个胃癌患者的靶区，然后将图像分别传输至以美国布拉斯加州立大学医学院林琦教授领衔的评委团，其后再由选手进行答辩，评审团评分，最后由各位专家进行点评，并就胃癌靶区勾画的原则和规范达成共识。参加比赛的青年医师和其他参会专家对这种形式的靶区勾画比赛表现出了极大的兴趣，认为这种比赛不仅可学到规范的靶区勾画知识，还能提高了自身应变能力。

在论坛举办期间，还举行了新书《消化系统肿瘤放疗规范及靶区定义》的发布仪式，并由王维虎主任代表科室向革命老区延安大学附属医院的青年医生赠送了新书，把大家对老区的关爱转化为实际的行动。

本次论坛是自2010年首次举办放疗进展论坛以来第八次举办，受到了国内特别是北方地区同行的热烈欢迎与大力支持。本论坛具有以下鲜明的特点：（1）实用性：探讨的内容都是临床医生时常面对的临床治疗决策，甚至是两难选择的问题；（2）权威性：课程设置重视循证医学证据，特别是随机研究的结果，权威专家精彩点评更进一步增加了会议的权威性；（3）时效性：在美国放疗年会结束短短两周之后迅速召开，让国内同行在第一时间掌握国际进展。

明年的论坛我们还将继续围绕“肿瘤放疗和综合治疗最新决策科学依据”的主题，邀请国内外知名肿瘤专家全面评述2018年最新进展，力争让每一位参会者达到“来一次北肿，晓全年进展”的目的。

北京大学肿瘤医院放疗科期待与大家再一次相聚。

（北京大学肿瘤医院放疗科 肖绍文 赵丹/文 党院办 朱建华/图）

（来源：北京大学医学部新闻网，发布日期：2017-10-13）

第三届广州放射肿瘤学论坛召开

第三届广州放射肿瘤学论坛于2017年5月18日~20日召开。作为由中山大学肿瘤防治中心主办、放疗科承办的学术品牌项目，该论坛秉承“交流、沟通、展望”的会议宗旨，已经成功举办两届，取得国内、国际同行的高度评价与热烈反响。本次论坛承前启后，以“基于现代精准技术的肿瘤放射治疗及临床试验”为主题。会议邀请国内外知名学者同赴放射肿瘤学学术盛宴，共商肿瘤精准放疗议题。会议由中山大学肿瘤防治中心放疗科主任夏云飞教授主持，中华医学会放射肿瘤治疗学分会主任委员、中国医学科学院肿瘤医院副院长、深圳市肿瘤医院院长王绿化教授致贺词，中山大学肿瘤防治中心院长徐瑞华教授致欢迎辞。

会议上，放射生物学、放射物理学、临床放射肿瘤学和放射治疗技术的进步作为精准治疗的四个重要组成部分，一举占据讨论的热点。美国M. D. 安德森肿瘤中心张玉蛟教授基于技术与生物学联合攻克癌症发表演讲；上海胸科医院傅小龙教授阐述了肺癌适形放疗如何由物理向生物跨越；空军总医院夏廷毅教授介绍了局限性胰腺癌精准放疗临床试验；美国威斯康辛医学院 Allen X Li 教授针对自适应放疗的影像学研究做了精彩的讲解；中山大学肿瘤防治中心刘孟忠教授通过分析食管癌新辅助放化疗的现状与对策，为精准放疗的具体实施提供了详实注解。

交叉领域的医疗、科技进步和科学研究同样与放射治疗碰撞出耀眼的火花。华中科技大学同济医学院附属协和医院伍钢教授提出了放射治疗与免疫治疗联合的困惑与希望；飞利浦医疗保健集团 Ilya N Gipp 博士剖析了放射治疗磁共振技术创新的现状与未来；中山大学孙逸仙纪念医院唐亚梅教授则传授了临床科研中的宝贵经验。

具体到不同的瘤种，各位名家不吝真知灼见，观点异彩纷呈。复旦大学附属中山医院曾昭冲教授、中国医学科学院肿瘤医院金晶教授和北京大学第一医院高献书教授分别针对肝细胞癌、直肠癌、前列腺癌放疗中的热点问题精彩发言。

由临床提取数据，再由数据指导临床，是大数据时代整合经验的独特模式。中山大学肿瘤防治中心孙颖教授关于现代信息技术的放射治疗数据管理应用的观点先进新颖；浙江省肿瘤医院陈晓钟教授介绍了鼻咽癌诊治的临床经验；中山大学肿瘤防治中心夏云飞教授则对基于疗效的鼻咽癌临床生物学再认识及治疗新策略和方法进行了细致总结。

大会第二日，高科技、新技术指导下的精准放疗依然是会议的主旋律。中华医学会放射肿瘤治疗学分会前任主委、四川省肿瘤医院郎锦义教授对人工智能时代放射治疗提出了独特的视角；中华医学会放射肿瘤治疗学分会候任主委、北京大学第三医院王俊杰教授讲解了 3D 打印技术在头颈部粒子植入治疗中的应用；中国抗癌协会肿瘤放射治疗专业委员会主任委员、天津市肿瘤医院院长王平教授重点分析了精准医学背景下小细胞癌的放疗；解放军总医院曲宝林教授则展示了 TOMO 治疗临床研究的最新进展。

美国斯坦福大学邢磊教授、荷兰学术医学中心 Zdenko van Kesteren 博士、中山大学肿瘤防治中心黄晓延教授、北京协和医院邱杰教授则立足于放射治疗计划设计和质量控制，提出了为精准放疗保驾护航的有力方案。

另外，临床试验汇报环节和青年论坛为学者们提供了广阔的学术舞台。在会议上，共有 12 项临床试验和 8 篇优选论文进行了汇报，为会议增色添辉。

来自放射治疗各个领域的专家们分别针对各自专精的领域进行点评。大会气氛热烈，嘉宾畅所欲言，内容精彩纷呈，闪耀着灵感与思想的火花。

基于现代精准技术的肿瘤放射治疗临床试验是本次会议的特色之一。作为国内规模最大的放射治疗中心之一，中山大学肿瘤防治中心放疗科近年研究硕果累累，各项临床试验捷报频传，成为会议上一抹亮眼的色彩。目前放疗科正在开展并入组患者的临床试验共有 21 项，均在美国临床试验数据库（ClinicalTrials）上注册备案。去年，马骏教授团队研究成果三药联合化疗方案（多西他赛+顺铂+5-氟尿嘧啶，简称 TPF）治疗局部晚期鼻咽癌的大型前瞻性Ⅲ期临床试验在《柳叶刀》杂志上发表，并入选中国临床肿瘤学年度进展总分前十名，再次将本土的鼻咽癌的临床诊治与科研经验推向国际标杆。2017 年 3 月，美国肿瘤研究协作组织（NRG Oncology）医学物理委员会主席 Ying Xiao 教授访问我中心放疗科并作学术报告。通过对我科的参观了解，Ying Xiao 教授对放疗科的临床试验运行情况做出充分肯定，欢迎我科加入 NRG Oncology，共同参与和推进国际多中心临床研究，使癌症患者获得更多生存机会、更好的生活质量。这将是放疗科在临床研究发展道路上又一里程碑式的进步。

另一方面，现代精准放射治疗技术作为大会的焦点之一，也是中山大学肿瘤医院放疗科近年的发展重点。无论在设备还是技术上，不断地推陈出新、锐意进取，为精准医疗的实施提供良好的硬件和软件保证。目前，放疗科主要的放射治疗设备包括直线加速器（包括 TOMO 治疗机、Versa HD 治疗机)、Nucletron 近距离治疗机和模拟定位机（MR 模拟机、CT 模拟机、常规 X 线模拟机)，放疗计划系统包括 eclipse、monaco、pinnacle、iPlan 及 oncentre 等多套，能够开展 3DCRT、IMRT、VMAT、IGRT、TOMO 和 SBRT 等先进放疗技术。另外，扫描影像质量的改进始终是精准放疗实施的重要举措。最近开展的 MR 模拟扫描技术，提供了出色的软组织分辨率，综合汇总了肿瘤范围、位置、轮廓、运动等有价值信息，弥补了传统 CT 定位扫描中软组织分辨率低，病变范围显示不清晰的缺点，为中枢神经系统肿瘤、软组织肉瘤、盆腔肿瘤、头颈部及复杂部位肿瘤（如喉癌、食管癌等）的放疗定位带来了明确的优势。2016 年，一项先进、精确的新技术——BodyFIX 体位固定技术，使胸腹部放疗患者的体位固定问题得到了进一步的优化。利用碳纤维底板、真空床垫和塑料薄膜三部分制造真空环境，达到限制患者呼吸运动幅度的目的，从而减少放射治疗过程中的位置误差，成为又一技术利器。

百尺竿头，更进一步。借助本次学术会议的契机，精准放疗将在肿瘤治疗学舞台上继续大放异彩。脚踏实地，博采众长，广州放射肿瘤学论坛也将作为中山大学肿瘤防治中心的学术品牌，在推动放射肿瘤学学术交流和发展的道路上继续贡献力量。

（放疗科 李绮雯报道，来源：中山大学肿瘤防治中心官网 2017-05-27）

第五届国际分子影像高峰论坛
——肿瘤靶向诊断与靶向治疗分论坛在京举行

分子功能影像是实现精准诊断和精准治疗的重要手段。为了深入探讨分子功能影像领域的关键科学问题，促进研究成果向临床应用转化，近日，在北京市自然科学基金对外合作交流活动基金项目的资助下，北京大学第一医院核医学科在京主办了“第五届国际分子影像高峰论坛—肿瘤靶向诊断与靶向治疗分论坛”。来自北京市自然科学基金委、美国约翰·霍普金斯大学医学院、北京大学第一医院、北京协和医院等单位的 30 余位领导和相关专家学者参加了本次会议。

会议期间，分子功能影像专家、美国约翰·霍普金斯大学医学院 Yun Zhou 教授、Xing Yang 教授，北京大学第一医院王荣福教授，北京协和医院朱朝晖教授，北京肿瘤医院杨志教授和北京永新医疗设备有限公司王海鹏高级工程师围绕“核医学的现状和面临的挑战”“肿瘤诊断与治疗一体化技术”“新型分子探针的研发与临床转化”“分子功能影像的定量化”和“新型分子功能成像设备的研发”等主题做了精彩报告并进行了充分交流讨论。

与会专家认为，随着医学、生物学、化学、信息学、计算机科学等科学技术的快速发展，对疾病的诊断和治疗进入了“精准医疗”时代。分子功能成像在细胞和分子水平上对活体内疾病的受体密度与功能的变化、基因的异常表达、细胞信息转导的异常改变及生理生化变化等进行成像，对患者做出个体化的诊断并指导临床进行个体化治疗，从而成为“精准医疗”的有力工具。目前我国对恶性肿瘤的早期检出率及治疗效果仍不理想，提升分子功能影像技术水平和加快本领域研究成果在恶性肿瘤精准诊疗中的临床转化应用是目前亟待解决的问题。

专家建议，肿瘤分子功能影像领域应重点关注以下几方面的科学前沿或关键技术研究，包括：对靶分子具有高特异性、高亲和力的新型分子探针以及多靶点、多功能分子探针的研发与临床转化；高分辨率以及多模态的分子功能影像设备的开发与应用研究；诊疗一体化技术；分子功能影像的定量化研究；分子功能影像新技术的临床转化研究。

（北大医院核医学科 张春丽）

（来源：北京大学医学部新闻网，发布日期：2017-10-16）

第四届微创介入治疗多学科与靶向治疗论坛在京举办

2017 年 12 月 8 日下午，第四届微创介入治疗多学科与靶向治疗论坛的会前序幕已经拉开。由中国抗癌协会肿瘤介入学专业委员会副主任委员、北京大学肿瘤医院介入科主任朱旭教授主持的北京肿瘤医院一体化手术室启用及康博刀开机仪式，在北京肿瘤医院第六会议室召开。肿瘤医院党委书记朱军教授，中华医学会放射学分会主任委员金征宇教授，中国抗癌协会肿瘤介入学专业委员会第一届和第二届主任委员、世界肿瘤介入学会理事、世界肿瘤介入大会前任主席、亚太肿瘤介入理事会主席、北京肿瘤医院介入科杨仁杰教授，现任中国抗癌协会肿瘤介入学专业委员会主任委员郭志教授，中关村医疗器械产业技术创新联盟秘书长秦永清教授，以及中国抗癌协会肿瘤介入学专业委员会肝转移癌与转化治疗专家委员会的副主任委员及委员等出席了开机仪式。

中国抗癌协会肿瘤介入学专业委员会肝转移癌与转化治疗专家委员会委员会议、中国抗癌协会肿瘤介入学专业委员会护理专业委员会议也于同日举行。介入护理组织了“动脉与 PTCD 导管维护工作坊”，来自全国的 40 多名护理人员参加了工作坊。

2017 年 12 月 9 日 8 点，第四届肿瘤微创介入治疗多学科与靶向治疗论坛暨肿瘤微创介入治疗新技术新进展学习班在北京裕龙国际酒店开幕。北京大学肿瘤医院党委书记朱军教授出席了开幕式，来自国内外肿瘤界 400 余名专家及参会代表参加了会议。

会议由中国抗癌协会肿瘤介入学专业委员会（CSIO）、北京市抗癌协会肿瘤介入治疗专业委员会、中关村肿瘤微创治疗产业技术创新战略联盟、北京健康促进会主办，由北京大学肿瘤医院、北京清华长庚医院、解放军总医院共同承办。

这是一次多学科的国际性会议，由“肝转移癌与转化治疗及科研论坛专场”“肝癌靶向、消融、栓塞综合治疗专场”“粒子植入、肺癌及脊柱顾转移癌疼痛综合治疗专场”“肿瘤介入护理专场”等四个分会场组成，有 140 余位国内外专家在各分会场对肿瘤介入医学的现状和发展热点进行了深入探讨，将肿瘤介入治疗的发展模式推向了规范化的道路。

（北京大学肿瘤医院 刘鹏 张宏志）

（来源：北京大学医学部新闻网，发布日期：2017-12-18）

中国抗癌协会家族遗传性肿瘤协作组启动会暨第一届学术年会在北京隆重召开

2017年2月17日，中国抗癌协会（CACA）家族遗传性肿瘤协作组工作启动会暨第一届学术年会在北京顺利召开，北京大学肿瘤医院季加孚教授任首届主任委员。詹启敏院士、程京院士、国家卫计委医政医管局张宗久局长、国家卫计委临床检验中心李金明副主任、中国抗癌协会副秘书长刘端祺教授莅临大会并指导工作。大会由北京大学肿瘤医院科研处处长贾淑芹主持，来自全国各地的25位专家学者做了大会报告，200余人参加了会议。

48家医院成为中国抗癌协会家族遗传性肿瘤协作组成员

本次学术年会的召开，标志着中国抗癌协会家族遗传性肿瘤协作组的各项工作步入正轨。协作组成员来自全国48家三甲级医院，其中综合医院32家，肿瘤专科医院16家，共计152位协作组专家。

在我国精准医疗方针的政策指引下，高通量测序技术逐渐突破了肿瘤精准化医疗进程的技术屏障，肿瘤遗传咨询配合基因检测技术在肿瘤的遗传风险评估、早期筛查、分子诊断、风险管理、长期随访等癌症全周期管理方面的规范化应用迫在眉睫。基于我国遗传咨询政策的缺失和机构缺乏的现状，肿瘤遗传咨询师的短缺成为了遗传性肿瘤防、诊、治的新阻碍。基于此，中国抗癌协会于2016年8月批准了北京大学肿瘤医院家族遗传性肿瘤研究中心季加孚教授等人关于成立“家族遗传性肿瘤协作组”的申请，该协作组由临床肿瘤学、遗传学、分子诊断学、心理学、流行病学等专业专家共同组建，旨在国家精准医疗方针指引下，推动家族遗传性肿瘤这一学科方向的发展、规范临床诊疗，培养临床医生解决新问题的技能水平，提高遗传性肿瘤高风险人群早诊比例，大力推进肿瘤的早诊早治，切实实现肿瘤的精准预防和精准诊疗，同时也为国内、国际相关指南或政策的制定提供重要的临床依据。

第一届学术年会堪称家族遗传性肿瘤的学术盛宴

在协作组工作启动会召开的同时，也迎来了该学科领域第一届学术会议的举行，北京协和医院张学教授、北京大学肿瘤医院解云涛教授、复旦大学附属肿瘤医院蔡三军教授、复旦大学附属肿瘤医院吴小华教授、北京大学肿瘤医院贾淑芹教授、天津大学附属肿瘤医院高明教授、复旦大学附属肿瘤医院施国海教授、四川大学华西医院步宏教授、中国医学科学院肿瘤医院张凯教授等专家，分别就中国肿瘤遗传咨询现状、中国遗传性乳腺癌、大肠癌、妇科肿瘤、胃癌、甲状腺癌、泌尿系癌的现状、中国遗传性肿瘤分子检测现状以及遗传肿瘤综合征与防癌体检筛查做出了精彩汇报，家族遗传性肿瘤协作组首届主任委员季加孚教授对第一届学术会议做出了总结。

家族遗传性肿瘤协作组的未来

启动会上，季加孚教授对协作组成立的初衷和重要意义做了阐述，并对未来的学术工作方向作了介绍。协作组将帮助临床医生掌握肿瘤易感（患）基因检测的临床标准，规范遗传性肿瘤的基因检测，联合各学术单位建立中国人群遗传性肿瘤数据库，发现中国人群遗传性肿瘤易感（患）基因，推动中国“肿瘤遗传咨询”的继续教育培训项目，培养适合中国国情的“肿瘤遗传咨询师”，并在全国范围内推动“肿瘤遗传咨询门诊”的发展，为该学科领域的全面普及打下基础。

协作组已经启动组织编写《家族遗传性肿瘤临床手册》，该手册将会成为该领域第一本针对中国临床医生的口袋书。随着与肿瘤易感（患）基因相关的靶向药物的出现，根据基因检测结果进行有效的临床评价也将成为协作组学术工作的一个方向。家族遗传性肿瘤协作组致力于建立公开、透明的学术平台，为科研以及社会大众做出更多有价值的事情。

家族遗传性肿瘤协作组官方网站（www.cfhtc.org.cn）正式上线。该网站发布并启动了中国首个智能家系图绘制平台，并将对所有临床医生免费开放。此次协作组官网上线的绘制平台由北京大学肿瘤医院贾淑芹教授进行了操作演示，各位专家踊跃参与发言提问，并对家系图绘制平台的进一步开发提出了宝贵的意见。该家系图绘制平台将为中国家族性、遗传性肿瘤数据登记工作的开展提供便捷条件，未来将在此基础上搭建中国家族遗传性肿瘤数据库。

成立“申淑香医学研究专项基金”支持北京大学肿瘤医院家族遗传性肿瘤中心学术和公益活动

作为中国最大、最具影响力的公益慈善基金会之一，老牛基金会特向北京大学教育基金会进行捐赠，并成立了“申淑香医学研究专项基金”，用以支持北京大学肿瘤医院家族遗传性肿瘤研究中心的学术和公益活动的开展。“申淑香医学研究专项基金”的签约及捐赠仪式上，北大教育基金邓娅秘书长代表北大教育基金接受了老牛基金会安亚强副秘书长的捐赠，北京大学肿瘤医院邢沫副院长、潘凯枫副院长代表医院接受了“申淑香医学研究专项基金”的捐赠。

2017 年第一期肿瘤遗传咨询培训班开班

2017 年 2 月 18 日、19 日，2017 年第一期肿瘤遗传咨询培训班在北京大学肿瘤医院开班，培训班将帮助临床医生掌握并提高肿瘤遗传咨询水平。此次培训班还采用了在线直播模式，旨在向更多对肿瘤遗传咨询感兴趣的同道传递高质量的学术信息。

未来，中国抗癌协会家族遗传性肿瘤协作组还将持续开展“肿瘤遗传咨询”继续教育培训项目，让更多的临床医生受益，最终惠及到广大肿瘤患者。

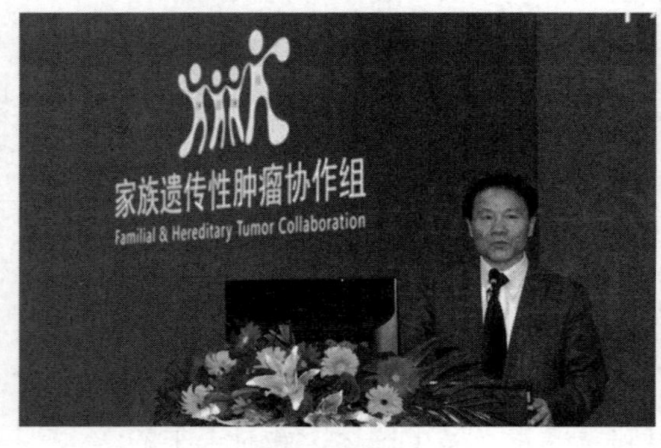

詹启敏院士

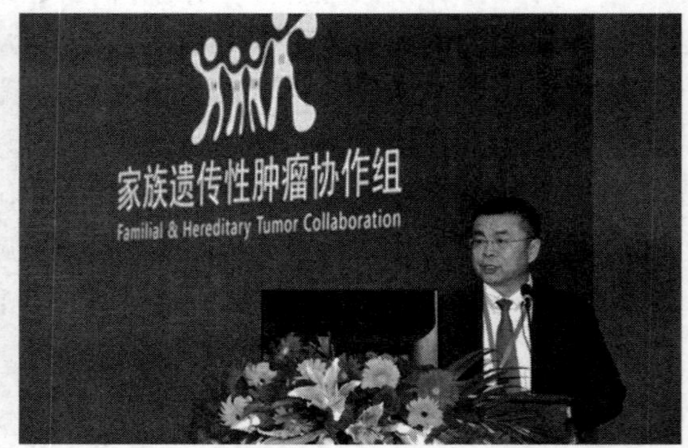

季加孚教授

（作者：刘　晨，来源：北京大学肿瘤医院网站　2017-02-23）

2017 国际暨第十四届全国头颈肿瘤学术大会召开

由中国抗癌协会、中国抗癌协会头颈肿瘤专业委员会和北京儿童健康基金会主办，首都医科大学附属北京儿童医院、首都医科大学附属北京同仁医院、中国医学科学院肿瘤医院、北京大学口腔医院和天津医科大学肿瘤医院联合承办的 2017 国际暨第十四届全国头颈肿瘤学术大会于 8 月 25 日在北京会议中心盛大开幕。本次会议以“人文引领，多元协同——头颈肿瘤诊治新趋势与新理念”为主旨，深入探讨头颈肿瘤领域学术前沿，交流头颈肿瘤诊治的临床经验及最新进展。

本次大会共有近 600 位嘉宾学员注册参会，大会主论坛和六大分论坛共计有 190 余人次的精彩演讲。本届大会首次突出“人文”与“多元”的协同理念，呼唤医学人文精神的回归；同时儿童头颈疾病分会场的首次亮相，以及青年论文分会场的精彩角逐也是大会的亮点之一。本次大会线上、线下共收到投稿 400 余篇，经过专家两轮审定选出优秀青年论文 18 篇进行比赛，优秀壁报 57 篇进行展示。经过精彩的青年论文比赛和专家的现场评审，最终选出出 6 位青年论文比赛的获奖者，以及 10 位优秀壁报获奖者。

8 月 25 日，大会开幕式由中国抗癌协会头颈肿瘤专业委员会副主任委员徐震纲教授主持，主任委员倪鑫教授、委员会老前辈屠规益教授分别致开幕词，他们回顾了头颈肿瘤专业委员会的光辉历史，对学会的工作和学科发展给予高度评价，强调人文关怀及多学科协作的综合诊疗模式的重要意义，并对头颈肿瘤科学事业的发展寄予美好祝愿。

开幕式结束后，上半场由中国医学科学院肿瘤医院唐平章教授、浙江省肿瘤医院葛明华教授和南京同仁医院于振坤教授主持。韩德民院士首先以“头颈外科 50 年”为题进行了精彩发言，系统回顾了头颈外科事业一路走来的辉煌历程，并对头颈外科遇到的问题提出新思路和新设想。张志愿院士就“转化医学与口腔颌面肿瘤”的主题进行了深入探讨，内容丰富详实，特别是对于精准医疗的临床应用，极具启发性。日本 Kuma Hospital 的 Yasuhirolto 教授带来了目前国外治疗乳头状癌的最新研究，作为影响了美国甲状腺癌指南的亚洲学者，他分享了甲状腺微小癌的积极随访策略，提出了甲状腺乳头状癌的手术适应证及新观点，并与学员们进行了交流。首都医科大学附属北京儿童医院倪鑫教授向大家介绍了“儿童头颈部肿瘤四级防控”，系统阐述了儿童头颈肿瘤诊治的现状与发展方向，总结了四级防控策略治疗儿童头颈部肿瘤的实用性和有效性，为保障儿童健康做出贡献。

下半场由天津医科大学肿瘤医院葛正津教授、中山大学附属第一医院文卫平教授和中国医科大学附属口腔医院孙长伏教授主持。天津医科大学肿瘤医院高明教授首先带来题为“甲状腺癌国内外指南变化下的发展及趋势”的主题演讲，他从指南诊断的变迁到治疗方式的创新进行了深入剖析。随后，上海交通大学附属第九人民医院张陈平教授报告了口腔颌面头颈肿瘤的新进展，特别是对于高质量的随机对照临床试验以及多中心研究的建立，提出了宝贵意见。香港中文大学 Jason Chan 副教授进行了头颈外科中机器人使用的探讨，讲解了机器人手术的实用技巧，展示了先进机器人手术的珍贵资料。首都医科大学附属北京同仁医院房居高教授做了“机器人手术在咽喉部肿瘤治疗中的应用”的主题发言，重点讲述了头颈肿瘤机器人手术的经验及个人体会，令人受益匪浅。

下午是分论坛交流，包括耳鼻咽喉肿瘤、头颈肿瘤综合治疗、甲状腺肿瘤、口腔颌面肿瘤及修复重建、儿童头颈疾病及青年论文大赛六个专题，全面而详尽地展现和交流了头颈肿瘤领域的新成果、新进展与新趋势，近百位国内外的专家学者和后起之秀带来诸多精彩内容。

8 月 26 日，美国国立卫生研究院（NIH）耳鼻喉及交流障碍研究所头颈外科临床基因组学主任陈中教授发表题为“The Cancer Genome Atlas（TCGA）Project and Advances of Precision Medicine”的演讲，向我们展示了当今肿瘤分子生物学研究的前沿，虽然精准医学已经有了很多研究基础，但真正的精准治疗依然有很长的路要走。韩国 Withsim Clinic 的 Woojin Cho 教授和我们深入探讨了超声引导下甲状腺结节穿刺的相关问题，精辟独到，令人印象深刻。中国抗癌协会头颈肿瘤专业委员会副主任委员、北京大学口腔医院郭传瑸教授分享了他的团队进行颅底病变穿刺诊疗机器人研发的工作以及临床转化的进程，让我们看到了中国医疗机器人未来发展势不可挡的趋势。中国抗癌协会头颈肿瘤专业委员会副主任委员、中国医学科学院肿瘤医院徐震纲主任探讨了甲状腺癌治疗的诸多争议和热点问题，结合国家肿瘤登记中心详实的数据，对中外相关文献进行了精彩的回顾。

香港中文大学唐志辉教授发表题为“Technological frontiers in head and neck surgery”的演讲，阐述了当今头颈外科领域的尖端技术，向我们展示了其所带领的团队强大的临床和科研实力。复旦大学附属肿瘤医院嵇庆海教授为我们带来了“甲状腺癌再次手术原因分析”的报告，释疑解惑，分析详尽，为我们提供了珍贵的手术经验。最后一位讲者是本次大会的重量级嘉宾——军事医学科学院秦伯益院士，秦院士的演讲居高立远，呼唤医学人文精神的回归，呼应了本次大会“人文引领，多元协同”的主题。

大会闭幕式由中国抗癌协会头颈肿瘤专业委员会秘书处郑向前主持，在回顾大会盛况后，进行了青年论文大赛及优秀壁报颁奖仪式，气氛欢快而热烈。之后，，主持人宣布了全委会的决议：下一届头颈肿瘤学术大会将由四川省肿瘤医院承办。最后头颈肿瘤主任委员倪鑫教授致闭幕词，为本次大会所有的学术演讲画上了圆满的句号。

（稿源：头颈肿瘤专业委员会 2017-09-07 中国抗癌协会网站）

第四届中欧国际肺癌论坛会议召开

由中山大学肿瘤防治中心和广东省抗癌协会共同主办的“第四届中欧国际肺癌论坛”于 2017 年 9 月 21 日~22 日在中山大学肿瘤防治中心圆满举办。本次会议聚焦肺癌手术中淋巴结清扫的地位、共识、争议，以及电视纵隔镜淋巴结清扫（VAMLA）手术的应用，邀请了欧洲胸外科协会（ESTS）主席和波兰、德国、土耳其等国家及我国胸外科知名专家参会，对胸外科热点问题进行讨论。主要围绕两个热点进行：一是肺癌淋巴结清扫相关问题的深入讨论；二是电视纵隔镜淋巴结清扫技术的探讨；并邀请东西方专家同台手术竞技（VAMLA），另外请东西方专家对VAMLA的应用及扩展进行深入的讨论，同时还启动了国际多中心VAMLA临床研究（BML-2 Study项目）。以下是会议的精彩片段。

名家汇聚——专家致辞

大会主席张兰军教授与Jarostaw Kuzdzal教授的欢迎致辞为本次大会拉开帷幕。紧接着由大会荣誉主席、中山大学肿瘤防治中心院长徐瑞华教授和中山大学肿瘤防治中心的元老级教授戎铁华进行开幕致辞。

随后由大会共同主席、首都医科大学宣武医院胸外科主任支修益教授、广州医科大学附属第一医院院长何建行教授、中国医学科学院肿瘤医院胸外科主任高树庚教授、广东省人民医院胸外科主任陈刚教授分别进行大会致辞。

手术演示

手术直播环节无疑是本次大会的亮点。中山大学肿瘤医院王欣教授与被称为VAMLA之父的Martin Hürtgen教授（德国Katholisches Klinikum Koblenz）进行纵隔镜手术演示，会议现场连线手术室观看手术，并进行全国手术直播。

这次的VAMLA同台竞技可谓是西方先进手术设备和东方术者高超技能的竞技。Martin Hürtgen教授手术中使用的是德国最先进的纵隔镜和超声刀，而王欣教授使用的是国内常用的设备，用其灵巧的双手，完成纵隔淋巴结的清扫。这场手术向现场来宾以及全世界展示西方现代先进技术下智慧的结晶与东方仁医精湛的手术技巧。

会议的第二天，多位专家聚集在中山大学肿瘤防治中心微创外科培训中心观看手术直播并讨论。首先由中山大学肿瘤防治中心罗孔嘉博士进行ENB活检和肺内小结节定位手术演示，并由中山大学肿瘤防治中心胸外科副主任林勇斌教授进行病灶切除演示。中国医学科学院肿瘤医院深圳医院胸外科主任郭晓彤教授、深圳市人民医院胸外科副主任王光锁教授作为此环节的讨论嘉宾。

国际多中心前瞻性临床研究（BML-2 Study），由欧洲胸外科协会（ESTS）官方举办，拟以双侧纵隔淋巴结清扫对比标准淋巴结清扫在肺癌预后生存中的意义。该研究共邀请7家高水平胸外科中心参与，包括德国3家、波兰1家、奥地利1家、土耳其1家，以及中山大学肿瘤防治中心胸科（是中国唯一获得手术及入组资格的中心）。

该项目发起人Jaroslaw Kuzdzal教授与张兰军教授在此次会议上分别对该研究以及项目进行了介绍，宣布中山大学肿瘤防治中心胸外科正式启动国际多中心VAMLA研究（BML-2 Study项目）。

Jaroslaw Kuzdzal教授表示，近年多次到访中山大学肿瘤防治中心，并观摩手术，他认为胸外科在肺癌微创手术技术及诊疗规范性方面十分值得肯定，中山大学肿瘤防治中心胸部肿瘤手术技术及临床研究方面已达到国际水平。

淋巴结清扫技术

淋巴结转移是肺癌主要而常见的转移途径，也是术后癌残留而导致复发和转移的主要因素，肺癌手术中纵隔、肺门淋巴结清扫至关重要。但目前淋巴结的清扫方式尚不统一，有系统淋巴结清扫术（CMLND）、根治性淋巴结清扫术、淋巴结采样、系统淋巴结采样以及前哨淋巴结技术导航切除。而寻求一个更规范、更完善的淋巴结清扫方式甚有必要。

在此环节中，多位国内外知名专家就目前肺癌手术中纵隔、肺门淋巴结清扫的临床意义、发展历史、纵隔镜下淋巴结清扫的现状以及挑战进行演讲。

首先由上海市肺科医院胸外科王海峰医师代表姜格宁教授进行引导发言，综述肺癌纵隔淋巴结清扫相关问题。Jaroslaw Kuzdzal 教授针对纵隔淋巴结清扫的发展历史、淋巴结的解剖、淋巴的引流、新的分期等进行精彩的演讲。林勇斌教授针对非小细胞肺癌中纵隔淋巴结的评估技术进行精彩演讲，介绍了纵隔淋巴结清扫的发展史、现状以及今后的挑战等。

两位教授演讲结束后，特邀中山大学附属第一医院胸心外科主任罗红鹤教授、南方医科大学珠江医院胸外科主任闫玉生教授、中山大学附属第三医院胸心外科主任谷力加教授对此环节进行点评讨论。

讨论嘉宾一致认为，淋巴结在肿瘤中的清扫远远没有达到精准的层面。淋巴结清扫的主要目的是以最小的创伤获得最大的治疗效果，保证患者的生活质量。然而，目前没有一个标准性的理论指导，需要全球更多的综合性研究来达到一个共识。

经颈电视纵隔镜淋巴结切除术（VAMLA）

此环节由苏州大学附属第一医院心胸外科主任马海涛教授主持。高树庚教授为本环节进行引导发言。高教授认为，纵隔淋巴结清扫是外科大夫下一个最关注的问题。术前应该如何评估、做到既不耽误治疗也不过度治疗非常重要。此环节综合国内外研究经验，让各位研究者在纵隔淋巴结清扫上有更深层次的认识。土耳其伊斯坦布尔大学 Akif Turna 教授针对双侧纵隔淋巴结切除术的基本原理进行综述。三位教授演讲结束后，马海涛教授、哈尔滨医科大学附属肿瘤医院主任徐世东教授、东莞市人民医院普外科主任周建平教授进行点评讨论。

肺癌淋巴结清扫的共识与争议

本环节由中山大学肿瘤防治中心林鹏教授主持。复旦大学附属肿瘤医院胸外科副主任罗晓阳教授代表陈海泉教授针对肺癌纵隔淋巴镜清扫共识与争议进行演讲。高树庚教授针对肺癌选择性淋巴结清扫进行综述。罗教授与高教授演讲完毕，林鹏教授、广州中医药大学第一附属医院王继勇教授进行点评。最后张兰军教授对本次会议进行总结，大会圆满结束。

参会的各位教授对本次大会给予高度评价，国内外专家的研究分享，使各位学者对肺癌淋巴结清扫有更清晰的认识，为我国肺癌的规范化治疗做出积极贡献。

（稿源：广东省抗癌协会 2017-09-27，中国抗癌协会网站）

精诚合作，继往开来
——2017 年北京地区胸部肿瘤 MDT 病例研讨会召开

金秋十月，硕果累累。2017 年 10 月 21 日，2017 年北京地区胸部肿瘤 MDT 病例研讨会暨北京大学肿瘤医院胸部肿瘤中心第二届学术年会在北京国宾大酒店隆重召开。本次大会由中国老年学和老年医学学会主办，北京大学肿瘤医院承办。中国工程院孙燕院士、中国癌症基金会理事长赵平教授、北京大学肿瘤医院院长季加孚教授担任大会名誉主席，北京大学肿瘤医院胸部肿瘤中心主任杨跃教授担任大会主席。

大会开幕式由北京大学肿瘤医院王子平教授主持。孙燕院士致辞表示：北京地区胸部肿瘤 MDT 病例研讨会尽管只走过两年的历程，但在北京大学肿瘤医院胸部肿瘤中心所有同仁的共同努力下，已经成为北京地区胸部肿瘤领域具影响力的盛会之一。本次大会的召开将进一步促进国际、国内临床肿瘤学领域的学术交流和科技合作，鼓励支持临床研究和创新，提倡多学科规范化综合治疗，推动学科大发展。

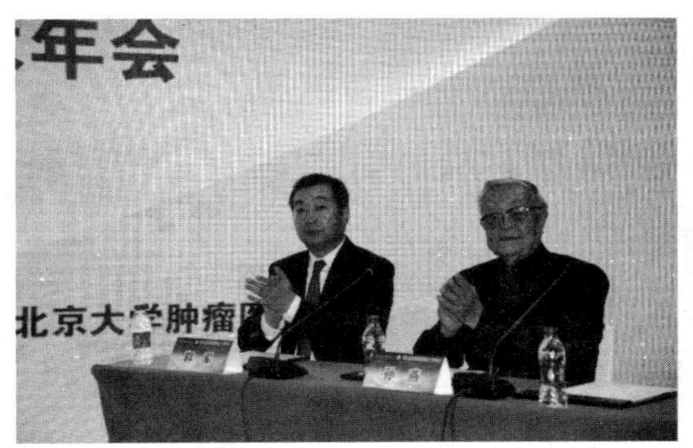

孙燕院士、郭军教授

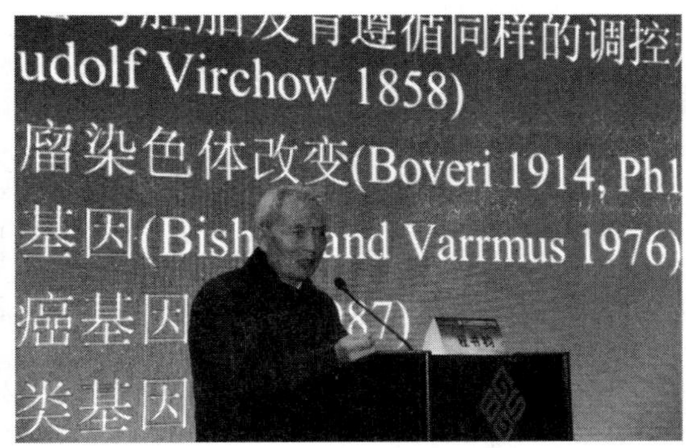

程书钧院士

本次大会秉承第一届北京地区胸部肿瘤 MDT 病例研讨会的学术宗旨，更好地将最新的基础及临床研究转化为临床应用，提倡多学科规范化综合治疗基础上的精准医学，具有鲜明的特点。内容涵盖肺癌及食管癌诊断及治疗相关领域，同时紧跟国际前沿，追踪最新靶向及免疫治疗研究成果，体现了近年来国际、国内胸部肿瘤诊断及治疗的重要进展，内容丰富、全面，堪称一场学术盛宴。

大会共邀请 15 位国内外知名专家做了专题报告。中国工程院程书钧院士作了题为“肺癌防治的思考”的报告，提出了“从治疗病人的肿瘤，到治疗带肿瘤的病人”的理念，指出带瘤生存是一个重要的研究方向，要重视肿瘤患者宿主因素的研究和评价。加拿大知名病理专家 Ming Sound Tsao 教授做了“肺癌生物标志物的检测”的报告，指出分子检测是肺癌诊断的标准方法和发展趋势，在将分子检测以最佳方式融入病理学诊断的过程中，多学科合作发挥着关键作用。上海市肺科医院周彩存教授做了“肺癌免疫治疗”的报告，分享了肺癌免疫治疗的最新进展和未来研究方向。蒙古国肿瘤学专家 Sarantsetseg Gombodorj 教授做了“蒙古国肺癌治疗现状介绍”的报告，对蒙古国肺癌诊治情况进行了介绍，为促进中蒙两国肺癌领域未来的交流和合作发挥了重要作用。

北京大学肿瘤医院邓大军教授、陈克能教授、王子平教授、王玉艳教授、马向娟教授和中国医学科学院肿瘤医院王燕教授阐述了肺癌基础与临床研究的最新进展，王印祥博士、楼峰博士、焦宇辰博士对基因检测在肺癌诊治中的指导作用做了精彩的演讲。

在多学科病例讨论环节，北京大学肿瘤医院杨颖、鲁方亮、姜蕾蕾、陈含笑大夫分别汇报了晚期食管癌、早期非小细胞肺癌、局部晚期非小细胞肺癌、晚期非小细胞肺癌 4 个病例，来自国内外外科、内科、放疗科、病理科、影像科、介入科等多个学科知名专家进行了激烈的讨论，体现了北京大学肿瘤医院胸部肿瘤中心多学科规范化综合治疗的特色，讨论的学术气氛和开放的理念深深地吸引了前来参会的同行。

杨跃主任为本次大会报告进行了总结，对本次大会的成功召开表示热烈的祝贺，对胸部肿瘤中心所有同仁的辛勤付出表示衷心的感谢，向参加会议的讲者、研讨嘉宾及所有参会代表致以崇高的敬意！他希望北京大学肿瘤医院胸部肿瘤中心继往开来，不断提升专业技术水平，加强对外交流，努力解决肿瘤患者的疾苦，保障人民群众的健康！

（北京大学肿瘤医院 胸内一科）

（来源：北京大学医学部新闻网 2017-11-09）

在积累中成长，在成长中进步
——第十三届全国食管癌学术大会暨第九届胸部肿瘤规范化诊治高级论坛在京召开

2017 年 11 月 24 日~25 日，第十三届全国食管癌学术大会暨第九届胸部肿瘤规范化诊治高级论坛在北京顺利召开。本次会议由国家癌症中心、中国癌症基金会和中国抗癌协会食管癌专业委员会主办，中国医学科学院肿瘤医院和北京大学肿瘤医院承办，以推广交流食管癌和肺癌等胸部肿瘤规范化、个体化综合治疗经验、研究成果及微创新技术应用为主旨，邀请国内胸部肿瘤领域的知名专家学者以手术直播演示、青年论坛、知名专家见面会、专题进展综述、优秀论文交流等形式，与参会者分享国内外胸部肿瘤领域前沿进展及规范化诊治经验。

青年论坛

青年医师是胸外科未来的希望，在储备知识、增长经验、蓄积力量的前期阶段，青年医师应做好哪些准备呢？在题为“如何锻造成为优秀的胸外科医师”的主题报告中，中国科学院院士、国家癌症中心主任、中国医学科学院肿瘤医院院长赫捷教授为年轻胸外科医师指明了前进的方向，着重强调年轻人应心怀梦想，正确认识自己的长处与不足，选择感兴趣的研究方向，并为之付出辛勤的努力才能成功，在成长的过程中，有天赋、遇见“伯乐”固然重要，但更为重要的是能够顺应环境的改变，在不断调适之中寻找发展机会。

近年来，肺癌领域的进展可谓是日新月异，层出不穷。中国医学科学院肿瘤医院胸外科主任高树庚教授在报告中指出，无论是外科技术上的进展（从传统开胸到 VATS、机器人手术），还是放疗技术（调强放疗、立体定向放疗、三维适形放疗……）、内科靶向治疗药物、筛查技术（从 X-ray 到 LDCT）、液体活检、基因检测等方面的进展，无一不是在向精准化、个体化的方向靠拢，在这个过程中，外科医生要积极参与肺癌患者的全程管理，重视与其他学科的合作，在疾病各阶段充分发挥外科医生之所长，让患者活得久活得好。

早期肺癌的切除范围是当前研究的热点问题之一，大量回顾性研究表明，肺段或亚肺叶切除对于早期肺癌患者的疗效与标准肺叶切除相当；中国医学科学院肿瘤医院正在进行或已经完成的部分研究结果显示，解剖性部分肺叶切除对于小结节的治疗有明显优势。因此，高树庚主任、中国医学科学院肿瘤医院胸外科副主任医师邱斌博士在与青年医师交流时特别强调，外科医生应牢牢掌握自身优势技术，对于早期肺小结节的临床处理，只要把握合理的手术适应证，严格遵循两大原则——一是保证切缘充分和合理的淋巴结清扫，二是术中淋巴结冰冻病理环节必不可少，则部分肺叶切除（楔形切除、精准肺段切除、解剖性部分肺叶切除）是可以接受的术式。

在临床实践中，实现规范化的患者管理和风险评估对于青年医师而言尤为重要。中国医学科学院肿瘤医院胸外科一区主任毛友生教授细致地阐述了“胸外科肿瘤患者规范化管理及风险评估与防范”，他指出，肿瘤患者的管理应做到四个方面——全程管理、精细管理、流程管理和创新管理，其中需要特别注意的是按照临床路径实施治疗，即术前准备“全”、实施手术“精”、术后管理“细”、康复出院“清”、定期随访“久”。风险评估方面，除常规的肿瘤期别评估（TNM 分期）和手术风险评估（心肺肝脑肾功能）以外，还应对患者和家属的期望值、医生的能力与现行医疗条件进行综合医疗风险评估，在分期准确、患者可耐受手术、综合医疗风险可控的情况下才能进行手术。

此外，在青年论坛环节，福建协和医院陈椿教授、河南省肿瘤医院李印教授、复旦大学附属中山医院谭黎杰教授、AME 出版社汪道远社长、国家癌症中心 GCP 办公室主任李宁副教授等专家分别对肺癌和食管癌手术技巧与要点、如何撰写和投送优秀的 SCI 论文、如何做好临床研究等主题进行了演讲，最后时段年轻医师们进行了 MDT 病例讨论，受到与会者们的一致好评。

主题演讲

本届大会主席之一、中国抗癌协会第五届食管癌专业委员会主任委员、中山大学肿瘤防治中心戎铁华教授对早、中、晚期食管癌的诊疗进展进行了回顾综述。过去几年间，我国学者在早期食管癌的流行病学研究方面做出了突出贡献，包括中国医学科学院肿瘤医院乔友林教授牵头开展的大规模内镜早癌筛查研究和北京大学医学部柯杨教授团队进行的食管癌发病风险预测研究，均在国际上引起了广泛关注。而在食管癌外科治疗方面，我国学者的表现也不容小觑，包括复旦大学附属肿瘤医院陈海泉教授牵头的左胸对右胸手术比较研究和二野对三野淋巴结清扫研究、苏州大学附属第三医院张晓膺教授课题组的开放手术对比纵隔镜手术研究、河南省肿瘤医院李印教授牵头的快速康复研究等。食管癌外科治疗正朝着规范化、个体化的方向迈进，诊治水平日渐提高，最终为食管癌患者造福。

中国工程院院士林东昕教授、上海肺科医院姜格宁教授、福建省肿瘤医院柳硕岩教授、中日友好医院刘德若教授、复旦大学附属中山医院王群教授、中国医学科学院肿瘤医院刘少严教授等也在本环节中分享了各自的研究成果和经验体会，大会学术气氛浓厚，讨论和反响热烈。

优秀论文报告

经过大会学术组的评定，在投送本次会议的 200 余篇稿件中共选出 24 篇优秀论文进行大会口头交流，另有 47 篇进行了壁报展示。论文作者在 25 日下午逐一报告了论文。经过与会专家的现场点评打分，最终评选出一等奖优秀论文 1 篇、二等奖优秀论文 2 篇、三等奖优秀论文 5 篇及荣誉优秀论文 16 篇，并在大会闭幕式上为优秀论文作者颁发荣誉证书。

正如赫捷院士在寄语青年医师时所说，“希望青年医师、青年人才有成长的空间，有成长的能力”，尽管食管癌仍是威胁我国居民健康的主要疾病之一，但相信在全国同行的共同努力下，食管癌事业有希望，食管癌患者有希望！

（来源：搜狐科技，编辑：《中国医学论坛报》豆豆）

第九届全国胃癌学术会议在京召开

为及时总结胃癌诊断、治疗和预防的先进经验和技术，促进我国胃癌诊治水平的整体提升，由中国抗癌协会胃癌专业委员会主办、北京大学肿瘤医院承办的第九届全国胃癌学术会议于 2014 年 6 月 28 日 ~29 日在北京国际会议中心隆重召开。

伴随着振奋人心的开场片，由胃癌专业委员会秘书长沈琳教授担任主持的大会开幕式正式开始，大会特邀嘉宾孙燕院士、樊代明院士、英国卡迪夫大学副校长 Hywel Thomas 教授、中国抗癌协会秘书长王瑛教授，大会主席、中国抗癌协会副理事长、胃癌专业委员会主任委员季加孚教授先后致辞。

本次大会涵盖了胃癌的基础和转化研究，病理诊断、影像诊断，内科、外科、放射及中西医结合治疗，以及胃癌的围术期管理和护理等近 10 个专业学科，设置了中青年医师胃癌手术大赛、胃癌多学科个体化治疗、胃癌放射治疗、医患沟通工作坊、北京大学肿瘤医院-英国卡迪夫大学联合会场等 16 个专业分会场，共有 1500 余位来自全国各地以及英国、日本、巴西等国从事肿瘤防治工作的专业人士共同参与并见证了中国胃癌防治领域这一年度学术盛会。

主题报告是全会的一个重要亮点，中国抗癌协会副理事长、第四军医大学西京医院院长樊代明院士，第 11 届国际胃癌大会主席、巴西的 Bruno Zilberstein 教授，中国抗癌协会副理事长、北京大学肿瘤医院院长季加孚教授和英国卡迪夫大学 Wenguo Jiang 教授分别以消化系肿瘤的协同研究、胃癌的腹腔镜手术方法、肿瘤外科在微创时代的发展方向与思考以及腹膜转移干预方法为题，多角度解读了肿瘤防治领域，特别是胃癌防治领域的新进展、新技术、新方法、新理念，以专家视角从宏观层面提出新的思考，极大地提高了会议的学术水平，充分地展示了本学科当今国内外的前沿动态，带给了与会者新的启迪。

会议根据目前胃癌领域研究和诊治的方向和思路，有针对性地设置了不同的分会场，形式包括讲座、手术演示、演讲比赛、优秀论文报告等，内容也是精彩纷呈，为与会的专家学者提供了学术交流的宝贵平台。

围绕“规范、融合、创新”这一主题，大会特别设立了胃癌防治进展、胃癌多学科个体化治疗以及腹膜播种胃癌的综合治疗策略等专场，为多学科深入交流和对话提供了良好的契机。“规范”作为今年全国胃癌学术会议的主题之一，仍然是胃癌诊治当前以至未来一段时间内最重要的议题。我国从 2006 年引进了肿瘤学 NCCN 临床实践指南，对提升国内同道的整体诊疗水平发挥了积极作用。今后，我国胃癌诊治规范化工作仍需进一步推广，这将对降低我国胃癌死亡率具有重要意义。

针对肿瘤外科的技术规范和创新这一领域，会议还设立了多个手术演示专场，季加孚教授和日本癌症研究所佐野武教授联袂在北京大学肿瘤医院和睦家国际医疗部进行了精彩的胃癌手术演示，该手术同步向大会现场和全国共16家医院进行视频直播。日本的小田一郎和本间清明两位教授则进行了胃镜下早期胃癌切除的手术演示。

为了给青年医师提供更多的展示平台，本次会议设立了东亚青年腔镜胃 Power Show、青年双语论坛、中国中青年医师胃癌手术大赛、优秀论文报告以及中西医和姑息治疗专场的青年医师演讲比赛等多个竞赛专场，展示了中青年一代医者的风采。

针对目前医患关系这一热点话题，大会第一次引入人文医学这一新兴学科，设立了医患沟通工作坊专场，以加强临床医师对医患沟通这一问题的重视和认识。

本届会议学科设置齐全，学术内容丰富，体现了我国目前胃癌专业领域的整体学术水平，大会共收到投稿论文及摘要200余篇，最终评选出13篇优秀论文（摘要）进行现场报告交流，50篇进行壁报展示。通过搭建这一学术平台，加强了各领域学者之间的交流，促进了学科交叉与融合以及多学科合作，推动了诊治理念的创新。

如今，中国在胃癌领域内开始逐渐“发声”，国际会议上关于胃癌的课题大部分由日本同道作为主流的情况已发生变化，本次大会的胜利闭幕也将开启由中国抗癌协会胃癌专业委员会承办的2017年第12届国际胃癌大会的筹备序幕，更多精彩值得期待。

（稿源：胃癌专业委员会 2014-07-16 中国抗癌协会网站）

第十四届全国大肠癌学术会议在成都召开

2017年11月18日~19日，大肠癌领域一年一度的学术盛会——由中国抗癌协会大肠癌专业委员会、四川省抗癌协会主办，四川省肿瘤医院、四川省抗癌协会大肠癌专委会承办的第十四届全国大肠癌学术会议在成都举行。本次大会盛况空前，共吸引了来自全国的1100多位专家与会，位于成都世纪城国际会议中心的会场座无虚席。

开幕式上，大会执行主席、四川省抗癌协会大肠癌专业委员会主任委员、四川省肿瘤医院燕锦教授首先介绍到会嘉宾。四川省抗癌协会理事长、四川省肿瘤医院院长郎锦义教授致欢迎辞。本次大会主席、中国抗癌协会大肠癌专业委员会主任委员、北京大学肿瘤医院教授、北京大学首钢医院院长顾晋致开幕辞。顾晋教授首先致敬了历届主委郑树、万德森、张苏展、蔡三军教授对于领域发展和学会建设的贡献。回顾2017年，学会在组织建设、学术交流、专科医师培训、帮助青年医生成长、承担国家卫计委规范制定工作方面做了大量的工作，获得了有目共睹的成绩。同时，顾教授也指出大肠癌的防治仍然面临着诸多挑战。2018年，学会将继续围绕着合作探究、推广规范、加强规范化诊疗、加强多学科合作等方面开展工作。

来自英国、荷兰、韩国、美国、德国的多位顶级专家，以及包括台湾在内的中国众多知名专家就结直肠癌的诊疗规范、多学科综合治疗（MDT）经验、结直肠微创外科的最新进展、结直肠癌最新内科治疗进展作了精彩的演讲，并围绕近来热点领域（如微创手术技术、最新药物研究、转化治疗、肠癌早筛等）进行了充分交流。中国科学院院士、华西医学临床肿瘤中心魏于全教授进行题为“肿瘤免疫治疗的研究和未来方向”的主题演讲；英国 Leeds 大学的知名肿瘤病理学家 Phil Quirke 教授进行题为“病理学—改善大肠癌结局”的主题演讲；ESMO 前任主席、荷兰 Leiden 大学的 van de Velde 教授进行题为“直肠癌器官保护的研究结果以及国际等待观察数据库”的学术报告。

作为 2017 年底的一次结直肠癌领域学术盛会，本次大会许多讲题的设置体现了对于年度进展的总结盘点。汪建平教授梳理了最新结直肠癌外科临床研究进展；徐瑞华教授盘点了结直肠癌内科治疗进展并介绍了本团队的一些研究成果；顾晋教授总结了国内结直肠癌外科的治疗进展，指出了成绩、问题和挑战；张苏展教授对于围术期的肿瘤用药方案作了梳理与分析，引发了与会专家的思考。

除了来自知名专家的精彩讲课，会议还设置了一些互动性较强的讨论环节。有些专题以新颖的对话形式，对热门的临床研究（如 IDEA）、热点问题（如吻合口出血和瘘）进行了较为深入的讨论。这也让大会变得更接地气，与临床实际工作结合更为紧密。

次日，中国抗癌协会大肠癌专业委员会腹腔镜、肝转移、TEM、化疗、遗传、放疗 6 个学组，共 272 名成员分别进行了学组改选和学术交流。改选之后，各学组围绕各自领域热点进行了深入交流，并一致认为提高结直肠手术技术和学术研究水平，多开展 MDT 是我们前进道路的基石。会议同时，青委会也如火如荼地开展了一场学术交流，讨论了“结直肠癌全程新辅助治疗的前景”“晚期肠癌的免疫治疗”“腹腔镜右半结肠癌根治术规范化”等热点话题。

本次大会的重要看点，是国家卫计委《中国结直肠癌诊疗规范（2017 版）》的发布。国家卫计委医药医政管理局局长张宗久，修订组组长顾晋、汪建平教授，历任中国抗癌协会大肠癌专委会主任委员郑树教授、万德森教授、张苏展教授、蔡三军教授，现任主委顾晋教授、候任主委王锡山教授共同以新颖的形式宣布国家卫计委《中国结直肠癌诊疗规范（2017 版）》的正式发布。

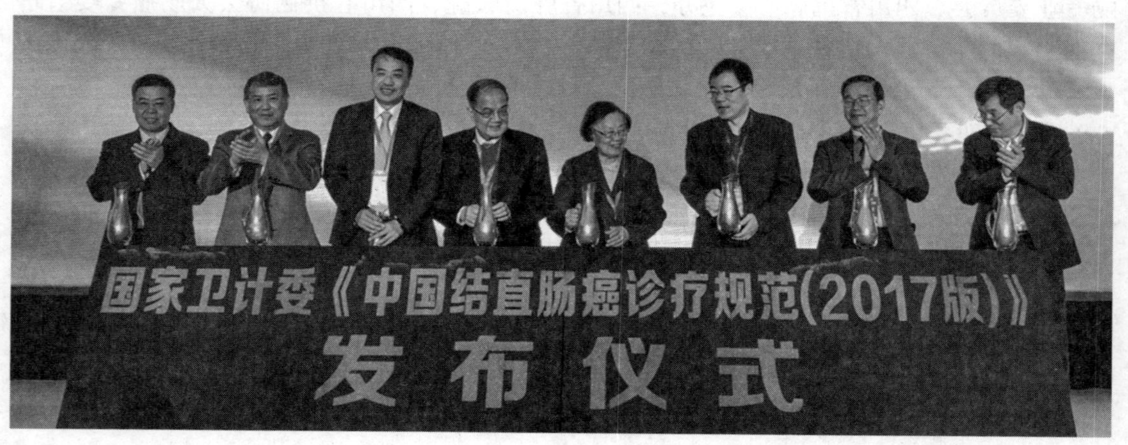

（来源：四川省抗癌协会，四川省科学技术协会网站 2017-11-27）

（图片来源：北京大学首钢医院 刘金良，北京大学医学部新闻网）

国家重点“十三五”研发计划“精准医学”专项——结直肠癌专病队列研究项目启动会在杭州召开

2017年9月19日，由浙江大学医学院附属第二医院丁克峰教授牵头的“十三五”国家重点研究项目“结直肠癌专病队列研究”项目启动会在杭州召开。国家卫计委科技发展研究中心副主任代涛教授和赵凯利处长、南京医科大学校长沈洪兵教授、浙医二院院长王建安教授、浙江大学郑树教授、张苏展教授、陈坤教授、浙江大学医学院科研管理办公室易平主任以及项目参与单位负责人、科研助理等出席会议。

首先，由王建安教授代表医院为本次会议致欢迎辞。王院长强调，我院一直把以患者为中心的医疗创新作为医院科技发展的重心。同时，他也充分肯定了郑树教授领导下的肿瘤学科在我国结直肠癌早诊早治领域做出的突出贡献，希望项目能在原有的基础上，在精准医疗与大数据时代迈出崭新的一步。

随后，代涛教授围绕“十三五”规划，介绍了国家重点研发计划项目的重要意义。代教授特别对此次研究项目“共识、共建、共享、共用”的八字理念表示了赞同，并以此要求项目组在保质保量完成基本任务的基础上，心怀理想，不断探索中国特色结直肠癌诊疗模式，争取在国际精准医疗舞台上给出中国的专病数据，在结直肠癌的诊治领域更多地发出我们中国人自己的声音。

在主持人的引导下，参会领导、学术委员会主席以及课题负责人共同将五色之水注入“中国结直肠癌专病队列”的英文缩写“NCRCC”五个字母中，完成了项目启动仪式，并由代涛教授和赵凯利处长共同为学术委员会成员颁发聘书。

之后由沈洪兵校长代表学术委员会致辞。沈校长指出，项目的成果立项代表着国家对现有团队的认可和重视，也为各家参与单位的合作提供了非常难得的平台。但项目的顺利的实施有赖于整个团队密切的团结协作和参与专家的社会责任感，要在“共识、共建、共享、共用”的理念下把队列建成、建好！第一阶段会议的最后，由郑树教授代表学科对各位领导、嘉宾的出席表示了感谢，也对项目的实施表示了殷切的期望。

会议的下半段首先由沈洪兵校长为我们带来了题为“大数据时代的临床医学研究”的专题汇报。置身大数据的时代背景，沈校长特别强调了多学科多中心合作和多维度数据资源整合在临床医学研究中的重要作用，呼吁大数据平台及知识库的构建，从而更好地惠及基层医疗和广大百姓。

之后由易平主任向参与单位成员就国家重点科研项目的管理和经费使用进行了详细的讲解和指导，为项目的科学管理和实施保驾护航。

丁克峰教授就项目概况与实施计划进行了汇报。丁教授以国际视野为我们描绘了结直肠癌专病队列研究的宏大蓝图。对于项目实施过程中的重点和难点，丁教授表示会团结各方力量，砥砺前行，为中国结直肠癌研究贡献力量。

最后，各参与单位负责人和与会专家围绕患者随访和参与单位协作等项目实施过程中的实际问题进行热切讨论。

参与单位的专家一致认为，在项目实施初期，必须要严格制订队列人群的入组标准和入组规范，对于临床信息采集、生物样本收集以及生存随访都应该出台相关标准和流程。

尽管各位专家指出，在时间和经费有限的情况下保质保量地完成项目存在一定困难，但代涛主任指出：国家给了项目实施的平台和机会，项目组应以此为基础多方争取各种支持，也希望医院、大学、地方的科技部门能够给予支持。

沈洪兵教授强调：项目的实施和参与单位的科研资源积累是相辅相成的，所有参与单位应该要精诚合作。本项目的主要目的是建设队列，应该把经费用于建设队列，收集样本，完善随访等方面，减少做探索性科研课题的经费花销。只要队列是在严格规范的标准下建立，相信今后一定有更大的机会获得国家层面的延续支持。

浙江大学公共卫生学院陈坤教授也指出：现在是队列建设初期，在严格入组标准的基础上，每个医疗机构有符合 5 个课题标准的患者都应该纳入队列，不能为了提高随访率选择性入组。项目的工作重心要放在前瞻性队列的建设，并且要保证新纳入的对象的随访率。

最后，丁克峰教授代表项目办公室表示，将认真参考各位专家的意见，在充分调研的基础上，优化整合各单位类似课题的资源，积极出台队列入组、执行标准和流程，同时与执行委员会、学术委员会专家保持密切沟通，及时将专家意见转化为切实可行的项目实施方案。

至此，丁克峰教授牵头的结直肠癌专病队列研究项目启动会圆满结束。目前，项目官方网站（http://www.ncrcc.org.cn/）已上线，网站面向参与单位及广大人民群众，与项目有关的信息和资源将逐步上线运行，恭请各位关注。

什么是结直肠癌专病队列研究?

我国结直肠癌发病率和死亡率均居恶性肿瘤第五位，严重威胁居民健康。无论是早期筛查还是中晚期治疗，结直肠癌个体化预防和精准化诊治已成共识。大型人群队列研究是精准医学研究的重要基础，国内尚缺乏大规模长周期的结直肠癌队列研究，本专病队列研究将为我国结直肠癌精准化防诊治提供重要的科技支撑。

本研究将整合高位人群和临床队列，收集结直肠癌及其癌前病变全疾病谱生物样本库，构建与之匹配的包括流行病学、临床诊治以及结局随访等综合信息的数据库，并搭建互联互通生物样品和大数据共享平台。项目的实施将为我国提供有关结直肠癌诊疗的权威数据和优质生物资源，从而建立起具有中国特色的结直肠癌精准防诊治体系，真正地惠及广大患者和人民群众。

本队列围绕结直肠癌专病队列标准和规范制订、生物样本库和信息库建立、队列人群终点结局动态随访、队列资源共享使用等四个关键科学问题，主要开展以下研究：

1. 依托早诊早治示范基地及城市社区早诊早治项目，开展高危人群筛查，采集人群生物标本及危险因素等基线信息，建立高发现场及城市社区结直肠癌及癌前病变高危人群队列。

2. 以遗传家系为重点，基于家系诊断标准，收集家族史等基线信息及至少两代家系成员生物样本，建立结直肠癌遗传家系队列。

3. 以早中期结直肠癌及进展期腺瘤为重点，基于分期标准及手术或内镜治疗规范，采集治疗前后生物标本及随访信息建立结直肠癌内镜及外科治疗临床队列。

4. 以中晚期结直肠癌为研究重点，基于规范化综合治疗方案，依托现有的综合治疗协作平台，采集生物标本、临床诊疗及随访信息，建立结直肠癌规范化诊疗临床队列。

5. 以晚期肝转移为研究重点，基于肝转移癌预后评价标准及诊疗规范，采集治疗前后生物标本及随访信息，建立结直肠癌肝转移诊疗临床队列。

（作者：浙医二院肿瘤外科 来源：搜狐）

铸造优势，协同共进
——首届国家癌症中心肝胆肿瘤 MDT 全国会议召开

2017 年 6 月 16 日 ~17 日，首届国家癌症中心肝胆肿瘤 MDT 全国会议暨 2017 国家级继续教育课程（第六届中央型肝癌以手术为主的综合治疗）在京举行。本次会议由国家癌症中心和海峡两岸医药卫生交流协会肿瘤防治专家委员会联合主办，中国医学科学院肿瘤医院承办，海峡两岸医药卫生交流协会肿瘤防治专家委员会肝癌学组/青年委员会协办。

在第一天的继续教育培训班，来自解放军总医院、中山大学附属第三医院、复旦大学肝癌研究所、中国医学科学院肿瘤医院的不同团队分别展示、交流各自的典型病例，并针对临床中的疑难病例展开多学科讨论，例如解放军总医院刘荣教授团队分享了他们在机器人手术方面的丰富经验，中山大学附属第三医院许瑞云教授团队报告了一例巨大肝尾状叶肝癌的诊治经过，中国医学科学院肿瘤医院则重点介绍了以手术为主、联合其他多种手段（介入、放疗、中医药治疗）的综合治疗模式。

尽管这只是由肝胆外科医生主导的一次小规模继教培训课程，但包括内科、介入科、放疗科和中医科医生在内的多学科参与的讨论，令现场气氛活跃，各方观点碰撞，让现场参与者提前进行了一次肝癌 MDT 的“热身”，与第二天举行的肝胆肿瘤 MDT 全国会议“无缝对接”。

会议主席、中国医学科学院肿瘤医院院长赫捷院士，会议执行主席、中国医学科学院肿瘤医院肝胆外科吴健雄教授，中国医学科学院肿瘤医院程书钧院士、邵永孚教授、李晔雄教授，北京协和医院桑新亭教授，北京大学人民医院朱继业教授，北京大学肿瘤医院郝纯毅教授等出席了第二天召开的肝胆肿瘤 MDT 全国会议。

赫捷院士在致辞中指出，MDT 对于肿瘤的研究、诊治以及普及等各方面均起到了良好的作用，而肝胆外科正处于快速发展的阶段，举行这样的全国性 MDT 讨论，实际上是通过学习他人、提高自己、最终扩大整个学科的学术影响力，这样的活动应该“高调”。通过 MDT，来更好地探索肿瘤治疗中的最佳方式和方法。赫捷院士同时强调，关于 MDT 有几点内容值得我们重视。第一是规范，无论是哪一个学科、哪一个专业，在治疗上都一定要规范。第二是创新，在规范的基础上，思考如何把合理的、新的方法用在患者的治疗上。第三是疑难，在这种全国性讨论的层面，要把大家都觉得治疗有困难的病例拿来讨论解决。另外，还要端正学习态度，不能在学术的殿堂掺杂一点瑕疵。最后，建立一个 MDT 的长效机制，让大家每隔一段时间都能更新一次理念，达成共识，这样才能通过 MDT 有所提高。

吴健雄教授表示，肝癌是对人类威胁最大的肿瘤之一，而中国是肝癌大国，在全世界每年肝癌发病的人群中，中国患者约占 55%。国家癌症中心、中国医学科学院肿瘤医院非常重视和关注肝癌的防治工作，肝胆外科多年来始终坚持综合治疗的理念，坚持基础与临床相结合，强调各级精准化治疗、规范化治疗、综合治疗的道路，通过中西医结合，以及内科、外科、放疗科、肝病内科、心理学、营养学等多学科的联合，对于疑难病例的诊治能力得到了稳步提升。吴教授还介绍，他们在 3 年前成立了一个面向全国的肝肿瘤疑难病例会诊机构，取得了良好的成效，对促进肝胆肿瘤的全面防治发展起到了推动作用。希望此次召开的肝胆肿瘤 MDT 全国会议，能为肝胆肿瘤及相关研究领域医务人员建立多学科交流平台，以期推动国内肝胆肿瘤多学科协作医疗。

［撰写、编辑：黄蕾蕾（中国医学论坛报）；
审阅：吴凡（中国医学科学院肿瘤医院）；来源：搜狐网站］

国内首个宫颈癌疫苗正式上市！各社区医院可提供接种

中国内地首个宫颈癌疫苗“希瑞适”（Cervarix）在获批 1 年后，终于宣布上市销售。

2017 年 7 月 31 日，英国葛兰素史克（GSK）公司官网显示，中国内地首个获批的宫颈癌疫苗“希瑞适”［人乳头瘤病毒（HPV）疫苗（16 型和 18 型）］已正式上市。

日前，首批进口的希瑞适已通过中国相关质检部门的检验放行，现正供应全国市场，以满足大量适龄女性对通过疫苗接种来预防宫颈癌的健康需求。再也不用千里迢迢去国外和港、澳、台打疫苗了。从 2006 年第一支 HPV 疫苗在美国获批上市，中国医学科学院肿瘤研究所流行病学研究室主任乔友林教授和团队呼吁多年，终于等到了疫苗在国内问世。

提供希瑞适接种的卫生机构和其他疫苗一样，是各城市的社区医院及社区卫生服务中心。

在价格方面，葛兰素史克的 HPV 二价疫苗在中国内地的定价为 1 支 580 元（接种需打 3 针）。默沙东四价疫苗的定价尚未明确。据推测，四价疫苗在中国内地的售价可能会略高于二价疫苗，大约在 1 支 700~900 元之间。

从目前公布的定价来看，内地的“希瑞适”的接种花费低于香港同类疫苗。据了解，目前香港二价 HPV 疫苗接种完 3 支的总价在 3000 港元（约合人民币 2584. 4 元）左右，四价疫苗与二价花费差别不大，九价 HPV 疫苗的接种价格约为 4000 港币。

中国医学科学院肿瘤研究所流行病学专家乔友林教授表示，宫颈癌是严重威胁妇女健康的常见恶性肿瘤。我国每年新发病例约 10 万，死亡病例 3 万，是 15~44 岁女性中第三大高发癌症。

因此，在开展宫颈癌筛查的同时，宫颈癌疫苗接种将显著降低宫颈癌及其癌前病变的发病率，从而降低疾病负担。

2016 年 7 月 18 日，GSK 的“希瑞适”获得国家食品药品监督管理总局（CFDA）的上市许可，成为内地首个获批的宫颈癌疫苗。

2017 年 5 月 18 日，由美国默沙东公司研发的宫颈癌疫苗“佳达修”（Gardasil）［人乳头瘤病毒疫苗（16、18、6、11 型）］也通过食药监总局药品注册审批，在中国获批，据悉“佳达修”将在获批之后的 6 个月后，即今年年底上市销售。

目前“希瑞适”和“佳达修”是世界上覆盖范围最广的两种宫颈癌疫苗，分别于 2006 年和 2009 年在海外上市。

二者的区别在于，“希瑞适”为二价宫颈癌疫苗，“佳达修”包含四价和九价两种类型。目前在中国获批的“佳达修”为四价疫苗。价代表的是覆盖的病毒亚型的种类，价越高，覆盖的病毒种类越多。

适合接种 HPV 疫苗的年龄，各个国家，甚至同一国家的不同机构建议都不一样，全球范围内是 9~45 岁，国家食药监总局批准的年龄是 9~26 岁。

关于宫颈癌疫苗，你想知道的都在这里！

1. 什么情况适合打？

专家指出，由于 HPV 主要通过性行为传播，一般认为青春期女性是接种的首选人群，最好在首次发生性行为之前完成接种。由于不同国家和地区人群的初次性行为的年龄不同，因此各组织机构建议的免疫年龄也有所不同。

以美国食品和药品管理局为例，其推荐的接种人群为 9~26 岁女性。超过 26 岁也可使用，但效果不佳。在 HPV 疫苗已上市的 100 多个国家，多数在执行 HPV 疫苗免疫计划上有着相似的建议：主要针对 9~14 岁的女童。

对此，专家表示，这主要基于以下两方面的考虑：（1）HPV 感染以性传播为主，从疫苗预防效果及卫生经济学角度讲，最佳接种人群为尚未发生性行为的年轻女孩。（2）接种 HPV 疫苗后，14 岁以下的女孩产生的保护性抗体的效能，较 14 岁以上的女孩高一倍。

2. 超 26 岁但没性生活能注射吗？

专家表示，从疫苗作用机制上说，全年龄段都适合接种 HPV 疫苗，但是因为在中国获批的适应证是 9~26 岁女性，所以要根据说明书来使用。

以前的研究发现，26 岁以后注射产生的抗体相对较弱，保护效果降低。从个人角度，注射年龄越小，保护效果越好，但不意味着大年龄接种就没有意义。

因而年龄的限制并不是绝对的，一些机构还建议将 11~12 岁列为最佳接种年龄。在部分国家和地区，年纪较大的女性也可以打，接种的年纪延长到了 45 岁。从理论上来说，几岁都可以接种，但预防的效果会随着年龄的增长而下降。

3. 有过性生活，注射还有用吗？

专家表示，发生初次性生活之前，是接种 HPV 疫苗最理想的时期。根据国家和地区的不同，建议接种的年龄也不一样。最早 9 岁时可以开始注射，一般而言，越早注射保护效果越好。疫苗从作用机制上讲，是预防 HPV 的持续感染。理论上说，即使已经感染 HPV，接种疫苗后也可以起到预防继续感染的作用，但是保护效果必然不如未感染注射来的好。

不过要注意的是，打了疫苗不代表万事大吉，HPV 亚型很多，即使打过疫苗，有性接触的女性还是应正常定期随访。

4. HPV 疫苗安全性如何？

宫颈癌疫苗被世界卫生组织和欧美发达国家认为是安全有效的，并已在 150 多个国家和地区大规模应用。我国的研究数据表明，该疫苗在国内目标人群中应用的安全性和有效性与国外具有一致性。

专家介绍，HPV 疫苗是灭活疫苗，理论上没有什么安全性问题，禁忌人群也和普通疫苗没有太大区别。但须注意：如有发热不要接种疫苗，咨询医生在病愈后再进行接种。月经期间并不会影响疫苗接种，但一般而言，即使没有发现这一疫苗对孕妇和胎儿会产生不良的影响，孕期也一般不建议打疫苗。对此款疫苗过敏的人不能接种。

（作者：新媒体编辑 张昭；来源：综合 国医网）

相关链接 1

葛兰素史克宫颈癌疫苗在美下架 7 月才在中国内地获批

刚在中国获批的宫颈癌疫苗，已被美国踢出政府采购目录

被美国拒之门外的人乳头瘤病毒（HPV）疫苗（俗称宫颈癌疫苗），不只是英国制药巨头葛兰素史克（GSK）生产的“希瑞适”2 价疫苗，还有美国制药巨头默沙东旗下的 4 价疫苗。

近日，澎湃新闻了解到，除了葛兰素史克的“希瑞适”（Cervarix）2 价疫苗从美国退市，默沙东旗下的“佳达修”（Gardasil）4 价疫苗，也已经在美国市场暂停销售。

默沙东方面向澎湃新闻记者表示，美国地区的产品调整与“佳达修”的安全性和质量无关，“佳达修”的生产和在美国以外地区的销售保持不变。

葛兰素史克中国公司相关负责人此前向澎湃新闻表示，公司选择从美国市场撤退最大的原因是需求量的不足。

据澎湃新闻记者了解，美国官方机构将 2 价及 4 价 HPV 疫苗从国家免疫计划中剔除，可能才是两大制药巨头在美国停售相关疫苗的主要原因。

而在中国内地，直到 2016 年 7 月，葛兰素史克在美国退市的 HPV2 价疫苗才获批，成为首个在中国内地上市的宫颈癌疫苗。

美国将 2、4 价 HPV 疫苗从政府采购目录剔除

澎湃新闻记者查阅公开资料发现，美国疾病控制与预防中心（CDC）下辖的美国免疫实施咨询委员会（ACIP），于 2015 年 2 月建议将 9 价 HPV 疫苗纳入国家免疫规划。随后，从 2016 年 4 月起，美国疾控中心将 2、4 价 HPV 疫苗从采购名单中剔除，仅留有 9 价 HPV 疫苗。根据该政策，2016 年底前，2 价及 4 价 HPV 疫苗将不再供应美国市场。

“价”代表了疫苗覆盖的病毒细分种类，价越高，覆盖面越大。2 价的“希瑞适”可预防 16、18 型两种 HPV，由这两种病毒引起的宫颈癌占了总数的 70%。4 价的“佳达修”可用于预防 6、11、16、18 型四种 HPV 亚型，而“佳达修 9”，则在原有 4 价的基础上新增了31、33、45、52和58型5种HPV亚型，对病毒的覆盖面也达到了90%。

HPV疫苗在美国属于国家免疫规划项目，相当于中国的免费一类疫苗，9~14岁的少年儿童可在父母带领下免费接种。换句话说，对企业而言，未被纳入国家采购目录就相当于丢失了主要销售渠道。

为的是提高疫苗接种率？

美国官方的选择考量之一，可能是为了提高相关疫苗的接种率。

美国疾控中心的数据显示，2015年，美国女孩HPV疫苗的接种率为40%，男孩为21%，远低于美国卫生福利部设定的到2020年实现80%接种率的目标。

一名业内人士向澎湃新闻记者指出，美国调整HPV疫苗的推荐目录或与美国该类别疫苗的接种率较低有关。美国相关部门的决策者认为，将普遍使用的三剂HPV疫苗改为两剂疫苗，有助于简化免疫程序，从而提升接种率。而目前全球市场在售的两剂型HPV疫苗只有默沙东公司的“佳达修9”，即HPV9价疫苗。

路透社10月19日报道提及，美国疾控中心认为，推荐青少年接种两剂HPV疫苗，有助于提高接种人群的覆盖数量。因为三剂疫苗接种时间跨度大，很多父母会忘记带孩子打完。数据显示，美国参与接种HPV疫苗的青少年中完整接种完三针的不足1/3。

美国官方为何更青睐9价HPV疫苗

路透社的报道提及，根据美国食品和药品管理局（FDA）的说法，两剂型的“佳达修9”与接种三次的HPV疫苗有一样有效的防疫效果，甚至更优于后者。

澎湃新闻记者查阅发现，美国疾控中心网站2015年3月发布了一篇名为“9价HPV疫苗的使用：免疫接种实践咨询委员会关于HPV疫苗接种的最新建议”的文章。该文章将三种不同病毒覆盖面的HPV疫苗进行了比较，并得出了9价HPV疫苗更胜一筹的结论。

该文章指出，HPV可能引发子宫颈癌、外阴癌、阴道癌、阴茎癌、肛门癌、口咽癌等多种类型的癌症。其中HPV2价疫苗对引发子宫颈癌的66%的病毒亚种有较好的预防效果，而HPV4价疫苗和HPV9价疫苗还能够预防其他病毒引发的肛门生殖器疣。同时，2价疫苗仅适用于女性接种，4价和9价同样适用于男性。

从成本效益的角度，文章假设9价疫苗每剂量比4价疫苗成本高出13美元，但考虑到预防效益和之后的医疗成本，9价HPV疫苗依然最具医药经济学上的优越性。

从销售数据上来看，在美国调整防疫政策之前，2价HPV疫苗在美国的市场份额就一直在萎缩。

数据显示，2015年，“希瑞适”在全球的销售额为1.35亿美元，其中美国市场约为500万美元，份额不足4%；2016年上半年，“希瑞适”的全球销售额为4800万美元，美国市场共计销售100万美元，份额已降至2%左右。

随着葛兰素史克的撤退，默沙东也将成为美国市场唯一的HPV疫苗的供应商。默沙东方面向澎湃新闻记者表示，在监管部门停止采购之前，公司先一步暂停了4价“佳达修”疫苗在美国的供应。“我们主动选择在美国市场进行产品的升级。”默沙东相关负责人称。

专家称选择何种疫苗要考虑国情因素

当然，也有专家认为，选择何种疫苗也要考虑国情的因素。

一位专家对澎湃新闻表示，在美国，相比宫颈癌，生殖器疣更为高发，卫生部门将生殖器疣的预防视为重点，因此 9 价 HPV 疫苗就得到了政府的大力推荐。而在中国宫颈癌的危害性高于生殖器疣，2 价 HPV 疫苗对中国来说并不算落后，依然能起到很好的预防效果。

“从对宫颈癌的预防效果上来说，2 价和 4 价的疫苗几乎没有区别。4 价及 9 价疫苗增加覆盖的病毒亚型主要是针对其他良性湿疣的预防。谁也不知道 9 价的疫苗何时才会在中国上市，对目标人群来说等待可能就会错过接种的最佳时间，在有接种条件的时候不管 2 价、4 价都应当尽早接种。”北京大学人民医院知名妇科专家魏丽惠教授向澎湃新闻说道。

中国医学科学院肿瘤研究所乔友林教授曾表示，中国女性 HPV16 型和 HPV18 型的感染率为 84.5%，理论上说，“希瑞适”疫苗对中国女性将更加有效。

2016 年 7 月，葛兰素史克的“希瑞适”历经 10 年的漫长审查，终于在中国获批，成为首个在中国内地上市的人乳头瘤病毒疫苗（香港地区目前已上市 9 价疫苗）。在中国内地上市的“希瑞适”仍为 2 价产品。

2 价疫苗 2017 年上市，9 价疫苗正筹划在中国开展临床实验

据此前公布的消息，“希瑞适”2 价疫苗的具体上市时间为 2017 年初。葛兰素史克表示，“希瑞适”上市计划暂无变动，但具体时间未定。

葛兰素史克方面向澎湃新闻表示，数据显示，全球大规模临床研究证实了“希瑞适”2 价疫苗对其他型别 HPV 具有交叉保护效力。而在未感染人群中，希瑞适对任何型别的 HPV 引起的宫颈癌前病变的总体保护效力达到 93.2%。

作为竞争对手的默沙东，也正在努力打开中国市场。

魏丽惠教授在过去 7 年中参与了默沙东 HPV 疫苗在中国的临床实验。她表示，默沙东与葛兰素史克几乎同时开始在中国进行审批临床试验，由于作为实验参照指标的 HPV 癌前病变本来就是一个较长的过程，正常需要 5~10 年的时间，再加之受试样本数量不足，导致了中国宫颈癌疫苗审批缓慢。而在 2015 年，世界卫生组织提出可以以高级别的 HPV 感染为临床参照标准，这个病毒感染下降即可认定疫苗有效，这意味着在未来新的 HPV 疫苗临床实验的进程会大大加快。

默沙东方面向澎湃新闻透露，该公司已于 2013 年将“佳达修”（4 价）疫苗临床试验数据交到国家食品药品监督管理总局（CFDA）进行审批，目前正根据 CFDA 的要求，对临床试验的最新进展进行数据的汇总与分析。同时也正在筹划开展“佳达修 9”在中国的临床实验。

（来源：澎湃新闻）

相关链接 2

九价 HPV 疫苗有条件批准上市 适用于 16~26 岁女性

为加快新药进口注册进程，满足公众用药需求，按照中共中央办公厅、国务院办公厅《关于深化审评审批制度改革鼓励药品医疗器械创新的意见》有关要求，2018 年 4 月 28 日，国家药品监督管理局有条件批准用于预防宫颈癌的九价人乳头瘤病毒疫苗（简称 HPV 疫苗）上市。

收到九价 HPV 疫苗进口注册申请后，国家药监局将其纳入优先审评程序，多次就产品在境外临床数据及上市后安全监测情况与企业沟通交流，并基于之前四价 HPV 疫苗获批数据的基础，有条件接受境外临床试验数据，与境外临床数据相桥接，在最短时间内，有条件批准了产品的进口注册。同时，国家药监局要求企业制定风险管控计划，按要求开展上市后研究工作。

HPV 疫苗是全球首个把癌症作为适应证列入说明书的疫苗。我国批准的九价 HPV 疫苗由 6、11、16、18、31、33、45、52 和 58 型 HPV 的主要衣壳蛋白组成的病毒样颗粒经高度纯化、混合制成。该疫苗适用于 16~26 岁的女性，用于预防 HPV 引起的宫颈癌、外阴癌、阴道癌、肛门癌、生殖器疣、持续感染、癌前病变或不典型病变。对此次批准上市产品或四价 HPV 疫苗的活性成分或任何辅料成分有超敏反应者禁用；注射此次批准上市产品或四价 HPV 疫苗后有超敏反应症状者，不应再次接种本品。

至此，全球已经上市使用的所有 HPV 疫苗品种在我国均有供应，能更好地满足公众对疫苗接种的不同需求，为宫颈癌的预防提供了新的有效手段。

（来源：央视新闻 2018 年 4 月 29 日）

“即刻行动 开启保护”中国宫颈癌预防控制科普项目在沪启动

新华网上海 9 月 13 日电（袁馨晨）宫颈癌是严重威胁女性健康的常见恶性肿瘤，我国每年新发病例约 10 万人，死亡病例约 3 万人。“由高危型 HPV 感染发展为癌症需要几年到十几年的时间，宫颈癌可以被有效预防和控制。”9 月 12 日，中华预防医学会会长王陇德在上海举行的“中国宫颈癌预防控制科普项目启动会”上呼吁，应加强宫颈癌的科普宣传，提升公众的认知，尽快采取行动。

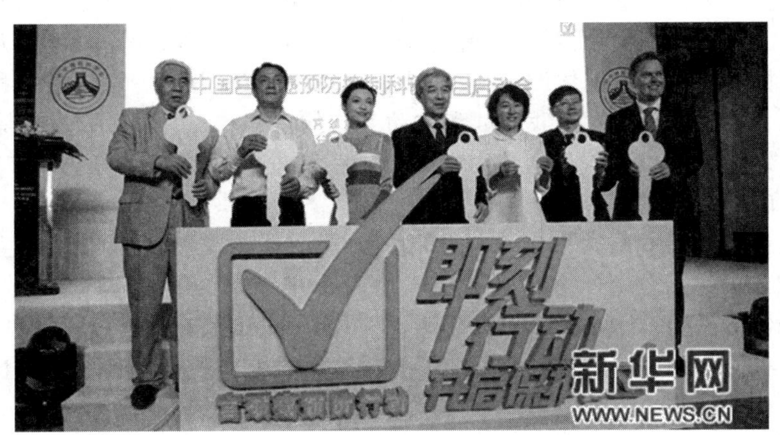

宫颈癌发病率呈年轻化趋势

近年来，随着社会经济快速发展、人们行为方式转变，宫颈癌危险暴露因素增加，当前我国宫颈癌的发病呈年轻化的趋势，在 25~45 岁女性人群中发病率持续大幅度上升，加强宫颈癌预防和早期干预刻不容缓。

“宫颈癌是妇女生殖系统肿瘤死亡的主要原因。《中国妇女发展纲要（2011~2020 年）》明确提出，妇女常见病定期筛查率达到 80%以上。提高宫颈癌和乳腺癌的早诊早治率，降低死亡率。”国家卫生计生委妇幼健康服务司副司长宋莉表示，自 2009 年起，国家将农村妇女宫颈癌、乳腺癌的检查作为一项重要的民生工程纳入重大公共卫生服务项目，到 2016 年已为 6000 余万农村妇女免费进行宫颈癌检查。“目前，我国宫颈癌防治工作虽然取得了一定成效，但防治形势依然严峻，发病率逐年增高且有年轻化趋势，三级防治措施需要进一步推进，尤其是全社会对宫颈癌防治形势的认识不足，防控能力亟待加强。”她说。

据悉，为传播宫颈癌预防控制知识，提高公众对宫颈癌防治意识，由中华预防医学会倡导发起的“中国宫颈癌预防控制科普项目”于当日正式启动，项目旨在大力推动宫颈癌防治的科普专家队伍建设、科普资源开发，建立线上线下的传播渠道。

据介绍，项目由王陇德、郎景和、赵铠、侯云德、徐建国等多名院士担任主任委员，共 16 名权威专家组成了专家委员会，专业覆盖基础研究、肿瘤防治、妇幼保健、妇产科学、疫苗研究、预防接种等领域，为建立宫颈癌防治科学信息源提供权威保障。9 月起，项目将通过官方网站“预防宫颈癌”、官方微信公众号“宫颈癌预防行动”、媒体、高校校园行等活动广泛宣传，号召更多女性即刻行动，预防控制宫颈癌。

加强宣教 让女性主动参与宫颈癌防治

为提高“中国宫颈癌预防控制科普项目”在女性群体中的传播度和影响力，项目邀请郭采洁担任宣教大使。当天下午，郭采洁参与了在上海大学举行的校园宣教活动，与大学生们交流了她对疾病预防的心得体会。中华预防医学会副会长兼秘书长杨维中、上海市卫生计生委副主任吴凡、上海市学校卫生保健协会副会长丛海鹰、上海大学校医院周弘院长等专家和学生共 400 余人到场参与。

“上海市委、市政府高度重视宫颈癌防治工作，根据最新统计数据显示，上海市的宫颈癌发病率在女性恶性肿瘤中位居第 9 位，死亡率排在第 13 位，年发病率为 12/10 万。年死亡率为 3. 8/10 万。”上海市卫计委副主任王磐石表示，自 2007 年起，上海市以实施项目形式联合市区妇幼机构，为退休妇女和生活困难妇女每两年开展一次免费妇科病筛查。还通过健康宣教，不断提高妇女自我保健和主动参与的意识。《上海市妇女健康服务能力建设专项规划（2016~2020 年）》更是明确提出，积极推广乳腺癌、宫颈癌有效防治措施，切实保障妇女的健康权益。

该科普项目还得到了葛兰素史克（GSK）公司的大力支持。为此，葛兰素史克（中国）投资有限公司主席魏廉昇表示，“GSK 有一个很简单的愿景——帮助人们做到更多(do more)，感觉更舒适（feel better)，生活更长久（live longer)。通过和中华预防医学会的再度合作，我们希望更好地支持中国的公共教育和疾病防控，立足中国，携手中国，服务中国。”

（来源：新华网-健康产业）

2017年精准诊疗下卵巢癌认知及患者生存现状调研结果发布

卵巢癌被称为“沉默的杀手”，我国每年约有1.5万名女性死于这一疾病，70%的患者一经发现已是晚期，一半以上的患者在5年内死亡。

2017年6月23日，由中国抗癌协会发起、阿斯利康中国支持的《2017年精准诊疗下卵巢癌认知及患者生存现状调研》（以下简称“调研”）在广州发布。调研结果发现，56%的卵巢癌患者了解BRCA基因突变会增加卵巢癌患病风险，但只有23%的患者及其家属接受过BRCA基因检测。调研提示，进一步加强患者对BRCA基因检测的全面认识，提高BRCA基因检测率，积极推进卵巢癌早期预防，是提升国内卵巢癌精准诊疗水平、延长患者总体生存获益的重要环节。

发布会上，中国抗癌协会副秘书长刘端祺教授充分肯定了此次调研的积极意义，他表示：“此次调研获得的宝贵一手数据，为我们今后更有针对性地开展卵巢癌防治工作、提升卵巢癌诊疗水平等工作提供了参考。希望通过此次调研，广大医务人员能够关注患者需求，借鉴卵巢癌国际精准诊疗经验，积极探索更有效、更具针对性、更富个体化的治疗方法，未来能够造福更多患者。”

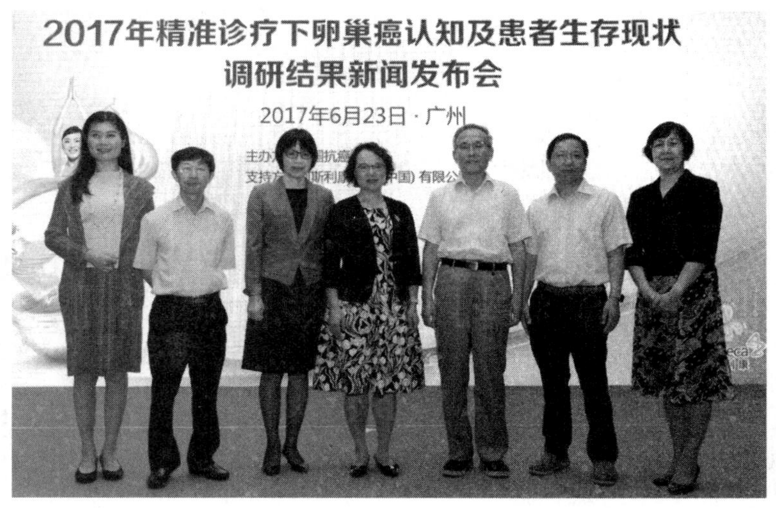

卵巢癌现状：高复发高死亡率

此次调研由中国抗癌协会发起，共计覆盖19个省（区、市）的3762名卵巢癌患者和来自52家医院的98位妇科肿瘤领域的医生，患者有效样本为1023份。

调研显示，卵巢癌患者反映初期症状以腹胀或腹痛最为常见，其次是肠胃不适、月经异常、疲劳乏力消瘦等。但这些症状易被忽略，也难以跟其他症状区分，导致卵巢癌难以早期发现。

另外，调研结果显示，卵巢深藏于盆腔内，发病位置隐匿，且目前没有十分精准有效的筛查方案，70%的患者初诊时已经是卵巢癌晚期。卵巢癌复发率高达70%，致使50%～60%的患者在5年内死亡，是致死率最高的妇科恶性肿瘤。

目前，我国卵巢癌的治疗仍以“手术+术后化疗”为主，患者须经受长期化疗带来的剧烈毒副作用，但却无法显著延长肿瘤复发的间隔时间和生存期。从调研中不难发现：严重的不良反应、高昂的治疗费用以及有限的治疗方法，是卵巢癌患者在治疗过程中遇到的主要难题；医生则更倾向选择如靶向药物等毒副作用小的治疗方式来帮助卵巢癌患者提高生存质量。

仅两成患者做 BRCA 基因检测

2016年，国际妇癌协会（IGCS）双年会上发布的中国首个大样本多中心卵巢癌患者BRCA基因突变研究数据显示，我国超过1/4的卵巢癌患者都存在BRCA基因突变。普通人群卵巢癌终生发病风险仅为1.3%，而BRCA基因突变人群卵巢癌发病风险则上升至11%～39%。

此次调研中，近八成医生认为BRCA基因检测对于卵巢癌患者很有必要，可以帮助医生更为准确地做临床诊断和治疗方案选择。但患者的看法显然没有这么积极。调研显示，56%的患者虽然知晓或了解BRCA基因突变与卵巢癌发病率的关联程度，但只有23%的患者及其家属曾接受BRCA基因检测，说明我国患者及家属对BRCA基因检测已有一定的认知，但实际的检测率却依然很低。同时，七成参与调研的患者认为进行BRCA基因检测的首要意义在于评估亲属的患病风险，帮助提前制定随访和预防策略，忽视了BRCA基因检测结果对患者自身的临床指导意义。

有意思的是，在医生不推荐做基因检测的原因中，“目前基因检测的规范化和精准性不能保证”成为医生最担心的选项，其次是检测价格和检测后的药物可及性。

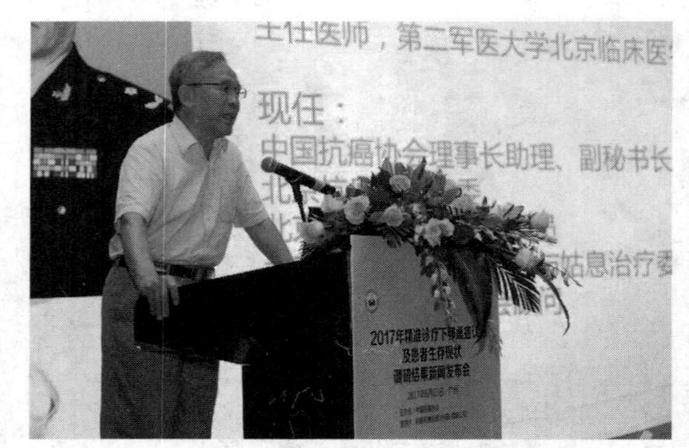

中国抗癌协会副秘书长刘端祺教授

中国抗癌协会副秘书长刘端祺教授指出，基因检测操作起来并不复杂，随着市场的扩大，成本会越来越低，价格也会大幅下降。但患者需要知道的是，基因解读需要专业人员经过专门的训练，非一日之功可就。BRCA基因是一个比较复杂的、长片段的基因，尤其需要专业人士的解读。据悉，基因检测的报告解读尤其关键，需要生物信息学专家来“破解密码”，目前国内这类人才紧缺。

BRCA 靶向药物有望明年进入中国大陆

在国际上，PARP抑制剂被推荐为BRCA1/2突变的铂类敏感的复发卵巢癌患者进行靶向治疗。调研显示，参与此次调研的卵巢癌患者对于新型靶向药物治疗报以很高的期许，超过九成患者希望以PARP抑制剂为代表的靶向药物治疗可以有效减少卵巢癌复发，其次，希望尽可能减少药物产生的不良反应，提高生活质量。

本次调研的主要负责人，中国抗癌协会妇科肿瘤专业委员会副主任委员、中山大学附属肿瘤医院妇科主任刘继红教授表示：“提高对BRCA基因检测的重视度和检测率，需要医患双方共同努力。目前针对这一靶点的有效治疗药物尚未进入我国大陆地区。我国卵巢癌诊疗的整体水平仍需提升。”据专家透露，针对BRCA的靶向药物有望在明年进入大陆地区。

在此次调研中，关于卵巢癌手术前该不该先做化疗也引发一些争议。中国抗癌协会妇科肿瘤专业委员会主任委员周琦教授指出，卵巢癌该如何进行治疗最好找妇科肿瘤医生来评估。“卵巢癌的化疗次数很宝贵，一是化疗次数越多越容易产生耐药，二是术前化疗次数越多，术后化疗空间就越小。因此找到对的医生做准确的评估非常重要。

该如何预防卵巢癌？专家认为，一是45岁以上女性应该定期做B超筛查结合肿瘤标志物检测；二是卵巢癌患者如果发现有BRCA基因突变，建议直系亲属也做相关基因检测。

（来源：搜狐>健康 2017-06-28）

第八届全国乳腺癌高峰论坛（南京）暨江苏省肿瘤学年会在宁盛大开幕

“荷风送香气，竹露滴清响”这是大诗人孟浩然写下的名句。就在这荷满池塘、百花争艳的时候，2017年7月14日~16日。第八届全国乳腺癌高峰论坛（南京）暨江苏省肿瘤学年会在江苏省会议中心盛大召开。

作为威胁女性健康的“红颜杀手”乳腺癌，目前在我国的发病率居高不下，一项调查数据显示，我国近年来乳腺癌发病率正以每年2%的速度递增。据不完全统计，我国每年有20余万妇女患乳腺癌，4万余名妇女死于乳腺癌。和其他癌症不同，乳腺癌的患者不仅要面对癌症的威胁，还要独自承受失去女性特征的恐慌，因此乳腺癌的诊治一直是实体瘤领域高度重视的焦点。

本次会议经国家继续教育委员会批准，由江苏省医学会、江苏省抗癌协会主办，南京医科大学、南京医科大学第一附属医院（江苏省人民医院）、南京医科大学附属肿瘤医院（江苏省肿瘤医院）、《中国肿瘤外科杂志》编辑部承办，结合当下“精准医疗”的热点，邀请国内知名院士、乳腺癌领域顶级专家及学术精英进行专场报告，共话乳腺癌的诊治。内容涉及乳腺癌超声影像、病理、乳腺癌综合治疗、乳腺癌放疗、护理等一系列领域。本次高峰论坛以“重视基础、注重转化”为主题，旨在解析乳腺癌诊治领域的新动态，促进系统化、个体化医学模式的发展。也是为了推动我省乳腺癌治疗事业的发展，从而为广大乳癌患者及其家庭营造更加幸福美好的未来，江苏省肿瘤学年会在此一并召开。来自全国千余名肿瘤领域临床医生来宁参加了此次盛会，为期 3 天的学习班成功搭建不同专业方向同行之间的交流对话平台。本场会议分为 1 个主会场和 3 个分会场。会议中，学者们相互学习并展开热烈讨论，营造了多学科间充分沟通、相互理解的积极氛围，为我们今后多学科治疗的推进注入全新的活力。

7 月 15 日上午，本次高峰论坛在江苏省会议中心金陵厅拉开帷幕。大会由江苏省人民医院院长唐金海教授致开幕词，并邀请江苏省卫计委主任王咏红教授、南京医科大学校长沈洪兵教授致辞，出席开幕式的还有中国工程院院士王学浩、于金明，江苏省科协学会部副部长冯异香教授，中国抗癌协会乳腺癌专业委员会名誉主任委员沈镇宙教授、邵志敏教授，中国抗癌协会乳腺癌专业委员会主任委员徐兵河教授，中国抗癌协会江苏省抗癌协会名誉理事长朱继荣教授，复旦大学附属肿瘤医院副院长吴炅教授，江苏省人民医院副院长王水教授等国内顶级乳腺癌领域专家。

第一场分享会是由复旦上海乳腺癌临床医疗中心首席专家沈镇宙教授、辽宁省重点学科（乳腺外科）带头人张斌教授、江苏省人民医院院长唐金海教授担任主持。

山东省医学科学院副院长于金明院士讲演的主题是“乳腺癌精准放疗新实践”，讲演从内乳淋巴结照射荟萃分析到新辅助化疗后的放疗，还对 NeoCT 后 yPHo 放疗专家不同意见的争议进行了剖析，结合大量临床分析，对乳腺癌辅助化疗不同治疗方法进行了总结。

复旦大学附属肿瘤医院大外科、乳腺外科主任邵志敏教授以“乳腺癌的新辅助治疗”为主题，分析了乳腺癌肿瘤内部异质性的问题，从现象剖析其意义，用现代生物学技术例如生物工程学工具来探索肿瘤内部异质性，并通过 MATH 算法分析预测等。从白血病、实体瘤等分析肿瘤内部异质性的临床意义，分享了转移前后肿瘤异质性和其研究方向。

中国医学科学院肿瘤医院内科主任徐兵河教授以“中国乳腺癌防治现状与挑战”为主题，讲到了乳腺癌预防和筛查技术、不同年龄段女性钼靶筛查效果评价、其他筛查方法效果评价等。通过对比指出中国乳腺癌患者 5 年相对生存率低于发达国家。徐教授通过对中美乳腺癌患者诊断年龄与临床分析，指出了我国乳腺癌筛查存在的问题，如假阳性率高、后期诊疗费用高、成本高无医保支撑等，并且呼吁急需筛查指南的出台。中国专家学者的声音、身影，在国际上越来越有影响力，中国一年在国际上发表的文章 2 万多篇，其中江苏省最为出色。同时徐教授也提倡中国乳腺癌文章等发表要更注重高质量。

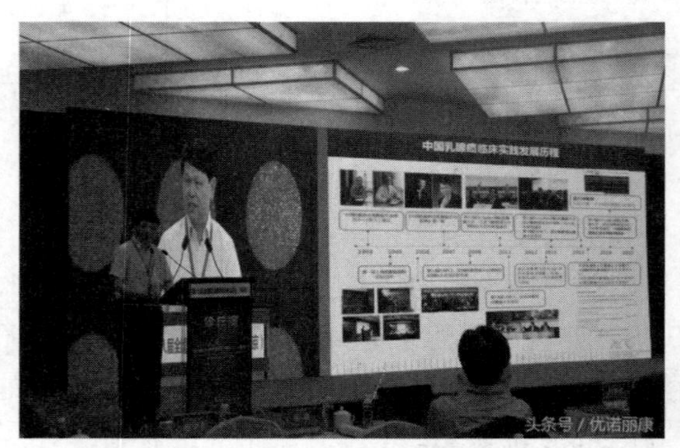

徐兵河教授

军事医学科学院附属医院乳腺肿瘤科主任江泽飞教授讲演的主题是“乳腺癌治疗临床决策：大数据和小随机”。江教授的讲演从后续强化内分泌治疗，到 HER-2 阳性 EBC 辅助治疗的加减法，到三阴性乳腺癌精准治疗的机遇和挑战等。分享了 2017 年乳腺癌治疗进展，并对新辅助化疗后患者的辅助治疗、HER-2 阳性乳腺癌辅助治疗辅助化疗、绝经前乳腺癌患者辅助内分泌治疗、HER-2 阳性复发转移乳腺癌治疗、HR（+）绝经后晚期内分泌治疗、等治疗方案进行了指导。

第二场分享会由中国医科大学附属第一医院乳腺外科主任金锋教授、中国医学科学院肿瘤医院乳腺外科主任王翔教授、河北医科大学第四医院副院长耿翠芝教授、中国医学教育协会乳腺疾病专业委员会主任委员王建东教授主持。

复旦大学附属肿瘤医院副院长吴炅教授带来以“乳房再造改变乳腺外科临床实践”为主题的讲演。吴教授指出，乳房重建是乳腺癌综合治疗的重要组成部分。倡导乳腺外科应与整形外科密切合作，乳腺外科医师专科培训应该增加整形外科轮转等观念。提倡乳房重建术式的选择要综合患者各种情况来进行选择，兼具肿瘤外科和整形外科提供更好的医疗服务。

本届大会主席、江苏省人民医院唐金海院长讲演的主题是“乳腺癌基础及临床研究前沿思考”，他讲的第一部分是乳腺癌流行病学更新解读，通过解读了解乳腺癌对社会影响危害有多大。第二部分是乳腺癌基础的前沿思考，我们有哪些先进技术来研究乳腺癌。第三部分是乳腺癌临床前沿的思考，目前乳腺癌治疗有许多先进诊疗方法，为什么在死亡率和发病率上造成“天花板”现象？结合手术视频他做了一一解答。欧美国家统计乳腺癌占女性新发肿瘤的 15%，死亡率占女性肿瘤 6.9%。中国的现状：乳腺癌患者每年以 2%的速度递增，乳腺癌高发年龄段 44～55 岁，比西方国家发病年龄提前 10 年，其中 50%是绝经前患者，这些数据告诉我们，乳腺癌领域学者和专家服务于乳腺癌患者的诊疗任重而道远。唐院长还利用混合现实技术（AR MR VR），在手术、病患与医生沟通、医生互相交流等都带来极大的便利和好处。混合现实技术为代表的医学数字化技术飞速发展，与医学有机融合，为临床诊疗模式带来了革命性地改变。相信混合现实技术的应用会在乳腺外科精准手术治疗方面具有极大的应用背景。

中国医师协会乳腺疾病培训专家委员会主任委员、北京市乳腺癌防治学会外科分会副主任委员蒋宏传教授讲演主题是“乳腺癌术后即刻假体再造的流程”，蒋教授介绍了常见的乳房再造方法，如单囊假体植入法、可调试双囊假体植入法、背阔肌肌皮瓣法等。结合学术与临床实践，蒋教授讲演内容包含大量临床照片、术前术后照片直观地对比，清晰明了。还通过借助随机对照试验，对乳腺癌根治并即刻假体再造与改良根治术的疗效比较。

上海交通大学医学院附属第九人民医院整形外科董佳生教授以“乳房重建后的中长期随访及效果评价”为主题，整篇学术报告十分严谨。董教授指出，某些重建手术适应证和方法选择不当，应细化乳房的亚单位。不可混淆无极性和有极性的不同状况。要建立数字化设计和评估。从不同再造乳房坏死的状况提出解决方案。也在学术报告中展示了大量临床照片，不同患者术后随访状态对比。从安全性、稳定性等方面进行分析比较，指出了持续、定期、长期随访的重要性。董教授的学术报告都是经超过 5 年随访得出的结论。工匠精神令人敬佩！

中国医学科学院整形外科医院国贸门诊部主任李发成教授以“肿瘤治疗方法决定乳房再造术式的选择”为讲演主题，结合自己丰富临床实践经验，指出自体组织移植乳房再造的缺点如创伤大并发症多等。介绍了美国乳房再造手术的状况，并与国内这类情况进行比较。提出一种新的治疗手段——自体脂肪移植。并结合病例介绍、演示脂肪移植技术。

本场分享会的最后由唐利立教授、王颀教授、王启堂教授、孙鹤庆教授进行了讨论。专家们对上面讲演专家的内容作出总结、提出问题、沟通交流。精彩纷呈。

下午场的第三部分学术报告由河南省肿瘤医院乳腺科主任崔树德教授、新疆医科大学附属肿瘤医院乳腺外科欧江华教授、北京医院乳腺中心主任李波教授主持。

福建省肿瘤医院乳腺内科行政主任刘健教授以“乳腺癌辅助化疗”为下午场开篇。刘教授对蒽环类药物探索性分析（IDFS）并对研究结果进行了安全性数据分析。阐述了心脏毒性的监测及预防：监测方法与评价，化疗患者心脏毒性预测方法等。最后以三个历史典故总结自己整场学术报告。可见刘教授涉猎之广，医学历史相结合，十分生动，为现场营造了愉快轻松的学术氛围。

中华医学会杂志社分社社长陈新石教授讲演的主题是“中华医学：百年期刊梦”，陈教授回顾杂志百年历史，从创刊到各类医学事件的报道，我国医学专家在 20 世纪 60 年代初，手术诊疗手段就走在国际前端，20 世纪 80 年代开始就登载很多来自国外的投稿，将国外医疗技术分享给国内医疗人士。近 5 年来稿量均在 4000 篇以上。社会影响力不断提高。陈教授说，未来道路其修远，吾将上下而求索。

哈尔滨医科大学附二院乳腺外科主任张建国教授以“DCIS 的治疗”为主题，介绍了 DCIS 流行病学——自然病史，总结乳腺癌的发生及发展，并对 DCIS 进行了定义：一种肿瘤性导管内病变，特征为上皮增生明显，轻度至重度的细胞异型等。并提出自己关于 DCIS 治疗的思考：DCIS 命名过度，导管内癌的确可以变成浸润癌，细胞形态也具有癌细胞的特点，但是并不具备侵袭和转移的能力，所以称其为癌值得商榷。

吉林大学第一医院乳腺外科主任范志民教授以“MDT 时代乳腺癌外科局部治疗的改变：更少?”为主题进行学术交流。

山东省肿瘤医院乳腺病中心主任王永胜教授的讲演内容是“乳腺癌前哨淋巴结活检：共识与展望”，王教授阐述了新辅助化疗与前哨淋巴结活检的时机应综合考虑的各种情况。乳腺癌内乳淋巴结分期与处理，乳腺癌 SLNB 新进展的临床实践等大量关于乳腺癌前哨淋巴结活检的干货。

复旦大学附属肿瘤医院肿瘤科胡夕春教授讲演的主题是“CINV 指南更新解读”，胡教授利用自己丰富的从业经验从不同角度解读指南，探索化疗相关性恶心呕吐的规范化处理的临床意义，例如奥痰平在国际止吐指南中的地位等，精彩纷呈。

紧随其后的是由田兴松教授、田富国教授、马祥君教授、曹苏生教授、毛大华教授、张宏伟教授、刘晓安教授、盛湲教授组成的讨论团进行讨论交流。

最后一场分享会由江苏省人民医院副院长王水教授、天津医科大学附属肿瘤医院乳腺中心刘红教授、汕大医学院附属肿瘤医院院长张国君教授主持。

天津医科大学附属肿瘤医院院长助理张瑾教授讲演的主题是“AIs 导致骨质疏松的防治策略”，张教授分析了微环境对 DTC 的影响，骨转移的潜在机制等。张教授总结到：骨转移的发展是一个复杂的过程。

北京大学第一医院普通外科乳腺疾病中心主任医师段学宁教授讲演的主题是“2017

ASCO 外科热点”，段教授提出乳腺癌的手术决策应在患者个体化水平提供，必须用 MTD 程序来决定治疗。在讲演最后段教授还提出了对科研工作者的追求的倡导。

广东省医学科学院肿瘤中心乳腺科主任廖宁教授以“Biological & Therapeutic impact of intra-Tumor Heterogeneity in breast cancer Evolution 2017”为主题进行学术报告。廖教授以进化树为例子，解读了主干突变、分支突变、私有突变三种突变。通过数据解析肿瘤突变等位基因异质性与生存等。

15 日的会议在这里告一段落，一天的学术交流十分紧凑，二十余名专家分享了自己丰富的从业经验，千余名肿瘤领域临床医生参会听讲，旨在可以给患者带来更好的治疗，以延伸患者生命质量和生活品质，小编感叹乳腺癌患者抗癌之路虽艰难险阻，但有这样负责的医生，方可信心倍增！

（来源：优诺丽康）

（另据网络报道：全国乳腺癌南京高峰论坛，已举行了十余年，今年是第八届。每次都在南京举办，形成了独特的品牌效应，成为国内乳腺癌诊疗研究领域的一大盛会。）

中国肾癌诊治指南 2017 版修订会顺利召开

肾癌是泌尿系统常见恶性肿瘤，我国的发病率近年来呈逐年上升趋势，相关治疗快速发展，为推动和实践规范化的肾癌多学科综合治疗以及临床协作研究，2013 年中国临床肿瘤学会（CSCO）委托 CSCO 肾癌专家委员会制定了中国肾癌诊治指南，先后出版了 2013 版和 2015 版，因其更加强调肾癌的多学科综合治疗理念，注重临床实践及其实用性。因此该指南受到业界好评。

为了及时更新学科发展动态，CSCO 肾癌专家委员会于 2017 年 6 月 25 日在北京召开了中国肾癌诊治指南 2017 版的修订会，会议由 CSCO 肾癌专家委员会主任委员马建辉教授与郭军教授主持，北京大学第一医院何志嵩教授、中山大学肿瘤防治中心周芳坚教授、天津医科大学附属肿瘤医院姚欣教授、中国医学科学院肿瘤医院周爱萍教授，、复旦大学肿瘤医院张海梁教授、华西医院毕锋教授、沈阳军区总医院谢晓冬教授等汇聚了来自全国著名泌尿肿瘤外科、肿瘤内科和病理等相关专家就目前肾癌领域发展、临床规范进行了充分讨论，结合近两年来国内外肾癌新进展提出了中国肾癌诊治指南 2017 版的修改意见。

中国肾癌诊治指南 2017 版不仅更新了治疗进展，肾癌手术理念的更新、新版 WHO 肾癌病理分型以及第 8 版 AJCC 分期，特别是根据中国临床肿瘤学会（CSCO）要求，CSCO 系列指南对于每一个临床问题的诊治指南，兼顾地区发展平衡以及具体国情，分为基本策略和可选策略两部分，基本策略属于可及性好，具有普适性，而可选策略反应了学科领域最新发展，特别是肾癌的免疫治疗。因此 2017 版肾癌诊治指南较既往版本具有更强的可读性与指导价值。

总体来说，2017 版中国肾癌诊治指南将会继续原有指南宗旨，贴近中国临床实践，引领未来方向，指导中国肾癌患者的临床治疗，预计将于 2017 年 9 月由人民卫生出版社出版发行，后续仍将在全国范围召开系列巡讲与解读，进一步推动中国肾癌的临床诊治，造福于广大患者。

（来源：CSCO 网站）

中国非公立医疗机构协会肿瘤专业委员会 2017 年学术年会在广州召开

2017 年 9 月 17 日上午，中国非公立医疗协机构协会肿瘤专业委员会 2017 年学术年会暨广东省医院协会民营医院管理分会年会在广州阳光酒店召开。

本次会议由中国非公立医疗机构协会、中国非公立医疗机构协会肿瘤专业委员会、广东省医院协会民营医院管理分会共同主办，暨南大学附属广州复大肿瘤医院承办。本次分会汇聚了来自国内各非公立医疗机构单位的代表，就非公立医疗单位未来的发展路径，发展前景等问题展开深入探讨，旨在促进省内非公立医疗机构未来的发展。

中国非公立医疗协会副会长郝德明、中国癌症基金会理事长赵平、广东省卫计委副巡视员符显辉、省卫计委医政处处长张伟、广州复大医疗股份有限公司总裁左建生、暨南大学附属广州复大肿瘤医院院长牛立志和总经理刘建国，以及来自北京、上海、安徽等非公立医疗机构单位领导人代表参加了本次会议。

2009 年新医改以来，在党和国家各项促进社会办医政策的指引下，全国非公立医疗机构迎来高速发展时期，社会办医也逐步成为热点领域。尽管得到国家各项政策的加持，但国内非公立医疗机构的发展仍然面临巨大的困境与挑战。

广东省卫计委医政处处长张伟如此形容："非公立医疗机构的现状是在夹缝中生存。"如何提高和促进非公立医疗机构的生存与发展问题，是当前社会各界探讨的焦点。

1. 政策扶持促进社会力量办医

省卫计委副巡视员符显辉在会议上表示，国家卫计委相继出台的各项政策，促进了社会力量办医，在一定程度上为非公医疗机构的发展提供了广阔空间。据统计，目前广东省内非公立医疗机构数量共计 2.2 万家，占全省医疗机构总数的 46%以上。这其中包括了暨南大学附属广州复大肿瘤医院、深圳华侨医院、东莞东华医院等一批走在全国前列的非公立医院。

在一系列政策扶持下，省内显现了一批具有竞争优势的民营医疗机构品牌，也涌现了国家级重大先进典型人物。如广州复大肿瘤医院总院长徐克成教授，年近古稀创办广州复大肿瘤医院，一直秉持"厚德行医，医德共济"，坚持"科技兴院，诚信立院，博爱办院"的办院宗旨和理念，坚持公益，在业界内取得良好口碑。

符显辉表示，这次会议是我国非公立医疗机构单位共襄未来发展大计的会议，必将进一步促进非公医疗行业更快速，更平稳地发展。他相信，非公医疗机构在国家健康发展大略的基础上必将迎来更辉煌的发展时期。

2.“双评”助力非公立医疗机构发展

中国医学科学院肿瘤医院原院长、中国癌症基金会理事长赵平教授讲解了中国非公医疗机构前景的展望。赵平对社会力量办医在推动和促进国内非公医疗发展进程中的地位给予充分肯定。他表示，社会力量办医在国内医疗行业发展中占据重要地位，同时也促进国家医疗卫生体制的改革。

当前，百姓“看病难”“看病贵”的问题亟待解决，在党中央和国家的积极鼓励下，非公立医疗机构近年来发展迅猛，社会力量办医正处于蓄势待发的阶段，但非公立医疗机构如何能够走得更长远?

对此，赵平说，“如果我们选择了一个正确的道路，我们的事业就会兴旺发达。”

“星星之火可以燎原，非公立医疗机构要认准形势，要有创新，也要循规蹈矩，循规蹈矩就是不能背离办医原则，不能背离办医宗旨，更不能违背医学道德。我相信，非公立医疗机构未来也会有自身的一片广阔天空。”

在谈及非公立医疗机构如何更长远发展这一话题上，郝德明副会长在会上提出，非公立医疗机构和公立医疗机构在评价标准上有较大区别。非公立医疗机构的评价制度标准着重于医院的基础建设、能力提升、服务、流程、环境等方面的评价，这是非公立医疗机构区别于公立医疗机构的特色，同时也是一大亮点。

总结起来，就是：信用、服务、能力三个方面。

非公立医疗机构协会通过制定两个《评价办法》和两个《评价标准》的“双评”制度来提高全行业的社会信用度、推进非公立医院规范化管理水平和服务能力。

“通过‘双评’便于百姓和患者直观地了解医院服务等级，解决患者合理择医问题，促进非公医疗机构往更规范化、标准化的方向发展，是非公立医疗机构长远发展的方向。”赵平说。

3. 走与公立医院差异化发展的道路

作为国内非公立医疗机构的典范——广州复大肿瘤医院，院长牛立志围绕非公立肿瘤医院的发展与思考在大会上与各界同仁展开探讨。牛立志介绍了暨南大学附属广州复大肿瘤医院的建院发展历程。他指出，中国非公立医疗机构目前面临着巨大的信任危机问题。虽然近些年，国家对于社会力量办医，民营资本办医出台了相关政策，但非公立医疗机构的要想长远发展得更好，应该走一条具有自身特色的发展之路。“广州复大肿瘤医院就是走与公立医院差异化发展的道路，从2003年建院至今，规模不断扩大发展，至今已发展至两个院区，共400张床位的国内重点肿瘤专科医院。”牛立志介绍说。这是国内唯一一家被评为重点专科的非公立医疗单位。

牛立志认为，非公立医疗机构要走具有自身特色的发展之路，就需要具备特色的医疗技术。广州复大肿瘤医院自美国FDA批准后率先从国外引进纳米刀治疗技术，成为纳米到经验最丰富，病例数及论文发表数量在世界范围内最多的医院之一。

尽管非公立医疗机构在中国的发展还面临着很大的困境，但牛立志认为，非公医疗机构可以在目前公立医院的短板处进行补充。

牛立志笑说，“民营医院的立身之本，一定是基于优质的服务，或者高端的技术，否则很难从竞争中脱颖而出。”

（来源：暨南大学附属广州复大肿瘤医院网站）

中医影响世界论坛
——肿瘤病第一次会议在京举行

2017 年 9 月 23 日，“中医影响世界论坛——肿瘤病第一次会议”在北京召开。中国科学院院士、十二届全国政协副主席韩启德，中国工程院院士、中国医学科学院肿瘤医院孙燕教授，中国工程院院士、中国医学科学院肿瘤研究所原所长程书钧教授，北京大学哲学系楼宇烈教授，北京市中医管理局屠志涛局长等 70 余名专家领导出席会议。

更强的文化自信，才能更好的阐释中医药

韩启德副主席在主旨演讲中指出：“随着中国的强大，我们自然会在文化上面对世界产生影响。但是，中医药要想对世界产生更大的影响，必须要继承好中医药文化的传统。”

在他看来，“首先要把中医讲清楚。我们能不能把它讲清楚，而且在实践当中闯出中医药自己的一条路，是摆在中医药人面前的一个重要问题。我们要有更强的文化自信，对中国文化要有更深刻的认识，才能把中医药阐释得更好，理解得更深。同时，中医药也要研究在现代语境下如何走出去，只有这样我们才能让中医药在中国医学界得到更多的认同，进而对世界产生更大的影响。我相信中医是一个宝，我们把它用好的话一定能产生越来越大的影响。”

中西医结合创造中国抗癌治疗的新模式

随后，中国工程院院士、中国医学科学院肿瘤医院孙燕教授，中国工程院院士、中国医学科学院肿瘤研究所原所长程书钧教授，北京大学哲学系楼宇烈教授，北京市中医管理局屠志涛局长，北京医师协会会长、北京市卫计委郭积勇巡视员，北京首都医科大学北京医院郁仁存教授，全国中医肿瘤医疗中心朴炳奎主任，中国中医科学院基础理论研究所孟庆云教授，中国协和医科大学出版社袁钟社长，中国社会科学院哲学所刘长林教授，中国社会科学院中医药调研组组长陈其广教授等中西医肿瘤临床、中西医基础理论、生物学、哲学、文化、宗教、社会工作等各界的专家学者围绕会议议题“肿瘤是什么?”，进行了深入的研讨。

针对大会的关键词“肿瘤病”，与会专家一致认为，在防治肿瘤方面，中西医存在着优势互补的方面，中医药在治疗肿瘤中对减轻现代西医治疗的毒副反应，提高免疫和调整脏腑多器官机能，对放化疗、免疫治疗的增敏增效，减少复发和转移、延长生存期和改善生活质量都发挥了重要作用。孙燕院士认为：“在治疗肿瘤方面，中医药有自己的特点，中医特别注重扶正。”

随着医疗实践和科学研究的不断进步，中西医学能够逐步得到认知上的共识，以患者利益为导向，彼此实现优势互补上在一定程度上逐步走向结合，在实际疗效和理论上对肿瘤防治做出了贡献。首都医科大学附属北京中医医院郁仁存教授认为：“中西医肿瘤医生

在针对每个病人时，都要树立中西医结合的观点，采取最佳的中西医结合治疗方案，这样才能提高疗效。”

保持体内平衡是防治肿瘤的关键

对于肿瘤疾病，一定要在中医学理论和认知下，加强对中医药及中西医结合治疗肿瘤的基础研究，应用现代科学新方法进行多方面、多层次的探索，多从中医药学中的气血、脏腑、经络失调等方面来研究抗肿瘤转移的途径和方法及有效治疗，提高肿瘤的疗效和预后，使中西医结合治疗肿瘤有更大的发展。

北京大学哲学系楼宇烈教授提出：“传统医学把人看作是一个整体。人体的健康离不开整体动态的平衡。”《黄帝内经·素问》中就提出“正气存内，邪不可干”。中医提倡“致中和”的理论，与现代医学倡导的“内环境平衡”“内稳态”概念等有相通之处。在“平衡学说”指导下，通过中医药的调治可以使机体内环境达到相对平衡的状态，使得癌症得以控制，与机体得以共存。因此，如何保持患者机体的内在平衡，提高免疫系统的抗癌能力是关键。

程书钧院士提出：“带瘤生存是一个重要的研究方向。要重视肿瘤患者宿主因素的研究和评价，加强宿主抑制肿瘤的能力，而不是仅仅只考虑直接杀灭肿瘤的办法，这可能代表了未来一种肿瘤治疗的新战略。”

加强中医药及中西医结合治疗肿瘤的基础研究

对于肿瘤疾病，一定要在中医学理论和认知下，加强对中医药及中西医结合治疗肿瘤的基础研究，应用现代科学新方法进行多方面、多层次的探索，多从中医药学中的气血、脏腑、经络失调等方面来研究抗肿瘤转移的途径和方法及有效治疗，提高肿瘤的疗效和预后，使中西医结合治疗肿瘤有更大的发展。

关于如何预防和治疗肿瘤，参会专家提出三个建议：

（一）科学的营养

随着人民生活水平的不断提高，人们更加重视健康。而影响健康的重要因素之一，便是我们的一日三餐，合理的饮食、充足的营养，能够提高健康水平，预防多种疾病的发生发展。不合理的饮食，营养过度或不足，都会给健康带来不同程度的危害。

（二）合理的运动

专家指出，运动具有两面性，适度运动是有益的，可以提高人体免疫力，强身健体。但是过度的剧烈运动则有害。

（三）良好的心态

现代医学研究发现，精神状态和机体免疫功能的好坏，对肿瘤的发病和发展起着举足轻重的作用。良好的心态是健康必备的条件，而对于恶性肿瘤患者来说这一点就显得更为重要。如果患者面对癌症精神崩溃、失去生活信心，生存率就会显著降低。患者树立良好的心理状态，才能最终克服疾病，从而提高疗效，改善患者生活质量。

此外，关于如何看待中西文化和中西医的关系，中国社会科学院哲学所刘长林教授认为：“中西文化的互补性是在根本上的互补。这两种文化都有自己存在的独立的价值，两种文化可以从很多方面进行有效地互补，而不能相互替代。”

最后，中医影响世界论坛发起人、秘书长，北京博爱堂中医药研究所所长，北京市中医药文史研究会会长李俊峰在闭幕致词中讲到：“我赞同韩启德副主席的观点，中国政治、经济、军事强大了，中医药也会强大，中医药学在世界医学体系里的比重也会越来越大。”

他还表示：“中医影响世界论坛近十年来已经召开了 18 次会议。以往讨论的问题大多是中医基础理论、文化和中医哲学方面的问题，这次会议讨论的是很具体的疾病问题。科学技术的高度发展改变了人类的生活方式，极大地提高了人类的生活质量，但是人类的现代病也越来越多，特别是肿瘤的发病率居高不下，严重威胁这人类的生命与健康。肿瘤不仅给患者和家庭带来不幸，也给社会造成巨大的损失。我们这次论坛，就是组织中医、西医专家，以及哲学、社会学等关心中医发展、关心人类命运的各界专家、学者，聚焦肿瘤病。期望通过专家们一次又一次、反复多次的学术探讨、观点碰撞、思想交锋和医术创新，对早日攻克世界现代医学的难题、最终战胜肿瘤病这一人类健康的杀手贡献我们的绵薄之力！这个论坛，在以后的岁月中，希望在大家的支持和帮助下，为各界专家学者搭建一个思想交流、智慧碰撞的平台，继续为多领域的学术研究服务，为各领域专家学者的学术提升，做些实际的、有意义的贡献和服务，为中国的传统医学和现代医学的发展做出贡献。”

（来源：综合凤凰健康、腾讯专稿 2017-09-26 的会议报道）

相关链接

北京抗癌乐园应邀参加“中医影响世界论坛——肿瘤病第一次会议”并发言

北京抗癌乐园宣传部

由北京大学哲学系、北京大学高等人文哲学研究院、北京医师协会、北京中医药文史研究会主办，中国社会科学院中医药国情研究组等承办的“中医影响世界论坛——肿瘤病第一次会议”，2017 年于 9 月 23 日上午 9 点在人卫酒店三层会议室开幕。

北京抗癌乐园做为有影响力、有代表性的肿瘤患者的群体组织应邀参加，北京抗癌乐园执行理事长孙桂兰出席论坛并发言，副秘书长杨明海也受邀出席。孙桂兰执行理事长以“群体抗癌是医院治疗的继续和补充”为主题，从北京抗癌乐园倡导的群体抗癌模式和取得的成果、科学抗癌欢乐抗癌、广泛推广抗癌健身法等七个方面详细介绍了北京抗癌乐园抗癌活动中的基本内容和实践。从而，表达了肿瘤患者康复过程中的真正体会和诉求；从理论上，揭示了“心疗、医疗、体疗、食疗”相结合群体抗癌的原理和方法，用事实和数据论证了开展群体抗癌的正确性和必要性。

她说：“北京抗癌乐园近 30 年的实践证明，通过中西医结合治疗，走群体抗癌的道路，癌症患者的复发和转移率会大大降低，生存率大大提高。”

北京抗癌乐园把癌症患者组织起来“结伴走夜路，抱团取暖”。施行“以健康的精神为统帅，以相互心理调节为先导；首先西医，结合中医，坚持抗癌健身法锻炼，讲究饮食疗法，注意生活调理”的抗癌理念，把“心疗、医疗、体疗、食疗”相结合是北京抗癌乐园开展群体抗癌的基本内容和基本实践。

"群体抗癌已经成为医院治疗的继续和补充，人类抗癌史上前所未有的癌症患者的抗癌实践!"

值得注意的是，北京抗癌乐园倡导的群体抗癌理念与多位科学家、社会学家和哲学家提出的许多观点高度一致，中国工程院院士程书钧教授在报告中多次强调"平和的心态、合理的膳食、适当的锻炼"是癌症康复的重要内容，这与北京抗癌乐园倡导的"心疗、体疗、食疗"相吻合。

据了解，本次论坛的举办是为了大力促进中西医肿瘤学学术发展。出席论坛有科学家、哲学家、中医理论家、中医教育家，中医药专家，中医文化传播者、患者组织代表、武术家。涉及的问题有健康观、生命观、疾病观、肿瘤的本质 、中医的特点、西医的特点、人生的信仰行为、生活方式与肿瘤的关系等重大问题。

从现场看，与会专家学者从不同侧面、众多角度对中医学的知识属性，中医学的现代价值，中西医的关系，肿瘤的发病机制、防治原则、康复方式，医患及公众对肿瘤的态度，中西医对肿瘤的不同认识视角及认识误区，中西医可能的结合方式，文化自信，生活勇气，学术创新等诸多方面进行了表述。

肿瘤是世界性难题，肿瘤面前没有权威、没有标准答案是大家的共识。论坛会上，与会专家就多个重大问题进行了辩论，最后基本达成了共识。

这次论坛在学术上既有宽度又有广度，涉及了中西医治疗肿瘤的方方面面。对于代表患者群体的北京抗癌乐园来说，参加这种高规格的学术会议既开阔了眼界，又增强了自信。北京抗癌乐园将更多地"吸取营养"，在理论层面和实践中更加完善群体抗癌模式，与广大癌症患者一起更加坚定不移地走正确的群体抗癌道路。

（来源：《抗癌乐园》2017 年第 3 期，北京抗癌乐园网站）

抗癌，中西医结合大有可为

本报北京 9 月 18 日电（记者 王萌）国家癌症中心首届中西医肿瘤国际论坛 2017 年 9 月 16 日在北京召开，大会以"汇聚中西、整合抗癌"为主题，来自中国、美国、澳大利亚等海内外知名肿瘤研究专家、学者参加大会，共同探讨肿瘤治疗研究新进展、新理念。

据中国医学科学院肿瘤医院中医科主任冯利介绍，中医疗法防治肿瘤不仅在中国受到医学界关注，许多海外研究机构也加强了对中医疗法的研究。目前，肿瘤的中医治疗已经取得一定成绩并受到关注。

哈佛达纳法伯癌症研究院最近成立了柴根姆整合疗法中心，为中西医结合的整合疗法搭建桥梁。"很多人问我，为什么像哈佛达纳法伯癌症研究院这样的西医院也会提供中西医结合的整合疗法?"哈佛大学医学院副教授珍妮弗 · 列格白解释说，"随着现代医学的进步，越来越多的肿瘤患者可以活得更久，但是这些患者常常经受治疗不良反应的影响。过去几年中，越来越多的证据表明，中西医结合疗法能够减轻患者所遭受的疼痛等症状。”

据列格白介绍，在美国，有许多癌症患者在使用中西医结合疗法。他说：“我是乳腺癌专家，在我治疗的患者中，有 80%的人在接受化疗的同时，也在使用针灸、推拿等整合疗法。”据了解，柴根姆整合疗法中心为患者提供了包括针灸、推拿、运动疗法等中西医结合疗法的多项服务。

除了临床服务项目之外，柴根姆整合疗法中心还在开展科学研究，寻找更多的科学证据，为中西医结合疗法提供支持。“我希望进一步和中医界人士交流合作，针对肿瘤患者的整合疗法提供更高质量研究，并把这些成果传播到世界各地。”列格白说。

专家介绍，目前西医治疗肿瘤的主要方法是手术和化疗，而中医治疗肿瘤最大的优势在于预防肿瘤的复发。

“中医治疗肿瘤的主要优势是增效减毒，增效是在西医治疗肿瘤的基础上增加总体的疗效，排毒是降低化疗的毒副作用。”冯利表示，针灸、中药、推拿、药膏外敷等中医疗法已经广泛运用于肿瘤的治疗中，并取得了一定疗效。

当前中医药发展迎来大好时机，这是许多中医人士的共识。2016 年，《中医药发展战略规划纲要（2016~2030 年）》发布，将中医药发展上升为国家战略；今年 7 月 1 日起施行的《中华人民共和国中医药法》标志着中医药发展进入新阶段。

如何利用好当前中医药发展的大好时机？北京中医药大学校长徐安龙建议，中医从业者要有更多自信和担当。“中医既要‘治未病’，更要证明自己能‘治已病’‘治难病’，治疗像肿瘤这样的大病，才能让人们更好地信服中医。”他同时认为，中西医之间应有更多包容和交流，结合中医的思维和西医的现代医学手段，携手抗击癌症。

（来源：《人民日报海外版》2017 年 9 月 19 日 第 09 版）

国医大师朱良春学术思想研讨会暨百岁诞辰纪念活动在南京隆重举行

——90 位国医大师中有 25 人已去世　国粹如何传承

2017 年 8 月 19 日~20 日，由南京中医药大学、中华中医药学会主办的“国医大师朱良春学术思想研讨会暨百岁诞辰纪念活动”在南京隆重举行。国家卫生计生委副主任、国家中医药管理局局长王国强，国医大师孙光荣、邹燕勤，国家中医药管理局原副局长诸国本，北京东方灵盾科技有限公司董事长刘延淮，国家中医药管理局办公室主任查德忠，南京中医药大学党委书记陈涤平，江苏省中医药学会会长陈亦江，南通市人民政府副市长朱晋，南通市慈善总会会长王德忠，以及朱良春教授的弟子等 350 人出席了研讨会暨纪念活动开幕式。开幕式由中华中医药学会王国辰秘书长主持。

朱良春先生一生获誉无数，是中国首届“国医大师”、著名中医学家、中医教育家、社会活动家、南京中医药大学终身教授。沪上名医章次公先生评价朱良春为“神仙手眼，菩萨心肠”。

据公开资料统计，自2009年首届评选开始，“国医大师”已过三届，共90人，目前已有25人去世。第一届30位国医大师中19人去世，第二届30位国医大师中6人去世。

面对名老中医的相继离世，“如何把他们好的经验和学术思想保留、传承下来，这是当务之急”，国家中医药管理局科技司司长李昱表示。

在纪念会上，国家中医药管理局局长王国强发言说，当前，中医药振兴发展迎来了天时、地利、人和的大好时机。“传承与创新如同鸟之两翼，我们既要发扬老一辈中医药专家的优良品质，在继承中医药学术精华上下功夫，同时也要在推动中医药科技创新上做文章。”

“神仙手眼，菩萨心肠”

1917年8月，朱良春先生出生于江苏省镇江市丹徒县，是南宋哲学家、教育家朱熹公第29世裔孙。18岁时，他拜孟河医派清代御医后人马惠卿为师习医，后师从沪上名医章次公先生，成为当时稀有的科班中医。

江苏南通是他留下烙印最深的地方，亦是其最终归所。1938年，朱良春来到南通，适逢疫病流行，他因治愈了大量登革热和霍乱患者而享誉一方。20世纪50年代初，他参与创办了南通中医联合诊所，1956年，他与同仁无偿地将医院献给国家，成立了南通市中医院，他被任命为首任院长，后来还创办了南通良春中医研究所。

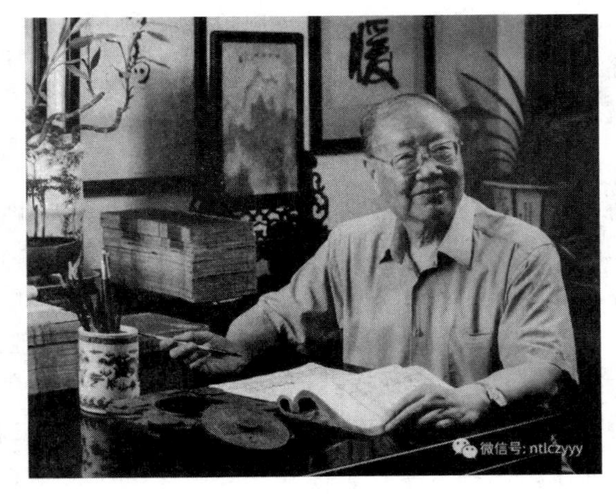

多位中医药专家表示，章、朱所处的时代，中西汇通派正在兴起，作为革新中医代表性人物，朱良春随师章次公主张“发黄古义，融会新知”，并在1962年前后，最早撰文提出“辨证与辨病相结合”的概念，让医者能从“证”与“病”的不同角度来探求病理，并强调中医的主体意识。

朱老说，辨证是绝对的，辨病是相对的。辨证与辨病相结合乃是辨证论治的提高，对西医已经明确诊断的病，同样需要认真辨证。如果仅辨病不辨证，就会走上“对号入座”的老路，把活泼的辨证变成僵死的教条，势必毁掉中医学。

“这个论点，与肤浅地理解‘辨证与辨病相结合’，等于中医加西医，是不一样的。”曾任国家中医药管理局副局长的诸国本如此评价。俟后，朱老的这一主张为学界普遍认同。

与朱老“亦师亦友”的国医大师孙光荣回忆，朱老治疗疑难杂症的“神仙手眼”有口皆碑。比如，他善用有毒的虫类药，有个“五毒医生”的雅号。虫类药为“血肉有情之品”，生物活性强，但作用峻猛，具有一定的毒性，能搜剔深入精隧骨骱之病邪，非功底深厚不敢乱用。他所研制的一些享有盛誉的良方，如治疗风湿病和类风湿关节炎等顽疾的“益肾蠲痹丸”、抗肝纤维化的“复肝丸”、治疗阿尔茨海默病（老年痴呆症）的“健脑散”等就汇集了多种虫类药。

更为难得的是，他虚怀若谷，练就了云水胸怀，能够海纳百川容纳各种不同学术流派。朱老的恩师章次公送他的一方印章，“神仙手眼”的后半句便是“菩萨心肠”。

朱老的学生、广东中医药大学副校长陈达灿回忆，他唯一一次见到朱老发脾气，是当时他家人考虑到朱老身体，婉拒了一些患者，且大多来自外地。“朱老知道了后，非常生气，说外地患者多待一天，就会多花一天的饭钱、住宿钱等，在身体条件其实不好的情况下，朱老坚持当天看完了所有患者。”

中国中医科学院西苑医院院长唐旭东说，朱老的善良还体现在其爱才、惜才上。国家中医药管理局局长王国强称赞他“甘为人梯，提携后学”——这一点从前来参加诞辰纪念的学生数量（近400位）就可以看出。朱老桃李近及南通、南京，远至厦门、香港、新加坡。朱老独树一帜的学术水平和影响，还一度被誉为“朱良春现象”。

谈中医传承：“经验不保守，知识不带走”

中医有诸多学术流派，出身亦有“科班”与“民间”之分。朱良春作为当时稀有的科班名医，为人津津乐道的一点便是“下问铃串，不贵儒医”，即挖掘民间草医的一技之长，提携他们进入医学的“大雅之堂”。

后来被聘为中国中医研究院特约研究员的季德胜，原本只是一个以耍蛇、卖蛇药为生的“捉蛇花子”，20世纪50年代，朱良春担任南通市中医院院长期间，看中了季德胜治蛇伤的本事，几番真诚交流后，将季德胜“收入麾下”，并深入挖掘他的土药方，制成了疗效较理想、可以批量生产的季德胜蛇药。

“朱老从不因出身或派别而看轻谁，相反，他敞开胸怀欢迎一切能治病的人前来，尽可能提供帮助。”南通汉药研究所所长李军对澎湃新闻记者回忆，他所在的研究所就曾多次得到朱老的照拂，“有什么不懂的，所缺的，朱老总是有求必应。”

北京中医药大学校长徐安龙更是在研讨会上直言，“中医要发展，就应该像朱老一样搁置门派之争，把胸怀张开。”“哪怕是奇谈怪论，一身乡下打扮，我们也该认真听一下，不可以貌取人。”

朱老常说“经验不保守，知识不带走”，据南通中医药文化博物馆徐慎庠回忆，朱老很早便非常重视中医药的继承问题，“南通市中医院成立伊始，担任院长的朱良春就获批开办了第一期中医继承班，即在业务进展的同时将中医传承教育纳入议程者，这在当时绝无仅有。”

即使鲐背之年，朱老也不忘教育担当。他在南通中医院的学生、朱良春学术经验研究室副主任高想在会上回忆恩师时，数次哽咽，2015年，朱老98岁，中南大学出版社几次来谈，将原来的书扩充成《朱良春全集》之事，“冀以呈现朱老中医药传承与创新的双重传奇，指导青中年中医的成长”。朱老那时候身体其实已经很差了，考虑了一下，便答应了下来，而且很快定下了计划。

“我每次去他家中探望，他都坐在客厅那个大大的八仙桌边上，背弓着，埋头写字，”高想说，“老年人的腿一般肿得很厉害，他又曾摔了一跤，所以工作一会儿，就要到楼下客厅躺椅上休息一会儿，眼睛视力也不好，有一只眼睛基本看不见，都是拿着放大镜在看，这样的身体条件，98 岁的高龄，他还在写呢，我看他那个样子，他跟我说那句话……”高想几度哽咽，花了很久的工夫才说完整，“尤其是 2015 年那年，我每次去他都讲，我时日无多，要抓紧了。”

2015 年暑假，朱老坚持写完了《朱良春全集》的大部分书稿，包括提纲、题签和前言等。当年 12 月 14 日，朱良春先生因突发肺栓塞医治无效去世，享年 98 岁。

名老中医相继离世，中医如何薪火相传?

“我们今天纪念朱老，是为了什么？”84 岁的国医大师邹燕勤在会上说，中医要发展，传承是重中之重。而近年来相对单一的人才培养途径，带来了中医药人才青黄不接的问题。

2009 年，国家首次开始评选“国医大师”，其重要目的，就是推进中医药学术思想的继承和创新，做到代有传人，生生不息。

但这些名老中医们大多年事已高，多为 20 世纪 20~30 年代生人。澎湃新闻根据公开资料统计发现，“国医大师”已评三届，共 90 人，目前已有 25 人去世。第一届 30 位国医大师中 19 人去世，第二届 30 位国医大师中 6 人去世。

面对名老中医的相继离世，“如何把他们好的经验和学术思想保留、传承下来，这是当务之急”，国家中医药管理局科技司司长李昱表示。

李昱介绍，目前全国陆续建立了许多名老中医药专家的传承工作室，整理、挖掘、抢救这些名老中医的学术思想和临床经验。“然而，这仅只是一种手段，名老中医的传承不能只通过传承工作室来做，而是要把经验的传承放在每时每刻的工作中，放在每一个诊所，每一个病房，放在每一个新入职的工作人员中，使得他们能在成长过程中感受到每一个大师的医德医风，学术思想。”

中医药的发展，传承与创新如同鸟之两翼。国家中医药管理局局长王国强表示，传承大师的精神和思想，也就是要加强自己的科研能力，在传承的基础上不断创新，“始终坚持中医药的原创思维，继承发扬老一辈中医药专家善于继承，勇于创新，兼收并蓄的优良品质，在继承中医药学术精华上下工夫，在推动中医药科技创新上做文章。”

他还提到，今年 9 月我国首部《中医药法》实施，中医药的发展迎来了天时、地利、人和的历史机遇，“党和政府对中医药认识的力度、实践的深度都是前所未有的。朱良春先生高尚的医德医风，他的音容笑貌永远将激励我和我们中药人振兴和发展中药事业。”

朱老的学生、原厦门市中医医院院长陈进春这次带来 4 个学生参加朱老的纪念会，“就是为了让他们感受大师风采，将中医薪火相传，燎原中外。”

“我们中医的根在民间，我们中医的魂在基层，我们不能穿了皮鞋就忘了那些或者是瞧不起那些穿草鞋的，明天还有许多宝贝需要我们去挖掘，需要我们去整理，需要我们去抢救，需要我们去推广。我们绝不能让这些好东西失传，不然我们对不起祖先，也对不起我们的国家和民族。”王国强最后说道。

大师虽去，精神永存

“朱良春现象”是中医有志之士的风向标，缅怀大师，向大师学习，为中国中医药事业的发展做出应有的贡献和力量。

（来源：国医网）

中国癌症基金会鲜药学术委员会第四届委员代表大会暨第五届鲜药学术研讨会在京召开

——“建生鲜药创研基金”正式启动

郝丰超[1]　李宏强[2]

1. 国医网；2. 北京建生药业有限公司

2018 年 3 月 10 日，中国癌症基金会鲜药学术委员会第四届换届会议暨第五届鲜药学术研讨会在北京裕龙国际酒店顺利召开。来自全国的近百位中医药行业的专家、学者聚集一堂，对国粹中医药文化中鲜药应用特色的继承、创新及发展进行了回顾，并交流了近年来鲜药学术探讨与应用的研究成果。会上还正式启动了“建生鲜药创研基金”，并进行了由郝近大研究员主编的《鲜药的研究与应用》一书的首发暨赠书仪式。

原国家卫生部办公厅主任、中国癌症基金会副理事长兼秘书长姚晓曦，国家中医药管理局原副局长、中国中药协会会长房书亭，国家食品药品监督管理局注册司原司长、中国中药协会副会长张世臣，国务院发展研究中心产业经济研究部主任研究员许召元，国药泰斗、国医大师金世元，中日友好医院中医呼吸内科专业首席专家、国医大师晁恩祥，中国癌症基金会原理事、鲜药学术委员会终身主任委员、北京建生药业有限公司董事长李建生，中国医学科学院药用植物研究所所长助理彭勇，香港浸会大学中医药学院副院长赵中振，北京积水潭医院中药房原主任翟胜利，首都医科大学中医药学院教研室原主任高益民等出席了大会。

大会首先召开第四届鲜药学术委员会代表大会暨换届会议。开幕式由鲜药学术委员会常务副秘书长张旭主持。第四届鲜药学术委员会终身主任委员李建生教授首先致辞。中国癌症基金会副秘书长、办公室主任高翠巧宣读了换届批复。然后，鲜药学术委员会第三届副主任委员兼秘书长、第四届副主任委员、中国中医科学院中药研究所郝近大研究员做第三届鲜药学术委员会工作总结报告。鲜药学术委员会第四届副主任委员兼秘书长、北京建生药业有限公司总经理李玉珍做第四届鲜药学术委员会调整工作汇报。第四届鲜药学术委员会主任委员彭勇教授做工作设想暨“建生鲜药创研基金”发布报告。许召元研究员，赵中振教授，张世臣副会长，国医大师晁恩祥、金世元教授，房书亭会长等与会嘉宾分别致辞。随后中国癌症基金会姚晓曦秘书长发表了热情洋溢的讲话。

会上进行了“建生鲜药创研基金”正式启动发布仪式。该创研基金的设立旨在更好地继承与发展传统中医药学的鲜药应用理论和经验，鼓励利用现代科技手段和技术开展原创性实验科学研究，以明确中药材鲜、干有效成分差异，建立鲜药饮片标准，解决鲜药在保鲜、储藏、制备工艺及临床应用等方面存在的各种技术难点，发现并培养鲜药创新性研究人才，推动鲜药产、学、研的发展，促进鲜药科技成果的转化。该基金将资助国内大专院校、科研院所及临床医院等相关单位的优秀中青年人才开展鲜药基础研究、应用基础研究，鲜药推广应用的技术开发和创新，以及围绕鲜药而开展的创新性科普活动。项目资助额度分为三等，分别为 2 万、5 万、10 万元，申请人可根据项目的实际情况进行申请。

香港浸会大学中医药学院赵中振教授主持了郝近大研究员所著《鲜药的研究与应用》第 2 版新书首发暨赠书仪式。李玉珍副主任委员兼秘书长代表第四届鲜药学术委员会从郝近大研究员手中接受了此书。并赠送给与会者人手一册。

另外，广州中医药大学附属中山中医院科教科长、鲜药学术委员会副主任委员梅全喜教授向全体参会者赠送了由他主编的《鲜龙葵果抗肿瘤作用研究与应用》；《中国肿瘤临床年鉴》执行主编张立峰还向部分参会者赠送了该《年鉴》。

下午，第五届鲜药学术研讨会在浓厚的学术气氛中举行。鲜药学术委员会副主任委员梅全喜教授和刘玉琴研究员共同主持。中国中医科学院中药资源中心郝近大研究员做“近十余年来国内鲜药研究与应用进展”报告，广州中医药大学附属中山中医院梅全喜教授做“岭南地区鲜药应用历史与现代鲜药应用研究实例介绍”的报告，安徽中医药大学彭华胜教授做“鲜药研究与应用的几点思考”。随后，4 位专家教授结合理论与实例对鲜药的历史、研究成果、应用进展进行了专题学术报告；3 位青年学者进行了学术交流。与会专家、学者们展现出医药工作者为鲜药事业的发展与创新，所付出的努力和取得的成绩，对鲜药应用特色、继承与发展、创新与成果等进行了探讨与交流。专家学者对鲜药事业的深厚热情和精彩报告，让与会者倍受鼓舞，收获满满。大家一致同意携手共进，共同推进鲜药事业在中医药现代化发展中的进程。

最后，彭勇教授对此次研讨会进行总结。他强调，鲜药产业的发展极具空间和潜力，国家政策大力支持中药的发展，为中医药事业带来巨大的发展机遇，我们应该在新时代中把握机遇，共同促进鲜药事业的发展与创新。站在更高的起点上，携手共进，共同努力，使中医药的发展紧跟时代的步伐，在服务人类健康事业中做出新的努力和更大贡献。

鲜药，是指未经干燥及加工处理的新鲜植物、动物、菌类等直接用于疾病治疗的中药材。对于某些急症、表症及解毒、外治等方面，有着干品不可替代的功效。运用鲜药治病是中医药的特色之一。

鲜药学术委员会是中国癌症基金会唯一的二级学术组织。自 1993 年成立至今已 25 年，该学会广泛团结各界专家学者及有识之士，完善鲜药理论体系，探索制订鲜药质量标准，推动鲜药的研究与应用，在鲜药保鲜技术、质量标准、成分、药理、药效、作用机制等多方面均取得了喜人的研究成果。抗癌现代鲜药的研制成功，开创了现代鲜动物药在临床治疗药品及辅助保健药品中应用的先河，将现代鲜药的具体应用推向了小分子水平、细胞水平的新高度，同时也弥补了包括现代鲜动物药在内的现代鲜药在肿瘤治疗临床应用的空白。

四川省中医肿瘤学科建设研讨会在蓉召开

《中华人民共和国中医药法》正式实施，中医的地位和发展在法律上得到了认可和保障。为推动我省中医肿瘤学科建设的健康发展，发扬中医肿瘤学术特色，整合中西医防治恶性肿瘤优势资源，促进中西医结合肿瘤的精准与规范治疗，由四川省抗癌协会主办，四川省抗癌协会传统医学专委会承办，《肿瘤预防与治疗》杂志协办的“四川省中医肿瘤学科建设研讨会”于2017年6月30日~7月1日在成都举办。

会议邀请全国知名的中医肿瘤专家及省内各地区中医肿瘤科主任、学术带头人共聚一堂，共同商议四川省中医肿瘤学科建设、学科发展等相关问题。四川省抗癌协会李博秘书长代表郎锦义理事长为大会致辞。

国家中医药管理局重点学科带头人、中国中医科学院首席研究员、著名中西医结合肿瘤专家林洪生教授通过讲述中国中医科学院广安门医院肿瘤科的发展历程，分享了科室建设、人才培养、科研思路等宝贵经验，并以中医药行业科研专项——肺癌中医临床指引的示范与推广为例，以循证医学大数据为背景，向大家展示了中医药在肿瘤治疗的作用与优势。林教授指出，科室建设与发展要注重学术的传承与创新，在传承老一辈专家的学术思想的同时，要不断地为其注入新鲜血液。科研思路的培养可从小课题做起，逐渐完善、充实科研能力，为科研思路的形成打下夯实的基础。强调人才培养，注重科室成员个人技能的培养，有所专长。严格要求自己，以重点专科的标准来进行科室建设。

重庆市肿瘤医院中医肿瘤科王维主任分享了重庆市肿瘤医院中医肿瘤科的建设情况，强调要紧贴中医临床实际，注重中西医的优势互补，加强国内外的合作交流，密切关注中医诊治肿瘤发展动向，不断提升中医诊疗核心竞争力，并加强科普宣传，广泛普及民众防癌治癌理论知识。她提出的以药物治疗、运动疗法、心理干预、音乐疗法等组成的“六位一体”肿瘤治疗方式，引起参会嘉宾的极大兴趣。

西南医科大学附属中医医院中医肿瘤科廖大忠主任及来自省内其他市、县医院中医肿瘤科主任及专家代表就各自单位的中医肿瘤学科建设情况、获得的经验以及建设过程中存在的困难及不足进行了分享，并进行了激烈的讨论。

四川省抗癌协会传统医学专委会主任委员、四川省肿瘤医院中医肿瘤科杨祖贻主任医师分享了中医肿瘤学科建设的要点与特点，杨主任指出，中医肿瘤应重视中医门诊，中西医并重，并可考虑单病种门诊，将中医肿瘤专业化；在条件成熟条件下加大门诊规模，设置中西医结合病区、中医特色病区及中医肿瘤康复中心，突出中医肿瘤学科重要性和科室整体实力；强调合理的科室人员梯队的重要性以及科室团队协作的必要性。在会上，杨主任就各县市中医肿瘤专家所提及的困难与不足进行了答疑解惑，并表示愿意为各市、县医院的中医肿瘤科提供平台及必要的帮助以完善科室建设。

本次中医肿瘤学科建设研讨会的顺利召开，将省内多数中医肿瘤专家汇聚一堂，进行中医肿瘤学科建设的经验交流、思维碰撞，为四川省中医肿瘤学科建设奠定了基础。

（稿源：四川省抗癌协会 2017-07-13 中国抗癌协会网站）

第六届肿瘤传统医学专业委员会领导成员选举产生

中国抗癌协会肿瘤传统医学专业委员会于 2017 年 10 月 20 日在天津召开六届一次全委会，以无记名投票方式，选举天津中医药大学第一附属医院贾英杰教授为主任委员，中国中医科学院广安门医院侯炜教授为候任主任委员，上海中医药大学附属岳阳中西医结合医院许玲教授、安徽医科大学第一附属医院李平教授、湖南省中医药研究院附属医院蒋益兰教授、山西省肿瘤医院解英教授为副主任委员。聘任中国中医科学院广安门医院林洪生教授为名誉主委。

会议由中国抗癌协会组织部部长王宇主持。他宣读了中国抗癌协会《关于肿瘤传统医学专业委员会换届申请的批复》，并介绍了换届的选举程序。组织部马筱妍担任总监票人，组织工作人员完成计票。出席人数符合法定人数。投票选举结果，领导成员候选人均为高票当选，22 人当选为中国抗癌协会肿瘤传统医学专业委员会常务委员会委员。王宇、林洪生为新一届领导成员颁发证书，贾英杰为名誉主委颁发证书。

在换届会议上，中国抗癌协会第五届肿瘤传统医学专业委员会主任委员林洪生教授对过去 3 年的工作进行了回顾总结。在林洪生教授带领下，全国的学会会员进行了多项大规模、多中心的中医药治疗肿瘤的循证医学研究，为中医药治疗肿瘤提供了大量的循证医学数据。注重学会与国际的交流与合作，组织学会成员与美国、加拿大、澳大利亚等国开展了多种形式的交流与合作，扩大了本专业委员会的国际学术影响力。2014 年 7 月，成立“青年委员会”，将中西医结合界比较活跃、有进取能力的青年工作者吸收到组织中来，增加了新生力量，进一步促进了委员会的发展和繁荣。据统计，近 5 年来，专委会成员共获各种科研奖项 20 余项，发表论文 1000 余篇。

会上，王宇部长向大家传达和解读了中国抗癌协会 8. 23 工作会议精神。他说，贯彻这次会议精神就是要不忘初心，谋划未来。要按照樊代明理事长提出的“扩大队伍、提升学术”的工作思路，在今年年底前使会员队伍扩大一倍，使更多的热爱协会工作的专业技术人员，特别是吸收青年人才加入进来，不断提高学术活动的规模和学术水平，提升协会影响力，进一步推动学科建设和事业发展。

肿瘤传统医学专业委员会主任委员贾英杰教授代表新一届领导班子发言。他说，经过余桂清教授、朴炳奎教授、林洪生教授等历届领导和专业委员会的带领和努力，肿瘤传统医学专业委员会事业蒸蒸日上，不断发展。我们要传承创新，续写历史。当前，要认真贯彻落实中国抗癌协会 8.23 工作会议精神，做好扩大队伍，提升学术两件事情。过去我们取得了突出的成绩，在此基础上，我们要携起手来，共同探索，直面艰难，群策群力，充分发挥自己的智慧，为进一步整合医疗资源，提高肿瘤个体化治疗水平、遏制肿瘤对人类的威胁做出积极努力，为肿瘤防治事业发展做出应有的贡献。

（稿源：中国抗癌协会 2017-11-03）

第六届癌症康复与姑息治疗专业委员会领导成员选举产生

中国抗癌协会第六届癌症康复与姑息治疗专业委员会 2017 年 9 月 9 日下午在上海召开第一次全委会，以无记名投票方式，选举解放军南京八一医院秦叔逵教授为主任委员，上海长征医院王杰军教授为前任主任委员，中山大学肿瘤防治中心张力教授为候任主任委员，华中科技大学同济医学院附属同济医院陈元教授、福建省肿瘤医院黄诚教授、北京大学国际医院梁军教授、河南省肿瘤医院罗素霞教授为副主任委员。聘任北京大学肿瘤医院李萍萍教授为荣誉主委。

会议由中国抗癌协会组织部部长王宇主持。应出席委员 104 人，出席 79 人，出席人数符合法定人数。王宇宣读了中国抗癌协会《关于癌症康复与姑息治疗专业委员会换届申请的批复》，并介绍了换届的选举程序。组织部马筱妍担任总监票人，工作人员负责计票。投票选举结果，领导成员候选人均为全票当选，32 人当选为中国抗癌协会癌症康复与姑息治疗专业委员会常务委员会委员。中国抗癌协会秘书长王瑛教授出席会议，并为新一届领导成员颁发证书。

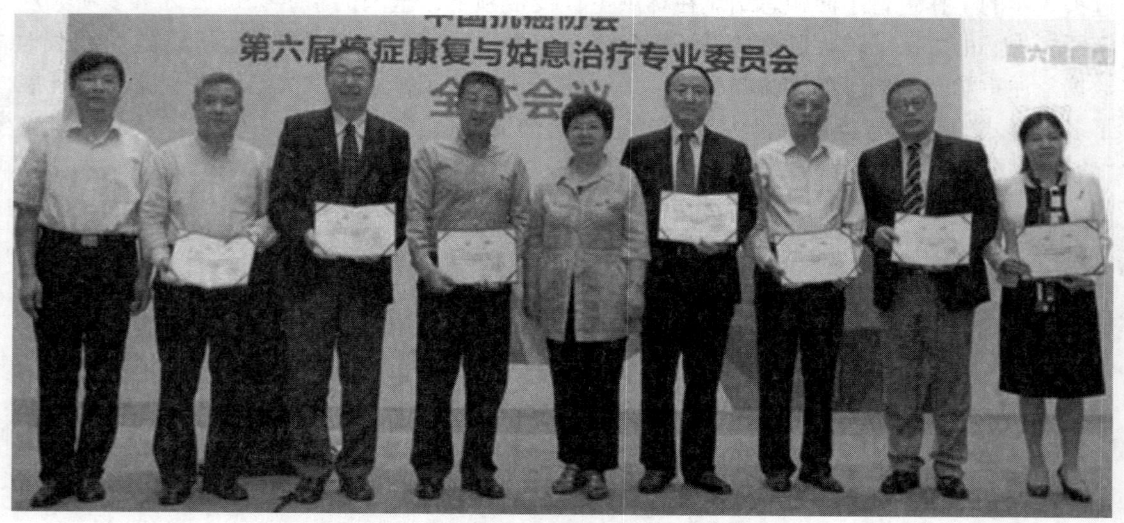

新一届癌症康复与姑息治疗专业委员会领导班子成立

在换届会议上，中国抗癌协会第五届癌症康复与姑息治疗专业委员会主任委员王杰军教授对过去3年的工作进行了回顾总结。在王杰军教授带领下，专业委员会成功开展大量学术活动；成立姑息治疗培训学院（CPAI），举办含盖癌痛、营养、护理、骨健康等姑息治疗相关领域的大型医师继续教育，培育大批中青年医师；联合放疗、护理、疼痛等各领域专家开展多学科合作；不断加强与国际姑息医学交流；在国家卫生计生委领导下，在全国17个省市、175家医院进行大型的调研项目；开设患者热线，为数以万计癌痛患者减轻病痛。

中国抗癌协会秘书长王瑛教授讲话。她充分肯定了癌症康复与姑息治疗专业委员会这些年工作所取得的成绩，对新一届委员会成立及开展工作寄予深切期望。提出专业委员会要认真贯彻落实中国抗癌协会8.23工作会议精神，按照樊代明理事长提出的“扩大队伍、提升学术”的工作思路，继续开展更多的学术活动、大力培养和扶持青年人才，加强专业学组和青年委员的建设及会员的招募，继续推动中国肿瘤防治事业持续发展。

最后，癌症康复与姑息治疗专业委员会主任委员秦叔逵教授代表新一届领导班子发言。他说，经过李同度教授等历届领导和专业委员会的带领和努力，癌症康复与姑息治疗事业蒸蒸日上，不断发展。我们要按照樊代明理事长提出的工作理念，不忘初心，谋创未来。当前，要做好扩大队伍，提升学术两件事情。过去我们取得了突出的成绩，在此基础上，我们要团结协作，不断创新，继续为推动中国肿瘤姑息治疗事业而努力，为中国抗癌事业做出新的更大的贡献。

（稿源：癌症康复与姑息治疗专业委员会 2017-09-20 中国抗癌协会网站）

中国抗癌协会肿瘤心理学专业委员会 2017年学术年会成功召开

中国抗癌协会肿瘤心理学（CPOS）专业委员会2017年学术年会暨第九届北京大学肿瘤医院肿瘤心理与姑息治疗学习班于8月31日~9月2日在天津成功召开。本届大会主题为“癌‘症’管理，全人照顾”，大会开幕式由天津医科大学肿瘤医院王昆教授担任大会主持，中国抗癌协会秘书长王瑛、中国癌症基金会理事长赵平、北京大学肿瘤医院副院长邢沫、天津医科大学肿瘤医院副院长高明到会致辞，CPOS现任主任委员唐丽丽代表CPOS致大会欢迎辞。开幕式之后进行了《写给癌症患者的心灵处方》科普新书发布，人民卫生出版社刘友良先生主持了新书发布。大会邀请了来自美国、加拿大、澳大利亚、中国台湾、中国香港及全国20多个省市的数十位心理社会肿瘤学专家进行现场授课及经验分享。来自全国各地覆盖肿瘤临床医生、护士、心理咨询师、精神科医生、营养师及社工等多个领域的近800位参会代表集聚一堂，座无虚席，连秋风送来的丝丝凉意也被会场高涨的热情驱散。

历时3天的会议设立了4个工作坊，分别为医患沟通技巧、多学科团队协作、鼓圈音乐治疗和同理心工作坊；大会主题发言——肿瘤心理与姑息、肿瘤症状管理；4个分会场分别为人文护理、生死教育与医学人文、青委论坛和优秀论文展示分会场。

“单丝不成线，孤木不成林”，CPOS希望以本次大会为平台，结交志同道合的朋友，促进多学科协作，加强对医学人文的重视，使肿瘤心理学得到更多的重视和发展，在我国发展这门充满医学人文精神的新学科，让世界看到中国医学人文的所在！

（作者：刘晨，来源：北京大学肿瘤医院网站，发表时间：2017-09-07）

“科学人文 与时俱进”第十三届全国癌症康复与姑息医学大会报道

2017年6月15日~18日，由中国抗癌协会癌症康复与姑息治疗专业委员会（CRPC）主办，中国临床肿瘤学会、北京希思科临床肿瘤学研究基金会、安徽省抗癌协会、安徽省立医院、安徽医科大学等协办的“第十三届全国癌症康复与姑息医学大会（CRPC 2017）”在合肥举行。

本届大会的主题是“科学人文 与时俱进”。在为期3天的会议中，学术内容涵盖了肿瘤治疗、癌症相关症状控制以及并发症管理等诸多方面。

本届大会登记参会人员5000余人，投稿近200篇。“我们看到很多年轻作者非常有意义的研究，相信更多展现姑息治疗风采的研究会不断涌现。”大会主席、CRPC第五届主任委员、上海长征医院王杰军教授表示，“希望未来CRPC能成为我们共同的平台，展示和推广中国肿瘤姑息治疗健康、规范发展的平台。”

“今天，我们召开第十三届全国癌症康复与姑息医学大会，同时，CRPC学会也走过了23年艰难的历程，我们看到，在几代人的共同努力下，CRPC发展得越来越好。”在开幕式致辞中，王杰军教授感慨癌症姑息与康复医学在中国发展的艰难，同时也对所有为之做出努力的前辈和同道、有社会责任感的企业以及国家行政管理部门的支持，表示由衷的感谢。“非常感谢国家卫生计生委对姑息治疗的关注与关怀。在最近发布的文件中，姑息治疗被放在非常高的位置，（国家）非常重视姑息治疗的发展。”

国家卫生计生委医政医管局医疗与护理处处长李大川出席开幕式，并进行题为“姑息治疗的意义和发展”的主题发言。李处长表示，姑息治疗在当前建设“健康中国”的过程中，有其现实意义，姑息医学是现代医学“以病人为中心”的全面体现，同时，在节约医疗资源、和谐医患关系方面均有其重要价值。为此，近年来，卫生计生委开展系列工作，推进姑息治疗（癌痛）规范化治疗的进程，例如“癌痛规范化治疗示范病房”创建活动，发布《癌症疼痛诊疗规范（2011年版）》，在规范癌症诊疗、修订完善肿瘤诊疗指南中强调姑息治疗的重要性，在推进优质护理工作中强调“晚期肿瘤患者的整体护理和人文关怀”，并持续推进安宁疗护工作。

但同时，姑息治疗的发展也面临一系列挑战，为此李处长在发言中提出了发展姑息治疗的八个维度：“宣传姑息治疗的意义；在制定疾病诊疗指南等技术性文件中，融入姑息治疗理念；制定姑息治疗相关技术指南；开展医务人员培训；继续推荐癌痛规范化治疗；完善医保付费政策和医院评价原则；推进家庭医生和医联体建设；构建系统连续的医疗护理体系。”

在 CRPC 2017 期间，中国抗癌协会癌症康复与姑息治疗专业委员会进行了换届选举。解放军八一医院秦叔逵教授当选第六届主任委员，北京大学肿瘤医院李萍萍教授担任荣誉主任委员，中山大学肿瘤医院张力教授为候任主任委员，副主任委员有陈元教授、黄诚教授、梁军教授和罗素霞教授。委员 95 人，常委 32 人。

在致辞中，秦叔逵教授对国家卫生计生委、国家科协、中国抗癌协会的指导，以及以王杰军教授为代表的第五届委员会对 CRPC 发展壮大做出的贡献表示衷心的感谢。“肿瘤康复和姑息治疗是一个系统工程，需要团队的合作。不仅需要政府部门的支持和帮助，特别是国家卫生计生委、CFDA、人社部把握大方向，给予政策上的导向和支持；需要医院的管理人员、医护人员的工作，特别是我们在座的各位专家同道，义不容辞、责无旁贷；需要医药企事业单位的支持和参与，提供‘武器’；同时也需要患者和家属的理解和配合，了解科学的癌症康复与姑息治疗知识，能够有信心配合医务人员治疗；当然还需要全社会的关心和关爱。这也正式本次大会的主题，科学要与人文结合。”同时，他也表示：“新一届委员会要承上启下，既往开来，积极开展学术活动，为‘健康中国’做出贡献，为肿瘤康复姑息事业的发展做出贡献。”

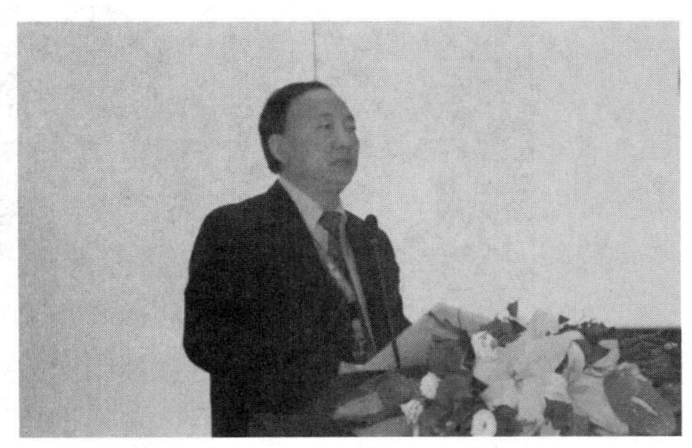

CRPC 第六届委员会主任委员、解放军八一医院秦叔逵教授

全体大会精彩瞬间·开幕式颁奖仪式

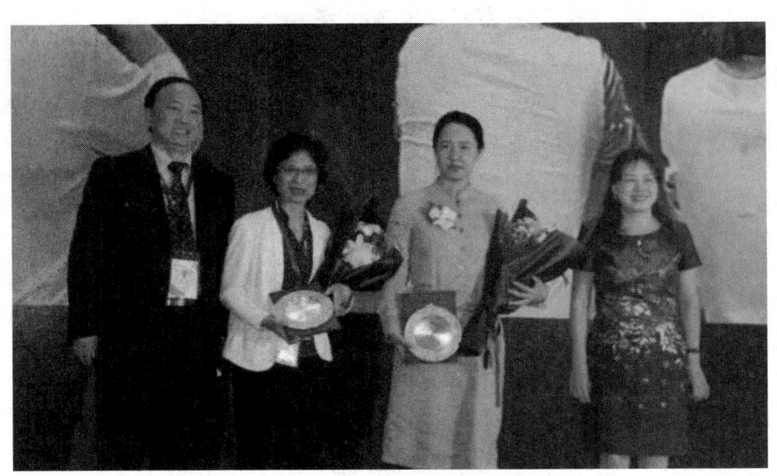

北京大学肿瘤医院李萍萍教授（左二）、哈尔滨医科大学附属肿瘤医院张清媛（左三）教授获得“CRPC 杰出成就奖”

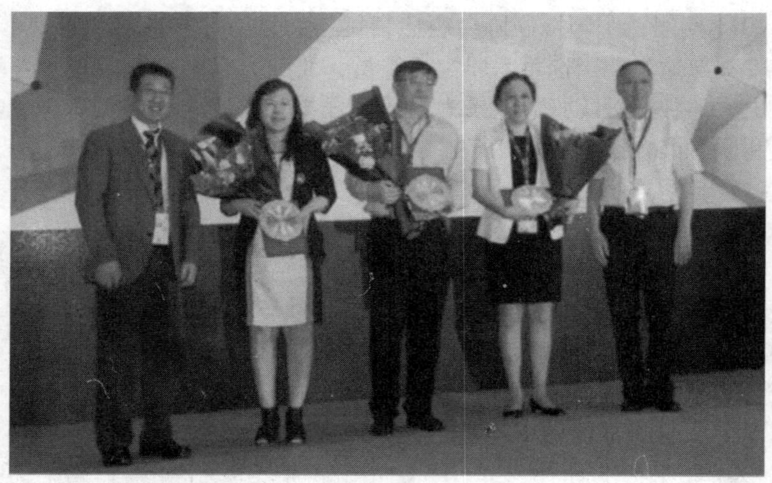

中国医学科学院肿瘤医院徐波教授（左四）、天津肿瘤医院王昆教授（左三）、山东省肿瘤医院刘波教授（左二）获“CRPC2016~2017 年度特别贡献奖”

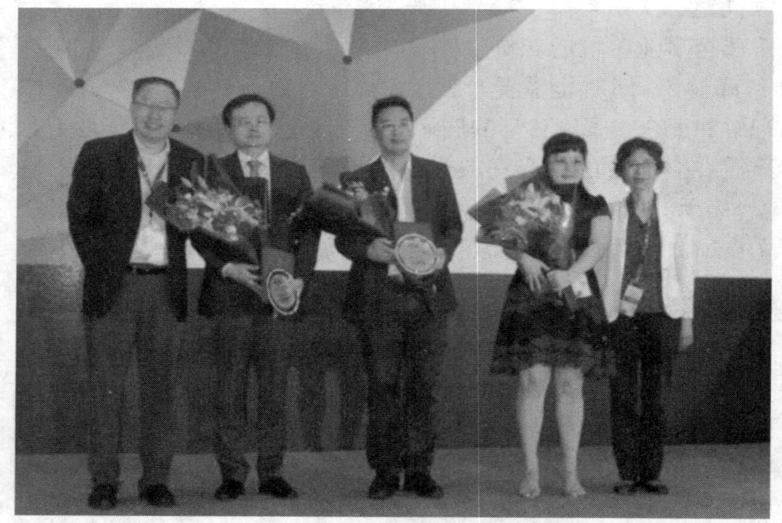

中山大学肿瘤医院黄岩、杭州师范大学附属医院王凯峰、中国医学科学院肿瘤医院丛明华获“CRPC 2016~2017 年度未来之星奖”

（撰文：《中国医学论坛报》王迈）

相关报道

宁养疗护的种子——2017 年全国癌症康复与姑息医学大会有感

大连医科大学附属第一医院宁养院　刘　艳

会议主题很多，我们参会的护理姐妹们非常认真地选择认为有助我们护理工作的专题。

各位专家、教授们在不同的专场、不同的专题中也都不约而同的认可了姑息医学中的疼痛控制、症状处理都离不开护理工作，甚至在姑息医学里我们认为护理应该是“重头戏”！

此次会议，让我们在科学和人文的交织中看到了医学专家从注重疾病的治疗到注重“人”的治疗，身、心、灵、社贯穿于肿瘤治疗的全过程。

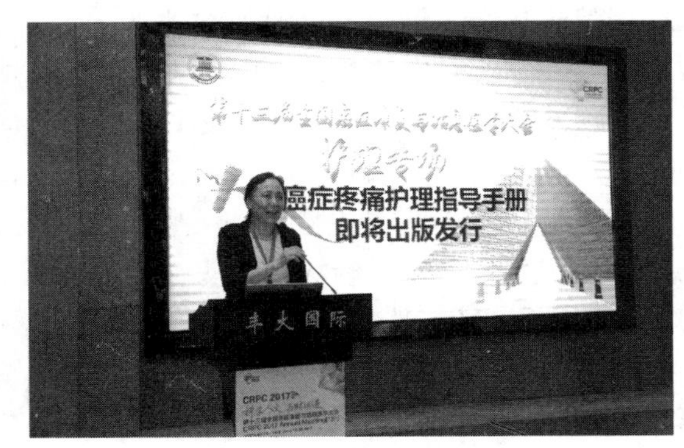

癌症疼痛护理指导手册
即将出版发行
丰大国际
CRPC 2017
徐波教授

6月18日上午的护理专场座无虚席，会场的两边及门口站满了前来旁听的150多位参会人员，场面温馨、安静。本次大会主席、CRPC第五届委员会主任委员王杰军教授亲自到场致辞，中华护理学会肿瘤护理专业委员会主任委员、中国抗癌协会护理专业专委会副主委徐波教授为我们介绍了“癌症疼痛护理指导”，说明在照顾癌症患者时的规范措施；北京大学肿瘤医院护士长王云和江苏省人民医院护士长蒋书娣分享了CRPC之下的CPAI护理学院过去一年的工作，其中从蒋护士长的“癌痛患者的随访”汇报中了解到利用电话和APP的形式进行随访，以及福建省立医院肿瘤科护士长郑剑箐护士长的“疼痛筛查案例分享”，讲解了其医院进行疼痛筛查的流程，以全面掌握癌痛患者的疼痛过程，为癌痛患者提供全程护理指导；解放军第307医院放疗科主治医师孟祥颖在“放射性治疗引起的疼痛”分享中，对护理工作给予了高度的评价。当安徽省肿瘤医院护理部主任胡成文主任护师讲述了她今年2月在宁养办协调下赴台湾成功大学医学院附设医院接受安宁疗护培训的分享，以及中信中心医院医疗质量办公室主任吴怡靓女士介绍台湾的“居家护理及实践”时，看到屏幕上熟悉的场景，让每位去过台湾培训的宁养同仁深有感触，爱的回忆历历在目。

通过此次会议让我们意识到，宁养疗护的护理范畴被护理专家作为护理命题来进行学习和探讨，大家都在兴致勃勃的迎接“安宁疗护的春天”。

（摘自：汕头大学医学院 李嘉诚基金会“人间有情”全国宁养医疗服务计划网站）

第二届全国肿瘤护理学术大会
暨2017国际肿瘤护理高峰论坛在福州召开

2017年3月10日，由中国抗癌协会肿瘤护理专业委员会主办，福建省抗癌协会肿瘤护理专业委员会、福建省肿瘤医院共同承办，福建省护理学会、天津医科大学肿瘤医院共同协办的第二届全国肿瘤护理学术大会暨2017国际肿瘤护理高峰论坛在福州市召开。本届大会主题为“锻造学科实力，超越专业梦想”，旨在向肿瘤护理同仁传播肿瘤护理最前沿知识，分享肿瘤护理发展最新成果，探讨肿瘤护理的专业内涵和未来发展方向，为进一步推动我国肿瘤护理的未来发展贡献力量。

出席大会开幕式的领导和专家有：国家卫计委医院管理研究所护理中心么莉主任、中华护理学会副理事长姜小鹰教授、美国肿瘤护理学会（ONS）CEO Brenda Marion Nevidjon 教授、福建省抗癌协会理事长应敏刚教授、福建省护理质控中心主任李红教授、福建省肿瘤医院副院长郑雄伟教授、亚洲肿瘤护理学会（AONS）主席苏帼慧教授、哈尔滨医科大学人文社科院院长尹梅教授、北京大学肿瘤医院姑息治疗中心主任刘巍教授、中华护理学会肿瘤护理专业委员会主任委员徐波主任、中国抗癌协会肿瘤护理专业委员会秘书长姜永亲主任等。

本届大会共设立两个主题报告专场、七个分会场、两场卫星会。共计收到学术稿件687 篇，从中遴选 86 篇进行大会口头交流，92 篇进行壁报交流。来自美国、澳大利亚、中国 29 个省（自治区、直辖市）及香港的 172 家医院专家代表近 600 人参加了本届大会。

本届大会主题报告专家有：么莉主任、姜小鹰教授、Brenda Marion Nevidjon 教授、国际癌症护士学会（ISNCC）主席 Patsy Yates、苏帼慧教授、尹梅教授、刘巍教授、徐波主任、复旦大学护理学院院长胡雁教授、天津医科大学护理学院院长赵岳教授、福建省肿瘤医院护理部骆惠玉主任。专家们分别就护理科研成果申报及要点、精准护理、护理质量、护理人员在姑息治疗中的作用、人文关怀、安宁疗护、肿瘤学新进展对护士的启示、通过协作伙伴关系加强亚洲肿瘤科护士对癌症护理的贡献、基于证据的肿瘤专科护理实践、优质护理服务、延续护理研究与实践探索等内容进行了精彩纷呈的主题报告。

本届大会设立的七个分会场为：个案专场——多学科合作静脉通路的管理、肿瘤护理研究研讨会、症状控制、心理支持专场、肿瘤患者多维度护理、肿瘤护理实践创新、姑息照护与延续护理，与会代表就上述内容进行了深入的讨论和经验分享。

回顾本届大会，在学术氛围浓厚的基础上，还兼具七大突出特色。

特色 1：特别设立中国抗癌协会肿瘤护理专业委员会“肿瘤护理终身成就奖”和“肿瘤护理杰出贡献奖”，表彰为推动中国抗癌协会肿瘤护理专业委员会建设和发展做出杰出贡献的肿瘤护理专家。旨在通过该奖项的设立来弘扬默默耕耘、无私奉献的肿瘤护理精神，树立勤奋、钻研、实干、创新的典型人物。该奖项的设立对于激励年青一代的护理工作者具有深刻的现实意义。本届大会特授予湖北省肿瘤医院夏桂兰主任、河北医科大学第四医院康琳主任“肿瘤护理终身成就奖”荣誉并颁发奖牌。授予湖南省肿瘤医院谌永毅副院长、福建省肿瘤医院骆惠玉主任“肿瘤护理杰出贡献奖”荣誉并颁发奖牌。

特色 2：中国抗癌协会肿瘤护理专业委员会（CANO）与美国肿瘤护理学会（ONS）正式签署《谅解备忘录》，双方就护士培训、合作新护理研究、ONS 会员发展等合作事项达成进一步共识。

特色 3：美国肿瘤护理学会、国际癌症护士学会（ISNCC）、亚洲肿瘤护理学会（AONS）三大国际肿瘤护理组织 CEO 和主席首次齐聚中国，与中国抗癌协会肿瘤护理专业委员会携手共聚，共商合作。

特色 4：本届大会既有国内外顶级护理科研设计、又有临床一线的护理实践研究成果，既有本专业发展的理论前沿知识、又有专业领域的专家共识，是一场别开生面的学术盛宴。美国 ONS CEO Brenda 教授在本届大会上首次将精准护理理念引入中国，拓展了我们的专业视野，刷新了肿瘤护理理念，为今后的肿瘤护理打开了全新的前景。在多学科合作分会场静脉通路管理个案讨论中，代表讨论热烈，体现出医护一体化的多学科特色。

本届大会特别设立肿瘤护理书籍展示区，用于展示我国肿瘤护理正式出版的专业书籍，以期进一步传播我国肿瘤护理学术发展成果，推进肿瘤护理学术交流。会议期间共展示 21 本来自全国多家肿瘤医院主编的肿瘤护理专业书籍。

特色 5：设立壁报展厅，遴选 92 篇文章进行壁报展示交流，向与会代表介绍肿瘤护理领域最新研究成果和前沿研究方向。

特色 6：为表彰与会代表积极向本届大会投稿的热情和给予大会的鼎力支持，将从本届大会 86 篇口头发言文章中遴选 20 篇优秀文章推荐给核心期刊刊登发表。

此外，本届大会期间还召开中国抗癌协会肿瘤护理专业委员会第三次全体委员会议，会上就 2017 年肿瘤护理专业委员会工作计划、第二届全国肿瘤护理学术大会暨 2017 国际肿瘤护理高峰论坛筹备情况及奖项评选情况向肿瘤护理专业委员会全体委员进行汇报介绍。

作为中国抗癌协会肿瘤护理专业委员会成立之后举办的第二次全国性肿瘤护理学术大会，本届大会再次为全国肿瘤护理同仁搭建了学术交流与经验分享的高端平台，并为与会者提供与国内外肿瘤护理知名专家和学者面对面沟通交流的宝贵机会。现场学术氛围热烈、内容丰富并兼具前沿性，获得与会代表的一致好评。

（稿源：肿瘤护理专业委员会 2017-03-23，中国抗癌协会网站）

中国癌症基金会“万名医生肿瘤学公益培训项目”泰安站启动

2017 年 3 月 3 日~5 日，由中国癌症基金会和泰安市卫生计生委主办、泰安市肿瘤防治院承办的“万名医生肿瘤学公益培训项目”在泰安启动，泰安成为该项目的第七站。来自泰安地区的 320 名县（市）级医院肿瘤科医生参加了培训。

中国癌症基金会副理事长、国家癌症中心副主任、中国医学科学院肿瘤医院副院长王明荣，泰安市政协副主席张甲军，中国癌症基金会“万名医生肿瘤学培训项目”办公室执行主任刘亚玲，泰安市卫计委副主任倪庆宾、医政科科长张灿宏，泰安市肿瘤防治院院长王军海等出席了启动仪式。

王军海院长表示，泰安市肿瘤防治院作为泰安市肿瘤临床诊治的龙头医院，有义务和责任协助全市基层医院提升肿瘤规范化诊治的水平和能力。此前，该院已采取了多种形式来履行自己的职责，比如和多家县级及以下医院建立了医联体，定期派专家下基层坐诊、讲课、指导工作，对泰安六个县（市、区）的乡镇卫生院进行肿瘤诊治知识培训等。

王军海院长介绍，本次培训共有 3 天，免收会务费、免餐饮费和住宿费。中国癌症基金会组织了阵容强大的讲师团，授课老师都是国内一流医院里具有丰富临床经验和教学能力的专家，授课内容包括临床肿瘤学内外科与肿瘤放射治疗的基本理论、治疗方法及高发恶性肿瘤规范化诊断与治疗方法介绍等临床肿瘤学规范化诊疗知识。

此次培训还免费发放针对县（市）级医院肿瘤学医务人员的培训教材，内容涵盖临床肿瘤学专业知识，如总论、肿瘤外科学、肿瘤内科学、肿瘤放射治疗的基本理论和效果分析，以及我国高发恶性肿瘤的诊断与治疗国家标准临床路径等。

（来源：泰安市卫生计生委网站）

中国癌症基金会“万名医生肿瘤学公益培训项目”重庆站顺利举行

为提升我市区县医疗机构肿瘤规范化诊疗水平，提高基层医生的肿瘤规范化诊治能力，2017 年 3 月 24 日～26 日，由中国癌症基金会主办，重庆市卫生计生委、重庆市肿瘤医院共同承办，重庆市医师协会肿瘤医师分会、重庆市医学会肿瘤学专委会、重庆市璧山区人民医院共同协办的中国癌症基金会“万名医生肿瘤学公益培训项目”（重庆站）暨重庆市肿瘤规范化诊疗培训班在美丽的“巴渝名区”“西部鞋都”重庆璧山举行。

开班仪式由中国癌症基金会理事周琦主持。中国癌症基金会理事周清华、重庆市璧山区副区长王复莲、重庆卫生计生委科技教育处处长黄莹、重庆市璧山区卫生计生委主任柯真碧、重庆市医师协会会长赵兴吉、重庆市医学会副秘书长严毅、重庆市肿瘤医院院长吴永忠、重庆市璧山区人民医院院长朱堂棋等出席。这是培训班首次在重庆举办。

本期培训班培训内容包括肿瘤学总论、肿瘤的止痛姑息治疗、肿瘤病理学、肿瘤的内科治疗、肿瘤的放射治疗、肿瘤的外科治疗等治疗方式手段，也包括妇科肿瘤、消化道肿瘤、前列腺癌、乳腺癌、肺癌、甲状腺癌、胃癌、结直肠癌等具体病种的规范化诊疗知识。中国癌症基金会理事长赵平教授亲临授课，培训专家团队还有中国医学科学院肿瘤医院、湖南省肿瘤医院、重庆市肿瘤医院、重庆医科大学附属第一医院的肿瘤学专家 20 余名。来自重庆市内各区县医疗机构从事肿瘤诊疗相关工作的临床科室医务人员 300 余名参加培训。

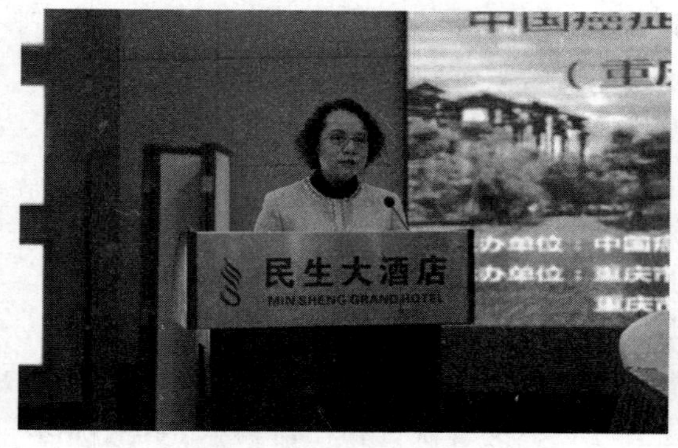

中国癌症基金会理事周琦教授主持开班仪式

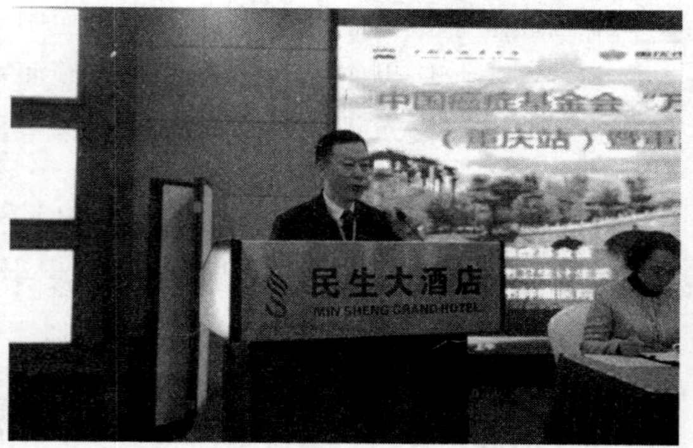

中国癌症基金会理事周清华教授致辞

本次培训班是一次具有实用性，且对基层从事肿瘤诊治工作医务人员具有指导性的学术交流大会。各位授课专家精心准备、细心讲解，全方位对肿瘤规范化诊疗进行传授，并在会上与学员热切交流、互动答疑，将对重庆市基层医务人员肿瘤诊治技术与理念产生深远影响，并对重庆市开展肿瘤规范化诊疗工作起到积极推动作用。

中国癌症基金会“万名医生肿瘤学公益培训项目”是由北京远程视界集团北京远程金卫肿瘤医院管理有限公司捐赠设立。北京远程视界集团在自身快速发展的同时，密切关注公益慈善领域，向中国癌症基金会捐助2000万元，设立培训专项基金，计划在3~5年内，对全国1000个县的1万名临床医生进行肿瘤学专业培训，旨在提高基层医生肿瘤学规范化诊疗能力，践行企业社会责任。为此，中国癌症基金会设立专门办公室，建立国家级和省级师资队伍，组织国内临床肿瘤医学专家授课，并编写教材，按照统一标准进行讲授。

多角度、全方位加强基层医务人员临床诊疗技术培训与提升是深化医改中“强基层”的重要方式。中国癌症基金会“万名医生肿瘤学公益培训项目”是推进肿瘤“基层首诊、双向转诊”的有效途径，是构建肿瘤分级诊疗体系的有力抓手。提升基层肿瘤规范化诊疗能力与水平，将改善群众看病就医感受，降低群众医疗费用负担，切实提高群众对医疗卫生服务的获得感。

（科教部 黄渐青）（来源：重庆市肿瘤医院网站）

宁养服务理念纳入“山西省万名医师肿瘤学培训项目”

山西省肿瘤医院宁养院

2017年7月8日，中国癌症基金会在山西省大同市启动“山西省万名医师肿瘤学培训”，目的是让省内基层医院的医师能较系统地掌握常见肿瘤的诊断和治疗，山西省卫计委医政处和大同市卫计委领导及山西省肿瘤医院副院长马晋峰分别在启动会上讲话，并对15位专家讲师颁发了聘任证书，宁养院牛润桂主任也荣幸地受聘，主讲“晚期癌症患者的止痛及姑息治疗”。

中国癌症基金会受国家卫计委的委托，今年拿出专项资金在全国计划对万名基层医师进行肿瘤学方面的培训，已经在内蒙古、贵州、安徽等省（区）进行了多场培训，也曾于今年3月在本省长治市举办过培训，并邀请了宁养院牛润桂主任进行讲座。

山西宁养院开办至今已近9年，宁养同仁认真工作，大力宣传，如今宁养院的服务理念和服务项目已经深入人心，患者、家属通过网络、电话等方式进行咨询、了解，愿意接受宁养服务的患者越来越多，已经有3561名患者接受了宁养服务。同时引起省政府部门、大学、社会团体的重视，每年省卫计委组织的各级医师“麻醉止痛药物规范化使用和管理”的培训内容中，总少不了宁养服务的内容，每年都有大学生、研究生申请来宁养院进行社会实践和课题研究，已经为医科大学人文学院培养了研究生15名，大学生30名。

（来源：汕头大学医学院李嘉诚基金会“人间有情”全国宁养医疗服务计划 网站）

"万名医生肿瘤学培训·河南站"第二期在郑州举办

2017 年 7 月 21 日，由中国癌症基金会主办，省卫生计生委、河南省肿瘤医院承办的"万名医生肿瘤学培训·河南站"第二期培训班在郑州举办，来自全省各县、市基层医院的 320 名肿瘤科及相关专业的医生济济一堂，聆听知名专家讲述肿瘤学新进展、新规范、新理论。

培训会开幕式由我院副院长任武主持，原卫生部副部长、中国癌症基金会原理事长彭玉，省卫生计生委医政处副处长董薇，河南省肿瘤医院副院长王勇，"万名医生肿瘤学培训"项目办公室执行主任刘亚玲参加开班仪式。

中国癌症基金会原理事长彭玉在讲话中表示，河南是我国食管癌的高发区之一，20 世纪 60 年代以来，林县（现林州市）食管癌防治的综合治理模式取得了成功，探索了癌症防治的宝贵经验。在医改不断深化的今天，林县的经验告诉我们，需要集中优势力量，重心下沉，保证人民的健康。

董薇副处长说，省委、省政府将更加重视医疗卫生事业的发展，在大健康的背景下，决定建立 6 个国家区域医疗中心，其中，就包括以省肿瘤医院为建设主体的国家肿瘤区域医疗中心。今年改革的主题是分级诊疗，推行公立医院的改革，使优质医疗下沉，帮助基层医院规范化诊疗。

王勇副院长发表致辞，在省委、省政府的关心支持下，河南肿瘤防治事业取得了进步，省肿瘤医院作为河南省临床诊治的龙头医院，有义务协助基层医院提升肿瘤规范化诊治的水平，本次培训班精心筛选组织讲师团，学员将受益匪浅。作为承办单位，我院将为此次培训做好服务。

"万名医生肿瘤学培训项目"是一项旨在提高基层医生肿瘤学规范化诊疗能力的公益工程。目前省内肿瘤治疗水平地区差异大，基层、城乡肿瘤规范化诊治的情况不尽人意。县市级医院的肿瘤规范化诊治能力和水平，是构建我省科学合理的肿瘤分级诊疗体系非常重要一环。通过此次培训，将全省的肿瘤相关专业新进展、新趋势、新理论向县市级医院普及，从而提升基层医院肿瘤规范化诊治水平。

今年 5 月初，"万名医生肿瘤学培训·河南站"第一期培训班郑州举行。与上次培训班相同，此次培训免收会务费、免餐饮费和住宿费，免费发放针对县（市）级医院肿瘤学医务人员的培训教材。

会议邀请北京协和医学院肿瘤研究所流行病学研究室主任乔友林、解放军陆军总医院耳鼻咽喉及头颈外科主任边学，以及来自省肿瘤医院多个学科知名专家前来授课。培训内容包括内科、外科、诊断及高发恶性肿瘤的治疗等。

乔友林教授详细讲解了关于肿瘤学的筛查和早诊现状和技术；我院病理科副主任医师赵冬梅以"肿瘤病理学"为题进行专题讲座，分别从肿瘤的命名及分类，癌前病变和早期癌，良性肿瘤的区分等进行阐述；我院放射介入科主任黎海亮讲述了原发性肝癌的介入治疗；我院肿瘤内科主任杨树军从抗肿瘤药物的作用机制和分类，肿瘤的分子靶向治疗等委学员进行专题报告；我院普外科主任韩广森阐述了肿瘤的外科治疗，从肿瘤外科手术的发展史到肿瘤外科与内科的区别，以及肿瘤外科操作规范及治疗。

不少学员表示，专家们以朴实生动的语言，图文并茂的幻灯授课形式，把肿瘤学理论进行深入简出地讲授，很有实用性和前沿性。回去之后，会把所学到的知识及时运用到临床中，更好地服务群众。

（宣传办 陈玉博）

（原标题：中国癌症基金会主办 省卫生计生委、我院承办“万名医生肿瘤学培训·河南站”第二期在郑举办）（来源：河南省肿瘤医院网站）

中国癌症基金会“万名医生肿瘤学公益培训项目”（江西站）暨江西省肿瘤规范化诊疗培训班热烈开班

金秋9月，学生迎来开学季，播撒希望的季节，江西南昌同样盼来了“万名医生肿瘤学公益培训”。2017年9月8日，由中国癌症基金会主办，江西省卫生计生委组织，江西省肿瘤医院承办，北京远程视界集团/北京远程金卫肿瘤医院管理有限公司捐赠的“万名医生肿瘤学公益培训项目”（江西站）暨江西省肿瘤规范化诊疗培训班在南昌市热烈开班。这是中国癌症基金会“万名医生肿瘤学公益培训项目”在全国巡回培训的第25站，当地缺少肿瘤防治知识和能力的偏远基层医务工作人员对这次活动期盼已久。

开班仪式由江西省肿瘤医院党委书记温晓明主持，他宣布开班仪式的开始并隆重的介绍了出席本次开班仪式的领导和嘉宾，同时对此次培训班的开班表示热烈祝贺！

全国政协委员、中国癌症基金会理事长赵平教授，江西省卫生和计划生育委员会副主任李晓琼、江西省肿瘤医院院长钭方芳在开班仪式上致辞。中国癌症基金会“万名医生肿瘤学培训项目”办公室执行主任刘亚玲、江西省卫生和计划生育委员会人事处处长洪鹰等领导也出席了开班仪式。

“公益培训不打烊、守护健康有希望！”钭方芳院长的致辞精炼而值得回味，没错，公益事业一直在路上，从未停歇过，让我们与智者为伍、和良善者同行，共同把造福老百姓的伟大公益事业传承下去，造福全国人民！

赵平理事长曾在向习近平主席的工作汇报中说过：“医疗体制要改革、医院管理要加强。”但是医改的道路任重而道远，国家颁布政策实施医联体建设、分级诊疗体制改革，把重心下沉到基层，使压抑已久的就医需求、老百姓看病难的问题和大医院人满为患的问题彻底得到缓解。分级诊疗的基础在县级基层医院，到目前为止，“万名医生肿瘤学公益培训项目”已有7000余名基层医生接受培训，希望我们都能珍惜这样的培训机会，维持医改的平稳运行，这是我们每个人的责任。

李晓琼主任在致辞中首先提到的就是感谢，感谢中国癌症基金会提供了这次机会，感谢远程视界集团的大力支持，同时也热烈欢迎各地前来参加培训的学员。江西省是革命老区，在我们这里因病致贫、因病返贫的现象占到了40%以上，所以当李晓琼主任得知有“万名医生肿瘤学公益培训”这个项目后，第一时间联系到了中国癌症基金会，积极申请在革命老区的江西省培训1000名基层医生，同时还要求学员们多在培训中互动，切实提高我们的医疗水平，造福赣鄱人民。

自2009年国家启动医改以来，把很多目光投向了基层。加上2015年国务院启动的分级诊疗模式，更大力度地把基层县级医疗机构作为改革的重点，切实提高基层医务人员医疗水平，更好的服务于广大患者。本期培训班为期三天（2017年9月8日~10日）。培训内容包括：（1）肿瘤学总论、肿瘤诊断、治疗的基本理论与治疗原则；（2）常见恶性肿瘤规范化诊断与治疗。培训讲师团由中国癌症基金会、国家癌症中心/中国医学科学院肿瘤医院、中日友好医院、北京大学人民医院、福建医科大学孟超肝胆医院、江西省肿瘤医院、南昌大学第一附属医院、南昌大学第二附属医院、安阳市肿瘤医院等具有丰富临床经验和教学能力的专家组成。特别是以中国癌症基金会牵头的专家们精心准备课程，把自己多年的临床经验总结归纳到一起，与各位学员进行了分享和互动。

江西风景名胜众多，文化遗产丰富。李白曾在庐山咏出“飞流直下三千尺，疑是银河落九天”的绝唱。中国革命的摇篮井冈山更是人人皆知，三清山、龙虎山等国家级风景区名扬天下。此次公益培训学员分别来自南昌市、九江市、景德镇市、鹰潭市、吉安市等二级医院肿瘤科，与肿瘤诊治相关的内科、外科、介入科、肿瘤筛查、放射诊断、病理等科室在岗的高年资住院医师、主治医师和副主任医师330人，再加上江西省肿瘤医院的各科室医务人员，包括住院医师、实习医生等150人，参加此次培训的学员达到480余人，此举必将成为江西省肿瘤防治事业的良好开局。

培训期间，中国癌症基金会向培训学员提供免费培训、免费食宿，并免费发放了针对县（市）级医院肿瘤学医务人员的培训教材，培训教材是由赵平教授等资深专家亲自撰写，适合于基层医务人员学习并能够掌握的基础知识。此次培训是由北京远程视界集团/北京远程金卫肿瘤医院管理有限公司捐赠的大型公益活动。在会上，远程视界集团讲师代表王丰以“医联体+HMO助力健康新生活”为主题，详细介绍了通过医联体、HMO以及肝保卡和肺保卡等系列产品提高各地区医院的医疗水平，让更多老百姓享受优质医疗服务，真正解决老百姓看病难、看病贵的问题。

本次培训班从不同的角度对肿瘤规范化治疗进行了多方位、深层次的授课和交流，必将对提高整个江西省肿瘤防治能力和水平起到积极作用，造福赣鄱人民。参加培训的学员们也纷纷表示，将珍惜此次难得的学习机会，把所学知识应用于临床实践，在今后的工作中为肿瘤患者带来更多的治愈机会，使更多的肿瘤患者获得生存希望。

中国癌症基金会“万名医生肿瘤学公益培训”项目是由北京远程视界集团下属子公司北京远程金卫肿瘤医院管理有限公司捐赠设立，旨在提高基层医生肿瘤学规范化诊疗能力的公益工程，是推进肿瘤“基层首诊、双向转诊”的有效途径，是构建肿瘤分级诊疗体系的有力抓手。“项目”已在全国各地相继举办，并都取得了良好效果。

北京远程视界集团，在互联网+和大数据时代浪潮下应运而生并扎下深厚根基，围绕着“以专科医联体建设为核心的远程医疗产业带”，成功探索出了中国远程医疗落地运营的创新模式。在获得自身稳健发展的同时，以精准健康扶贫为主线的公益发展之路，彰显远程视界的社会发展责任，累计支持社会公益事业捐赠公益资金达2亿元。在健康医疗慈善和公益事业的道路上，坚持以公益之心和集善之行，通过对患者、基层医生和基层医院的慈善和公益项目行动，一步一个脚印，践行着“为老百姓解决看病难看病贵”的企业使命！

（全卫肿瘤-企划部）

北京大学肿瘤医院姑息治疗中心开展2017世界姑息治疗日主题活动

——携手用爱共进，坚守始见品格

2017年10月14日是第13个世界临终关怀与姑息治疗日，其主题为“Universal Health Coverage and Palliative Care-Don't leave those suffering behind”，其中，更是提出口号“who cares? we do”，呼吁全球各界关注姑息治疗。为迎接这个充满大爱的日子，响应全球为姑息治疗发声的倡议，10月13日，由北京大学肿瘤医院姑息治疗中心 & 日间病区主办的“Palliative care 邂逅 Day Care——请说出您的心声”的主题活动，旨在呼吁更多的专业人士关注患者及其家庭身心的需求，为患者和家属提供全方位支持。

本次活动以“共享姑息”为主题，创新性地开启了医患沟通——“我讲，您说”的全新模式。前半部分由医护团队开展宣讲小课堂。寇芙蓉博士以“带您走进姑息治疗”为题，用简单、生动形象的语言向广大患者朋友普及姑息治疗理念，重点说明了与临终关怀的区别，针对大众对姑息治疗认知的误区进行了详细讲解，特别是早期姑息治疗在疾病全程管理过程中的重要性和必要性；王云逸医师以“姑息治疗，我们在行动”为题，向患者朋友介绍了姑息治疗中心自成立以来的实践工作，对入院患者进行多学科联合会诊；综合评估病情；协助制订医疗决策；更是为患者提供最佳躯体症状及功能状态的管理（如疼痛、恶心、呕吐、便秘、腹泻、疲乏、浆膜腔积液等）。通过精彩的讲座让患者和家属朋友对于“姑息治疗”和“身心社灵全方位关怀”有了更深入的了解和体会。刘芳护师以症状管理为出发点，向患者朋友介绍了日间病房正在打造成“无呕、无痛、无栓”病区特色项目，进一步促进癌症患者的个体化、精细化治疗，详细介绍了化疗相关性恶心呕吐（CINV）的规范化管理，重点讲解了患者和家属在居家过程中如何自我管理和生活，让大家正确认识CINV规范化管理的重要性。

姑息治疗起源悠久，在欧美等国家称为“palliative care”，而在日本、中国台湾翻译为舒缓医学，中国大陆目前将其称为姑息治疗。姑息治疗最早出现于12世纪。1967年，St. Christopher's Hospice的成立标志着现代姑息医学的开始。随后姑息医学在美国、欧洲、日本、新加坡、中国香港和台湾等全世界范围内不断推广发展。中国肿瘤姑息治疗专业发展始于20世纪80年代初期。经过30余年的发展，肿瘤姑息治疗逐渐形成一支跨学科的专业队伍，以全人、全家、全程、全社区的姑息治疗理念，已然成为临床肿瘤诊疗的重要环节，和临床肿瘤医师的必修技能。在中国抗癌协会肿瘤康复与姑息委员会（CRPC）为代表的姑息治疗专家团队的努力下，姑息治疗取得了长足的进步。

精彩的患者小讲堂结束后，患者“您说”点燃了活动的亮点。医护人员将制作好的精美心愿纸一一递给患者，鼓励患者勇敢表达出内心的声音和想法！患者欢欣踊跃，气氛异常活跃，也将此次活动推向了高潮。

“自从检查发现这个病以来，都是以乐观的心态，积极配合治疗，现在医疗也飞快发展，有信心，不怕困难，勇往直前，一定会治愈！”

“发现这个病，是不幸，也是有幸。朋友、爱人、家人、亲人对我的关爱，医护人员对我的支持，让我以全新的角度重新正视这个世界，让我相信这个世界上没有什么是不能战胜的，今后要努力过好每一天，感谢医护人员对我们的关怀，尤其是日间病房，每次都特别耐心，尽量减少我们的痛苦，因为有您，我们病人更有信心与病魔抗争！”

最后，在医患游戏竞猜环节，患者和家属通过游戏了解到了居家症状管理小妙招，活动在欢声笑语中圆满结束。

一张张美丽的心愿纸、一份份希望的心情、一张张真诚的脸庞汇聚成一股暖流注入大家心田。从他们的字里行间，从他们的真情诉说中我们体会到了患者那份对战胜疾病的勇气，对姑息治疗的渴望，对美好生活的向往，这些正是我们更好地开展姑息治疗，服务广大患者及家属的内在动力。

人生，总有不期而遇的温暖，和生生不息的希望。姑息治疗中心 & 日间病区愿意成为传递温暖和点亮希望的使者，用爱缔造最美的港湾，浇灌心灵的荒漠，让患者享受如彩虹般绚烂的阳光雨露。我们是患者永远的守望者，在与疾病共舞的日子里与其携手同行！以笑的方式哭，以爱的方式治愈，以相信的名义原谅；让陪伴成为一种习惯，让懂得成为一种信赖！

携手用爱共进，坚守始见品格！为患者提供个体化、精细化的姑息治疗，我们一直在行动！

（北京大学肿瘤医院姑息治疗中心）

（来源：北京大学医学部新闻网，发布日期：2017-10-17）

囊萤之光　点亮希望
——“囊萤计划”贫困癌症家庭大学生助学项目启动仪式

车胤，东晋人，年幼家贫，但自幼聪颖好学、立志成才，晚上家中无油点灯，便收集萤火虫装在白布口袋中照明夜以继日苦读，最终官拜吏部尚书、进爵临湘侯成为一代名臣。车胤为人公正、不畏强权，死后被追谥为忠烈王。车胤是中国传统文化中通过教育改变命运的典范。中国癌症基金会发起“囊萤计划”旨在帮助贫困癌症家庭大学生顺利完成学业，聚集社会爱心的点点“萤光”，照亮当代“车胤”们的人生之路，指引更多家庭彻底走出贫困！

2017年6月28日，由中国癌症基金会、中关村精准医学基金会共同发起的针对贫困癌症家庭大学生的助学项目“囊萤计划”正式在北京启动。中央民族大学首批15位来自贫困癌症家庭的大学生获得了资助。中央电视台电影频道主持人蓝羽女士受聘担任“囊萤计划”项目形象大使，并与中国癌症基金会赵平理事长现场各自向项目捐款1万元。“囊萤计划”项目将在全国各地高校陆续开展，帮助来自贫困癌症家庭的大学生顺利完成学业、带领家庭彻底走出贫困。中国癌症基金会赵平理事长，中关村精准医疗基金会蔡顺利理事长、何勇副理事长兼秘书长，国家癌症中心付凤环副主任，中央民族大学研究生院路义旭副院长，人民卫生出版社总编办皮雪花主任，中央电视台主持人蓝羽女士，中国癌症基金会赵全年副秘书长、高翠巧副秘书长、张金萍副秘书长，受助学生代表及相关单位领导参加了项目启动仪式。会议由高翠巧副秘书长、蓝羽女士共同主持。

2020年全面脱贫是我国全面建成小康社会的刚性目标、底线要求，也是最艰巨的任务。目前因病致贫、因病返贫是我国各地区首要致贫原因。贫困家庭子女有机会接受高等教育是实现社会公平的重要途径，也是贫困家庭脱贫的最有效方式之一。但很多贫困家庭的大学生，由于父母不幸罹患癌症，为帮助家庭承担债务而辍学打工，使家庭错失了脱离贫困的最佳机会。因此，将这些孩子留在校园里，帮助他们顺利完成学业，才能让他们靠知识改变自己未来，带领他们的家庭走出贫困。

中国癌症基金会是全国4A级公募基金会，近5年来募集了几十亿的资金、物品，救助了近十万名癌症患者。2017年，中国癌症基金会成立了贫困癌症家庭大学生助学专项基金（“囊萤计划”），公开向社会募集资金，对来自国家级贫困县、其父/母最近3年罹患恶性肿瘤并接受相关治疗的大学生进行助学资助，支持鼓励他们努力完成学业，孝敬父母，摆脱贫困，回馈社会，报效国家。

“囊萤计划”今天已从北京出发，“囊萤之光”将洒向祖国每个角落，这份光需要你我的爱心才会更加明亮，才能照亮更多贫困大学生的人生之路，指引更多家庭走出贫困！

不忘初心，并肩同行，我们一直在路上！

捐款账户信息：

账户名：中国癌症基金会

项目名：囊萤计划

账号：348063221945

开户银行：中国银行股份有限公司北京第五广场支行

（来源：中国癌症基金会网站）

囊萤之光　点亮希望
——“囊萤计划”安徽临泉贫困癌症家庭大学生助学项目启动

2017 年 8 月 29 日，在安徽省临泉县委、县政府的大力支持和帮助下，中国癌症基金会安徽省临泉县贫困癌症家庭大学生助学项目“囊萤计划”正式启动。安徽省临泉县 28 位来自建档立卡贫困癌症家庭的大学生将每月获得 500~800 元资助。中国癌症基金会赵全年副秘书长、高翠巧副秘书长，安徽省抗癌协会理事长、安徽省济民肿瘤医院刘爱国院长，临泉县陈健副县长、葛金海副县长、县委宣传部徐红艳部长，中国癌症基金会社会工作部常青云副部长，临泉县相关单位领导、受助学生及家长代表参加了项目启动会。

国家癌症中心流行病学专家、中国癌症基金会控烟与肺癌防治工作部副部长邹小农教授向临泉县贫困癌症家庭大学生捐款 1 万元，中国癌症基金会“囊萤计划”专项基金向临泉县贫困癌症家庭大学生捐款 40 万元，帮助这些来自贫困癌症家庭的大学生顺利完成学业、带领家庭彻底走出贫困。

安徽省临泉县户籍人口 237 万，是我国人口第一大县，同时也是国家级贫困县，经过数年脱贫攻坚工作的努力，已大幅降低了贫困人口，但由于基数比较大，目前仍有 11 万建档立卡贫困人口，其中因病致贫、因病返贫比例超过了 70%，这些家庭的孩子面临着巨大的失学风险。临泉县政府在春季学期已对各学段建档立卡贫困学生累计资助 25704 人次，合计 1218. 5 万元；秋季学期还将向该县建档立卡贫困家庭大学生发放每人每年 2000 元的助学补贴。但对于治疗费用最高的癌症患者建档立卡家庭，临泉县暂时无法匹配专项资金进行救助，因此中国癌症基金会在该县开展了针对建档立卡贫困癌症家庭大学生的“囊萤计划”助学项目，将每月向符合条件的大学生发放 500~800 元的助学金，将更有效地保障这些孩子能留在校园，顺利完成学业，成功带领家庭彻底走出贫困!

（来源：中国癌症基金会网站）

中国癌症基金会在江西省于都县开展系列健康扶贫活动

2017 年 6 月 6 日~7 日，中国癌症基金会组织支部党员及基金会专家、相关工作人员在赵平理事长的带领下，在江西省于都县开展了健康扶贫活动，向于都县第二人民医院捐赠了价值 30 万元的医疗设备及耗材，并为当地医务工作人员进行了三场次医疗技术培训，并在医院各科室进行了调研指导工作。然后还在于都县第二人民医院会议室举行了健康扶贫调研座谈会，深入了解了老区医疗卫生事业发展情况及相关困难。赵平理事长等领导及于都县委刘勇副书记等领导参加了座谈会。赵平理事长介绍了基金会相关情况并对于都的医疗卫生情况进行了细致的了解，姚晓曦副理事长介绍了国家健康扶贫政策及相关工作开展情况。潘毅主任介绍了于都医疗卫生建设及健康扶贫相关工作，并就于都县卫生事业发展计划向参会领导进行了汇报。通过调研座谈会，基金会领导对贫困地区医疗卫生现状有了更具体的、更深入的了解，有助于基金会募集更多社会公益资源，更有效地帮助贫困地区进行健康扶贫工作。

中国癌症基金会本次活动在长征出发地举行，既是对老区人民的帮扶，也是对基金会自身进行的教育和建设，更象征着中国癌症基金会在国家健康扶贫战略中迈出了健康扶贫长征的新步伐。中国癌症基金会将坚定不移地执行党的方针战略，凝聚精神、开拓奋进，为2020年全面脱贫贡献自己的力量！

中国癌症基金会鲜药学术委员会举办中医药文化传承与行业监管热点问题研讨会

如何既严格把好中药质量的安全关，又不使我国独有的、传承了几千年的传统中药被误伤。2017年5月3日，中国癌症基金会鲜药学术委员会在京举办了中医药文化传承与行业监管热点问题研讨会，就此问题展开了深入的讨论。中国中药协会会长、原国家中医药管理局副局长房书亭，国务院发展研究中心产业经济研究部研究室主任许召元，今年全国两会的“网红”政协委员王承德、王健，现代鲜药制剂的创始人、鲜药学术委员会主任委员李建生，著名中药专家、北京积水潭医院原中药房主任翟胜利，鲜药学术委员会副主任委员兼秘书长、中国中医科学院中药研究所研究员郝近大等中药专家及部分中药生产企业的相关负责人参加了研讨会并发言。鲜药学术委员会委员、《中国肿瘤临床年鉴》执行主编张立峰应邀参加了会议。

最近，一些中药企业老总们的微信朋友圈不断被刷屏，监管部门近期曝光的不合格中药饮片的范围不断刷新。一些因性状、成分、含量、水分等不合格的中药饮片企业纷纷“中枪”。在今年的全国两会上，医药界的政协委员们也不断发声，认为当前中药饮片的检测标准依照西药的质量标准，会导致相当一部分中药检测不合格。

此次研讨会上，与会的中药饮片企业相关负责人结合企业在生产中的实际情况，对当前饮片监管的标准提出了自己看法。他们认为，中药质量监管是非常必要的，那些染色、以次充好的假药劣药必须严打。但用现在的检查标准，中药按照西药的方法进行检测，传统的优质中药饮片被误伤的范围将会不断增加。

著名中药专家、在中药行业工作了54年的翟胜利主任在发言中认为，中药完全不同于西药，中药发展有着独特的自身规律，中国几千年传承的中药鉴别理论，是中国传统文化重要的组成部分，应更好地应用于现在的中药监管，而不能用西药的标准来代替，唯成分论的西药检测方法只能让可用的中药越来越少。

王承德和王健委员还分别介绍了委员们在全国两会上对中医药发展现状所提出的建议

和提案情况。

（原标题：中药该不该用西药方法检测？专家学者共议监管热点问题）

（来源：千龙网）

第 23 届全国肿瘤防治宣传周在南京启动

2017 年 4 月 15 日上午，“第 23 届全国肿瘤防治宣传周”启动仪式在南京荔枝广场隆重举行。本次宣传周活动由中国抗癌协会主办，江苏省肿瘤医院承办，江苏省肿瘤防治办公室、江苏省抗癌协会、江苏省肿瘤防治联盟、中国抗癌协会肿瘤化疗专业委员会、南京癌友康复协会协办。肿瘤医护人员、康复会会员、社会热心人士以及媒体代表 500 余人观看了启动仪式。

国家卫计委疾控局慢病处吴良有处长，中国抗癌协会秘书长王瑛教授、副秘书长姜文奇教授、科普宣传部部长支修益教授，江苏省卫计委汪华副主任，省科协杨文新巡视员，江苏省肿瘤医院冯继锋院长，江苏省抗癌协会唐金海理事长，南京市癌友协会孔祥顺会长等领导参加了启动仪式，江苏省肿瘤医院党委书记鲍军教授主持。

吴良有处长在致辞中指出，中国癌症防治整体水平还有很大的提升空间，在较长的一段时期内，癌症“预防为主”的工作方针仍是国家卫计委工作的重心。开展全民健康教育及倡导全民健康生活方式，强化癌症早诊早治工作仍将是有效控制恶性肿瘤发病死亡的重要手段。

王瑛秘书长指出，对于恶性肿瘤来说，预防胜于治疗。通过调整公共卫生资源和策略，战略前移，把重点从治疗转向预防，开展积极有效的预警、早诊及干预研究，以降低肿瘤发病率和提高治愈率，已成为全球肿瘤研究工作者的共识。作为我国肿瘤学领域的国家级协会，中国抗癌协会肩负着重要使命与责任，将紧密配合国家战略，全面贯彻预防为主、重视健康教育、积极推动早诊早治的防治理念，推动全国癌症防控事业的发展。

作为启动活动之一，现场还举行了《癌症知多少》科普系列丛书的公益赠书活动，为癌症患者送去权威、实用的诊疗指导。

最后，吴良有处长、王瑛秘书长、姜文奇教授、杨文新巡视员、汪华副主任、唐金海理事长、冯继锋院长、孔祥顺会长共同开启“第 23 届全国肿瘤防治宣传周”序幕。

大型义诊咨询在荔枝广场隆重举行。江苏省抗癌协会组织多家医院的几十位肿瘤专家，组成多学科义诊专家组，为广大群众免费诊疗咨询，送上了实实在在的医疗福利。

南京癌友康复协会会员们奉献了精彩纷呈的歌舞表演，展示了他们积极生活、科学抗癌的正能量。江苏健康广播著名主持人沈颖，杨淇联袂主持。

4 月 15 日上午，江苏省肿瘤医院门诊六楼大会议室，肺癌防治和控烟领域的知名科普专家、首都医科大学支修益教授为大家生动讲解肺癌如何科学预防的问题，江苏省肿瘤医院许林教授主持。

支修益教授作了题为《关注一个被“气”出来的病——从“三霾”“五气”谈女性肺癌防治》的专题讲座，分析了中国癌症和肺癌发病情况，指出吸烟+“六化”：人口老龄化、城市现代化、农村城市化、环境污染化、生活方式不良化、医学诊疗现代化是导致中国肺癌高发的主要因素。支教授重点从“三霾”“五气”谈了谈女性的肺癌防治。他指出室外大气污染（PM2.5与雾霾），室内空气污染（烟草烟雾、厨房油烟、房屋装修装饰材料VOC、小环境污染），心理污染（阴霾“癌症性格”、爱生“闷气”）这三个方面与女性肺癌高发密不可分。因此注重戒烟，保持健康的生活方式以及愉快的心情，同时加强身体锻炼，可以有效预防肺癌发生。支教授还强调45岁以上居民每年最好参加健康体检，烟民则必须！有症状早就诊，特别是出现刺激性咳嗽和血痰。

支教授对患者和家属提出的问题进行了现场答疑。此次讲座吸引了来自全省各地的120余名市民，尤其是癌症患者及家属的积极参与，受到了大家的一致好评。

（稿源：中国抗癌协会 2017-04-24）

了不起的奔跑！
——2017年第十九届北京希望马拉松新闻发布会在京举行

2017年8月9日下午，由中国医学科学院肿瘤医院、中国癌症基金会主办；加拿大驻华大使馆、国家体育总局人力资源开发中心、朝阳区卫生和计生委协办；复旦大学附属肿瘤医院、重庆市肿瘤医院、湖南省肿瘤医院、河北医科大学第四医院、辽宁省肿瘤医院、云南省肿瘤医院共同参与的第十九届“北京希望马拉松——为癌症患者及癌症防治研究募捐义跑”活动新闻发布会在北京河南大厦召开。

【出席领导】加拿大驻华大使馆公使杜欣丽，中国癌症基金会副理事长兼秘书长姚晓曦，国家体育总局人力资源中心主任姜兴华，国家癌症中心主任、中国医学科学院肿瘤医院院长兼党委书记、北京希望马拉松组委会主任赫捷，河南省政府副秘书长、河南省驻京办主任鲁玉，国家癌症中心副主任、中国医学科学院肿瘤医院副院长石远凯，中国医学科学院肿瘤医院副院长王明荣、蔡建强、院长助理马建辉，复旦大学附属肿瘤医院党委书记李端树，重庆市肿瘤医院纪委书记李华，湖南省肿瘤医院党委副书记刘晓红，河北医科大学第四医院副院长何宏涛，辽宁省肿瘤医院副院长于韬，云南省肿瘤医院党委副书记刘志敏共同出席新闻发布会。活动由国家癌症中心副主任、中国医学科学院肿瘤医院党委副书记付凤环主持。

【活动介绍】赫捷主任向新闻媒体发布了北京希望马拉松的发展经历和取得的社会效益，并对本届北京希望马拉松的活动内容进行了详细的介绍。作为国内最具规模的抗癌公益活动之一，北京希望马拉松秉持普及科学抗癌知识、推动癌症防治研究、资助贫困癌症患者的宗旨，先后有超过30万爱心人士参与其中，募集善款三千余万，全部用于资助贫困癌症患者和癌症防治研究事业。2017年第十九届北京希望马拉松将于9月16日上午在北京朝阳公园礼花广场鸣枪开跑。

同时，为迎接 2018 年北京希望马拉松开跑 20 周年，赫捷院长同时宣布“步步有情——北京希望马拉松开跑 20 周年”征集活动正式启动。从即日起至 2018 年 4 月 30 日，个人、团体、社会组织均可以将 20 年来参与北京希望马拉松或受到专项资金帮扶的点点滴滴以各种形式发送给组委会。征集成果将以纪念册的形式于第 20 届北京希望马拉松活动现场向社会发布。

【七地联动】为了让更多的人关注癌症防治事业，北京希望马拉松组委会与复旦大学附属肿瘤医院、重庆市肿瘤医院、湖南省肿瘤医院、河北医科大学第四医院、辽宁省肿瘤医院、云南省肿瘤医院密切合作，将在上海、重庆、湖南、河北、辽宁、云南六地陆续开跑，为此项公益活动注入更多活力。七地联动让国内更多的社会爱心人士能够加入希望马拉松的行列，为爱奔跑，为癌症患者祈福，为癌症防治研究事业助力。相信这股充满爱与信念的力量将不断的发展壮大，涓涓细流，汇聚成河，为中国癌症防治事业注入更多的动力。

【公益资助】北京希望马拉松所募集的善款全部用于支持中国癌症防治研究和扶助贫困癌症患者。北京希望马拉松专项基金通过严格的项目评审，规范的监督执行，迄今共计资助 750 余项科研课题，涉及肿瘤的预防、筛查、诊断、治疗等多个领域。2016 年，临床科研课题项目北京立项 35 项，其中联合攻关课题 4 项，重点课题 13 项，青年课题 15 项，护理课题 3 项。重庆、河北、湖南三地共立项 13 项。一些课题通过申报转化为国家自然科学基金、首都临床特色应用研究等国家级、省部级课题，一些研究成果已经实际应用于临床，为癌症患者带来福音。

同时，2016 年启动了“癌症早诊早治患者救治专项基金”，用于救助城市癌症早诊早治项目中筛查出的贫困早期癌症患者，第一批救助基金覆盖全国 8 个省份 71 名患者。

【形象大使】北京希望马拉松得到越来越多的社会各界知名人士的关注，他们用社会影响力和公众号召力，为活动赢得了更多的支持。第十九届北京希望马拉松特别邀请中央电视台《走近科学》《中国成语大会》节目主持人张腾岳、北京电视台《生活面对面》节目主持人王倩担任形象大使。张腾岳先生多年来致力于为公众去伪存真，树立科学的健康观。王倩女士在节目中多次邀请肿瘤专家，帮助公众认识癌症，建立正确的防癌、治癌理念。相信在们一定会感召下会有越来越多的人关注和支持中国癌症防治事业、关爱癌症患者，为爱奔跑、为癌症患者加油。

此次新闻发布会标志着第十九届北京希望马拉松各项活动正式启动。北京希望马拉松用爱的力量号召社会各界人士加入进来，奉献自己的一份力量，支持中国癌症防治研究事业，关心癌症患者。各界参会代表表达了共同的心愿：祝愿北京希望马拉松的精神一直延续，不断发扬光大，用爱与希望铺就通往战胜癌症的光明之路。

（稿源：中国医学科学院肿瘤医院网站）

“为了姐妹们的健康与幸福”
——三八妇女节全国子宫颈癌和乳腺癌防治宣传咨询活动

2017 年 3 月 8 日，为庆祝“三八”国际劳动妇女节来临，由中国癌症基金会主办、全国 67 家医院承办的第十二届“为了姐妹们的健康与幸福”大型三八公益活动在全国 42 个城市同时举行。

中山大学肿瘤防治中心作为本次活动的广州地区承办单位，在院区内举行了“三八妇女节子宫颈癌和乳腺癌防治宣传咨询活动”。活动由广东省抗癌协会秘书长、中心副院长曾木圣教授主持，广东省卫生和计生委彭炜副厅长、中心领导班子共同出席了本次活动。

启动仪式上，党委书记武少新代表中心致辞。武书记表示，多年来，中心坚持举办“三八”妇女节公益活动，旨在向社会公众普及宫颈癌和乳腺癌的预防与早诊早治的知识，提高广大妇女对自身健康的重视程度，以此切切实实的爱心行动向女同胞们送一份健康的关爱。

据统计，我国近年来乳癌发病率正以每年 3%的速度递增，成为城市中死亡率增长最快的癌症，发病年龄也呈逐渐年轻化的趋势；宫颈癌每年约有 10 万新发病例，占世界宫颈癌新发病例总数的 28%，有效解决妇女“两癌”防治问题已迫在眉睫，并引起了社会各界的广泛关注。

2006 年至今，中心已成功承办了 11 次由中国癌症基金会主办的全国妇女健康大型公益活动，积极推动女性群体对“两癌”的防治意识和水平提高、促进公众对女性健康的关注和关爱，获得了社会各界的广泛认可与好评。同时，中心还积极邀请广大新闻媒体朋友一同参与到活动当中，借助媒体的传播面与影响力，扩大防癌知识宣传力度和范围，让更多的妇女关注自身健康和受益。

本次公益活动中，中心通过举办妇女宫颈癌与乳腺癌防治知识的专题讲座、发放科普宣传资料、组织院内专家团队进行大型义诊、为 150 名弱势妇女（城市下岗女工、进城务工妇女和贫困妇女）提供子宫颈病变和乳腺癌免费筛查项目等措施，向社会公众普及子宫颈癌和乳腺癌预防与早诊早治的知识，提高广大妇女群众在子宫颈癌和乳腺癌有关发病高危因素、预防措施、筛查手段、治疗方法等方面信息的知晓率，增强癌症病因预防及早诊早治的健康意识，远离癌症危害。

目前，中国癌症基金会已连续 12 年开展了本活动，累计为数万名低收入女性提供了免费的筛查，使她们分享到了科技进步和社会发展带来的健康红利，推动了我国两癌筛查技术的推广、普及和规范。中心作为华南地区综合实力最强的肿瘤防治机构，将一如既往地与中国癌症基金会一起，努力做好面向公众的健康教育与宣传，提高大众的健康意识；动员社会，积极开展社会公益活动，为推动我国癌症预防与控制事业的发展奉献智慧和力量。

（来源：中山大学肿瘤防治中心官网 2017-03-09）

2017 年北京抗癌京剧票友演唱会在长安大戏院落下帷幕

2017 年 4 月 23 日，由中国癌症基金会主办，中国癌症基金会建生专项基金承办的第十二届抗癌京剧演唱会在北京长安大戏院举行。中国癌症基金会原理事长、原卫生部副部长彭玉女士，中国癌症基金会副理事长兼秘书长姚晓曦女士，中国癌症基金会理事、北京建生药业有限公司董事长李建生先生等领导、嘉宾出席了演唱会，近千名癌症康复者及京剧票友们观看了演出。

每年的“全国肿瘤防治宣传周”期间，中国癌症基金会都在北京长安大戏院举行北京抗癌京剧票友演唱会，目前已成功举办了十二届活动。在这里，癌症康复者、肿瘤防治工作者、京剧名票和专业演员悉数登场，共同表达了他们对生命的尊重、对生活的热爱、对战胜疾病的信心和力量。历年的活动为康复者们提供了一个展示饱满精神风貌的平台，同时也表达了社会各界对“关爱生命、科学抗癌”精神的支持和对癌症康复者的关怀。

在这个特殊的舞台上，国粹艺术与科学抗癌理念融汇在了一起，向大众传递着“癌症可防可治”“健康生活快乐相伴”的理念。也使众多与癌症抗争的感人故事随着皮黄声腔、和着锣鼓点深入到更多人的心里。乐观健康与精神文化的“根”交汇在了一起，生命的光彩也因此而熠熠生辉。

（来源：中国癌症基金会网站）

中国癌症基金会荣获人民日报“2017 健康人 · 中国梦”健康促进积极贡献奖

2017 年 1 月 11 日，中国癌症基金会荣获《人民日报》“2017 健康人 · 中国梦”健康促进积极贡献奖。赵平理事长代表中国癌症基金会领奖，并坐客主题为“促进 · 融合 · 责任 · 福祉”的“健康人 · 中国梦 2017 论坛”，论道“移动医疗、未来医院”，精彩的发言获得了全场阵阵热烈掌声。

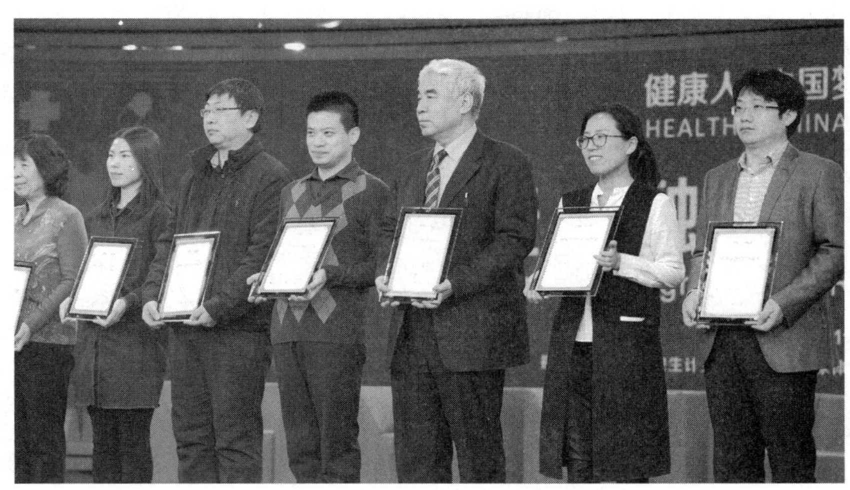

赵平理事长（右三）代表基金会领奖

（来源：中国癌症基金会网站）

2017年度国家科学技术奖中27项与医疗有关，肿瘤占5席，中医占4席

2018年1月8日，2017年国家科学技术奖励大会在人民大会堂举行，共评选出国家最高科学技术奖2人，国家自然科学奖35项、国家技术发明奖66项、国家科学技术进步奖170项。

中国工程院院士、南京理工大学教授王泽山和中国工程院院士、中国疾病预防控制中心病毒病预防控制所研究员侯云德，获国家最高科学技术奖。

据统计，在所有获奖项目中，一共有27个项目与医疗相关。其中肿瘤类研究项目有5个，中医类项目有4个，传染病/流行病预防有3个，还有一些是关于妇科病、艾滋病、骨科、脑卒中以及细胞学研究等。

肿瘤是危害人类健康的主要疾病，也是国内外各种研究机构和公司重点攻克的疾病。世界卫生组织2017年2月公布的数据表明，每年有880万人死于癌症。880万人是什么概念？相当于西安2015年的总人口规模。

目前，全球癌症死亡人数约占总死亡人数1/6。

每年有1400多万新发癌症病例，预计到2030年这一数字将增加到2100多万。中国已成为全球新增癌症病例最多的国家。

据估算，2010年因医疗支出和生产力损失而导致的癌症年度经济代价总额为1.16万亿美元。这可能是肿瘤类项目研究者最多，获奖最多的原因。

此次获奖的5个与肿瘤相关的项目中，有4个与肿瘤的治疗有关，1个与肿瘤的预防有关。从获奖情况看，国家对于“治未病”开始重视，尽可能将疾病扼杀在摇篮里成为一种趋势。

中医提速发展

此次获奖的4个中医药项目中，有2个中医药、1个中医治疗、1个中医康复。

《中医药发展战略规划纲要（2016~2030年）》出示的数据显示，2014年我国中药生产企业达到3813家，中药工业总产值7302亿元，中医药已经传播到183个国家和地区。在“十二五”期间，中药规模以上企业的主营业务收入从3172亿元增长到7867亿元，年均增长19.92%。

中医药会成为未来一段时间内的重大风口。

疾病预防受到重视

此次获奖的项目中，有4个是与疾病预防相关的科研项目，足见国家对疾病预防的重视。

世界卫生组织（WHO）的调查表明，在2012年，全球因慢性非传染性疾病导致的死亡多达3800万人，其中，中国为860万人，而这其中，约有300万人因患上某些本可预防的疾病而过早死亡。

WHO调查显示，达到同样健康标准所需的预防投入与治疗费、抢救费比例为1∶8.5∶100，即预防上多投入1元钱，治疗就可减支8.5元，并节约100元抢救费，而中国人一生中在健康方面的投入，往往有60%~80%花在临死前1个月的治疗上。

伴随着现代遗传技术、分子影像技术、生物信息技术等技术的发展，医学迎来了精准时代，结合患者生活环境和临床数据，实现了精准的疾病分类及诊断，能够制定具有个性化的疾病预防和治疗方案。

典型案例为，2015年年初奥巴马在国情咨文中提出“精准医疗计划”。

我国也于2015年3月召开首次精准医学战略专家会议，启动精准医学计划，一些大的医疗机构已经在精准医学的理念指导下，开始应用现代遗传技术、分子影像技术、生物信息技术等先进技术为患者制订针对性的预防、治疗方案。

当早预防、早筛查、早治疗已经具备了技术条件时，我们还缺少什么？——缺少疾病预防的意识。

疾病预防意识的建立与落实，不仅对个人健康有帮助，对国家医疗支出也有非常重大的意义。

高校和医院是医疗的重要科研力量

在获奖的27个医疗项目中，有20个项目是由医院主导或医院参与的。只有个别从事基础科学研究的课题是仅由高校和研究机构来承担的。

由医院主导医疗创新，是医生的工作内容决定的。相比于治病坐诊，发表论文，科研创新对一个医生的职业发展的帮助更大。在评职称的过程中，论文是重要的参考依据和指标。因与自身发展密切相关，医生的科研激情也往往要高一些。

在所有的获奖项目中，19个项目有高校在参与。绝大多数情况是高校与医院共同参与来进行科学研究。

这种情况发生的背后，是科研创新对交叉学科人才的强烈需求。多数情况下，在合作的过程中，由高校完成技术部门工作，医院专家去做医学的部分。

2017 年推广开的医疗机器人产品、医疗人工智能产品都是由医疗人士和理工科人士共同完成的，两者缺一不可。

（来源：国医网 2018-01-10）

季加孚教授团队获得 2017 年国家科学技术进步奖二等奖

2018 年 1 月 8 日上午，在人民大会堂隆重召开了国家科学技术奖励大会。季加孚教授负责的项目“胃癌综合防治体系关键技术的创建及其应用”获得了国家科学技术进步奖二等奖。这是我院继 1999 年后，再次以项目负责人身份获得国家科学技术奖。

季加孚教授研究团队在国家 863、973 等重大课题支持下，多学科协同攻关，创建了从胃癌预防到规范化治疗一体化的综合防治体系，取得了如下科技创新成果：

国际上首创胃癌防控的可行性策略，有效降低胃癌发病风险。在国际上首次也是目前唯一通过前瞻性随机对照干预研究，证实根除幽门螺杆菌可以有效预防胃癌，可使胃癌发病率降低 39%，并首次明确了其对重度癌前病变人群和老年人群也具有预防胃癌的作用。大规模人群研究成果推动了世界卫生组织根除幽门螺杆菌预防胃癌策略的制定和颁布。

首次确立了我国进展期胃癌手术及围术期治疗的规范与方案，显著提高根治性切除率及生存率。首次提出适用于我国进展期胃癌患者淋巴结清扫入路，推广标准化的胃癌手术方式使手术根治性切除率提高。卡培他滨联合奥沙利铂辅助治疗将进展期胃癌术后的 3 年无病生存率从单纯手术组的 56%提高到综合治疗组的 78%。首次确立了胃癌靶向治疗的特异性人群，开创了胃癌个体化靶向治疗新纪元。研究成果有效解决了进展期胃癌疗效差的国际性难题，制定了胃癌亚洲诊疗共识和首部国家级胃癌诊疗规范。

国家科学技术进步奖
证 书
为表彰国家科学技术进步奖获得者，
特颁发此证书。
项目名称：胃癌综合防治体系关键技术的
创建及其应用
奖励等级：二等
获 奖 者：季加孚
证书号：2017-J-253-2-03-R01

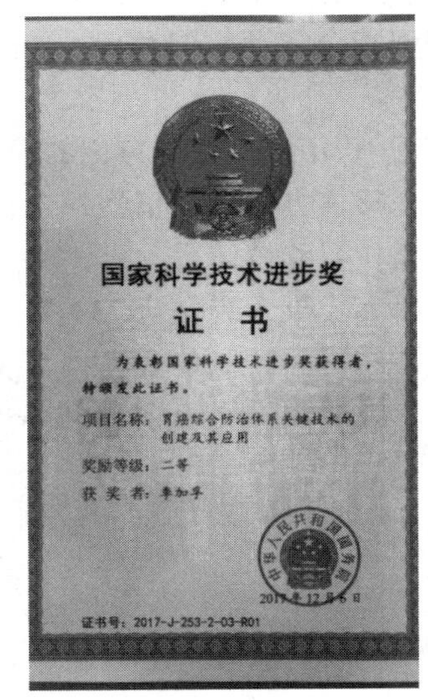

创建国际标准的样本资源平台，通过样本研究，在国际上首次发现能显著逆转胃癌癌前病变的靶点。建立了规模最大、随访时间长达 20 年以上的胃癌及癌前病变样本库，样本量高达 21.1 万例。该库通过了国际 ISO9001 质量管理认证，解决了胃癌研究样本资源短缺的难题，支撑了国际及国内重大研究项目 59 项。充分利用该样本资源优势，在国际上首次大样本证实 COX-2 是重要干预靶点，服用 COX-2 抑制剂能显著逆转胃癌癌前

病变。首次发现 p42. 3、Latexin、1A6/DRIM 等一组胃癌预警、分子分型及预后判断的新肿瘤标志物。抗血管生成内源性多肽获国家 CFDA 批准开展新药临床研究。

该研究共发表论文 757 篇，其中 SCI 论文 195 篇，被引用 4777 次，总影响因子 713. 34，出版专著 17 部。获授权发明专利 1 项，其他知识产权 2 项。曾获省部级科技奖励 9 项，其中一等奖 5 项。项目负责人季加孚教授今年出任国际胃癌学会主席，并成功在北京举办了 2017 年国际胃癌大会，彰显了团队的实力以及中国胃癌防治研究的国际影响力。

（作者：北京大学肿瘤医院科研处 于新颖，来源：北京大学医学部新闻网）

黄晓军科技成果获 2017 年度国家科学技术进步奖二等奖

在 2017 年度国家科学技术奖励大会上，北京大学血液病研究所所长、北京大学人民医院血液科主任黄晓军为第一完成人的科技成果“单倍型相合造血干细胞移植的关键技术建立及推广应用”获得国家科学技术进步奖二等奖。

“单倍型相合造血干细胞移植的关键技术建立及推广应用”项目是基于自创的粒细胞集落刺激因子诱导免疫耐受，该项目组创建个性化单倍型相合移植方案、单倍型相合移植供者优选原则、优化的感染防治等关键技术，形成原创单倍型相合移植体系，被国际同行称为“北京方案”。“北京方案”治疗急性白血病和重型再生障碍性贫血的总体生存率达 75%～89%，取得与同胞全合移植一致的疗效，实现人人都有造血干细胞移植供者；近 3 年单倍型相合移植已成为国内首位移植模式。

据黄晓军教授介绍：造血干细胞移植是治愈白血病等血液病最有效方式之一，同胞全合移植患者 3 年生存率为 70%左右，仅 30%的患者可有同胞全合供者，几乎所有患者均有单倍型相合供者。但移植物抗宿主病（GVHD）、感染等使其生存率不及同胞全合移植的 1/3。

近 10 年来，基于自创的粒细胞集落刺激因子诱导免疫耐受，该项目组创建个性化单倍型相合移植方案、单倍型相合移植供者优选原则、优化的感染防治等关键技术，形成原创单倍型相合移植体系。

研究成果发表文章 233 篇，其中 SCI 144 篇。近 3 年相关内容在全球最高水平的欧美骨髓移植年会以特邀形式报告 5 次、国际会议报告 70 余次。“北京方案”推广至全国 92 家移植中心及法国、意大利等 10 余家海外中心，1 万余患者受益。

晚期肺癌患者生存期达 39 个月
——吴一龙获 2017 年度国家科学技术进步奖二等奖

（《羊城晚报》讯 记者丰西西、通讯员郝黎）由广东省人民医院吴一龙主持完成的“肺癌分子靶向精准治疗模式的建立与推广应用”获 2017 年度国家科学技术进步奖二等奖。

我国每年新发肺癌 70 多万例，死亡率高，50%的肺癌患者一经发现即为晚期，半个多世纪以来化学治疗一直是这类患者的标准治疗，但这种不选择患者的治疗模式有效率低、毒副反应大，生存期仅 10 个月。21 世纪初靶向药物进入临床，但沿袭不加选择的治疗模式，靶向药物的疗效等同于安慰剂，并不能使患者获益。

吴一龙带领的研究团队打破对患者不加选择的“同治”模式，建立了基于基因靶点选择患者的精准诊疗模式，显著延长了晚期肺癌患者生存期达 39 个月，大幅度减少靶向药物的滥用，明显减轻患者家庭和社会的经济负担。系列结果被写入我国等 15 个国家和地区的 27 个肺癌指南，得到“国际肺癌研究学会”认可并授予最高奖项“杰出科学奖”和“团队医疗服务奖”，标志着我国肺癌研究跻身于国际先进行列。

（来源：《羊城晚报》2018-01-09）

另据报道：该项目在由《医学科学报》《中国科学报》、科学网、《科学新闻》杂志主办的“2017 中国十大医学进展/新闻人物评选活动”中，被评选为“2017 中国十大医学进展/新闻人物”。

广东省人民医院吴一龙团队，在创建中国胸部肿瘤研究协作组的基础上，围绕肺癌靶向治疗，开始肺癌分子分型和精准靶向治疗的一系列临床转化研究，取得了重要科技创新成果。团队在收集 8000 多例肺癌标本，并发明了多基因检测技术的基础上，建立了肺癌的驱动基因谱，为肺癌的精准靶向治疗奠定了基础。

（摘自：科学网 2018-01-01）

中国抗癌协会科技奖推广会在国内四地举办
——实施国家级医学继续教育项目纪实

中国抗癌协会科技奖是经国家科技部批准设立、国家科技奖励办登记的社会力量设奖，是我国肿瘤领域唯一的科技奖项。目前已完成四届评审，共有 122 个项目获奖，其中 6 个项目获得国家奖（含 1 项国家科技进步一等奖）。获奖项目汇集了我国肿瘤医学领域最新、最优秀的研究成果，代表了本领域较高的学术水平。

为了推广宣传科技奖获奖项目的先进技术，提高广大科研人员成果总结的水平，中国抗癌协会申请了国家级继续教育项目——中国抗癌协会科技奖推广会，2017 年 3 月 ~6 月，在广州、南京、武汉、西安分别主办了 4 场，会议得到了中国抗癌协会协会领导的高度重视，协会副理事长樊代明院士、秘书长王瑛教授出席会议并致辞。每次会议均有来自省内肿瘤领域的 150 余位专家、临床医生参加会议。会议邀请多位荣获国家科技奖、中国抗癌协会科技奖的知名专家授课，介绍获奖项目先进技术及最新进展、科技成果总结、申报和申请国家自然基金要点等，会议内容精彩纷呈，涵盖如下：

介绍获奖项目的技术特性和最新进展：中国医学科学院肿瘤医院徐兵河教授报告了“局部晚期与转移性乳腺癌治疗关键技术及成果总结”，浙江省肿瘤医院毛伟敏教授报告了“局部晚期非小细胞肺癌的治疗现状和研究”，华中科技大学附属同济医院黄志勇教授报告了“肝胆胰肿瘤临床治疗关键技术的创新与应用”，天津医科大学肿瘤医院孙保存教授报告了“恶性肿瘤血管生成拟态的分子机制和临床意义的研究”，西安交通大学一附院吕毅教授报告了“炎症损伤控制策略在肝癌临床治疗中的应用”。专家们结合多年潜心研究和经验总结，用扎实的理论背景、临床实践和丰富的资料数据介绍了获奖项目的技术创新及最新进展，让更多的专业技术人员了解领域内创新的技术方法，指导自己工作的创新发展。

科技成果总结分析：由协会推荐荣获国家奖的获奖项目完成人、第三军医大学西南医院余时沧教授做了“肿瘤血管生成机制及其在抗血管生成治疗中的应用与成果总结”的报告，哈尔滨医科大学附属第四医院黄涛副教授做了“多功能分子成像肿瘤诊疗关键技术及成果总结”的报告。他们从科研方向、科研基础设计、如何深入合作、凝练创新、提高质量等方面详述了获得科技奖励的研究历程。

申报奖励材料撰写整理：中国抗癌协会科技奖励工作办公室赵文华主任做了“中国抗癌协会科技奖介绍及申报要点”的报告，详细介绍了中国抗癌协会科技奖励的章程、运行办法及其申报要点，指导工作在一线的专业技术人员如何重视积累，积极申报科技奖励。

同时为了帮助科研人员提高科研水平，会议邀请樊代明院士做了“医学的系统论与整合观”的报告，天津医科大学肿瘤医院郝继辉教授做了“国家自然基金的申报要点”的报告。

会议得到了承办单位广东省抗癌协会、中山大学肿瘤防治中心、中国抗癌协会临床化疗专业委员会、中国抗癌协会肿瘤靶向治疗专业委员会、江苏省肿瘤医院、华中科技大学同济医学院附属同济医院、湖北省抗癌协会、陕西省抗癌协会、第四军医大学西京消化病医院的高度重视和支持，中山大学肿瘤防治中心徐瑞华院长、内科主任姜文奇教授，江苏省肿瘤医院院长冯继锋教授、副院长廉昇教授，湖北省抗癌协会秘书长吴新红教授，华中科技大学附属同济医院肿瘤中心主任袁响林教授，陕西省抗癌协会理事长李树业教授等到会致辞或主持。

科技奖推广会的召开，展示了我国肿瘤医学科技的发展水平与最新研究进展，是促进科技成果转化与推动的一项重要举措，对推动新技术成果的应用，提高临床肿瘤诊疗水平和科技成果总结都具有重要意义。

（稿源：中国抗癌协会 2017-06-20）

2017 年中国医药生物技术十大进展揭晓

2018 年 1 月 13 日，由中国医药生物技术协会和《中国医药生物技术》杂志共同主办，桐庐县人民政府承办，桐庐富春山健康城管委会、浙江金时代生物科技有限公司、杭州爱唯生命科技有限公司协办的“2017 年中国医药生物技术十大进展评选”在浙江桐庐揭晓。

十大进展中与肿瘤相关的分别为（排名不分先后）：

1.《细胞治疗产品研究与评价技术指导原则》发布，多个 CAR-T 产品申报临床

国家食品药品监督管理总局 2017 年 12 月发布了《细胞治疗产品研究与评价技术指导原则》（试行），对规范细胞治疗产品的研发，提高其安全性、有效性和质量可控性水平，从而推动和促进我国细胞治疗领域的健康发展具有重要意义。目前已经受理了多家企业的细胞治疗产品临床试验申请。

2. PD-1 等免疫检查点抗肿瘤抗体技术取得重大进展

治疗霍奇金淋巴瘤的单抗完成Ⅲ期临床试验，成为首个提交上市申请的国产 PD-1 单抗。抗 PD-1/抗 CTLA-4 双特异抗体新药 AK104 获得海外临床试验许可，成为全球首个成功进入临床研究的 PD-1/CTLA-4 靶点的双特异性抗体新药。

3. 肝癌的早期诊断和治疗相关表观遗传学与单细胞组学技术

基于表观遗传学和单细胞组学的肝癌早期诊断及免疫治疗取得重大进展。通过检测外周血中循环肿瘤 DNA 特定位点甲基化水平，建立肝癌早期诊断的新方法，可将肝癌的漏诊率降低一半以上。肝癌相关 T 细胞的单细胞组学研究，首次在单细胞水平上描绘了肝癌微环境中的免疫图谱，可有效发现针对肝癌免疫治疗靶点、促进肝癌免疫治疗的临床应用。上述研究将促进肝癌的早诊和免疫治疗。

4. 重组质粒-肝细胞生长因子注射液进入Ⅲ期临床

重组质粒-肝细胞生长因子注射液是我国自主研制的基因治疗创新药物，已经完成的Ⅰ、Ⅱ期临床试验表明：该药具有较好的安全性和疗效，现已获准进入Ⅲ期临床试验。该药物是我国首个进入临床试验的质粒 DNA 类药物，代表了我国基因治疗药物研发的先进水平。

5. 首个国产九价宫颈癌疫苗获准开展临床试验

首个国产九价宫颈癌疫苗获准开展临床试验。该疫苗采用独创的大肠杆菌生产平台进行生产，其预防宫颈癌的效果将显著高于二价和四价宫颈癌疫苗。

本次活动分为推荐申报、项目初审、公众评选、专家审评和新闻发布 5 个环节。其中 30 个候选项目从推荐申报中脱颖而出进入公众投票环节，得到数万名广大同行的热情参与。

为了体现评选的专业性和权威性，将所有候选项目提交相关领域的 11 名院士进行函审，根据项目是否具有技术创新性突出、经济效益或社会效益显著、推动行业科技进步作用明显等标准进行不记名投票，最终由专家评审确定2017年度的中国医药生物技术十大进展。

（摘自：科学网 2018-01-13）

中国抗癌协会肿瘤药物临床研究专委会第二届学术年会召开

2017年6月11日，第二届中国抗癌协会肿瘤药物临床研究专委会（ACTS）学术年会在北京国际会议中心隆重召开，约150名来自全国各地的涵盖肿瘤药物临床研究全部领域的专业人士参会，包括国内多家重量级肿瘤中心的研究者、药学专家、统计学家、药企研发总监、CRO临床研究总监、国家药审中心资深审评专家。会议由专委会主委沈琳教授、候任主委徐兵河教授、国家药审中心杨志敏部长主持，内容分为主题报告与焦点讨论两部分，主题报告针对国内新药研发瓶颈、新药研发策略与国家新药审评审批制度改革解读等多领域进行了分析，焦点讨论对研究立项、Ⅰ～Ⅲ期新药研究开展、新药审批等热点话题进行激烈的讨论与争辩。

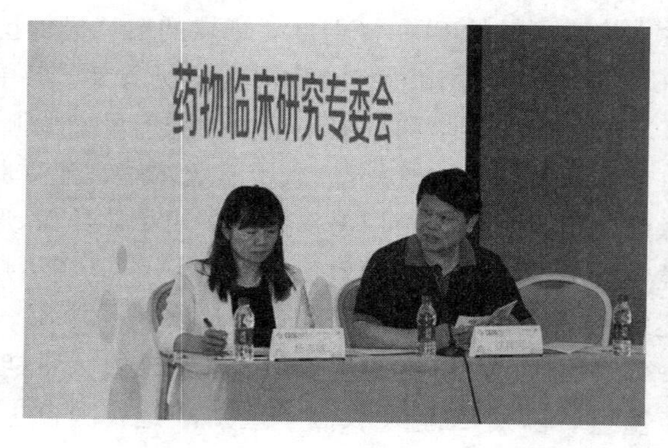

在主题报告部分，新药研发领域资深专家、沈阳药科大学苏岭教授进行了“加快新药临床研发的策略与实施”的报告，在我国创新药研发基本模式分析基础上，重点介绍了ICH E17指南中多地区临床试验（MRCT）的目的、开发策略及注意事项，并借助典型案例剖析临床研究汇总不同地区疗效差异数据的解读与处理策略；建议在新药研发全球化和中国目前相关法规和监管环境下，参照MRCT计划与设计的科学原则，科学借鉴、桥接国外临床试验数据，有效组合国内外临床试验的开展；临床专家和研究者应早期参与指导创新药临床研发的计划和具体试验的设计，使之符合相关地区的具体情况和医疗实践，满足监管部门要求；临床试验申办者必须尽早建立质量管理系统（QMS）；临床试验各参与方加强临床试验管理，保证GCP合规，临床试验方案实施的严谨、可靠、规范和数据质量。

上海肺科医院周彩存教授针对国内新药临床研究现状进行了“中国临床研究现状与瓶颈”问题的分析，指出我国抗肿瘤新药临床研究与国际相比，尽管有所突破，并逐渐走向世界舞台，但总体水平仍有明显差距，发表在国际顶级期刊的研究仍较少；临床医生接触国际新药较晚，同时国内创新药少，Ⅰ期临床研究发展受到很大限制；同时受制于患者、家属、诊疗过程、医生团队、机构等众多因素干扰，使得临床研究实施过程中存在诸多困难；此外，国内临床研究科学设计仍存在较多不足，临床研究的优化设计欠缺，使得临床研究最终质量受到很大影响。

国家食药监总局药审中心高晨燕部长详细解读了中国抗肿瘤新药审评制度改变的核心内容，并对抗肿瘤新药研发的新动向进行了阐述，国家对药品审评工作模式以临床疗效评价为核心，并建立沟通交流机制，在创新药物研发的关键环节开展沟通交流，共同研究解决研发中的疑难问题与技术指南没有涵盖的问题；建立专家咨询制度，为解决药品技术审评中的重大争议、重大疑难及特殊技术问题提供方法；对创新药、儿童用药、临床急需药、专利到期药和“首仿”等实行了优先审评；临床试验机构资格认定改为备案管理，支持研究者和临床试验机构开展临床试验；结合新药审评政策的改变，对抗肿瘤药物临床研究未来的发展方向特别是在临床研究的设计与整体规划方面提出了科学的建议；最后结合目前国际抗癌新药研发审评的情况，分析阐述了我国新药研发审评面临的挑战。

焦点讨论一：从立项到批准—如何完善抗肿瘤药物临床试验在研究中心的快速审评流程？该问题一经抛出便引起了激烈争辩，讨论引导者中山大学肿瘤医院张力教授先是含蓄地指出我国临床研究立项速度存在过慢的问题，但在后期讨论中毫不留情地直接将炮火对准了现行的伦理审批制度，伦理审批速度过慢导致很多患者失去了接受抗癌新药的治疗机会。北京大学肿瘤医院伦理委员会主任李洁教授针锋相对，指出伦理委员会必须履行自身的职责以保障受试者的权益，同时研究者应更多参与医学伦理的学术交流，加强沟通，以便更好的完善伦理审批流程。北京大学肿瘤医院沈琳教授的问题也直指伦理与人类遗传办公室，并提出伦理审批与 CFDA 报批同步进行的建议，该建议也得到了李洁主任的认可，为快速缩短伦理审批流程提供了解决办法。天津肿瘤医院机构办公室阎昭主任从机构角度提出缩短流程的建议，审评放宽后研究机构需要提前与医院进行沟通，以便审评通过后研究医院能及时开展研究；Leading PI 和 Sub PI 之间、临床研究机构之间的交流要充分及时。杨志敏部长建议可通过邮件沟通，灵活处理，缩短审批流程。信达制药周辉总监建议伦理应该代表的是患者利益而不应该是医院的利益，同时建议实行区域理论互认制度。

焦点讨论二：从临床前研究到早期临床研究—抗肿瘤新药的早期研发。天津肿瘤医院巴一教授引领嘉宾讨论“如何加快新药研发及进入临床试验”话题，并指出现有临床研究各个环节均存在亟待改善的问题，比如Ⅰ期研究如何设定药代分析？特殊上市药物如何实施监管？基石药业杨建新总监提出，提高制药企业基础、转化研究水平，同时对新靶点药开发，应在筛选特定人群中进行窄谱靶向药研究，并临床 PI 充分沟通。北京大学肿瘤医院Ⅰ期临床实验室杨芬博士指出，目前Ⅰ期病房与Ⅰ期实验室建设的新标准需要规范、细化、推广，不同核查人员的要求标准应保持一致。CDE 杨志敏部长：早期临床研究需关注安全性、疗效、人群、剂量（动物建模的重要性），临床前数据要结合临床进行确认，用全面细致的数据支持药物审批。对特殊药物上市后同样接受监督，如有不合格，同样会撤销审批。

焦点讨论三：从临床研究到新药上市—抗肿瘤新药Ⅱ、Ⅲ期临床研究。周彩存教授用诙谐幽默的发言引导嘉宾讨论“药企公司如何决定是否参与Ⅱ、Ⅲ期研究？”“国内研究可否实现弯道超车？”“样本量问题如何解决？”等话题。默克制药时阳总监认为，是否选择

Ⅱ、Ⅲ期临床研究主要取决于前期研究数据，原则是 Data-driven，同时能否实现弯道超车还是要基于 bio-marker 筛选人群。昆泰医药陆菁总监、药明康德梁津津总监对开展Ⅱ、Ⅲ期研究的选择与时阳总监看法相同，均是以 data-driven 为主要参考，评估患者能否最终获益。药明康德梁津津总监对于样本量不足问题建议还是要综合分析，并建议可否引起美国的 SPA 模式？CDE 杨志敏部长：目前我国已经开始采用类似 SPA、ODACH 模式，正在完善。陈晓媛：鼓励企业在关键节点与 CDE 沟通，另自我评估要充分。CDE 资深审评员陈晓媛博士认为，对于能否进入关键的注册试验，鼓励企业进入关键注册试验时与 CFDA 沟通，企业早期对临床试验评估/准备不足，有无找到最优剂量？合适的适应证？如确定开展注册试验：临床终点、对照组设计都需要谨慎设计，均基于前期结果。对中外同时研究，甚至国内早于国外上市研究，无先例可以借鉴，如何完成临床试验，推动药物上市，存在巨大挑战。

本届学术年会在延长 40 分钟参会者仍意犹未尽的情况下结束了最后的讨论，会后的继续深入交流使得会场始终无法关闭。本次会议在学术交流的同时，对临床研究面临的实际问题进行了面对面的讨论沟通，相信会为抗肿瘤药物临床研究的科学开展起到积极的作用。感谢专委会委员、荣誉委员、参会专家对本届年会的大力支持，期待来年再见。

（稿源：肿瘤药物临床研究专委会，2017-06-14 中国抗癌协会网站）

国内规模最大肿瘤专科联盟在中山大学肿瘤防治中心成立

2017 年 9 月 19 日上午，泛中南地区肿瘤专科（单病种）联盟暨肿瘤临床研究协作网络签约仪式隆重举行。该专科联盟由中山大学肿瘤防治中心牵头组建，共有来自广西、福建、云南、湖北、湖南、安徽、陕西等 12 省（区）50 家医院加盟，规模为国内肿瘤专科联盟之最。国家卫计委医政医管局胡瑞荣处长、广东省卫计委温伟群副巡视员、中山大学肖海鹏副校长及来自 50 家加盟医院的领导及代表，中心全体领导班子成员、十大专科带头人及 16 位单病种首席专家等出席了本次活动。

根据初步规划，中山大学肿瘤防治中心将对肿瘤专科（单病种）联盟施行院、科（单病种）两级管理，联盟内设置十大联盟专科（放射治疗科、内科、微创介入科、中医科、病理与分子诊断科、放射诊断、核医学诊断、超声诊断、内镜诊断、肿瘤护理）和十六大联盟单病种（鼻咽癌、甲状腺癌、肺癌、乳腺癌、食管癌、胃癌、肝癌、胰腺癌、结直肠癌、宫颈癌、前列腺癌、淋巴瘤、白血病、黑色素瘤、胶质瘤、神经母细胞瘤）。

马骏常务副院长介绍，中山大学肿瘤防治中心牵头申报的恶性肿瘤国家临床医学研究中心正在组建恶性肿瘤临床研究协作网络：一方面按照国家临床医学研究中心建设部署要求，进一步整合临床医学研究资源和研究力量，重点开展高质量、大规模、多中心的临床研究，加快新技术、新产品的开发，促进医学科技成果的转化应用；另一方面中心将以基层为重点，大力开展先进适宜技术的普及推广，体系化推进人员培训、临床指导等工作，增强基层医疗机构的服务能力，推进医疗服务均质化，整体提高我国疾病诊疗水平。

钱朝南副院长系统介绍了远程医疗平台建设标准、平台功能及日常管理，并表示希望能在联盟医院之间建设和互联远程医疗平台，今后通过远程医疗平台开展远程会诊、教学查房、手术演示、业务培训、学术交流，加强联盟内医院之间的联系，联盟合作内容逐步做实。

徐瑞华院长表示，随着社会的飞速发展与进步，给人们的生活带来便利的同时，环境的污染与快节奏的生活对人类健康产生了不小的危害，肿瘤总体发病率呈上升趋势，对人民群众尤其是基层群众健康构成了极大威胁。建设双向转诊、上下联动、促进临床技术创新、攻克临床疑难问题的泛中南地区50家医院肿瘤专科联盟与临床研究协作网络，是一件踏踏实实为民谋福利的事情，是与时代同呼吸、与人民共命运的重要举措，也是我中心作为南中国肿瘤防治基地排头兵义不容辞的重大使命。今后，中心将和加盟的50家医院同心携手，联合开展新技术、新项目，提升区域内肿瘤规范化诊疗水平；推进恶性肿瘤临床研究大数据平台建设与应用；开展高质量、大规模、多中心的临床研究，形成一批高质量临床指南；并在此过程中培养一流的肿瘤专科人才，以优良的医疗技术服务于基层的老百姓。

“一花独放不是春，百花齐放春满园”，通过集结50家不同层级医院的力量与智慧，上下贯通互动，网络式快速联系，将切实方便患者就近看病就医，极大地提升泛中南地区的区域肿瘤防治水平，让优质的医疗资源、一流的医疗服务“春风吹进千万家”！让公立医院深化改革的福利切切实实惠及泛中南地区的人民群众。

（来源：中山大学肿瘤防治中心官网 2017-09-19）

第八届国家卫生计生突出贡献中青年专家名单发布

各省、自治区、直辖市卫生计生委、中医药管理局，新疆生产建设兵团局，国家卫生计生委、国家中医药管理局各直属联系单位：

根据《国家卫生计生突出贡献中青年专家选拔管理办法》（国卫人发〔2015〕47号），经过单位推荐、各省级卫生计生行政部门初选、国家卫生计生委评审，并经国家卫生计生委党组研究，确定选拔丁克等118位同志为第八届“国家卫生计生突出贡献中青年专家”（名单见附件）。

入选第八届“国家卫生计生突出贡献中青年专家”的同志是卫生计生系统的优秀代表，为推动我国卫生计生事业发展做出了突出贡献。各地各单位要大力宣传他们的突出业绩，弘扬他们不断创新、勇攀高峰的科学精神，并积极创造条件，鼓励和支持他们在事业上不断取得新突破、新进展。

希望入选第八届“国家卫生计生突出贡献中青年专家”的同志，珍惜荣誉，戒骄戒躁，再接再厉，为我国卫生计生事业发展再创佳绩，再立新功。广大卫生计生工作者要发扬“敬佑生命、救死扶伤、甘于奉献、大爱无疆”的职业精神，不忘初心、牢记使命、实干担当，为人民群众提供全方位全周期健康服务，为实施健康中国战略，全面建成小康社会，夺取新时代中国特色社会主义伟大胜利、实现中华民族伟大复兴的中国梦、实现人民对美好生活的向往继续奋斗！

附：第八届国家卫生计生突出贡献中青年专家名单

按姓氏笔画排序（肿瘤界）

姓 名	单 位	专 业
刘士新	吉林省肿瘤医院	肿瘤放射治疗学
纪春岩	山东大学齐鲁医院	血液病学
花宝金	中国中医科学院广安门医院	中医药防治肿瘤研究
徐瑞华	中山大学附属肿瘤医院	肿瘤内科学
葛　红	河南省肿瘤医院	肿瘤放射治疗学
葛明华	浙江省肿瘤医院	肿瘤外科学
蔡建强	中国医学科学院肿瘤医院	肿瘤外科学
魏少忠	湖北省肿瘤医院	肿瘤外科学

（来源：国家卫计委网站　2017-11-10）

书 讯（2016~2017年）

国家出版基金项目

《中华医学百科全书》

总顾问：吴阶平 韩启德 桑国卫

总指导：陈 竺

总主编：刘德培

副总主编：曹雪涛 李立明 曾益新

作为当代中华民族“盛世修典”的重要工程之一，《中华医学百科全书》肩负着全面总结国内外医药卫生领域经典理论、先进知识，回顾展现我国卫生事业取得的辉煌成就，弘扬中华文明传统医药璀璨历史文化的使命。《中华医学百科全书》将成为我国科技文化发展水平的重要标志、医药卫生领域知识技术的最高“检阅”、服务千家万户的国家健康数据库和医药卫生各学科领域走向整合的平台。

《中华医学百科全书》的编纂力求做到两个体现：一是体现科学思维模式的深刻变革，即学科交叉渗透/知识系统整合；二是体现继承发展与时俱进的精神，准确把握学科现有基础理论、基本知识、基本技能，以及经典理论知识与科学思维精髓，深刻领悟学科当前面临的交叉渗透与整合转化，敏锐洞察学科未来的发展趋势与突破方向。

作为未来权威著作的“基准点”和“金标准”，《中华医学百科全书》编纂过程中，制定了严格的主编、编者遴选原则，聘请了一批在学界有相当威望、具有较高学术造诣和较强组织协调能力的专家教授（包括多位两院院士）担任大类主编和学科卷主编，确保全书的科学性与权威性。另外，还借鉴了已有百科全书的编写经验。

《中华医学百科全书》作为由中国政府主导，参与编纂学者多、分卷学科设置全、未来收益人口广的国家重点出版工程，得到了联合国教科文组织等的高度关注。对于中华医学的全球共享和人类的健康保健，都具有深远意义。

《中华医学百科全书》分基础医学、临床医学、中医药学、公共卫生学、军事与特种医学和药学六大类，共计144卷。由中国医学科学院/北京协和医学院牵头，联合军事医学科学院、中国中医科学院和中国疾病预防控制中心，带动全国知名院校、科研单位和医院，有多位院士和海内外数千位优秀专家参加。国内知名的医学和百科编审汇集中国协和医科大学出版社。

——摘自：刘德培院士为本书所作前言

《中华医学百科全书·肿瘤学（一）》

主编：王明荣　周纯武（中国医学科学院肿瘤医院）
责任编审：张立峰
中国协和医科大学出版社 2017 年 1 月出版，ISBN 978-7-5679-0629-7
40 万字，大 16 开，200 页，铜版纸，彩色印刷，定价：182 元

本卷为基础肿瘤上卷，主要栏目包括：肿瘤学、筛查与防治、癌症流行病学统计分析方法、肿瘤发生发展的分子生物学基础、肿瘤诊断、肿瘤的治疗。共计收录词条 334 个。书后附有：条目标题汉字笔画索引、条目外文标题索引、内容索引，方便读者查找。

《中华医学百科全书·肿瘤学（五）》

主编：石远凯（中国医学科学院肿瘤医院）
责任编审：张立峰
中国协和医科大学出版社 2017 年 4 月出版，ISBN 978-7-5679-0630-3
67 万字，大 16 开，370 页，铜版纸，彩色印刷，定价：290 元

本卷为临床肿瘤下卷，主要栏目包括：淋巴细胞、恶性淋巴瘤、淋巴瘤放疗、皮肤肿瘤、皮肤附属器肿瘤、皮肤软组织肿瘤、骨肿瘤、软骨肿瘤、软组织肿瘤、中枢神经系统肿瘤、颅骨肿瘤等。共计收录词条 515 个。书后索引与前书相同。

注：《肿瘤学》共分为 5 卷（基础 2 卷，临床 3 卷）。

总主编：赵　平　赫　捷

1. 基础肿瘤上卷：主编王明荣、周纯武，内容包括肿瘤基础总论及影像学两份大部分。
2. 基础肿瘤下卷：主编詹启敏，具体分管工作的为刘芝华副主编，内容包括肿瘤基础研究的各论。
3. 临床肿瘤上卷：主编赫捷，内容包括妇瘤、头颈、胸科、泌尿男生殖。
4. 临床肿瘤中卷：主编赵平，内容包括腹部及乳腺肿瘤两大部分。
5. 临床肿瘤下卷：主编石远凯，内容包括肿瘤内科和神经肿瘤两大部分。

《中国临床肿瘤学进展 2016》

名誉主编：吴孟超（中国科学院院士、上海东方肝胆外科医院）
　　　　　孙　燕（中国工程院院士、中国医学科学院肿瘤医院）
主编：吴一龙（广东省人民医院）

秦叔逵（南京八一医院全军肿瘤中心）
马 军（哈尔滨市第一医院血液肿瘤中心）

人民卫生出版社 2017 年 9 月出版，ISBN 978-7-117-25018-4
131.5 万字，大 16K，485 页，定价：95 元

第二十届全国临床肿瘤学大会暨 2017 年中国临床肿瘤学会（CSCO）学术年会，于 2017 年 9 月 26 日~30 日在厦门市国际会议展览中心隆重举行。本届大会的主题为“传承创新，携手同行”，将秉承 CSCO 的根本宗旨，进一步促进国际、国内临床肿瘤学领域的学术交流和科技合作，支持鼓励临床研究和创新，推动多学科规范化综合治疗。广大 CSCO 会员和临床肿瘤学工作者响应号召积极投稿，以切磋实践经验和分享研究成果。大会突出了原创性研究进行口头报告和壁报交流，邀请著名专家进行点评讨论；举办了一系列专题论坛，特别邀请国内、外著名专家学者做精彩的研究进展报告或讲座，力求全面而准确地反映临床肿瘤学领域的新观念、新知识和新技术。年会同期与 ASCO、ESMO、IASLC、AACR、STO、JSMO、KACO、CAHON、SITC、国际淋巴瘤联盟等国际知名学会联合共同举办了国际专场（International Session），邀请国际著名专家学者前来研讨报告，共商抗癌大计，推动亚太地区广泛而深入的学术交流合作与临床研究，努力为全球的临床肿瘤学事业做出积极贡献。

组织委员会根据大会主题专门向国内、外专家约稿 300 多篇，经大会学术委员会认真审稿和讨论，精选出 109 篇高水平的学术报告或讲座稿，整理编辑成《中国临床肿瘤学进展 2016》出版发行，力求全面、准确地反映临床肿瘤学领域的新进展、新知识和新技术，希望对广大肿瘤界医务工作者了解临床肿瘤学的现状和发展动态、积极推动多学科规范化诊治和开展临床研究有所裨益。

其他论文摘要也已汇编成册。

《中国肿瘤内科进展 中国肿瘤医师教育（2017 年）》

名誉主编：孙 燕（中国工程院院士、中国医学科学院肿瘤医院）
管忠震（中山医科大学肿瘤医院）
主编：石远凯（中国医学科学院肿瘤医院）

中国协和医科大学出版社 2017 年 7 月出版，ISBN 978-7-5679-0858-1
80 万字，大 16 开，460 页，定价：120 元

第十一届中国肿瘤内科大会（The 11th Chinese Symposium on Medical Oncology，CSMO）暨第六届中国肿瘤医师大会（The 6th Annual Meeting of Chinese Society for Clinical Oncologists，CACO）于 2017 年 7 月 6 日~9 日在北京国家会议中心举行。

本届大会紧紧围绕一年来国内外肿瘤内科及相关领域的最新进展和关注的热点问题，在分子诊断、靶点检测、靶向治疗、免疫治疗、转化性研究，以及抗肿瘤新药的临床研究等方面开展了学术活动。

会议共收到 201 篇文章，经过专家委员会认真评选，选出了大会口头汇报交流论文和

壁报展示交流论文。这些论文从一个侧面反映了一年来我国肿瘤学和相关领域取得的研究结果。

全球范围内抗肿瘤药物的研究进入了一个快速发展的新的历史时期。我国也把抗肿瘤新药研发放到了前所未有的高度予以重点支持。国家“重大新药创制”科技重大专项实施以来，我国抗肿瘤新药的研发能力显著增强，越来越多的新药进入临床研究，“十三·五”期间，我国新药研发的整体实力必将进一步增强，在可以预见的未来，我国将有越来越多的原创新药上市，造福我国的肿瘤患者，带来肿瘤内科的繁荣和发展，使药物治疗在肿瘤综合治疗中发挥更大的作用。

伴随着我国肿瘤内科的不断发展，中国肿瘤内科大会开启了一个新的充满希望的10年。

为了满足广大同道的要求，我们把大会演讲嘉宾的演讲内容和收到的论文（或摘要）共同编辑出版本书，供同道们学习和参考。

《CT诊断与鉴别诊断手册》

主编：许乙凯（南方医科大学南方医院）
吴元魁（南方医科大学南方医院）
吕国士（解放军第251医院）

北京大学医学出版社2017年1月出版，ISBN 978-7-5659-1492-8
30.3万字，小32K，360页，铜版纸印刷，定价：49元

电子计算机X线体层扫描技术（Computed tomography，CT）自问世以来，便成为了多种疾病的主要诊断手段之一，对于肿瘤性疾病可进行诊断、分期、预后判断、导引治疗及治疗后随访。本书是一部专业水平较高，实用性较强的学术专著。书中有三大亮点：

（1）思路新颖：作者把影像征象或发病部位作为提纲或切入点来归纳一类疾病，不仅切合影像诊断工作的实际情况，而且有助于拓宽临床诊断思路、提高分析能力。

（2）内容全面，文字简练：本书涵盖了全身呼吸系统、消化系统、泌尿生殖系统、颅脑、头颈部、骨与关节、脊柱和脊髓七部分脏器，使用简明扼要的文字和表格（108个），最大程度地概括临床资料和CT特征，紧紧抓住鉴别诊断的要点。

（3）选用了大量的病例图片（468组），起到了画龙点睛的作用。

《实用流式细胞术——血液病篇》

主编：刘艳荣（北京大学血液病研究所）

北京大学医学出版社2017年3月第3次印刷，ISBN 978-7-81116-758-0
73.1万字，大16K，375页，铜版纸，彩色印刷，定价：199元

流式细胞术作为一种高科技、敏感而快速分析细胞及微粒的技术，目前应用范围越来

越广，在血液学、免疫学、肿瘤、干细胞和细胞治疗等领域发挥着重要的作用。其中对血液淋巴系统肿瘤的诊断、分期和疗效的评定已经成为不可或缺的依据。

本书以2008版WHO血液和淋巴组织肿瘤分类为框架，对以下几个方面进行了重点阐述：

◎利用多色流式细胞术进行急性白血病、骨髓增生异常综合征、骨髓增殖性肿瘤和淋巴系统肿瘤的免疫分型。

◎结合目前微量残留病水平对于评估白血病患者预后、进行危险度分层，指导个体化治疗的新策略的需要，详细讲解了微量残留病的检测原则、抗体结合、检测方法及临床意义。

◎流式细胞术在造血干细胞移植、红细胞病、血小板检测和免疫功能检测中的应用。

◎流式细胞仪的工作原理、标本制备、相关的仪器操作及常用的抗体、抗体组合、免疫分型报告的标准化和国际上的相关指南。

本书内容涉及理论和实际操作，书中配以大量流式细胞分析图和细胞形态学图片，有助于读者的理解和掌握。不仅适用于从事流式细胞术使用和分析的人员及临床医生，而且对临床医学院校师生和研究人员均有参考价值。

《造血干细胞移植的临床实践》
Hematopoietic Stem Cell Transplantation in Clinical Practice

原著：Jennifer Treleaven（英国）
A. Jone Barrett（美国）
主译：陈虎
北京大学医学出版社2016年1月出版，ISBN 978-7-5659-1117-0
125.5万字，大16K，590页，铜版纸印刷，定价：198元

造血干细胞移植和细胞治疗发展迅速，是许多血液、免疫、代谢和恶性疾病的一种非常有效的治疗方法。造血干细胞移植有可能根治许多疾病，是一种最成熟的细胞治疗，是很多血液系统恶性疾病治疗的基石。

造血干细胞移植自20世纪70年代开始用于临床，最初是作为大剂量骨髓抑制性化疗和全身放疗后，恢复造血功能的一种手段。然而，其更多的好处是供者免疫活性细胞介导的一种移植物抗恶性肿瘤效应。

该领域的各个方面都取得了巨大的进展。支持治疗已明显改善，非清髓处理方案已经建立，明显减少了造血干细胞移植相关毒性。干细胞移植治疗变得更加安全，该技术适用的患者群体也发生了变化并扩大了。

本书总结了正在进行的涉及造血干细胞移植的临床和转化医学研究取得的进展，以及实践中所面临的临床问题。对造血干细胞移植的历史及其生物学基础进行了综述。对有关造血干细胞移植临床应用的主要事项进行了阐述，对造血干细胞移植的作用及其他治疗方式的比较进行了讨论。提供了关于组织和开展临床干细胞移植病房，以及实践中面临的伦

理方面问题的重要实用信息。

本书包括 6 篇 51 章，6 篇的内容分别为：场景设置、干细胞移植在治疗中的作用、移植准备、移植后监护支持、移植术后并发症的处理、广阔前景。其中详细介绍恶性肿瘤治疗的有 12 章：急性髓性白血病（AML）、慢性髓性白血病（CML）、成人急性淋巴细胞白血病、儿童白血病、骨髓增生异常综合征、多发性骨髓瘤、霍奇金病与非霍奇金淋巴瘤、慢性淋巴细胞白血病、儿童实体瘤、乳腺癌、成人实体肿瘤、生殖细胞肿瘤。

本书供造血干细胞移植领域的医护人员和其他相关人员使用，医学生们也可以找到它的可读性。

中山大学放射肿瘤学系列丛书
《鼻咽癌放射治疗技术操作规范》

丛书总主编：夏云飞（中山大学肿瘤防治中心）

主编：林承光　伍建华

北京大学医学出版社 2016 年 3 月出版，ISBN 978-7-5659-1337-2

7.0 万字，32K，97 页，定价：15 元

鼻咽癌是一种以放疗为首选治疗方法的肿瘤，是近年来放疗技术快速发展中获益最大的恶性肿瘤之一。本书简明扼要地介绍了鼻咽癌放射治疗实施过程中各个环节的操作方法，包括各种体位固定方式、二维和三维模拟定位、靶区勾画原则、各种治疗验证方法和治疗的实施。

本书图文并茂、通俗易懂，可以作为放射治疗师日常工作的参考资料，也可为新参加工作的放疗医生、物理治疗师了解鼻咽癌的治疗过程提供参考及指导。

中山大学放射肿瘤学系列丛书
《鼻咽癌放射治疗 计划设计与方法》

主编：杨　鑫　胡　江　康德华　黄劭敏（中山大学附属肿瘤医院）

北京大学医学出版社 2017 年 4 月出版，ISBN 978-7-5659-1545-1

6.8 万字，32K，106 页，铜版纸，彩色印刷，定价：25 元

作为传统的肿瘤治疗三大手段之一，放射治疗在肿瘤治疗中的作用越来越重要。近 20 年来，肿瘤放射治疗的进展异常迅速。随着放射治疗学新理论、新技术、新设备、新方法的不断出现，临床上针对恶性肿瘤的放射治疗方法和技术均有很大改变，治疗效果有了很大的提高。

本书总结了中山大学肿瘤防治中心物理室近年来运用现有的放射治疗计划系统（Eclipse、Monaco 和 Tomo）从事鼻咽癌放射治疗的计划设计与方法，为参与肿瘤放射治疗的物理师和从事鼻咽癌放射治疗的工作人员提供基本参考资料。读者通过阅读书中的典型

病例及其放射治疗的计划设计和方法，能够了解并熟悉使用相应的计划系统，从而开展鼻咽癌放射治疗的计划设计工作。

全书共分5章：第一章简要介绍放射治疗计划系统（treatment planning system，TPS）；第二章明确鼻咽癌放射治疗计划设计的基本原则；第三章通过实例详细地介绍了鼻咽癌放射治疗计划设计的基本步骤与方法；第四章从医师、物理师等医务人员的多角度出发，解释说明如何进行鼻咽癌放射治疗计划的评估；第五章总结了复发鼻咽癌的放射治疗计划设计的相关经验。

中山大学放射肿瘤学系列丛书
《鼻咽癌放射治疗 护理常规》

主编：冯惠霞（中山大学附属肿瘤医院）

北京大学医学出版社2017年4月出版，ISBN 978-7-5659-1543-7

5.0万字，32K，72页，定价：15元

本书从鼻咽癌新辅助化疗（诱导化疗）护理、靶向治疗护理、放射治疗护理、康复指导、心理护理等几个方面简明扼要地介绍了鼻咽癌患者治疗过程的护理常规及注意事项。

随着护理模式的改变，护理工作由原来的注重治疗逐渐转向为患者心理、生理全方位的服务。为患者提供优质的服务，深化护理专业内涵，这给护理人员提出了更高的要求，要不断学习、更新观念、增补知识，提高肿瘤专科护士的理论水平和临床实践能力。本书可以作为肿瘤专科护士日常工作的参考资料，也可以帮助新入职的肿瘤科护士、进修护士和实习生了解鼻咽癌患者在放射治疗时的护理日常规范。

《肺癌诊断治疗新进展》
Lung Cancer，Part Ⅰ & Part Ⅱ

原著：Jean Deslauriers（加拿大）
　　　F. Griffith Pearson（加拿大）
　　　Farid M. Shamji（加拿大）

主译：支修益　张　毅（首都医科大学肺癌诊疗中心、北京宣武医院胸外科）

科学出版社2017年3月出版，ISBN 978-7-03-051439-4

45万字，16K，277页，定价：140元

肺癌是全球范围内患病率和病死率最高的恶性肿瘤，全球每年有700万人死于肺癌。目前，肺癌已成为我国人群中患病率和病死率上升最快的恶性肿瘤之一，我国肺癌的病死人数已经占到全部肿瘤的22.7%。因此，肺癌的早期筛查、早期诊断和治疗，已成为降低肺癌死亡率、提高治愈率的关键。手术治疗是根治肺癌的最佳治疗手段，但大多数肺癌患者一经发现已经是晚期，失去了手术的最好时机，故早期筛查，早期诊断、治疗显得尤为

重要。

本书原著为两本书，分别为《肺癌筛查、诊断和分期》和《肺癌手术及辅助治疗》，译者合二为一，分为第一部分和第二部分，以期更好地方便读者阅读。

全书以专题论述形式编写，分31个专题阐述肺癌的诊断与治疗的最新进展，第一部分介绍肺癌的筛查、诊断和分期；第二部分介绍肺癌的手术及辅助治疗。内容均为国外最新研究资料，紧密结合临床，提出了在肺癌诊治过程中医师所关心的问题，为临床医师工作提供了可靠的依据，希望能对提高我国肺癌的诊疗水平有所裨益。本书可供胸外科、肿瘤科医师参考阅读。

《子宫内膜癌》（第2版）

主编：王建六（北京大学人民医院）

主审：魏丽惠（北京大学妇产科学系）

北京大学医学出版社 2017 年 7 月出版，ISBN 978-7-5659-1608-3

84.5 万字，大 16K，458 页，铜版纸，彩色印刷，定价：265 元

子宫内膜癌是妇科常见的恶性肿瘤之一，发病率呈逐年上升趋势，在某些发达国家已成为妇科恶性肿瘤的第一位。实现子宫内膜癌的精准医疗，即精准发现、精准评估、精准分类、精准治疗，对提高临床疗效、改善患者的预后有重要意义。本书作为系统全面介绍子宫内膜癌的学术专著，从子宫内膜癌的流行病学、病因学及发病机制、病理学、临床诊断、治疗以及预后等方面系统介绍了子宫内膜癌的基础研究与临床诊疗新进展，给国内妇科肿瘤工作者提供了很好的参考书。

纵览全书，认为本书具有较高的学术价值，其能抓住子宫内膜癌的热点和焦点问题，如详细分析了多囊卵巢综合征（PCOS）、肥胖、糖尿病等内分泌代谢紊乱疾病与子宫内膜癌发病的关系，肿瘤微环境在子宫内膜癌发病中的作用，检测循环肿瘤细胞和DNA在子宫内膜癌的临床价值，子宫内膜癌各种分期的要点及意义，子宫内膜癌淋巴结切除相关问题，保留生育功能和保留卵巢问题，子宫内膜癌治疗后的激素补充治疗，中医中药在子宫内膜癌治疗和康复中的作用等。本书还对目前比较前沿的基因靶向治疗也进行了论述，充分体现了该领域的最新进展。同时，本书也展现了很强的临床实用性，对子宫内膜癌的不同手术方式、围术期准备、化学治疗、放射治疗、内分泌治疗、少见类型子宫内膜癌的临床特征及处理、复发子宫内膜癌的临床处理等作了详细阐述，极具临床参考价值。

——摘自：北京大学医学部主任詹启敏院士为本书所作序言

全书共25章，是一本较为全面的子宫内膜癌的专著。

为了突出特殊组织类型子宫内膜癌的临床处理，第2版把子宫内膜浆液性癌、透明细胞癌和癌肉瘤三种类型单列一章，分别论述。为了重视肿瘤患者的人文关怀，增加了子宫内膜癌终末期处理章节。为了体现祖国医学在子宫内膜癌治疗中的作用，本书第17章对中医药治疗子宫内膜癌的适应证、辨证论治、辅助治疗及常用中成药，特别是饮食疗法等进行了系统介绍，该章内容简单易懂，非常适合西医医师参考。同时，针对临床热点、焦点

问题，第25章增加了子宫内膜癌诊治的焦点问题，分别论述了对意外发现的子宫内膜癌、前哨淋巴结的临床价值、子宫内膜癌治疗后激素补充治疗、卵巢去留问题、淋巴结切除争议、Ⅱ期子宫内膜癌临床处理以及术中冰冻的常见问题等。

——摘自：本书第2版前言

《恶性肿瘤姑息治疗》
Palliative Care in Oncology

主编：Bernd Alt-Epping（德国）
　　　Friedemann Nauck（德国）
主译：王　颖（河南科技大学第一附属医院肿瘤中心）
顾问：樊代明（中国工程院院士、副院长，西京消化病医院院长）
　　　陈洛南（中国科学院上海生命科学研究院）
　　　河南科学技术出版社2016年9月出版，ISBN 978-7-5349-8409-9
39.6万字，16K，256页，定价：108元

姑息治疗旨在发现和减轻严重疾病带给患者的疼痛等有关症状，进而在疾病各个阶段提升患者生存质量，满足患者及其家属的需求。因此，姑息治疗是积极而非消极的，全面的而非局部的医疗护理。近年来，姑息医学在我国取得了显著进展，尤其是肿瘤科医生对此领域的兴趣愈发浓厚。

本书是一本介绍近年来恶性肿瘤姑息治疗领域学术思想、临床治疗方法及新近相关临床试验结果的作品。本书详尽描述了中晚期肿瘤患者的特定需求，阐述了不同类型肿瘤患者的需要，并阐述了相关症状控制的基本原则，尤其是癌性疼痛和诊疗相关疼痛的处理原则、方法，以及以症状为导向的抗肿瘤治疗；并提出，对姑息性肿瘤患者的综合治疗策略应在既考虑恶性肿瘤、又考虑临床症状前提下制订一系列治疗目标。

本书亦充分探讨了相关姑息治疗药物应用的问题，并专设章节阐述了临终关怀有关内容；此外，结合伦理学、社会学等多个角度，本书还讨论了组织及政策上的相关问题，并对肿瘤患者姑息治疗前景进行了展望。

本书既包含姑息治疗领域相关最新进展、共识，以及对一些敏感问题的讨论和思考；又具有临床医生的个人经验分享。对于一些临床具体实践工作提供了问卷、表格、网址等供参考。本书适用于想要拓宽疾病特异性知识领域的姑息治疗内科医生，也适用于希望学习更多与肿瘤患者日常治疗工作有关的现代姑息治疗概念的肿瘤科医生。

《肿瘤姑息护理实践指导》

主编：陆宇晗　陈　钒（北京大学肿瘤医院）
主审：徐　波（中国医学科学院肿瘤医院）

北京大学医学出版社 2017 年 4 月出版，ISBN 978-7-5659-1567-3
53.6 万字，16K，326 页，定价：80 元

癌症人群的不断扩大以及带瘤生存期的延长给姑息照顾领域的发展提出了挑战。由于大部分中晚期癌症患者需带瘤生存，这时医疗的目标则应在规范化治疗的前提下，更多地关注延长患者的生存期，提高他们的生活质量。

恶性肿瘤症状的复杂性、抗肿瘤药物的特殊性及疾病预后的不确定性给肿瘤患者的护理带来诸多挑战，护士需掌握职业防护、规范给药、并发症的预防等知识和技能，以保证抗肿瘤治疗的顺利进行。

本书分为 6 章 46 节，全面介绍了肿瘤姑息护理的理念和专业内涵，包括姑息护理的特征、姑息护理中特殊情景下的沟通模式、疼痛及其他常见症状的管理、灵性关怀、对主要照顾者的支持与居丧期辅导、终末期常见伦理问题、长期从事姑息护理的护士的压力管理等，此外，还融入了中医技术在姑息护理中的应用。

本书编写人员多年从事肿瘤专科医疗和护理工作，有着丰富的临床经验，结合国内外最新的理念、政策和指南编写了本书，内容丰富且具体实用。本书的出版能为我国肿瘤科护士以及其他从事安宁疗护的护理人员的临床实践提供指引和帮助。

本书内容不仅适用于肿瘤科护士，同样适用于其他慢性迁延性疾病患者的健康照顾者。

《2013 中国肿瘤登记年报》

主编：赫　捷　陈万青（国家癌症中心）

清华大学出版社 2017 年 9 月出版，ISBN 978-7-302-48169-0
74.9 万字，大 16K，382 页，铜版纸，彩色印刷，定价：168 元

本年报内容共分 6 部分（章），第一章为概述；第二章为方法与指标；第三章是数据质量评价；第四、五章列出主要分析结果，包括 2010 年全国肿瘤登记地区癌症发病与死亡情况，以及各部位癌症发病与死亡；第六章为附录，包括数据列表，以及登记工作的流程、统计方法和指标。2013 年全国肿瘤登记中心收到全国 219 个肿瘤登记处 2010 年肿瘤登记数据，通过对上报数据质量的综合审核，有 145 个登记处的数据入选本报告，其中 120 个作为汇总数据。汇总资料覆盖 2010 年人口约 1.25 亿，包括 55 个城市地区（7999 万人口）和 65 个农村地区（4466 万人口）。

本书可为从事肿瘤预防与控制的研究人员提供科学的基础性资料，亦可为肿瘤临床工作者提供参考。

《2014 中国肿瘤登记年报》

主编：赫　捷　陈万青（国家癌症中心）

清华大学出版社 2017 年 9 月出版，ISBN 978-7-302-48170-6

85.0 万字，大 16K，436 页，铜版纸，彩色印刷，定价：170 元

本年报内容共分 7 部分（章），第一章为概述；第二章为方法与指标；第三章是数据质量评价；第四、五章为 2011 年全国肿瘤登记地区癌症发病与死亡情况，以及主要癌症发病与死亡的分析结果；第六章是新增的 2003~2005 年我国肿瘤登记地区癌症生存率分析结果；第七章为附录，包括全国肿瘤登记地区、国内不同地区（东、中、西部）和全国各肿瘤登记处癌症发病与死亡的数据列表。2014 年全国肿瘤登记中心收到全国 234 个肿瘤登记处上报的 2011 年肿瘤登记数据，通过对数据质量的综合审核，有 177 个肿瘤登记处的数据入选本报告，以反映 2011 年我国肿瘤登记覆盖地区癌症的发病与死亡水平，其中包括 77 个城市地区和 100 个农村地区，覆盖人口共约 1.7531 亿，占 2011 年年末人口数的 13%。

本书可为从事肿瘤预防与控制的研究人员提供科学的基础性资料，亦可为肿瘤临床工作者提供参考。

《2015 中国肿瘤登记年报》

主编：赫　捷　陈万青（国家癌症中心）

清华大学出版社 2017 年 9 月出版，ISBN 978-7-302-48171-3

86.9 万字，大 16K，446 页，铜版纸，彩色印刷，定价：178 元

本年报内容共分 6 部分（章），第一章为概述；第二章是方法与指标；第三章是数据质量评价；第四、五章为 2012 年全国肿瘤登记地区癌症发病与死亡情况，以及主要癌症发病与死亡的分析结果；第六章为附录，包括全国肿瘤登记地区、国内不同地区（东、中、西部）和全国各肿瘤登记处癌症发病与死亡的数据列表。2015 年全国肿瘤登记中心收到全国 261 个肿瘤登记处上报的 2012 年肿瘤登记数据，通过对数据质量的综合审核，有 193 个登记处的数据入选本报告。汇总资料覆盖 2012 年人口约 1.981 亿，包括 74 个城市地区（1.005 亿人口）和 119 个农村地区（9760 万人口）。

本书可为从事肿瘤预防与控制的研究人员提供科学的基础性资料，亦可为肿瘤临床工作者提供参考。

《2016 中国肿瘤登记年报》

主编：赫　捷　陈万青（国家癌症中心）

清华大学出版社 2017 年 9 月出版，ISBN 978-7-302-48172-0

107.1 万字，大 16K，550 页，铜版纸，彩色印刷，定价：188 元

本年报内容共分 6 部分（章），第一章为概述；第二章是方法与指标；第三章是数据质量评价；第四、五章为 2013 年全国肿瘤登记地区癌症发病与死亡情况，以及主要癌症发病与死亡的分析结果；第六章为附录，包括全国肿瘤登记地区、国内不同地区（东、中、西部）、全国不同城市化肿瘤登记地区和全国各肿瘤登记处癌症发病与死亡的数据列表。

2016 年全国肿瘤登记中心收到全国 347 个肿瘤登记处上报的 2013 年肿瘤登记数据，通过对数据质量的综合审核，有 255 个登记处的数据入选本报告。汇总资料覆盖我国 2013 年人口约 2.265 亿（占 2013 年年末人口数的 16.65%），包括 88 个城市地区（1.116 亿人口）和 167 个农村地区（1.149 亿人口）。

本书可为从事肿瘤预防与控制的研究人员提供科学的基础性资料，亦可为肿瘤临床工作者提供参考。

《临床职业病学》（第 3 版）

主编：赵金垣（北京大学第三医院职业病研究中心）

责任编辑：陈　奋　张立峰

北京大学医学出版社 2017 年 9 月出版，ISBN 978-7-5659-1644-1

106.2 万字，大 16K，630 页（彩色插图 8 页），定价：98 元

本书的第 9 章“职业性肿瘤”介绍了职业与肿瘤的关系。职业性肿瘤是由于接触职业性致癌因素而引起的肿瘤，表现为接触该类因素的人群中某种肿瘤的发病率和死亡率显著增高，或肿瘤发病和死亡年龄的提前，或频发罕见肿瘤；职业性肿瘤一般都有特定的部位与性质特征，但在临床表现上与非职业性肿瘤并无显著不同。

本章包括 3 节，分别介绍了职业性肿瘤的遗传因素、环境因素；职业性肿瘤的临床特点：致癌物的分类、职业性致癌因素、发病特点和诊断要点；主要的职业性肿瘤：肺部癌瘤、职业性膀胱癌、职业性皮肤癌、白血病，以及预防措施。

另外，在本书的其他章节，还分别简要介绍了一些职业性因素引起的肿瘤性疾病。

1. 放射性肿瘤：指接受电离辐射照射后发生的并与所受的该照射具有一定程度流行病学病因联系的恶性肿瘤。包括：接受氡子体照射后发生的肺癌、接受 X 线或 γ 射线照射后发生的白血病、接受镭-226 α 射线照射后发生的骨恶性肿瘤。

2. 白血病：长期、大剂量接触苯和放射性物质（如 X 线、中子流、放射性核素等）可引起本病。

3. 化学性泌尿系肿瘤：包括肾癌、膀胱癌。病因为长期过量接触亚硝基化合物；近年有报道，含有马兜铃酸的草药及其制剂也具有致癌作用。

《鲜龙葵果抗肿瘤作用研究与应用》

主编：梅全喜（广州中医药大学附属中山中医院）

张锦超（吉林四平元隆中草药纳米科技开发有限公司）

中国中医药出版社 2017 年 4 月出版，ISBN 978-7-5132-4025-3

22.8 万字，大 32K，256 页，定价：28 元

鲜药治病是中医学的特色，也是中医药传统用药经验的精华。中医临床应用鲜药治病

具有悠久的历史，几千年来，鲜药作为中医药防病治病的重要手段，为中华民族的生存繁衍发挥了重要作用。近年来，鲜龙葵果在多种肿瘤疾病治疗上取得显著疗效是鲜药应用的一个典型范例。

本书全面挖掘和整理了古代医药学家在龙葵及鲜龙葵果的研究应用上取得的宝贵经验，回顾和总结了现代医药工作者在鲜龙葵果抗肿瘤方面研究的最新进展，同时融入作者的科研团队在鲜龙葵果种植、采摘、保鲜及抗肿瘤药理作用与机制、临床应用等方面的研究成果，是国内外第一本全面、系统阐述鲜龙葵果在抗肿瘤研究与应用方面的专著，全书共分 4 章：鲜龙葵果的药用历史与生药学研究、鲜龙葵果的化学成分、鲜龙葵果的药理作用和鲜龙葵果的临床应用。本书内容丰富，资料翔实，是一部实用性很强的参考书，可供临床医师、医药生产经营人员、中医药科研人员、医药院校师生、中医药爱好者及肿瘤患者参阅。

参考文献：梅全喜，张锦超，管静，等. 龙葵鲜果治疗肿瘤的药理学基础与临床疗效观察 . 2012 中国肿瘤临床年鉴，2013，20：343-350.

《鲜药的研究与应用》（第 2 版）

主编：郝近大（中国中医科学院中药资源中心研究员、中国癌症基金会鲜药学术委员会副主任委员）

人民卫生出版社 2017 年 12 月出版，ISBN 978-7-117-24879-2

136 万字，大 16K，651 页，定价：116 元

本书对国内近 30 年来鲜药研究领域内所取得的研究进展进行全面、系统的归纳总结。全书分为保鲜技术、鲜药化学、鲜药药理、鲜药临床、鲜药制剂等章节，以期对国内鲜药研究的全貌有一个全面客观的反映。书中还对鲜品中药的应用历史源流进行了研究考察；在总结大量临床实践与研究成果的基础上，运用传统中医药理论，对鲜药的药性特点及其在临床应用的作用机制与适用范围，进行了深入的分析探讨；对传统的鲜药保鲜技术与应用方法，进行了系统归纳总结；对鲜药规模化生产的途径提出设想和建议；并对目前我国中草药资源及综合利用概况加以分析阐述。对鲜药的实际作用、分作临床应用、民间应用、食疗应用等三章，对古今文献中记载的大量名方、验方，本着有效、安全、服用方便及符合现代临床实际的原则进行筛选，介绍其来源、性味功能特点、形态特征（民间应用）及应用验方等。同时，对国外有关鲜药植物药的保鲜技术、化学及药理等方面的研究进展亦加以综合介绍。

本书的第三章“国内鲜药制剂研究”专门介绍了现代鲜动物药制剂金龙胶囊（原名扶正荡邪合剂）和金水鲜胶囊的制剂工艺研究、治病机制、药理学和毒理学研究、临床应用与研究，各地使用它们治疗多种恶性肿瘤，均取得了较好的疗效。

该书适合于中西医临床医生、药剂师、中药科研人员、新药研究开发人员以及广大中医药爱好者阅读参考使用。

（编辑整理：张立峰）

北京大学人民医院牵头编写《乳腺癌经典文献解读》正式发布

2017 年 5 月 20 日，恰逢第十届中国医师协会外科医师年会、乳腺癌早期诊断与规范化治疗研讨会、2017 年北京大学人民医院乳腺癌高峰论坛暨中国医师协会外科医师分会乳腺专业青年委员会年会召开之际，一本由乳腺专业领域内青年医师执笔编写的《乳腺癌经典文献解读》专著在北京隆重发布，与广大读者见面。

经典文献解读的最初理念源于北京大学人民医院乳腺中心的青年医师学术沙龙。这是一项由北京大学人民医院乳腺中心年轻的医生自发组织的学术活动，在过去五年的每个星期四早上 7 点整，年轻医师们秉持严谨的态度，本着实践与反思、规范与创新的主旨了解乳腺癌指南背后的故事，精读指南引用的每一篇文献，解析指导临床实践的证据体系的来龙去脉。问题不辩不清，观点兼听则明。大家合理推理，不随意演绎；遵循证据，不墨守成规；重视治疗疗效，也重视治疗带来的毒性；关注疾病，也关注患者。此相关专题曾在 2016 年的《中国医学论坛报》连载一年。

乳腺癌的现代综合治疗观念经历了百年的历史，每种诊疗策略都有数篇经典文献支撑，而每篇经典文献的产生都会有其历史局限性，一些在当时看来非常合理的设计放到现实的医疗实践中会显得先天不足。只有带着批判的眼光去学习和探讨新旧文献的缺陷，才能更好的启示其对当今临床的指导价值。2016 年，在“北京大学医学科学出版基金”的支持下，由北京大学人民医院乳腺中心主任王殊教授牵头主持，正式启动了《乳腺癌经典文献解读》的撰写，该书作者都是来自全国各大医院乳腺专业的年轻医生，他们多数是各大医疗团体青年委员会的成员。通过年轻医生的笔触，探讨经典循证医学证据的价值。

该书从临床出发，对临床热点问题与经典文献进行深入探讨，追根溯源，客观评价研究，结合我国医疗国情及对临床工作理解，提出相对客观、不乏新意的结论，是一部务实与创新兼具之作。该书也因此荣幸得到了北京大学医学部主任詹启敏院士的认可，并亲笔为该书作序。

“解读经典，紧跟潮流，刨根问底，不厌其详”。相信从资深专家到年轻医生的各层次读者都可以根据自己的兴趣和水平从这本《乳腺癌经典文献解读》中撷取到自己所需信息。在争议中前行，在研究中发展，在科学解读证据的基础上结合研究时代背景和实际情况共同研习乳腺癌诊疗理念的变迁。

（北京大学人民医院乳腺外科）

（来源：北京大学医学部新闻网，发布日期：2017-06-05）

❖ 他山之石 ❖

【编者按】 第59届美国放射肿瘤学会（ASTRO）年会在美国西海岸的海滨城市圣地亚哥举办，今年会议的主题是“The Healing Art and Science of Radiation Therapy”。在于金明院士的带领下，山东省肿瘤医院放疗临床和放射物理学科的十几位医生参加了本次会议并进行了精彩总结和报道。

2017年美国放射肿瘤学会年会撷萃

朱 慧 李明焕 朱 健 王琳琳 谢 鹏 张晓丽
张娜莎 李晓琳 余以珊 温 强 胡 漫

山东省肿瘤医院放疗科 济南 250117

一、液体活检在肺癌病情监测中的重要意义

（一）ctDNA的应用

美国斯坦福大学肿瘤中心放疗科Diehn M教授团队的两项有关ctDNA与肺癌疗效的研究在会上进行了报告，其中“肺癌放疗过程中ctDNA预测治疗疗效”的研究作为大会主会场发言进行了交流。

深度测序技术CAPP-Seq是一种非常敏感的、定量检测ctDNA的二代测序（NGS）方法，该研究前瞻性地分析了治疗中和治疗后应用CAPP-Seq法检测分子残留病灶（MRD）对肺癌治疗疗效的预测价值（摘要号2）。研究入组41例Ⅰ～Ⅲ期肺癌患者，放化疗27例（66%），单独放疗11例（27%），手术3例（7%）。在治疗完成4个月内，于MRD检测时间点检测ctDNA，13例接受放化疗的患者接受治疗中期的检测（平均时间3周，范围为1.4～3.7周）。中位随访时间35个月。

结果显示，治疗前ctDNA和疗效无相关性。38例治疗前检测到ctDNA的患者中，19例（50%）患者治疗中期MRD时间点检测到ctDNA，其无进展生存期（PFS：HR＝37.7，$P<0.0001$）和总生存期（OS：HR＝12.3，$P<0.0001$）均显著差于治疗中期未检测到ctDNA的患者。

在MRD时间点利用CT图像和RECIST标准对病灶的评价结果无预测作用。19个MRD（+）的患者中，治疗后和治疗前ctDNA的比值与生存相关。对13例治疗中期的标本进行检测，发现治疗中期ctDNA的水平与PFS相关（HR＝2.7，$P=0.006$）。治疗中期ctDNA水平>0.1%患者，2年的PFS率显著低于ctDNA水平<0.1%者（0 *vs* 60%，HR＝4.4，$P=0.037$；图1）。

该研究结果提示，治疗中期ctDNA水平可预测复发风险，为后续的放疗和全身治疗提供了依据。

另一项研究就ctDNA和影像学检查对病情的监测进行了分析比较（摘要号246）。本研

究应用 CAPP-Seq 法对 38 例未转移肺癌患者（36 例放疗，2 例手术）的 256 份血液和组织样本进行了检测，治疗后 3~6 个月进行 CT 和（或）PET/CT 的随访复查（242 份样本）。中位随访时间 38 个月。

治疗后检测到 ctDNA 的 22 例患者全部复发和进展，与治疗后未检测到 ctDNA 的患者相比，3 年无病生存（DFS）率分别为 14%和 100%（$P<0.00001$，图 2）；与 CT 和（或）PET/CT 发现疾病进展者相比，ctDNA 平均提前 6 个月（0~31 个月）发现病情。应用 CAPP-Seq 法检测 ctDNA 的敏感性和特异性分别为 95%和 100%。治疗后 ctDNA 监测能预测高危复发的患者，鉴别出能从辅助治疗获益的患者。

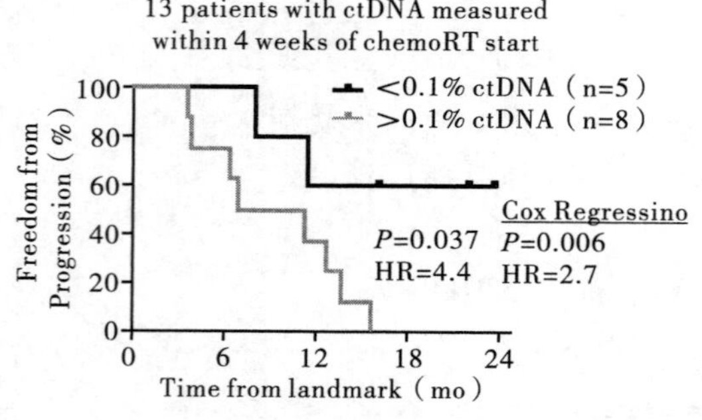

图 1　ctDNA 水平>0.1%患者对比 ctDNA 水平<0.1%者的 PFS 率情况

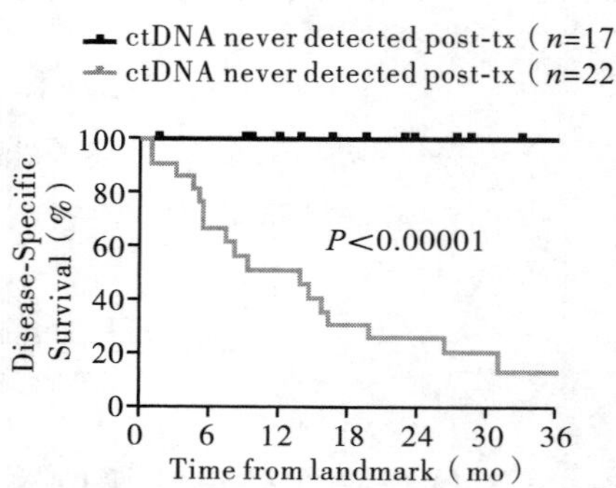

图 2　治疗后按 ctDNA 状态分层的生存情况

（二）cfDNA 的应用

Cell-free DNA（cfDNA）是细胞凋亡或坏死后释放到外周血中的 DNA，ctDNA 是 cfDNA 的一部分。杜克大学的放疗科团队报告了 NSCLC 放化疗过程中 cfDNA 的动态变化（摘要号 247）。该研究纳入了 24 例同步放化疗的患者，化疗方案为 EP 方案，放疗平均剂量 66Gy（58~74Gy）；分别在治疗前、治疗中 2 周和 5 周、治疗后 6 周留取患者的血浆，对 24 例患者的 90 份标本进行检测。

结果显示，从治疗前到治疗后留取标本的中位时间为 92 天，治疗前、治疗中 2 周和 5 周、治疗后 6 周 cfDNA 的平均浓度分别为 10.1pg/μl、11.1pg/μl、11.1pg/μl 和 18.7pg/μl，治疗后血浆中 cfDNA 水平显著升高（$P=0.05$）。NGS 检测发现，90 份可评价的标本中，69 份标本存在突变。治疗前血浆标本中未检测到突变的 9 例患者，生存显著优于检测到基因突变的 11 例患者，中位生存时间分别为 4.3 年和 1.7 年（图 3）。

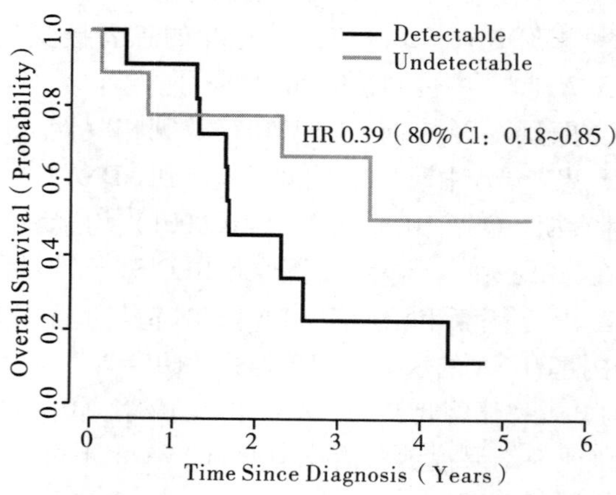

图 3　治疗前是否存在 ctDNA 突变患者的生存情况

本研究提示，放化疗后肿瘤外周血中 cfDNA 水平会有显著升高，NGS 可检测到 ctDNA 突变。

二、食管癌

（一）局部晚期食管癌的综合治疗

2012 年的 CROSS 试验提示：$T_{1\sim3}N_{0\sim1}$期食管癌患者接受新辅助放化疗，手术的预后显著优于单纯手术患者（5 年 OS 率和 PFS 率均显著提高），然而新辅助放化疗对于 $T_{1\sim4a}N_{0\sim3}M_0$期患者是否有获益尚不清楚。

加拿大的 Nguyen NTA 团队研究了新辅助放化疗在 $T_{1\sim4a}N_{0\sim3}M_0$期食管癌患者中的应用价值。研究共入组了 84 例患者，Ⅱ期、ⅢA 期、ⅢB 期、ⅢC 期患者分别占 30%、45%、13%和 5%。20 例患者在放化疗后未再行手术治疗，可能原因为远处转移（11%）、局部进展（3%）、并发症（3%）、一般情况差（3%）、拒绝手术（3%）等。

结果显示，围术期死亡率为 8%。非印戒细胞癌和完成新辅助放化疗及手术的患者的中位 OS 和 PFS 分别为 2.7 年和 1.6 年。2 年 OS 率和 PFS 率分别为 67%和 36%。全组患者≤1 年的复发率为 35%，≤2 年的复发率为 45%，60%的患者发生远处转移。

单因素分析提示，病理反应是早期复发的预测因素（$P=0.008$），而临床分期、肿瘤长度和化疗周期数均非早期复发的预测因素。需要注意的是，4/6 例印戒细胞癌患者在放化疗手术后 1 年内复发。

虽然这只是一个初步的研究结果，但提醒我们应注意的是，部分患者即使接受了力度较强的综合治疗仍存在早期治疗失败的风险，特别是印戒细胞癌患者。对于这部分患者仍然需要更多的试验进一步研究。

本研究中，非印戒细胞癌患者 2 年内 45%的复发率仍然高于 CROSS 研究结果，这提示对于不同亚组的患者需采取不同的治疗方案，将来更多的研究可能会告诉我们究竟哪些患者可以从放化疗-手术的治疗模式中获益。

（二）$T_{2\sim3}N_0M_0$期胸段食管鳞癌的术后放疗

对于 R0 切除的食管癌，虽然 NCCN 指南并没有推荐辅助治疗，但是 $T_{2\sim3}N_0M_0$期食管癌患者的复发率为 41.6%～51.8%，局部区域复发率为 33.3%。已有研究表明，辅助放疗可将这部分患者的 5 年生存率提高 5.5%～8.0%。R0 切除的 $T_{2\sim3}N_0M_0$期食管癌是否需要辅助放疗尚存争议。

在一项 $T_{2\sim3}N_0M_0$期胸段食管鳞癌术后放疗的Ⅲ期随机对照的中期研究中，研究者将 R0 切除的 $T_{2\sim3}N_0M_0$期胸段食管鳞癌患者随机分为单纯手术组和术后放疗组，放疗采用调强放疗（IMRT）技术，共治疗 5 周（双锁骨上 50.4Gy/28f，纵隔 56Gy/28f），照射野为由环甲膜水平至隆突下 3cm（胸上段食管癌）或瘤床（胸中段、下段食管癌），同时包括 1、2、3、4、7 区淋巴结，部分 8 区和 10L 区纵隔淋巴结。主要研究终点为 DFS，次要研究终点为局部区域复发率、OS 和不良反应。

结果显示，2012 年 10 月～2017 年 5 月共入组 158 例患者，78 例为单纯手术组，80 例为术后放疗组，两组患者基线特征平衡。中位随访时间 35.6 个月。1 年、2 年 DFS 率分别为 85.7% *vs* 78.8%和 79.8% *vs* 64.6%（HR=0.52，95%CI：0.28～0.97，$P=0.039$），放疗组优于单纯手术组；1 年、2 年 OS 率分别为 95.7% *vs* 95.5%和 91.1% *vs* 90.7%（$P=$

0.197），两组没有显著差异。

总体人群复发率为29.4%。局部区域复发率在放疗组显著降低（11.4% *vs* 34.8%，*P*=0.001），而远处转移两组间没有统计学差异（10% *vs* 12.1%，*P*=0.693）。放疗组的3级不良反应发生率为9.4%，没有4级、5级不良反应发生。

本研究提示，$T_{2\sim3}N_0M_0$期胸段食管鳞癌患者术后辅助放疗可延长DFS，降低局部区域复发率，不良反应尚可耐受。虽然只是中期分析的结果，但该研究有望为R0切除的食管癌术后辅助放疗提供依据，也期待更多的数据、分层分析等给临床实践一些启示，以便筛选出真正需要辅助治疗的人群，提供更为精准的治疗。

（三）治疗前ctDNA对局晚期食管癌放化疗和手术的预测

在生物标志物检测的应用中，包括ctDNA在内的液体活检受到了越来越多的关注，在NSCLC、乳腺癌等肿瘤中的研究较为广泛，ctDNA对食管癌患者的预后及治疗预测方面的研究开展得相对较晚。

斯坦福大学的Tej D. Azad教授报告了此项前瞻性的研究，旨在探讨治疗前ctDNA是否可以作为预后标志物从而对食管癌患者进行分层，筛选出综合治疗的获益人群。研究共纳入了2011年1月~2015年10月的29例局部进展期食管癌患者，均接受了放化疗，17例患者接受了后续的手术治疗。ⅠB、Ⅱ、Ⅲ期患者分别为1例、7例及21例。食管鳞癌8例，食管腺癌21例。

结果显示，中位随访时间为20.6个月。21例（72.4%）患者接受了治疗前ctDNA检测，ctDNA（+）患者的OS显著劣于ctDNA（-）患者（20.2个月 *vs* 未达到，*P*<0.05））。对17例手术患者进行的亚组分析显示，ctDNA（+）患者和ctDNA（-）患者的2年OS率分别为47.5%和100%（*P*<0.05）。达到病理学完全缓解（pCR）的患者的2年OS率与未达到者无显著差异。治疗前可检测出ctDNA的患者，2年无复发率显著低于未检出ctDNA的患者（57.3% *vs* 100%，*P*<0.05）。而且，治疗前未检测出ctDNA的患者（5例）在末次随访时仍无病情进展。

该项研究结果提示，治疗前的ctDNA可以作为局部晚期食管癌患者的预后因子。治疗前可检测出ctDNA的这部分患者的预后较差，除了手术外，可能需要更多治疗手段的参与。

三、前列腺癌

前列腺癌研究方面，在较好的长期生存前提下，生活质量仍旧是关注重点。对于局限期前列腺癌，低分割放疗基础上继续探索立体定向消融放射治疗（SABR）是目前研究热点。这些研究显示，在精确的影像引导前提下，辅以先进的技术保护周围危及器官，低分割和高剂量治疗模式、甚至二次挽救性放疗具有可行性。

（一）低分割放疗已走向临床实践

在ASTRO教育培训环节，就更大分割的SABR（一般34~50Gy/4~5f，1~4周内完成）进行了系统回顾，从适用人群、剂量分割模式、体位固定装置、靶区勾画和设计、计划制定、危及器官保护技术等方面论证了SABR的可行性。目前采用的技术有共面照射或非共面照射、图像引导放疗（IGRT）、IMRT、CyberKnife、TomoTherapy等都可以实现。整体来看，在低危前列腺癌中，采用精准的放疗技术，其疗效和不良反应与常规分割相当，可节省就医费用，是一个合理的选择。

但是对于中高危的前列腺癌，目前在有效性方面没有充分的比较，应该继续临床试验证实。

今年，加拿大的 Niazi 等报道了Ⅲ期低分割放疗在高危前列腺癌人群的应用（摘要号281）。这是迄今第一项针对高危前列腺癌的低分割剂量提升研究，主要观察放疗后 6 个月和 24 个月的安全性和不良反应。

2012 年 2 月~2015 年 3 月，共 329 例患者按照 1：1 的比例被随机入组，分别给予76Gy/38f 和 68Gy/25f（2.72Gy）的放疗，均给予盆腔预防照射（两组剂量分别为 46Gy 和45Gy），所有患者均接受新辅助、同步以及辅助内分泌治疗。

结果显示，两组均无 4 级治疗相关不良反应，分别有 3 例低分割患者和 1 例常规分割患者经历 3 级的胃肠道不良反应，1 例低分割患者和 3 例常规分割患者经历 3 级的泌尿生殖道不良反应。总的来说，低分割治疗高危前列腺癌与传统分割相比耐受性良好。

另外，Weg 等（摘要号 1081）报告了使用 IMRT 给予 81Gy 或 86.4Gy 的高剂量方案治疗前列腺癌的 15 年随访结果。总体而言，患者的耐受性良好，仅有 1%和 2.3%的 3 级胃肠道不良反应和泌尿生殖道不良反应，而且有很好的前列腺特异性生存。

（二）外照射后局部复发者经低剂量率近距离放疗后的不良反应

前瞻性研究 NRG/RTOG 0526 入组外照射治疗后局部复发的前列腺癌，探究了经会阴超声引导的低剂量率近距离放疗后的泌尿生殖道和胃肠道不良反应。本研究纳入经活检证实的、既往接受根治性外照射（至少照射后>30 个月的复发）的低中危前列腺癌复发患者，PSA<10ng/ml 且无区域转移或远处转移。

2007 年 5 月~2014 年 1 月，研究自 20 个中心共入组了 100 例患者，其中 92 例纳入分析，中位外照射剂量为 74Gy，距离首次根治性外照射的中位时间为 85 个月，处方剂量为140Gy ^{125}I 或 120Gy ^{103}Pd 的近距离放疗。研究的主要终点为治疗后 9~24 个月的不良反应。

结果显示，87 例接受评估的患者中，12 例（14%）经历了 3 级的胃肠道不良反应或泌尿生殖道不良反应，但是没有发现 4~5 级不良反应。而且初治的治疗剂量和治疗间隔等都不能预测晚期不良反应。近距离挽救放疗较高剂量放疗能预测晚期不良反应和再次复发的时间。

该研究是针对根治性放疗后复发患者的第一项前瞻性多中心临床试验，提示应该谨慎地使用治疗计划剂量和技术，临床预后方面的最终结果至少 5 年后才能进一步分析。

（三）前列腺癌生物学行为预测

会上，若干基础研究结果显示，经大样本术后病例免疫图谱分析，高的 CTLA-4/T 细胞比率提示预后较差；综合临床特征和基因特征，分层结果可确定远处转移的可能性；对高 Gleason 评分、低 PSA 值患者的大数据分析提示，这组人群的特点为对常规治疗的效果差，相对激素抵抗型，前列腺癌特异性死亡较高。

这些基础研究将帮助提高对前列腺癌生物学的认识，指导开展分层的临床试验。

四、免疫治疗和肺癌

（一）免疫抑制剂用于Ⅲ期 NSCLC

免疫治疗部分的重磅研究非 PACIFIC 研究莫属。PACIFIC 研究是一项随机、双盲、安慰剂对照的Ⅲ期临床研究，入组局晚期 NSCLC 患者对比了同步放化后应用 Durvalumab 进行巩固治疗与应用安慰剂的疗效。研究入组了经同步放化后未出现进展的Ⅲ期不可切除的 NSCLC，随机进入 Durvalumab 维持治疗组和安慰剂组。研究的主要终点为 OS 和 PFS，次要终点包括客观缓解率、安全性及患者耐受情况。中位随访时间为 14. 5 个月。

结果显示，Durvalumab 维持治疗组患者的中位 PFS 为 16. 8 个月，安慰剂组为 5. 6 个月（*P*<0. 0001，图 4）。亚组分析显示，患者 PD-L1 表达状态不影响其从 Durvalumab 维持治疗中获益。在客观缓解率方面，Durvalumab 维持治疗组也显示出显著优势（28. 4% *vs* 16. 0%，*P*<0. 001；图 5 左）。同时，研究结果也显示，Durvalumab 维持治疗组的无远处转移生存时间为 23. 2 个月，显著优于安慰剂组的 14. 6 个月（*P*<0. 0001，图 5 右）。在研究中 Durvalumab 组患者没有出现新的不良反应。

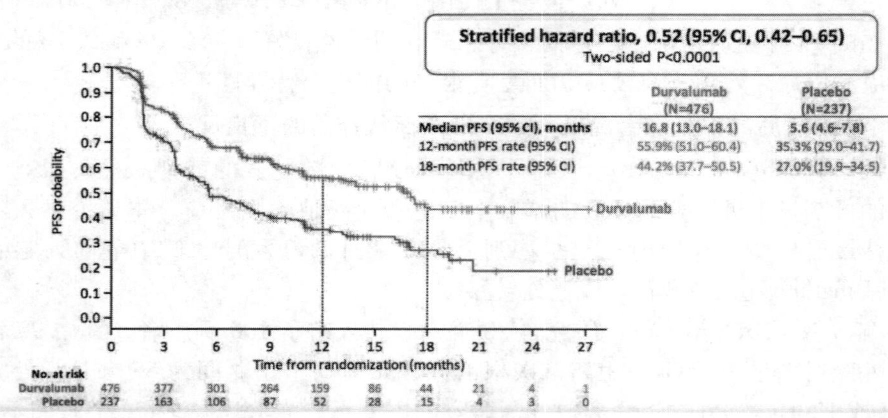

图 4 意向治疗分析中的 PFS 情况

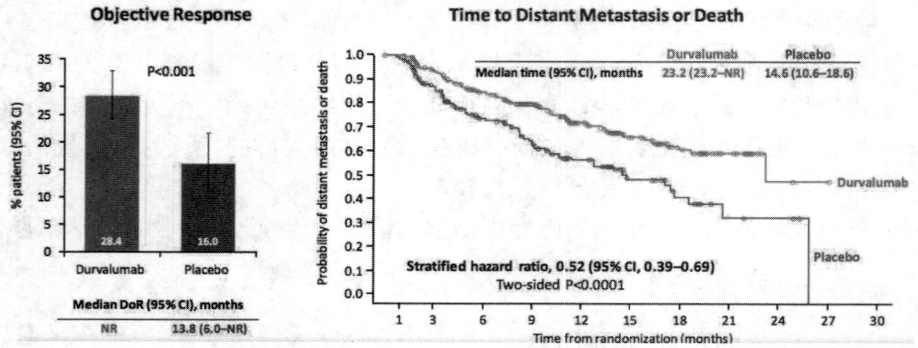

图 5 意向治疗分析中的 ORR（左）和无远处转移（右）结果

PACIFIC 研究是第一个将免疫抑制剂应用于Ⅲ期 NSCLC 的临床研究，其结果表明 Durvalumab 可作为同步放化后未出现进展的Ⅲ期不可切除的 NSCLC 的新治疗选择。

（二）免疫治疗联合大分割 SBRT

免疫治疗联合大分割立体定向放射治疗（SBRT）成为此次 ASTRO 大会的一个热点。

M. D. 安德森的 James Welsh 在大会上报道了其团队应用 Ipilimumab 联合大分割 SBRT 治疗晚期实体瘤患者的研究。研究分为 5 个队列，分别是肝癌病灶同步进行免疫治疗和 50Gy 的 SBRT，肝癌病灶同步序贯进行免疫治疗和 50Gy 的 SBRT，肺癌病灶同步进行免疫治疗和 50Gy 的 SBRT，肺癌病灶序贯进行免疫治疗和 50Gy 的 SBRT，肺癌或肝癌病灶序贯进行免疫治疗和 60Gy 的 SBRT。

结果显示，免疫治疗联合大分割 SBRT 在不良反应方面是可以接受的。相较于肝癌病灶，肺癌病灶的治疗效果更佳，但需要进一步验证。在研究过程中，Welsh 等发现，未经直接照射但接受了少量放疗剂量的病灶在联合免疫治疗过程中也取得了很高的缓解率，这或许提示：在 SBRT 联合免疫治疗中可以使用较低的放疗剂量。

（三）免疫治疗联合 SRS 治疗肺癌脑转移

纪念斯隆-凯特琳肿瘤中心 Kathryn Beal 对免疫联合 SRS 治疗 NSCLC 脑转移灶进行回顾性研究。研究入组了 38 例过去 5 年接受过免疫治疗和 SRS 治疗的患者。免疫治疗与 SRS 同步治疗定义为 SRS 在免疫治疗结束前 1 个月内开始，免疫治疗与 SRS 序贯治疗定义为 SRS 在免疫治疗停止后 1 个月开始。经同步治疗或序贯治疗，患者的颅内病灶缓解率无统计学差异。但同步治疗较序贯治疗可能使患者获得更好的颅内无进展生存。

（四）免疫机制方面的研究

通过细胞实验，Vanpouille-Box 团队证明了干扰素（IFN）的表达量可影响放疗和抗 CTLA-4 药物联合治疗的效果。

Hartmann G 等对这一作用的机制进行了进一步的探究。研究表明，放疗导致的肿瘤细胞死亡释放到胞质中的双链 DNA（dsDNA）可通过 cGAS/STING 通路来刺激 IFN 的产生。dsDNA 的积累取决于放疗剂量。8Gy×3 次的分割模式可积累最大量的 dsDNA，而 20Gy×1 次、30Gy×1 次的分割模式积累的 dsDNA 量最少。

究其原因，20Gy×1 次、30Gy×1 次的分割模式可使核酸外切酶 Trex1 的表达上调，从而降解胞质中的 dsDNA。敲低 Trex1 后，可恢复 IFN 通路，从而使 20Gy×1 次放疗联合抗 CTLA-4 药物也可以取得良好的治疗效果。

（五）转移性 NSCLC 巩固放疗的价值

一项Ⅱ期临床研究入组Ⅳ期 NSCLC 患者，经过一线化疗后对获得 PR 或疾病稳定（SD）的患者随机分组。一组进行维持化疗；另一组对所有病灶进行 SABR 放疗，并根据 CT 或 PET/CT 情况决定是否进行化疗。研究的主要终点为 PFS，次要终点包括 OS、不良反应及失败模式。

研究最终入组 29 例患者，其中有 15 例患者进行维持化疗，14 例患者进行 SABR 联合化疗，放疗分割模式包括 21～27Gy/1f、26.5～33Gy/3f 和 30～37.5Gy/5f。结果显示，SABR 联合化疗组患者中位 PFS 为 9.7 个月，维持化疗组患者中位 PFS 为 3.5 个月（$P=0.01$，图 6）。SABR 联合化疗组将患者的中位 PFS 延长了 3 倍，但患者 OS 是否获益尚需Ⅲ期临床研究进一步证明。

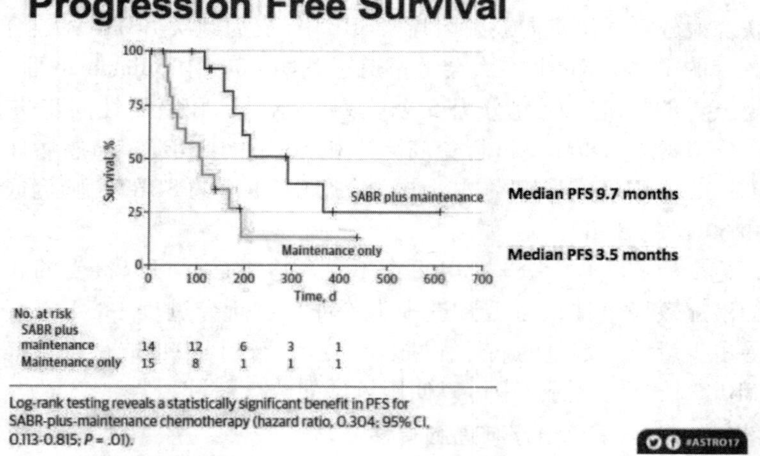

图 6　SABR 联合化疗对比维持化疗的 PFS 结果

（六）据 PET 参数调整局部晚期 NSCLC 的放疗剂量

PAINT 研究是对局部晚期 NSCLC 根据 PET 成像参数调整放疗剂量的一项前瞻性研究。研究对入组患者于放疗前进行 FDG-PET 或 PET/CT 成像，获取患者的代谢肿瘤体积（MTV），对于 MTV＜25ml 的患者进行 52. 5Gy/25f 的放疗，对 MTV＞25ml 的患者进行 65Gy/25f 的放疗。主要研究终点为治疗后患者肿瘤病灶的代谢应答，定义为 SUVmax<6. 0；次要终点包括 PFS、OS 等。

结果显示，共入组 30 例患者，中位 SUVmax 为 3. 2，80%的患者 SUVmax<6. 0。

研究结果证明，对于局部晚期 NSCLC，根据 PET 成像参数调整放疗剂量可实现低危肿瘤病灶放疗剂量的下调，并获得了较好的肿瘤代谢应答和局部控制。

五、胶质瘤

（一）胶质母细胞瘤放疗靶区优化

胶质母细胞瘤（GBM）放疗计划的制订时，初始靶区是否包括水肿带一直是争论不休的话题。中国台湾学者分析了 GBM 放疗前水肿带和肿瘤同时侵犯脑室下区和胼胝体（sS-VZCC）与放疗疗效的关系。EPE（extensive preoperative edema）定义为放疗前水肿带距离肿瘤边缘≥2cm。根据肿瘤是否同时侵犯 SVZCC 分为 sSVZCC（+）和 sSVZCC（-）。研究共入组 136 例患者，中位随访时间为 74. 9 个月。

结果显示，在单因素分析和多因素分析中，EPE（+）和 sSVZCC（+）均与较差的 OS 相关。EPE（-）/sSVZCC（-）、EPE（-）/sSVZCC（+）、EPE（+）/sSVZCC（-）和 EPE（+）/sSVZCC（+）组患者的疾病进展率分别为 2. 8%、7. 1%、37. 0%和 71. 9%。在 EPE（+）/sSVZCC（+）组，胼胝体区和脑室下区的水肿带与肿瘤迁移有关。

该研究有望为 GBM 放疗靶区勾画的优化提供一定的依据。

（二）MGMT 启动子甲基化对Ⅲ级胶质瘤的预后价值

已有研究表明，MGMT 启动子甲基化与胶质母细胞瘤的预后相关。美国俄亥俄州立大学的一项Ⅲ期临床试验研究了 MGMT 启动子甲基化对间变性星形细胞瘤预后的价值。研究共获得 58 例患者的 MGMT 启动子甲基化状态（62%为甲基化，38%为非甲基化），使用放疗+亚硝基脲类治疗或放疗+替莫唑胺治疗。

结果显示，MGMT 启动子甲基化患者的 OS 率更高（HR=2.28，P=0.019），但两组患者的 PFS 率没有统计学差异。

该研究表明，MGMT 启动子甲基化是间变性星形细胞瘤患者的独立预后因素，进一步巩固了它在胶质瘤预后中的地位。

（三）抗 PD-1 抗体用于高级别胶质瘤复发再治疗

高级别胶质瘤患者复发后的再治疗一直是胶质瘤治疗中的难题。而高级别胶质瘤组织中已经发现存在 PD-1 的表达。因此，H. Lee Moffitt 癌症研究所探究了抗 PD-1 抗体在复发高级别胶质瘤中的治疗价值。共分析了 2010 年 11 月～2016 年 12 月的 50 例患者，使用 5 次的大分割放疗联合或不联合抗 PD-1 抗体（Pembrolizumab 或 Nivolumab）。

结果显示，抗 PD-1 治疗组患者的中位 PFS 被显著延长（8.3 个月 *vs* 6.1 个月）。由于抗 PD-1 治疗组尚未达到中位 OS，因此该研究没有分析两组患者中位 OS 的差异。此外，该研究还发现，对于复发胶质瘤患者，MGMT 启动子甲基化仍然具有较好的预后价值。

该研究结果表明：大分割放疗联合抗 PD-1 治疗有望提高复发高级别胶质瘤的疗效。

六、软组织肉瘤和胸腺瘤

（一）磁共振影像组学预测软组织肉瘤疗效

已有研究表明，磁共振影像组学纹理参数与肿瘤疗效、复发及预后相关。一项来自于华盛顿大学的研究通过提取磁共振 T1 相影像组学参数来评估影像组学的加入是否有利于提高软组织肉瘤患者 PFS 和 OS 的预测。

结果显示，通过建立临床和影像组学联合模型，发现肿瘤体积（HR=2.7，HR=1.9），不相似性（HR=0.4，HR=0.6），busyness（HR=2.3，HR=1.8）和 large zone/low gray emphasis（HR=2.2，HR=1.7）均是 PFS 和 OS 的独立预测因子。而临床模型仅能预测患者 OS（c-index：0.68，P=0.016），不能预测 PFS（c-index：0.60，P=0.11）。影像组学的加入可显著提高对软组织肉瘤患者 OS（c 指数：0.75，P=0.020）和 PFS（c 指数：0.67，P=0.008）的预测能力。此项研究也进一步巩固了磁共振影像组学在肿瘤研究中的应用。

（二）QS-RT 在软组织肉瘤中的临床价值

Proton Quad Shot RT（QS-RT）近年来发展迅速，但在晚期软组织肉瘤中的研究却较少，因此评估 QS-RT 在肉瘤中的安全性和可行性十分必要。

Patel 等系统性回顾了 22 例接受 QS-RT 的晚期软组织肉瘤患者，并分析不同治疗方案的不良反应和预后。在放疗联合伊马替尼/西罗莫司治疗组中，部分胃肠道间质瘤（GIST）患者分别出现 2 级腹泻和 3 级肿瘤内坏死。但是在放疗联合帕唑帕尼组中，患者并未出现相关并发症。在5例幸存患者中，仍有3例患者继续治疗，1例患者评价为SD，1例患者出现局部进展。

该研究表明：QS-RT可以作为晚期软组织肉瘤局部治疗的理想方案。

（三）放疗用于肢端高度恶性软组织肉瘤

Silva等探究了新辅助超分割放疗联合化疗在肢端高度恶性软组织肉瘤中的不良反应。这项Ⅱ期临床研究共纳入10例患者。治疗方案：新辅助化疗（异环磷酰胺和表柔比星）+超分割放疗（25Gy/5f）。研究证明，超分割联合化疗是软组织肉瘤新辅助治疗的安全选择，且不良反应发生率较低。

此外，Hazell等对比了新辅助放化疗和新辅助化疗在肢端软组织肉瘤治疗中的控制率和不良反应。本研究回顾性分析了74例患者（36例CRT，38例RT）。化疗方案以美司钠、多柔比星和异环磷酰胺（MAI）为主。CRT组放疗总剂量44Gy，RT组放疗总剂量50Gy。

相比于CRT组，RT组患者年龄更大（60.1岁 *vs* 45.7岁，$P<0.001$）更易患心脏疾病（26% *vs* 0，$P<0.001$）。除此之外，两组基线特征无显著差异。多因素分析显示两组生存差异并不显著（HR=1.98，95%CI：0.67~5.84，$P=0.213$）。LRFS、DMFS和DFS也无显著差异。

（四）挽救性放疗在复发胸腺瘤中的地位

复发性胸腺瘤较罕见且缺乏相关研究。但对于复发性胸腺瘤，放疗可作为一种局部非侵入性治疗手段。Yang等分析了2007年8月~2015年12月的47例接受挽救性放疗的胸腺瘤患者。其中29例患者接受手术与辅助放疗，9例患者接受单纯手术，另有6例患者行放疗，3例患者接受放化疗联合治疗。

结果显示，患者5年OS率和PFS率分别为70%和22%，总缓解率高达97.9%。组织学类型（A型、B型、AB型与C型）和挽救性放疗剂量（>50Gy）与OS显著相关。高剂量组（>50Gy）患者的5年OS率（80% *vs* 59%，$P=0.046$）和PFS率（30% *vs* 14%，$P=0.002$）显著优于低剂量组（≤50Gy）。34例患者出现治疗失败，挽救性放疗后局部复发率为25.5%。

此研究提示：复发胸腺癌对于放疗是敏感的，而高剂量的放疗可改善复发性胸腺瘤患者的生存获益。

（五）术后辅助放疗与切缘阳性胸腺瘤

胸腺瘤术后行辅助放化疗还是辅助化疗目前仍有争议。耶鲁大学的一项研究则针对此问题进行了研究。该研究基于NCDB数据库，回顾性分析了接受手术的胸腺瘤患者，并根据术后治疗方案将其分为辅助放化组和辅助放疗组。

结果显示，对于切缘阳性患者，术后辅助放疗相比于单纯手术，其OS（HR=0.5，95%CI：0.3~0.8）和5年OS率（62% *vs* 46%）均有提高；但对于切缘阴性患者，无法从辅助放疗中获益。此外，多因素分析显示，术后辅助放疗仍是切缘阳性患者的独立预测因素。

该研究表明，术后辅助放疗的生存获益仅局限于切缘阳性患者，死亡率可降低50%。

七、淋巴瘤

（一）放疗对霍奇金淋巴瘤的获益

对Ⅲ期霍奇金淋巴瘤患者，放射治疗存在争议。既往无论是随机前瞻性研究还是回顾性研究，均因为入组患者的异质性（入组部分Ⅳ期患者），不能明确定义该组患者的有效率/发病率。

有研究者认为，分期的混杂及OS差异会混淆放射治疗对该组患者的获益。因此基于SEER数据库，检索了2004~2012年诊断的Ⅲ期霍奇金淋巴瘤患者，且均为20岁以上。除了标准的Kaplan-Meier分析和Cox分析，研究者还通过倾向性评分匹配分析（PSMA）评估了放疗对总生存及疾病特异性生存的影响。共分析3600例患者，1224例进行了PSMA分析。

结果显示，中位随访时间为34个月，年龄>65岁与较差的OS相关（HR=5.31，95%CI：4.61~6.11。$P<0.001$）。对3185例患者的数据分析显示，B症状与较短的生存期相关（HR=1.33，95%CI：1.14~1.56，$P<0.001$）。而接受放射治疗对生存有获益（HR=0.45，95%CI：0.35~0.59，$P<0.001$）；5年OS率分别为87.5%和69.6%。PSMA分析也显示，放射治疗可以改善患者的OS（HR=0.70，95%CI：0.51~0.95，$P=0.02$）。但对于疾病特异性生存，PSMA分析显示无显著的统计学差异（HR=0.66，95%CI：0.42~1.02，$P=0.06$）。

（二）PBS和PartArc，3D-CRT降低心脏病风险及第二原发癌风险

牛津大学的一项研究对比了笔形束质子治疗（PBS）和PartArc以及3D-CRT治疗霍奇金淋巴瘤患者的心脏疾病风险及第二原发癌的风险，结果显示PBS可以降低上述风险。

另一项多中心的研究回顾性分析了照射野大小对Ⅰ~Ⅱ期霍奇金淋巴瘤患者长期全因素死亡率的影响。研究回顾性分析了1967~2007年的1541例患者资料。结果显示，患者的10年、15年和20年OS率分别为89%、83%和76%。随着时间的推移，累及野放射治疗的患者百分比越来越高：1967~1983年的为2%，1983~1993年的为3%，1994~2007年的为42.2%。在早期霍奇金淋巴瘤的治疗中，累及野照射治疗较扩大野照射治疗降低了41%的死亡风险，为在特定患者中缩小放疗野体积提供了依据。

（三）乳腺弥漫性大B细胞淋巴瘤治疗策略及失败模式

原发性乳腺弥漫性大B细胞淋巴瘤（PB-DLBCL）是非霍奇金淋巴瘤的罕见亚型。

M. D. Anderson癌症中心的Ludmir EB等报道了原发乳腺弥漫性大B细胞淋巴瘤：治疗策略和失败模式，回顾性分析1995~2016年的35例PB-DLBCL治疗数据，介绍了治疗PB-DLBCL患者的单一机构经验，重点是治疗失败的时间，以及放射治疗在治疗PB-DLBCL中的作用。

结果显示，35例患者中，17例（49%）为Ⅰ期，5例（14%）为Ⅱ期，13例（37%）为Ⅳ期。9例（26%）患有大肿块（≥5cm）。33例（94%）接受了化疗（25例接受了CHOP方案），28例（80%）接受了利妥昔单抗治疗。13例（37%）接受放疗，其中12例（92%）为Ⅰ期或Ⅱ期，其中5例（38%）为大肿块。

所有的放疗都包括整个乳房及腋窝，中位剂量为39.6Gy（30.6~45Gy），分次剂量为1.8~2Gy。接受中枢神经系统（CNS）预防照射（CNS-PPX）的患者11例（39%），其中7例（64%）为Ⅳ期。所有患者的中位随访时间为4.5年。

5年OS率和PFS率分别为69.8%和46.2%。18例复发患者中，12例（67%）在诊断后24个月内复发（中位复发时间为34.2个月，范围为6.4~135.3个月）。1例患者同时伴有多发结外复发及同侧的乳房复发，2例患者为对侧乳房复发。CNS复发见于7例患者，

其中 2 例接受 CNS-PPX。在大肿块患者中，放疗显著改善了 PFS（$P<0.01$），并趋向改善 OS（$P<0.1$）。数据显示，PB-DLBCL 者有较高的晚期复发率，包括 CNS 复发。因此应该在治疗结束后密切随访；并且对 PB-DLBCL 大肿块患者而言，放射治疗的应用会改善疾病相关预后。

（四）早期滤泡淋巴瘤的辅助治疗

M. D. Anderson 癌症中心一项关于局限期滤泡淋巴瘤的研究结果显示，对于局限期滤泡淋巴瘤，在完全切除肿瘤后，给予辅助治疗优于观察等待，但仅有 PFS 的获益，并没有发现 OS 的获益。同时，辅助放疗较辅助化疗有较高的远处转移率。

八、乳腺癌

2017 年 ASTRO 年会中，乳腺癌热点集中于乳腺癌精准治疗的加减法和乳腺癌放疗的晚期不良反应方面。另外，还有部分乳腺癌放疗后乳房重建及乳腺癌尤其是三阴性乳腺癌免疫治疗的相关报道。

（一）乳腺癌精准治疗的加减法

乳腺癌主会场报告中，中国医科院肿瘤医院放疗科李晔雄教授、王淑莲教授报告了一项历时 8 年的、针对局部晚期乳腺癌乳房切除术后大分割放疗对比常规分割放疗非劣性的Ⅲ期临床研究结果。

既往研究多为针对保乳术后早期乳腺癌患者的术后常规分割放疗与大分割放疗的比较，这是首个针对局部晚期乳房切除术后对比常规分割及大分割放疗的研究。此项研究证实 $pT_{3\sim4}$期、$pN_{2\sim3}$期乳腺癌术后大分割放疗并不劣于常规分割放疗，且安全性良好，而且 3 级急性皮肤反应的发生率显著低于常规分割放疗，由此证实了局部晚期乳腺癌术后大分割放疗的有效性与安全性（图 7，图 8，图 9）。

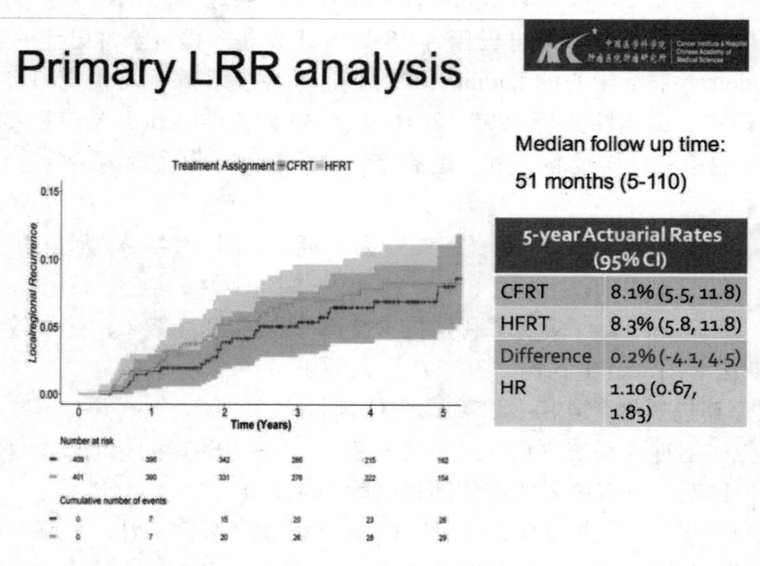

图 7 局部晚期乳腺癌乳房切除术后大分割放疗对比常规分割放疗的 OS 结果

Overall Survival

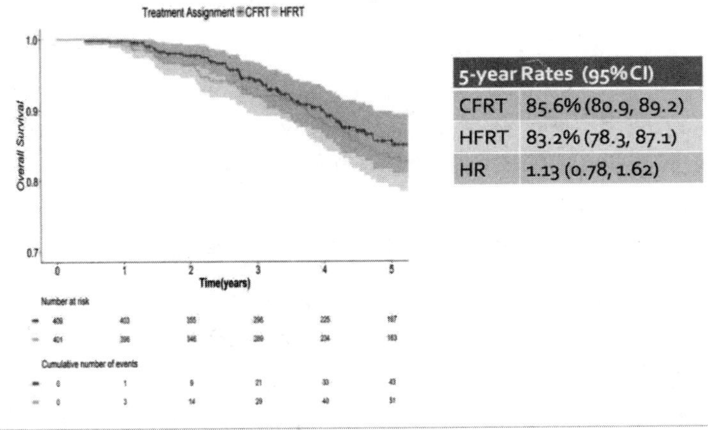

图 8 局部晚期乳腺癌乳房切除术后大分割放疗对比常规分割放疗的 DFS 结果

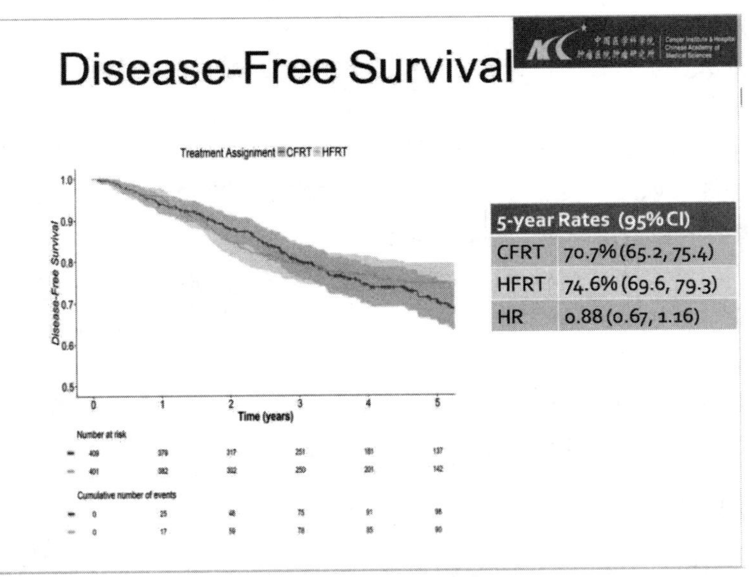

图 9 局部晚期乳腺癌乳房切除术后大分割放疗对比常规分割放疗的转移治疗失败结果

（二）≥50 岁患者保乳术后大分割放疗研究

此次 ASTRO 年会进一步讨论了保乳术后大分割放疗的适应证。2011 年 ASTRO 共识建议大分割放疗的适应证包括：年龄≥50 岁，$pT_{1\sim2}N_0$期，保乳术后，无需接受辅助化疗，剂量均匀度±7%。

此次报告中针对一项保乳术后大分割放疗前瞻性研究进行了进一步分析。此项研究入组标准包括：Ⅰ～Ⅱ期乳腺癌，切缘>1mm 的保乳术后患者。

结果显示，中位随访 66 个月后，年龄<50 岁患者的 5 年 OS 率为 98.8%，5 年 DFS 率为 94.5%，5 年 LRFS 率为 96.8%，且美容效果及不良反应与其他大分割临床试验的结果相当。短期随访证实，针对年龄<50 岁早期乳腺癌患者，大分割放疗是安全的，但目前尚需更长时间的随访进一步证实。

（三）pT≥5cm 的 N_0期乳房切除患者接受 PMRT 的荟萃分析

2014 年早期，EBCTCG 发表在《Lancet Oncology》上的 Meta 分析证实，在 pN+患者中，无论是 1～3 个阳性淋巴结还是 4 个阳性淋巴结，PMRT 不仅可提高局部控制率，而且长期的局控获益可带来生存获益。

在本次 ASTRO 会议上，针对 T≥5cm 的 N_0期患者，Meta 分析显示：接受 PMRT 后局部区域复发率显著下降（3.3% *vs* 12.4%，OR=0.16，$P<0.0001$），亚组分析显示 PMRT 局部控制的获益与患者是否接受腋窝淋巴结清扫无关。

（四）乳腺癌放疗的晚期不良反应

本届 ASTRO 教育培训环节重点讨论了乳腺癌放疗的晚期不良反应，呼吁放疗科医生关注淋巴水肿，回顾了淋巴水肿的昨天及今天，并展望了淋巴水肿的明天，提出测量淋巴水肿的最佳检测方法、定量检测方法及定义；并回顾了区域淋巴结放疗、乳房重建及传统预防指南对淋巴水肿的影响。

另外，在此环节还重点讨论了乳房切除术后患者接受放疗对乳房重建的影响，乳腺癌放疗心脏毒性事件的风险，乳腺癌放疗后第二恶性肿瘤的发生等。

（五）乳腺癌的免疫治疗及其他靶向治疗

乳腺癌作为一种突变负荷较大的肿瘤，理论上接受免疫检查点抑制治疗是可行的。前期的研究也证实了单纯免疫治疗在乳腺癌治疗中的疗效，医生们可通过联合化疗或放疗进一步提高免疫治疗的疗效。

本次 ASTRO 年会上还探讨了三阴性乳腺癌携带 DNA 修复缺陷基因，如 BRCA 1 及 BRCA 2 基因突变，可从 PARP 抑制剂中获益的理论依据。

九、胃肠道肿瘤

在今年的 ASTRO 会议上，多个胃肠道肿瘤临床试验公布了最终研究结果。

（一）联合放化疗的探索

Ⅱ期前瞻性研究 RTOG 0529 研究证实：对于局部晚期（$T_{2\sim4}N_{any}M_0$期）肛门癌，剂量雕刻 IMRT 联合 5FU/MMC 化疗相比 RTOG 9811 研究中的 5FU/MMC 方案化疗联合非适形放疗组可降低胃肠道反应及皮肤毒性反应，但并未显著改善远期疗效（生存期和复发率）。

对于联合放化疗治疗中放疗的标准剂量，目前 UK ACT5 试验正在进行中，对比 53.2Gy、58.8Gy 和 61.6Gy 的适形放疗剂量孰优孰劣。

来自中国的一项Ⅱ期研究探索 R0 切除术后胃癌患者 IMRT 放疗联合多西他赛为基础的同步化疗前后接受辅助化疗的疗效。结果显示，3 年 PFS 率可达 67%，5 年 PFS 率为 59%，3 年 OS 率为 72%，5 年 OS 率为 61%。一项Ⅲ期随机对照临床试验正在进行当中，将对比 INT0116 与本试验治疗方案的疗效。

（二）生物标志物的应用

同其他癌种相似，对于各种生物标志物在消化道肿瘤的临床应用价值，2017 年 ASTRO 会议也做了众多报道。

LAP 07 研究发现，局部晚期胰腺癌诱导治疗后，中性粒细胞增多提示预后不良（中位生存期：14.4 个月 *vs* 17.9 个月，$P<0.001$；2 年生存率：15% *vs* 31%）。治疗后未出现中性粒细胞增多症的患者，放化疗组 1 年局部控制率显著高于单纯化疗组（80% *vs* 54%，$P<0.001$），而出现中性粒细胞增高症的患者系统炎症反应（SI）与局部控制率无关。LAP 07 研究提示系统炎症反应有望成为筛选胰腺癌放疗优势人群的重要指标。

在肝癌研究中，Kim 等发现治疗前可溶性 PD-L1 的水平与预后相关，治疗前低 PD-L1 水平（<1.315pg/ml）的患者生存期显著优于高水平患者（$P=0.037$）。治疗后 1 个月高 PD-L1 水平与放疗后早期肺转移相关（$P=0.015$）。放疗，尤其是 SBRT 治疗，可显著提高可溶性 PD-L1 水平，提示放疗联合免疫检查点抑制剂治疗可能成为肝癌的有效治疗策略。

（三）胰腺癌的放疗

在 ASTRO 教育培训环节中，还对目前局部晚期（潜在可手术/局部晚期不可手术切除）胰腺癌的治疗进行了总结，就更大分割的 SBRT 治疗进行了系统的回顾，从适用人群、最优剂量分割模式、SBRT 后手术切除率等方面论证了 SBRT 的可行性，还对 SBRT 治疗中体位固定、靶区勾画和设计、计划制定、危及器官保护技术等方面做了深度阐述。

胰腺癌的局部转移是死亡的主要原因，因此需要通过有效的化疗和放疗来提高局部控制率。对于化疗方案，如患者一般情况较好，可以耐受治疗，FOLFIRINOX 方案、吉西他滨/白蛋白结合型紫杉醇都可以作为选择。相比传统放疗，SBRT 外放边界较小（GTV 到 PTV 外放 2~3mm *vs* 1.5~2cm），消化道不良反应较轻，且可给予局部剂量加量照射，另外 SBRT 治疗时间短，可以在化疗间期进行，缩短了治疗等待时间，这些都有助于提高局控率。

对于 SBRT 的标准剂量分割模式，目前还没有定论，根据目前的研究结果，为有效地控制肿瘤和（或）血管边界，生物等效剂量应达到 80~100Gy 甚至更高。另外，SBRT 联合化疗可以使 80%~90%潜在可手术胰腺癌最终实现 R0 切除，患者术后中位生存期可达 18~30 个月，与可手术患者生存期相当。

对于局部晚期不可行手术切除的患者，SBRT 治疗联合化疗也可实现肿瘤降期，一项来自霍普金斯的研究结果表明，局部晚期不可手术切除的胰腺癌经 SBRT 联合化疗后，病理完全缓解率达到 12%，R0 切除率为 84%，生存期可达到 29.7 个月。

总之，不断提高的新辅助治疗措施正在逐渐改变局部晚期胰腺癌的定义，使更多的患者有机会获得长期生存。另外，新的放疗技术手段，如实时 MRI 引导 SBRT（摘要号 313）

及重离子治疗（摘要号 309）也有望成为治疗胰腺癌的有力措施。

十、头颈部肿瘤

2017 年 ASTRO 头颈部肿瘤研究进展可以归纳为“三点”：重点、热点和难点。

（一）HPV 相关的口咽癌是重点

无论是继续教育专场、科学亮点、口头报告还是壁报展示，头颈部肿瘤的研究进展都集中在人乳头瘤病毒（HPV）相关的口咽癌上。

基于前期 ECOG 1308 研究结果，多项临床试验尝试不同模式的减量组合。具有代表性的研究有：

（1）诱导化疗后降低放疗剂量：UC Davis-UCLA 的一项单臂Ⅱ期临床试验显示：入组Ⅲ～Ⅳ期口咽鳞癌、p16 阳性患者，接受紫杉醇、卡铂（AUC=6），2 周期化疗 IMRT+紫杉醇 $30mg/m^2$ 每周方案，化疗完全或部分缓解者放疗 54Gy/27f，未达到部分缓解或无缓解者放疗 60Gy/30f。

结果显示，44 例患者的 2 年 PFS 率为 92%，OS 率为 98%。期待正在进行的 Mt Sinai-Quarterback 的Ⅲ期临床试验结果（TPF×3，随机 2∶1 分为 56Gy-Carbo-cetux 组和 70Gy-carbo，计划入组患者 365 例，主要终点为 3 年 LRC 和 PFS，预计 2019 年 6 月完成）。

（2）降低放化疗剂量：UNC/UFL Ⅱ期试验入组 $T_{0\sim3}N_{0\sim2c}M_0$、HPV 阳性和（或）p16 阳性的口咽鳞癌患者，同步放化疗共 6 周，放疗 60Gy/30f（2Gy/f），顺铂每周 $30mg/m^2$ 同步化疗。主要终点：pCR。结果显示，总 pCR、原发灶及颈部 pCR 分别为 86%、98% 和 84%。

2017 年 2 月已关闭的Ⅱ期随机试验 NRG HN002 入组 P16+ IHC、吸烟≤10 包-年、$T_{1\sim2}N_{1\sim2b}$ 口咽癌患者，随机分为两组：60Gy（2Gy/f）6 周+顺铂（$40mg/m^2$）每周×6 周；60Gy（2Gy/f），6 次/周，共 5 周。

值得关注的还有一项来自纪念斯隆-凯特琳癌症中心 Nancy Lee 的研究，其入组Ⅲ～Ⅳ期的 HPV 阳性口咽癌患者，FMISO PET 动态检测肿瘤的乏氧情况，病灶在基线水平无乏氧或同步放化疗 2 周期（30Gy 联合大剂量顺铂或卡铂/5-Fu）后无乏氧者停止放化疗，仍有乏氧的患者继续完成标准的根治性放化疗（放疗至 70Gy）。至 2017 年 4 月，95%的患者无病生存。

（3）颈部 CTV 的缩小：即单侧 *vs* 双侧颈部照射和化疗强度降低的研究也在本届会议中进行了报告。

（二）免疫治疗是热点

免疫治疗是本届 ASTRO 头颈部肿瘤的热点，下面主要介绍抗 PD-1/PD-L1 治疗有关的临床试验。

（1）转移/复发的头颈部鳞癌：抗 PD-1 抗体的 Checkmates 研究和 Keynote 012 研究中 Nivolumab 与 Pembrolizumab 的 ORR 和 OS 相似。大部分的 HNSCC 患者并没有从抗 PD-1/PD-L1 的治疗中获益（ORR 仅为 13.3%～22%）。虽然很少的患者会出现持续的反应，但单一免疫检查点抑制剂的疗效较低，提示联合治疗的需要。

联合治疗的策略包括：多种免疫检查点抑制剂联合、免疫检查点拮抗剂联合共刺激分子受体激动剂、PD-L1/PD-1 抗体联合新型的免疫调节剂以及 PD-L1/PD-1 抗体+肿瘤疫苗等。

免疫检查点抑制剂联合放疗的Ⅱ期随机临床试验 CA 209-305/MSKCC15-253 研究入组 M1 期头颈部肿瘤（包括鼻咽癌）患者，要求患者至少有一个可以安全放疗的病灶以及有一处在照射野以外可以采用 RECIST 标准评价的病灶。分为 Nivolumab 单用与 Nivolumab+SBRT 对转移部位的放疗（在第一次以及第二次应用 Nivolumab 之间 9Gy×3 放疗）。主要终点是未照射病灶的 ORR，次要终点为 OS，计划入组患者 60 例，结果将在 2017 年 12 月公布。正在进行的免疫检查点抑制剂联合 SBRT 的研究有：Montreal 大学的Ⅰ/Ⅱ期研究、Gustave Russy 以及 Jefferson 进行的研究、DFCI 的Ⅱ期临床试验等。

（2）局部晚期头颈部鳞癌：第一代根治性放化疗联合免疫治疗的研究是根治放化疗联合单药免疫检查点抑制剂，两项Ⅰ期临床试验 Pembro+CisRT 以及 Ipi+CetuxRT，结果均并没有出现很严重的不可耐受的不良反应。目前刚刚开始入组的Ⅲ期临床试验包括 JAVELIN HN100（Cis-IMRT±Avelumab）、KEYNOTE 412（Cis-IMRT±Pembro）。NRG HN004/NCI 则入组不适合顺铂化疗的患者，比较了 IMRT 联合 Cetux 与 IMRT 联合 Durva 的疗效。这些研究的结果将可能明确适合免疫检查点抑制剂联合放化疗的患者。

第二代的根治性放化疗联合免疫的研究主要采用双免疫检查点抑制剂，如 Ipi+Nivolumab+ HDCis-RT、Nivolumab+Liri（anti-KIR）+HDCis-RT、Ipi+Nivolumab+IMRT 等方案。

（3）术前新辅助和术后辅助免疫治疗：一项Ⅱ期临床研究入组可切除的、HPV 阴性、局部晚期 HNSCC 患者，所有患者被给予术前单次 Pembrolizumab 治疗，术后有包膜外侵以及切缘阳性的患者接受术后辅助 CisRT 以及 Pembrolizumab 治疗。42%的患者的肿瘤或者淋巴结治疗有效，25%的患者肿瘤缩小>50%。另外在进行的双免疫检查点抑制剂联合在术前新辅助治疗中的临床试验有 DFCI/BMS 的随机Ⅱ期试验、PRIMED-001（UToronto）。PATHWAY 研究（UChicago/UPenn）根据术后复发风险随机分为 Pembrolizumab×1 年组和安慰剂×1 年组。主要终点是 PFS，计划入组 100 例患者。

（三）CTV 的确定仍然是头颈部肿瘤放疗的难点

临床实践中，不同中心、不同放疗专家之间对鼻咽癌、口咽癌等 CTV 的勾画存在很大的差异，CTV 的确定仍然是头颈部肿瘤放疗的难点。

质子放疗在头颈部肿瘤应用越来越广泛。随着笔形束扫描技术的发展，调强质子放射治疗（IMPT）与光子的 IMRT 一样能对每个射野进行优化、并使剂量均匀分布。对调整任意复杂部位靶区进行的剂量调整、并有选择地避开重要器官，尤其适用于头颈部肿瘤。

我国中南大学湘雅医院访问学者张莹莹医生（通信作者 Annie Chan）对麻省总医院 1997～2013 年质子放疗的 75 例鼻咽癌患者进行了回顾性分析，在壁报中展出。中位随访 5.6 年，颞叶发生放射性损伤的比例占 14.8%，而 IMRT 为 7%，多因素分析显示，亚洲人种为其唯一的高风险因素。该研究表明，以 RBE＝1.1 为标准可能低估了实际的 RBE 值。目前质子 RBE 模型是在不充足和不一致的数据或者细胞实验中获得的，并且统一使用 1.1 的值。尤其是 Bragg 峰周围 RBE 的不确定性可能会导致既往不曾预料的不良反应和复发。如何确定准确的 RBE 一直是质子放疗研究的难点。

（四）免疫治疗在头颈部鳞癌中的挑战

（1）双免疫检查点抑制剂联合放化疗的疗效是否可以超过其带来的不良反应。

（2）在复发/转移 HNSCC 中，远隔效应出现的频率较低。

十一、放射物理

本届 ASTRO 会议放射物理主题设 25 个分会场主题演讲，其中包括 5 场壁报讨论和 4 场学界大咖专题讲座（Meet The Expert）。

（一）影像组学研究前沿

放射物理领域的第一个分会场演讲即迎合目前影像组学研究方向，主题为“Imaging for Response Assessment Using CT or PET”，9 位学者分别通过对 CT、CBCT、PET 影像进行纹理分析，提取出图像中所蕴含的特征指标，与其他临床因素相结合，对放化疗敏感性、预后和并发症进行了预测。

诸项研究均得到了积极的结果，认为部分纹理特征具有较好的鲁棒性及显著的临床预测价值，这为影像组学在放疗领域的应用提供了依据和发展动力；然而另一方面，各位报告者也都提到了研究存在的局限性，仅有个别研究对预测模型进行了内部数据验证，所有结果均未进行大数据下的外验证，这也恰好指出了未来的研究方向。

值得一提的是，该主题会议的首位发言者是一位中国人——山东省肿瘤防治研究院于金明院士的研究生温强博士，汇报了基于 CBCT 图像影像组学特征预测 NSCLC 放化疗近期疗效的研究成果，得到了分会场主席及与会同行的认可。

我们注意到，影像组学主题演讲内容中，诸多研究均未提及基于 MRI 提取纹理特征开展的相关研究，而山东省肿瘤防治研究院李宝生院长恰好在题为“MRI-Guided Adaptation: From Anatomy to Biology”的另一个放射物理分会场中对此进行了详细报道。

在华人物理学家 Allen Li 的主持下，4 位专家围绕磁共振影像在自适应放疗中的应用展开讨论，对 DWI、T1/T2 加权和光谱 MRI 等多模态磁共振影像在宫颈癌、食管癌、多形性胶质母细胞瘤和胰腺癌放疗方面进行了介绍。

Allen 则结合世界上首台投入临床应用的磁共振引导加速器开展磁共振引导放疗（MR-gRT）的经验，介绍了基于 MRI 的软组织精确勾画对保护危及器官、提升放疗剂量带来的巨大机遇和由此面临的挑战，特别以胰腺癌放疗为例，MRI 引导下的自适应放疗将十二指肠的 V50. 4Gy 由 72%降低到 19%，并发症由 23%降低到 7%，而由此带来了 BED 大于 90Gy 的放疗剂量，中位生存时间提升到 17. 5 个月，生存率得到显著提升。

（二）呼吸运动管理

呼吸运动的管理，是胸腹部肿瘤放疗中一个“古老”而又“焕发青春”的主题。从压腹带、主动呼吸控制（ABC）、红外标记监控（RPM）、4DCT，直到今天的基于人体平面图像（C-RAD）和二维投影图像（CyberKnife）的实时监测，究竟哪种技术才是“最好”的？

就此话题，在三位年轻的美女物理师的引导下，从乳腺癌放疗降低心脏损伤、早期肺癌立体定向放疗的需求出发，就“Is There a ‘Best’ Way to Manage Respiratory Motion?”这一主题展开讨论。

大家一致认为，每种技术各有优劣，而“最好”的技术就是适合患者个体化特点的技术。最后一项研究报道了动态 MLC 跟踪技术的研发及应用进展，展示了最新研制的 MLC 已经可以对直径≤5cm 的肿瘤以 3~3.5cm/s 的速度进行基于预测下的实时跟踪，相关的Ⅰ期临床试验也正在进行中（https://clinicaltrials.gov/show/NCT02033343）。由此也可见，没有过时的技术，“放疗处处皆可创新”。

（三）放疗设备的进步及未来方向

放疗水平的提高离不开精准的放疗设备。本次大会的设备展示区可谓流光溢彩、热闹非凡，各路厂商均拿出了自己最新的产品和成果同与会代表分享。

以瓦里安的 HALCYON 加速器为例，该加速器尚未获得中国的 CFDA 认证，而设备的样机就已经展示在了众人面前。山东省肿瘤防治研究院已完成对该设备的安装调试，已经完成数据采集、建模，并对部分功能做了测试和性能分析。而与此同时，我们也发现，在壁报展示区，美国休斯顿的同道已经将对比结果报道了出来，认为该设备从放疗计划的角度具有与其他容积调强外照射技术相比不相上下（comparable），HALCYON 计划过程比传统加速器更复杂，但执行影像引导成像和治疗的过程可能效率略高，当然这也取决于所采用的具体的成像和治疗技术。

另外，多自由度非共面聚焦照射、4DCT 与肺灌注成像相结合降低功能肺受照射剂量、生物引导的自动化加速器、放疗流程的规范化管理等主题登上大会主会场的显示屏，可能成为下一步的热点研究方向。

（来源：《全球肿瘤快讯》2017 年 10 月 总第 193~194 期）

CA 杂志发布 2018 年美国癌症统计数据

又到了 CA 杂志发布年度癌症统计数据的时候。今年的报告显示，2018 年美国将有 1 735 350 例新发肿瘤病例，平均每天 4700 例，将有 609 640 例肿瘤死亡病例。2005~2014 年十年间，女性肿瘤发病率保持稳定，男性肿瘤发病率以每年约 2%的速度下降，男性和女性肿瘤死亡率每年降低 1.5%。从 1991 年到 2015 年，肿瘤死亡率降低了 26%，意味着减少了约 2 378 600 例肿瘤死亡。（CA Cancer J Clin. 2018，68：7-30.）

美国前十大死因中，只有肿瘤在 2014~2015 年是有所下降的。四种常见肿瘤肺癌、前列腺癌、乳腺癌和结直肠癌都得到了有效控制，这主要归功于控烟和诊疗技术的进步。

男女有别

报告指出，在男性中，前列腺癌、肺癌与结直肠癌依旧名列前三，这三种癌症占 42%，仅前列腺癌就占 1/5；女性则是乳腺癌、肺癌与结直肠癌为最，尤其是乳腺癌，占新发病例的 30%。

除了生理原因导致的瘤种差异，男性与女性的发病率本身也有差异，男性一生中诊断肿瘤的概率为 39.7%，女性为 37.6%。在过去的十几年中，男性肿瘤不论发病还是死亡都显著高于女性。

好消息是，在过去十年里，男性肿瘤发病率稳定下降，平均每年降低 2%。实际上，控制得相对较好的肺癌和结直肠癌等，男性和女性的发病率都有大幅下降，只是女性乳腺癌、子宫癌、甲状腺癌和黑色素瘤的发病率都有所提升，导致整体看，发病率保持稳定。这种性别差异除了与环境和体内激素水平等相关外，还有一个相关因素就是身高，身高与肿瘤发病率正相关。

死亡率持续降低

2018 年，全美将有 609 640 人死于癌症，意味着每天会有 1700 人因肿瘤去世。四大罪魁分别是肺癌、乳腺癌、前列腺癌和结直肠癌。这四种肿瘤死亡人数占所有肿瘤死亡人数的 45%，死于肺癌者占 25%。

美国总体肿瘤死亡率在 1991 年达到峰值，当年肿瘤死亡率达到 215. 1/10 万。1991 年至今的二十余年里，癌症死亡率总体保持着非常平稳的下降态势。2015 年，癌症死亡已降至 158. 6/10 万，较 1991 年降低 26%。以 1991 年死亡率水平计算，过去这二十多年里，美国肿瘤死亡病例减少了 240 万人。

控烟功不可没

1964 年，美国公共及卫生服务局发布了第一份“吸烟与健康报告”，之后通过提高烟草税、加强宣传、推动立法等各种手段，成功降低了吸烟率。根据美国疾病预防控制中心在 2015 年发布的调查结果显示，当年美国成人吸烟率仅为 15. 2%，与 2014 年相比下降 2 个百分点。

随之而来，美国肺癌死亡率也大幅下降。在 1990 年到 2015 年间，男性肺癌死亡率下降 45%；2002 年到 2015 年间，女性的肺癌死亡率下降 19%。主要归功于人们意识到吸烟的危害以及全面控烟政策的实施。

由于 PSA 检测，1993 年到 2015 年，男性前列腺癌死亡率下降 52%。由于医疗进步，1970 年至 2015 年结直肠癌死亡率下降 52%，1989 年至 2015 年女性乳腺癌死亡率降低 39%。不过，肝癌、胰腺癌等消化系统肿瘤死亡率有轻微升高。

综上，肿瘤总体死亡率的持续下降是公共卫生领域的胜利，推进全民抗击肿瘤的斗争，需要广泛应用现有的防癌知识，推动禁烟、增加宫颈癌与结直肠癌筛查、加强 HPV 疫苗接种等，还要扩大覆盖人群尤其是弱势人群。

（编译　隋　唐）

（来源：《全球肿瘤快讯》2018 年 1 月 总第 200 期）

儿童癌症发病率上升，但生存率较高

两项深度研究发现，近十几年来，儿童癌症的发病率上升，但儿童白血病的生存率极高，发达国家中尤甚。

法国里昂国际预防研究所斯特拉斯克莱德大学全球公共卫生研究所的 Philippe Autier 表示，儿童癌症的总体发病率上升了 13%。多种类型儿童癌症的发病率均在缓慢增高，绝大多数国家均有相同趋势。

发病率增高

其中一项研究（Lancet Oncol. 2017 年 4 月 11 日在线发表）展示了世界范围内儿童癌症的发病率有增加的数据。

该研究对 20 年前发表的文献数据进行了更新，并增加了 15~19 岁年轻人群的癌症发病率，研究协调方为国际癌症研究机构（IARC）。

研究显示，2001~2010 年，儿童癌症的发病率相比 20 世纪 80 年代增加了 13%，在世界范围内 0~14 岁的儿童中年发病率达到 14/10 万。部分原因是早期检出率提高。

研究组从 62 个国家的 153 个基于人群的癌症登记数据库中采集了所有在 20 岁前确诊了中枢神经系统（CNS）恶性肿瘤和非恶性肿瘤的患者数据，约涵盖了 10%的世界儿童。此外，还采集了 2001~2010 年大约 30 万例≤15 岁的儿童癌症病例数据。

在≤15 岁的儿童病例中，白血病最为常见，约占所有癌症的 1/3。其次为 CNS 肿瘤（20%）和淋巴瘤（12%）。在≤5 岁的儿童病例中，1/3 为胚胎性肿瘤。

研究首次报告了青少年患者（15~19 岁）的癌症发病率，对 10 万例癌症病例进行分析显示，青少年中的年发病率为 18.5/10 万。最常见的癌症类型为淋巴瘤（23%），其次为上皮癌和黑色素瘤（21%）。

白血病的生存率高，但各国不同

另一项报告（Lancet Haematol. 2017 年 4 月 11 日在线发表）展示了白血病儿童的生存率数据。

伦敦卫生和热带医学学院癌症生存研究小组的 Audrey Bonaventure 等报告了来源于 CONCORD-2（一项基于人群的研究，纳入了 53 国家的 198 个癌症登记数据库中约 9 万例儿童）的数据。

结果显示，1995~2009 年多数国家的儿童急性髓系白血病（AML）生存率大幅增加。儿童 AML 确诊后 5 年净生存率在德国、澳大利亚等国中高达 90%，而儿童 AML 的生存率为 80%。但其他国家中，两种白血病的生存率仍在 60%以下，还有改善空间。

1995~1999 年和 2005~2009 年，英国儿童 ALL 的 5 年净生存率从 79%增至 89%，美国的从 83%增至 88%。英国儿童 AML 的 5 年生存率从 59%增至 68%，美国的从 52%增至 63%。中国儿童的生存率增幅巨大，儿童 ALL 生存率从 11%增至 69%，儿童 AML 生存率从 4%增至 41%。

研究还显示，儿童 ALL 的 5 年净生存率均一致性地低于 AML。但 2000 年后大部分国家中二者的差距缩小。1~9 岁的儿童相比更低或更高年龄段，ALL 或 AML 的 5 年净生存率更高。截至 2009 年，10~14 岁儿童的生存率也有所改善，但不到 1 岁的婴儿 ALL 或 AML 的 5 年生存率仍然最低。

因此，需要从临床试验、国际协作、治疗指南等方面加大投入，改善贫困国家的治疗现状。

研究者说

研究者表示，从 20 世纪 80 年代开始，癌症登记数据库中 0~14 岁儿童的全球年龄标准化发病率（WSR）已从 12.4/10 万增至 14.06/10 万。最常见的类型为白血病

（WSR=4. 64），其次为 CNS 肿瘤（WSR=2. 82）和淋巴瘤（WSR=1. 52）。

15~19 岁儿童中，年龄特异性发病率（ASR）为 18. 53/10 万。淋巴瘤最为常见（ASR=4. 18），其次为上皮癌和黑色素瘤（ASR=3. 95）。

Autier 指出，虽然高收入国家的癌症 5 年净生存率已经达到了 80%，但现实是 80%的儿童白血病病例发生在中低收入国家。因此从世界范围内的角度来看，只有中低收入国家采取了经济的、切合自身的多学科治疗方案，才能有效改善儿童血液系统癌症的生存情况。

另外，癌症登记数据库还应尽量纳入死亡原因，或死亡相关原因，这样有助于辨别儿童患者是因癌症、治疗或是其他原因引起死亡，继而能够揭示健康问题、治疗方法、社会经济状态以及其他因素之间的相关性。

（编译　石　磊）

（来源：全球肿瘤快讯 2017 年 4 月 总第 183 期）

福布斯预测 2018 肿瘤领域七大趋势

日前，福布斯发布了 2018 年肿瘤领域七大趋势预测，包括未来肿瘤患者的治疗选择趋势及未来肿瘤治疗市场的发展方向。

趋势 1：更少的化疗

由于较大的毒副作用，化疗使用有所减少，如今不仅很多医生不推荐或建议少使用化疗，患者对化疗的接受度也逐年下降。福布斯报告显示，最常见类型早期乳腺癌患者，2013~2015 年，接受化疗率从 34. 5%下降到 21. 3%，从差不多 1/3 的Ⅰ~Ⅱ期患者接受化疗，降到 1/5 的患者化疗。人们越来越意识到过度治疗的问题，以及复发预测手段如 OncotypeDx 和 MammaPrint 等应用越来越广泛也越来越为人们所接受。这一化疗减少的趋势是否在其他肿瘤中也会出现，这不确定，有可能会，因肿瘤而异。

趋势 2：新型抗肿瘤药物应用更广

越来越多的医生对有分子异常的患者处方靶向药物，例如用于乳腺癌和前列腺癌的激素阻断类药物，肺癌的 EGFR 和 ALK 抑制剂，已获批治疗卵巢癌并有可能获批用于某些乳腺癌的 PARP 抑制剂等。

PD-1/PD-L1 免疫检查点抑制剂类药物也在多种肿瘤中崭露头角，其他单抗类药物如利妥昔单抗和曲妥珠单抗都已经成为基石类药物，新研制的 Daratumumab（用于骨髓瘤的抗 CD38 抗体）、T-DM1 和 Inotuzumab 等抗体偶联药物等都进入抗肿瘤大家庭。少化疗、多抗体治疗，已经成为肺癌、黑色素瘤和其他多种肿瘤治疗的趋势。

趋势 3：关注药物治疗费用

药物治疗费用问题什么时候都存在，治疗费用对患者和社会的压力，会随着药物的增多而越来越大。有人主张，只有在肿瘤治疗达到特定程度的获益时，才给报销。但无论医生还是患者还是保险公司都很难界定获益或治疗。抗肿瘤药物一般都非常昂贵，巨额治疗费用给患者带来了巨大的经济负担。通过开发路线更短、产率更高、更简便易行的工艺等手段，实现成本节约，从而降低药物价格，造福广大肿瘤患者。

趋势 4：关注基因诊断、质量及费用

随着新型靶向药物使用越来越多，为了便于其准确使用，往往需要对患者进行基因诊断，以确定患者是否可从相应药物治疗中获益。CMS 正在考虑医保是否应覆盖晚期肿瘤患者的二代测序（NGS）费用。FDA 到目前仅批准了一项广泛检测项目——FoundationOne CDx，该检测单次定价高达 5800 美元。基因检测结果的可靠性和可重复性也是大家争论的焦点，不同公司对同一例患者的检测结果可能是不一致的，临床需要的是可靠的可重复的检查结果。对分子检测实验室的认证变得越来越重要，因为临床上眼巴巴地等着这些检查结果指导抗肿瘤药物选择和临床决策。

趋势 5：不区分肿瘤部位的治疗

基于分子学异常而不是肿瘤发生部位去选择相应药物，成为一个发展趋势。FDA 已批准抗肿瘤新药 Keytruda（派姆单抗），用于有微卫星不稳定（MSI-H）的肿瘤，该药成为包括肺癌、肾癌、乳腺癌、头颈癌、黑色素瘤、膀胱癌、肝癌、胃癌、食管癌、结肠癌、脑胶质瘤、霍奇金淋巴瘤等多种肿瘤的广谱抗肿瘤药物。之后会议上报告的 Larotrectinib 用于有 TRK 融合基因的多种类型肿瘤包括此前难治肿瘤的治疗。

趋势 6：患者报告转归

在以往的抗肿瘤治疗中，人们往往关注药物延长患者生存，不怎么重视患者治疗期间的生活质量。肿瘤患者的感受非常重要，什么时候都是，但医生之前并不怎么重视患者对疼痛、恶心、疲劳和其他症状的主观感受，随着医生可选择的抗肿瘤药物越来越多，医生们也逐渐能够权衡许多药物治疗的风险获益，选择那些获益显著、不良反应较少的药物。

趋势 7：人工智能和大数据

很少有医生即便是亚专科的肿瘤内科医生，也很难跟得上该领域的发展。人工智能能给出治疗建议，指导医生做出推荐，生物信息学可利用大数据，基于肿瘤领域实时更新的知识和获批疗法等给出个人治疗推荐。肿瘤领域是需要人工智能辅助的，因为海量的分子学信息医生和患者根本掌握不了，又有那么庞大的患者人群，2018 年全球新发肿瘤病例 1500 万。

除此之外，CAR-T 疗法在 2017 年备受关注，具有很多其他治疗所不具备的优势。但该疗法在某些个体上的致命性不良反应使得福布斯对这类疗法持保守态度。如何改善和界定这类疗法的有效性和安全性还有很长的路要走。

（编译　张亦非）

（来源：《全球肿瘤快讯》2018 年 1 月 总第 201 期）

❖ 国际交流 ❖

诺奖得主詹姆斯·沃森
莅临北医纵论肿瘤治疗

2017 年 3 月 31 日，应北京大学医学部主任詹启敏院士邀请，诺贝尔奖得主、“DNA 之父”詹姆斯·沃森（James Watson）到访北大医学部，应邀在“北大医学肿瘤论坛”演讲，报告题目为“To Overcome Chemo-Resistant Cancers，Use Natural Product Quinones”。

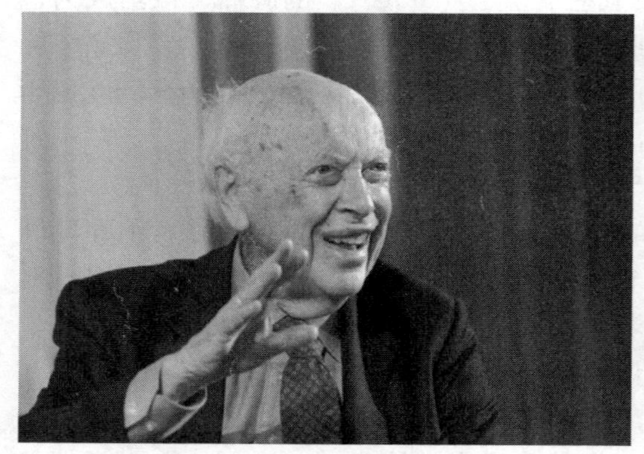

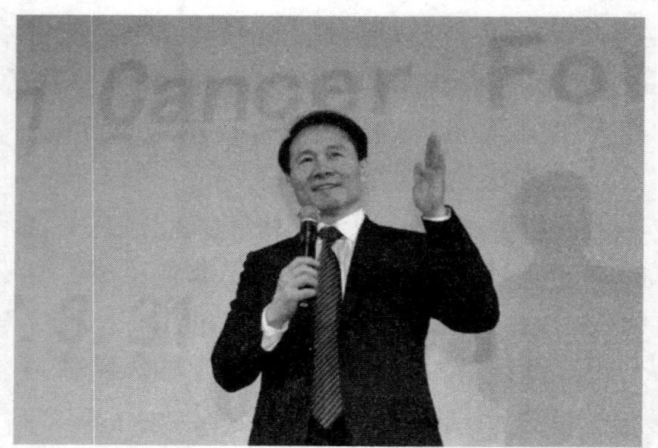

上午 10 时，詹姆斯·沃森博士在医学部主任詹启敏院士、基础医学院尹玉新院长、深圳乐土精准医学研究院傅新元院长等陪同下莅临会议中心礼堂，受到千余名北医师生的热烈欢迎。詹启敏院士主持报告会并致辞，詹启敏院士生动热情介绍詹姆斯·沃森是自己“在地球另一端的本家同姓”（笑声），欢迎并感谢沃森博士不辞劳顿来北医交流，同时感受北大医学生的风貌。詹启敏院士介绍了沃森博士发现 DNA 双螺旋结构的伟大成就和意义及其对现代分子生物学发展的奠基作用。詹启敏院士特别强调了沃森博士倡导“人类基因组计划”的历史性贡献。

沃森博士从肿瘤与 DNA 的渊源讲起，介绍了氧化应激反应（ROS）在肿瘤中的重要作用，深入阐述了肿瘤化疗耐药机制及天然药物抗耐药研究的进展。他的精彩报告激发了现场师生热烈讨论和广泛兴趣。沃森博士、詹启敏院士和傅新元院长共同主持了现场问答环节。现场观众的问题内容丰富多彩，师生们尤其关注基于 ROS 抗癌机制的特异性、如何平衡 ROS 在肿瘤发生中的双向作用、天然药物与化学合成药物的区别以及基础科研的哲学和困扰等问题。詹姆斯·沃森认真解答每一个问题，其坦诚和幽默不时引起观众热烈的掌声。

傅新元院长强调，詹姆斯·沃森并非以一名诺奖得主或名人身份来访，而是作为科学家和肿瘤科研工作者来交流，目的是给大家一场真正聚焦肿瘤的高水平学术演讲。詹启敏主任盛赞沃森院士的精彩演讲和大师风采，指出其报告非常前沿且高瞻远瞩，今天的活动给北医的春天添上浓重的一笔，使北医的春天更加美好。詹主任寄语年轻学子，哲学引领科研，沃森院士所做的一切，从65年前发现DNA双螺旋结构到今天演讲的抗肿瘤治疗，不仅在传授前沿知识，其经历更在传递他自己的人生哲学，传奇是自己创造的，是社会认同的自己的成果。詹启敏主任最后说，传奇不是梦，是一个人的行动，是通过自己的努力实现的。他希望大家以大师为榜样，打造医学传奇，实现人生价值。

延伸阅读：

詹姆斯·沃森（James Dewey Watson）是美国著名分子生物学家。1953年和克里克因发现DNA双螺旋结构（中心法则）获得1962年诺贝尔生理学或医学奖，被誉为“DNA之父”。DNA双螺旋结构是20世纪最为重大的科学发现之一。

詹姆斯·沃森1947年毕业于芝加哥大学获学士学位，1950年在印地安娜大学获博士学位；1951~1953年在英国剑桥大学卡文迪什实验室进修；1955年起在哈佛大学任助理教授、副教授和教授；1968年起任纽约长岛冷泉港实验室（Cold Spring HarborLaboratory）主任，主要从事肿瘤方面的研究。

沃森博士1960年获拉斯克大奖；2001年获富兰克林奖章；1962年获诺贝尔生理学或医学奖；1993年获英国皇家学会科普利奖章；1997年获美国国家科学奖章；2000年获达尔文奖章。他同时是美国国家科学院、英国皇家学会、俄罗斯科学院、丹麦科学院、慕尼黑国际科学院等多个科学院院士。

（基础医学院/文 宣传部 黄大无/摄影）

（来源：北京大学医学部新闻网）

国家癌症中心与世界卫生组织国际癌症研究署再续合作协议

2017年11月1日下午，国家癌症中心（NCC）与世界卫生组织国际癌症研究署（WHO/IARC）合作会议在北京人卫酒店顺利召开，这是继2013年双方首次签署合作协议以来在中国召开的第二次正式会议，来自IARC及国家癌症中心的二十余位专家参加了会议并做了精彩报告。

会议由国际交流处代敏处长主持。国家癌症中心主任赫捷院士和世界卫生组织国际癌症研究署主任Christopher P. Wild博士在讲话中均强调，肿瘤防控是全球关注的重点健康问题，双方的合作对于中国乃至全球的肿瘤防控工作至关重要。在前期合作基础上，双方再度签署谅解备忘录，进一步加强在肿瘤登记、筛查和早诊早治、肿瘤研究、人员培训等各方面的合作。

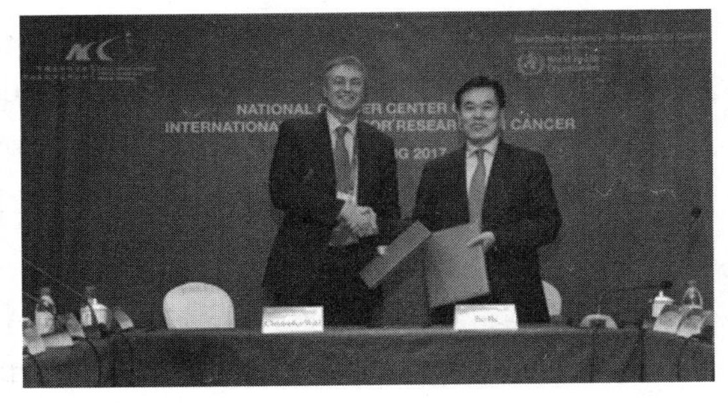

在双方签署的谅解备忘录框架基础上，国家癌症中心下属全国肿瘤登记中心也与IARC的癌症监测部签订了《合作研究和学术交流协定书》，协定书中明确说明，我国将选派优秀的肿瘤登记人员到IARC进行专业化的培训；在IARC的支持下，成立“联合中心”开展国际课程的培训；发布“中国癌症”技术报告；发布“中国肿瘤登记系统的介绍和发展”同行评议；在肿瘤生存分析、特异性危险因素评估和控制方面，开展合作项目；进行硕士和博士的联合培养等。

通过此次合作会议以及11月1日~2日举行的国际肿瘤防控学术大会，双方对彼此更加了解，合作也将进一步扩展和深入。我们相信，两家机构的合作，将会大大推动我国肿瘤防控事业的发展，也将为全球癌症防治事业的进步贡献自己的力量。

（作者：国际交流处 冯萍，稿源：中国医学科学院肿瘤医院网站）

“国际肿瘤防控学术大会暨国家癌症中心肿瘤防控研讨会”在北京盛大开幕

随着“健康中国2030”宏伟战略的逐步落实，“一带一路”全球合作战略的出台，为进一步深入国际合作，有效解决我国肿瘤防控领域的关键技术问题，2017年11月1日~2日，由国家癌症中心和中国癌症基金会主办、中国医学科学院肿瘤医院承办的“国际肿瘤防控大会暨国家癌症中心肿瘤防控研讨会”在北京人卫酒店盛大开幕，来自全球肿瘤防控机构的20余位专家以及院士、国内知名专家、肿瘤防控工作者共七百余人参加了此次盛会。

首先，大会主席、国家癌症中心主任、中国医学科学院肿瘤医院院长赫捷院士致辞。他说，此次盛会是我国肿瘤防控领域史无前例的重大国际会议，是国家癌症中心携手全球肿瘤防控工作者贯彻“健康中国2030”的具体体现，是全面推动中国肿瘤防控事业发展的里程碑事件。国家癌症中心将秉承李克强总理的指示，在国家卫生计生委的领导下，组织全国优势力量，联合全球力量，全面攻关肿瘤的防与控。

国家卫生计生委疾控局常继乐监察专员在大会致辞中提到，在过去的十几年，中国政府在肿瘤登记随访项目、危险因素监测与控制项目、癌症早诊早治项目、肿瘤规范化诊疗项目等各方面均投入了巨大力量，国家癌症中心在全国性肿瘤防控工作中起到了中流砥柱的作用，在搭建全国性肿瘤防控网络、肿瘤防控技术的提高、人员的培训以及规范化的管理等各方面均做出了突出贡献。希望国家癌症中心在“健康中国”的大环境下，能够团结全球的力量，在抗击癌症的战役中发挥更大的作用。

国家卫生计生委国际合作司国际组织处刘岳处长在讲话中强调，肿瘤防控是一项全球事业，在中国“一带一路”全球合作大背景下，中国的肿瘤防控之路应立足中国，走向全球，以全球先进的肿瘤防控经验和力量，通过国际合作，切实解决中国肿瘤防控工作面临的具体问题，让老百姓尽早远离癌症、过上健康幸福的生活。

世界卫生组织国际癌症研究署（IARC）主任Christopher Wild博士在致辞中强调，中国对于全球的肿瘤防控工作至关重要，而且会越来越重要，希望中国不断提高本国肿瘤防控水平和能力的同时，也能不断扩大与全球各国的合作，为全球肿瘤防控事业贡献中国的力量。

随后，赫捷院士和 Christopher Wild 主任签署谅解备忘录，全面启动国家癌症中心与 IARC 在癌症研究以及癌症预防方面的合作。同时，国家癌症中心下属的全国肿瘤登记中心也与 IARC 的癌症监测部签订了《合作研究和学术交流协定书》，并正式揭牌“国家癌症中心-国际癌症研究署中国合作中心”，双方将在人员培训、技术提高等各方面开展全方位、实质性的合作。

学术报告环节历时一天半，报告专家来自国内外肿瘤防控领域各学科的知名专家学者，报告内容涵盖大数据、新技术、政策、进展等各方面，分会场涵盖肿瘤登记和临床大数据、危险因素监测与控制、癌症筛查技术和人工智能、腔镜技术和早诊早治、分子检测和早期发现研究网络以及大人群队列研究和卫生技术评估等多项内容。总之，大会从多个角度、全方位地总结了国内外肿瘤防控领域各学科的进展和热点，与会者均表示大会内容丰富多彩、获益颇丰，聚焦了我国今后一段时间肿瘤防控工作的方向和内容。

此次大会汇聚了全球多家顶级肿瘤防治机构的 20 余名国际知名专家，包括 IARC、美国国家癌症研究所、美国 Mount Sinai 医学中心、法国国家癌症中心、意大利 Candiolo 癌症研究所、日本国家癌症中心、韩国国家癌症中心等，这些国际级肿瘤防控领域的专家学者与我国肿瘤防控专家的近距离接触，也再次深刻体会到中国近些年在肿瘤防控领域的巨大进步，同时也对今后的合作提出了迫切希望。

此次大会是我国迄今为止国际水平最高的肿瘤防控学术盛会，通过大会的召开，中国将在肿瘤防控领域进一步与国际接轨，充分体现“预防为主”的全民肿瘤防控策略，推动我国“健康中国”战略的逐步落实。随着我国肿瘤防治事业取得越来越多的成果，中国在全球肿瘤防治事业中也将担任越来越重要的角色，此次合作是中国作为大国，承担大国责任的体现，也是中国为全球癌症防治事业贡献“中国智慧”的展示，相信在不久的将来，中国会在世界肿瘤防控的舞台上绽放更强、更精彩的“中国力量”！

（作者：城市癌症早诊早治项目办公室、国际交流处 杨文静 李霓 代敏，
图片：黄慧瑶，稿源：中国医学科学院肿瘤医院网站）

国际肿瘤防治研讨会暨“一带一路”国际肿瘤专业人员联合培训中心第一次会议在津成功召开

2017 年 4 月 16 日~18 日，国际肿瘤防治研讨会暨“一带一路”国际肿瘤专业人员联合培训中心第一次会议在天津召开。会议由中国抗癌协会主办，国际抗癌联盟、世界卫生组织国际癌症研究机构和来自世界 6 个国家的癌症组织共同参与。会议主题

围绕“一带一路”国家肿瘤防治水平，深入研讨社会组织在癌症防控中发挥的作用。会议规模80人。

开幕式

大会开幕式由中国抗癌协会秘书长王瑛教授主持。中国抗癌协会理事长郝希山院士，国际抗癌联盟候任主席、约旦迪娜·米拉德王妃（HRH Princess Dina Mired），中国科协国际联络部副部长王庆林教授，天津市科协副主席白景美分别致辞。世界卫生组织国际癌症研究机构（IARC）医学专员帕沙·巴素（Partha Basu）教授，俄罗斯国家卫生部肿瘤科学研究中心主任、俄罗斯科学院弗拉基米尔·F·森米盖拉佐夫（Vladimir F. Semiglazov）院士，美国苏珊科曼乳腺癌基金会副主席维多利亚·沃勒兹珂（Victoria Wolodzko）女士，马来西亚国家癌症协会主席桑德瑞·索玛桑德瑞玛（Saunthari Somasundaram）教授，日本东京大学河源典慧（Norie Kawahara）教授等12位国际组织代表，以及天津医科大学副校长李强教授、天津医科大学肿瘤医院院长王平教授、北京大学肿瘤医院院长季加孚教授、中山大学肿瘤防治中心副院长钱朝南教授等出席了开幕式。

郝希山院士在致辞中提到，为适应国家“一带一路”发展战略，积极响应中国科协建设“一带一路”国际科技组织交流平台项目，中国抗癌协会重在关注民生，希望通过搭建“一带一路”国际肿瘤专业人员培训平台，加强“一带一路”国家的肿瘤科技合作，探索肿瘤防控的新技术、新理念，改善人民福祉。

迪娜·米拉德王妃谈到，世界卫生组织一份新的癌症死亡率数据显示，全球年度癌症死亡人数从2012年的820万已经上升至2016年的880万。世界卫生组织全球行动计划提出，到2025年，包括癌症在内的非传染性疾病的早死率要下降25%的目标，现在算算仅剩下8年时间，我们的癌症防控正处在一个非常关键时期。现在，中国抗癌协会启动“一带一路”肿瘤培训项目，正在激励着沿线国家推动癌症防控事业的发展，共同提高人们的生活质量。我认为，没有比这更伟大更高尚的“路”了。

王庆林教授在致辞中强调了中国科协建设“一带一路”国际科技组织合作交流项目的重要意义，充分肯定了中国抗癌协会在推动肿瘤科技发展，带动民生经济的突出作用。

白景美副主席也提出，由中国抗癌协会发起成立的“一带一路”国际肿瘤防治专业人员联合培训中心推动了“一带一路”健康产业发展。希望这次在津举办国际肿瘤防治研讨会，在天津落地生根，为提高天津的国际知名度和影响力产生积极影响。

开幕式上，中国抗癌协会、国际抗癌联盟等7个国际组织代表共同签署了《一带一路国家抗癌宣言》，对《宣言》提出的癌症防控观点和措施表示肯定。

培训基地颁奖

“一带一路”国际肿瘤防治专业人员联合培训中心自实施以来，先后在北京、天津、广州三地建立了肿瘤培训基地。北京大学肿瘤医院、天津医科大学肿瘤医院、中山大学肿瘤防治中心三家专科医院作为首批培训基地单位。培训基地今后将负责：（1）开办进修培训班：接收“一带一路”国家肿瘤科技人员到培训基地学习、进修，例如临床和护理两个培训项目，周期3个月以内；（2）研究生带教：医院招收“一带一路”国家的硕、博士研究生；（3）选派专业技术骨干赴先进国家进修；（4）举办学术研讨会，促进学术交流。

开幕式上，郝希山院士、王庆林教授、白景美副主席分别为三家培训基地负责人颁发了奖牌。天津医科大学肿瘤医院院长王平教授、中山大学肿瘤防治中心副院长钱朝南教授分别做了医院介绍。

大会报告

会上，各国际组织代表做了精彩的学术报告。IARC 医学专员帕沙 · 巴素教授报告的题目为“整合癌症防控公共卫生政策——详述 IARC 对南亚的贡献”。报告中指出，IARC 是世界卫生组织的一个研究肿瘤流行趋势和负担的机构。目前全世界已有 25 个国家加入成为会员，IARC 拥有中国 29 个癌症登记点的肿瘤数据。2012 年发布的数据显示，全世界发病率和死亡率（两性的估计年龄标化率）居前十位的肿瘤分别是乳腺癌、前列腺癌、肺癌、大肠癌、胃癌、宫颈癌、肝癌、子宫癌、卵巢癌、十二指肠癌。巴素教授在报告中还讲述了 IARC 对 HBV 和 HPV 疫苗注射干预预防肝癌和宫颈癌发生的对比研究，以及在印度和摩洛哥等发展中国家开展的癌症筛查项目。

郝希山院士讲述了中国肿瘤防治及精准医学发展现状。郝院士谈到，在 20 世纪 70 年代，中国致死疾病排行榜中，癌症居于第三位。到了 2004 年，癌症已跃居致死疾病第一位。癌症防治迫在眉睫。2014 年，中国的癌症研发投入在全球的占比已从 2000 年的 2%增长到 14%。当下，医学已进入精准医疗时代，基因检测、肿瘤分子诊断等新技术的产生，对肿瘤医学的发展起到了一定的助推作用。郝院士指出，安吉丽娜. 朱莉携带致病性 BRCA1 突变，患乳腺癌的风险高达 87%，2013 年行预防性双侧乳腺切除，发病风险降到 5%以下，2015 年切除卵巢和输卵管进一步降低卵巢癌风险。另外，国内外肺癌治疗规范均要求靶向治疗前进行多基因检测。基因测序、分子诊断科技的应用，对推动癌症的个体化治疗及开发出新的临床治疗方法奠定了基础。

俄罗斯科学院弗拉基米尔 · F · 森米盖拉佐夫院士做了题为“俄罗斯的肿瘤发病趋势”的报告。报告中指出，2015 年，俄罗斯的肿瘤发病率为 402. 5/10 万，高于全世界的发病率（242. 4/10 万）。截至 2015 年，俄罗斯登记的肿瘤患者超过 340 万人次。据 2015 年统计，俄罗斯男性肿瘤患病率增长 4. 5%，肺癌、前列腺癌、胃癌居前三位。女性肿瘤患病率增长比例为 13. 8%，乳腺癌的增长趋势最为明显，达到 21. 4%，皮肤癌和大肠癌仅次居于第二、三位。

迪娜 · 米拉德王妃以国际抗癌联盟开展的癌症防控工作为范例，讲述了当今世界癌症的防控战略和应用。米拉德王妃指出，癌症是个复杂的疾病。在全球癌症肆虐的非常时期，我们的癌症防控手段要具有创新性。例如，癌症防治的理论要与实际如何联系，如何落地生根？如何体现治疗的公平性？这些问题是国际抗癌联盟正在研究解决的问题。国际抗癌联盟制定了 C-CAN 25 计划，这一计划选取了 25 个中低收入国家的城市作为服务对象，整合政府、非政府组织、癌症患者组织、医院、癌症登记站等社会多部门资源，将癌症防治的理论战略与实践有效结合起来。

马来西亚国家癌症协会主席桑德瑞 · 索玛桑德瑞玛教授做了题目为“优化马来西亚癌症防控战略”的报告。马来西亚人口 3100 万，9 万~10 万人口患有癌症。新发病例预计到 2025 年从现在的 3. 74 万增长至 5. 7 万例。平均 6. 7 个人中就有 1 个癌症患者。乳腺癌、大肠癌、肺癌、宫颈癌、鼻咽癌为最常见癌症。目前，马来西亚拥有肿瘤医生 110 人，只有私立医院拥有放疗治疗设施。吸烟和肥胖是导致马来西亚癌症发病的主要诱因。马来西亚国家癌症协会是马来西亚最大的非政府癌症组织，通过开展筛查、早诊早治、患者教育、辅助治疗、科普宣传等活动，有效控制癌症的发生。

日本东京大学河源典慧教授报告了癌症的多领域交叉研究，可以提高亚洲的癌症生存现状。河源教授提到，多领域的交叉研究指的是一种具有前后关联、连续和集合性的跨边界、跨学科的研究方法。国际抗癌联盟亚洲办事处成立于 2006 年，致力于亚洲地区癌症的防治。目前，中、日、韩三国研究的全球卫生资源覆盖就体现了癌症的跨边界研究。全球卫生资源覆盖对癌症的预防、诊断、治疗发挥着至关重要的作用，特别是癌症患者的支持性治疗、生存状态的改善有着明显的效果。

美国苏珊科曼乳腺癌基金会副主席维多利亚·沃勒兹珂女士做了题为“支持中国社区乳腺健康和患者教育”的报告。苏珊科曼乳腺癌基金会致力于降低世界妇女乳腺癌的发病率。先后投入了 9.2 亿美元用于乳腺癌研究和 20 亿美元用于社区活动，开展了超过 460 项临床试验。这些资金的投入使美国从 1989~2014 年间，乳腺癌死亡率降低了 38%，早期癌的生存率达到 99%，全美有 310 万生存者。2013 年起，苏珊科曼基金会与中国妇女发展基金会、西安市抗癌协会等社会组织合作，共同开展乳腺癌早期诊断项目。通过筛查、早期诊断，发现每年癌症的发病率增长了 3%~5%，21.7% 的检出率，以及 5 年生存率达到 73%。与此同时，苏珊科曼基金会在广州、西安、北京等地开展医师培训，先后培训了 6517 名医技人员。

第一次工作会议

4 月 17 日下午，“一带一路”国际肿瘤专业人员联合培训中心第一次会议在中国抗癌协会秘书处召开。国际抗癌联盟候任主席迪娜·米拉德王妃等一行 12 位国际组织代表参加了会议。

会上，首先介绍了中国抗癌协会的基本情况。王瑛秘书长向各国际组织代表汇报了培训中心 3 年的工作计划，分别从机构设置、主要任务、工作进展，以及时间规划等进行较为详实的报告。各国际组织代表认真听取工作报告，一致肯定培训中心建设的重要意义，并根据具体问题提出了修改意见。最后，大家签署了培训中心合作备忘录。

参观医院

4 月 16 日、18 日，迪娜·米拉德王妃等一行 12 位国际组织代表分别参观了北京大学肿瘤医院、天津医科大学肿瘤医院，走访了两院乳腺肿瘤中心、分子实验室、消化道肿瘤病房等科室。两院的基础设施和诊治情况受到外宾的一致好评。

（稿源：中国抗癌协会 2017-04-26）

❖ 群体抗癌 ❖

唱响生命的赞歌——2017年北京抗癌乐园抗癌明星五整生日大会圆满召开

2017年11月5日，北京抗癌乐园第27个抗癌明星五整生日大会在朝阳剧场召开！中共北京市委社会工委委员、社会建设办副主任卢建，原国家旅游局副局长杜一力，全国政协委员、中国中医科学院研究员杨金生，首都精神文明建设委员会办公室李阳，中国医学科学院肿瘤医院党委办公室主任沈惠芝，北京抗癌乐园第一任秘书长孙云彩，北京抗癌乐园法定代表人、执行理事长孙桂兰，北京抗癌乐园秘书长姜寅生，中国中医科学院新药研发专家、北京抗癌乐园顾问祝希春，北京市朝阳区呼家楼办事处侨联副主席王海岩，《中国肿瘤临床年鉴》执行主编、北京抗癌乐园科普顾问张立峰等嘉宾出席本次会议。

孙桂兰代表北京抗癌乐园对大家前来参加大会表示热烈的欢迎！对各指导单位表示衷心的感谢！她在致辞中说：癌症只是一种慢性疾病，癌症的晚期并不是生命的晚期，我们每一个癌症患者都应当树立信心，顽强拼搏，决不言弃！最终的胜利一定属于我们！

抗癌明星上台接受绶带，其中一位抗癌明星癌龄已经60周年，现场的抗癌伙伴们震惊不已。现场高唱《祝你生日快乐》，为大家祝贺！抗癌明星们表示，只要有信念，战胜癌魔不是梦！

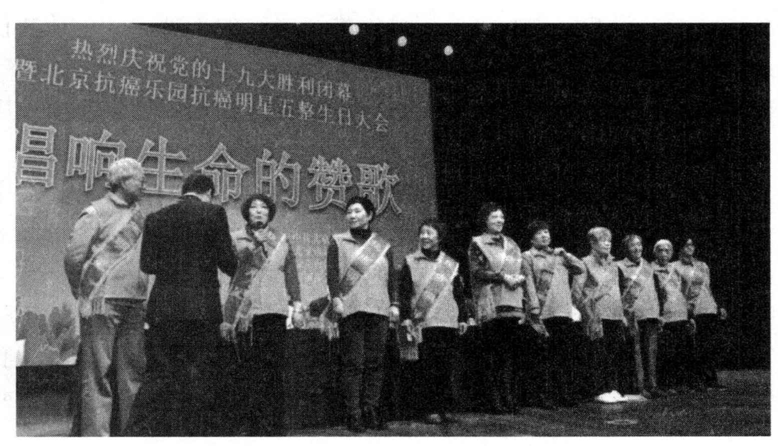

卢建主任表示，在新时代的引领下，希望抗癌乐园带领癌友一起，努力创造新的生命希望，实现新梦想！

北京抗癌乐园的亲密朋友杜一力女士表示，癌症带给我们的是更加积极地面对生活，面对挑战与挫折，我们更有勇气！从园友身上，我们能够看到宽容、柔和的生活态度！

杨金生教授在致辞中表示，看到现场诸多抗癌园友们脸上洋溢着的笑脸，深深的让人感动，作为医务工作者，希望能够与大家一同努力，将癌症攻克！

李阳先生在致辞中表示，北京抗癌乐园多次参与首都文明办举办的各项活动，与我们一起，践行公益，展现了抗癌患者的决心与信心，相信在我们的坚持下，每一个明天都会更加灿烂！

节目表演

抗癌明星五整生日大会，是癌症患者重获生命的一个重要启程。她们用歌声、用舞姿，展示着新生命的炫丽多彩。

第一个节目是由北京抗癌乐园八一湖分园带来的“共圆中国梦”。她们以欢快的开场舞，展示了五千年的黄河水流淌着一个梦；她们用优美的舞姿展现了国家富强，民族振兴，人民幸福，家家享太平的场景，用劳动和汗水共圆中国梦。

颐和园分园带来的舞蹈“火树红花”。

北海分园的朋友们献上了一支清新淡雅的“茉莉花”，一群曾患癌症的朋友们在与命运抗争的过程中变得勇敢坚强，变得美丽芬芳，如款款行来的仙子，如浴火重生的凤凰。

团结湖分园的朋友为大家献上女子三人小合唱“我爱你中国”。

地坛分园带来的舞蹈“小苹果”洋溢着热情欢快的气氛，充满着时尚的气息。

星光大道的歌手、山东妹子李文娟带来了一首“越走路越宽”，希望各位癌友们不畏艰险，越走路越宽！

龙潭分园的朋友们给我们带来京剧《大唐贵妃》选段“梨花颂”。京剧是我们的国粹，大家熟知的经典戏曲《大唐贵妃》一段中心唱段“梨花颂”，长恨一曲千古迷，长恨一曲千古思，缠绵悱恻的唱段。让我们感受到传统文化之深邃，民族艺术之唯美。

铁农科分园、双秀分园带来了舞蹈“飞歌醉情怀”。“飞歌醉情怀”是苗族姑娘们热情奔放的一段舞蹈，它通过姐妹们曼妙奔放的舞姿淋漓尽致的表现出来。让我们感受美的陶醉，感受青春的活力。

歌手党中辉带来一首“感到幸福你就拍拍手”，全场朋友们热烈互动，用激情的掌声述说自己的幸福感！

乐园朗诵队带给我们的配乐诗朗诵《唱响生命的赞歌》。在我们的生活中，不仅有艺术美，更有以大爱之心写就的心灵美、情操美，正是爱激励我们，顽强的面对磨难，坚定地绽放出生命的光芒！

由普祥分园、红领巾分园带给我们的英姿飒爽的水兵舞和“我和我的祖国”。

她们怀着感恩的心，感激拯救我们生命的白衣天使，感激社会上所有向我们伸出援手的爱心人士，感谢我们顽强对生的渴望意志。她们用婀娜的舞姿展示了中华儿女对祖国的赤诚。

洋溢着少数民族欢快具有浓厚生活气息的葫芦丝伴奏傣族舞“让我们听懂你的语言”。我们随着这婀娜多姿的舞步和葫芦丝飘飘柔柔、细腻悠扬的乐曲走进美丽的傣乡。让我们听懂了那是发自抗争后创造生命的奇迹，那是迸发着生命激情的精神力量。

艺术团的姐妹们带来了舞蹈“生生不息”。世间万物轮回生长，有那燃烧力旺盛的火苗，也有那绿色的田野里刚刚破土萌发的春芽。最后那一颗奋力破土的禾苗，就像给我们的生命注入新的动力一样。让我们在激情和奋进中焕发出生命的新的意义。生生不息的是世间的万物，但是更让我们前进的是我们生生不息的精神和力量。

艺术团合唱团的朋友们高歌一曲“鸿雁”。

伴随着动人的歌声，今天的北京抗癌乐园五整生日大会顺利落下了帷幕！希望大家团结一心，勇往直前，在全社会的关心和帮助下共同沐浴春晖，共同打造美好明天！明年再会！

（北京抗癌乐园供稿）

北京抗癌乐园荣获第一届北京“人道奖”先进集体

北京抗癌乐园被北京市红十字会、北京市人力资源和社会保障局授予第一届北京“人道奖”先进集体。

第70个“世界红十字日”即将来临之际，第一届北京“人道奖”颁奖仪式于2017年5月4日在北京歌华开元大酒店举行，对获得第一届北京“人道奖”的先进集体和先进个人进行了表彰。

北京市副市长卢彦，北京市红十字会党组书记、常务副会长马润海，首都精神文明办主任滕盛萍等领导出席颁奖会。

北京抗癌乐园是服务癌症患者的社会公益组织。长期以来，在党和政府的关心和扶持下，在北京市红十字会的领导下，积极倡导“自强不息、自娱自乐、自救互助”的“三自”抗癌精神，以“帮助更多癌症患者找回快乐、找回健康”为宗旨，相继开展了形式多样的群体抗癌活动，取得良好效果，已经成为医院治疗的继续和补充，得到党和政府的肯定，得到社会各界的广泛认可。

（北京抗癌乐园供稿）

北京抗癌乐园五届二次理事会召开

2017年4月5日，北京抗癌乐园五届二次理事会在雍和大厦9层会议厅召开。北京市红十字会宣传部副部长陈波，北京抗癌乐园理事长赵平、法人代表执行理事长孙桂兰，以及全体理事48人出席会议。

会议由北京抗癌乐园秘书长姜寅生主持。会上，孙桂兰执行理事长代表常务理事会向全体理事做2016年工作报告及2017年工作设想；党支部副书记、组织部长吴素琴对常务理事、理事变更情况进行了说明；副理事长王玉玲做2016年财务报告；监事长续梅做2016年监事会报告。

孙桂兰执行理事长分九个方面对2016年工作进行了汇报，报告中说：北京抗癌乐园在上级主管部门的指导下，在新的常务理事会的领导下，在各分园园长和广大园民的共同努力下，圆满完成了 2016 年工作计划和任务。全年以各种形式服务患者 38 万余人次（包括网络、电话咨询服务，进医院、进社区、进公园等直接服务），取得良好的社会效益，受到党和政府的表彰。

2016 年，北京抗癌乐园党支部被中共北京市委社会工委授为北京市社会领域“先进基层党组织”；北京抗癌乐园在“北京好人、社会好事”宣传教育活动中荣登“北京社会好人榜”，被中共北京市委社会工委授予“北京社会好人”光荣称号。

她在展望 2017 年工作设想中提出，要继续加强分园组织建设，加强制度执行力；继续做好抗癌健身法推广工作，做好志愿者骨干队伍培训；继续搞好宣传工作，做好文艺队伍建设。

她强调，坚持公益导向，是群体抗癌文化健康发展的基础，是顺利完成乐园各项工作的砝码。为政府分忧，为癌症患者解难，为更多癌症患者找回欢乐、找回健康是北京抗癌乐园始终坚持不变的宗旨。

她说，北京抗癌乐园要充分发挥公益组织在社会中所起的作用。并对 2017 年全国抗癌宣传周和希望马拉松义跑募捐等公益活动做了具体安排。

她相信，大家团结协作，凝聚集体力量，发挥所有骨干的积极性，北京抗癌乐园的明天会更加美好!

全体理事对《2016 年五届二次理事会工作报告》《2016 年财务报告》《2016 年监事会报告》举手表决，一致通过。

赵平理事长对北京抗癌乐园今后发展做了总体部署，强调北京抗癌乐园理事会在北京抗癌乐园工作中起着首要领导作用，要正确引领北京抗癌乐园的发展。他谈了对群体抗癌的充分认识，他把群体抗癌形象地比喻为“癌症患者结伴走夜路，抱团取暖”。

他对今后工作提出了希望和要求，他说：群体抗癌是患者与患者之间帮扶，做了家人想做做不到、大夫想做做不到、朋友想做做不到的事情；北京每年新增癌症患者几万人，我们还有很多艰巨的任务要做，在党和政府的领导下，继续坚持公益导向，把北京抗癌乐园办的有吸引力有特色，吸收更多的患者参加到北京抗癌乐园中来。

陈波副部长做了总结性发言，他对北京抗癌乐园过去一年取得的成绩表示肯定，并且赞同赵平理事长的总体工作部署；同时，也对今后的工作提出了要求，他说：北京抗癌乐园要继续加强和完善管理工作，把宣传工作延伸出去，让更多的癌症患者加入到北京抗癌乐园，将北京抗癌乐园办得更好更强更大。他表示，将继续大力支持北京抗癌乐园的发展，为群体抗癌事业保驾护航。

会议在全体理事的热烈掌声中圆满结束。

（北京抗癌乐园供稿）

中医防治肿瘤健康知识大讲堂活动报道

2017 年 5 月 27 日上午，中国中医科学院广安门医院肿瘤科全体医护人员与北京抗癌乐园一起，组织举办了题为“普及中医知识，为癌症患者解惑”的“中医防治肿瘤健康知识大讲堂”活动。

中国中医科学院广安门医院肿瘤科成立于1963年，是我国成立最早的中医肿瘤科之一，在前后四代中医肿瘤医家的临床与科研努力下，目前已成为国内国际最著名的中医肿瘤临床治疗及科学研究单位。先后主持了包括国家“六五”“七五”“八五”“九五”“十五”“十一五”科技支撑计划课题及其他重大临床及基础研究课题，为中医药防治肿瘤临床的提高做出了突出贡献，因此在2016年，广安门医院以林洪生主任为首的医疗团队，获得了国家科技进步二等奖的殊荣。

随着中医药在恶性肿瘤综合治疗中地位的日益凸显，广大癌症患者对于中医治疗的需求也随之增加，但对中医药治疗疾病基本知识的缺乏限制了患者正确寻医問药。因此广安门医院肿瘤科协同北京抗癌乐园组织举办“中医防治肿瘤健康知识大讲堂”，旨在“普及中医知识，为癌症患者解惑”。

此次活动由广安门医院肿瘤科主任侯炜主任主持，北京抗癌乐园法定代表人、执行理事长孙桂兰出席并讲话，她说：中国中医科学院广安门医院肿瘤专家们放弃休息在百忙中抽出时间，为北京抗癌乐园新癌友做好事、办实事。这是专家们热心公益事业，医者仁心的慈善之举。

她指出：北京抗癌乐园长期奉行“为肿瘤患者找回欢乐、找回健康”的宗旨；首都每年新增的4万多名肿瘤患者是我们服务的对象；用我们的抗癌文化、抗癌经验、抗癌理念，以帮助更多的肿瘤患者走向康复为己任。我们以感谢之心回报社会，我们以感恩之情开展热心服务，促进医患关系更加和谐。

共有300余名来自北京抗癌乐园的肿瘤患者参加了本次活动，仔细聆听了林洪生主任的“与患者谈中医康复”；李杰主任的“消化道肿瘤的中医药防治”；以及张英主任的“精准时代的肿瘤”的专题讲座。

讲座结束后，林洪生主任、侯炜主任带领全科所有医护人员为现场的癌症患者及家属进行了耐心细致的义诊咨询活动。

此次活动，从一定程度上使患者懂得了如何运用中药手段进行肿瘤康复？如何防治消化系统肿瘤？以及如何认识肿瘤的中西医精准治疗等中医防治癌症知识，在广大患者中产生了良好的反响和深远的意义，希望以后中国中医科学院广安门医院肿瘤科全体医护人员与北京市抗癌乐园一起组织更多的类似活动，造福患者，惠及社会！

（北京抗癌乐园供稿）

北京抗癌乐园参加中国医学科学院肿瘤医院“2017年肿瘤防治宣传周系列活动”

4月15日，北京抗癌乐园第19次参加由国家癌症中心、中国医学科学院肿瘤医院、中国癌症基金会共同举办的“2017 年肿瘤防治宣传周系列活动”。

此次活动的主题为：“我能，我们能，战胜癌症！”旨在帮助癌症患者树立信心，与医院、社会各界携手努力战胜病魔。5000 余人的活动现场，有百名专家现场义诊、中国癌症防控对话、患者关爱快闪活动、健康大讲堂、防癌健康查体、科普宣传、康复交流、专业咨询等系列活动。

生命绿洲艺术团团员参加“关爱患者，人文快闪”表演

北京抗癌乐园派生命绿洲艺术团团员参加了活动主办方组织的旨在大力提倡志愿服务，密切医患关系，弘扬和谐社会的“关爱患者，人文快闪”表演。（快闪是一种短暂的行为艺术，在一个指定的地点，出人意料的同时做一系列指定的歌舞或其他行为，然后迅速离开。目前正以多样化的形式在国内遍地开花。）

上午 8：30，随着著名钢琴演奏家刘诗昆大师演奏的一曲“茉莉花”悠扬响起，宽敞明亮的医院门诊大厅上演了一场关爱肿瘤患者的人文快闪。

生命绿洲艺术团王秀珠等 6 名团员表演了踢踏舞，她们舞姿翩然，舞步整齐如一，“踢踏”声音清脆悦耳，周围观众随之击掌相和。

中国医学科学院肿瘤医院的医生护士表演了器乐合奏等。星光大道人气选手张文娟、崔杰、郭保成一曲“祝你平安”为全场送上祝福。

中央电视台播音主持康辉、人艺著名表演艺术家杨立新、全国劳动模范李素丽同北京抗癌乐园抗癌明星们手拉手从人群中走出，把快闪表演推向高潮。

活动在生命绿洲艺术团杨丽丽、王枫、穆洁华演唱的“爱的奉献”歌声中，在鲜花拥抱的感人场面中结束。

生命绿洲艺术团李静以住院患者角色参加了表演，易京燕等作为群众演员参加了演出。

北京抗癌乐园园民表演抗癌健身疗法

北京抗癌乐园 20 多名园民在肿瘤医院悦知楼前红场地表演了抗癌健身疗法，现场有百余名住院患者前来观看模仿，媒体记者进行了采访录制。

法定代表人、执行理事长孙桂兰接受采访

北京抗癌乐园法定代表人、执行理事长孙桂兰接受了采访，她详细介绍了北京抗癌乐园的具体情况，并对参加此次活动的意义和价值进行了阐述。

北京抗癌乐园设癌症康复交流咨询台

主办方为北京抗癌乐园的抗癌明星在肿瘤医院西南侧小树林设置了 10 个咨询台，10 个病种的 20 名抗癌明星与前来咨询的 600 余位癌症患者或家属进行了康复交流。

通过解答癌症治疗康复中的各种问题，介绍自己的抗癌经验，帮助癌症患者树立战胜疾病的信心。咨询现场发放

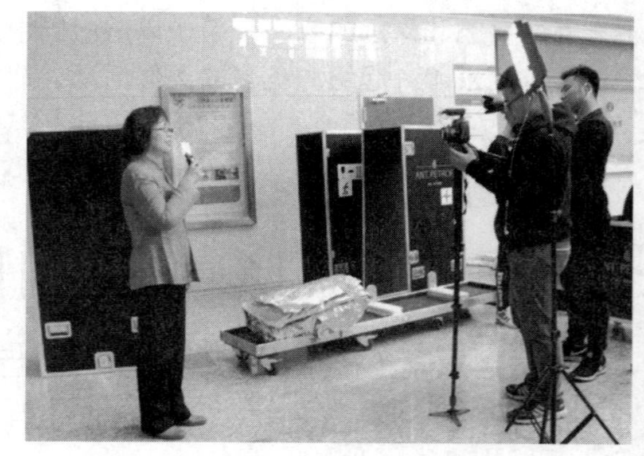

孙桂兰接受媒体采访

《抗癌乐园》杂志、《宣传册》等资料1000余册；吸收众多癌症患者加入北京抗癌乐园。

北京抗癌乐园参加此次活动，受到中国医学科学院肿瘤医院领导亲切关怀，付凤环副书记亲自到咨询现场慰问北京抗癌乐园全体抗癌明星，她们感到非常亲热，得到极大地鼓舞。

倡导群体抗癌的北京抗癌乐园是防癌抗癌事业中一支不可忽视的力量，得到医院和社会各界广泛认可和赞誉。北京抗癌乐园也将积极参与各项公益活动，为癌症患者的康复，为创建社会主义和谐社会做出更多贡献。

（北京抗癌乐园供稿）

300名抗癌明星参加“北京希望马拉松——为癌症患者及癌症防治研究募捐义跑”活动

2017年9月16日，第十九届“北京希望马拉松——为癌症患者及癌症防治研究募捐义跑”活动在北京朝阳公园礼花广场鸣枪起跑。

北京抗癌乐园派出300名会员代表参加了这次活动。位于活动现场最前列，主要由北京抗癌乐园的会员组成的抗癌明星方阵，成为大会和媒体关注的焦点，《北京日报》社等媒体对北京抗癌乐园的多位抗癌明星进行了采访。

19年来，作为国内最具规模的抗癌公益活动之一，“北京希望马拉松”秉持普及科学抗癌知识、推动癌症防治研究、资助贫困癌症患者的宗旨，用爱的力量号召社会各界人士加入进来，先后有30万人士热心参与，募集善款达三千万余元人民币，全部用于资助贫困癌症患者和癌症防治事业。迄今共资助750余项科研课题，涉及肿瘤的预防、筛查、诊断及治疗等多个领域，一些研究成果已经实际应用于临床，为癌症患者带来福音。

（北京抗癌乐园供稿）

北京抗癌乐园参加第三届“北京社会公益汇”助力公益事业

2017年9月1日~3日，由中共北京市委社会工委、市社会办主办的第三届“北京社会公益汇”在全国农业展览馆举办。社会公益汇活动每年一届，是全市全年社会公益成果的集中展示。从首都600余家各级各类社会组织中遴选出的80余家社会组织参加了这次“公益盛会”。

北京抗癌乐园参加展出

北京抗癌乐园参加了此次“公益汇”展出，作为癌症患者的群体抗癌公益组织，北京抗癌乐园在首都范围内具有广泛的影响力。北京抗癌乐园多次受到表彰和嘉奖，被中共北京市委授予“思想政治工作优秀单位”；两次被中共北京市委社会工委、社会建设办授予“北京市社会组织公益服务10大品牌”；荣获“北京市社会组织公益服务品牌金奖”；被北京市民政局、人力资源与社会保障局授予“先进社会组织”等一系列重要荣誉。

成果显著，达到预期

在这次活动中，我们通过粘贴海报、展示易拉宝、播放视频、发放宣传册、赠送抗癌书籍、工作人员现场讲解等多种形式大力宣传北京抗癌乐园开展的“科学抗癌、欢乐抗癌、互助抗癌”活动；歌颂癌症患者“自强不息、自娱自乐、自救互助”的顽强抗癌精神。这次活动集中展示了北京抗癌乐园自1990年创建以来，在群体抗癌事业中所取得的辉煌成就。同时，在这次活动中，我们工作人员向到场参观的患者及家属解答了癌症康复中的各类困惑和难题，努力引导癌症患者走向正确的抗癌道路，为他们找回欢乐、找回健康提供准确的导航服务。

北京抗癌乐园在这次“公益汇”上取得丰硕的成果，三天时间现场接待参观者1000余人，工作人员平均每天用近5个小时解答各类问题；发放《抗癌乐园》杂志300册、《宣传册》200本、《抗癌实录》100册、《再现生命光彩》100本，赠送公交卡套100个；接待了29个社会组织的访问，与16个社会组织建立了联系。

受到领导重视和关怀

值得一提的是，包括乐园领导在内的各级领导以不同形式慰问北京抗癌乐园的参展人员，使他们备受鼓舞。北京市红十字会陈波副部长亲临现场指导。

园民自发到场助威

铁农科分园先后组织20多名园民到现场参观，在展位前合影留念；团结湖分园园长带园民到场协助工作人员布展；红领巾分园园长组织园民到展台慰问乐园工作人员。

更值得高兴的是，虽然这次“公益汇”为了减轻园民负担没有特意安排分园组织参观，但是仍有来自各分园的150余名园民自发到现场参观看望。这充分说明了广大园民对北京抗癌乐园的自觉爱护，彰显了癌症患者对公益事业的关心和关注；广大园民是北京抗癌乐园倡导的群体抗癌的受益者！更是群体抗癌公益事业的拥护者和传播者！

齐心协力必将再创辉煌

北京抗癌乐园在党和政府的关心帮助下，在可亲、可爱、可歌、可颂的广大园民的爱护和支持下，齐心协力必将在引领癌症康复事业的道路上取得更加辉煌的成绩！

（北京抗癌乐园供稿）

生命绿洲艺术团献爱心慰问演出

2017年8月16日下午，北京抗癌乐园生命绿洲艺术团志愿者走进普祥中医肿瘤医院，满怀激情，为辛勤工作的医务工作者及住院的患者献上一台精心准备的慰问演出。医院院长闫衡秋和北京抗癌乐园党委副书记吴素琴参加了此次活动。

舞蹈“又见北风吹”拉开了演出序幕。舞蹈队的姐妹们舞姿婀娜，柔美动人，在场的医生、护士、患者及家属纷纷拿出手机拍摄；女声三重唱歌声婉转动听，口琴独奏欢快流畅，葫芦丝演奏优美悦耳；演出充分展示了艺术团队员的风采和魅力。一个个精彩节目引得台下观众时而随着乐曲节奏拍手，时而随乐曲哼唱，赢得热烈的掌声。

一位到场的医生观看完我们的演出，激动地对我们说：“咱们相识是缘分，可能是工作性质的原因，我对你们总有一种特殊的感觉。我从医近 40 年，亲自检查并主刀治疗很多肿瘤病人，能看到你们这种惊人的毅力，天天开心快乐享受生活，真为你们高兴。希望你们平安，健康，有需要帮忙就联系我。”

演出结束，患者们迟迟不肯离去，拉着我们的手说：你们的表演太棒了！你们乐观积极的生活态度，是对我们极大的鼓励。我们告诉大家，我们的今天就是你们的明天，你们一定要安心治疗，坚定信念，一定会战胜病魔！

（作者：刘银凤）（北京抗癌乐园供稿）

（上接第 710 页）

尚勇指出，主要的原因是，虽然这些年我们很重视科研道德的建设，匡正学术不正之风，但是还存在“宽、松、软”的问题，造成了一些学术不端行为。我们分析其原因，也有比较复杂的情况，比如社会的“黑中介”与出版商为了掠夺性的获利，采取不当手段进行诱导，这也是一个很重要的原因。所以，我们把情况摸清之后，下一步就要通过这些作者所在的行业主管部门，我们和科技部一起，督促行业主管部门，比如卫计委、教育部等，进行督查，让论文所在的单位领导挂帅，组织专家，对每一篇论文进行审查、甄别，看看这里到底有没有学术造假，是怎么造的假，还是存在其他的学术不端行为，然后对作者在这上面负什么责任，一个个甄别清楚。另外，中国科协将组织国家级的学会，用他们来组织同行专家进行抽查答辩，再加一层审查。

尚勇最后表示，查实结果之后，依法依规严肃处理，绝不姑息、绝不护短，结果会向社会再进行公布。这也就是表明科技界对学术不端行为零容忍的态度。

（来源：中国新闻网 2017 年 5 月 25 日）

❖ 警钟长鸣 ❖

107 篇中国论文被撤稿

2017 年 4 月 20 日，知名学术出版商施普林格 · 自然出版集团一次性撤销旗下《肿瘤生物学》期刊 107 篇来自中国的论文，引发关注。此次被撤论文，以高校附属医院为主，一些普通高校也榜上有名，共计 77 家单位。

7 月 27 日，科技部、教育部、卫生计生委、自然科学基金会、中国科协等五部门公布调查处理结果：107 篇中有 101 篇论文存在提供虚假同行评议专家或虚假同行评议意见的问题，其中 95 篇由第三方机构提供虚假同行评议专家或虚假同行评议意见，6 篇由作者自行提供虚假同行评议专家或虚假同行评议意见。论文共涉及作者 521 人，其中 11 人无过错，486 人不同程度存在过错，其他尚待查实的 24 人将按程序先纳入科研诚信“观察名单”。

（来源：知识分子网站）

相关链接

百余篇国际论文被撤事件调查

新华社“新华视点”记者　杰文津　董瑞丰

（新华社北京 4 月 26 日电）近日，曾隶属著名国际出版商施普林格公司旗下的《肿瘤生物学》发声，撤销杂志收录的中国学者的 107 篇论文。为此，“新华视点”记者就公众关心的焦点问题进行了调查。

焦点一：为何 107 篇撤稿都集中在医学界？

事情发生后，很多人表示不解：为何这 107 篇撤稿都集中在医学界？

知名医疗专业人士互联网交流平台丁香园相关负责人告诉记者，涉事论文全部刊载于美国的《肿瘤生物学》，该刊属于医学领域专刊，只登载医学论文。

中科协表示，在我国每年发表的自然科学论文当中，医学论文占比超过一半，体量巨大，出现不规范的概率相比其他领域更大。

施普林格细胞生物学及生物化学编辑总监彼得 · 巴特勒告诉记者，本次大规模撤稿是施普林格出版集团对 2015 年、2016 年撤稿事件进一步人工清查的结果，并非新查出的造假事件。目前《肿瘤生物学》的出版方已换成 SAGE 公司。国内某医学 SCI 期刊资深编辑认为，“学术刊物出版商非常看重旗下刊物的声誉，在更换出版方期间清算此前遗留问题并不少见”。

焦点二：同行评议造假是程序造假还是学术造假？

据悉，此次被撤稿件大部分都是通过“真评审专家假邮箱”的方式，瞒天过海逃过评审监控。有些人提出，这种同行评议造假与内容造假不同，属于程序瑕疵。

中科协负责人在接受记者采访时表示，“同行评议造假”就是不折不扣的“学术造假”。彼得·巴特勒表示，“同行评审流程是保障科研质量、诚信和可重复性的基石之一。这是稿件被接收之前进行的科学审核过程中必不可少的一部分。”

首都医科大学精神心理科医师王子行说，不少学术期刊涉及多个学科，为尽可能节省办刊成本，一个大的专业下可能只安排几名编辑。医学领域包罗万象，审稿人不一定对所有稿件涉及的领域都熟悉，因此，同行评议人的意见是编辑的重要参考，也成为论文学术质量的“保险阀”。

既然评审环节如此重要，那么刊物为何允许论文作者自荐“把关人”？这样是否很容易导致造假行为的发生？王子行说，评审人的选择，一部分是刊物通过自己的渠道选择的，还有一部分是通过自荐方式。这是因为刊物编辑对投稿人研究的领域和专家并不一定熟悉，挑选审稿人有困难，所以希望通过作者自荐的方式进行专家评审。彼得·巴特勒称，让作者自荐评委，是通过一种“以信任为基础的”方式缓解上述难题，“如果有人蓄意去规避系统，他们有可能会得手”。

不过，面对“如果编辑多打一个核实电话就能识破造假”的批评，彼得·巴特勒承认，“施普林格作为出版商有责任确保出版过程尽可能顺利进行，并符合伦理要求，同时也有责任以创新的工具来应对新的挑战。因此，施普林格将继续投资开发更多用于评审人身份验证的先进系统，以防范今后发生类似情况。”

焦点三：论文作者是造假中介的“同谋”还是“躺枪”？

施普林格方面称：“目前尚不清楚稿件作者是否知晓这些机构假冒评议人的计划”。中科协方面称，没有任何证据证明有投稿人参与了造假行为。

据悉，国际论文投稿人聘请第三方公司提供语言润色服务的情况普遍存在，在正当范围内也是允许的，主要是因为有些投稿人外语不够好、不熟悉流程。

记者从丁香园了解到，此次曝光涉及的524名医生中，有人确实不知情。一位北京某著名三甲医院的外科医生看到自己名列撤稿论文作者，表示非常冤枉。该医生称，自己确实对该论文所涉研究有一定贡献，但“投稿什么的都不知道，更不知道是通过第三方中介投的”。据了解，除第一作者和通信作者外，一些署名靠后的人员，往往只参与论文的次要部分或者仅属于同一项目组，在论文发表过程中属于次要角色，因此有可能不知道自己被列名。

不过，一位原医学SCI期刊编辑认为，当发表论文的压力遇到牟利冲动，“有些人是纵容，至少是揣着明白装糊涂”。

上海某著名三甲医院的一名年轻医生说，目前发表论文已成为年轻医生晋升的“命根子”，“只能拿手术刀、不能拿笔是绝对没有前途的”。因此，不少同行选择通过那些承诺能成功发表论文的第三方机构进行投稿。

焦点四：论文“黑中介”是如何敛财的？

据调查，一篇SCI国际学术期刊上的论文“发表费”，在数千元至几十万元不等，中介能从中获取暴利。

2015年9月，中国科协常委会科技工作者道德与权益专门委员会发布《国际学术期刊发表论文的“五不”行为守则》，其中明确了“第三方”指除作者和期刊以外的任何机构和个人，并对第三方以提供“语言服务”为名行修改论文之实、代写代发等行为作出了禁止性规定。

记者近日在淘宝网以“SCI 论文发表”为关键字搜索发现，大量商户标注了相关业务。一家名为“SCI EI 论文学术服务”的商户页面显示有粉丝 2 万名。点选其中标注月成交量 23821 笔的“SCI 论文润色 EI 英文润色代发修改英文文章翻译润色核心期刊代发表”一项后，记者就论文发表进行了咨询。

店家表示，可以在 6 个月至 1 年之内代写心内科主题论文 1 篇，并保证在外国 SCI 期刊上发表，刊物等级由记者自定，收费标准由期刊影响决定，价格 3.8 万元至 18 万元不等，约 2000 美元版面费也由记者承担。需先支付定金 1 万元，发表后结清尾款。店家还表示，“我们代写论文中所有实验数据全部真实，能显示实力。”

在一家名为“中英文医学之家”的商户，客服自称医学博士，并且是一线医务工作者，报价是影响因子 5 分以上的刊物为 1 分 5 万元，2000 美元左右版面费自付，并明确告知可以发表在哪个刊物上。对于一篇论文 27 万元的价格，客服说，“都是这样，值得的，会有回报。”

阿里巴巴方面表示，2017 年以来，平台通过主动管控同类风险商品，已拦截如“论文代写”“期刊代写”等 16 个关键词，但还发现有商家通过关键词变异，绕过平台监管进行发布。

焦点五：如何重塑中国学术诚信声誉？

施普林格方面向记者表示，“这些被撤销的论文并不代表和反映中国科研人员所发表的科研成果的整体质量和开拓性成就。”但多位业界人士表示，我国科学诚信声誉受损是不争的事实。

据记者了解，在 2015 年发生了百余篇国际论文遭撤稿的事件后，中国科协在《关于 BMC 撤稿事件的调查报告》中预警了此后可能继续出现基于相同原因的大规模撤稿风险。这份调研报告指出，多数涉及撤稿作者所在单位未认真开展调查，对事件的严重性认识不统一，调查工作不深入，处理较轻，没有以此为鉴建立相应的措施；只有少数单位对涉事作者做出了取消职称、职务以及评优评先资格等严厉处罚。

近日，中科协表示，此次涉事论文中接受国家自然科学基金资助的必须追回，未来 5 年不得再申报基金，其他的处理由相关作者所在单位自行作出。

国家新闻出版广电总局新闻报刊司报刊处处长卓宏勇认为，期刊领域存在的问题，期刊本身是末端，人才评价机制往往是源头。丁香园内容高级经理陈韵医生认为，论文造假利益链条的衍生，正是由于对医务工作者进行考核过度依赖论文发表。

2016 年 7 月，人社部发布的《人力资源和社会保障部关于加强基层专业技术人才队伍建设的意见》提出，未来基层医生等专业技术人员评职称对论文、科研等不作硬性要求。

相关评论 1

评论文被撤稿：没有真实，所有科学俱为谎言

陈　卓

在波澜壮阔的水面投入 107 颗石子，将会发生什么？

4 月 20 日，施普林格 · 自然出版集团发表声明，宣布撤回旗下《肿瘤生物学》期刊

107 篇发表于 2012 年~2015 年的论文。这些论文全部来自中国作者，撤稿原因是同行评议造假。

相比于近年来中国科研取得的成就，107 篇被撤稿的论文或许只能算是微小的石子。可是，当这 107 颗微小的石子投入浩浩荡荡的洪流，激起的水花绝不容轻视。

524 名医生，119 家高校和医院，这是涉及中国学者人数最多的一次集体撤稿。虽然出版集团对媒体表示，撤稿不会造成今后对中国科学家的投稿采用更为严格的流程，但还是有人担心中国科研工作者的国际声誉因此受创——中国科学家的投稿或许会被预设为有问题而加大核查力度，延长投稿周期。甚至相关学术机构也会因此受到影响。

科学从来都是踩在前人肩膀上进步的。看起来再微不足道的论文，也都将汇入科学发展的大潮，共同推进人类进步。旨在预防不良学术成果产生的同行评议，是建立可靠的研究和知识体系的关键，阻止大量的污泥浊水混入科学的清流。如今，被撤稿论文作者借助的“第三方”中介机构提供的虚假评议，正在冲击这条防线。

因此，这些微小的石子并不是科学发展洪流中的小插曲，它们在源头上损害了学术诚信，这种诚信是同行评议制度建立的基础，也是科学共同体的基石之一。若无真实，所有科学俱为谎言。

更可怕的是，类似的杂质不时随着发展的大潮浮现。2015 年 3 月，英国现代生物出版集团宣布撤销旗下 12 种期刊的 43 篇论文，其中 41 篇来自中国。当年 10 月，爱思唯尔撤销旗下 5 本杂志中的 9 篇论文，全部来自中国。仅在 2015 年到 2016 年间，几大国际出版集团的 4 批集中撤稿中，涉及中国作者的论文就有 117 篇。其中，23 篇标注得到了国家自然科学基金的资助，另有 5 篇被列入已获得资助的项目申请书。

由此而被损害的学术公信力，已经到了必须受到重视的地步。

107 篇被撤稿的论文，涉及许多中国名校或医院。有人认为，僵化的评审制度是早已埋下的导火索。职称评审与论文发表数量挂钩，在一线疲于奔命的医生无暇写论文，提供润色甚至代发服务的“第三方”中介机构就成了不可避免的捷径。

这样的现实不容回避。2015 年 2 月，某家医学行业网站在约 2000 名三甲医院医生中进行的问卷调查显示，超过半数的医生表示，在中级职称的评定中需要发表在核心期刊上的论文；其中 23.55%的医生表示，需要 2 篇论文发表在核心期刊上。而到了副高级职称的评定中，18.41%的医生表示必须发表 SCI 论文。

制度的缺陷并不足以成为不端行为的借口。推动制度完善需要理性的声音、合理化的建议，寻求快捷的刊发论文渠道，只能算作利益诱惑下对现实的妥协。在由公共财政支撑的科研体系中，用粗制滥造的论文换取更高的职称，更多的项目资源，是科学战场上的一次退败，牺牲的是全体纳税人的利益。

如今，曾被视为藩篱的职称评定制度正在松动。国务院总理李克强在 2015 年两会参加审议时就表示，县以下医院多拿论文评定职称，是“搞花架子”。中共中央办公厅、国务院办公厅今年印发了《关于深化职称制度改革的意见》，要求合理设置职称评审中的论文和科研成果条件，不将论文作为评价应用型人才的限制性条件。

此时，我们更需要考虑，那些损害学术公信力的论文，是否会随着职称评定制度的变化而销声匿迹?

2015 年中国作者被集中撤稿后，中国科协就重申了“不由‘第三方’代写论文，不由‘第三方’代投论文，不由‘第三方’对论文内容进行修改，不提供虚假同行评审人信息，不违反论文署名规范”的五不行为准则。对于国家自然科学基金资助的项目，国家自然科学基金委还进行了集体通报，追回相关项目的科研经费，同时也勒令取消其 5 年基金项目申请资格。但是，鲜见涉事作者受到进一步处罚。对于论文代投和论文买卖，也缺乏明确法律规定。曾有报道称，一些撤稿事件的作者不仅没有被处罚，还在这一事件发生后，仍被评选为当地的“优秀青年”。

相比于不端行为造成的负面影响，这样的处罚过于轻松。公信力的恢复和重建，既要靠学术共同体的自觉，也要靠明确的罚则来划定边界。

这样的要求或许严苛，但科学家理应有更高的操守。在中国百余年的变迁中，“德先生”和“赛先生”始终是国人追求的主题，是推动中国现代化的两个相辅相成的车轮。代表科学的“赛先生”并非只有科研成果和技术改良，科学精神也应是题中之意。若学术公信力从源头消失，科学精神从何谈起？

没有真实，所有科学俱为谎言；没有科学，所有未来皆为虚幻。

（来源：《中国青年报》2017-04-26）

相关评论 2

人民日报评撤稿事件：捍卫真实就是捍卫科学生命

赵永新

科学研究是揭示真相、发现真理的神圣事业，真实诚信是其基本准则

近日，学术出版商施普林格 · 自然出版集团一次性撤销了涉嫌造假的 107 篇文章，论文作者均来自中国。涉及的单位不乏全国知名的三甲医院和重点高校。此次撤稿事件让学术界深感震惊，也在社会上引发广泛关注。

撤稿消息发布前，中国科协立即与施普林格 · 自然出版集团进行了接触。据了解，撤稿的原因是多方面的。其中不少作者是将论文交给所谓的“第三方机构”，由它们再向学术期刊进行推荐。这些“第三方机构”在推荐过程中未将论文进行同行评审，而是暗度陈仓作假。应该说在这个问题上，论文作者、出版集团和期刊编辑都负有责任。但公平地讲，我们不能因为其他问题就拒绝检视自己存在的问题，涉事作者应该对此认真反思、承担应负的责任。

事实上，近年来中国论文连续多次被国际期刊大规模撤稿。认真思考背后的原因，有学术品格的问题，更有体制机制的背景。

学术造假并不是中国的特有现象，但相比之下，国外对造假者的惩治力度非常大，真正起到了震慑作用：科研人员的造假行为一旦被查实，就会受到严厉惩处，其学术生涯基本终止，不管其名望有多高、潜力有多大。被追捧为有望冲击诺贝尔奖的“日本居里夫人”小保方晴子，因论文造假被单位除名，可谓身败名裂；被尊为韩国“克隆之父”的黄禹锡，学术造假东窗事发后被检察机关起诉，最后锒铛入狱。反观国内，虽然相关部门多次宣示“对学术不端要零容忍”，但通常是雷声比雨点大；对于那些涉嫌造假的“学术牛人”，更有大事化小、小事化了之嫌。尽管主管部门和高校、科研机构都设有“学术道德委员会”“科研诚信办公室”等学术监督机构，但对于学术不端行为往往是“民不告官不究”，没能达到震慑心怀侥幸者的效果。

惩处不力，也表现在对造假帮凶——“第三方机构”的处理乏力上。一些利欲熏心的国内外机构打着“语言润色”“咨询服务”的幌子，为那些急于发表学术论文的人代写、代投，甚至伪造同行评审，提供“一条龙服务”。早在几年前，就有学者发布研究报告指出，我国的代写论文交易市场庞大、“产值”高达10亿元。对于这些帮忙造假的“第三方机构”，有关部门并非不知情，但受到查处的恐怕只是极少数。

以论文论英雄的评价体系，也在很大程度上加剧了论文造假。长期以来，论文成了科学研究最为重要的“硬杠杠”“金标准”，不管是职称评定、年终考核还是申请课题、评选院士，都要“数论文”。就连以治病救人为第一要务的临床医生也被套上了发论文的“金箍”，评职称时“做一千台手术不如发一篇SCI论文”。不同于医疗资源充足、医生时间相对充裕的发达国家，我国的医疗资源紧张，临床医生光看病就忙得身心俱疲，难有充足时间和精力潜心研究、撰写论文。这次撤稿主要集中在医疗领域，客观而言，扭曲的考评体系也是诱因之一。

科学研究是揭示真相、发现真理的神圣事业，真实诚信是其基本准则。论文造假的危害不仅在于损害了中国科技界在国际上的声誉，也不仅在于导致低水平研究重复、垃圾论文成堆，更为严重的后果是消解了求真求实的科学精神、破坏了公平竞争的学术规则，侵蚀着建设世界科技强国的基石。可以说，捍卫真实就是捍卫科学的生命，纵容造假就是损害科学的未来。

中国科协相关人士指出，随着中国科技体制改革的不断深入，特别是科研评价机制的不断改革完善，为评职称、获奖励而滥发论文的现象正从源头得到治理。当前，我国的科研经费不断增加、科研队伍日益庞大、对科研的需求前所未有，科技界正视问题、对症下药、标本兼治，真正解决学术不端行为，我们完全有能力涤荡浮躁之气、建设科技强国。

（来源：《人民日报》2017-04-24）

因涉“集中撤稿”事件调查，施普林格再撤10篇中国医学论文

吴 立

继107篇中国医学论文因“同行评议造假”等问题被集中撤稿之后，施普林格（Springer）出版集团旗下另一学术期刊也陆续撤稿了10篇中国医学论文。

施普林格集团的一位发言人向撤稿观察（Retraction Watch）网站确认，这10篇研究论文与此前集中撤稿论文引发的调查有关。

此前，4月20日，施普林格出版集团旗下《肿瘤生物学》（Tumor Biology）发表声明，宣布撤回107篇来自中国的医学论文，撤稿的主要原因是同行评议造假（fake peer review）。

施普林格集团的发言人称，该集团针对这一问题展开了彻底调查，从而关注到发表在该集团旗下另一学术期刊《分子神经生物学》（Molecular Neurobiology）上10篇问题论文。

澎湃新闻注意到，这10篇论文的研究对象都是脑瘤——胶质细胞瘤，这些论文发表在2015年或2016年，论文作者来自中国高校或医院。《分子神经生物学》关于这些论文的最近一篇撤稿声明在线发表在5月26日。《分子神经生物学》期刊认为，这些论文的同行评议过程受到了损害。部分论文存在重复发表问题。

据撤稿观察统计，从2012年至今，因“同行评议造假”问题，全世界被撤稿的论文超过了500篇，其中超过270篇来自中国。

6月14日，科技部举行新闻通气会，对《肿瘤生物学》集中撤稿107篇中国医学论文回应称，科技部牵头会同相关部门正对撤稿论文逐一彻查，对查实存在问题的论文作者将按照统一尺度、甄别责任、严肃处理，向社会公开。同时各部门对涉事论文作者承担或正在申请科研项目（基金）、基地建设、人才计划和科技奖励等情况进行了全面排查，对相关科研项目、基金等予以暂停。针对此次撤稿事件中参与造假的第三方中介结构，各部门联合启动网下清扫工作，打击论文造假的“灰色产业链”。

（来源：澎湃新闻 2017-6-15）

中国科协：施普林格撤稿事件损国家声誉查实绝不姑息

（中新网5月25日电）中国科协党组书记、常务副主席尚勇今日谈及“施普林格撤稿事件”时表示，这次撤稿事件严重损害了中国科技界的声誉，甚至对国家声誉也造成了不良影响。查实结果之后，依法依规严肃处理，绝不姑息、绝不护短，结果会向社会再进行公布。

据此前报道，日前，著名学术出版机构施普林格出版集团宣布撤销旗下期刊《肿瘤生物学》的107篇中国肿瘤生物学领域论文，涉及中国的524名医生及医学生。

在国务院新闻办公室今日举行的新闻发布会上，有记者称“前一阵子，施普林格撤稿事件引起了舆论广泛关注，请问科协在处理这件事情的后续工作上有没有一些新的进展或者新的措施?”

尚勇表示，施普林格下边杂志的这次撤稿事件严重损害了中国科技界的声誉，甚至对我们国家的声誉也造成了不良影响。党和国家领导人对这个事件高度重视，中国科协发挥自己的优势，与科技部等有关部门密切配合，积极处理这个事件。

尚勇说，现在的调查分析已经取得了初步阶段性成果。现在分析，虽然它是一次学术不端行为的严重事件，但是它的情况比较复杂。因为撤稿真正实际数量是106篇，其中有一篇是重复的，原来说是107篇。论文涉及2012年~2016年，其中80%以上是2015年以前提交的论文。这里面涉及的主要是在一线工作的医疗卫生科技工作者。（下转第703页）

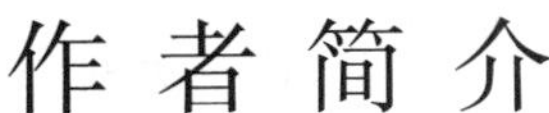

作者简介

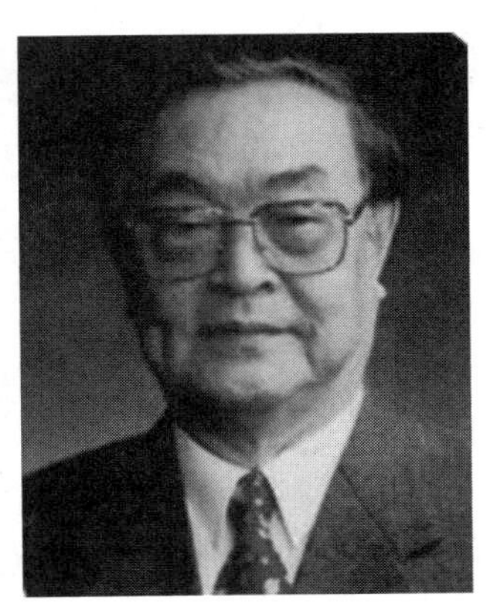

孙燕，1929年2月出生。医学博士、教授、中国工程院院士、中国医学科学院北京协和医学院肿瘤医院国家新药（抗肿瘤）临床研究中心主任。

1951年毕业于燕京大学，1956年获北京协和医学院博士学位。从1959年起在中国医学科学院肿瘤医院工作，曾任内科主任多年。1979~1981年间曾以客座教授身份在美国M. D. Anderson癌症中心从事研究。现任亚洲临床肿瘤学会（ACOS）主席、中国癌症基金会副主席、中国抗癌协会临床肿瘤学协作专业委员会（CSCO）名誉主席、指导委员会主任。

研究领域：内科肿瘤学、新抗肿瘤药的临床研究、中西医结合防治肿瘤等。是我国肿瘤内科学的开拓者和学科带头人，在开发新抗肿瘤药、常见肿瘤综合治疗和扶正中药促进免疫作用以及学科的普及、提高等方面卓有贡献，享誉国内外。

半个多世纪以来，从事肿瘤内科治疗的临床及实验研究工作，通过多年努力使淋巴瘤、小细胞肺癌和睾丸肿瘤的综合治疗达到国际先进水平。曾因开发我国自己研制的新药，获得1978年全国科学大会奖、国家发明和科学进步奖；并主持我国和国外开发的抗肿瘤新药的临床试验，多次在国内外获奖。通过现代科学技术将祖国医学中“扶正培本”的治则和现代临床免疫学结合，证实了传统中药黄芪、女贞子、芦笋、仙灵脾等可促进患者免疫功能的恢复，辅助放疗、化疗应用可提高远期生存率。在研究的基础上研制的贞芪扶正冲剂/胶囊、扶正女贞素、固原颗粒均正式投产，并在国内外畅销。

培养博士研究生41人、硕士生4人。著有《内科肿瘤学》《肺癌》《临床肿瘤内科手册》等专著28部，发表学术论文320多篇。

曾荣获中国协和医科大学名医、全国卫生系统先进工作者、北京市医德楷模、中央保健委员会杰出保健专家等称号。享受国务院政府特殊津贴。

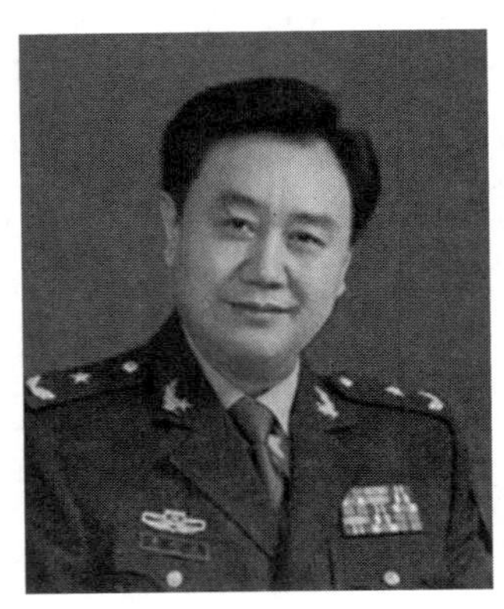

樊代明，消化病学专家，中国工程院院士，美国国家医学院外籍院士。现任中国工程院副院长、第四军医大学西京消化病医院院长、肿瘤生物学国家重点实验室主任、国家药物临床试验机构主任、中国抗癌协会理事长、亚太消化学会副主席，曾任第四军医大学校长、中华消化学会主任委员、2013年世界消化病大会主席，首批国家杰出青年基金和首批长江学者特聘教授获得者。

长期从事消化系疾病的临床与基础研究工作，并致力于医学发展的宏观战略研究。先后承担国家973首席科学家项目、

863项目、攻关项目、重大新药创制、自然科学基金、工程院重大咨询项目等课题。获国家科技进步创新团队奖、一、二、三等奖各1项，国家技术发明三等奖1项，军队科技进步一等奖2项，陕西省科学技术一等奖2项，国家发明专利38项、实用新型专利16项，国家新药证书1项。获法国国家医学院塞维亚奖、何梁何利科技进步奖、陕西省科技最高成就奖、求是实用工程奖等多项荣誉奖励。主编专著21本，其中《治学之道——精》和《医学发展——考》两书均为长达210余万字、近1500页的大型著作。担任基础医学精读系列丛书（10册）和肿瘤研究前沿（15册）总主编，以及全国高等医学教育数字化教材（53册）总主编。担任《Nature Reviews Gastroenterology & Hepatology》《Gut》等10本国际杂志的主编、副主编或编委。在《Lancet》《Nature Reviews Gastroenterology & Hepatology》《Nature Clinical Practice Oncology》《Gut》等国外杂志发表SCI论文逾600篇，论文被引用逾1万次以上。培养研究生共173名，其中获全国优秀博士论文5名，获全军优秀博士论文9名。

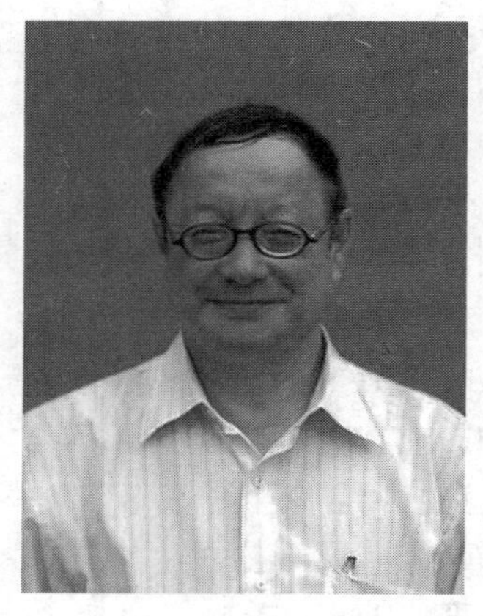

龚守良，教授，博士生导师，1969年毕业于白求恩医科大学，1982和1988年在该校分别获得硕士和博士学位。1991~1992年和1997年分别赴英国北威尔士大学和美国旧金山加利福尼亚大学做访问学者。曾任或现任吉林大学卫生部放射生物学重点实验室主任、放射生物学教研室主任、吉林省核学会理事长和名誉理事长、中华预防医学会放射卫生专业委员会常委、国家自然科学基金委生命科学部评审组专家、中华医学科技奖及中华预防医学科技奖评审委员会委员、《中华放射医学与防护杂志》和《吉林大学学报（医学版）》等10余家杂志和报刊常委、编委或编审专家等职。主要从事电离辐射生物效应及肿瘤基因-放射治疗等领域的研究，已发表论文400余篇；编著、主编、副主编和参编专著、教材和科普著作40余部。负责和参加国家“863”项目专题、国家自然科学基金、科技部国际合作及部省级等20余项科研课题的研究。获部省级各类奖10余项。享受国务院政府特殊津贴。

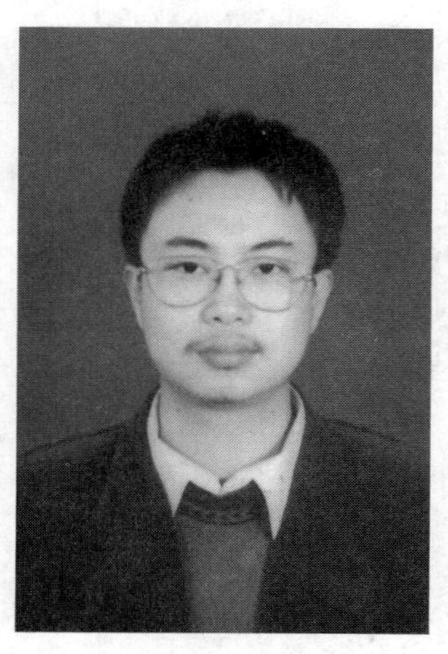

龚平生，讲师。2002年毕业于吉林大学生命科学学院，获得学士学位；同年在该校分子酶学工程教育部重点实验室攻读生物化学与分子生物学硕士学位，2004年留校任教，并转为直接攻读博士学位，于2008年获博士学位。近年，主要从事肿瘤基因放射治疗和蛋白质化学的研究，主持吉林大学基础科研课题1项，参加国家自然科学基金课题研究5项，公开发表论文50余篇，副主编3部和参编、译著5部专著。获吉林省科技进步三等奖（位列第二名）1项（2011年），吉林省自然科学学术成果三等奖（位列第四名）1项（2014年）。

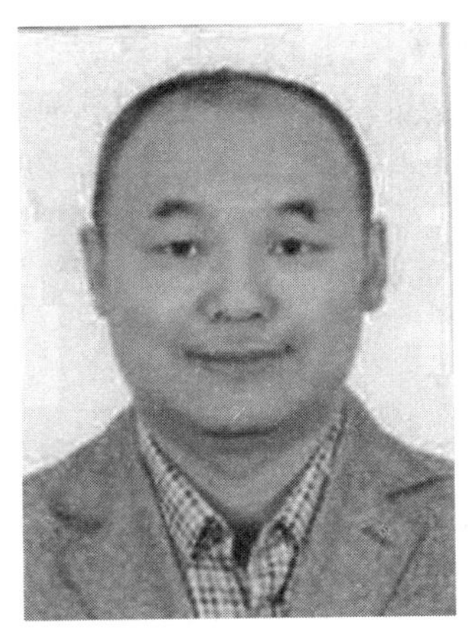

王志成，医学博士，副教授，硕士生导师。1976年8月出生，2001年毕业于吉林大学，2009年在吉林大学获得放射医学博士学位，2015~2016年在美国罗格斯新泽西州立大学肿瘤研究所做访问学者。现担任中华医学会放射医学与防护分会青年委员会副主任委员、中国生物物理学会第十届辐射与环境专业委员会青年委员、吉林省核学会理事、《医学参考报：放射医学与防护频道》第二届编辑委员会编委等职；主要从事辐射肿瘤学及辐射生物效应研究，包括辐射增敏策略、ROS调控辐射诱导细胞死亡作用及机制，以及辐射致生殖细胞凋亡的机制探讨等工作。负责和参加国家级、省部级以及其他课题20余项，发表科研论文80余篇，其中SCI论文14篇。副主编校级规划教材1部，副主编专著2部，参编国家“十二五”规划教材《医学放射生物学》，参编专著6部。

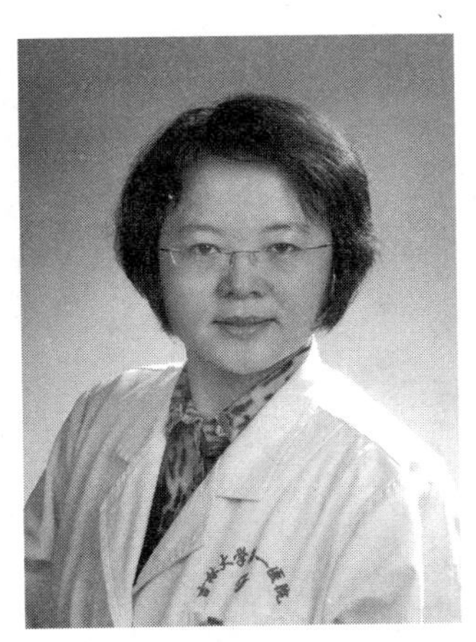

董丽华，女，医学博士，教授，主任医师、博士生导师，现任吉林大学白求恩第一医院放疗科主任。1987年毕业于白求恩医科大学医疗系，一直从事肿瘤放射治疗的临床、教学和科研工作。先后在国内（中国医学科学院肿瘤医院放疗科和北京协和医院放疗科）和国外（美国杜克大学、韩国延世大学和加拿大LAVAL大学）先进的肿瘤治疗中心学习，多次参加大型国际性肿瘤学术会议。现兼任中华医学会放射肿瘤治疗学分会委员、中国抗癌协会肿瘤放射治疗专业委员会委员、中华医学会吉林省肿瘤放射治疗学分会副主任委员和全国生物医学工程立体定向放射治疗专业委员会委员等10余个学会的职务。参加工作20多年来，在恶性肿瘤的诊断和治疗方面积累了丰富的临床经验及许多研究成果，承担并参与国家、省级及横向联合科研课题20余项，已发表论文百余篇，SCI收录论文近40篇，主编专著1部，参编专著5部，获得省级和校级科研和教学成果奖多项，专利1项。在临床研究的同时，开展了间充质干细胞治疗放射损伤及恶性肿瘤pEgr-hp53基因放射治疗的临床前基础实验研究。

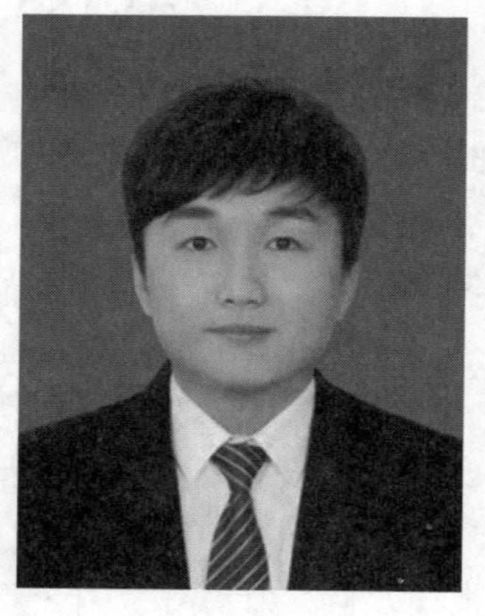

唐庚，在读硕士生，导师为王志成副教授。2017 年毕业于吉林大学公共卫生学院医药信息管理学系，同年 9 月考取吉林大学公共卫生学院放射医学硕士研究生，主要研究方向为辐射致 DNA 损伤修复机制的研究，参与吉林省科技厅和教育厅研究项目 2 项，参与发表核心期刊论文 2 篇。

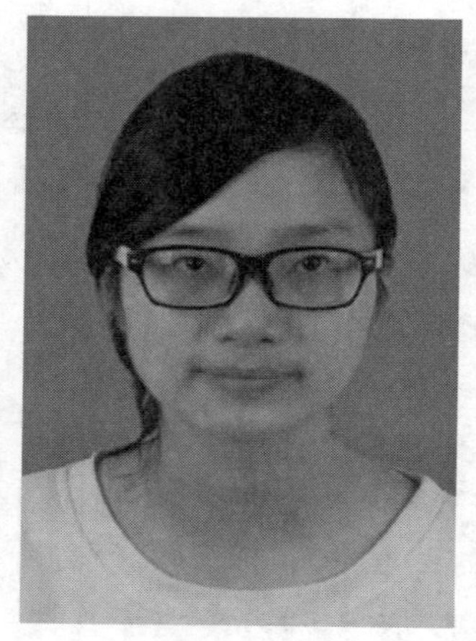

王静云，女，1995 年 10 月出生，吉林大学公共卫生学院放射医学专业 2014 级在校本科生。

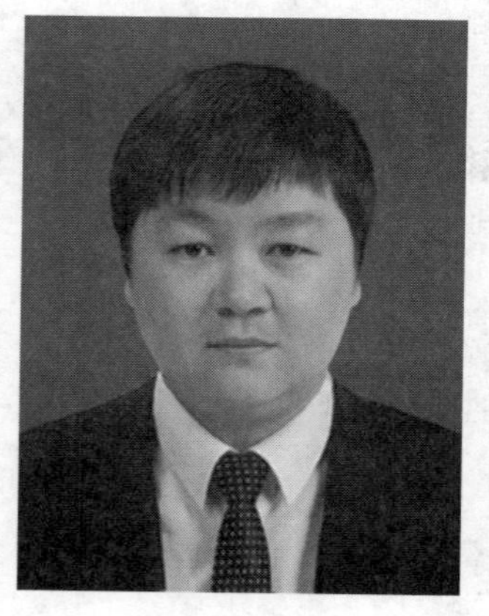

申延男，理学博士，副教授，硕士生导师，吉林大学公共卫生学院卫生部放射生物学重点实验室秘书。1981 年 6 月出生，2004 年毕业于延边大学，2011 年在韩国庆熙大学获得生物学博士学位，2011 ~ 2014 年在韩国放射医学研究院从事博士后研究。现担任中国研究型医院学会肿瘤放射生物与多模态诊疗专业委员会委员、中国生物物理学会第十届辐射与环境专业委员会青年委员、吉林省肿瘤放疗青年委员会委员、吉林省核学会理事。主要从事辐射诱导基因的辐射抗性相关分子机制研究、宫颈癌放疗敏感标志物的筛选及疗效评价、肝癌分子标志物的靶向调控机制及癌症预后相关研究。以课题负责人身份承担科研课题（包括国家自然科学青年基金课题）3 项，曾先后参与韩国国家研究基金课题 6 项，发表相关 SCI 论文 11 篇，获授权专利 4 项。

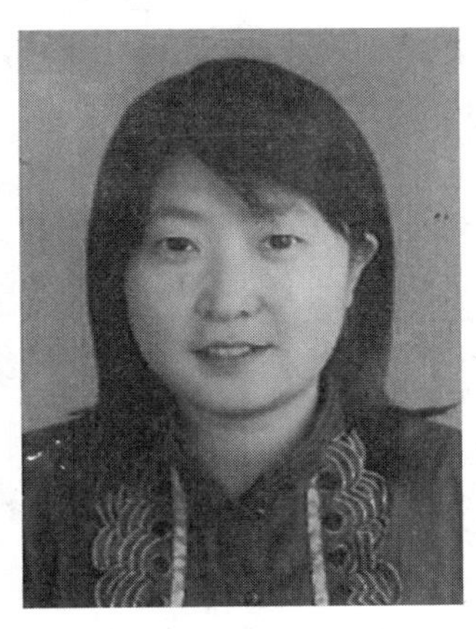

李戈，女，主治医师，在读博士生。2004 年毕业于长春市中医药大学，2007 年在吉林大学白求恩第一医院获得中西医结合硕士学位，毕业后一直工作在长春市中医院。近年，主要从事中西医治疗糖尿病的临床研究。公开发表论文 10 余篇，参与专著和译著编写 4 部。

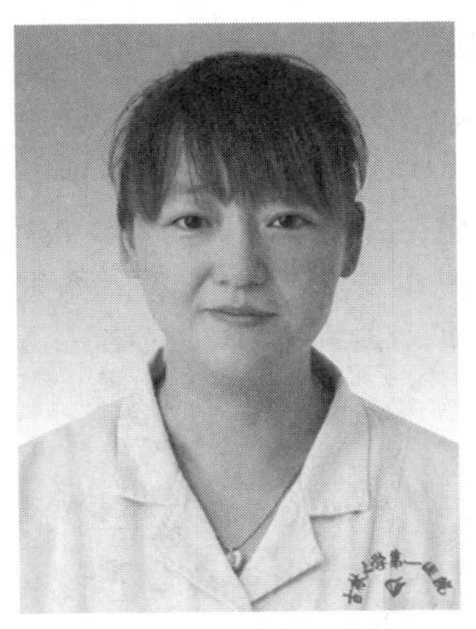

从晓凤，女，1982 年 3 月出生，吉林长春人，医学硕士，博士在读，吉林大学白求恩第一医院肿瘤中心主治医师(肺癌、妇科肿瘤协作组内科成员)。从事肿瘤专业 5 年，擅长肺癌、妇科肿瘤、泌尿系统肿瘤的综合治疗。中国临床肿瘤学会会员，中国医疗保健国际交流促进会肿瘤姑息治疗与人文关怀分会会员，中国抗癌协会肿瘤标志专业委员会会员，中国抗癌协会肿瘤药物临床研究专业委员会会员。从事多项临床试验研究，承担 CSCO 课题 1 项。核心期刊发表论文 1 篇，2016 年 CSCO 学术年会优秀论文 1 篇，2016 年老年肿瘤学大会优秀论文 1 篇。

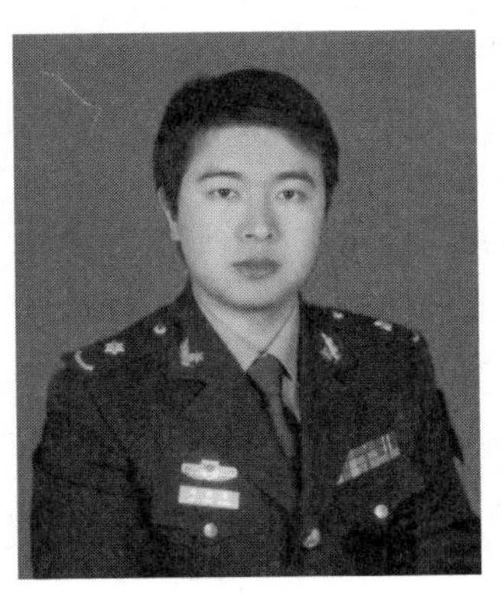

杨波，1977 年 3 月出生，吉林四平人，医学博士，解放军总医院南楼血液科副主任医师、讲师。从事血液病学专业 17 年，尤其擅长诊治难治性造血衰竭疾病、疑难血液肿瘤及恶性肿瘤的生物免疫治疗。与卢学春教授共同率先提出“疾病大数据阴阳五行观”创新学术思想，建立了“疾病-药物多组学大数据临床生物信息学平台”。针对造血衰竭疾病、血液肿瘤及实体瘤，创建 6 项创新技术方案：“泛细胞保护剂联合造血生长因子治疗方案”“含祛脂向分化药物再障联合治疗方案”“反复多疗程自体免疫细胞治疗技术方案”“表观免疫治疗技术方案”“靶向活化性免疫细胞治疗技术方案”和“靶向 CyclinD1 阳性肿瘤的治疗技术方案”。

受中国医师协会邀请，担任 2014 年中国生物治疗大会学术委员会秘书、2015 年（第六届)、2016 年（第七届）中国生物治疗大会学术委员会委员兼青年论坛主席。系列研究成果被《2012 中国肿瘤临床年鉴》《2014 中国肿瘤临床年鉴》《2015 中国肿瘤临床年鉴》《2016 中国肿瘤临床年鉴》《老年医学高级教程》《血液病防治专家谈》等专著收录。1 篇论文获第九届中国肿瘤学术大会暨第十五届海峡两岸肿瘤学术大会中国抗癌协会太极抗癌科学基金优秀论文一等奖，1 篇论文获中法老年医学高峰论坛 2016 暨第二届中国老年医学研究机构联盟大会（2016）优秀论文二等奖，3 篇论文分别获第五届中国老年肿瘤学大会（2011）、第五届中国肿瘤内科大会（2011）、第六届中国肿瘤内科大会和第一届中国肿瘤医师大会（2012）优秀论文三等奖，1 篇论文获第八届中国老年肿瘤学大会（2014）“氨磷汀优秀论文奖”，1 篇论文获“第六届中国科协期刊优秀学术论文”三等奖，3 篇论文获第二届中国老年医学与科技创新大会优秀论文奖。

作为主要负责人，参与国家自然科学基金项目 4 项（81273597、81302801、81172986、30873086）、国家科技部重大新药创制项目 1 项（2008ZXJ09001-019）、中央保健研究基金项目 1 项（B2009B115）；承担解放军总医院临床科研扶持基金和科技创新苗圃基金项目各 1 项。以第一作者发表论文 60 余篇，其中 SCI 论文 15 篇，累计影响因子 47 分。拥有国家新药发明专利 1 项（专利号：ZL 201510142245. 2）。获解放军总医院科技进步二等奖 1 项（2014YK208）。主编译著《血液病药物临床研究》《临床生物信息学》，参编《血液病防治专家谈》《老年医学高级教程》。担任中国老年医学学会基础与转化医学分会委员、中国老年医学学会智慧医疗与信息管理分会委员、中国老年医学学会感染管理质量控制分会青年委员会委员、中国老年学和老年医学学会肿瘤康复分会委员、北京医学会内科学分会第十二届委员会青年委员会委员、北京医学会过敏变态反应学分会委员、国家老年疾病临床医学研究中心青年委员会委员。

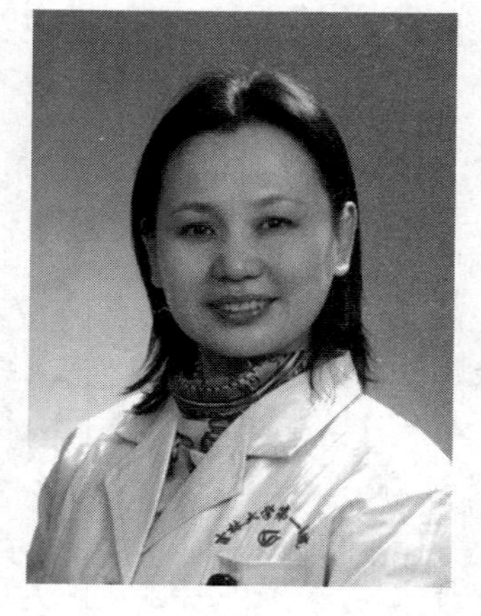

刘子玲，女，1964 年 2 月出生，吉林长春人，医学博士，教授、主任医师、博士生导师。吉林大学白求恩第一医院肿瘤中心副主任（肺癌、妇科肿瘤协作组内科负责人）。从事肿瘤、血液病的临床、教学、科研工作 30 年。曾在中国医学科学院肿瘤医院、北京大学肿瘤医院进修学习，2001 年、2002 年两次赴日本东京大学、日本东芝病院研究部进行有关肿瘤学、病毒学的分子生物学研究。主要专业方向：肺癌、妇科肿瘤、泌尿系统肿瘤的临床与基础研究工作、肿瘤精准医疗临床大数据采集与应用平台。卵巢癌术后腹腔热灌注化疗处于国内领先地位，减少了术后复发，延长了患者生存期。目前研究方向：恶性肿瘤及白血病的应用基础研究，主要侧重在肿瘤的基因调控和多药耐药逆转等方面。

作为主要负责人，承担教育部博士后基金（2005037705）、教育部国家留学基金、国家民政部及省市级课题 30 余项，作为第一及通信作者在《Intervirology》《Biomedicine & Pharmacotherapy》《BMC Cancer》《nternational Journal of Nanomedicine》《中华内科杂志》《中华血液学杂志》等国际和国内学术期刊上发表论文 70 余篇，主编及参编论著 11 部。译著《临床肿瘤学》中英文版、《癌症习题集—肿瘤学治疗原则及实践》和 UpToDate 临床顾问中文版 3 部，参编《临床肿瘤学》《肿瘤营养学》《临床肿瘤学—常见肿瘤诊治》《血液病学》《内科学》等著作。担任《癌症进展》杂志编委。获吉林省和长春市科学技术进步二等奖3项（2011020905、2011J20045、2013J20017）。

现担任北京希思科临床肿瘤学研究基金会理事、中国临床肿瘤学会（CSCO）理事、CSCO-CMT壹生大学肿瘤学院第一届理事会理事、CSCO妇科肿瘤专家委员会委员、中国抗癌协会癌症康复与姑息治疗专业委员会常委、中国抗癌协会肿瘤微创治疗专业委员会疼痛微创治疗分会常委、中国抗衰老促进会肿瘤营养专业委员会常委、中国医疗保健国际交流促进会肿瘤姑息治疗与人文关怀分会委员、中国老年学学会老年肿瘤专业委员会委员、中国老年学学会老年肿瘤专业委员会肺癌分委会常委、中国抗癌协会肿瘤营养与支持治疗专业委员会微生态营养学组委员、吉林省老年学会理事、吉林省老年学学会老年肿瘤专业委员会副主任委员、吉林省医学生物免疫学会常务理事。

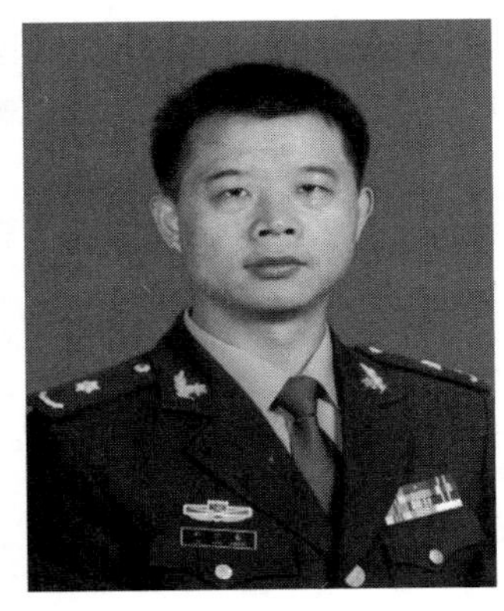

卢学春，1970年3月出生，吉林磐石人，医学博士，解放军总医院南楼血液科主任医师、科室副主任，硕士研究生导师。从事血液病学专业20余年，尤其擅长诊治难治性造血衰竭疾病、疑难血液肿瘤及恶性肿瘤的生物免疫治疗。率先提出“疾病大数据阴阳五行观”创新学术思想，建立了“疾病-药物多组学大数据临床生物信息学平台”。针对造血衰竭疾病、血液肿瘤及实体瘤，创建6项创新技术方案：“泛细胞保护剂联合造血生长因子治疗方案”“含祛脂向分化药物再障联合治疗方案”“反复多疗程自体免疫细胞治疗技术方案”“表观免疫治疗技术方案”“靶向活化性免疫细胞治疗技术方案”和“靶向CyclinD1阳性肿瘤的治疗技术方案”。受邀录制了中央电视台科学频道《走进科学》栏目组“扼杀癌细胞”节目（2012年2月3日播出）、中国国际广播电台《健康中国》栏目组“贫血的防治”节目（2016年4月12日）。

作为负责人，承担国家自然科学基金项目3项（30772597、81273597、81302801）、国家科技部重大新药创制项目分题2项（2008ZXJ09001-019、2011ZXJ09202- 011）、国家科技部重大支撑项目分题1项（2009BAI86B04）、军队“十一五”课题1项。作为第一及通信作者共发表学术论文90余篇，其中，SCI论文17篇，累计影响因子48分，Medline论文25篇，统计源/核心期刊论文38篇。拥有国家新药发明专利和实用新型发明专利各1项（专利号：200910310219.0、200620137801.3）。获国家科技进步二等奖1项（2009-J-233-2- 07-R05）、北京市科技进步二等奖1项（2006医-2-002-05）、中国老年医学学会北京医学奖励基金会首届“老年医学奖”科技创新奖、中国老年学和老年医学学会肿瘤康复分会“优秀教育奖”、解放军总医院科技进步二等奖1项（2014 YK208）。主编专著《血液病药物临床研究》《临床生物信息学》《诊断你的医生》，副主编专著《老年血液病学》《血液病防治专家谈》，参编《再生障碍性贫血》（第二版）、《老年医学高级教程》、全国高等教育医学数字化规划教材（国家医学电子书包）《老年医学》等专著6部。担任国家卫计委“第三类医疗技术临床应用能力技术审核”专家委员会专家、中国老年医学学会智慧医疗与信息管理分会副主任委员、中国老年医学学会基础与转化医学分会常委兼副总干事、中国老年学和老年医学学会肿瘤康复分会常委、中国老年医学学会血液学分会第一届委员会委员、首届中国研究型医院学会细胞研究与治疗专业委员会委员、中国老年医学学会血液学分会第一届委员会老年血液综合评估诊疗学术工作委员会委员兼秘书长、2014 年中国生物治疗大会及 2015 年中国生物治疗大会秘书、亚洲冷冻治疗学会委员、北京医学会内科学分会第十二届委员会委员、山西医科大学医学信息学学科及山西医科大学第二医院特聘教授、北华大学客座教授、吉林市人才工作领导小组“吉林市行业领军专家”、内蒙古医科大学附属医院客座教授。《解放军医学杂志》《中华保健医学杂志》《中华老年多器官疾病杂志》《中国药物应用与监测》杂志特邀编委。曾获军队干部保健工作“先进个人”、军队个人三等功、解放军总医院军医进修学院“优秀教师”、解放军总医院解放军医学院“教学先进个人”及解放军总医院标准化建设年个人贡献奖等荣誉称号。

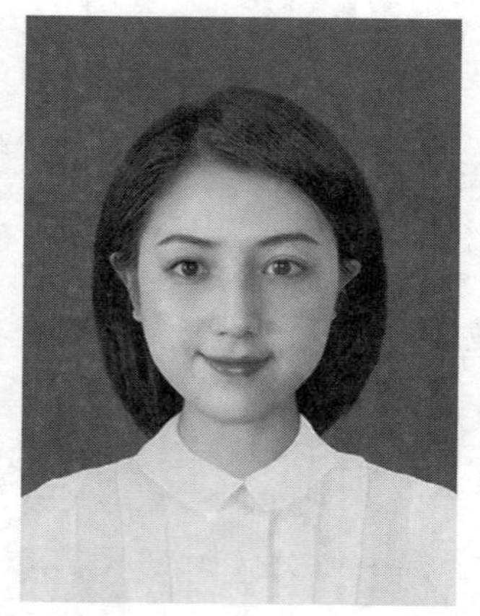

卫思梦，女，1995 年 1 月出生，山东烟台人，医学博士在读。2018 年毕业于吉林大学临床医学院，获学士学位。中国抗癌协会癌症康复与姑息治疗专业委员会（CRPC）会员，中国抗癌协会肿瘤标志专业委员会会员。目前研究方向为小细胞肺癌的应用基础研究。发表过 SCI 论文 1 篇，核心期刊论文 1 篇。

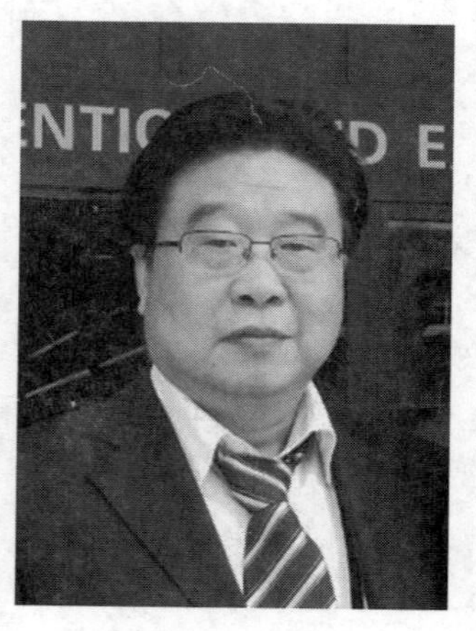

范金虎，中国医学科学院肿瘤医院/肿瘤研究所流行病学研究室副研究员，硕士生导师。从事食管癌防治研究二十余年，主持或参加中美合作项目 5 项，国内项目 9 项。如“林县营养干预随访研究”“河南省林县食管癌家族研究”“林县帕金森病随访研究”等。同时进行了多项多中心临床流行病学研究，“全国多中心晚期乳腺癌临床流行病学调查”“中国（大陆）胃肠胰腺神经内分泌肿瘤临床流行病学研究”等。发表学术论文 120 余篇，SCI 文章 60 余篇。参加项目获奖情况：“6700 万人口中吸烟与死因关系的研究：一项创新流行病学方法及应用”获中国抗癌协会科技进步奖二等奖；中国医疗保健国际交流促进会项目“乳腺癌个体化诊疗关键技术研究及应用”获华夏医学科技奖一等奖；“局部晚期与转移性乳腺癌治疗关键技术研究及应用”获教育部科学技术进步奖二等奖。现任中国医疗保健国际交流促进会神经内分泌肿瘤分会委员、《抗癌之窗》杂志编委会委员、《实用肿瘤学杂志》特约审稿专家。

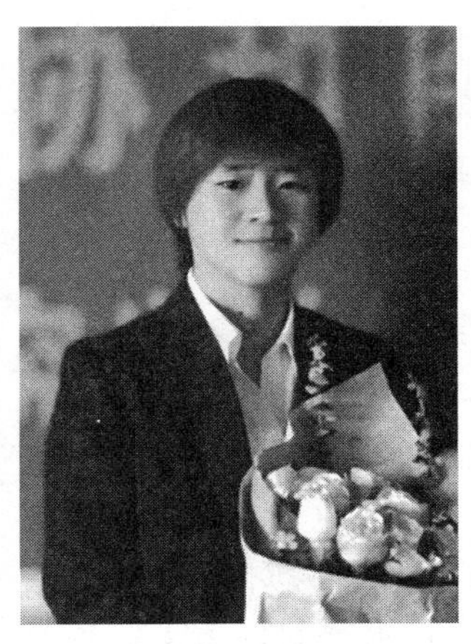

马山蕊，女，27 岁，中国医学科学院肿瘤医院流行病与卫生统计学专业 2014 级硕士研究生。参与公益性行业科研专项、国家重点研发计划精准医学专项、国家自然科学基金等多个重大科研项目的研究，目前以第一作者发表中文文章 3 篇。参加过 IARC 50 周年学术会议。

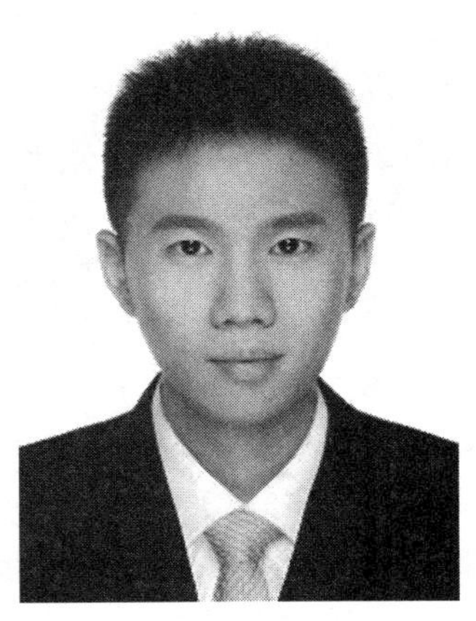

管晨滔，26 岁，中国医学科学院肿瘤医院流行病与卫生统计学专业在读硕士研究生。参与公益性行业科研专项“上消化道癌筛查的前瞻性评价研究”项目和国家重点研发计划精准医学专项“食管癌专病队列研究”等科研项目的研究，目前发表中文文章 2 篇，英文文章 1 篇。参加过第十四届世界食管癌大会（OESO）并做口头报告。

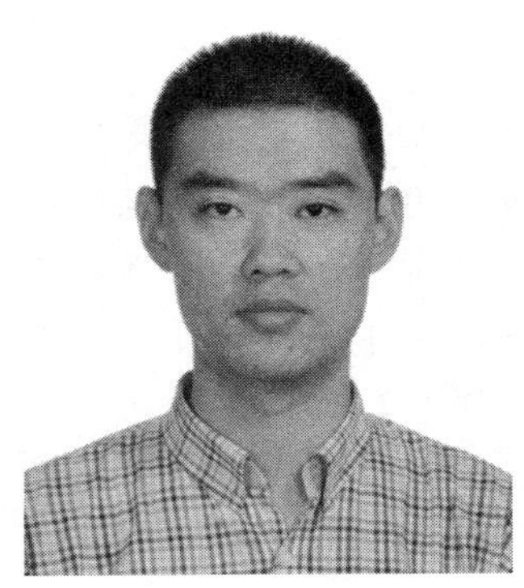

曹志坚，哈尔滨血液病肿瘤研究所血液内科一病房主治医师。工作范围包括血液系统疾病的诊断和治疗，尤以慢性髓性白血病的诊断及治疗为主要研究方向。目前为 GIPAP、TIPAP 和 EXPAP 注册医生。在国内核心期刊和国家级杂志发表文章 4 篇。

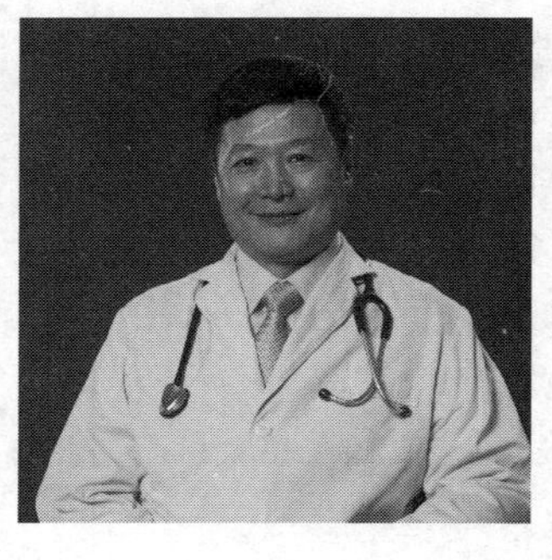

马军，主任医师，教授，博士研究生导师，现任哈尔滨血液病肿瘤研究所所长，兼任中国临床肿瘤学会（CSCO）副理事长、亚洲临床肿瘤学会副主任委员、中华医学会血液学分会常委、中国医师协会血液科医师分会副会长、中国医师协会肿瘤分会副会长、中国抗淋巴瘤联盟主席等职。

分别于1979年和1983年赴日本东京大学医学部和美国哥伦比亚大学医学部留学及工作。一直致力于血液系统的良、恶性疾病的诊疗，特别以治疗白血病和淋巴瘤享誉业内。1983年在国内首先建立体外多能造血祖细胞培养体系，填补国内空白。自1983年至今，应用维甲酸和三氧化二砷序贯疗法治疗急性早幼粒细胞白血病1200余例，10年无病生存率78%，达到了国际先进水平。先后在国内外刊物上发表论文200余篇，专著40余部，获国家、省、市科技奖20余项。承担国家“863”重大科研项目8项，省、市级科研课题25项。培养博士、硕士研究生20余人。

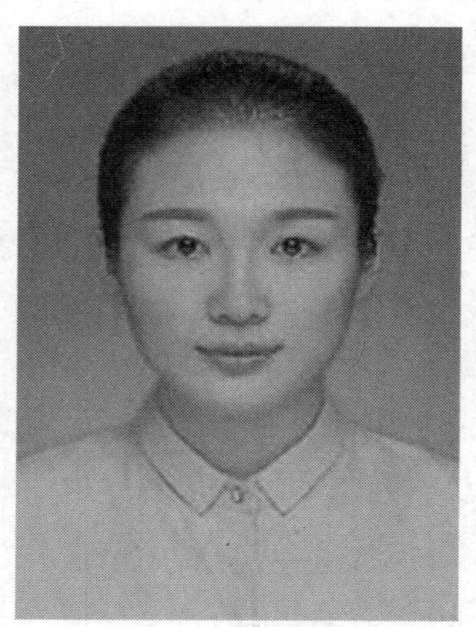

梁赫，女，1990年1月出生。流行病与卫生统计学硕士在读，现就读于国家癌症中心/中国医学科学院肿瘤医院流行病教研室，主要从事临床试验设计与数据分析。作为项目主要成员参与了7项科研项目，其中1项国家青年科学基金项目、3项中美国际合作项目、3项研究者发起项目，在不同项目中分别承担了项目标书撰写、实验操作、数据收集、整理、分析等工作。发表论文7篇，其中SCI检索论文3篇，曾获2017年全国肿瘤流行病学和肿瘤病因学西安学术会议优秀报告奖、2017年食管癌学术大会优秀论文奖。

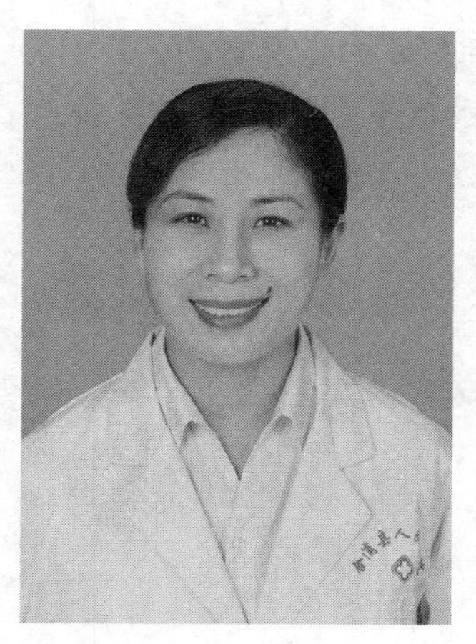

罗远惠，女，1971年11月出生，广西合浦人，大学本科学历，妇产科副主任医师，1997年8月参加工作，现任广西合浦县人民医院副院长、合浦县政协常委。主要从事妇产科临床医疗，擅长妇科良、恶性肿瘤腔镜下治疗。目前社会兼职：广西微创学会妇科分会常务理事，广西优生优育协会盆底康复与微创整复分会第一届理事会常务理事，中国民间中医医药研究开发协会中医适宜技术推广分会委员。

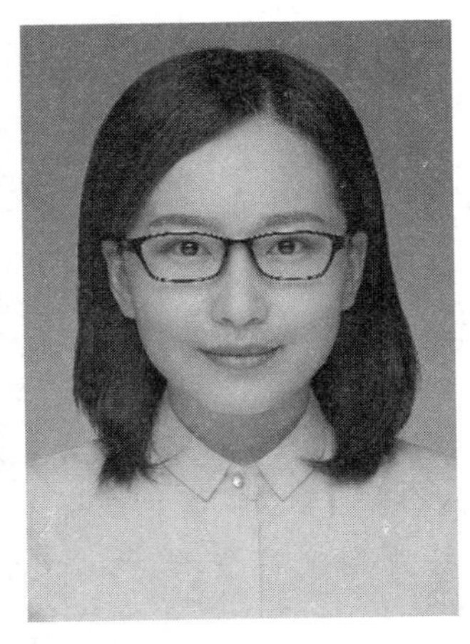

党乐，女，1990年出生，中国医学科学院肿瘤医院流行病学研究室乔友林教授在读博士研究生，培养期间作为研究助理（RA）参与科研工作。主要研究方向为宫颈癌流行病学与人群防治，现任鄂尔多斯市适龄妇女免费“两癌”检查项目秘书，主要参与负责项目还有公益性行业科研专项-适合中国农村地区的宫颈癌筛查技术与示范研究，曾参与预防性HPV16/18疫苗在中国女性人群中的Ⅲ期临床试验项目、河南省新密市宫颈癌筛查HPV检测试点项目等。

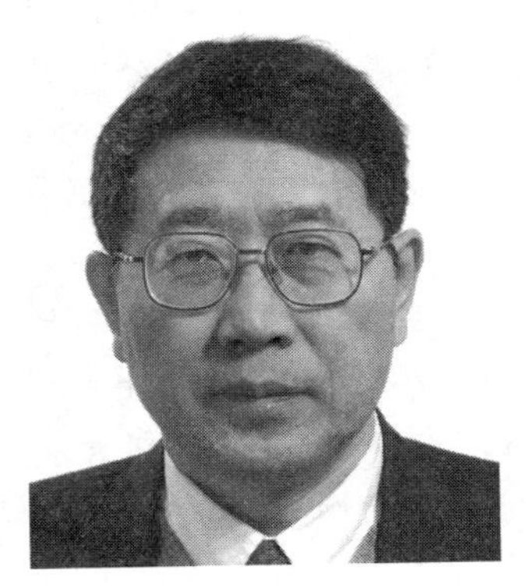

乔友林，教授，博士研究生及博士后导师，国家人事部回国定居专家，中国医学科学院/中国协和医科大学“跨世纪学科带头人”。曾就读于四川医学院、大连医学院、美国约翰斯·霍普金斯大学公共卫生学院和工作于美国国立卫生研究院国家癌症研究所（NIH/NCI）。现任国家癌症中心/中国医学科学院肿瘤医院流行病学研究室主任、中国癌症基金会副秘书长兼对外联络部主任，WHO总干事癌症防治专家组成员、国际抗癌联盟（UICC）全球癌症控制智囊团成员、亚太地区肿瘤防治组织（APOCP）秘书长、亚太地区生殖道感染与肿瘤组织（AOGIN）前任主席。

长期从事肿瘤流行病学和人群防治研究，在我国子宫颈癌、食管癌、肺癌、乳腺癌、神经内分泌肿瘤、老年退行性疾病等的流行病学、病因与归因风险、一级预防、早诊早治、临床注册试验及探索适合发展中国家癌症筛查与预防方法的研究中取得重大研究成果，并扶植、培训多个基层医疗单位成立肿瘤防治研究基地，是世界知名的肿瘤流行病与预防学家。发表论文500余篇，其中SCI收录280余篇，累计影响因子1199，被引频次达9000多次，h指数49。

近5年来主持、完成国家科技攻关、卫生行业科研专项、国际双边癌症协作（包括与WHO、美国NCI、比尔·盖茨基金、美国范德堡大学等）20余项；作为第一完成人获得省部级二等奖5项、省部级三等奖4项；作为第二完成人获得省部级一等奖3项、省部级二等奖1项、省部级三等奖2项；作为第三完成人获得国家科学技术进步一等奖、省部级一等奖3项。还曾荣获中国流行病学杰出贡献奖、全国优秀博士学位论文指导教师、北京市师德先进个人。2011年世界卫生组织/国际癌症研究署（IARC）癌症研究杰出贡献奖，2016年“健康中国十大年度人物”称号。

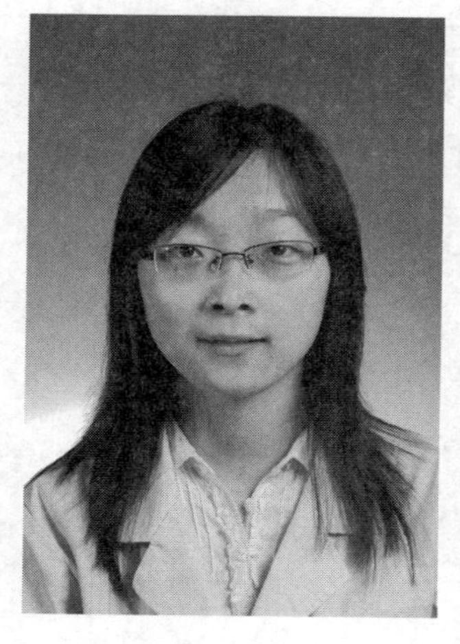

胡尚英，博士，副研究员。2011 年北京协和医学院流行病与卫生统计学专业博士毕业。在 2010～2011 年、2014～2015 年度入选美国 NIH Fogarty 国际交流学者项目。现工作于国家癌症中心/中国医学科学院肿瘤医院流行病学研究室。主要从事肿瘤流行病学和病因学、一级和二级预防相关研究，尤其是宫颈癌的人群防治研究。承担课题 8 项，包括国家自然科学基金、美国国家卫生研究所（NIH）国际学者资助项目等；作为课题骨干，参与课题 20 余项。发表论文 70 余篇，其中 SCI 收录论文 33 篇，第一或通信作者 14 篇；参编专著 2 部。文章入选 2014 年度中国精品科技期刊顶尖学术论文（F5000）和 2016 年中华医学百篇优秀论文。成果多次荣获北京市、教育部、中国抗癌协会、中华预防医学会科技奖励。现任中国优生科学协会阴道镜和宫颈病理学分会（CSCCP）委员会委员，中国抗癌协会肿瘤流行病学专业委员会青年委员、中华预防医学会妇女保健分会青年委员，《中国公共卫生》青年编委、《中国肿瘤临床》和《中华内科杂志》审稿专家。E-mail：shangyinghu@cicams.ac.cn

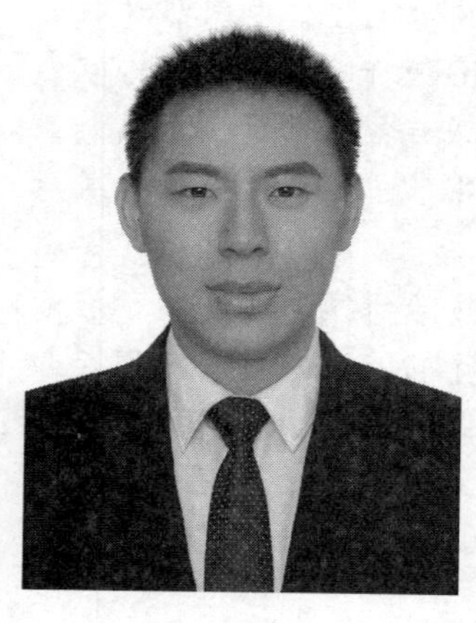

王海瑞，北京协和医学院公共卫生学院 2014 级流行病与卫生统计学专业硕士研究生，从研一开始到中国医学科学院肿瘤医院流行病研究室联合培养，在乔友林教授课题组开展宫颈癌筛查及分子标志物检测相关课题。参与 GSK 和国产二价宫颈癌疫苗、Merck 四价宫颈癌疫苗临床注册研究，负责实验操作、试剂耗材采购、数据库管理，并独自承担国内某医药公司 p16/Ki-67 试剂盒临床注册研究，负责制订方案、伦理答辩、数据分析与报告撰写。在读期间以第一作者发表《中华流行病学杂志》《中华肿瘤杂志》《Oncotarget》杂志论文各 1 篇，参加第 15 届香港中文大学公共卫生与基层医疗国际会议，作口头报告；南非开普敦第 31 届世界乳头瘤病毒大会，作壁报展示；第 9 届中国肿瘤学术大会暨第十五届海峡两岸肿瘤学术大会，并作壁报展示。硕士毕业后去往深圳市疾病预防控制中心参加工作。

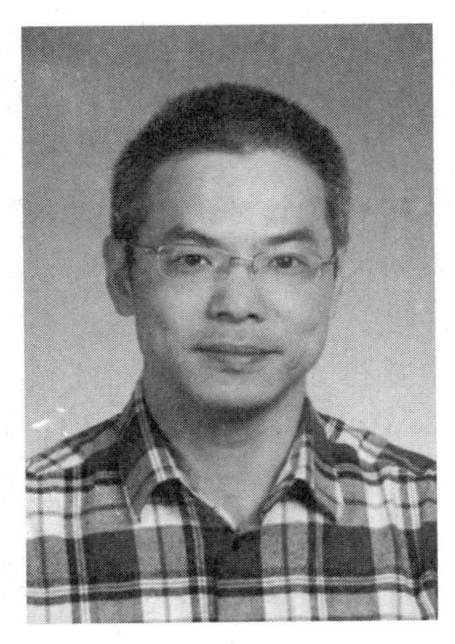

陈汶，1972年11月出生，重庆人，中国协和医科大学流行病与卫生统计学博士（师从我国知名流行病学家乔友林博士和李辉研究员），现任中国医学科学院肿瘤医院/肿瘤研究所副研究员，硕士生导师，世界卫生组织（WHO）全球人乳头瘤病毒（HPV）实验室网络中国参比实验室负责人。主要从事子宫颈癌、肺癌和食管癌的病因和防治方法研究，并承担了葛兰素史克、默克、罗氏、凯杰等知名国际医药公司和多家国内医药公司肿瘤产品的中国临床注册研究。

参与和主持的科研项目有：比尔·盖茨基金会资助的“全球多中心子宫颈癌防治与快速筛查技术合作研究”；世界卫生组织“中国妇女人乳头瘤病毒感染和子宫颈癌的流行病学调查研究”；默克公司（Merck）“四价HPV（血清型6、11、16、18）疫苗在中国女性中的安全性和有效性的临床研究”；葛兰素史克（GSK）“二价HPV（血清型16、18）疫苗在中国女性中的安全性和有效性的临床研究”；国家自然科学基金资助的“一项新的子宫颈癌筛查分子指标的研究与验证”；葛兰素史克（GSK）资助的国际合作研究“子宫颈癌鳞癌和腺癌的HPV型别分布全国多中心研究”等二十余项课题。其中，“适合于发展中国家的宫颈癌快速筛查技术研究”获得教育部自然科学奖二等奖、北京市科学技术奖二等奖。作为第一作者或通信作者，在SCI期刊上发表专业论文40余篇；在国内核心期刊上发表专业论文20余篇。

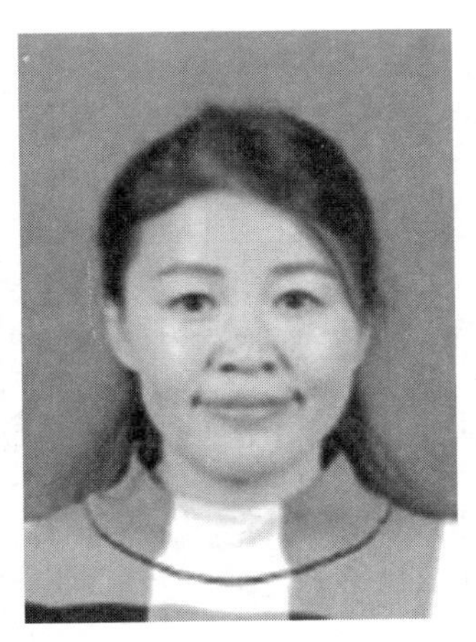

董丽，女，2017年毕业于北京协和医学院流行病与卫生统计学专业。现工作于山西大学生物医学研究院。目前致力于宫颈癌的防治工作，以宫颈癌筛查与生物标志物作为主要研究方向。近5年内承担山西省青年科学基金1项，并先后参与十余项国际国内合作课题，包括“十一五”国防预防课题、国家自然科学基金组织间合作研究NSFC-NIH项目、中国医学科学院医学与健康科技创新工程项目、美国中华医学基金会卫生政策与体系科学公开竞标项目（CMB）等合作项目。近5年发表学术论文20余篇，其中SCI论文11篇（第一作者文章4篇，累积影响因子15.161）。拥有发明专利1项（排名第二）和实用新型专利（排名第一）。曾多次在国内、国际会议上进行口头报告，并获得会议奖学金等荣誉，2016年获得加拿大Dr. John Sellors首届宫颈癌防治青年专项奖。

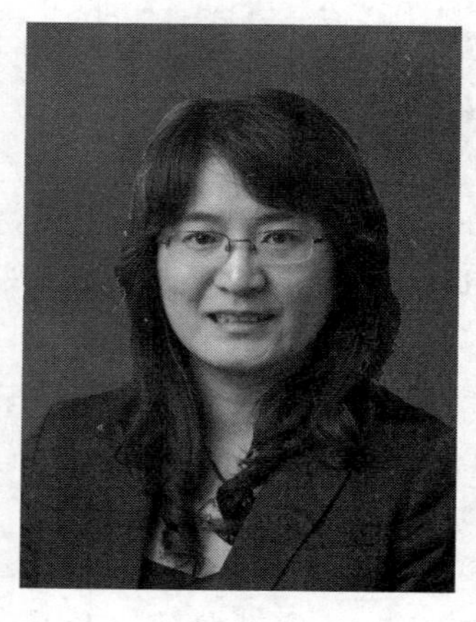

赵方辉，女，教授，博士生导师，协和特聘教授，中国医学科学院肿瘤医院流行病学室副主任。南非斯坦陵布什大学（Stellenbosch）客座教授。2015 年荣获世界卫生组织/国际癌症研究署（WHO/IARC）高级访问科学家奖，2016 年入选 WHO/IARC“50 for 50”未来癌症研究领导者。教育部全国优博、国家自然科学基金优青获得者。现任亚太生殖道感染国际组织（AOGIN）常委和研究委员会主席；亚太癌症预防组织（APOCP）教育委员会主席；APEC 宫颈癌防治专家组成员；中国癌症基金会全国宫颈癌协作组副组长；国家免疫规划技术工作组成员及 HPV 疫苗工作组副组长等国际国内学术兼职。

长期致力于宫颈癌的筛查及防治研究和现场工作，带领团队的代表性研究成果在宫颈癌防治基础研究、技术研发及人群应用领域处于国内、国际领先地位。目前主持科研项目包括国家自然科学基金国际（地区）合作与交流项目（NSFC- NIH）、美国中华医学基金会公开竞标项目（CMB-OC）、卫生公益行业专项、比尔盖茨基金国际项目等。研究成果在《Lancet Oncol》《J Natl Cancer Inst》《Int J Cancer》等国际知名期刊上发表 161 篇，其中影响因子 10~20 分的文章 2 篇，5~10 分文章 17 篇，3~5 分文章 29 篇。近 5 年发表论文 91 篇，其中 SCI 文章 52 篇，影响因子合计 224. 339，他引次数达 356 次。学术成绩对中国人群宫颈癌病因学、筛查及人群防治具有重要的科学与实用价值，并多次获得国家省部级的科学技术和科学研究成果奖。

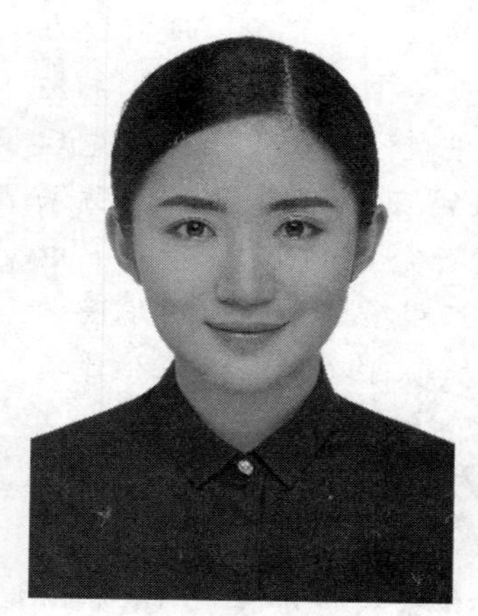

张莉，女，2014 年毕业于中山大学预防医学专业。2014 年 9 月至今，为中国医学科学院肿瘤医院博士研究生，专业为流行病与卫生统计学，师从赵方辉教授。研究方向主要为宫颈癌的一级预防和二级预防，包括预防性 HPV 疫苗以及基于分子标志物的筛查方法的效果评价。研究生期间主要参与课题包括：国家自然科学基金优秀青年科学基金项目、青年科学基金项目、国家 863 课题、卫生公益性行业专项等多项。近 3 年以第一作者发表国内核心期刊和 SCI 论文各 1 篇，参加国际学术会议 4 次，其中大会口头报告 3 次。

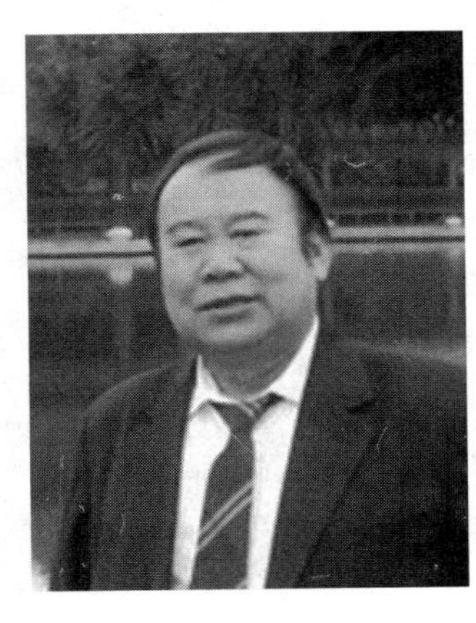

刘执玉，山东大学医学院主任医师、教授、博士研究生导师。国际淋巴学会会员、《中国临床解剖学杂志》编委、《解剖科学进展》杂志编委、《Frontiers of Medicine in China》编委、《US Chinese Journal of Lymphology and Oncology》总编辑、山东省专业技术拔尖人才、享受国务院政府特殊津贴专家。

从事中西医结合、淋巴学、解剖学、中医药学及淋巴水肿、肝炎、肿瘤等疑难病症的科研40余年。作为学术带头人和负责人申报的系统解剖学双语精品课程被评为省级、国家级精品课程、国家级精品示范课程。主编的系统解剖学（双语版）教材，被评为国家级精品教材、“十一五”规划教材。是我国4部《系统解剖学与局部解剖学》双语教材的主编。在“器官内淋巴的放射核素示踪研究”的成功，开拓了利用放射性核素检测深部器官淋巴流体动力学的新方法，拓宽了淋巴研究的领域。

带领的学术团队科研领域延伸到多学科交叉，继承发扬祖国传统医学、发掘中医药宝库在21世纪生命科学回归大自然，预防、健康医学复兴发展创新的新时代。研究、总结提出经络-淋巴学新概念学说：“经络是管前淋巴组织通道系统（Tissue channel system of pre-lymphatic vessels）”“淋巴系统是人体的自救系统，具有免疫防御，清洁，修复三大功能”的基础上。将当代化学、物理学、微电子学理论引入到中医经络、西医淋巴医学领域结合的研究，全新地采用建立口腔内负压激活人体经络-血-淋巴循环，形成体腔内压力梯度变化，提高经络-淋巴循环动力，加强体内代谢物质排泄，增强机体免疫，提高血氧浓度，促进损伤细胞与组织的修复，调节经络、气血、津液、淋巴、血液的微循环。在世界上首次提出通过增强经络、淋巴系统的效能与效率治疗疾病的理念，并找到了实施该理念的有效方法和手段：口腔负压灸治病的新方法，利用这种方法解决了现代医学上的一个重大问题，加强了这些管道系统的回流动力，由此大大提高了人体自身的免疫功能和康复效率。具有经络-淋巴学的基础理论和临床应用研究，找到了防病治病、提高健康水平、延年益寿的良好方法。是对几千年来有关“经络学说”首次创造性地报道论述，为“经络”“淋巴”学的研究打开了新的渠道，开阔了研究领域。也在基因治疗淋巴水肿、骨髓间充质干细胞诱导分化为淋巴管内皮细胞的治疗淋巴水肿研究，也是世界上领先水平。

承担国家科技部（原国家科委）“九五”攻关课题1项；参加了国家科技部“863”课题1项；主持国家自然科学基金、国家重大专项、省部级课题等10余项。有9项课题成果被鉴定为国际领先或国际先进水平，获得了部、省级自然科学奖和科技进步奖9项，国家发明专利6项。发表论文180余篇，出版淋巴学专著两部。主编著作12部。培养硕士研究生、博士研究生、博士后研究生30余名。

2009年9月，在第22届国际淋巴学会议上宣读论文3篇，其中1篇论文获得“最佳国际青年论文奖”，为会议选出的3篇优秀论文奖之一。2011年，在瑞典马尔默召开的第23届国际淋巴学会议上，刘执玉、田铧教授带领淋巴课题组研究生宣读的论文又获得“最佳国际论文奖”。

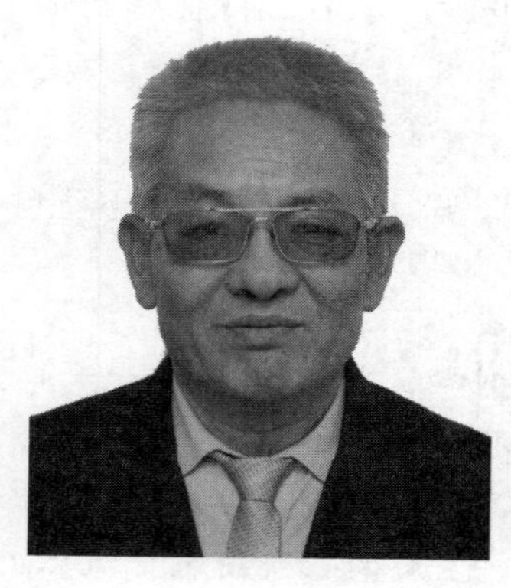

张立峰，1952 年 10 月出生。资深医学编辑、科普作家。1982 年 12 月毕业于北京医学院公共卫生系（今北京大学公共卫生学院）（77 级）。现任《中国肿瘤临床年鉴》执行主编、《中华医学百科全书》编审组成员兼《肿瘤卷》责任编审、北京大学医学出版社编辑、中国协和医科大学出版社编辑；兼任中国癌症基金会鲜药学术委员会学术委员、北京抗癌乐园科普顾问等。曾任《抗癌之窗》杂志编审，亦曾为中国医药科技出版社、中国农业出版社、中国大百科全书出版社，以及《知识就是力量》《中医杂志》《世界中西医结合杂志》等数家杂志审稿。截至 2017 年底，经本人编辑、审稿出版的书籍、杂志累计已达 272 本，9656.6 万字（其中英文译著 22 本，1485.6 万字）。撰写出版医学专著 1 部，参加编写书籍 4 本，在《知识就是力量》《抗癌之窗》《抗癌乐园》《家庭医生报》《健康之家》《健康报》《中国中医药报》《中国人口报》《科学新生活》《内蒙古日报》等 30 多家报刊上发表科普文章 133 篇，内容涉及医学、药学、中医药、养生保健、历史、考古、天文、地理、环境保护、教育诸学科，以及人物传记、新闻报道等。E-mail：zhanglf1952@126.com

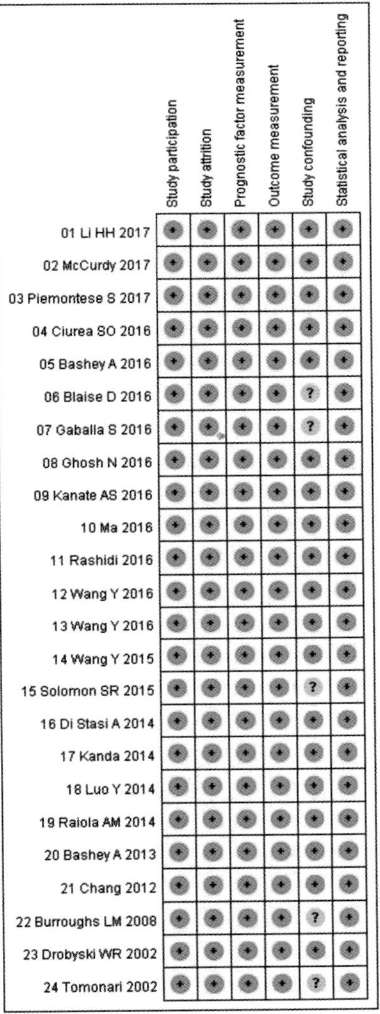

A

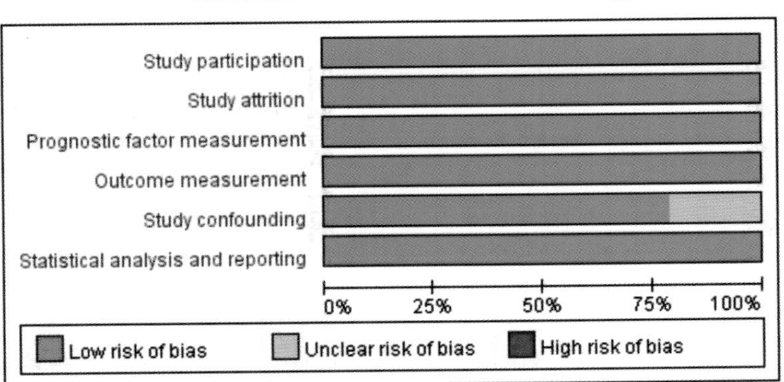

B

彩图 5　纳入研究的质量评估

每项纳入研究的质量评估总结为“偏倚总结风险”（A，上图）。绿色圆圈表示该因素为最高质量；红色圆圈表示该因素低于最高质量；黄色圆圈表示偏倚的风险不明确。所有纳入研究的偏倚百分比显示在“偏倚风险”图中（B，下图）。

（正文见 196 页）

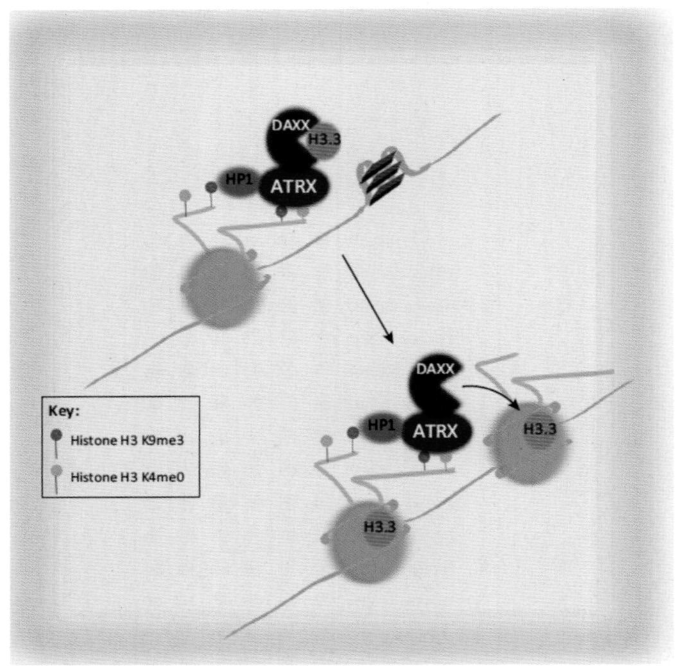

彩图 1　染色质募集 ATRX 的过程

（正文见 31 页）

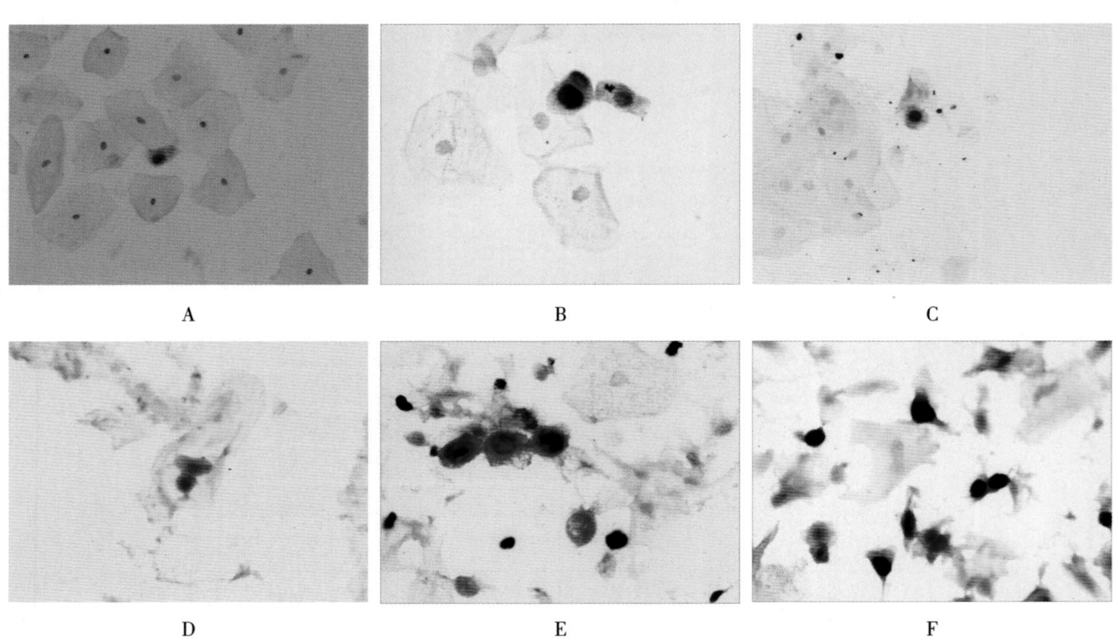

彩图 1　p16/Ki-67 双染在不同 TCT 诊断结果中的表达

注：A. 未见上皮内病变或恶性病变（NILM）；B. 意义不明确的非典型鳞状上皮细胞（ASC-US）；C. 不能除外高度病变的非典型鳞状上皮细胞（ASC-H）；D. 低度鳞状上皮内病变（LSIL）；E. 高度鳞状上皮内病变（HSIL）；F. 宫颈鳞癌（SCC）

（正文见 249 页）

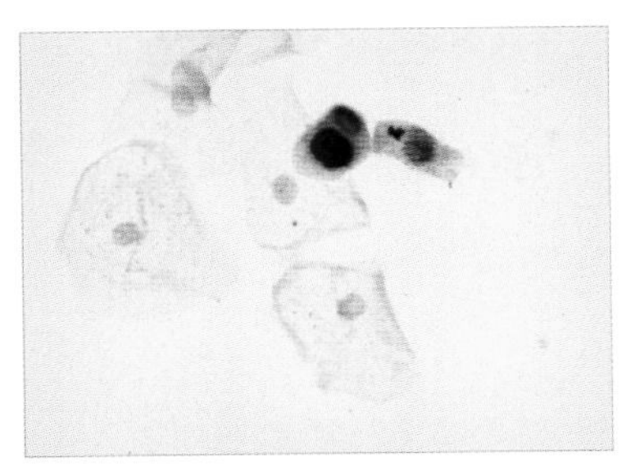

a.细胞学ASC-US，
p16/mcm2双染阳性

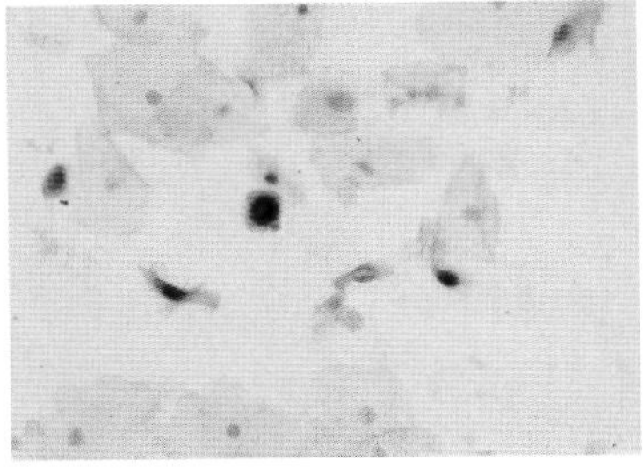

b.细胞学LSIL，
p16/mcm2双染阳性

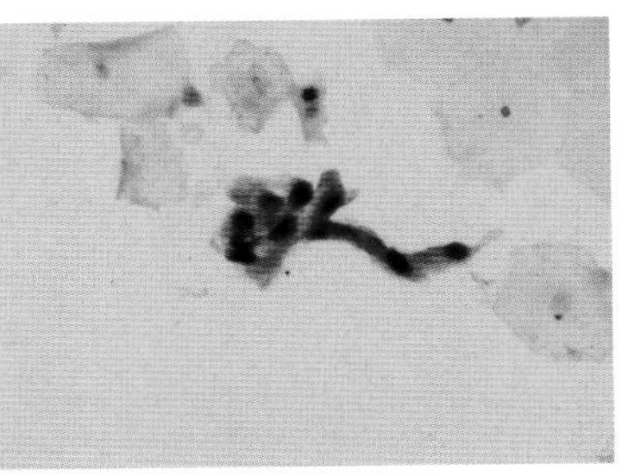

c.细胞学HSIL，
p16/mcm2双染阳性

彩图 1　p16/mcm2 双染在不同细胞学诊断中的表达

（正文见 243 页）

基础医学院尹玉新团队发现抗癌基因 PTEN 家族新成员 PTENβ

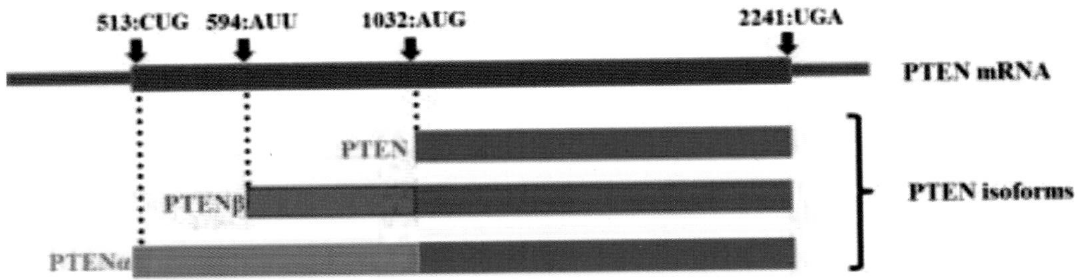

PTEN 家族亚型蛋白合成示意图

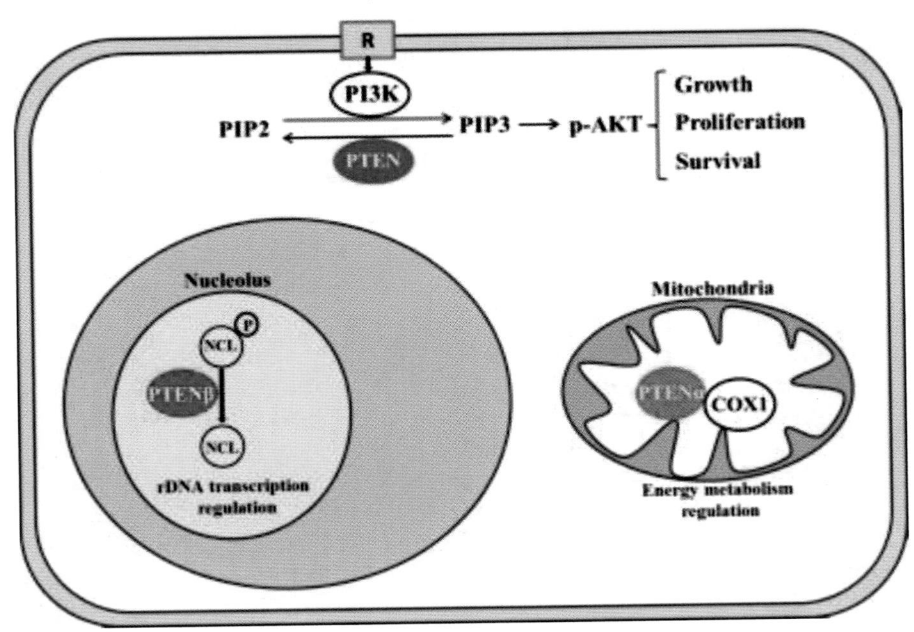

PTEN 家族亚型蛋白生物功能示意图

（正文见 415 页）

基础医学院张宏权教授团队在基质生物学领域取得系列重要研究进展

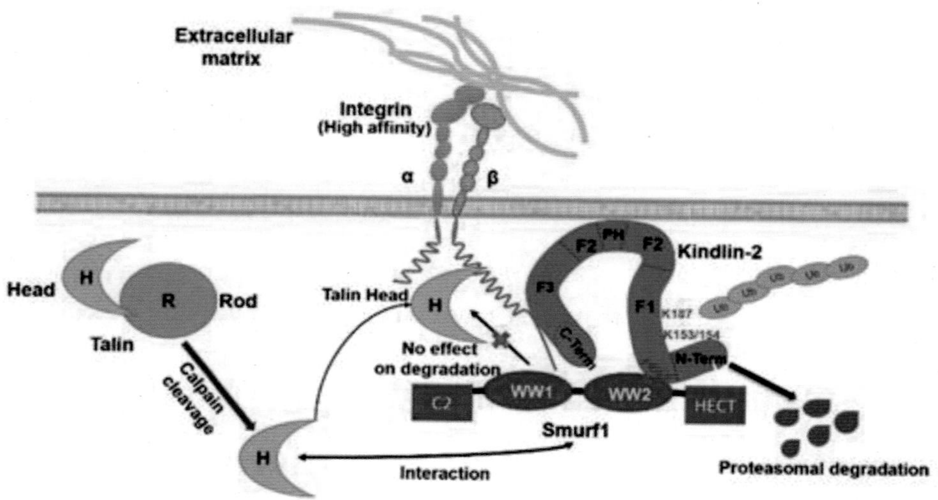

Smurf1 通过泛素化介导 Kindlin-2 降解抑制整合素激活的分子机制

（正文见 416 页）

罗建沅团队发现蛋白质去琥珀酰化酶 SIRT5 在丝氨酸代谢中的重要作用

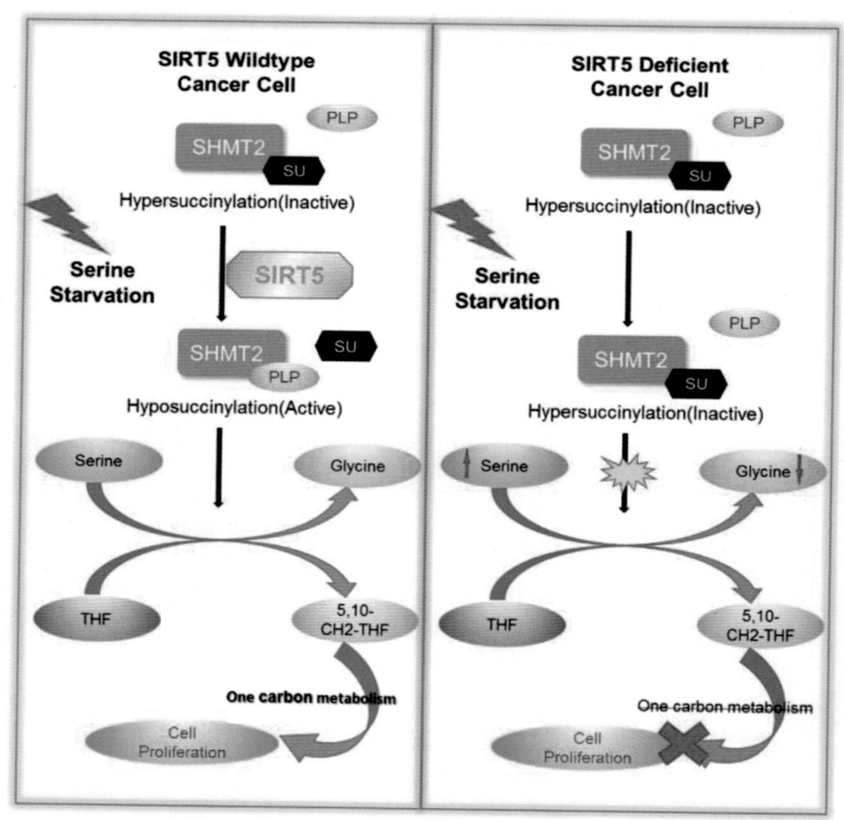

（正文见 417 页）

基础医学院王嘉东团队在 DNA 损伤修复领域取得系列研究进展

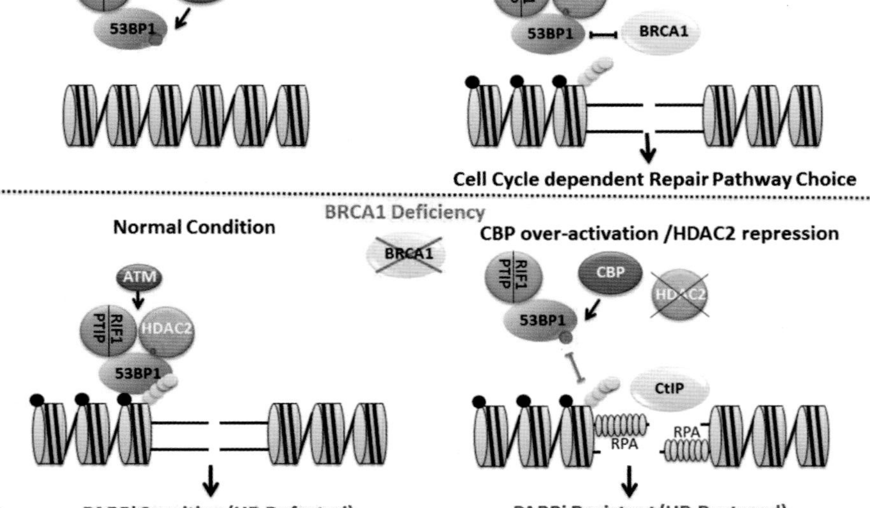

（正文见 418 页）

张志谦课题组的胰腺癌治疗研究取得新进展

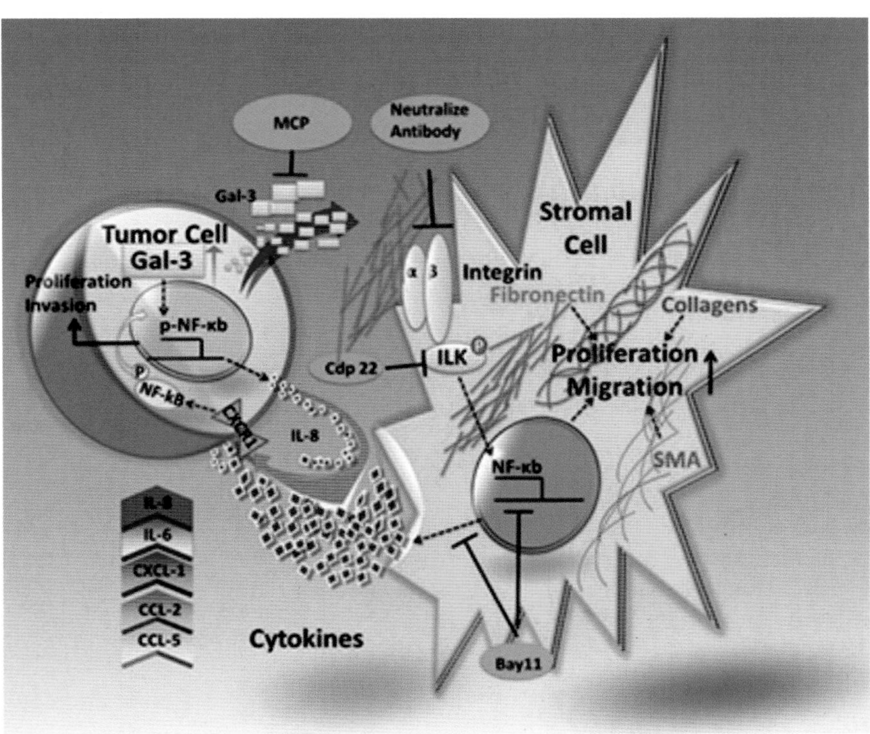

（正文见 439 页）

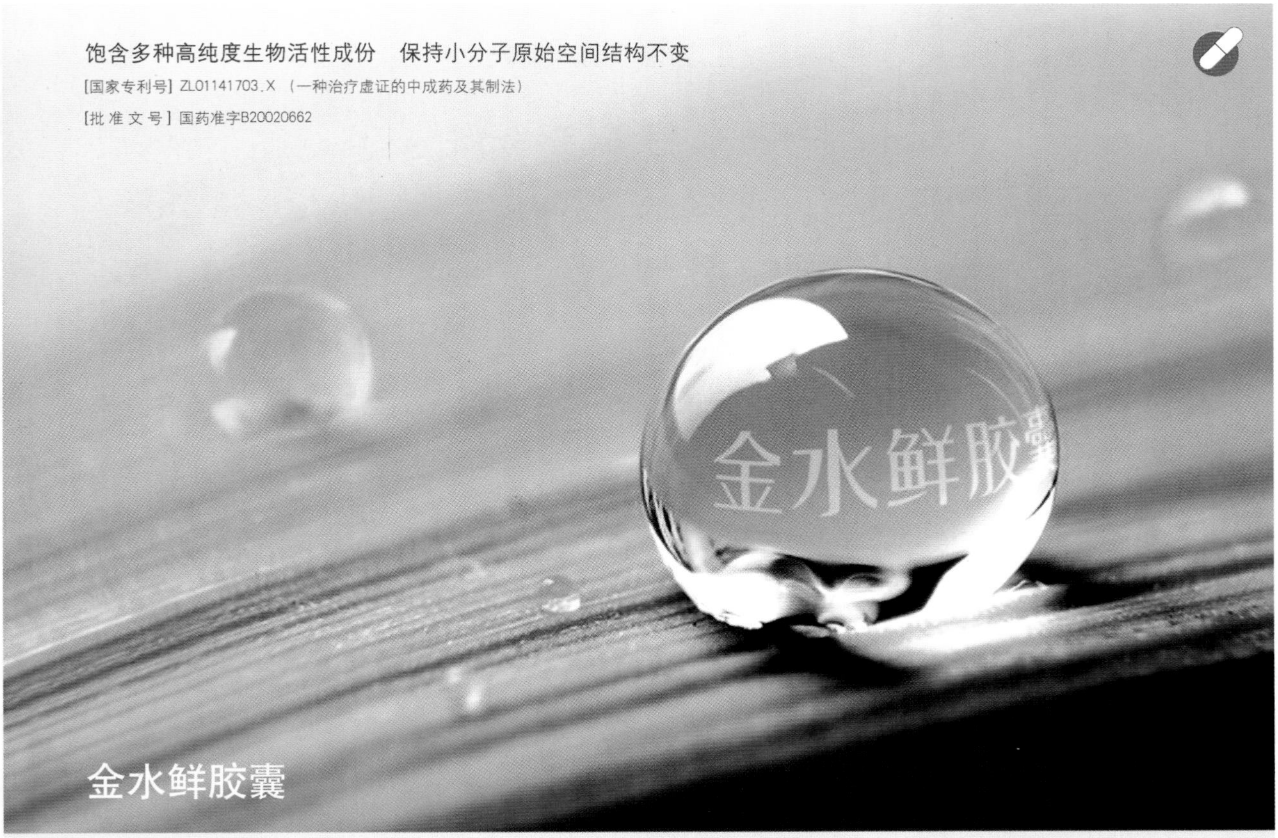

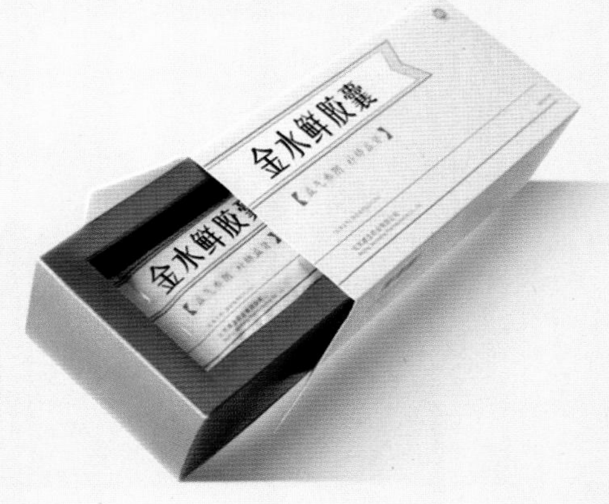

金水鲜胶囊
金水鲜胶囊

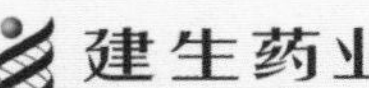

建生药业
Jiansheng Pharmaceutical Co., Ltd

十年的感恩与鸣谢

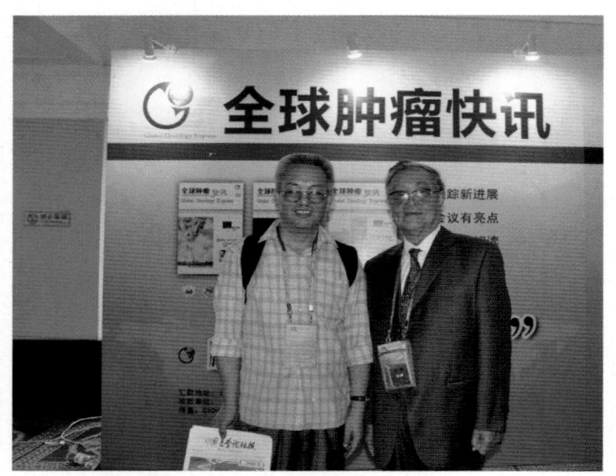

2010 年 9 月 17 日，在第十三届全国临床肿瘤学大会暨 CSCO 学术年会上，与孙燕院士合影

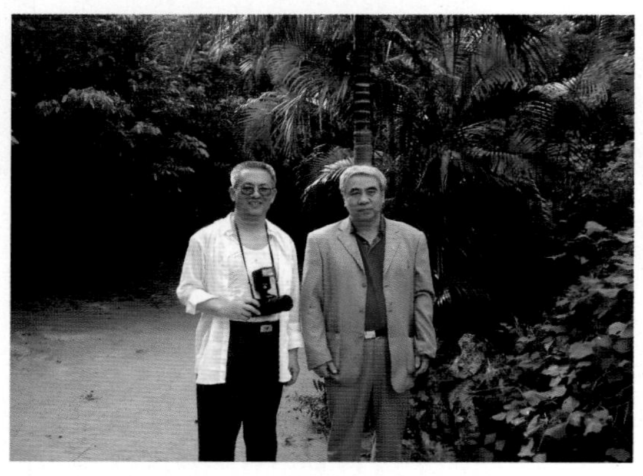

2009 年 12 月 13 日，在海南省保亭县与赵平院长（时任中国医学科学院肿瘤医院院长）合影

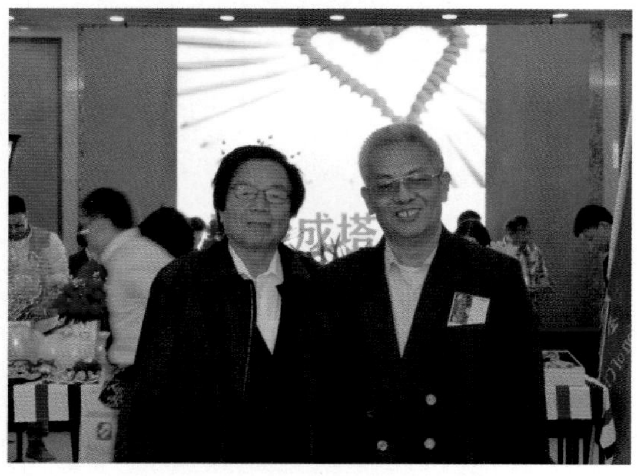

2016 年 4 月 17 日，在第十一届抗癌京剧票友演唱会前，与李建生董事长合影

“十年磨一剑，砺得梅花香。”《中国肿瘤临床年鉴》2017 卷是本人主持编纂的第 10 卷。

十年是值得纪念的日子。光阴似箭，十年如白驹过隙。十年风雨，十年辛劳；回头望去，一步步走来，路漫漫而遥远；一幕幕场景，宛若昨天。这十年，虽然付出了汗水、经常工作到通宵达旦，但也收获了喜悦与荣誉。为中国肿瘤医学界奉献了累计篇幅达 6600 多页，共计 900 余万字的 10 部序列出版物。

十年人生是一段不短的时光，它既包含着十年的生命历程，又意味着十年的奋斗进取。一步步向前走来，沿途留下每个人的足音，用不悔的岁月，在中国肿瘤界的“史册”上镌刻上了自己的名字。

十年来，在中国癌症基金会赵平理事长领导下，得到了孙燕院士的悉心指导和北京建生药业有限公司李建生董事长的鼎力支持，以及吉林大学卫生部放射生物学重点实验室主任龚守良教授、哈尔滨血液病肿瘤研究所所长马军教授等一批专家多年来为本书撰稿、组稿，在此一并致谢！

衷心希望这部中国肿瘤界的“史册”，在下一个十年编得越来越好！

《中国肿瘤临床年鉴》

执行主编 张立峰

2018 年 6 月